U0232852

国家社会科学基金项目资助

长江三峡地区
中医药学术流派传承研究

主编　陈代斌　张建忠
审定　周建军　冉隆平　蒲承润

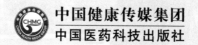

中国健康传媒集团
中国医药科技出版社

图书在版编目（CIP）数据

长江三峡地区中医药学术流派传承研究 / 陈代斌，张建忠主编 . —北京：中国
医药科技出版社，2023.11

ISBN 978-7-5214-4276-2

Ⅰ.①长… Ⅱ.①陈…②张… Ⅲ.①三峡—长江流域—中医流派—研
究 Ⅳ.①R-092

中国国家版本馆 CIP 数据核字（2023）第 198763 号

美术编辑 陈君杞

版式设计 也 在

出版 **中国健康传媒集团** | 中国医药科技出版社

地址 北京市海淀区文慧园北路甲 22 号

邮编 100082

电话 发行：010-62227427 邮购：010-62236938

网址 www.cmstp.com

规格 889×1194mm $\frac{1}{16}$

印张 34

字数 859 千字

版次 2023 年 11 月第 1 版

印次 2023 年 11 月第 1 次印刷

印刷 北京盛通印刷股份有限公司

经销 全国各地新华书店

书号 ISBN 978-7-5214-4276-2

定价 **358.00 元**

获取新书信息、投稿、
为图书纠错，请扫码
联系我们。

内容提要

　　本书为全国哲学社会科学"长江三峡地区中医药学术流派传承研究"项目最终成果，全书设上、中、下三篇计十章。是书力图以最小的篇幅、最大限度地展示长江三峡中医药历史和三峡医派治医治学之职业志向与风采。上篇为三峡医派形成背景，重点介绍长江三峡固有的人文底蕴、名医名药、医著医方，内容涉及古今名医54人，道地优质药材12味，残卷医著31部，名医验方24首（加上中篇29首，全书共计介绍名医验方53首）。中篇为三峡医派传承发展，突出推介巫山冉氏、长阳刘氏、夔门郑氏、开州桑氏四个世代家传医派生生不息的传承情况及学术与技术特色。下篇为三峡医派学术萃精，精选三峡名医医论医话25篇，名医脉案47则（加上中篇69则，全书共计脉案116则），名医方笺尺牍77件等。

　　本书可读性主要体现在四个方面：一是书中内容有利于深度传承创新，所列各医派家传绝活可师可法。二是书中所示资料、史料价值凸显，为致力于长江三峡中医药文化传承深入研究提供了可资借鉴的实物物证。目睹一幅幅鲜为人知的珍稀图片，特别是民国时期冉雪峰、李重人、龚去非等名家亲笔方笺、信札、执业证照及题词序跋，更是极具文史研究价值。展读是书，使人仿佛置身于长江三峡中医药历史之微型博物馆。三是书中篇章设置与内容架构注重师承一脉之关联性，以充分体现家传或师承，促进流派学科建设的有效性、价值性。四是书中内容真实可靠，为有利于读者检索利用，书中各条资料文末均标注有"据某某资料整理"字样，这样做的目的主要是对资料原载体、原创者的尊重，同时也是对社会、对学界、对读者的负责与担当。

长江三峡地区
中医药学术流派传承研究

课 题 来 源　国家社会科学基金资助项目

承 担 单 位　重庆三峡医药高等专科学校

课题负责人　陈代斌

课题组成员　谭　工　李勇华　苏绪林　张建忠

　　　　　　郑　波　黄玉静　骆继军　刘方方

　　　　　　秦建设　边晓静　周雪峰　田红兵

　　　　　　罗红柳　蒋　飞　谭忠乐

序

由陈代斌教授主持完成的《长江三峡地区中医药学术流派传承研究》一书是国家社会科学基金项目结项鉴定为良好等级的最终成果，也是我校中医药文化建设又一重要成果，可喜可贺！

重庆三峡医药高等专科学校坐落在长江三峡上游——万州，是教育部在长江三峡地区独立设置的全日制公办医药卫生类高等院校，是重庆市市级示范性高等职业院校，是国家优质专科高等职业院校，也是国家高水平专业群建设单位。近年来，在上级领导、相关部门及社会各界的关心、支持和帮助下，学校事业得到了快速发展，学校的综合实力有了显著提升，学校的科技创新及服务能力呈现出良好势头。

我虽是西学出身，但自从来到学校主持工作之后，被校园浓厚的传统文化氛围所深深感染，被一批长期致力于中华优秀传统文化和长江三峡地域文化的研究者所打动，进而发现由陈代斌教授率先推出的"长江三峡中医药文化"原创命题是学校不可多得的科技创新资源，故而我也将自己负责的市级"天然药物抗肿瘤研究中心"更名为"长江三峡库区道地药材开发利用重点实验室"，目的在于更好地融入"长江三峡中医药文化传承创新"系统工程。我深知，中医药学是人类古老的、独有的、科学实用并具巨大发展空间的医药科学，中医药学蕴含着中华民族的伟大智慧和经验，凸显其博大精深、前景无限。

通览陈代斌教授送来的书稿，正如全国评审专家对成果鉴定结论性意见所言："该成果结构完整、逻辑清晰、内容丰富、表达严谨，篇章设置与内容架构注重传承一脉的关联性。史料非常丰富……将史料挖掘与思想呈现、流派传承与人才培养和社会服务有机结合……以图文结合的形式生动地呈现了三峡这一具有地域特色的中医药发展史及其学术流派传承史。"并集中体现出了以下几个方面的特点与特色。

第一，选题"新"——该成果新就新在立足长江三峡、突出三峡地域文化传承题材之上。长江三峡并非行政区划概念，而是一个地域概念，它是武汉与重庆两个特大城市之间、华中经济区与西南经济区的联系"纽带"，是全国生产布局中处于"承东启西、南北交流的结合部位"，是我国经济发展由东向西推移的一个重要"接力站"。20世纪90年代初，陈代斌教授在供职于原四川省万县中医学校时便提出了备受世人关注的原创性命题——长江三峡中医药文化。这一命题后来在学校的重视下，凭借代斌老师数十年潜心挖掘、搜集所形成的原始积累，在他的倡导和带头捐赠下，学校为其提供场地，建起了千余平方米的"三峡中医药文化馆"室内场馆，该馆现已成为"全国中医药文化宣传教育基地""全国中医药科普教育基地"和"重庆市人文社科科普教育基地"等，并已成为学校对外接待的重要窗口。借助代斌老师丰富的原始积累，学校老师们以三峡中医药为元素，先后在国家或重庆相关部委局获得中医药科研项目立项计10余项，已获得市、区人民政府中医药科技成果奖6项。三峡医派传承研究系代斌老师所凝练众多子项目研究中的一个，我们期待有更多的选题亮相国家社科平台。

第二，站位"高"——该成果的整体构思与定位有别于其他同类研究，始终坚持"纵向"研究三峡某一派系与"横向"研究三峡地区医派群体有机结合，该成果一次性向世人呈现了长江三峡四个典型家族式医派，这是其他同类研究所不及的；该研究始终坚持将医派形成"背景"研究与现实活态传承、服务社会之"应用"研究有机结合，切实做到了"纵"与"横"、"学"与"流"、"史"与"用"的对应研究，大大弥补了既往某些同类研究之不足或研究之缺陷。在研究思路与方法上，该成果体现出的是以时间和地域为主线，从长江三峡地理环境和社会发展视域入手，着力探究这一地区中医流派之人文背景、传承脉络、学术思想、技术特色、从医执教职业志向、医德医风等当代价值，其格局和站位，诚如全国评审专家鉴定结论所言："该成果以马克思主义基本原理为指导，深度挖掘并展现了长江三峡地区中医药的丰厚历史，高度凝练了三峡地区具有代表性的中医药学术流派的诊疗特色及学术传承脉络，讲好以长江三峡中医药学术流派为代表的中国故事和红色故事。同时，有意识地挖掘和利用长江三峡中医药红色资源，自觉承担起弘扬作为中华优秀传统文化之一的长江三峡本土中医药文化的使命。"

第三，突出"用"——但凡开展任何一种科学研究，无不都是应社会之需求而为之，否则便是为研究而研究的徒劳之举。从一开始，代斌老师就是本着为促进三峡本土文化传承及学术交流的迫切需要而推出的长江三峡中医药文化研究。该成果在形成过程中，始终秉承"研究"与"应用"并举的思路，所以凸显三个方面的价值：一是深度开发价值，成果立足三峡，作者在不遗余力深挖三峡中医药昨天的同时展现三峡中医药的今天，为后续研究提供了诸多史实线索；二是学术传承价值，该成果基本摸清了长江三峡域内医派传承及学科分布家底，厘清了三峡医派学术主张之缘起，提出了下一步深化研究之方向；三是临床应用价值，成果所承载的内容不单是真实可信，更可贵的是所推介的各家各派世代相传的看家本领至今仍可师可法，具有很强的重复验证性，堪称实实在在的"真金白银"。在书稿即将交付中国医药科技出版社正式公开出版之际，愿陈数语以告读者诸君，聊以为序！

重庆三峡医药高等专科学校校长　陈地龙

2022年8月于天星路

前言

——立足三峡守初心　传承文化担使命

中医药学术流派是中医药学在发展过程中所形成、具有独特学术思想或学术主张及独到临床诊疗技法，有其清晰学术传承脉络和一定影响力与社会公认度的学术派别。研究有代表性的中医药学术流派，具有挖掘中医药原创思维、促进中医药学术发展、提高中医临床水平、继承中医药学术经验等重要意义和价值。

众多学者认为，医学流派的构成必须具备文化底蕴深厚、学术成就突出、名医著述众多、历史影响深远、区域特色明显五大要素。而长江三峡中医药学术流派（以下简称"三峡医派"）正是在世代医家影响下、深得长江三峡地区独特历史文化滋养、具有鲜明区域特征的地域性医学流派。

开展长江三峡地区代表性医学流派研究，其初心在于继承三峡本土中医学术经验，挖掘三峡本土中医原创思维，提高三峡本土中医临床诊疗水平，促进三峡本土中医学术发展。因为，它是三峡本土名医名家治医治学经验积累之结晶，是理论产生之土壤，是学术发展之动力，是人才培养之摇篮，亦是吾辈传承、弘扬三峡本土中医药文化之使命。

一、三峡医派之名缘起三峡水利枢纽工程

近年来，团队年轻教师总是时不时向笔者提出一个有趣的问题，那就是关于"长江三峡中医药文化"选题的来源问题。树有根，水有源，任何事物和现象概莫如是。我在想，回答这一问题，还得从长江三峡特殊区位说起。其实，长江三峡并不是一个行政区划概念，而是一个地域概念。按照《中国长江三峡大辞典》所载，它是武汉与重庆两个特大城市之间，华中经济区和西南经济区的联系"纽带"，是全国生产布局中处于"承东启西、南北交流的结合部位"，是我国经济发展由东向西推移的一个重要"接力站"。客观地讲，既往是没有"三峡医派"这一说法的。那么，是什么机缘产生出这一选项的呢？说来话长，是20世纪90年代初因跨越世纪、超越山河，世界级水利枢纽工程——长江三峡大坝的修建。面对大工程、大搬迁、大发展，新三峡、新库区、新家园，目睹一座座淹没线下城池异地重建，千年古迹消失眼前，吾辈儿女岂能旁观。记载历史一瞬间，见证三峡不等闲之历史性背景是三峡中医人的责任，身为三峡中医人此时应该和其他行业的人一样为库区文化传承做些力所能及的工作。于是我便思考如何抢救保护三峡地区中医药文化的问题，按照学必有问、研必有向的思维定式，于是便提出了"长江三峡中医药历史文化抢救与保护研究"这一重大选题，也就首次产生出了"长江三峡中医药"这一学术性命题。随着史料挖掘与研究工作地不断深入，原始积累地不断增多，便孕育出了以"三峡中医药"为母体的众多子项目，这些子项目在市级有关部门的支持下，获得了不

少项目立项，有的已结题获奖，有的还正在加紧完成之中，"三峡医派研究"便是其众多子项目之一。正是因为有了丰厚的原始积累，才赢得学校领导的重视及社会有识之士的关注和支持，也才有了由原来的自娱自乐、孤军奋战，变为如今团队协同作战的喜人场面，也就有了"三峡医派研究"之选题的亮相。从而也证明，为了三峡中医药的传承与发展，笔者曾经自订的"不惜腿力、不惜心力、不惜物力、不遗余力"的功夫没白费。所以说，无论是"三峡中医药"之命题，还是"三峡医派研究"之选项都是发端于三峡水利枢纽工程，因为这一历史性机缘才成就了笔者学习研究之志向。"长江三峡中医药"命题就是在30年前三峡水利枢纽工程大背景下产生的，绝非源于别的旁门左道。

二、三峡医派深得三峡文化滋养

中医学作为传统的医学科学，蕴含了丰厚的人文特征，离开了文化的滋养和熏陶，仅仅以医技行世，注定是行之不远的。长江三峡地区人文底蕴厚重，医药历史源远流长，影响深远，堪称祖国医药学源头之一。近百年众多考古资料显示，长江三峡地区既是亚洲人类发祥地，又是农耕文化、神农医药的源头。这里，人文底蕴厚重，文化元素多样，既有远古文化遗址，又有新石器时期文化遗存。既是三国文化带，更有中唐诗书文化城池。诸如巫山境内庙宇镇龙骨坡遗址因发现"巫山人"而被称为"亚洲人类发祥地"；瞿塘峡东口黛溪是新石器时期甚至更早时期直至今天都从未间断过人类活动的遗址，是我国乃至世界的特殊文化遗址，在我国原始文化中有着极其重要的地位，因而被列为长江三峡工程 A 级文物保护遗址。六世家传之医的冉雪峰就是在这一地区出生成长的，他的先祖于明天启元年（1621）入川，落业黛溪古镇冉家台，以"读耕创业为本，忠孝仁义传家"之家训在文化古镇持续传承近 400 年，堪称三峡医派中的名门望族。位于奉节瞿塘峡西口的老关庙遗址，是我国考古工作者继巫山黛溪文化（现多称大溪文化）之后在渝东地区发现的又一个新的古文化遗址。长江三峡之首的奉节瞿塘（夔门）东西两端不仅分别有黛溪、老关庙等古文化遗址，更是三峡文化集散中心，灿烂的"黛溪文化"和"老关庙文化"不仅在向人们展示华夏文明之辉煌，这里的三国古战场也在告诉世人这里曾是兵家必争之地。中唐时期，李白、杜甫、刘禹锡等都曾在白帝留下千古绝唱。如今，奉节便以"诗城"这一金字文旅招牌而兴，以诗城白帝而名。素以夔门温病著称的郑氏家族便世代寓居在此，深得诗城文化之滋养。在位于鄂西南长阳县（清江中游）渔峡口发现的香炉石遗址就是一处非常典型的夏商周时期的巴人遗址，著名的女科（妇科）医派刘氏家族就是从这里走向全国的。在鄂西境内三峡江段还有众多遗迹以"神农"名世，诸如神农溪、神农洞、神农庙，以及国家级原始森林带神农架林区等。所以，长江三峡地区中医药文化历史久远，可谓既具巫巴文化底蕴，又有荆楚文化特征的峡江医药文化，也为后来各医派的形成提供了充足的文化养料。今天，我们完全有理由相信，长江三峡地区的原始文化带动了三峡本土医药卫生的繁荣与发展，人类在创造原始文化的同时，也创造了原始医药。

三、三峡医派之厚学令人瞩目

医派的形成离不开三样东西，即"源、学、流"三要素。源，指医文传承源头；学，指学术思想或学术主张；流，指传承过程（世代相传）。其中，"学"是立派的核心和基础。纵观三峡医派医家，无不都是饱读经书、学力深厚、影响深远的名医。诸如清代万县名医王文选，他不仅勤学善思，且对中医药知识的传播普及贡献突出。王氏诊治小儿脾胃病和惊风、疳病颇有见地，他认为，"凡食生冷油腻，停滞不化，初起为积，积久成疳，遂致五脏受病……"小儿慢惊风多因小儿吐泻者多，或急惊风用药攻伐太甚所致。他重视面部望诊，尤其对舌部望诊更具心得，他的以舌色辨伤寒之主张为后来梁玉瑜所著《舌鉴辨正》提供了借鉴，他的更多医学思想均被《中国医学通史》节选收录。冉雪峰一贯倡导的"一融三合"集中体现了他治医治学思想，他发扬"六气"学说的主张也被《中国医学通史》节选收录。冉雪峰治疗心系病证（心绞痛）的进步思想和遣药组方经验被他在京城的两位关门弟子（陈可冀、郭士魁）发挥到了极致，据此所形成的系列成果曾多次获得国家重大科技奖。名医李重人有两方面的主张后来备受关注，一是中华人民共和国成立前后他在万县行医兴教时，针对当时民众对中医药的信赖，对院内（民国时期创办"万县起华中医院"，中华人民共和国成立初期带头创办"万县市第一联合诊所"）医生提出"简、便、验、廉"四字要求。简，要求医者用药尽量做到少而精；便，指所出具药方必须做到服用方便，最好是自制中药合剂；验，指论治精准，疗效必须可靠；廉，指医疗费用（病人花钱）要少，要让患者看得起病。后来重人奉调成都和北京工作后，迅速将其在全国推广，使之家喻户晓，妇孺皆知。谁也未曾想到，植根于我国的传统中医药今天仍被视为护佑民众健康无可替代的优势资源，那朴实无华的"简、便、验、廉"四字仍被奉为中医的四大法宝。第二，主张治学打牢"三基"，即打好文、史、哲基础，打好中医理论（医经典籍）基础，打好临床实践基础。这是促成优秀中医人才形成的基石，所以其影响深远。成都中医药大学著名中医问题研究专家侯占元老先生曾将李重人提出的学好中医必须具备的"三基"称为"三步师"，他认为这三步是成为中医人才的必然路径。据侯老先生撰文回忆，1954年秋，李重人奉调成都中医进修学校时还是一个20多岁的年轻人，是一个学习研究中医学术的发蒙生。侯占元先生请教重翁（侯占元当年对重人的尊称）怎样才能学好中医？重翁当即告诉他三步学习法，于是侯当场拜重翁为学好中医学术的三步师。这三步指教使他受益甚多，后来成为侯占元治学的座右铭。妇科名医刘云鹏在继承家传技法的基础上，提出妇科调肝十一法、治脾九法、补肾五法，并创立众多临床效验药方，其学术主张不单是在湖北全省得以推广，且在全国中医妇科界亦受到广泛关注。名医郑惠伯将名目繁多的温病简化为"温热"和"湿热"两类，提出了"及早防变"和"重剂防变""顾护正气"等重要温病防控主张，以"先安未受邪之地"和"急下存阴"等临证治疗思想为出发点，自20世纪60年代初以来一直以此指导临床实践，收效甚著。

四、三峡医派坚守"仁、和、精、诚"职业志向

中医人最基本、最核心的价值观就是"仁、和、精、诚"四字，因为这四个字集中体现的是医人之道德修养、职业行为和诊疗水平等诸多要素。我们在学习、整理、研究三峡名医相关资料时，发现不少世医们都是以病人为中心，时不时见到"穷人看病富人给钱"的朴实语言，所表达的是贫穷之人看病拿药是全免费的，有钱人看病是如实收费的。在他们身上彰显出的是中医人仁者爱人，践行的是人命至重有贵千金，崇尚的是医患和谐，追求的是医术至精至微，秉持的是诚信为医的职业志向。重温王文选、刘以仁、刘哲人、冉雪峰、李重人、郑惠伯、龚去非、冯登庸、梁焕然、桑赞元、刘云鹏等古今名医的习业生涯、成功轨迹，在当下仍具有重要的现实意义。

五、三峡医派诊疗经验独特

由于长江三峡地理环境特殊，导致这一地区疾病谱有别于其他省区。这里山高谷深，重岗复岭，溪谷纵横，长年雾多湿重，山瘴漫境，因而民众所患之疾多为脾肺不振，腰腿关节风湿疼痛，甚或时发瘟疫等，所以，刘禹锡有"楚水巴山江雨多"千古之句。据该地区各市、县、区志书记载，区域年平均降水量在1030~1950毫米之间，年平均温度18~20℃，年相对湿度在82%左右。正是常年阴雨潮湿的气候之故，才给区域民众生产、生活及健康带来了诸多困扰，也给医家们的临床诊疗带来诸多挑战。

常言道，"一方水土养一方人"。长江三峡地区历代医家们凭借自己毅力，在临床中不断摸索、不断总结，最终形成了适合峡江民众防病治病的地域性尤强的医疗经验，有效地保障了峡江民众健康。归结起来，大致体现在四个方面：①清宣凉润。这一点在冉雪峰、李重人等脉案、方笺资料中可以得到实证。②用药力求就地取材，充分利用本土医药资源是历代医家们的一大特色。如王文选在他的医著中选取本土中草药就多达200味，其中云阳盐是他用以治疗目疾的常用药。三峡地区民众患腰腿痛、关节痛比较多，所以当地医者多是就地采挖治疗风湿的中草药。据说冉雪峰父亲习用飞天蜈蚣（别名蜈蚣草、一枝蒿）治风湿疼痛和跌打损伤，一次在瞿塘峡江边采集该药时不幸遇难。③草医草药保安康。其实，在民间疗伤愈疾就是靠身边被人瞧不上眼的藤藤草草，如在巫溪县境几次调查中发现，该县民间就有善治风湿关节肿痛的特效草药，据说还有擅疗刀斧伤及脑梗死的"血塞通"。利川柏杨坝镇有一村医家传治食物中毒药方，巴东谭贤群、廖献甲师徒常用一种叫"接骨丹"的草药治腰腿痛及骨外伤。据调查，巴东、长阳、建始、恩施境内从事草医的人员最多，在长江三峡地区民间长期存在一种中医、草医和谐发展的格局。④药膳调理备受关注。从长江三峡地区的饮食文化可以看出，这一地区人们为驱散风寒湿邪而好将辛香之物入食，其中火锅是当地常见饮食。此外，多数家庭都有一壶一罐，或一坛一缸药酒，以备平日强身健体或活血通络、除湿祛风之用。

六、三峡医派之传承生生不息

中医药学术流派是中医各家学说产生的土壤，它既是中医药学术发展的动力，又是人才培养的摇篮。细究三峡医派，不单是师出名门、传承有序、疗伤愈疾、取材就地，医风淳朴、技法精良，更重要的是薪火传承、生生不息。其中，在清代光绪年间就已形成学术传承与人才队伍规模者莫过于王、桑两家。王，即清初万县王秉泰王氏家族，其孙辈王文选便是世传名医，也是长江三峡地区众多名医中唯一获得慈禧太后御赐银牌、钦加六品衔龙章宠锡的名医。文选出身世医之家，后又师从同邑觉来先生学习幼科和三世业医的彭宗贤、赵吉华等研习痘科，可谓博学多师。文选始终秉承"仁心寿世，为善最乐"，所以向他求学习术者众。据他传世之著《寿世医鉴》载，王在光绪二年亲笔写下的门人就有27人，大多分布在川鄂及云贵等地。桑，即清初开县善字山桑氏正骨，其术在长江三峡地区传承已近300年，可谓术传10余代，名播川渝鄂。尽管桑氏正骨在第五世前有"传内不传外，传女不传男"之戒规，但至五世桑天埴时便一改祖上保守思想，积极主动将其术扩大受益面，在做好内传的同时，广开外传之门。光绪三十三年，天埴已74岁，当年他将自己数十年所传之门人一一列目志之，其中族内传有9人，外传文生、武生计29人，门徒遍及当时的开邑、云邑、万邑及川北达邑，湖北宜昌、东湖等地。巫山冉雪峰系冉氏医学第六代传人，相关资料显示，他的祖上皆为御医。由于家学的厚重背景，雪峰本人亦成长为我国著名中医学家。雪峰老先生门徒遍及我国大江南北，可谓桃李满天，名医辈出，有引领我国心脑血管重大疾病研究前沿的中国科学院院士、国医大师，有服务一方医疗保健与健康的名医名宿。长阳名医刘云鹏是刘氏医学第五代传承人，在国家中医药传承政策导向下，刘氏医学又经刘云鹏再次传承 2~3 代，其学术传承阵容不仅在荆楚大地生根开花，且在全国亦颇具影响力。夔门郑氏医派，其传承方兴未艾，正在以其强劲的势头屹立于长江三峡医派之林。

从本书中篇各派传承脉络图可以发现，活态传承是流派传承的前提，人才队伍是使流派延续的关键，服务社会、适应社会需求是流派传承创新发展的命脉。据不完全统计，三峡医派传承人中，被国家"两部一局"确定的全国老中医药专家学术经验继承工作指导老师有 7 人，建有全国名老中医药专家工作室 6 个，拥有市级非遗保护项目 1 项，有中国科学院院士、国医大师 1 人，省市级名中医 6 人。

七、三峡医派红色血脉赓续百年

2021 年，我们迎来了中国共产党建党 100 周年华诞。一百年前，革命先驱们创建了中国共产党，形成了坚持真理、坚守理想，践行初心、担当使命，不怕牺牲、英勇斗争，对党忠诚、不负人民的伟大建党精神。一百年来，中国共产党弘扬伟大建党精神，在长期奋斗中构建起中国共产党的精神谱系，锤炼出鲜明的政治品格。习近平总书记在庆祝中国共产党成立 100 周年大会上的重要讲话中指出："我们要继续弘扬光荣传统、赓续红色血脉，永远把伟大建党精神继承下去、发扬光大！"

笔者在梳理长江三峡中医药发展历史时，发现不少三峡名医并非只专不红，而是既专又红。如名医冉雪峰，1903 年他只身一人从巫山乘舟去了武汉，见九省通衢的武汉三镇成了当时长江中下游的革命中心，民主革命斗争风起云涌。他以中医职业为掩护，投身到轰轰烈烈的革命洪流中，加入了革命组织文学社、共进会等，积极宣传革命。1911 年 10 月，他义无反顾，毅然从戎，参加了震惊中外的武昌起义，他是全国唯一参加的著名中医学家，是中医学界的光荣。1937 年，抗日战争事起，冉雪峰忧国忧民，在汉口组织"湖北医药界战地后方服务团"，亲任团长。抗战开始时，中央国医馆应战时需要，在南京组织了中医救护医院与中医救护大队。南京沦陷后，中医救护医院先迁武汉，并加聘冉雪峰为中医救护医院副院长。1938 年 4 月，由国民政府卫生署中医委员会主任委员陈郁召集，焦易堂、冯志东、饶聘卿、冉雪峰、胡书城、张钟岳、时逸人等 8 人在成都中国制药厂开会讨论中医学校立案问题，后来拟定《中医学校暂行通则》交教育部医学教育委员会讨论。为有利于救护工作，他将战地后方服务团分成四个工作单元，即中医救护队、后方诊疗所、中药制药厂、材料供应小分队，所有工作单元都由冉雪峰统一部署、统一指挥。尤其是战地后方诊疗所工作任务特别繁重，资料显示，当时武汉三镇共布设了十个诊疗所，专为难民免费诊病施药。关键时刻，冉雪峰发挥出了一个中医人"短布从军，上马杀敌贼，下马作露布"的应有作用，在武汉保卫战中充分体现出了中医人"仁心寿世"的高尚品质。为应急需要，他在百忙之中拟订筛选有效药方，他的传世之作《新定救护方药注释》就是在那次武汉救护急需中完成的。当年在汉口府南一路开办诊所的龚去非亦积极报名参加了武汉中医药界战地后方服务团，为抗日军民送医送药，深得赞誉。

著名中医教育家李重人不仅思想开明，且爱党爱国。20 世纪 30 年代初，他曾与家父李建之一道成功营救和掩护川东北著名共产党人王维舟安全脱险；在万县行医兴教期间，重人还多次掩护密友、共产党人刘孟伉，营救进步人士杨吉甫及其他革命人士，因此，他被国民党特务机关列入逮捕的黑名单。李重人的这种置个人安危于不顾，敢冒生命危险营救、掩护革命人士的大无畏精神，正是他热爱祖国、热爱中国共产党的具体表现，也是长江三峡中医人宝贵的精神财富。同期，重人在万县创办了"起华中医院"和《起华医药杂志》，"起华"二字，即蕴含中华民族定当崛起之意，他的这种根深蒂固爱党、爱国的民族气节值得我们好好学习和传承。万县名医钟益生 1936 年加入中国共产党，1938 年被选派到著名爱国将领冯玉祥身边当保健医生，后因叛徒出卖，钟被迫离开万县前往重庆。1947 年，巫溪名医魏济周、魏金辉父子以行医为名作掩护，为保护党组织革命活动做出了贡献。

习近平总书记在中共中央政治局第三十一次集体学习时强调："红色血脉是中国共产党政治本色的集中体现，是新时代中国共产党人的精神力量源泉。回望过往历程，眺望前方征途，我们必须始终赓续红色血脉。"笔者身为光荣在党 50 余年的老党员，要带领三峡中医药文化创新研究团队深入学习贯彻习近平总书记重要讲话精神，铭记党的光辉历史，讲好红色故事，用好长江三峡红色资源，赓续长江三峡红色血脉，贡献长江三峡中医药力量，让长江三峡名医名家学术精华代代相传，服务社会，永不停息。

陈代斌

2022 年 8 月于万州乌龙池

目 录

上篇 三峡中医药文化概貌及三峡医派形成背景

第一章　人文底蕴

一、地域特征　/ 9
二、发展脉络　/ 10
　（一）史前时期　/ 10
　（二）夏商周时期　/ 11
　（三）春秋战国时期　/ 14
　（四）秦汉三国时期　/ 16
　（五）两晋至隋唐时期　/ 18
　（六）宋元明清及近代　/ 19
　（七）中华人民共和国成立后　/ 22

第二章　名医名药

第一节　名医　/ 25
一、万县　/ 26
　王文选　/ 26　　　　刘以仁　/ 26
　王天星　/ 27　　　　陈光熙　/ 27
　龚去非　/ 27　　　　梁翰成　/ 27
二、云阳县　/ 28
　冷开泰　/ 28　　　　梁焕然　/ 28
　谭乾向　/ 29　　　　凌昌大　/ 29
　薛昌楫　/ 30　　　　黄启泰　/ 31
　王致祥　/ 31
三、开县　/ 32
　桑孝知　/ 32　　　　桑安宁　/ 32
　桑天埴　/ 33　　　　冯登庸　/ 33
　周永大　/ 34　　　　王和卿　/ 34

四、奉节县　　/35
　　孙天泽　/35　　　　　　郑仲宾　/35
　　李重人　/36　　　　　　郑崇恺　/36
五、巫山县　　/37
　　冉雪峰　/37　　　　　　易光暄　/37
　　孔宪恩　/38
六、巫溪县　　/38
　　周大清　/38　　　　　　邓茂亭　/39
　　魏济周　/39　　　　　　李训道　/39
七、忠县　　　/40
　　黎茂材　/40　　　　　　周琳　/40
　　姚其华　/41　　　　　　阎文斌　/41
八、石柱县　　/41
　　秦汉卿　/41　　　　　　谭道文　/42
九、梁平县　　/42
　　刘殿侯　/42　　　　　　邱明扬　/43
　　蒋卓然　/43
十、巴东县　　/44
　　谭贤群　/44　　　　　　王伯仁　/44
　　熊济人　/45　　　　　　张化南　/46
十一、兴山县　　/47
　　梁先耀　/47　　　　　　彭德清　/47
　　杨筱白　/48
十二、利川市　　/48
　　赵昌基　/48　　　　　　冉广均　/49
十三、建始县　　/51
　　曾天佑　/51　　　　　　徐习之　/51
　　谭明杰　/53
十四、恩施州　　/54
　　汪古珊　/54　　　　　　赖昌静　/55
十五、长阳县　　/55
　　刘哲人　/55　　　　　　刘万程　/56
　　杨学钩　/57　　　　　　赵典伍　/57
　　何天成　/58　　　　　　郑耀庭　/60

第二节　名药　/62

清心泻火话黄连　/64

益气补中话党参　/68

行瘀破积话大黄　/71

温中消痞话厚朴　/74

补肝益肾话杜仲　/76

强筋壮骨话牛膝　/78

平肝息风话天麻　/80

化痰止咳话贝母　/82

祛风除湿话独活　/84

清透发表话升麻　/87

肿瘤克星黄药子　/89

利水明目话车前　/91

第三章　医著医方

第一节　医著　/95

一、基础与内科　/96

活人心法　/96　　　　医学切要　/96

医学易读　/97　　　　脉法条辨　/97

内经讲义　/97　　　　冉注伤寒论　/98

国医舌诊学　/98　　　中医病理与诊断讲义　/98

二、妇儿科　/99

妇科治验　/99　　　　幼科切要　/99

痘科切要　/100　　　 增补活幼心法　/100

中医儿科学讲义　/100

三、眼耳鼻喉科　/101

眼科切要　/101　　　 日月眼科　/101

光明眼科　/101　　　 一草亭眼科全集书　/102

喉证全科　/102　　　 眼耳喉鼻病　/103

四、外科与针灸　/103

外科切要　/103　　　 遂生外科　/103

针灸便览　/104

五、医话医案　/104

寿世医鉴　/104　　　 云峰医案　/105

冉雪峰医案　/105　　 医笔谈　/105

六、药物与方剂 　/106

奇方纂要 　/106　　　　　　应验药方 　/106

方便一书 　/107　　　　　　新定救护方药注释 　/107

经药刊要 　/107

第二节　医方 　/108

冉雪峰经验方 　/109

新定麻沸散 　/109　　　　　神效夺命丹 　/109

接骨紫金丹 　/109　　　　　散瘀软膏 　/110

挫伤软膏 　/110

龚去非经验方 　/110

旱莲槐蓟合剂 　/110　　　　加减九味羌活汤 　/111

芪术金樱方 　/111

熊济川经验方 　/112

解热合剂 　/112　　　　　　利尿合剂 　/112

消字散 　/112

蒲承润经验方 　/113

复方参蛤散 　/113　　　　　化斑清肾饮 　/113

李重人经验方 　/114

菩提丸 　/114　　　　　　　宣络渗导方 　/114

郑惠伯经验方 　/115

肺炎合剂 　/115　　　　　　加味二仙汤 　/115

加味清心莲子饮 　/116

刘云鹏经验方 　/116

活血化瘀方 　/116　　　　　加减黄土汤 　/117

加味安奠二天汤 　/117　　　加减半夏泻心汤 　/118

桑氏正骨经验方 　/118

玉竹强筋汤 　/118　　　　　加味益气汤 　/119

三峡医派
传承发展
中篇

第一章　巫山冉氏内科

一、冉氏内科流派形成背景 　/127

（一）地域环境 　/127

（二）文化背景 　/128

二、冉氏内科流派学术思想　　/ 128

（一）提倡中西医结合　　/ 128

（二）重视六气学说　　/ 129

（三）主张寒温融通　　/ 130

（四）治病知常达变　　/ 130

（五）尊崇仲景学说　　/ 132

（六）重视气化与气机理论　　/ 135

（七）心治与药疗并举　　/ 137

三、冉氏内科流派诊疗特色　　/ 139

（一）治疗急症法活剂效　　/ 139

（二）治疗中风着眼于急缓　　/ 142

（三）治疗心系病证善用升降　　/ 145

（四）治疗肺系病证开上畅中敛浮　　/ 148

（五）治疗胃脘痞痛重辛开苦降、寒温并用　　/ 151

（六）临证善创新方　　/ 154

四、冉氏内科流派学术传承　　/ 158

（一）传统师承授徒　　/ 158

（二）"南冉北张"联合授徒　　/ 193

（三）子承父业　　/ 198

附1：巫山冉氏内科流派传承脉络图（部分）　　/ 202

附2：冉雪峰研究　　/ 203

附3：师恩难忘　　/ 236

附4：冉雪峰年谱　　/ 244

附5：冉雪峰门徒龚去非年谱　　/ 248

附6：冉雪峰门徒龚去非生前研习书目及期刊文献　　/ 250

第二章　长阳刘氏女科

一、刘氏女科流派形成背景　　/ 265

（一）地域环境　　/ 265

（二）人文背景　　/ 265

二、刘氏女科学术思想　　/ 266

（一）学术渊源　　/ 266

（二）学术思想　　/ 266

三、刘氏女科证治特色　　/ 271

（一）清热凉血治月经先期　　/ 271

（二）养血活血治月经后期　　/ 272

（三）温中散寒治痛经　　/ 273

（四）疏肝开郁治闭经　　/ 274

（五）养血调经治不孕症　　/ 275

（六）解毒通络法治乳腺病　　/ 276

四、刘氏女科学术传承　　/ 277

　　附1：长阳刘氏女科流派传承脉络图（部分）　　/ 297

　　附2：刘云鹏思想研究　　/ 298

　　附3：刘云鹏年谱　　/ 304

第三章　夔门郑氏温病

一、郑氏温病流派形成背景　　/ 309

（一）地域环境　　/ 309

（二）人文背景　　/ 309

二、郑氏温病形成与发展　　/ 310

（一）学术渊源　　/ 310

（二）形成和发展　　/ 310

三、郑氏温病诊疗特色　　/ 311

（一）温热湿热　厘清属性　　/ 311

（二）驱邪救正　先发制病　　/ 313

（三）以方系病　以法创方　　/ 315

四、郑氏温病学术传承　　/ 317

　　附1：夔门郑氏温病流派传承脉络图（部分）　　/ 331

　　附2：郑惠伯思想研究　　/ 332

　　附3：郑惠伯年谱　　/ 344

第四章　开州桑氏正骨

一、桑氏正骨流派形成背景　　/ 349

（一）地域环境　　/ 349

（二）人文背景　　/ 349

二、桑氏正骨术形成与发展　　/ 349

（一）学术源流　　/ 349

（二）诊疗特色　　/ 350

三、桑氏正骨学术传承　　/ 351

　　附：开州桑氏正骨流派传承脉络图（部分）　　/ 356

下篇

三峡医派学术萃精

第一章　医论医话

国医即是科学　/ 360

对《内经·金匮真言论》的认识　/ 363

国医整理之我见　/ 365

痘证问题之商榷　/ 367

中医学术的基本内容及对学习中医者所寄厚望　/ 372

温病历程及进化趋势　/ 375

记劳薄脱　/ 378

从整理国医说到纠正病名　/ 379

如何沟通中西医学　/ 380

疫痘汇参　/ 381

痨病灸　/ 388

对温病气分证的认识　/ 390

从湿热角度辨治几种危急重症　/ 392

如何提高临床辨证能力　/ 394

治疗胃脘痛六法　/ 397

活血化瘀法在妇科临床中的运用　/ 399

经期、产后宜用"生化汤"　/ 403

问诊诊法　/ 406

看病歌　/ 408

看小儿病状关纹歌　/ 410

温病五忌　/ 411

温病五宜　/ 412

医学源流说　/ 414

胎化生死说　/ 417

第二章　名医脉案

冉雪峰治肝阳上冒危证　/ 422

冉雪峰治妊娠喉痧险证案　/ 422

冉雪峰治邱若谷夫人亡阴危证案　/ 423

龚去非治慢性支气管扩张案　/ 424

龚去非治心悸头晕肌肉瞤跳案　/ 425

龚去非治毛发红糠疹案　/ 425

龚去非治气阳虚崩症案　　/ 426

李重人治湿温案（一）　　/ 427

李重人治湿温案（二）　　/ 428

李重人治麻毒闭肺案　　/ 429

李重人治麻后聋哑案　　/ 430

李重人对便结怪证的认识　　/ 431

李重人治胃气不降案　　/ 431

李重人治阴暑腹痛案　　/ 432

李重人治暑温痉厥案　　/ 433

郑惠伯记先师李公建之先生验案两则　　/ 433

郑惠伯慢惊治验　　/ 434

郑邦本治头痛案　　/ 435

郑邦本治项痹案　　/ 436

郑邦本治风瘙痒　　/ 437

郑邦本治崩漏案　　/ 437

郑家本治心包积液（特发型）案　　/ 438

郑家本治崩漏（功能性子宫出血）案　　/ 441

郑家本治继发性闭经案　　/ 445

郑家本治继发性闭经（卵巢早衰）案　　/ 447

郑家本治继发不孕案　　/ 448

桑赞元治胯骨脱位案　　/ 450

桑赞元治颈椎错位案　　/ 451

桑赞元治肩关节脱位案　　/ 451

桑赞元治背肋胸胁伤损案　　/ 451

刘云鹏用健脾坚阴固冲法治疗崩漏案　　/ 452

刘云鹏用益气升阳除湿法治带下病案　　/ 453

刘云鹏用益气升陷法治胎漏案　　/ 454

刘云鹏用表里分消法治产后发热案　　/ 454

王文选治瘟疫案　　/ 455

王文选治虫积案（一）　　/ 455

王文选治虫积案（二）　　/ 455

王文选治咳嗽案　　/ 456

陈光熙治肿病案　　/ 456

陈光熙治痹证案（一）　　/ 456

陈光熙治痹证案（二）　　/ 457

温存厚治温病案（一）　　/ 457

温存厚治温病案（二） / 457

温存厚治温病案（三） / 457

温存厚治喘证案 / 458

温存厚治小儿急惊风案 / 458

第三章　方笺尺牍

一、名医方笺　 / 463

（一）冉氏医派及其传人方笺 / 463

冉雪峰方笺 / 463　　　　　龚去非方笺 / 468

蒲承润方笺 / 473　　　　　宦世安方笺 / 474

（二）刘氏医派方笺 / 475

刘云鹏方笺 / 475

（三）郑氏医派及其传人方笺 / 476

李重人方笺 / 476　　　　　郑惠伯方笺 / 484

冉玉璋方笺 / 485

二、名医尺牍　 / 487

李重人致万县税局函告 / 487

李重人万县市第一联合诊所办公地址搬迁函告 / 488

冉雪峰致门徒孙静明书信 / 489

冉雪峰致门徒张方舆书信 / 490

冉雪峰致门徒龚去非书信 / 492

龚去非致门徒万承荣、蒲承润书信 / 494

龚去非致门徒付柏林书信 / 495

龚去非订阅期刊函告 / 496

三、名医遗墨　 / 497

王文选光绪八年书序 / 497

李重人为张觉人书题词 / 499

龚去非为万县中医学校建校十周年题词 / 500

郑惠伯为《三峡中医药》创刊题词 / 501

四、名医证照　 / 502

龚去非 1940 年中医证书 / 502

龚去非 1951 年开业执照 / 503

龚去非 1950 年所获奖状 / 504

龚去非 1950 年万县市人民政府卫生局聘书 / 505

龚去非 1950 年万县市医务工作者协会聘书　　/506

龚去非 1951 年于万县市中医进修学校执教的聘书　　/507

龚去非在 1956 年当选万县市人大代表证书　　/508

龚去非于 1974 年在四川万县中医学校执教的聘书　　/509

龚去非 1994 年获国家"两部一局"颁发的荣誉证书　　/510

钟益生 1953 年中医师证书　　/511

主要参考文献　　/512

后记　　/518

上篇

三峡中医药文化概貌及
三峡医派形成背景

所言背景，通常是指某一特定人物活动轨迹或某一事件发生、发展的时间、地点和条件，也可以说是对事件的发生、发展和变化起着重要作用的环境。已掌握的相关资料显示，长江三峡医派的形成发展与三峡地区得天独厚的自然环境、厚重的人文背景、悠久的历史背景、安定的社会背景等诸多先决条件密切相关。

一、长江三峡之人文

长江是中华大地上古老的河流，而长江三峡则是这一河流之中、上游的连接带，是巴楚文化结合部。水是一切生命之源，更是一切文化生成之源。20世纪90年代，考古工作者在距长江三峡北岸200多公里外的湖北荆门市郭店村发掘到一座楚墓，在其出土的楚简中惊喜地发现有关水与宇宙生成的记述。"太一生水，水反辅太一，是以成天。天反辅太一，是以成地"。这一记述，反映出水在天地生成过程中相辅相成的重要作用。我国古代思想家常以五种物质来说明世界万物的起源，从而创立"五行"说，而水则被列为五行之首。中医学借用此说，用以说明人体结构与功能活动。"土"纵然能生万物，但必得水之滋养。笔者从部分字、辞典中发现，以五行偏旁部首组成字、词者较之其他部首为多。如以"氵"偏旁为例，《现代汉语规范词典》[①] 组字524个，《难字小字典》[②] 组字286个，《康熙字典》[③] 组字1516个，估计《中华大字典》等组字会更多。更为有意思的是，"活""淹""泪"三字从不同角度反映"氵"中蕴含的深邃道理。活，"氵"与"舌"结合，讲的是生命物体生存之道；"氵"与"目"结合，反映情感之象；"氵"与"奄"相配，寓意哲学之理，水可载舟，亦能沉舟，成也萧何，败也萧何。再以"水"字组词为例，《辞海》[④] 收录带有"水"字的条目计460条；《中国成语大辞典》[⑤] 以水字开头组成成语典故计55条，其中强调意志与毅力的莫过于"水滴石穿"，彰显境域景色的有"水绿山青""水秀山明""水光山色"等。三峡是水的世界、山的容貌，水得山而灵，山得水而俏。正是因为这里的山，这里的水，才使得这里成为一片蕴藏着丰富人文景观和历文化底蕴的热土。从古至今，众多文人墨客或游历至此，或为官一任，他们讴歌三峡，寄情山水，留下了众多脍炙人口的锦绣文章。世有川北"剑门天下险"，川东"夔门天下雄"的说法。三峡之首的"夔门"与川北之"剑门"正是历史上荆楚和中原通往巴蜀的水陆两大门户。"蜀道之难，难于上青天"！作为水路出入川地的要冲，长江三峡不应只是一个自然地理概念出现于各类史书文献里，而是应当成为响亮的文化符号镌刻在华夏历史和世人的心坎上。三峡之首的第一峡——夔门（瞿塘）堪称峡江文化集散中心，灿烂的"大溪文化"展示着华夏文明之辉煌；一处处三国古战场，告诉世人这里曾是兵家必争之战略要地；李白的一首《朝发白帝城》千古吟唱，更使夔门（瞿塘）声名远播、名扬天下；杜甫寓居瞿塘一年零九个月，创作夔诗440余首；刘禹锡为官夔州，使得诗词竹枝荣登大雅之堂。时至今日，渝东（过去称川东）奉节以"中华诗城"这一金字文旅招牌而兴，以诗城白帝而名。乘舟东去，

① 李行健.现代汉语规范词典［M］.北京：外语教学与研究出版社，语文出版社，2004.

② 周行健.难字小字典［M］.重庆：重庆出版社，1985.

③ 康熙字典［M］.北京：中华书局，1958.

④ 《辞海》编辑委员会.辞海［M］.上海：上海辞书出版社，1990.

⑤ 王涛.中国成语大辞典［M］.上海：上海辞书出版社，1987.

便途经巫山神女峰、秭归昭君墓和屈原祠等名胜遗迹，特别是世界级水利工程的"三峡大坝"，更是凸显长江三峡之水的无穷魅力。黄河之水天上来，三峡之水出雪山。无论从何而来，水都是万物之光，文化之源，滋养着大地，哺育着人民。名门望族之冉氏医派及得诗城文化之滋养的郑氏医派就形成于这一江段（瞿塘首尾），恰于东西之位，南北之岸。

二、长江三峡之医药

长江三峡地区除了有得天独厚的水资源和深厚的文化底蕴之外，尚有众多华夏早期历史遗迹。据近百年的众多考古资料及研究成果显示，三峡地区除有约 250 万年前的"巫山人"遗迹外，尚有湖北建始县、郧县、郧西县、长阳县钟家湾关老山，重庆奉节瞿塘峡西口老关庙和巫山河梁等古人类遗址。这里是中国早期人类诞生的摇篮，数百万年来，长江三峡地区以其丰厚的历史积淀和多层次的文化内涵向世人展示出人类社会由野蛮状态进入文明时代的演进轨迹。

（一）"巫山人"早于"元谋人"

长江三峡地区巫山县庙宇镇（史称大庙）龙骨坡及玉米洞被考古界称为古人类"巫山人"遗址，据中国科学院地质研究所多次测定，至 2015 年 3 月，所得出的最新结果是："龙骨坡有古人类活动的时间是 250 万年前"①，较之历版中医药院校教材《中国医学史》在"医药起源"篇章所引用的"北京周口店、陕西蓝田及 170 万年云南元谋等猿人"之史实资料提前 80 万年左右。"巫山人"遗址的发现，对于重新认识我国人类起源和医药卫生的起源都是很有帮助的。这不仅动摇了国外考古界坚持认为直立人起源于非洲的说法，也证实了中国最早的人类生活在长江三峡。1996 年，龙骨坡遗址被国务院列为第四批全国重点文物保护单位。2023 年 8 月，龙骨坡遗址第 5 次考古发掘启动，本次发掘旨在发现采集更多古人类化石和石器，寻找更多证据充实"东亚型"人类起源于长江三峡的论点，实证三峡地区百万年古人类文明的发展进程，有效激活长江三峡历史文化资源。名医冉雪峰就出生在龙骨坡山脉延伸段的黛溪古镇，而黛溪则是长江中上游新石器时代文化遗址所在地。

（二）巫巴文化再掀热潮

自 20 世纪 90 年代以来的 30 多年时间里，渝鄂两省市的部分高校、社科院所、民俗文化研究者及全国其他地区的文化研究者对巫巴文化的传承转化研究已达成共识，并在深层次的文化底蕴、学术价值、转化与社会服务等关键性选题研究的基础上，提出了"巫巴文化的制高点在大巫山"的文创导向。

学者们所说的"大巫山"，从县辖地域讲，即是长江三峡地区的巫溪、巫山两县境内的宝源山及其所邻的相关山脉。虽然巫溪、巫山行政县历史上并未单独建制，建制历史并不久远，但是学者们认为，巫巴文化历史悠久，人文厚重，影响深远。特别是对当下巫溪县境内文化进行深入考察调研

---

① 黄玉保."巫山人"纪事［N］.三峡都市报，2015-05-29（A/O）

后，学者们普遍认为，巫巴文化与自然地理及盐文化有着密切关系，早期未被人类认知的"科学"正是巫文化的来源，也成为古代地方宗教的摇篮。"巫"并不是非理性和传统观念中的迷信和蒙昧，而是历史文化遗存和理性的哲学认知。其文献依据，主要是被喻为我国上古社会生活百科全书的《山海经》。现今所能见到的《山海经》为十八卷本，第十六卷《大荒西经》中有"灵山、巫咸、巫即、巫盼、巫彭、巫姑、巫真、巫礼、巫抵、巫谢、巫罗十巫，从此升降，百药爰在"的记述。据巫溪县已故文化学者汤绪泽在其所著《巫巴史迹探微》中载，"巫"并非专指某一姓，而是指从事某一职业的群体或通鬼神职业之"巫"人。作为万人景仰"通灵使者"的巫师们的使命并不是单一的，他们一方面与神灵最为接近而能传达神的旨意；另一方面，他们也是这一时代的、拥有一定特权的上流阶层。他们除了掌握熟练的制盐技术，还掌握着制药技术或本领。据考证，大巫山脉在历史上拥有的优势资源，一是盐泉，二是丹砂，因而有"灵山""丹山""龙王盐泉"之称。笔者几次深入到巫巴文化核心地带——"宝源山"山脉开展调研，所见所闻的确蕴含着诸多神秘色彩。专事"巫巴文化"研究的唐文龙先生更是将"巫盐天下"的成果推向神州大地，让更多的人了解巫文化，传承巫文化，算是当下有功之臣。"灵山十巫"中的巫咸、巫彭、巫抵均为传说中的名医或神医。其中，巫咸为巫咸国创始人，为诸巫部落之首领，精医术；巫彭又称彭祖，为传说中疗疾养生之神医，寿高800岁；巫抵是一位医术极高明的神医，传说他具有"操药以拒死神"的高明医术。调研中，笔者仍在宁河沿岸民间时不时听到"宝山名医叫巫咸，架起炉子炼仙丹；制盐采药医百病，一碗神水保平安"的歌谣。

"识得山中草，无病活到老；采得一七九，神仙也来求"之生动形象民歌民谣，足以证明"巫"是上古精神文化的创造者，它对中国文化的推进具有不可低估和忽视的作用。巫盼是虞夏时"巫载国"首领，创造了以盐兴载的"巫盐文化"。巫姑为灵山十巫中唯一的女巫，有巫盐女神、巫山神女之称。其余巫即、巫真、巫礼、巫谢、巫罗皆为巫师。事实上，灵山十巫除了与神灵最为接近，负责传达神的旨意之外，更重要的是他们是那个时代掌握了最先进的生产技术、文化知识的特权阶层之群体，他们个个本领非凡，志向远大而为后世所崇敬。重庆市委、市政府为贯彻落实2017年中共中央办公厅、国务院办公厅印发《关于实施中华优秀传统文化传承发展工程的意见》时提出了"推动巴渝文化、三峡文化、抗战文化及少数民族文化研究，构建长江中上游地区优秀传统文化研究体系，助推长江经济带优秀传统文化系列研究"的总体目标。"巫巴文化"正是长江三峡地区众多文化元素之一，巫溪、巫山两县文创工作者正以极大的热情，积极传承巫巴文化，并将其再次推向世人。中医药的起源，查检历版中医药院校教材《中国医学史》，始终坚持的是"医源于圣人""医源于巫"和"医源于动物本能"之三种，其中"医巫同源"已成共识，而"巫"的产生就在长江三峡地区的大巫山脉之"宝源山"，或称"灵山""丹山"之大山区域。

（三）神农医药长久流传

神农即神农氏，是中国古代传说中农业和医药的发明者。相传，他教人农耕，并用草药为人治病疗疾。对神农氏的起源地学界历来颇有争议，至今仍无定论。其实，传说中的神农氏与长江三峡地区有很大关联，这一点在古代众多文献中早有记载，当代专事长江三峡史学研究的刘不朽老先生所著《三峡探奥》一书中业已明确地回答了这一旷世日久的学术之争，因篇幅所限，此处不再赘语。笔者在此只想列举一些现象与读者分享，或许从中能得到某些启示。

1. 神农遗踪三峡可寻

鄂西北与渝东北接壤的原始森林带因为相传神农氏及其后代在此生产生活过而得名"神农架"。传说在远古时期，神农氏曾在这一带山林中架木为梯助攀援，架木为屋避风寒，踏遍青山，遍尝百草，采集草药为民疗疾，后来人们便称这一无名山林为"神农架"。神农氏在离开这片山林时，从巴东垭下湍急的无名小溪经巫峡直下长江，人们便将这条小溪称之为"神农溪"。

2. 神农遗风三峡犹存

古老的神话传说所折射的远古事象在今天仍有实证可见。长江三峡地区以土家族、汉族居多，据民俗专家考证，土家族虽为巴人后代，但土家族所居住的独特吊脚楼房屋就是受神农氏"架木为屋"的启示而建造的风情木屋，这在一定程度上反映了原始人类从穴居、巢居到屋居的文明演进过程。尤其是湖北随州厉山镇被考古界及史学界称之为神农故里，那里流传很多与神农有关的传说，当地至今还遗存有"神农洞""神农庙""九井泉""日中街""日午集"等地名。据刘不朽老先生书中载，20世纪80年代末，随州市邀请海内外专家学者举行了一场"炎帝神农文化暨炎帝神农故里研讨会"，与会学者对神农氏开创华夏农耕、医药、贸易的伟大贡献及神农氏族的起源与迁徙等问题展开了深入研讨，多数学者认为神农氏出生于厉山的学术观点，既有文献记载，也有文物、口碑依据，并对习称神农氏出生于陕西姜水的说法提出了质疑（有关神农氏的古代文献记载和相关传说笔者将另有专文介绍）。透过神秘的神农架、神农溪及厉山遗址和遗迹，我们完全有理由相信神农氏与长江三峡是存在某种渊源关系的，况且诸多遗迹和传说也并非空穴来风。

3. 神农仙药三峡盛产

长江三峡因得神农山水之灵气而盛产名优中药材，历史上所称川产道地药材亦大多产自长江三峡地区。这里，除盛产黄连、党参、杜仲、天麻、独活、花椒、车前、厚朴、大黄等大宗川字品牌中药材之外，更是部分珍稀、濒危药物产地。诸如《楚辞》中所记述"采三秀兮于山间"的诗句，有学者认为，"于山"即巫山，"三秀"即灵芝草，"秀"即花，灵芝草一年开花三次，故称"三秀"。三峡地区民间传说灵芝草为"不死之药"，戏曲《白蛇传》中的三盗"灵芝草"即为此药。由此不难发现，《楚辞》中所载花草树木无一不是中草药之属，这恐与三峡地区巫风盛行和屈原崇尚巫文化有关。再如石斛科植物"金钗"，其中龙头凤尾金钗最为珍贵，且最难采得，因为它既要求生长在悬崖峭壁之端，又要求下临无底深渊，更要求水面反射的日月光华恰好回落于崖头，三者缺一不可。正是凭借如此生长环境，金钗才尽得天地之灵气、日月之精华而位居七十二还阳草之首。湖北（鄂西）神农架与重庆（渝东）巫溪县境内兰英寨山、太平山（世称"千里巴山之冠"）等原始林区地处同一山脉，是金钗石斛的最佳生境。要真正采集金钗，药农（采药人）必须具备一不怕苦、二不怕死的舍生忘死精神，首先得选择适合的地方，继则选择适合于攀登悬崖峭壁的绳梯，以悬身空中之用，此即所谓"架木可以为屋"和"架木为梯"。

更为值得一提的是，长江三峡地区因其独特的地理及气候环境而盛产极具中华传统文化内涵的三大系列中草药，这三大系列即"一""七""九"三系，且被民间传说演绎得极具神奇效用，仿佛深藏万千神妙，正如前述民谚谓："识得山中草，无病活到老。采得一七九，神仙也来求。"其中的"一"并非作数词解，而是"天地之至数始于一，终于九焉"。可见"一"的内涵是药草之首，而在长江三峡地区最著名、最流行的"一"系列中草药实际上只有四种，即"头顶一颗珠""文王一支笔""江边一碗水""七叶一枝花"。其中，"头顶一颗珠"又名延龄草，指开花之后枝顶上所结珠果，习称"天珠"，是最为名贵的中草药；"七叶一枝花"又名重楼，对虫蛇咬伤、无名肿毒具有特殊疗效，因而民间草医有"七叶一枝花，百毒一把抓"的说法。而"七"则为巧数，诸如"天有七星""人有七情""色有七彩""音有七阶"等，故草医、药农多将珍稀名贵之药草称之为"七"。笔者从所搜集到的三峡民间20世纪50~60年代献方情况看，巴东、神农架、利川、恩施、巫溪、巫山、开县及云阳等县市民间医生所献之方组成的确大多选"七"类草药，常见的有菜子七、萝卜七、麻布七、螃蟹七、扣子七、土三七、白三七、红三七、黄箭七、龙盘七、血三七、鸡骨七、算盘七、朱砂七、冷水七、羊角七等。"九"为极数，有还原之意。所以，药草之"九"系列往往统称为"还阳"，或称"九死还阳"。所谓还阳，其含义有二：一是指此类药草对某些疾病具有起死回生之效用；二是指此类药草本身具有很强的再生力，通常称之为不死之药草，即使枯死数十天，只要遇水便可复活。还阳药之命名，有以治疗作用而得名者，如以治疗跌打损伤或消肿止痛见长的骨碎还阳、十步还阳、打死还阳、百步还阳、九死还阳等；根据形状和生长习性命名的石板还阳、岩板还阳、清水还阳、竹叶还阳、见水还阳、落地还阳等。其中最为名贵且罕见者，莫过于外伤科圣药"金丝还阳"和内科圣药"金钗还阳"。金钗还阳即金钗石斛，此物具有滋阴益肾、强筋壮骨、益寿延年之功效。但凡去过神农架的人们都会知道，不少神农架人家中都会有用金钗浸泡的药酒，据说每遇身体不适时，喝上一口金钗酒便顿感神清气爽。宜昌资深文化人刘不朽先生在20世纪80年代初曾亲眼所见一件事例，《洪湖赤卫队》歌曲主唱王玉珍到三峡地区的兴山县采风时突发咽炎，县委当时设法买来二两金钗为她煎服，王玉珍当天即病愈如初，第二天便登台用响亮的歌喉为大家演唱那首脍炙人口的"洪湖水浪打浪……"足见金钗确有滋阴生津之神奇功用无疑。

三、长江三峡之医派

从笔者近30年调查走访所获信息资料看，在西医尚未传入我国之前，三峡地区民众患病之后全赖中医中药治疗，而从医人大多是先儒后医的读书之人，他们或各承家技或拜师学艺，并因各有造诣和专长而享誉一方。有资料显示，更有甚者，有的村镇几乎家家户户都会利用一些本土中药资源疗疾防病，以致曾经有"中医之乡"或"中医故乡"之称。据已掌握的渝鄂两省近20个县区明清以来近600条中医药人物信息资料分析，有三分之一的医界名宿都是世代相传，少则4~5代，多则10余代，即出身"世医之家"或"儒医之家"。但时至今日，真正能坚守本分、延续家技者已是寥若晨星。如果不从根本上、深层次上解决中医药传承问题，所谓"创新""发展"恐怕渐行渐远，说不定老祖宗留下的宝贵财富就真的会断送在国人自己手里，这并非笔者危言耸听。这也正是笔者身为中医人就得干中医事的本能使然，是我团队老师们本着使命担当使然，因此笔者不遗余力地进行"长江三峡地区中医药学术流派传承研究"项目，目的也是为抢救好、保护好、传承好、发展好、利用好长江三峡中医药资源的初衷及使命之所在。

实事求是讲，长江三峡地区的中医药发展不仅曾经对祖国医药学的形成和发展有过历史性贡献，而且对坚持、发展到现代的几大中医世家的学术影响力也是备受学界关注和推崇。比如堪称长江三峡医派一面旗帜的冉派代表冉雪峰，他的"一融三合"学术思想不仅得到学界公认，且广为传承；他在20世纪30年代《国医整理之我见》一文中提出"六气废则国医亡"的学术见解（见1931年《医界春秋》），这一主张也被后来《中国医学通史》近代卷之二摘要收录；冉氏医派学术传承上下10余代，其门徒遍布全国各地，而且大多是知名专家，特别是冉雪峰调北京工作后，其所授徒弟陈可冀、郭士魁更是京城中西医结合名宿，陈可冀还是中国科学院院士、国医大师。夔门郑氏温病学派杰出代表李重人对中医药传承教育贡献突出，20世纪30年代初，《医界春秋》曾开展为期一年的中医病名大讨论，追溯其根源，就是因为李重人事前在该刊刊发《从整理国医说到纠正病名》一文而引起，堪称开中医病名统一之先河（见1932年《医界春秋》）；1949年前后，李重人在四川万县行医兴教期间创造性提出了"简、便、廉、验"观点，之后在全国推广，至今仍被视为中医药独具优势或特色之法宝；李重人重视中医药学术传承与人才培养，中华人民共和国成立初期，无论是在万县、成都或北京，他都有兴教、兴医、执教经历，尤其重视教材建设和教育教学改革，他初到卫生部工作时，便经历了全国首批四所中医高校的规划与筹建，后又调北京中医学院（现北京中医药大学）任院部行政领导。正是因为他钟情于中医药院校教育教学改革，因此当年得到秦伯未、任应秋、陈慎吾、于道济等老中医专家们的赞同与支持。如今，长江三峡地区土生土长的李重人、冉雪峰两位名中医都静静地长眠于北京八宝山革命公墓，李重人等五老铜像安放于北京中医药大学新校区内。刘氏女科传承人刘云鹏老先生对女科经、孕颇有研究，提出"调肝十一法"，所创药方很受学界推崇。三峡正骨名声在外，渝鄂两省名家辈出，诸如开州桑氏、巫溪周氏、巴东谭氏、长阳郑氏等都是各承家技，有称誉一方的独门绝活。探寻长江三峡地区中医药学术流派形成背景、成长环境，对于整理、传承三峡本土医派学术思想具有重要作用，也是发展好、利用好三峡本土中医药优势资源的根本遵循原则。如果不了解其"来"，何谈其"去"？以愚之见，长江三峡医派形成之土壤肥沃，人文底蕴厚重，资源优势突出，家传根基牢固，值得国人为之倾情弘扬。

（陈代斌）

　　长江三峡，山清水秀，历史悠久，物产丰富，人杰地灵。250万年前，"巫山人"开启了亚洲人类文明的篇章。20世纪，三峡工程受到世界瞩目。21世纪，生态发展让中华民族的母亲河永葆生机活力，建设长江经济带确保一江碧水绵延后世。

　　追溯三峡历史，研究三峡文化，弘扬三峡精神，建设新三峡，是新时代三峡人肩负的历史责任和光荣使命！本章重点就长江三峡地区中医药学术流派形成的地域特征、学术特点等人文底蕴予以简要阐述。

一、地域特征

　　三峡中医药文化的地域特征为"三峡"，即三峡地区。三峡地区的概念，有微观、中观和宏观三个层面的界定。

　　微观层面的三峡地区指重庆奉节白帝城至湖北宜昌南津关的瞿塘峡、巫峡、西陵峡的沿江地带，江段约193千米。

　　中观层面的三峡地区指三峡库区，是三峡工程建成后受到淹没影响的有移民搬迁的19个区县和重庆核心城区。在国家发展和改革委员会编制的《三峡库区经济社会发展规划》中仅包括19个区县，包括重庆市15个区县（巫山县、巫溪县、奉节县、云阳县、开县、万州区、忠县、涪陵区、丰都县、武隆区、石柱县、长寿区、渝北区、巴南区、江津区）和湖北省4个区县（宜昌市所辖的秭归县、兴山县、夷陵区，恩施州所辖的巴东县）。

　　宏观层面是指从自然地理和人文地理角度划分的三峡地区，地域范围包括重庆市和湖北宜昌市、恩施州、神农架林区，包括54个县、市、区。

　　为了能更准确地把握三峡文化的内涵和特质，一般从宏观层面的三峡地区进行研究。三峡文化是指在长江三峡特定地域环境中生成的，由三峡人民长期创造发展的物质文明与精神文明的总和。主要包括江山文化、考古文化、民间文化、名人文化、军事文化、宗教文化、工程文化、民族文化和移民文化等。

因此，三峡中医药文化是指宏观层面的三峡地区的中医药文化，是三峡文化的中医药部分，也是中医药文化的三峡部分，具有独特的时间、空间和人文特征。

二、发展脉络

根据三峡地区考古发现，三峡地区存在着大量的旧石器时代、新石器时代、夏商周、春秋战国、秦汉、隋唐、宋元明清时期的文化遗址，三峡地区先民们用自己的勤劳和智慧适应自然，同疾病做斗争，谱写出了辉煌的历史篇章，创造出了富有自身特色的民族文化和医药文化。

（一）史前时期

社会发展与生活保健

旧石器时代　1985年，黄万波等在重庆市巫山县庙宇镇龙骨坡发现了"巫山人化石"及洞穴居住遗址，据检测，早在250多万年前"巫山人"就开始在三峡地区活动了。在湖北省建始县清江北岸高坪巨猿洞发现"建始人"，在距今约190万年之前。另有"长阳人""奉节人""官渡人""草堂人"等遗址。（《中国三峡地区人类化石的发现与研究》）

三峡地区是我国新世纪旧石器时代考古研究三大中心（另两处为泥河湾盆地和长江中下游地区）之一，存在着旧石器时代早期、中期、晚期完整的文化序列，进入更新世和全新世之交又发展出早期稻作农业，发明了早期陶器，出现了精美的玉器，早期城址和建筑遗迹也被发现……这些共同构筑出人类从古至今体质演化、技术发展和文明演进的完整链条和绚丽篇章。黄河经常被尊为中华民族和华夏文明的母亲河，而从目前的考古资料看，长江流域的古文化、古文明在时代的古老性、演化的连续性、内容的丰富性、技术的进步性诸方面毫不逊色，完全可以被定位为中华民族和华夏文明的父亲河！（《三峡远古人类的足迹：三峡库区旧石器时代考古的发现和研究》）

新石器时代　三峡地区发现了较多的新石器文化早期、中期、晚期和末期遗址。早期（距今14000—8000年）有横路遗存、桅杆坪遗存、鱼复浦遗存、藕塘遗存和城背溪遗存等；中期（距今8000—6000年）有玉溪下层文化、城背溪文化和柳林溪文化；晚期（距今6000—4600年）有玉溪上层文化、玉溪坪文化、大溪文化和屈家岭文化；末期（距今4600—3700年）有中坝文化、石家河文化和白庙遗存。三峡地区的新石器考古文化序列已经基本建立。（《重庆地区的新石器文化：以三峡地区为中心》）

三峡地区在旧石器时代主要以狩猎和采摘为主。到了新石器时期，距今10000年左右，三峡地区开始进入以女性为中心的母系氏族社会，有了四大发展。黄河经常被尊为中华民族和华夏文明的母亲河，长江可以被定位为中华民族和华夏文明的父亲河。

居住地　基本上从山洞到长江及支流沿岸的山前台地和缓坡地带，人们聚集而居，在这些村落里已开始有了房屋。

劳动工具　由打击制作粗糙的石器逐渐过渡到能凿磨出较精致的石器，并开始制作陶器。如在大溪文化、屈家岭文化遗址地层中（距今6000年），出土有大量的石制生产工具，主要有石锄、铲、镰等，在中堡岛遗址也发掘了大量用于农业生产的工具。

　　生产方式　除了狩猎和采摘外，捕鱼业也占据了一定位置。在三峡地区，一些新石器时代的遗址地层中出土有不少用于狩猎、捕鱼的工具，如石箭镞、骨镞等，这说明当时已有射杀性的弓箭，而弓箭的出现是人类发展史上的又一创造发明。

　　生活方式　从游牧生活逐渐过渡到在较理想的地方长期居住，使得农业种植业和家畜饲养业都有了一定的发展。

　　至少在距今 8000 年前，西陵峡的东部地区就开始了栽培水稻的历史。

　　在不少遗址地层中都发现有较多的猪、狗、牛、羊等家畜动物骨骸。丰都玉溪遗址（距今 7000 多年前）发现有猪骨，已经鉴定为家猪骨，这说明三峡地区早在 7000 多年前就已开始豢养家猪。

　　总之，从已发现的三峡地区的旧石器和新石器的八九十处遗址来看，已显现出三峡地区是北方的华夏文化与南方的楚文化同巴蜀文化的交汇地，是东方的良渚文化、吴越文化与西方的巴蜀文化、秦陇文化的交汇地，是南北与东西的一条"文化走廊"。

　　早期保健　从这一时期人们的生活起居来看，人类已经自觉或不自觉地开展生活保健活动。如从巫山大溪文化遗址出土的陶器有圜底和圈足底，且多用稻壳为掺料以增大膨胀系数，这说明早在 5000 多年前三峡地区的人类已经善用圈足圜底防风防潮，以适应潮湿环境。

　　可以推测，伴随着三峡地区人类早期的生产和生活，人类一直同疾病进行着斗争，开展着原始的医疗保健活动。随着生产力的发展和生产工具的不断改进，人类逐渐发现一些可用以治病的药物，并学会运用最早的医疗工具如砭石等，之后通过对经验的不断积累和总结，人类的医疗保健技术得以逐步发展。

　　生殖崇拜　虽然这些遗址出土的器具中暂时还未发现专门的医药器具，但有一些器具能间接反映早期人类对生命的理解和为适应环境而做出的努力。如屈家岭文化遗址出土有求育崇拜物——生殖器陶祖。

　　医巫一体　由于我国早期人类的医疗活动多有"巫医并存及神药两解"之特征，即巫医一体，巫即医，医即巫。在"医"的繁体字"醫"上就有所体现。《广雅·释诂》云："灵子、医、筮、觋，巫也。"巫医是一批懂得原始医学和原始药物学的人，他们既擅长通过祈福去灾、祝说咒语等巫术来求得病痛痊愈，又懂得用针石药物治病。

　　如在奉节鱼复浦遗址发现了有规律排列的 12 个烧土堆，里面有烧骨、烧石，呈带状分布，据考证这可能是一处原始宗教活动遗迹。据此可推测随着这些原始宗教活动（巫术）的盛行，当人们遇到疾病时就会自然而然地开展巫医相结合的原始医疗活动。

（二）夏商周时期

1. 社会发展

（1）巴国兴起

夏时，在三峡地区活动的人群主要是巴人，据战国时期《禹贡》载，三峡地区大体属当时的荆、梁二州。

　　①巴人之祖

　　一说为伏羲　据《山海经·海内经》载："西南有巴国，太皞生咸鸟（太皞，一作太皓，又作太昊、伏羲，风姓。传说为古代华夏族的首领，是炎帝神农氏和黄帝轩辕氏的共同祖先），咸鸟生乘厘，乘厘生后照，后照是始为巴人"。同书《海内南经》载："夏后启之臣曰孟涂，是司神于巴……（孟涂）是请生，在丹山西，丹山在丹阳南，丹阳居属也。"晋代郭璞注释："今建平郡丹阳城秭归县东七里，即孟涂所居也。"丹山、丹阳都在巫峡和西陵峡地区，前述记载是对巴人在三峡地区活动较早的文献记载。由此可见，夏时三峡地区的巴人与中原华夏族已有了密切的联系。

一说为廪君　对于巴人起源的问题，文献中多记载其祖先是"廪君"，尤其是自汉代以来，无论是正史，还是佚史中都有不少的记载。据《世本·氏姓篇》中记载："廪君之先，故出巫诞。"这是说在廪君之先还有"巫诞"族。而所谓"巫诞"的"巫"字，多是指巫山地区，应劭谓："夷水出巫，东入江。"夷水（指清江）的上游便是群巫之地，在《山海经·海内西经》中有明确记载。

考古资源已证实廪君巴人在夷水活动的历史，如在长阳渔峡口发现的香炉石遗址就是一处非常典型的夏商时期的巴人遗址。长阳香炉石遗址地层中的出土文物包括夏、商、周三个时期，据此可以认为，廪君巴人所处时代最早当在夏代。

这一时期，三峡地区有较多的原始部落在此活动，如廪君在长阳渔峡口地区争夺部落联盟首领地位时，廪君部落在战胜了其余四个部落以后才登上了首领位置，如《后汉书·南蛮西南夷列传》中记载："巴郡南郡蛮，本有五姓：巴氏、樊氏、晖氏、相氏、郑氏皆出于武落钟离山。"《山海经·大荒西经》载："大荒之中……有灵山，巫咸、巫即、巫肦……"说明远古时期有若干个群巫原始部落在长江三峡地区活动。考古已经发现多处与中原夏王朝同时期的三峡地区文化遗址，这些遗址应是早期巴人遗址。

②巴国兴盛

到了商代，巴人在三峡地区发展更加迅速。巴人所在的区域，其东面与两湖地区的民族联系密切；西面与古蜀国民族友好交往；北面汉水上游地区也是巴人活动的范围。

在汉水上游的城固宝山遗址的商代地层中出土了大量陶器，其中有很多陶器的器形、制作风格、纹饰等都与三峡地区（尤其是西陵峡地区）同时期陶器相似。据此，考古学家认为，宝山遗址应属于巴文化的性质，城固宝山应是商代时巴族在汉水上游政治、经济、军事、文化的中心地区。

渝东、鄂西、汉水上游地区巴人势力的迅速发展，引起了中原殷商王朝的密切关注，为了能统治巴族，殷商王室曾多次派军队南下征伐，河南殷墟甲骨卜辞中屡载有当时商王武丁南征巴方的历史事件，如卜辞："辛丑卜，亘贞：王从奚伐巴方。"商王亲自率领军队征伐巴方。卜辞："壬申卜，争，贞，令妇好比沚，戎伐巴方，受又祐。"王后妇好出征讨伐巴方。卜辞："乙巳卜，争，贞巴方其败。"

商代末，西边周族的武王亲自率领联合队伍东征"伐商"（历史上称"伐纣之役"），队伍中就有巴人军队参加。据文献记载，巴人军队在伐纣战役中步调一致，阵容严密，动作整齐，前后呼应，进退有度，表现得相当出色。史籍中屡有"巴师勇锐，歌舞以凌殷人"的记载，说的就是当时巴人军队在作战中的历史场面。

③巴国受封

到西周时期，三峡地区基本上还是巴人活动的范围，因巴人在殷末参加了周武王伐纣战役，并立了大功，故周王室分封巴为姬姓诸侯国之一。东晋常璩的《华阳国志·巴志》中载："武王既克殷，以其宗姬封于巴，爵之以子。古者远国虽大，爵不过子，故吴、楚及巴皆曰子。"指的是西周初年周天子封宗姬，建姬姓巴国一事。《春秋左传正义》中解释《左传·昭公九年》周詹桓伯所说："及武王克商……巴、濮、楚、邓，吾南土也。"毫无疑问，西周时期巴国已是名副其实的诸侯国了。西周时，巴国与周王朝的关系一直较友好。《逸周书·王会解》载，周成王大会诸侯于东都洛阳时，巴子曾派使者进献"比翼鸟"。

④楚进巴退

从西周中期开始，由北方中原发展而来的楚国，先在鄂西北的荆山一带立足，开始时的疆域只是"土不过同"《（左传·昭公二十三年》）。"同"杜预解释为"方百里为一同"。后经熊绎六传至熊渠时，已拥有了大片的土地，由北至南，纵横千里，由东向西跨越也达千里之余。这时期的楚国为了继续扩展疆土，首先考虑讨伐的就是西部的巴国。于是，楚人沿着这条天然的长江要道开始向西征伐巴国。

到了西周晚期，楚国的势力已日益强大。经过近百年楚巴双方在西陵峡地区的交战，最终整个西陵峡地区包括清江中下游地区等皆被强大的楚国占领，除巴人逐渐沿江向巫山以西地区迁徙外，原活动在三峡地区的夔子国、庸国以及一些小部落等皆臣服于楚国。

（2）生产发展

夏商周时期，三峡地区的劳动人民已开始冶铸青铜器，如在万州塘坊遗址的夏时期文化堆积层中发现有小件铜器和铜矿渣。

经济方面，除了仍以捕捞、狩猎为主之外，种植业、养殖业也有了一定的发展。如在万州中坝子遗址的商周时期文化层中发现有水田遗迹，这是截至目前在峡江地区发现的最早的水田遗迹，说明当时已经有了水田栽培技术。

（3）三峡盐业

上古三峡地区有三处自流的盐泉：巫溪县宁厂古镇宝源山盐泉、彭水县郁山镇伏牛山盐泉、湖北长阳县西的盐泉，这是古代先民最容易利用也最先利用的三处（《三峡巫文化简论》）。

其中最重要的是宝源山盐泉，此盐泉最早见于《昭明文选·蜀都赋》记载："于东则左绵巴中……滨以盐池。"刘逵注："盐池，出巴东北新井县，水出地如涌泉，可煮以为盐。"

《说文解字》释"巫"时，有"古者巫咸初作巫"，据考证，"咸"与"盐"有关，即是言这位巫的始祖与盐有密不可分的渊源关系。《山海经·海外西经》中也记载有"巫咸国"。另在忠县、云阳、奉节、巫山等地也发现了古代盐井遗迹。在忠县哨棚嘴、中坝等遗址的商末至西周时期的堆积层中出土有大量的尖底杯，据研究，这种尖底杯多与当时的煮盐工艺有关。由此可见，三峡地区的劳动人民对盐的认识及开采具有悠久的历史。

2.医药发展

商代甲骨文中记载的疾病包括内、外、妇、儿、伤、流行病20余种。西周时期，人们经过反复观察，对疾病的认识日益提高，如在《诗经》《尚书》《周易》《周礼》等文献中已有一些疾病的（热病、昏迷、浮肿、顺产、逆产、不孕等）初步记载。《山海经》中还收录了126种药物，其中动物药67种、植物药52种、矿物药3种、水类1种，另有3种不详其类属。

据《山海经·大荒西经》载："大荒之中……有灵山，巫咸、巫即、巫盼、巫彭、巫姑、巫真、巫礼、巫抵、巫谢、巫罗十巫，从此升降，百药爰在。"此处的灵山即指巫山，描写了远古时代群巫在巫山采药的情景。《山海经·海内西经》载："开明东有巫彭、巫抵、巫阳、巫履、巫凡、巫相，夹窫窳之尸，皆操不死药以拒之。"《山海经·大荒南经》载："有巫山者，西有黄鸟、帝药、八斋。黄鸟于巫山，司此玄蛇。"郭璞注"帝药"云"天地神仙药在此"，即神仙不死之药，亦即丹砂。正因为古代巫山盛产丹砂，故又称为"丹山"。丹砂即硫化汞，早在旧石器时代人们就用它来做颜料和涂料，随着人们对其认识的深化，它的医疗作用被凸显。其内服可镇心养神，益气明目，通血脉，止烦闷，杀精魅邪思，除中恶、腹痛、毒气、疥癣诸疮，亦可用于外治。古代先民认为，它是可以使人长生不死，甚至起死回生的仙药。

（三）春秋战国时期

1. 社会发展

这一时期，三峡地区主要是巴国和楚国疆域。巴国以重庆市（江州）为政治中心，其疆域大体上北接汉中，东到奉节，南至贵州北部，西达宜宾。商、周时期，经巴国先辈们的着力经营，同时受到大量楚文化及之后北方中原秦文化的影响，其政治、经济、文化发展水平快速上升，军事武装势力更加强盛。

巴、楚两国民族间的文化交往虽然很密切，但两国之间也时有干戈相见。如公元前703年春，巴国曾联合楚国与位于河南南部的邓国、湖北北部的鄾国相战。《左传·桓公九年》载："楚使斗廉帅师及巴师围鄾，邓养甥、聃甥帅师救鄾，三逐巴师，不克。……邓师大败，鄾人宵溃。"楚庄王时（公元前611年），楚国又联合巴师灭掉庸国。

公元前477年，巴师伐楚，楚大军迎战，巴师战败，巴、楚联盟暂时破裂。

战国中期，巴国胸忍（今万州及云阳一带）发生内乱，当时巴国国力衰弱，国君受到叛乱势力胁迫，百姓被残害。《华阳国志·巴志》载"周之季世，巴国有乱。将军蔓子请师于楚，许以三城。楚王救巴，巴国既宁，楚使请城。蔓子曰：藉楚之灵，克弭祸难，诚许楚王城，将吾头往谢之，城不可得也！乃自刎，以头授楚使。"据《忠州直隶州志·卷七·武备》载："相传忠州乃三城之一。又为蔓子故里，故祀名宦并祀乡贤……唐贞观八年，以蔓子严颜故，改名忠州。"

《史记·楚世家》中记载，楚肃王四年（前377年），巴蜀联军伐楚，取兹方（湖北松滋），于是楚为捍关以拒之。

战国中期，楚国已将势力扩展到了瞿塘峡以西地区，在奉节、云阳、万州、忠县、涪陵等地均发现有成批的楚墓。如在忠县一墓地中，清理出战国中期的楚墓多达30余座，墓葬内一般都放置有作战兵器。这表明，这些墓葬的主人很可能是当时楚国的远征军，他们在与巴国交战中身亡后葬入此地。

这一时期，巴国遭到了楚国致命的打击，使得巴王室由丰都、涪陵、重庆、合川，而至阆中不断迁徙，这正是楚不断进迫的结果。可以这样说，当时巴国南部的半壁江河基本上都被楚国占领。唐《十道志》载："楚子灭巴，巴子兄弟五人流入黔中。各为一溪之长，故号'五溪'。"也就是说，该地区的巴人多数流入了湘西地区。

公元前316年，巴国被秦灭。《华阳国志·巴志》载："周慎王五年，蜀王伐苴侯，苴侯奔巴，巴为求救于秦。秦惠文王遣张仪、司马错救苴、巴，遂伐蜀，灭之。仪贪巴、苴之富，因取巴，执（巴）王以归。置巴、蜀及汉中郡。"

至此，在三峡地区活跃了800多年的巴国就此退出历史舞台，原来巴国、楚国与蜀国所在区域都归属于秦国统治。

2. 医药发展

（1）巴人重鬼，楚人重巫

在这一时期，三峡地区的巴国与楚国或和或战，巴文化与楚文化相互交融，同时与中原文化也有着联系。如巴人重鬼、楚人重巫，通过交融就出现了尚鬼信巫神（《三峡与巴蜀文化》）。屈原所作《九歌》，既是在巴巫文化的影响下产生的，也是巴巫文化的反映和写照。东汉王逸在《楚辞章句·九歌》中认为，《九歌》原是流传于江南楚地的民间祭歌，屈原加以改造而保留下来。从现存的《九歌》来看，其创作素材大多源于巴巫文化中的祭神乐歌。不仅如此，在当今鄂西南土家族跳丧中还存有《九歌》的遗响（甚至直接把《国殇》《招魂》作为唱词），跳丧的舞蹈动作更是融合了巴人白虎崇拜和楚人凤凰崇拜的元素，如"猛虎下山"和"凤凰展翅"等动作即是（《巴楚文化的形成及其民族特性初探》）。

（2）中原医药文化影响

这一时期，中原地区百家争鸣，此时形成的古代哲学思想对医学有极大的影响。如在西周时期形成的阴阳、五行学说在春秋战国时期较为兴盛。阴阳、五行起初是两种分开的学说，战国时期的邹衍把阴阳和五行这两种学说结合起来，用来解释自然和社会的各种现象，后来被引入医学领域，成为中医阐述人体生理功能、病理变化、诊断、治疗的一种思维方法和哲学基础，是中医理论体系的重要组成部分。

另外，道家的"精、气、神"的理论和养生学说也被应用到医学中，成为中医理论的重要内容。

同时，中原地区医家对病因、病机形成了初步认识，并在诊断、治疗方面取得了丰富经验。如医和的"六气致病说"是一种早期的病因学说。《吕氏春秋》所载的"凡人三百六十节，九窍、五脏、六腑、肌肤欲其比也，血脉欲其通也，筋骨欲其固也，心志欲其和也，精气欲其行也。若此则病无所居"，说明了当时的人们对人体的结构、生理功能已经有了一定认识。

（3）三峡医药

在三峡地区巴、蜀、楚和中原多文化的交融中，也必然伴随着医药文化的交流，三峡地区的医药也因此取得相应的发展。因年代久远，虽然至今尚未发现专门记载三峡地区的医药史事和医家，但在一些文学作品和史书中有零散记载。如《楚辞》中有大量具有药物价值的花木果实（中草药），即三秀（灵芝）、瑶华、白芷、桂枝、辛夷、杜若、菌桂等。

（四）秦汉三国时期

1. 社会发展

（1）地方建制

秦统一了三峡地区的巴、楚以后，在原巴国推行地方行政机构，分郡、县两级制度。现在三峡地区的一些县（市）基本上是在秦汉时期就已经成形，只不过后来有的地名更改了。如"胸忍"后改名为"云阳"，"枳县"后改名为"涪陵"，"鱼复"后改名"奉节"等。

东汉末年，过去的州由监察区演变为政区，于是形成州、郡、县三级制。这时期的三峡地区分属于荆、益二州。荆州管辖为南郡，益州管辖为巴郡。

（2）三国纷争

两汉时期，三峡地区逐渐纳入了祖国大统一的汉文化洪流中。从秦始皇至西汉末，三峡地区基本上处于相对稳定的时期，然而到了东汉时期，三峡地区发生了多起在中国历史上具有重要意义的事件。

光武帝建武元年（25），公孙述在成都自立天子，国号"成"，号称"白帝"，据蜀12年，长江上游皆为公孙述直接管辖。这期间，公孙述数次使将士东出三峡，与汉军的征战多年，最终于建武十二年十一月战败而亡。

东汉建安二十四年（219），东吴孙权所部夺取了荆州，关羽率残部退走麦城（今湖北省当阳市东南部），同年又因麦城被吴军重重包围，迫使关羽从麦城突围，在回马坡（湖北省远安县西南）被吴军俘虏杀死。

章武元年（221），刘备所部为夺回荆州，替关羽报仇，亲率大军由川东东下征讨孙吴。次年二月，进兵夷陵，在猇亭与吴军对擂，吴国将领陆逊利用火攻取胜，刘备则退到奉节白帝城，后（223）病死于永安宫。刘备于白帝城托孤，《三国志·蜀书·诸葛亮传》载："章武三年春，先主于永安病笃，召亮于成都，属以后事。谓亮曰：'君才十倍曹丕，必能安国，终定大事。若嗣子可辅，辅之；如其不才，君可自取。'亮涕泣曰：'臣敢竭股肱之力，效忠贞之节，继之以死！'先主又为诏敕后主曰：'汝与丞相从事，事之如父。'"

（3）三峡移民

两汉时期，三峡地区发生了几次人口迁入，使这一地区人口增长迅速。如西汉元始二年（公元2年）三峡地区的人口为50多万人，人口密度约为5.4人/平方公里。到东汉时期人口大增，东汉永和五年三峡地区的人口为69万多人，人口密度约为7.22人/平方公里。

这一历史时期，三峡地区直接受到汉政府（中央）的管辖，故多有汉族官员和人民移居到三峡地区。同时也曾将巴蜀地区人民迁居异地，如汉高祖时，高祖为了平定关中地区，曾征发巴蜀士卒迁于商洛地区。东汉时期，汉政府从三峡地区向江夏徙置大量人口，如《后汉书·南蛮西南夷列传》记载："至建武二十三年，南郡潳山蛮雷迁等始反叛，寇掠百姓，遣武威将军刘尚将万余讨破之，徙其种人七千余口置江夏界中。"

在这一时期，汉文化、巴文化、楚文化、蜀文化相互影响，孕育了许多历史上有影响的人物。其中两名女性最值得一提，一是秦代巴郡人巴清，她是中国历史上第一位女矿业家（主要开采丹砂）和女实业家。《史记·货殖列传》载："巴寡妇清，其先得丹穴而擅其利数世，家亦不訾。清，寡妇也，能守其业，用财自卫，不见侵犯。"二是西汉南郡秭归（今兴山）人王嫱，字昭君，西汉元帝时宫女，为汉朝和匈奴的友好关系曾起到过重要作用。

2. 医药发展

（1）四大经典

这一时期是我国中医药发展史上具有里程碑意义的时期，《神农本草经》《黄帝内经》《难经》《伤寒杂病论》等中医药巨著相继问世，标志着中医药理论体系的初步确立，人们对生命和疾病的认识发展到一个新的阶段。

（2）养生文化

在这样的历史背景下，三峡地区的医药随着多文化的交融、多区域医家的迁入得到长足发展。如在云阳县洪家包东汉墓葬群挖掘整理出一具男性生殖器和三组秘戏俑，这对研究汉代巴楚文化"房中术"和养生术提供了实物依据。

（3）涪翁踪迹

相传东汉名医涪翁曾在三峡地区行医，据《后汉书·方术列传下》载："初，有老父不知何出，常渔钓于涪水，固号涪翁。乞食人间，见有疾者，时下针石，辄应时而效，乃著《针经》《诊脉法》传于世。弟子程高，寻求积年，翁乃授之。高亦隐迹不仕。玉少师事高，学方诊六微之计，阴阳隐侧之术。"至明清时期在万县尚发现涪翁所著之《针经》残缺转抄本。

（4）神农采药

相传神农氏曾在今神农架一带的山林中架木为梯助攀援，架木为屋避风寒。踏遍青山，遍尝百草，采集草药为民治病，人们便称这片无名山林为"神农架"。后来，神农氏从巴东埯下湍急的无名小溪中乘独木舟经巫峡直下长江（《神农氏在三峡之追踪和三峡之中草药文化》）。《神农本草经》中载有多味三峡地区的中药，如"巴豆，味辛温有毒。主治伤寒温疟寒热，破癥瘕结聚坚积，留饮痰癖，大腹水胀，荡涤五脏六腑，开通闭塞，利水谷道，去恶肉，除鬼毒蛊注邪物，杀虫鱼。一名巴椒，生川谷""巴戟天，味辛微温。主治大风邪气，阴痿不起。强筋骨，安五脏，补中，增志，益气。生山谷"等。

（5）巴乡清酒

三峡地区的酿酒业在这一时期也很发达，有名播全国的"巴乡清"。《水经注·卷三十三·江水注》中记载："江水又迳鱼复县之故陵（今云阳县龙洞乡境内）……江之左岸有巴乡村，村人善酿，故俗称'巴乡清'，郡出名酒。"此酒名贵，饮誉遐迩，以致秦昭王与板楯蛮订立盟约时，以此为质，刻石为盟。"秦犯夷，输黄龙一双；夷犯秦，输清酒一钟"。酒为百药之长，这一时期酿酒业的发展对医药行业也起到了一定的促进作用。

17

（五）两晋至隋唐时期

1. 社会发展

（1）两晋时期

两晋时期，长江三峡地区种植燕麦。据《蜀中广记》卷六十四中记载："三峡两岸土石不分之处，皆种燕麦。春夏之交，黄遍山谷，土民赖以充腹。"

农业种植　据《华阳国志·巴志》中记载："土植五谷，牲具六畜。桑、蚕、麻、苎、鱼、盐、铜、铁、丹、漆、茶、蜜、灵龟、巨犀、山鸡、白雉、黄润、鲜粉，皆纳贡之。"

纺织业　这一时期，纺织业在三峡地区也有很大发展，所产的巴人"寅布""家巾"不仅是当时人们所追求的高档产品，而且还用于赋税之资或上贡于朝廷。

（2）隋唐时期

隋唐时期，曾在长江三峡地区发生了一些重要的历史事件。如隋文帝杨坚派亲信大臣在奉节修造战船，训练水师，后率水师从奉节东下接连取胜，出三峡乘胜直抵汉口。隋末，江陵萧铣叛隋，自称梁王，定都江陵，拥将士多达40万，占据着两湖及岭南大片地区，在江南一带具有一定的势力。武德四年（公元621年），唐军将领李孝恭、李靖率巴蜀水师乘战船从夔州顺江东下讨伐萧铣，萧铣战败，在江陵被生擒，押至京师斩于长安。

农业种植　仍普遍采用传统式的刀耕火种，耕地面积增加，如万县地区仅人均耕地约为8.68万亩。据《新唐书·地理志》记载，万县地区夔、万、忠、开四州有17万人，农作物以黍、稷、菽、粟为主，水稻作物也占有一定的比例。经济作物主要有茶叶、苎麻、葛等，尤其是茶叶生产是这一时期主要产业。

2. 医药发展

这一时期，中原地区伴随着民族的大融合，科学技术的大发展，儒、道、佛及玄学的兴盛和唯物主义思想家的产生，医药学取得了全面发展。在基础理论方面，《黄帝内经》《伤寒杂病论》的注释和发挥较多，对脉学与病原证候学进行了总结，编著出版了大量的医药学著作，如《备急千金要方》《外台秘要》等综合方书。在药物学方面，有《本草经集注》《新修本草》《雷公炮炙论》等专著问世。临床方面，针灸、推拿、内外妇儿各科都各有成就。除此之外，医学教育、医学交流方面亦取得了斐然的成绩。

在这样的背景下，长江三峡地区医药得到了较快发展。如晋代陶弘景所撰《本草经集注》中收载的巫山一带的药品就是巴楚中医当时使用广泛、影响较大的药物。五代时期，四川医家韩保升编成《蜀本草》，总结了巴蜀各地医者用药经验，其中三峡地区的名医用药占了很大的比重，为巴蜀医药开拓发展奠定了良好的基础。唐代《新修本草》《备急千金要方》《千金翼方》等著作中均记载了大量三峡地区的药物。

据纪连海在《百家讲坛·千古中医故事·孙思邈》中讲到孙思邈行至四川云阳县时，早上面部起了一个大包，晚上满脸都是大包。云阳县令是他好朋友，召集全县医生治疗，七天七夜没治好。最后，孙思邈自己开了一个药方治好了，其在《备急千金要方》中言："石在身中，万事休泰。"

（六）宋元明清及近代

1. 社会发展

（1）第一次湖广填四川

宋金元明清时期，长江三峡地区因长期战乱，加之自然灾害、瘟疫等原因，社会经济遭到严重破坏，人们生活在水深火热之中，人口曾出现锐减。尤其是宋末元初三峡地区经历 40 余年兵戈，人或死于战火或迁徙或逃亡，致使人口锐减。据有关研究表明，至元二十七年三峡地区的户口数约为 77 296 户，人口数 267 519 口，这比宋元丰时的 40 万人减少了 34.4% 左右（《长江三峡历史地理》）。因此，元朝在三峡地区裁并行政区划和实行军事屯田移民，以恢复社会经济。

元末明初，三峡地区人口再一次经历战争的损耗，导致明初四川多地（包括三峡地区的川东）人烟稀少。在此背景下，形成历史上的第一次湖广填四川的移民迁徙。胡昭曦教授研究表明，元明之际，从外省迁入四川的人户之所以以湖广地区居多，主要有四种情况：元末因红巾军在湖北战乱而避乱入蜀的湖广人；随明玉珍部入川的湖广人；洪武初随明军入巴蜀而定居者；明朝洪武年间因巴蜀户口稀少而迁入者（《张献忠屠蜀考辨》）。

（2）第二次湖广填四川

明末清初持续数十年的战争，加之战乱期间的瘟疫等自然灾害，再次造成巴蜀人口急剧锐减，川东鄂西的三峡地区受害尤烈，人口大量损耗。清政府为恢复经济，自清初顺治到乾隆中叶采取了一系列促进人口发展、招流民入川垦殖的政策。从康熙时期起，便颁布了一系列招民垦殖的法令，如康熙十年（1671），清政府下令"定各省贫民携带妻子入蜀开垦者，准其入籍"。在清政府的鼓励下，地方官员积极实施招民政策，外省人主要是湖广、江西、贵州、广东等地的移民，尤其以湖广移民居多，如民国《巴县志》卷十记载："自晚明献乱而土著为之一空，外来者十之九皆湖广人。"由于此次移民时间长，形成了大规模的第二次湖广填四川的移民运动（《论元明清三峡地区的移民对区域文化发展的影响》）。

2. 医药发展

在这一特殊社会背景下，各民族、各地区的文化相互交融，外来医家与三峡医家相互交流，取长补短，使得三峡本土中医药学术得以进一步发展，名医辈出。宋代苏颂所著《图经本草》、明代李时珍所著《本草纲目》等均载有大量三峡地区的中草药。

（1）名医荟萃

课题组对已掌握的近 600 条长江三峡地区杏林人物信息资料进行统计分析，发现明清至民国时期的杏林人物数量几乎占所获人物总数的 50%，从而证明自明清以来长江三峡地区就已经是一个名医荟萃之地。细考这一批名医从医经历，家传、师授、私淑皆有，其中以家传者居多，故而出现了夔门"郑氏三杰"（郑惠伯、郑邦本、郑家本），长阳"杨氏三公"（杨伯严、杨衡平、杨戟门）。从传承形式上看，虽然都曾有"秘不外传、袍卷长眠"的保守思想作祟，但最终还是逐渐得以延续至今，有的也经历了一段痛苦而曲折的传承经历。比如开县桑氏正骨术在本族五世之前就曾立有"传内不传外，传女不传男"的戒规，而竹山刘氏外科兼眼科更有"传男不传女"等家规。从生活年代看，明代有6人，分别是忠县黎茂材、周琳，奉节县孙天泽，云阳县冷开泰，竹溪县周清，夷陵李本立等。晚清至民国有296人，诸如万县王文选、刘以仁，开县桑安宁、冯登庸，云阳县梁焕然、谭乾向，奉节县郑仲宾、李春霖，巫山县易光暄、王祖馀，利川县赵昌基、冉广均，兴山县梁先耀，长阳县刘哲人，恩施汪古珊等。当代有288人，诸如冉雪峰、李重人、龚去非、郑惠伯、周大清、薛昌楫、邓茂亭、万遥仙、谭贤群、徐习之、刘云鹏、赵典伍、李训道、颜少丹、何天成、熊济人、杨伯严等。

抗日战争时期，下江不少名医迁居万、渝，与万县地区医家共同开展医疗活动，各地中医药学术思想得以进一步交融，使三峡地区中医药有了更新的发展。如王渭川系江苏省丹徒县人，早年曾在丹徒、麻城、武汉等多地行医，后因避日寇之乱到万县办诊所行医数载，于1956年调至成都中医学院（现成都中医药大学）。如全国著名中医学家冉雪峰抗战时期由汉回川至万县行医讲学。再如龚去非，湖北黄陂县人，早年行医于汉口，抗战时移居万县三元里，在万行医执教50余年。

（2）学科特点

行医于长江三峡地区的名医们，个个都强学多识，精研《内》《难》，强识《金匮》《伤寒》，深谙医理，躬行临床。

内、妇、儿科，早期主要有刘以仁、王文选、冯登庸、汪古珊、张瑞五、林雄成、刘哲人、卢敏斋等，后期有冉雪峰、李重人、王渭川、龚去非、郑惠伯、刘云鹏、吴炳堂、张寿人、刘殿侯等，他们尤对伤寒病证、脾胃病证、血证、痹证的治疗有特色。

外科，万县有贺子明、贺升阶，云阳有马兹骏，他们都擅用中医内外治法治疗疔疮走黄、脑疽三陷症、脱疽、附骨疽、乳房疾患、牛皮癣、痔瘘等。自制各类丹、散、膏、汤外用药四类10余种，配制外用敷料40余种。

骨伤科，是长江三峡地区特色专科之一，拥有众多家族式名医，诸如开州桑氏家族、万州万氏家族，巫溪周大清，云阳薛守一，巴东谭贤群，长阳何天成、秦世炯、郑耀庭等。清代开县扇子山桑氏家族医治骨伤的技术极为精妙，疗效奇特，总结出"按、摩、擦、揉、端、搓、提、抖、捏、拿"和"屈伸关节、松弛肌肉、消除痉挛、减轻疼痛；行气活血、舒筋活络、通利关节"的临证口诀。

眼科，万县以王文选、文永周、张文祥，石柱谭道文，云阳于德坤、沈道美，利川马道人，涪陵周玉成等为代表。如周玉成外号"周眼睛"，治疗中医眼科甚为出名，曾为刘伯承治过眼疾。

针灸，以万县余仲权，湖北长阳杨氏三公等较出名，在针灸教学和临床诊治等方面做出了较大贡献。

（3）医德医风

医家之中，或贫或富，或官或民，但均是医德高尚、医术精湛之"上工"，一生悬壶济世，誉满一方，功德无量。医家们的高尚医德和为人品格，以及严谨的治学态度，值得世人学习。

从德而言，众多医家以救死扶伤为己任，治病不分贫富贵贱，有求必应，不计酬劳。许多医家曾数月或数年开展义诊，民众受益者较多。清代云阳医家王正远道出了医家们的共同心声："病人之望医生，更甚于旱苗之望雨水，怎可稍有迟缓。"许多医家在人民群众中有极好的口碑，如万县刘以仁被尊称为"神医"，开县潘海陵被赞称为"潘佛爷"，周永大有"周药王"之美称，清代云阳闵绍贤人称"菩萨"。

医家们乐善好施，热心公益事业，富有社会责任感，常有出资行善、建桥修路、供茶、赈灾等善举。如清代开县胡顺昌夏天在路旁设茶亭粥棚，置药茶、绿豆粥，以解过往行旅饥渴之苦；冬天为贫户残疾人等赠送棉衣，以悯贫苦；还自捐水田 4 亩，旱地一方，捐款制作渡船，为民修桥，其义举至今仍为人们传颂。清代万县王文选等人于同治九年（1870）捐资兴建"万州桥"（该桥就地起拱，造型别致优美，是原万县最大的单孔石拱桥，被英国李约瑟收入《中国科学技术史》中），为当地群众提供了极大方便。晚清开县冯登庸一生济人无数，因救贫济苦，不求功名利禄，以致晚年无涓水之蓄，逝世时由其门徒置棺安葬。

有的医家还积极参加救国救亡运动，救人与救世兼顾。如钟益生加入了中国共产党，被派到著名爱国将领冯玉祥身边当保健医生。巫山冉雪峰曾参加了武昌起义和反对袁世凯阴谋复辟帝制的斗争。利川段惠黎在行医同时还开办义务学校，提倡不拿工资免费教学，时逢日本猖狂入侵中国，段惠黎一直把爱国主义教育贯穿于教学之中，曾亲笔撰写楹联："行医二十年，但愿多施妙术，广益同胞寿；抗日将三载，唯希早获胜利，同开华夏春。"诸如此类，不胜枚举。

论治学态度，诸医家均热爱医学，持之以恒，深谙医理，躬行临床。如万县张子高以严谨治学著称，常谈"要学好中医，必须由浅入深，知难而进。医者，书不熟则理不明，理不明则识不精，临证游移，漫无定见"。多数医家有采药或种植中草药的习惯，如巴东谭贤群能踏苗采药 500 余种，家中园圃栽培药材 100 种以上。

（4）学术传承

许多医家将毕生的学习体会和临床经验加以总结，形成独具特色的学术思想，并通过著述或口授等途径得以传承发展。三峡地区的医家中有 80 多人有专著传世，其中著述较多、影响较大者，以王文选为代表，著有《活人心法》四卷、《医学切要》六种、《存存汇集医学易读》三种、《寿世医鉴》三卷、《日月眼科》等 10 余部，曾获慈禧太后钦赐银牌、钦加六品衔龙章宠锡；梁平医家邱明扬，著有《国医舌诊学》《体表部位名称考》《亡阴亡阳》等 10 部；开县医家冯登庸著有《六经定法》《求真药性四百味》等 8 部；巫山医家冉雪峰著有《冉注伤寒论》《冉雪峰医案》《八法效方举隅》等 10 余部；恩施汪古珊著有《医学萃精》十六卷。其他如陈心泰、王渭川、李重人、余仲权、龚去非、郑惠伯、姚锦云、阎文斌、沈骥良、谭道文等名医的著述也都较丰硕。

为了使中医药能更好地得以传承和发扬，医家们还将自己的医术毫不保留地传给后人。一是家传，如郑钦安、郑仲宾、郑惠伯、郑邦本和郑家本祖孙四代均为名医。二是师徒相授，许多医家除了将自己的医术传予其子孙外，还收了不少徒弟。如郑仲宾将其医术传授给李重人、向蛰苏、冉玉璋等人。李建之不但授艺于其子李重人，还传艺给冉玉璋、向蛰苏。医家冯登庸、周大清、刘殿侯等均带徒达 100 余人之多，丁德泗、胡顺昌、孙明太、谭贤群、万遥仙、余务之、周永大等均授徒 10 人以上。三是在医学堂讲学，受教者众。如冉雪峰、李重人、王渭川、余仲权、李国栋、赵典伍、刘云鹏、邱明扬等名家都曾办学兴教，或在中医药院校任教。

（5）养生之道

中医强调已病早治、未病先防的"未病观"，重视疾病预防和养生保健。三峡地区的医家们以身践行，值得后人学习。医家中，年龄在 80 岁以上者较多，100 岁以上者有 5 人，周大清享年 113 岁。

林雄成以 110 岁高寿著称，其注重养生，29 岁起习武，八旬后专研气功，并做八段锦和保健按摩。林氏根据中医理论及养生经验，总结出一套健康长寿法，归纳为："注重锻炼，健强脾胃，蓄养肾精，情绪乐观。"潘海陵提倡"以戒促生"的养生之道，常常告诫世人不可有嗜酒、偷盗、赌博、淫色、欺贫、凌弱之恶习，如是则心正神逸，清净无欲，其乐无穷。潘喜水浴，盘膝静坐，清晨吐纳，坚持不懈，虽年过八旬，仍容光焕发，精神矍铄，目清身健。江震南文武双全，刀枪剑棍无所不精，尤以枪剑为最，拳术中以峨眉最精，金钟罩、铁布衫、轻功、点穴术等造诣较深。江常给一些老年人传授养生气功，此为奉节县养生气功之始。

医家们除习医之外，多爱好广泛，对琴、棋、书、画、诗等颇有研习，且多有造诣，常与当地文化名士交流学习，实为"儒医"。如王文选长于书法，既喜欢诗词，又爱好琴棋，清咸丰至光绪年间与万县太白岩唐老道（鹤龄道长）交往甚笃，曾多次为其题诗，太白岩上仍留有他的许多题刻。云阳梁焕然在光绪二十八年与著名书法家彭聚星会于张飞庙，两人挑灯夜战，各陈其工，互有启迪。次日清晨，梁彭二人兴致起，挥毫题碑，留作纪念（此碑现仍存于云阳县张飞庙内）。郎润农书、画、诗、词俱妙。开县王和卿爱好诗文、书画、雕刻，常在余暇时乘兴为亲友同仁挥毫泼墨，书字作画、镂镂印章，皆成佳品，浑然成趣。所画的梅、兰、竹、菊，形神兼备，更为见长。利川段惠黎苦攻书法、国画数年，曾拜川东名家李笃生为师，被当地誉为"医、书、画"三绝。利川丁咸熙爱绘画，多以梅、兰、竹、菊为题，传神达意，栩栩如生，曾参加省美术展获国画二等奖。云阳陈定国喜爱诗文，晚年常与施字澄（曾出任县长）、云阳李国栋等到茶铺品茶，吟诗赋对，曾笃酒豪言："一点风骚在玉壶。"李重人、龚去非等亦有墨宝遗存于世。

（6）中医之争

时至民国，国民党奉行民族虚无主义和限制打击中医的政策，三峡地区中医药的发展受到一定程度的限制。在极不利于中医发展的环境下，各地中医界人士团结一致，自发共谋中医之发展大计。1933 年 4 月，万县中医王东凡、李重人、李大祥等人在大佛寺召开抗议废止中医大会，参加大会的 200 多名中医代表，一致要求取消不合理法规，恢复中医治病，保证中医在各阶层的合法地位及应有的待遇。自 1940 年起，忠县、万县、开县、奉节、云阳、宜昌、巴东、兴山、长阳、恩施等区县先后成立中央国医馆支馆。1941~1945 年期间，开县、忠县、奉节、云阳、万县、宜昌、巴东、兴山、长阳、恩施等地相继成立了中医师公会，以"研究中医药之改进，增进公共福利，共谋中医药事业之发展"为宗旨。

（七）中华人民共和国成立后

中华人民共和国成立后，党和国家制定了一系列有利于中医药事业发展的方针政策，保护和促进中医药事业健康发展。建国初期，在党和政府的大力支持下，为了防病治病需要，三峡地区各区县大力开办中医培训班，倡导跟师学徒，使中医药人员队伍迅速壮大。1968 年，长江三峡地区的四川省万县中医学校开始筹建，1974 年挂牌恢复。1997 年，重庆改为直辖市后将四川省万县中医学校更名为重庆市万县中医药学校。2006 年，经教育部批准，原万县中医药学校与万州卫生学校合并组建"重庆三峡医药高等专科学校"。至 2020 年，学校先后为国家培养了 6 万多名医药卫生人才，为三峡地区中医药事业发展提供了人才支撑。

在"八五"至"十三五"期间，国家出台若干振兴、发展中医药的法律法规，将中医药列入国民健康保障体系。在学术继承与研究方面，全国各地积极开展中医药基础理论研究、老中医药专家学术经验整理与继承、中医药现代化研究等工作。2003 年，国务院颁布《中华人民共和国中医药条例》；2015 年 4 月 24 日，国务院印发了《中国药健康服务发展规则（2015—2020）》；2016 年 2 月 22 日，国务院印发了《中国药发展战略规划纲要（2016—2030）》；2016 年 12 月 25 日第十二届全国人民代表大会常务委员会第二十五次会议通过了《中华人民共和国中医药法》，于 2017 年 7 月 1 日起施行，为中医药的继承和发展提供了法律保障；2019 年 10 月 20 日颁布了《中共中央 国务院关于促进中医药传承创新发展的意见》，这些都为促进中医药事业发展提供了政策保障。

重庆市历来重视中医药事业发展，1998 年颁布了《重庆市中医条例》；2002 年印发了《重庆市人民政府关于进一步发展中医事业的决定》，召开了"重庆市发展中医大会"；2010 年印发了《重庆市人民政府关于加快中医药事业发展的意见》；2014 年印发了《重庆市人民政府关于促进健康服务业发展的实施意见》；2016 年印发了《重庆市人民政府关于贯彻落实国家中医药发展战略规划纲要（2016—2030 年）的实施意见》，所有这些都有力推进了重庆市和三峡地区中医药事业的发展。

（苏绪林　陈代斌　张建忠　刘方方　边晓静）

第一节　名医

名医，是指在一定区域内或一个时期内有一定名气的医生。"名医"这一称谓虽然在通行的字、词典类工具书中不易查见，但究其语义，当与"名人""名师""名儒""名家""名门"义同，显系业内约定俗成用语，且古往今来概莫如是。于是，便有《名医列传》《名医别录》《名医方论》《名医通鉴》《名医治学录》《名医良方》等数十种医学文献行销学界、启迪后学。历史上的扁鹊、华佗、仲景、董奉、淳仓公、孙思邈、刘完素、张从正、李东垣、朱震亨、叶天士、吴又可、李时珍等堪称名医，近现代施今墨、萧龙友、孔伯华、汪逢春、蒲辅周、唐宗海、郑钦安、王朴诚亦都是医中翘楚。

长江三峡地区既是亚洲人类的发祥地，又是农耕文化、神农医药的诞生地，历史上的神农氏、巫师、巫医就曾在这一地区生产生活。相传，长江以北，渝之东的巫溪县、巫山县和鄂之西的神农架、随州市、竹溪县等整个秦巴山余脉便是神农、十巫聚居地，故而三峡民间一直将神农氏、巫咸等视为名医，并有"宝山名医叫巫咸，架起炉子炼仙丹；制盐采药医百病，一碗神水保平安"和"识得山中草，无病活到老；采得一七九，神仙也来求"之生动而形象的民谣流传。受此影响，明清时期三峡本土涌现出了一大批颇具影响力的名老中医，诸如李本立、周世宁、黎茂材、周琳、孙天泽、冷开泰等皆为明代医人；王文选、刘以仁、桑孝知、桑安宁、陈心泰、张文国、王开武、汪古珊、陈光熙、王正远、刘诱孙、刘哲人、桑赞元等都是清代影响深远的良医，且多为世医之家出身。近现代冉雪峰、李重人、龚去非、郑惠伯、刘云鹏、梁焕然、梁先耀、周大清、陈定国、冯登庸等皆为医中之名宿。为使读者能对长江三峡中医药有所认识，对推动长江三峡中医药学术传承发展的名医们有所了解，我们将费尽心力搜集到的近 600 条历史人物线索予以认真追踪调查，最后从中筛选出 54 人入书本章，并注明资料来源，以利读者再次追踪关注。

一、万县

王文选

字锡鑫，号亚拙、席珍子、同仁，清代名医。原籍湖北省石首县，祖父辈迁至万县大周里，后移居万县天德门。

王文选自幼学习刻苦，博览名家著述，因此在医术上享有盛名，深得广大群众崇敬。清道光末年，他在天德门开设了"存存医馆"，凡贫苦百姓找他看病拿药，一律免费，并且还先后去调养所、崇善堂、宝善堂及云阳的紫云宫、城隍庙等药店为群众义务诊病，以致求医者日常盈庭。他倡导募资建立"人堂"，专门收容无钱治病的穷苦百姓，对他们不仅免收医药费、供给伙食，病愈后，还给以返程路费。

王文选以他丰富的临床经验，渊博的理论知识，整理编撰出许多医学著作，流传至今者有《活人心法》四卷、《医学切要》六种、《存存汇集·医学易读》二卷、《存存汇集·针灸便览》《日月眼科》《光明眼科》《遂生外科》和他晚年著述的《寿世医鉴》三卷。他的著作简洁适用，很受医学界欢迎。由于他的医术高超，品德感人，深得省内外人士景仰，乃至清代慈禧太后给予嘉奖。1884年11月27日慈禧赐王文选银牌，钦加六品衔龙章宠锡。给他赠匾的人很多，如钦加同知衔特重庆府涪州正堂德奖匾"曾饮上池"；署理夔州府万县正堂新补营山县彭赠匾"灵丹妙药"；湖北荆州职员李春荣赠匾"仁心寿世"；重庆府职员徐成谱赠匾"扁鹊真传"。题诗相赠的亦不少，如南浦监生薰南陈焕奎诗云："门临天德近西关，觅见高人住此间；医药著书多岁月，琴棋养性拔尘寰；同仁正见阴功大，亚拙还徵妄念删；矍铄一翁存古道，身心只在云水间。"

王文选还热心于地方公益事业，他家境并不富有，却将诊费几乎全部用于救济民众，兴办文学，施舍义馆和架桥修路。在他的主持下，创设了苎溪义渡，整修了长岭岗堰塘弯路段，兴建了长兴、仁寿、三多等桥梁。他还带头募修万州桥、天德门，并印刷劝世书120余部，又自撰《觉世箴规》一卷。

王文选不但精于医学，而且还长于书法；既喜欢诗词，又爱好琴棋。他与万县太白岩唐老道交往很深，曾多次为鹤龄道长题诗，至今太白岩摩崖壁上仍留有他在清同治至光绪年间的题刻多处。

他一生除主要在万县境内行医外，还去过云阳、开县、奉节、忠县、巫山、涪陵、重庆、成都、内江、湖北等地治病疗疾，至老卒于万县天德门故居，葬于先农坛。

刘以仁

清代名医。原籍楚北，与王文选同乡，后入川迁居四川省万县城郊钻洞子。

刘以仁医术精湛，医德高尚，活人众多，素有"神医"之称。今举一例，可窥一斑。一天，刘以仁行医回家，途经南门口，见几个力夫抬着一口棺材迎面而来，后面还跟着几名送葬者。当棺材抬至刘面前时，刘见棺材的缝隙处流出一滴滴鲜血，他立刻发现这血与死人流出的血有异，便上前拦住棺材问道："这棺材里面装的是什么人？"几位力夫不高兴地回答："是个生娃儿死了的孕妇，你拦住我们做什么？"刘大声说道："此人还没有死，快将棺材停下。"力夫哪里肯停下棺材，呵斥刘快快走开，送葬人群中亦走出一青年向刘恳求道："棺材内是我的内人，死得很惨。先生，请不要与我们为难，我们这是送她到城外下葬。"刘仍然拦住去路，说：

"人都没有死，怎能去把她埋了，快放下让我看看。"那青年好不生气，正待发作，忽听围观者中有人向那青年提醒道："他是神医刘以仁，你就让他看看吧，也许你夫人还真没死呢！"青年半信半疑，让力夫把棺材停下，打开棺盖，刘细看了棺材中的孕妇，立即从随身带的包袱中取出一根约七寸长的银针，对准那孕妇的心窝直刺进去。说也奇怪，不一会儿那孕妇突然大叫一声："哎哟，闷死我啦！"便从棺材中坐了起来，回到家里，顺利生下一胖男孩。母子双双得救，神医刘以仁的名望也就更大了。在刘以仁的行医生涯中，此类案例还很多，在此不一一赘述。

刘以仁一生著述颇丰，传世者有《敦伦仁寿续集》、《活人心法诊舌镜》六卷、《脉法条辨》一卷等。

（据《天子城的故事》所载资料整理）

王天星

清代万县人。幼年丧父，其母改嫁湖北巴东县。

天星自小孤苦伶仃，孑然一身，后因乡邻周济，研习医药。天星不避寒暑，持之以恒，终至技艺纯熟，临证处方，疗效卓著，踵门求治者不绝而至。壮年时，思母心切，挟其技遍游夔州府各县，及至访得母后，每年不避千里之遥，江河险阻必往探视。自此，三峡上下，皆传其医名。

（据同治《万县志》所载资料整理）

陈光熙

清代万县人。

光熙为陈大方之子，因对清朝某些社会现象不满，故发奋学医，备置药料，以救死扶伤，拯救百姓。由于光熙勤奋好学，医技日精，求治索方者每每盈门。光绪年间，对刘以仁所著《脉法条辨》进行整理编次并刊行。

（据同治《万县志》所载资料整理）

龚去非（1903—1993）

湖北黄陂县人。

龚氏幼时读私塾，13 岁时跟随胞叔龚厚堃学医，悬壶汉口。抗日战争时入川定居万县，拜名师冉雪峰学医 8 年，受益殊深。2003 年，由原重庆市万县中医药学校牵头，将他毕生的临床经验及医学思想重新整理，列入《中国百年百名中医临床家丛书》系列，并于 2004 年 8 月由中国中医药出版社公开出版发行。1990 年，被人事部、卫生部、国家中医药管理局确定为全国首批老中医药专家学术经验继承工作指导老师，并享受国务院政府特殊津贴（有关龚去非老先生的主要学术思想及学术传承情况见本书中篇第一章）。

（据《长江三峡中医药文化研究》所载资料整理）

梁翰成（1899—1972）

又名梁治仪，开县南雅场人。

梁氏读私塾 8 年，由于家乡庸医猖獗，1917 年他一家被庸医害死 4 人。次年，梁翰成发奋学医，起初师从本乡老中医熊斗焕。在此处学习中医仅几个月，由于老师病故而告终。

1919 年，梁翰成来到开县城内，跟随名医李海楼学习中医 4 年。出师后，自 1923 年开始在开县县城独立开业。此后，又迁往万县挂牌行医。1938 年 3 月，梁在万县为行政振务委员会中央国医馆所设的中医救护医院附设救护人员训练班学习，该医院院长余庆澜、冉雪峰任训练班班主任。解放后，梁于 1956 年参加原万县市一马路联合诊所，任中医内科医师。1960 年又加入万县西城人民公社医院，任中医内科医师。1962 年，公社医院撤销即调入二马路联合诊所任中医内科医师。1972 年因病去世，享年 73 岁。

梁氏擅长治疗伤寒病症，并且用药巧妙。在临证中喜用附子、干姜，且剂量较大，但治疗效果奇特，群众信仰颇高，因而被人们喻为"火神菩萨"。

梁氏热爱中医事业，医道娴熟。20 世纪 50 年代后期，他献出了自己收藏的秘方——"雪药"。"雪药"是一种野生草药，经菜油浸制后能治疗各种火烫伤。通过万县地区医院临床验证，其治疗烧伤不但简便易行，而且疗效确切，曾获得四川省卫生厅的荣誉奖。从此，用"雪药"治疗烧伤的方法在万县地区得到了推广。梁曾收徒 3 人，其中一人成为万县市中医院的技术骨干。

（据《万县市中医院史料汇编》所载资料整理）

二、云阳县

冷开泰

字玄赞，明代云阳县人。

冷氏精于幼科，著有《天花谱史》三卷，对当时防治天花有独见，甚为川东界所推崇，今尚存明钞本（现可见于《四部总录·医药编·补遗·三十六》）。

（据《中国历代医家传录》所载资料整理）

梁焕然（1852—?）

原名梁用光，云阳县凤鸣乡人。

梁氏少时读书用功，智慧过人。专习国文，不数年即通晓诗文，拈笔成文，能赋诗作对。当时纨绔子弟，多用其所长，以重金请梁代为应试，屡试屡中。梁却因家境清寒，无人缘背景，屡试不第。后梁染时疫，遗两耳失聪，倍感苦恼，意志消沉。顿悟"不为良相，便为良医"之理，遂弃仕从医。师承三李（李惠中、李银楼、李正提），寒窗十载，满腹经纶，方悬壶应诊，药到病除，人称岐轩降世，求治者络绎不绝，颂德者有口皆碑。

梁通《内》《难》，熟《伤寒》，谙《金匮》，效诸家，兼收并蓄，以妇科见长，四诊之中尤重脉诊。曾诊得一周姓闺女言："此女子身怀有孕，且为男喜。"病家大怒，聚丁围攻，纠缠不休。后那女子果产一男婴，周父遂登门谢罪。梁因此名震四方，求治者门庭若市。梁集数十年临证之经验，著有《妇科简诀》，现仅存四卷抄本流传于世。该书详阐经、带、胎、产之理，细述妇科诸证及遣药用方，极富临床参考价值。

光绪二十八年，梁焕然幸会著名书法家彭聚星先生于张飞庙，两人挑灯夜谈，各陈其工，互有启迪。彭兴致医理，慕梁医精，次日早晨，挥毫题碑，留作纪念（此碑现存云阳县张飞庙内）。

梁氏一生乐善好施，每遇贫穷患者必免费诊治。每年 5 月至 8 月，均亲领门徒数人赴云阳县城义务应诊百日，诊者无不称颂。梁死后，坟堆附近之草芥被崇拜者视为良药，常常不惜跋涉之苦，取之煎服。

梁焕然为继承和发扬中国的传统医学做出了卓越贡献，一生带徒 60 余人，对于文化偏低之门徒，必先教文而后授医，冀医文两通，故多数堪称上工，如云阳后起名医王致祥、蒲丹久、陈惠民等辈，皆承梁的教诲。

（据《云阳县卫生志》所载资料整理）

谭乾向（1859—1933）

字巽山，云阳县外郎乡蒲花村古寺坡人。

谭氏祖传医学，极富传奇色彩。乾向之父谭大来，原开酒店，有一乞丐来讨酒喝，大来先生不嫌弃，以酒待之，后乞丐病重，大来尽力救之，殊不知此乞丐乃一技高的医生，见大来诚恳，便将一身医术尽传于他，大来遂成名医，后乞丐死，大来视如考妣，厚葬之。

谭乾向继其父志，苦读医书，详钻医理，其父言传身教，青年学成，小有名气，特别对药物反性运用，颇具有高招。后漕沟地主，彭仲华之子，重病垂危，多方求医无效，求诊于乾向，把脉后，诊为罕有的冷积郁滞，需用大热解其郁积。乾向疾书一处方：砒霜二两。当事者见此药方，个个吓得瞠目结舌，冷汗直淌，乾向督其迅速抓回药物亲自煎熬，令其服下，几个时辰过去，病退，并睁眼求水喝，半月后痊愈。

另有一次，谭乾向出诊途中见一病人睡在草丛中奄奄一息，为其诊脉后断为痢疾危症，速开一方，托人煎服。此人病愈后，专程上门谢恩，说："我姓杨，排行老二，乃一土匪，得了痢疾，都说无救，只好在草丛中等死，殊遇先生救我命，乃我再生之父，日当厚报。"事过几年，一群土匪从向家咀到外郎一带抢劫，一听说乾向先生是外郎乡人，个个避而奔之，说："杨二哥说过，谁敢打劫乾向先生乡邻财物，格杀勿论。"家乡群众因此避免了灾难。

谭乾向一生为人正直善良，怜恤贫苦，凡穷人求诊，分文不取，且倒施药费。地主乡绅，包病包酬，正如谭氏族谱所叙：谭氏巽山，为人浑厚端庄，克继父志，医精岐黄，有益于族，有益于乡，推食解衣，友爱情长，几次沉疴，起死回阳，若非阴德，怎有仙方，兴家白手，富有余箱，膝下令嗣，俾炽俾昌，华封三祝，公可承当。

后人为纪念谭乾向先生，在院庄乡全心村四垭口大同寺特为其设立了神位，群众生病时即去顶礼膜拜，后在寺庙周围扯草药服之，亦见效。

后大同寺被砸毁，乡人又重修仍立谭乾向神位。

（据《凤鸣医疗卫生志》所载资料整理）

凌昌大（1896—1974）

字宝生，云阳县外郎乡外郎村人。

凌昌大幼时拜谭乾向为师，以为人忠厚老实、性格和善、做事勤快认真、专心细致而得到乾向先生及家人的喜欢，故跟随乾向先生时间最长。乾向先生每次出诊，总是唤凌随往，凌亦鞍前马后，对先生关心备至，加之乾向先生治学严谨，督促认真勤于诚勉，凌总是虚心受诲，每遇病人总是让凌先把脉，述病因，说医理，择处方，再由乾向先生把关定度，久而久之因受诲最长，临床经验最丰富，成为乾向先生 24 个门徒中的佼佼者。

凌在医德上从不厌穷，凡穷人请诊，有求必往，且怜其拮据，故诊治特别认真细心，力求早愈。遇赤贫者不收钱，甚至解囊相助。每年4月28日药王会，义诊一天，诊病发药，不收分文。遇上季节多发病，凌总是在家熬备药汤进行施舍，前来治病者喝上两碗，回家自愈。凌氏曾治疗男性患者邹某，其素有慢性支气管炎现急性发作，四诊合参，辨证属于痰热，为痰火胶结、肺失宣肃，治以镇痉消痰、清宣肺热，宜汤丸并进，礞石滚痰丸30克，每次3克，日服3次，温开水送服；金银花、连翘、姜半夏、茯苓各10克，虎杖15克，甘草、陈皮各5克，老姜3克，3剂，患者病情大有好转，后又以竹沥达痰丸及六君子丸善后。

据凤鸣中心卫生院凌希唐介绍，凌氏有一首治疗乳房红肿方药遗世：天花粉、山慈菇、青皮各15克，藤黄1克，细辛3克，陀参（密陀僧）20克，红花10克，共研细末，用黄酒调敷乳房。

另据院庄乡卫生院胡启雄介绍，凌氏分别有治疗麻疹出疹期和喉痛的药方遗世。治疗麻疹出疹期采用升麻、粉葛、前胡、薄荷、淮木通、连翘、牛蒡子各6克，桔梗、生甘草各5克，枳壳、荆芥、淡竹叶各10克，芫荽3根，水煎服。治疗喉痛采用荆芥、防风、玄参各15克，升麻、牛蒡子各10克，丹叶（冷水丹叶）6克，水煎服。

外郎山高路险，凌怜挑夫苦贫，每年都要买些草帽、草鞋、斗笠、巴巴亮壳、蜡烛等放于要道之处，让挑夫自取。外郎、院庄、龙角、万县、向家一带提起凌昌大的功德，无不赞颂，有口皆碑。

凌老年时医名远播，尤精疑难杂症，求医者络绎不绝，病人以能请到凌看病，死而无憾，单位部门、地专机关经常车接车送，请凌就诊，有时月余不归家。

凌曾为云阳县第二、三、四、五、六届人大代表，其子凌希唐、凌希虞亦为凤鸣镇中心卫生院医生。

（据《凤鸣医疗卫生志》所载资料整理）

薛昌楫（1903—1998）

字作舟，云阳县外郎乡东井村寥子墱人。

薛自幼好学，七年私塾，已博览四书五经，自悟学海无涯，故取别号作舟。

薛14岁拜名医谭乾向为师，潜心研读《内经》《难经》《金鉴》《金匮》。学成后在东漕井王爷庙开设私塾，边教书边行医。不几年便远近闻名，与乾向先生门徒凌昌大、谭坤位并列为外郎三大名医，蜚声云阳及万县。

薛医技独到，特别擅用麻黄汤、独参汤等汤方治愈疑难杂症，人们给他送了一个外号——薛麻黄。

锣鼓田薛昌岱之子出麻疹，口腔干裂起皮，众人都以为无救，请薛往诊，薛只给他开了玄参二两一味，连服几剂，病退而愈。

邻居薛昌功肠梗阻，腹胀如鼓，疼痛难忍，奄奄一息。当地无外科，不能施手术。薛用蜂蜜、分葱、牙皂等碾细，搓成汤圆，从肛门连塞几个进去，几个时辰，梗阻化解，病人得救。

据外郎乡卫生院薛本陆介绍，薛氏有遗方传世。治疗大便燥结，药用蜂蜜适量，分葱6克，猪牙皂3克，上药研细末，伴蜂蜜搓为条状塞入肛门内。治疗急、慢性胃炎，用鸡矢藤30克，隔山撬60克，共研细末备用，每次6克，日服3次，温开水送服。

薛德高风正，特别怜恤贫苦，穷人请他看病，从不收钱，遇上难病，总是守候病家，亲自把关煎药，送服到口，直至病情缓解才离去。万县长滩、向家、龙角一带，至今有人称颂说："薛先生，医技高，请看病，喊就到。不骑马，不坐轿，穷人看病钱不要。"

（据《凤鸣医疗卫生志》所载资料整理）

黄启泰（1896—1976）

云阳县回龙乡人。

黄启泰从小家境贫寒，自幼聪慧，随父读完四书五经。14 岁到彭先德家学中药药剂，三年出师后，又继续在中药店工作 6 年。由于他学习刻苦，对中药膏、丹、丸、散等的炮制样样精通，之后在回龙乡理财坝（里市村）独立经营中药店。他为人正直、善良，酷爱学习，深钻业务，对中药药性及一切炮制技术件件通晓，是远近闻名的放心药店。他一贯主张以济世活人为本，药店利润虽极薄，但有益于乡里，因此黄不分昼夜，24 小时营业。在一个大雪纷飞的深夜，黄先生本人已卧病在床，忽然有人来敲门抓药，他浑身发抖，家人劝他不去抓药，他说："人家深夜来抓药，必是重病。"他急人之所急，颤颤巍巍地给人家配好药。他对药物的炮制一丝不苟，如天麻等较贵重的药，只需短时间用清水泡一下，再用罐子密封几天，等药物变软再进行切片，这样才能保证药效。药物中当用蜂蜜、酒、糖、醋、麦等炮制的，他都非常认真地按需要量遵古制作待用。为此，人们都说：在黄家药铺抓药，当吃四剂的，只吃三剂也就好了。

每年夏天，天气炎热，他将清热解毒的药熬成凉茶，等待乡下人来场上饮用，以防中暑。他还将每次外用药的药渣碾碎，与锯木灰合在一起放在街上熏蚊，有利于环境卫生。从前卫生条件差，不少乡里人易生疥疮，他自制疥疮药，无偿地提供给乡下无钱的疥疮病人使用，搽一个好一个。还用"一碗水""九世还阳草"等深山的名贵稀有特效药来泡成酒药，只要是重体力工人，如石工、抬工、木工等，晚上喝上一小杯，睡上一觉，第二天干活，毫力无减。

同乡冉承义的大儿叫冉宗伦，得了一种风痰迷窍的重病，已把病孩摊在地上，放弃医治了。黄启泰是出名的药剂师，对中医也颇有研究，于是他对冉承义说："你这孩子太危险，我有一点好药，我拿给孩子试一试，吃了药好了我们大家欢喜，万一没有转机，那你千万不要怨我。"冉感激地说："黄先生我们是好邻居，我这孩子已是死马当活马医，你诚心救我的孩子，我感激都来不及，怎能怪你呢！"于是，黄启泰将用重金买来的牛黄送给孩子服用，孩子渐渐地苏醒了，后经慢慢调养，终于得救，此人活到 70 多岁才去世，还是一位优秀的中学教师。

（据《凤鸣医疗卫生志》所载资料整理）

王致祥（1906—1992）

又名王克和，云阳县盘石镇永安村幺店子人。

王致祥先投师余永赞，再拜师梁焕然，俗话说："秀才学医，笼中捉鸡。"六载学成，熟谙内妇儿科，精通温病、伤寒，悬壶济世六十五载，积累了丰富的临床经验和高深的医学理论知识。

1952 年，王最先加入联合诊所，从事中医药工作。

1961 年调云阳县卫生工作者协会，专门从事医学教育工作，钻研中医理论，主持临床实践，为全县培养了数以千计的中医人才。

王待人和蔼诚朴，一生乐善好施，解放前家住幺店子，为过往客商提供松肩歇息之所，常年施以茶水、米粥及解暑之药供人饮用，深得人们赞颂。解放初期，虽被划为工商业兼地主，但并无民怨。正如乡民所颂："王先生，一生平，刚正不乱。待人善，受人敬，秋毫无犯。"王曾任云阳县第五、第六届政协委员。

（据《凤鸣医疗卫生志》所载资料整理）

三、开县

桑孝知（生卒年不详）

原籍湖北公安县，于康熙五十六年（1717年）入川，移居开邑善字山周家坪。

桑孝知是桑氏正骨术第一人，其在湖广时从长沙府湘潭县金灵刘法斌、冉法灵等大法师处学得正骨术，后将正骨术传其子桑立三（世称安宁公）。

（据《川东桑氏族谱》所载资料整理）

桑安宁（1730—1798）

原名正，字立三，开邑善字山人。

安宁公以行医为业，一生医治了不少患者，效验卓著，名声显赫，远近推仰。在开县医界曾有"冯内科"（即冯登庸精于中医内科）"桑外科"（即善字山桑姓世代擅长伤科正骨）之说。

桑氏正骨在川传承迄今已近300年，术传10余代，后学者达 300 余人，遍及万县、开江、陕西、湖北等地。安宁公在世时曾制有"传内不传外，传男不传女"之授徒箴训戒规，并写在自著《正骨心法》一书卷首。后辈遵其遗训达 100 余年之久。

安宁公将长期医治伤科的丰富临床经验著成《正骨心法》一书，并视其为祖传家珍，秘不外传。书中所载"十法""三步骤"均是治疗伤科的要诀，至今仍为同道者所采用。"十法"：按、摩、擦、揉、端、搓、提、抖、捏、拿是也；"三步骤"：屈伸关节、松弛肌肉、消除痉挛、减轻疼痛；行气活血、舒筋活络、通利关节；整复对位脱臼关节，吻合骨折断端，敷药固定。书中还明确写道："正骨施术按'循序渐进、手法灵巧、用药得宜、内外同治、标本兼治'的原则操作，切不可疏忽大意，方可收异曲同工之效。"由于该书言简意赅，内容丰富，列症详尽，论治精辟，选方奇妙，用药灵便，颇为适用，至今尚有抄本流传于世。

由于桑氏正骨源远流长，历史悠久，名贤辈出，术验俱丰的高手代不乏人，活人甚多，故而深受世人仰慕和同道推崇。桑氏数代虽为正骨名医，但从不以名医自居，始终坚持行医之人志在活人，济悯贫苦为本之善念。凡三教九流，贩夫走卒，童叟妇孺，贫家小户皆一视同仁，药施无二。桑氏济世活人的高尚风范，深受世人感激和爱戴，亦是现时同道者们学习的典范。

（据《川东桑氏族谱》所载资料整理）

桑天垣（1834—1907）

字培元，号培之，又号保丞，又字赞元，开邑浦里善字山生机湾人。

桑天垣从小得其父国吉真传，以正骨济世六十年，誉满川东。长住开县城和万县城杨柳咀。他在清同治甲子年（1864）遵从父紫卿公命，续撰《正骨法门》第三稿（亦即流传至今的《正骨心法》原始依据，世称家传秘诀），其特点首重医德，"视人疾若己疾，且治人疾每忘己疾"；技术独特，从头到脚各个骨头、各个关节损伤，受病根源，手法、验方、禁忌一一论述；将诊断与治疗相结合，手法与固定相结合，固定与锻炼相结合，手法与药物相结合，药物外敷与内服相结合；因人而异，因病而异，药方独特，"是法俱灵，无方不效"；并附医案，通俗易懂，便于学习，被历代门徒竞相传抄（有关桑天垣的正骨经验及学术传承情况见本书中篇第四章）。

（据《川东桑氏族谱》所载资料整理）

冯登庸（1818—1914）

字峰珍，开县新义乡人。

冯登庸自幼好学，博览群书。少时习儒，15 岁入县庠，数次赴省应举未第，遂罢仕途躬耕垄亩，兼授私塾以谋生计。后目睹广大农村缺医少药之苦，为之痛心，因而改习医业，刻苦攻读医药典籍，泛览百家杂见，尤对《内经》《金匮要略》《难经》《伤寒论》等医著更是昼夜不辍，勤奋苦研，旁通其义；并广识名医，学其所长。

1864 年某日，冯在中和场上见一摆摊的江湖郎中救治一危急患者，医术颇精，立见效验，甚为惊异。冯慕其才，延至家下，敬之若师。询知此人，名黄荣生，1859 年曾诏为宫廷御医，因避祸流浪到此。黄感冯之为人忠厚笃诚，将平生所学尽悉传授，并将亲著《医道保密法》手卷相赠。冯在黄的竭诚指导下，受益匪浅，并以"经方派"著称。时本处有一眼疾患者，双目失明，服药 5 剂，视物有影，继治一月，复明如初，由此名声大振。近邻开江、宣汉、万源、云阳等县的病员慕名而来求治者不绝于门。

冯一生注重医德，志在治人，不贪财利。诊病不分贫富，童叟妇孺，一概尽心竭力；家贫小户，鳏寡孤独，义诊送药，为医界之风范。由于他医技精妙，常挽逆症于奇异之法，起沉疴于轻灵之方，故时人誉为"神医"。

冯毕生致力于医学事业的发展，先后授徒 150 人，对家贫门徒，尽力资助，供给食宿，使其学业有成。其门徒有周华之、冯锡麟、雷应扬、李海楼、陈长春、王竹轩等均为当时成就较高的名医。再传门人潘文炳、钟子藩、王和卿等人也系学识丰富并有著述的"儒医"。近时开县众知的名医如李俊伯、唐荣恒、王光烛等人，均为冯嫡传后学者。冯还不遗余力地挖掘古典医籍精华，参合自己的临床实践，撰有《六经定法》《察面观形法》《求真药性四百味》《伤寒经口诀》《医括总诀》《医囊卷缩》《灵丹妙方》《冯氏医案》等，惜因乏资均未刊行。但其内容丰富颇为实用，被门人后学纷纷抄存。

冯为人正直端庄，道德高尚，为世人所景仰。其不畏逆境，不辞辛劳，为开拓一代医风，推动医学发展的献身精神，更深得同道称颂。由于冯淳朴和善，救贫济苦，不求功名利禄，以致晚年无涓水之蓄。逝世时系由门徒周华之置棺安葬，之后又以其门徒冯锡麟为首集资重建了坟墓，500 余人参加了扫墓纪念活动。

（据《开县卫生志》所载资料整理）

周永大

字华之，时人常称周满医师，清代开县义和乡相祠村人。

周永大少时家贫，仅读两年私塾后便随家父务农。他性格爽朗，志诚笃厚，毅力过人。弱冠之年，数次恳祈表兄冯登庸收为徒弟，冯虑及周读书不多，恐难精医业，未便应允。后周亲赴冯府，呈明心志，苦求成全。冯感其学医志坚，遂从其请，愿以己术授之。冯令周半日习文，半日习医，以文促医。时周虽年及弱冠，文墨浅薄，但能专心致志，勤奋学习，焚膏继晷地朗读诗文、医籍。周在学医期间从未回家，两次推迟婚期。由于冯的认真传授，同窗学友的竭力辅导，自身的忘我奋进，医文并进，终成一代名医。

周医术超群，活人甚众，故有"周药王"之美称。清宣统元年（1909），开县知事岑兆凤之妻有疾，延数医不识其症，岑极为焦虑。托人礼请周至家，经问清病源，诊断为初妊不适症，投药5剂获愈。并对岑笑曰："恭喜大人，夫人身已有孕。"岑喜而问曰："男女否？"答曰："兰桂并茂。"岑信疑参半，暗疑周是阿谀戏谑之言。后果生一男一女，岑欣喜若狂，感谢万分。次年八月，置备重礼，亲书"精研灵术"之匾额，携眷专往酬谢。浦里善字山富绅桑树田之母患病，呕吐不止，时已垂危，虽四座皆医，无法救治。急请周至家，细诊明辨。投以人参八钱、大枣十枚、粟谷半穗，连服三盏，次日吐止，病情大减。在座诸医无不叹服周遣方之奇，奏效之速。

周一生行医，心存仁术。对家境贫困患者，免收诊费或馈以药资。他授徒60余人，均能卓然自立，名重一隅。如潘文炳、王和卿、周大章、钟子藩、邓昌禹等。近时如唐荣恒、李俊伯、王光烛、傅德浦等开县名医，亦是周的再传门人。

（据《开县卫生志》所载资料整理）

王和卿（1873—1957）

原名崇诚，开县南雅乡三山村人。

王和卿自幼天资聪颖，勤奋好学，博览群书，希图进取。年及弱冠，时当辛亥革命成功，废止科举，故改攻医业。拜义和乡名医周永大为师，专攻医术。在拜师学技过程中，颇能刻苦自励，潜心钻研医药典籍。上则穷究《金匮要略》《伤寒论》《灵枢》《素问》等书之精义，下则吸收《医方合编》《景岳全书》《齐氏医案》诸家之要旨，旁则涉猎各名医之经验。同时又深得其师的悉心传授，故医术日臻于精。

王受业届满，即归家下，悬壶应诊。由于他待人和蔼，医术精湛，诊病审慎细致，用药简括清灵，所诊患者，多获效验。近如县内江里、浦里一带，远如宣汉、开江等县病人前来求治者踵门。王执医50余年，医德高尚，不鄙贫贱，不阿富贵。以救死扶伤为己任的人道主义精神，深为世人所敬仰。他在临床上不尚空谈，讲求实践，指下临证，注重清晰；辨证施治，强调层次分明；理法方药，多遵经旨。对古方善于化裁，令人折服和同道推崇。

王曾传弟子7人，治学严谨，诲人不倦，是一位受人尊敬的良师。他常告诫弟子：医乃生死所寄，责任非清，岂可草率盲从，误病而妄杀人也。还说：诊病之上，全在辨证，每治一病，必须慎思明辨，四诊合参，得出病因，如此才能立法施治，方药中病，见效尤捷，故所传弟子皆能卓然自立。

（据《开县卫生志》所载资料整理）

四、奉节县

孙天泽

明万历末夔州（现奉节县）人。

孙父为郡诸生，崇儒学，早卒。因家贫，改习医业。孙天泽为人正直，待人可亲。诊病不辞劳苦，亦无贵贱贫富，甚得乡人好评。万历四十七年，两院颜其门曰："躬奉天径。"

（据光绪《奉节县志》所载资料整理）

郑仲宾（1882—1942）

成都市人。

郑仲宾少时曾拜乔茂萱老先生门下（清朝举人）攻读经史，因聪敏过人，颇受乔师赏识。受"医文同宗"影响，随其父四川名医郑钦安学医三年。其后，郑被京师大学堂录取，公费学习，在京苦读十年。1908年毕业后回四川，受聘于夔州府官立中学执教，他除任英语教习外，还兼任数、理教习。任教八年间，培养出大批人才，如奉节的邓希元、朱左文，万县的史伯衡等均成为当地名流。1917年辞聘离校，悬壶夔门。1924年，郑受朱左文邀请，于奉城创办"昭文私塾"，并任教（朱原是郑的学生），讲授医学与文学，门人中有李重人、郑惠伯、向蛰苏等。1922年，奉节知县赠"儒医"匾额，以示对仲宾的赞许和褒奖。

1927年后，仲宾先生专门从医。当时社会上层人物多请先生诊治，但先生更乐于接待一般平民，常免费为其治病。每年夏秋季节疫病流行时，常到"济贫药局"参加义诊，声誉日隆。

先生对温病学造诣很深，他将名目繁多的温病归纳为温热型与湿热型，执简驭繁，指导临床。他对温病的辨证，尤重视舌诊，著有《诊舌心得》一书，约六七万字，惜乎散失。对某些急性热病，不拘泥于"在卫汗之可也，到气才可清气，入营犹可透热转气，入血尤恐耗血动血，直须凉血散血"的治则，而是主张先安未受邪之地。如当时流行烂喉丹痧（猩红热），他用辛凉透表，气血两清，收到极好的效果。他主张治疗湿温伤寒宜早下，拟芳香化浊、苦温燥湿，苦寒泻下法，使缠绵之发热病程缩短。前人认为湿温服柴胡耳聋，然仲宾先生则认为柴胡配黄芩可以和解少阳枢机而解热。驻军师部一军需处长，患湿温伤寒十余日不解，不食不便，腹胀，高热神昏，舌黑起刺，部队军医处长诊断为肠伤寒，无法挽救，遂请先生诊断。先生诊断为湿温伤寒，断定病危，病宜早下。此时泻下，有肠穿孔、大出血虚脱之虑。该部孙师长请先生大胆医治，死亦无妨。先生诊得脉洪数有力，至数整齐，用清营汤加大黄，另用西洋参、麦冬，五味（生脉散）煎液备用。当第一剂服完，腹鸣由小增大，翌日再服一剂，午后放出矢气极臭，继如畜粪便五六次。头部汗出，脉稍静，即服备用的生脉散液，次日比手势要求饮水，发热亦减，经一周治疗，病渐退，调理一月而愈。仲宾认为，温病用泻法不必是阳明腑实证，而意在釜底抽薪，除邪退热。

他治痢疾初起有畏寒发热者，常于治痢方中加羌活、防风、柴胡、葛根等，以防止邪陷，意在逆流挽舟。盖学喻嘉言法，然仍以治痢方为主。先生治杂病宗仲景方，兼学金元刘河间、李东垣、朱丹溪、张子和，明清张景岳、陈修园、唐容川、郑钦安等诸家之长。他善治血证，苦寒清热止血，用三黄；消瘀止血，用丹皮、郁金、茜草、三七；益气止血，用独参汤；温涩止血，用理中汤（方中用黑姜）；益气温阳止血，用人参、鹿茸。1927年夏，曾治一肖姓妇女之血崩，虽暑令其仍身着棉衣，气息微弱，六脉沉细，血崩不止，群医束手。先生认为该妇女生育过多，冲任虚损，当益气温阳补冲任，用上等人参一两浓煎频服，鹿茸三钱研细，每吞服一钱。服完后，血止。继用参桂鹿茸丸、归脾丸以善其后，一月左右康复，从此该妇女很少患病，至1978年因脑溢血病故，时年83岁。又曾治某富商牙痛症，头部烘热，腰酸背胀，寒温药均失效，先生认为其人是房劳过度，肾阴肾阳虚衰，拟阴阳双补之法，用济生肾气丸三帖而愈。

先生博学多才，除精读《内经》《伤寒论》《金匮要略》《神农本草经》及温病学著作外，对经史子集、哲学、佛学无所不读，通畅英语，能任数理教学，对西医基础学亦喜阅读。他读书用功很深，如读中医著作，反复读后，能找出其中重点，每读一本书，多写有读书心得。他对临床疑难病症，多从瘀血、痰湿、梅毒三个方面探索，寻求解决办法。先生著有《枕中宏宝》一卷（手抄本）约10万字，内容记载验案验方。其中有一则医话，题为《谈谈半贝散的用法》，他认为半贝散中，半夏应用生半夏，以生姜水吞服可解其毒，治疟疾及一切不明原因的发热。遗憾的是，先生著作连同他的各类书籍都毁于1939年日军空袭。

自古医药一家，不可分割。仲宾为了提高临床治疗效果，于1934年集资创建"泰和祥"国药店，聘请优秀药剂师，依古法炮制中药，并创制"沉香滞下散"和制作"二十四制清宁丸""润字丸"等中成药，用于临床，效果颇佳。

仲宾先生一生爱国，抗日战争爆发后，他常到疫区给抗日官兵及灾民诊病。1942年8月，先生在疫区为救治病员而染上了疫毒痢，高热昏迷不醒，经抢救无效，与世长辞，终年六十岁。

（据《奉节文史资料》所载资料整理）

李重人（1909—1969）

原名伦敦，小名奉生，四川省奉节县柏杨坝人。

李重人自幼聪颖好学，及长随父及父挚友郑仲宾学医，两位均是川东名医。重人是我国著名中医教育家和名中医，先后执医执教于万县、成都、北京，对我国医学教育事业做出了突出贡献，对中医药的传承、创新及发展有其很深远的影响力（有关李重人的学术思想及学术传承情况见本书中篇第三章）。

郑崇恺（1913—2003）

字惠伯，四川省奉节县人，主任医师。

郑崇恺自幼随父（仲宾）学医，后又拜奉节名医李建之学医三年。1931年参加重庆针灸班学习，同年受业于江苏承淡安函授针灸。郑对明清温病学派的著作研读较深，用温病方治病每获显效，故以辨治温病急症而著称。

郑在民国时考取中医师资格，1932年正式悬壶夔门，同时参加奉节县慈善机构"济贫药局"义诊三年余。

1990 年，郑被人事部、卫生部、国家中医药管理局确定为全国首批老中医药专家学术经验继承工作指导老师，并享受国务院政府特殊津贴（有关郑惠伯的主要学术思想及学术传承等情况见本书中篇第三章）。

五、巫山县

冉雪峰（1879—1963）

名敬典，字剑虹，别号恨生，四川省巫山县黛溪人。

冉雪峰祖籍湖北麻城孝感洗脚河，明天启元年（1621）入川始祖冉岘公落业巫邑黛溪古镇。冉雪峰为冉氏医学第六代传承人，先后执医、执教于巫山黛溪，湖北武昌、汉口及四川万县、重庆，晚年供职于北京。是我国 20 世纪著名中医学家、教育家、临床家（有关冉雪峰的主要学术思想及学术传承情况见本书中篇第一章）。

易光暄（1904—1987）

四川省巫山县石碑鸡冠村人。

易氏祖籍湖南岳州巴陵县洪山村，清雍正时易炽诚（字赞资）（族称入川始祖）入川寓居巫山县鸡冠岭（现石碑贺家村）。光暄乃易氏儒医第十代之佼，幼年资聪，在私塾和教馆中学识过人，12 岁入禀膳生员韩景斋专馆深造，对诸子百家无不涉猎；16 岁因帝制科举乃废，欲应科举无望；18 岁受清邑庠生员唐某之聘，教私塾 2 年，对四书五经补正，夜编日教，为人师表，学生敬佩难忘。

21 岁弃教随父习医，专攻岐黄，博览医典，医技功深，医运不衰，赞荣城邑。1932 年，易光暄途经湖北兴山县城，栈房老板李某之妻忽亡停于榻上，忙于后事，易见状，视为"假死"，经掐人中穴和煎药灌之便醒得救，惊动周邻，主人感激涕零，愿以巨资劝先生在此开药铺行医，不允；1938 年，恩施财政科长张某之父患痢疾，当地医治无效，命在垂危，服易先生药方两剂病乃痊愈，张赏龙头银圆 50 块，谢绝；1939 年，建始县参议员吴某之妹，婚后多年不孕，多方求医无效，请先生按方服药两月余，月经恢复正常后怀孕，生一男孩，起名"暄赐"，意在感谢先生妙手之功；1940 年，工兵团少校中队长汪某患风湿性关节炎，四方求治数年无效，经服用先生八剂方药痊愈，为感激先生之情，汪将先生留在军管处行医，受到当地军民赞词流传，汪队长调往宜都任军管主任，邀请先生同住，先生谢绝回里，立即受到抱龙药店重聘坐堂门诊，门庭若市，医药兴隆，名闻遐迩。

中华人民共和国成立后，石坪区第一任区长身患重病，经军医诊治无效，病情日趋恶化，经先生诊断为"反关脉"证，按方服药而愈，从此声名更显，当年五月以医药卫生界代表身份参加巫山县各界人士代表大会，十月加入河梁区卫生工作者协会，次年七月加入"巡回医疗组"；1951 年任石碑乡联合诊所所长；1958 年被错划为"历史反革命"分子，1979 年获平反昭雪，此时已八旬高龄。1982 年退休，荏苒四载，又留驻诊所，常年为患者诊治，传授医技医德不计报酬。

（据《巫山县卫生志》所载资料整理）

孔宪恩（1894—1981）

巫山县马坪乡灯龙村人。

孔宪恩少年读私塾4年，因家境贫困辍学后随父务农，弱冠之年随姐夫学草医外科、正骨，3年期满已具根基，又拜乐坪乡鸳鸯乡中医段嗣宽为师，3年期满返里亦农亦医20余年，积累了丰富的临床经验，医名日增，于1940年迁入巫山县城，悬壶于南门外大码头。

孔氏胸怀济世活人之心，不论男女老幼、官贾贫贱，均接待热情，细心诊治，用药独到，手法独特，治愈不少疑难重症和骨折病人，声名城邑，锦旗、横匾赞词甚多。

中华人民共和国成立后，在党和人民政府的关怀下，孔氏的医术达到鼎盛时期，居家门诊，门庭若市，医运不衰，声名大振。孔氏从1952~1955年连续四次被评为地区、县卫生模范并出席表彰大会，还被选为第一、二、三、四、六届县人大代表。孔氏晚年还撰有《草药四性》《正骨方法》留传于子。

（据《巫山县卫生志》所载资料整理）

六、巫溪县

周大清（1874—1987）

字俊章，著名骨科医生，大宁县谭家坝（现巫溪县峰灵乡）人。

周大清祖籍湖南长沙湘乡，入川始祖周朝银于清初入川，周大清系周氏正骨第七代传人。8岁时，大清边读私塾边随祖父和父亲学医，研读《内经》《洞天奥旨》《医宗金鉴》等经典医学书籍。先后拜师5人，主攻骨科、眼科，兼习内科、妇科，博采众长。中医之"八纲""八法""八技"皆融会贯通，运用自如。以正骨医术独树一帜，接骨斗榫主张稳、准、快、巧，心、眼、手三到。他治骨伤手法灵活，刚柔相济，一气呵成。擅长气血辨证，内外兼治。并运用心理疗法于手术，使患者减少痛苦。同时还练就一手扎眼针、心针别技。在下川东与陕、鄂边区一带享有盛名。

民国十六年（1927），巫山、巫溪爆发"神兵"农民起义，周大清被请去充当"神医"。三四年间随军征战，足迹遍布川鄂陕边境七八县。他与"神兵"起义领袖谢崇德同行同住，为"神兵"疗病治伤，卓有功绩，备受尊敬。起义结束后，周大清回到家乡边采药行医边从事农稼。

周大清常年行医，收入颇丰，购置田产，家业渐兴。1956年7月，周调巫溪县人民医院开办中医骨科，任主治医生，治愈许多疑难病症。

1983年周大清退休，次年被选为巫溪县第二届政协委员。百岁老人躬逢盛世，心情舒畅，精神焕发，决心将医术传授后代，造福于民。一改医疗技艺传男不传女的旧规，自办家学，先后带徒108人，徒子徒孙遍布县内外。又开办家庭医院，其子周盛辅为主治医师，自为顾问。其孙周登文现在巫溪县城自办诊所行医，民众口碑极好。

1987年2月13日，周大清在文峰区三合村病逝，享年113岁。

（据《巫溪县志》所载资料整理）

邓茂亭（1902—1990）

字享荣，巫溪县凤凰区大同乡水甲村人。

邓茂亭曾为巫溪县第二、三、四、五、六、八届人大代表和巫溪县政协第一、第二届常务委员；中华中医药学会巫溪县分会名誉理事长。

邓从 11 岁开始，边读私塾边随祖父、父亲学医。19 岁时值县城麻疹流行，随父进城行医，运用银翘散化裁治疗麻疹，疗效显著。他虚心好学，善博采众方，而知常达变。

1950~1951 年参加土地改革运动，同时参加普种牛痘，消灭天花的工作。1952 年 2 月负责组建和参加了凤凰区东溪乡、白赶乡联合诊所，同年底任巫溪县卫生工作者协会助理。在东溪乡联合诊所期间，开设病床，热情接待患者，并精心治疗，疗效颇高，求治者众，名扬巫溪、奉节等周边区县。1954~1956 年，曾先后两次参加四川省中医代表会议。1956 年调巫溪县人民医院工作，至 1985 年 6 月退休。

邓临床六十余载，多推崇《景岳全书》《傅青主女科》《医学心语》《脾胃论》等古医籍。擅长中医内科、妇科。对治疗肝脏疾病有一定的研究，常专病专方，曾自拟治疗肝硬化方，疗效甚佳。对湿温病运用祖传加味达原饮：草果 10 克，知母 9 克，厚朴 10 克，槟榔 12 克，苍术 15 克，柴胡 10 克，赤芍 10 克，青皮 12 克，黄芩 10 克，法半夏 10 克，秦艽 10 克，甘草 9 克，收效显著。在治疗妇科疾病方面，重视气血的调理，对带下病善用健脾益气、补中升阳之法，获得良效。

邓一生忙于临床，诊病以静为宝，组方用药严谨，注重医患结合，且贫富不计，医德高尚，为巫溪县德高望重的名老中医之一。

（据《巫溪中医》所载资料整理）

魏济周（1898—1976）

字伦明，大宁县西宁桥（现巫溪县）人。

魏济周青年时期拜师学医，长于中医内科、儿科，尤擅妇科。

民国十六年（1927），县内驻军巧立名目收取苛捐杂税，民不堪命。魏济周毅然参加"神兵"起义，以大刀、长矛攻入县城。随后受命任大河一带"神兵"参长。后"神兵"被血腥镇压，魏济周隐居乡间开药铺行医。

民国三十六年至三十七年，魏济周之子魏金辉（中共党员）以家为联络点，常在家中秘密聚会进行革命活动，魏济周以行医为名处处掩护。翌年 8 月，中共两巫特支书记谭悌生在檀木、大河、宁桥一带秘密活动，魏济周为保护党组织做出了贡献。

中华人民共和国成立后，魏济周历任县各届人民代表大会常务委员会副主任、县人民委员会委员、县卫生科科长等职。业余时间仍坚持为群众看病疗伤，鞠躬尽瘁，受到群众爱戴。

（据《巫溪县志》所载资料整理）

李训道（1914—1972）

号柏仁，祖籍四川省巫溪县。

李训道曾先后拜师三人，在中医内、外及针灸等科都有较好的临证基础。

1941 年，他迁居湖北省竹溪县泉溪刘家坪，1961 年被杨家扒综合农场塘坊诊所聘为医生。他目睹高山地区多数农民从事割漆、兴黄连及其他药材生产，出入深山老林，遭毒蛇咬伤致死事例常有发生，便运用中草药知识结合自己的临床实践，对医治毒蛇咬伤进行了探索。自己捕蛇、养蛇，观察蛇的生活习性和毒性，试验草药对蛇毒的敏感性。经反复试验，终于研制出"毒蛇咬伤中毒解救方"药酒，其用法：不善喝酒的人每次饮用二三两，会喝酒的人量加一倍，可预防毒蛇咬伤，有效期为一年。据介绍，他曾一次生产解毒药酒八百斤在漆农、药农中试用，因疗效显著，该农场曾照此方多次生产出售这种药酒。

李的治蛇药方，临床治愈病例很多。如该农场黄某照方饮用后，捕蛇治眼药，虽被蛇咬伤手掌、手背、手腕、小腿等六处，但未发生中毒症状。泉溪双坝双元一队于1960年4月有119人集体服用该药酒（每人二两），其中有15人曾被毒蛇咬伤，均未发生中毒现象。

毒蛇咬伤中毒解救方　八爪龙根二钱，鼻血雷根一钱，开口箭根二钱，麻布七根三钱，降龙草根三钱，九龙胆三钱，二郎箭根三钱，避蛇生全草二钱，一支箭全草三钱，拦蛇风全草三钱，虎牙草全草三钱，龙缠柱全草一钱，磨架子草全草三钱，黑乌梢三钱，大血藤三钱，淮木通三钱，白芷三钱，甘草二钱，红花一钱，细辛一钱，威灵仙三钱。

上药用上好白酒三斤泡半月后，捞出药渣，再用好酒三斤泡一月，然后去渣，把两次药酒混合备用。每人每次喝二两，会喝酒的加倍。此药酒也可作治疗用，药渣研细外敷伤处。

毒蛇咬伤预防方　皂角树根白皮、肤连树根白皮、刺泡头树根白皮、红夜蒿子树根白皮、八角枫根白皮、黄花草根、大麦泡根、小麦泡根、空心泡根、红降龙草、藿麻草根、龙眼草（带泥搓成团）、北细辛、白芷各等量。

春末夏初采鲜药，水煎、去渣、取药液，再加适量雄黄酒，和匀。每人每年服一次，每次服一大碗。

李不但把有限的人生献给了山区人民的健康事业，并且授徒三人，进而又把治毒蛇咬伤药方毫无保留地献给了国家，他的"毒蛇咬伤中毒解救方"已被湖北中医学院（现湖北中医药大学）教育组收入《中草药土方土法》一书，于1971年由湖北人民出版社出版发行，该方之药物标本也曾被上级指定送往北京展览馆参展和保存。

（据《竹溪县卫生志》所载资料整理）

七、忠县

黎茂材

　　原籍湖南长沙，明洪武时由行伍入川居忠州（现忠县）。

　　黎茂材喜读书，精医术，有疾者求，欣然治之，不计其酬，如是者四十余年。茂材道："吾以济人为志，若责其报，是售术也。"邑人称其为"笃行居士"。

（据《四川医林人物》所载资料整理）

周琳

　　字森玉，号琼林，忠州（现忠县）人。

　　周琳为明天顺丁丑年（1457）进士，精医。先任龙溪（现属汶川县）知县，理政廉允，抚爱县民。县中曾大疫肆行，民多感染，因龙溪地处偏僻，医者甚少，周琳亲拟方药治之，并登门诊视，民深感其惠。后迁升刑部主事，每鞫事必虚心求其实，平反不少冤案。六十三岁告老还乡，继续为人诊病至终。

（据《四川医林人物》所载资料整理）

姚其华（1893—1964）

号锦云，字崇农，忠县洋渡人。

姚其华幼攻旧学，兼读医书，常随父外出诊病，21岁时则独立行医，悬壶重庆、万县、石柱、忠县等地。1947年返乡，在家业医。

中华人民共和国成立后，他积极参加筹建忠县洋渡镇卫协会和联合诊所。曾任洋渡卫协会主任、联合诊所所长、县卫协会执委，曾被选为县人大代表和县政协委员。

姚博学多闻，经验丰富，医技甚高，尤长于妇科、儿科和伤寒等杂病。创制中成药"喉症散""万应丹"；自创治疗子宫脱垂、小儿惊厥等验方，疗效颇佳。著有《万汇同归》《传染病学问答》《醉吟集》和临床医案记录。

姚十分重视中医人才培养，1963~1964年在洋渡自办"中医讲习所"，收学生30余人，将数十年经验与平生所学知识，自编成教材为学生授课。对家境困难而又好学者，则解囊相助，以促其上进，深受学生爱戴。后因病缠身，办学之举力不从心，临终前仍念念不忘学生之学业，再三勉励榻旁守护诸生："要努力上进，切莫荒废学业。"旁观者无不动容泪下。

姚一生行医，广济施药，平易近人。1964年6月逝世后，周围数以千计的人自动赶来送葬，赠送花圈，书写祭文悼念。

（据《忠县志》所载资料整理）

阎文斌（1892—1965）

字彬甫，号雅轩。忠县人。

阎文斌幼年读私塾，曾赴乡试、中秀才。20岁始随父阎学堂学医，23岁则自行开业，悬壶于丰都、石柱、利川、恩施等地。1932年，在忠县乌杨镇开设"回升堂"药铺，带徒数十人。

中华人民共和国成立后，积极参加卫生工作者协会和联合诊所工作，曾任忠县卫生工作者协会执委、县中医轮训班教师、城关镇医院和县医院中医师。被选为忠县第一、二、三届人大代表和政协委员。

阎勤奋好学，刻苦钻研《内经》《难经》《伤寒论》及金元四大家医著，崇尚张仲景、刘元素、张景岳，擅长温热药的运用，为忠县医界典型的"温热派"；除内科外，还兼疗骨伤科。整理和增补了《洗冤录》，著有《随手录》《脏腑阴阳八卦图解》和《正骨秘诀》等。

（据《万县地区卫生志》所载资料整理）

八、石柱县

秦汉卿（1896—1968）

名宗杰，出生于石柱一中医世家。

秦汉卿在兄弟中排行第五，行医后人称秦五先生。他从小入塾，14岁随父学习中医。20岁丧父后，又拜县城名医齐吉安为师，在七星桥侧开"植生恒"药店行医。他钻研医道，诊病仔细，对症投药，收效甚佳，尤擅长内科与妇科，声名播于县内外。民国三十二年（1943）被选任中央国医馆石柱支馆副馆长。

1950~1952年，先后被选为县医务工作者协会和县卫生工作者协会的正、副主任。1956年10月成立城关镇中西医联合诊所时，他捐献了自己的全部药品、药厨、医药用具。1958年，他出席了成都中医学术交流会，回县后调县医院做中医师。在一次教学会上，他感慨地说："没有中国共产党、中华人民共和国，就没有我秦汉卿的今天！"1961年起，秦汉卿历任第四、五、六届县人大代表、县人大常务委员会委员。

他不顾年高体弱多病，一贯忘我工作，精心为人治病。1964年，他患了慢性支气管炎、肺结核、肺源性心脏病，家人劝他休息，他总是说"我是医生，要治病救人，能多救一个算一个"，仍坚持上班，直至生命最后一刻。

（据《石柱县志》所载资料整理）

谭道文（1898—1960）

字晚荻，号亚葛，曾以懒樵山人、孤牧散人自称。

谭道文年轻时患病卧床3年，经中医余三先生治愈，遂立志学医济世。拜叔祖谭相邦和余三先生为师，终日勤奋攻读《伤寒论》《金匮要略》《备急千金要方》《本草纲目》等书，深得其中奥秘。先钻研内科，后专攻眼科。凡临床必究其因，因病制方，屡见奇效，声名震于县境及毗邻地区，登门求治和函索药方者长年不绝。民国时，谭道文曾被选为县参议员，但多次拒不参加开会，仍以治病为乐事。中华人民共和国成立后，谭道文为了"一正旁门之偏，一舒盲者之苦，秘言流楮，畀诸世用"，在继续行医的同时，开始整理平生行医经验及搜集的大量民间验方，于1959年写成了中医眼科专著《草庐拙》，共收录药方172首，其中自制方98首。每方之后详解方义，阐明用法，操术者一目明悉。其间还相继著有《孙思邈变通》《生育并通》《小儿诸症》及诗集《懒樵山人诗抄》等文稿。除《草庐拙》于1984年10月经县医学会审定刊印成书外，其余均已残缺。

（据《石柱县志》所载资料整理）

九、梁平县

刘殿侯（1896—1996）

梁平县人。

刘殿侯出身于中医世家，14岁随父学医，自学古典医著，20岁悬壶开业。

中华人民共和国成立后，积极组织梁山镇第一联合诊所并任主任。1960~1980年，在梁平县卫生协会门诊部业医。1980~1990年，调梁平县中医院内科任主治医师、主任医师，梁平县中医药学会名誉理事长。刘从医80余年，积累了丰富的临床经验。他精通中医理论，能熟练运用中医理、法、方、药进行辨证论治，尤其擅治内、儿科疑难重症。对儿科有独到见解，对小儿癫痫、痿证、鼓胀、荨麻疹等有独特诊疗方法。带教学生近百人，不少人已成为医药卫生战线上的骨干。由于他医德高尚，医技精湛，1983年，被卫生部授予"全国卫生先进工作者"、被四川省卫生厅授予"卫生先进工作者"等光荣称号。1984

年，四川省人民政府授予"四川省职工劳动模范"称号，并晋升一级工资。1986年，被四川省人民政府授予"从事科技工作50年"荣誉等。

（据《万县地区卫生志》所载资料整理）

邱明扬（1904—1967）

又名骏声，梁平县仁贤乡人。

邱明扬一生编著医书9种，达百余万字。曾任梁山县国医委员会副主席、县中医师公会常务委员。1953年，被选为县人大代表。1959年，加入中国共产党。

邱自幼勤奋好学，10岁后在本乡私塾和小学攻读4年，累试均名列榜首。1923~1925年，先后在礼让乡邱顺祥纸号及悦心号丝烟铺当学工，后拜其叔邱光治学习中医基础知识，并留意积累临床经验。他苦读《内经》《难经》等经典医著。由其编著的《国医舌诊学》于1936年在上海中华书局出版，1955年再版。1957年，在万县卫校任教时，又新编《黄帝内经概要》。1958年，在成都中医学院（现成都中医药大学）执教期间，还著有《内经知要》《内经讲义》和《素问选》，且由他执笔与医经组教师合著《灵枢语释》。临近晚年时，又编写《古籍字义集览》《古籍虚字集解》《体表部位名称考》及《亡阴亡阳》等专集。

他从行医到专集，又从著作到行医，反复实践，医术日精，他用药少，花钱少，最多只用八味药，群众称他为"邱八味"。他医德高尚，治病不论贫富亲疏，对穷家小户从不收取诊费，甚至送药予以治疗。他于1967年12月18日病逝后，其子将他收藏的主要医书与36万字的手稿，全部赠送给了成都中医学院。

（据《梁平县志》所载资料整理）

蒋卓然（1906—1966）

又名世超、自立，梁平县明达乡民利村人。

蒋卓然曾在国民政府中央教育部、组织部任部医。1956年，任梁平县人民代表大会常务委员会委员、县卫生科副科长等职。

青少年时期，他在本乡私塾和梁山中学求学。自1933年起，先后就读于南京警校、南京市私立国医传习所。1938年传习所迁至重庆，他在该所学习临床3年。1948年，由国民政府中央卫生部发给其考试院考试合格的中医师证明书。

1951年春，他在本乡同黄礼安、阚高、姚正义等人组建明达乡联合诊所，在此期间他边行医边著书。他在《医论》中写道："凡治诸病，须时常查其有无饮食积伤否，但见其胸膈饱闷、呕吐、噫气、咽酸、腹痛、肠痛、恶食、少食，便问其饮食，审知伤积，即便先调其胃，消导饮食，然后用本病药治之，或于本病药内加入消导饮食药。若不知审此，则用药虽对症而不获效。盖人以脾胃为主，胃气自伤，则不能运化药味以成功也。"他常与本县名中医邱明扬结合医理共同探讨《易经》内的阴阳学说。50年代初，北京中医学院（现北京中医药大学）曾寄给他一本《喉科讲义》，请其予以修订，他准如所请。

他医德高尚，曾多次告诫其弟子："扶危济困义为先，德才兼备方可传，品正行端勤道艺，心诚救世种福田。若遇孤苦贫穷者，周济药丸或予钱，勿乘危弱而索利，勿假贵药以卖钱。无事勤览书中理，得心应手能回天，纵观医中箴规语，细细咀嚼效文选（文选即清代万县名医王文选）。"

（据《梁平县志》所载资料整理）

十、巴东县

谭贤群（1903—1983）

土家族，湖北省巴东县清太坪区金龙山村人。

谭贤群境遇贫寒，未入学念书，以放牛、务农为生。年20岁时，拜师谭仕考学习草医4年，能治跌打损伤，会踏苗采药500余种。后又参拜四川一名师学习中医外科，擅疗疱毒痈疽。常年施诊济药不取分文，人们习以腊月登门"辞年"而谢之。

中华人民共和国成立后，谭仍"挎包草药串乡里，丹心送医走千家"。1956年，他参加当地中医联合诊所。1958年11月，调入清太坪公社卫生院，开办梅毒病治疗站。同年，他出席县首次草药医疗经验座谈会，并将师传秘方"接骨膏"献出，得到同行的赞许，受到上级主管部门的表彰奖励。

1963年，谭遇一例双下肢胫腓骨开放性骨折病人，因其惧怕截肢，恳求医治，谭施用"接骨膏"精心治疗，终获痊愈。1975年，恩施地区中草药研究小组、恩施医学专科学校中草药门诊部对"接骨膏"进行动物实验和临床验证后，做出结论："多数病例于20~40天内达到临床愈合标准……较传统的短臂管形石膏固定疗法有所提高，且撤出外固定后无明显后遗症……"唐山地震后，用此法治疗伤者，疗效甚佳。

谭行医50余年，临床经验丰富，以"接骨膏"配小夹板治疗骨折著称，治愈骨折病人1000例以上，在人民群众中享有盛誉。曾先后12次被评为区、县卫生战线先进工作者，并享受相应的福利待遇。

谭胸怀开阔，愿将技术传授，先后收徒弟10余人（廖献甲便是其传人之一），均得其"真传真艺"。家中园圃栽培药材在百种以上，供医疗所用。1981年，被授予医师资格。

1983年病逝，享年80岁。

（据《巴东县志》所载资料整理）

王伯仁（1907—2002）

字顺羲，湖北省巴东县信陵镇人，土家族。

王伯仁早年师从秭归王子肯先生，当时王子肯先生悬壶于宜昌"张同仁药号"，而王是巴东"同庆福药号"主事。两个药号，同归一个东家，故王常奔走于巴东与宜昌之间。

王之师深研《黄帝内经》《伤寒论》，对经方尤为推崇。王跟师受益颇多，加之王勤奋好学，留意于艺，多从其他医者之处方吸取经验，亦受益匪浅。

王性情温和，待人宽厚，常怀惜老怜贫之心，时以岐黄之技济世于人。抗战时期，由于战乱，民不聊生，或因天行疠气或因日寇轰炸、放毒，吐泻之疾曾流行于信陵镇。无药救治于民，医者之心无安。事出无奈，王与同道张鹤洲先生决心一试黄土汤，因缺灶心土，共拟用路边黄土，开水搅拌，澄清取汁，令病者服。天顺人意，路边黄土亦可济人于危难之中。

王待病者一视同仁，无贵贱之分，唯病是从，有求必应。他勤奋好学，对临证中之经验、差失皆铭记于心，言谈中毫无保留、掩饰。其临床经验之丰富，基础理论之深厚，不言而喻。

王对中医学知识了如指掌，无一病不是以中医理论做指导；无方不是辨证论治之结果；方中之药，绝非拘泥于古，时以古方中投入自己经验之品，或另取方名。王之医案，均有自述按语，或提示病机，或直书其证候特点，或自己判断之经验，不拘一格，形式多样。医案中，其视病精细，四诊周全，分析揣度入情入理，断病泾渭分明，方药一丝不苟，故药效当于意料之中。他的医案均存于《经验记录》之中，《经验记录》是王老亲笔手稿，字计五万余。病分列各科，且有相关脏腑之生理、病理，每科疾病均有医案。

王老年过九旬之时，为了中医事业仍在辛勤劳作，无私奉献，其精神难能可贵。

（据《恩施州名中医医案集》所载资料整理）

熊济人

湖北省宜昌市人。

熊济人历任巴东县中医联合诊所所长、巴东县中医院院长、巴东县卫校校长、巴东县卫生局副局长、巴东县技术职称评审委员会委员、巴东县科协副主任、恩施州中医学会巴东分会理事、湖北省名老中医咨询服务中心巴东县理事等职。1960 年加入中国共产党，同时被评为全国劳动模范，出席全国文教群英会，受到敬爱的毛主席、周总理的亲切接见。两次当选巴东县人大代表，多次被评为省、地、县的劳动模范、先进工作者和优秀党员。1989 年退休，后被巴东县中医院返聘坐堂应诊。

熊出生于贫穷的工人家庭，13 岁时到巴东县"同庆福"药店当学徒，后随祖父学医。严师出高徒，熊在祖父的教诲下，逐渐掌握了中医基础理论、四诊技巧及中药炮制技术。

1943 年春，日本飞机轰炸宜昌，熊的母亲被压在炸塌的土房下，救出后人事不省，熊用帽子做抵押，求得数粒药丸，不料熊母服药后一个时辰即气绝身亡。熊心痛欲裂，发誓学好医术济世救人，遂将原名熊德贵改为熊济人，明其志，砺其身。

为实现济世救人之愿，熊曾正式拜师 3 人，熟练地掌握了中医各科的诊疗技巧。遇有一技之长者，总是不耻下问，虚心求教。如四川南充祖传眼科医生梁忠岳，长于药捻"九龙神火针"，但他秘不外传。后来感于熊的至诚，终于破例将秘术传授于他。熊还向草医、骨伤医、蛇医登门求教，不断地丰富学识，提高医术。

他先后参加恩施地区中医进修班、省中医进修学校第一届针灸班、湖北中医学院五年制函授班学习，系统掌握了中医药理论知识，为继承发扬中医学遗产打下了坚实的基础。熊回到巴东，广泛搜集单方、验方、秘方，多次召集县内名老中医草医经验交流会，先后编写完成《巴东县名老中医·草医验方》《巴东科技·中草药专辑》《中草药验方汇集》《验方汇编》《中医代表交流验方资料》《草医方药》《草医临床经验汇编》等专辑。1960 年，他在赴北京出席全国群英会期间，放弃参加游览的机会，去祖国医学展览馆抄录中医验方 408 则，回县后编成《祖国医学点滴》200 册印发全县。

"三年困难时期"巴东县不少地方出现营养不良性水肿病人，熊为分担政府之忧，除人民群众之苦，研制"肿病糕"大量发放到各乡肿病防治站病人手中，治疗万余人，有效率 100%，挽救了许多人的生命。恩施卫生局为此召开现场会向各县推广，并将"肿病糕"作为向党献礼报送省卫生厅。

熊为改变山区缺医少药、中医中药后继乏人乏术面貌，采取了许多积极措施。从 1958 年起，在全县陆续举办了两届针灸学习班、多届中医药提高班，培训学员数百人。1960 年，在全县首倡中医带徒，满三年经考试合格者准予行医，最终考试合格者 232 人，其中多数已成为县内各级医院的技术骨干。1974 年，熊受恩施卫生局委托举办了中药剂提高班，培训学员 60 人。

熊虽然长期从事政务，但始终醉心于中医临床。他勤于钻研，敢于创新，辨证与辨病结合，内治与外治结合，针灸与药疗结合，在临床各科诊疗中均取得了显著疗效，尤其擅长内科，善治疑难重证，诸如癫痫、骨结核、不孕、哮喘、中风、硬皮病、小儿疳积、惊风等。1955 年，熊接诊一名男青年，患者因惊吓过度致突然失语达 6 年之久，多方治疗不效。熊查阅资料，知针哑门穴可治失语，但针刺勿过 5 分深。熊运用娴熟的技巧将毫针扎入 6 分、7 分，直至进针 1 寸 2 分，终于达到理想的深度，配合中药内服，治疗仅 10 余天，患者即完全恢复语言功能。不久熊又诊治一名 6 岁男童，因从楼上坠地致使失明 2 年，遍治无效。熊运用活血化瘀、清头风明目及消肿止痛之中药内服、外洗，配合针灸，治疗 56 天，患者视力渐复，继用甘寒养阴明目之剂调理，病者告痊愈。《恩施日报》的记者对他进行专程采访，发表了相关赞誉文章。熊医名渐渐远播。恩施、宜昌、襄樊、"二汽"等地的患者，还有台湾同胞，慕名求医者甚多。面对党和人民给予的许多荣誉，熊总是谦虚地说："这都是一个医生应尽的责任！"足见一位悬壶 50 余年中医人的情怀。

（据《恩施州名中医医案集》所载资料整理）

张化南

湖北省巴东县人。

张化南 14 岁起随名中医姜文光学医，1957 年在湖北省中医进修学校首届师资进修班学习，一年后回巴东县担任中医函授站辅导老师，并先后在巴东县沿渡河中医联合诊所、沿渡河中医联合医院、罗溪乡卫生院业医。1979 年，调任恩施地区中医院担任中医师，1980 年晋升为主治医师，1987 年晋升为副主任医师。曾任恩施自治州第一届政协委员。1988 年退休后回到巴东县罗溪坝。

张自幼酷爱中医，在名师的指导下，一边攻读《神农本草经》《伤寒论》《金匮要略》《温热论》《温病条辨》等经典著作，一边随师临证，两年后即独立应诊。长期的临床实践，形成了鲜明的诊疗特点。他诊断细心周详，注重切脉为中心的四诊合参；临床习用经方，许多经方的药味、药量烂熟于心。他认为，先贤制方法度严谨，历代屡试不爽，不宜随意增减，只要辨证准确，用经方无不取效。对于时方的运用亦有其独到之处，例如他用加味防风通圣散治疗百日咳，五积散治疗痛经，定痫丸治疗痫证，人参败毒散治疗狂犬病等。其学术日臻精深，医名渐著桑梓。1979 年，张被巴东县举荐为名老中医，擢调到新建的恩施地区中医院工作。在恩施自治州卫生局主办的中医经典著作学习班上，他结合临证实践讲授《金匮要略》，受到学员好评。自此以后的五年中，张氏以其高尚的医德医风和独到临床经验诊治了大量患者，深受患者赞许，博得领导的多次表扬和同仁的尊敬，为恩施地区中医院的发展建设做出了应有的贡献。

（据《恩施州名中医医案集》所载资料整理）

十一、兴山县

梁先耀（1838—1924）

字海峤，清末名中医。

梁先耀祖籍湖北省当阳县梁家楼子，先祖"荒游兴邑"，定居黄粮剑洞湾。梁于清同治八年（1869）赴考未中，无望而归。后因母病无医去世，遂立志舍弃仕途而转习医药。同治十一年（1872），梁前往武昌高家院高府拜师学医，三年出师。清光绪五年（1879），陕西窗友陈华甫之妻患"心郁病"，久治无效，经先耀治疗痊愈。梁二赴云南投考，徐考官年四十膝下无子，其妻经先耀治疗后，次年生男孩，三年后又生女孩。徐因先耀医术高明，据实呈报皇上，恩准赠字"海峤"，钦命翰林院提督云南学政前主讲湖北宜昌府墨池书院王题赠"杏林长春"匾额，"恭维梁府郎中海峤先生华诞"。清光绪三年（1877），梁自办"长春号"药铺。他心存济世，十分重视药品质量，严格遵古炮制，生意兴隆。梁为人正直，生活简朴，对求诊者不计贫富，有求必应，精心治疗，颇享盛誉，对中医妇、内科医术造诣较深。

（据《兴山县卫生志》所载资料整理）

彭德清（1890—1954）

字冰若，出生于湖北省兴山县黄粮区宝龙乡水磨溪，后迁居于古夫区夫子岩。

彭德清家境贫寒，幼时仅读几年私塾。由于村居边远山区，群众生病罹疾得不到治疗，贻误了不少人的生命，他深感缺医少药给人们带来的痛苦，遂立志学医。18岁时彭拜古夫长坪赵信三为师，受业三载，对中医内、妇、儿科深获教益；后又师从在古夫享有盛誉的外科医师张应宗，专习外科、骨伤科，求得秘传，因此对中医各科皆有了较深造诣。

1933~1947年，曾在两叉河开设"德春药店"，致力于为人民解除疾苦，群众至为欢迎，曾应聘到宜昌一家药行挂牌行医。

中华人民共和国成立后，他积极响应党的号召，参加了古夫区医务工作者联合会，被推选为主任委员，并创办了古夫区第一医联诊所。1953年，经考核获得湖北省卫生厅颁发的临时中医师证书。彭擅长中医内、外科，讲究理、法、方、药，诊病认真负责，用药十分严谨，对病家不分贫富，有请必至，行医范围遍及全县，为人民群众所景仰。他先后带徒7人，授业甚严，既要求习医学必求精，常以《庸医镜》相勉；又十分注重医德教育，训诲以《十三不可学》。7名学徒中，有5人加入国家、集体医疗机构工作。1人当年获得了中医外科主治医师技术职称；4人当年获中医师技术职称。晚年，他将积累30多年的临床实践经验进行总结，现存有《杂症验方集》手抄本，对指导临床有一定实用价值。

（据《兴山县卫生志》所载资料整理）

杨筱白（1905—1962）

又名杨朗善，湖北省兴山县高岚镇万家坪人。

民国初期，杨筱白目睹瘟疫流行，山区缺医少药死于疫者甚众，便于民国二十四年（1935）立志学医。他自学《黄帝内经》《伤寒论》等经典著作，着重研究治疗时疫的《温病条辨》《温热经纬》等书。因此，对诊治流行性传染病有一定心得和经验，疗效显著，在三阳、高岚等地享有盛誉。

中华人民共和国成立后，他在党的培养教育下，更加热爱卫生工作，积极为人民的健康事业服务，带头参加医务工作者联合会，并被选送到省进修函授，获中医师技术职称，先后担任区医联会、卫协会副主任、主任，县卫协会委员等职，在发展卫协会组织、搞好中医函授教育、创办和发展联合诊所、开展防病治病、支援农业生产等方面做了大量工作，受到人民的尊重。他曾被选为县人大代表，多次出席县劳模会、先进工作者代表大会。

他对肺病、胃病有较深的研究，治愈过久治不愈的肝硬化、胃溃疡病人多例。晚年时，他总结有《临证随录》（上、下集）手稿，详细地记录了他治疗"温病""杂病"的实践经验，为后人留下了可贵的借鉴资料。

（据《兴山县卫生志》所载资料整理）

十二、利川市

赵昌基

湖北利川人。

赵昌基为原恩施医学高等专科学校副教授，副主任医师，湖北省第五、六届人大代表，鄂西州政协第一、二届委员会副主席。1988年，入选《湖北省名中医传》。曾任湖北省中医内科学理事，恩施州中医学会理事长、名誉理事长。

赵自幼随父习医，并入私塾6年，12岁进入国立学校，18岁毕业于利川中学。其父设有"民生堂中医诊所"，他中学毕业后便立志继承其父之医业。

1949年，他在党的中医政策感召下，于1952年由私人诊所转入太坪镇中医联合诊所，并任所长及卫生工作者协会主任。1956年，在湖北中医进修学校恩施进修班学习半年，结业后被分配到恩施地区中医进修学校任教。1958年，调入恩施医学高等专科学校任教。他在教学、临床、科研方面成就突出。

在教学方面，赵先后担任过中医学基础、古典医籍及临床各科的教学工作。他认为，"为师者，是传道授业解惑"，首先要自己不惑，才能由约而博，纵横贯通，因此他在教学中精研典籍和教材，并根据几十年的教学经验，整理撰写出了一套中医内科教学参考资料，此资料虽未出版，但已为知情者广泛传抄，成为学习中医内科的辅助读物。

他常以自己的经历，对新旧社会作对比，说明中医地位的空前提高，中医事业的蓬勃发展，无一不是党的中医政策正确的结果，以激发学生热爱中医专业。同时，教育学生，为医者首先要学会做人，医生应该是摒弃私心杂念，无欲无求，才能成为人民需要的好医生。他在从教从医50余年中毫不动摇地坚守在教学和医疗的第一线，病人登门求诊和出诊，从不婉言推托。

在临床方面，他注重理论联系实际，遵古而不泥古，尤对慢性杂症和老年病的治疗有很深入的研究。对急性病的防治也不忽视，如自制"苏蝉二陈汤"治疗小儿易感咳嗽，可达到药到病除的效果。在 50 年代至 70 年代期间他曾多次下乡到民间采药，向老药农、老草医学习，边采集边应用，并整理成册。他在 70 年代牵头建立了中草药门诊部（恩施医学高等专科学校附属医院的前身），以资中草药的推广应用及提供开展科研的基地，例如他所执教的学校曾获全国科技奖的"接骨膏"，就是当时采集民间经验后再整理和临床观察出来的成果之一。

在科研方面，他积极参加校内外各种形式的中医学术活动，撰写了多篇讲稿和论文，主要有：①主编《恩施中草药》（1971 年内部发行）约 13 万字；②《对中医"神"的探讨》（发表于《恩施医专学报》1984 年第 1 期）；③《升降学说的初探》（发表于《恩施医专学报》1985 年第 1 期）；④《对无黄疸型肝炎辨证施治的体会》；⑤《鼓胀的辨证施治》；⑥《肺胀的辨证施治》；⑦《治愈一例顽固性的头痛呕吐（交通性脑积水）》；⑧《疑难病症治验一得（顽固性哮喘并胃下垂）》（④～⑧均系在州、县级学术会上的交流）；⑨《关于振兴鄂西中医药事业的认识》（在恩施州振兴中医大会上宣读）等。

（据《恩施州名中医医案集》所载资料整理）

冉广均（1911—1986）
土家族，湖北省利川市人。

冉广均生于书香之家，其父学至拔贡，光绪年间为湖南德州部刺史，亦精于医。在京候爵时，因经费拮据，便悬壶于京，得诊费以济日用。其三叔则不涉仕途，以医为业，坐堂于利川团堡，兼营药铺，乃一方名医。

冉自小聪颖，所学书卷过目不忘，其记诵力之强令家人甚是称奇，然亦十分顽皮。虽具聪慧之性，却不思仕途进取，常逃学于家，对家藏医籍独有兴趣，乃至于手不释卷。曩者，学问之人，无论精专何业，其博学多才者，必多兼通医理，为时尚之风，故其父母虽对其不喜功课，动辄严施家法，却对其如饥似渴读医书而独允之。12 岁即拜师三叔学医，为不辍学，以每年寒暑假为主。其时本地学校管理不严，两假期均可自行延长至二月余，每年有四五月时间跟师学医，如此者六年，已读完药性、方剂、脉诀、《内经知要》《难经》《陈修园医书七十二种》《医宗金鉴》等，所学悉皆烂熟于心，记忆之深。

18 岁考入省立第十三中（恩施）就读，彼时因离开利川，始中断学医。毕业后执教于公立学校，凡二十载也，然对于医，不忍弃之，从教期间，可谓教医兼顾之。初试身手乃为一药铺掌柜治眼疾，人称田大老板，本人亦精中医，患眼疾月余，迎风流泪，白睛红赤，羞明隐涩，痛痒俱作，自服清热之品十余剂，未有寸效。央为其诊之，诊见白睛血缕甚显，询问其因，云至女婿家时，蹚水过河而发病。时值初春，知为风寒而发，而流泪为风，血缕为热，此感风寒化热之证。前医疏方徒泻其热，未驱风寒，其固仍存，孰能愈哉？遂书羌活胜风汤加蝉蜕与之，田见出此方，曰：公乃欺我，如此辛热之品安可进耶？复从怀中掏出《审视瑶函》谓，此书以载此证用此方者，遂剖其因果，说之以理，固劝非本方不可图之。田勉进一剂，其效不小，再进二剂，其病愈矣，心服其才，乃传播其事，于是来诊者日众，遂声誉鹊起。至解放之初，乃弃教从医也。

冉治病以内、儿科见长，尤擅治其疑难顽证，世人悉以善治肝病而誉之最广，实则如四时之疾、急慢性危疑之患，咸多应手取效。

他理论上重《内经》《难经》《伤寒》，用方重仲景、景岳、东垣各派。辨证重脏腑，即或四时温

49

病，亦常归脏腑以概之。譬之外感暑湿，盖暑亦伤气，湿易困脾，热燔湿滞，恒以阳明胃、太阴脾为治。诸脏之中，尤重先天肾、后天脾、肝之实。脾肾乃人赖以生存之本，善为医者，必责根本，为治病要旨。若论肝实，乃言肝郁也，夫人之境遇，顺者不过十之四五，而人之欲，常难以遂，难遂则肝郁生矣。又七情太过，固各伤其脏，尤善伤肝。次之，外邪久蕴，亦易伤肝，此肝郁证广见之理，是故冉用方，归三脏为治者多，如补中益气汤、归脾汤、六味地黄汤、八味肾气丸、逍遥散、柴胡诸剂等用之最频，不知者辄妄讥其偏，唯未明其理也。

临证承遵《内》《难》《伤寒》诸说，然不执意拘泥，极善变通发挥，灵活其用。灵知即巧也，不取之以巧，非为良医也。及至诊断，最善以凭脉。

临证以凭脉见长，察色按脉，以别阴阳，此为医之常法也，而冉对脉搏之用于辨证，尤为重视。谓：治病之难，难在辨证，难在辨脉。凡疑难之疾，常主诉甚繁，其病亦缠绵难愈，其证或寒热错杂，或虚实互见，治之辄使人手足无措。若深究之，实则病者之诉，乃主观感觉，不足为绝对真凭，而诊得之脉，乃客观现象，为的确之据也。故《伤寒论》言六经证治，概曰某某脉证并治，将脉置证前，可谓开重视脉诊之先河。更有言病之传与不传，证之愈与不愈，汤药之用与不用，仅以脉为凭之条文甚多，如曰：伤寒一日，太阳受之，脉静者，为不传也；若脉数急者为传也。曰：少阴中风、脉阳微阴浮者，为欲愈。曰：脉数而滑者，实也，此有宿食，下之愈，宜大承气汤。

临床屡见患者来诊时，先不诉其所苦，亦不言其所因，必待先诊其脉而后告之，于此之时，冉不勉强诘问，唯细看其脉，反复推寻。其后所言病状并来龙去脉，与患者所诉，常无二致，可见诊脉之精要，尽在于心矣。至于以脉为纲，指导施治，其效之良，令人惊异，某日见治三人，均患咳喘，病情无大异，其一疏以小青龙汤，其二用六味地黄汤加平喘之品，其三予补中益气汤合三子养亲汤。问之以故，答曰：此第一患者，脉浮紧弦滑，紧则为寒，弦滑痰饮，寒饮上泛，其脉则浮，非小青龙汤莫属；其二用六味地黄汤者，脉见细数，两尺尤甚，细数乃阴液不足之象，两尺至细，下元阴精亏耗也，非滋补肾阴，平喘纳气，不为其治也；其三脉来大而无力，知为劳倦伤脾，脉失鼓动之力，宜温之以气，合以平喘之品，方为正治。后随访三人，药后均效如桴鼓。如此脉与证治合拍，能虑其不效耶？又见治一人遍身生疮，浸淫痛痒，已越一年，遍求诸医，而疮肿之患，仍前愈后发，间有目赤者。赖诊之，处以大承气汤，旁人大感不解，以此引邪泻入之剂，何以用之。冉曰：其脉洪大有力，据此可深之，况经云诸痛痒疮，皆属于心，心者火也，脉洪以实，火邪仍盛，泻无虞也。果二剂疮瘥，后调以平剂，未再发也。

冉更有一绝，切脉之后，能推测疾病之预后，断人以死生，有知冉此技者，往求之，所言少有不应者，余大异其术，求问之，答曰：此有涉迷信之嫌，汝有西医病理知识，测病之预后，其科学性远胜切脉也。执意求之，曰：汝可于五行生克，天人相应规律，《内经》言百脉，《难经》脉诊，《金鉴》四诊心法要诀之脉证顺逆诸论总结之，仔细体验，必有得也。终不言其详，余访其他数位弟子，皆未得其传，实乃遗憾，虽然如此，可窥冉尽得脉诊之真谛也。遣方用药，看似平淡无奇，实则以灵活取胜。为探寻冉每取沉疴之秘，以为必源自于秘方也，于是检其常用之药，习用之方以求，见用药不过参术苓草等百余味耳。窥其药量，多不过10克左右，再察用方，除常用经方外，唯逍遥散、归脾汤、地黄汤之类，不过二十余种，深以此等平淡方药，贯愈痼疾而迷惑不解，然又无他秘可言。问之，笑而谓曰：遣方用药，犹战之帅用兵，岂能以数量多寡论之？唯以运筹得当，取之以巧，乃可胜耳。药可治病，亦可致病，若治病不效，而责药量不足，或责药味太少，肆意加之，以致滥用，反为扰乱，岂不是宿疾未除又添新病，不亦愚乎？用方之要，不在偏方秘方，贵在辨证之精纯；治病之要，必于灵活二字下功夫，方可减少失败，如此方为正理。为医者贵于反复研习，到炉火纯青方可得灵活，灵活之后方可言准，准之后方可不败矣。每见其治病，辄取半边某某方剂（即只选取方中某几味药）再加另方半边方剂组成新方，如此加减进退，权衡利弊推敲配伍，所谓持一不变之方应百变之病，则必有悖原制方之意，差之毫厘，谬之千里也，孰可多变之病耶？治病之旨，总以灵活应变为要也。

（据《恩施州名中医医案集》所载资料整理）

十三、建始县

曾天佑（1904—1998）

字吉堂，湖北省建始县人。

曾天佑医药世家出身，其父是医药名家，开药室名"泰济生"，取"济物无私天地同德，生机勃发草木毕春，泰运洪开"义。曾 10 岁跟从伯父学医，熟读《神农本草经》《脉诀规正》《本经正义》《濒湖脉学》等书。伯父去世后，又师从家父的好友当地名医谭正林老先生习医，出师后回"泰济生"随父坐堂行医调药。其父常以"济生之道，莫先于医，疗病之初，莫先于药，只学医不学药难为医"教诲之。曾精医善药，屡起沉疴，名贯乡里，声誉鹊起。

中华人民共和国成立后，曾在党的号召下，走合作化的道路，公私合营，与其他药店一起组建"建始县中医联合诊所"（即建始县中医院的前身），出任所长、中医协会主任，多次被评为县劳动模范。

1954 年，建始县开办中药炮制进修学校，曾任主讲教师，共培养了 4 期学员，并研制了"三仙丹""神农丸""漱口淋"等药方，应用于临床取得较好的疗效。

1959 年，曾被调入恩施专署中医药干部进修学校，任主讲教师。1963 年，曾被评为主管药师，享受政府发给的特供物资卡。1965 年，湖北中医学院在恩施开设分院，曾被调入该院任教，主要从事中药炮制教学工作，为恩施地区培养了大批中医药人才和业务骨干。同时，有不少患者常登门求医，曾也尽力予以救治，真可谓诊疾制药，医药并茂，桃李满天下。

（据《恩施州名中医医案集》所载资料整理）

徐习之（1901—1982）

字崇学，自号羽自山人，湖北省建始县人。

徐老行医 60 余年，自 1956 年起在恩施自治州人民医院（原恩施地区人民医院）勤勉工作 20 余年，多次被评为劳动模范。在业务上，他勤于钻研古典医籍，勇于探索做人之道，善于总结临床经验，著有《徐习之临床经验辑》一书。他通晓临床各科，尤长于小儿科，一生经历凶险瘤疾无数，莫不效如桴鼓，深得患者爱戴，成为鄂西一代名医。正如痛悼徐老的挽联所言：善辨证　善论治　济世活人；医术高　医德美　名传遐迩。

徐习之外祖父一家都是行医之人，几位舅父在乡间亦小有名气。徐 7 岁自行捉蟋蟀时不慎摔伤，受伤后又不敢告诉父母，独自承受伤痛。长于伤科的五舅父来家作客，发现外甥走路腿脚不利，将其叫到跟前检查，见小孩左脚发红肿大，断为系骨折所致，便急敷以药膏和接骨处理，半小时后肿消痛减，不久便愈。此次受伤治疗过程，在他幼小的心灵里留下了深刻的印象，同时对五舅父的医术既感到神秘莫测，又十分仰慕。父母为了让徐感谢五舅父，就要他拜五舅父为师，五舅父也喜欢徐的聪明伶俐，每遇求医者，五舅父总是把他叫到身边，研墨调笔，并且不管他听不听得懂，都给他讲病人的病情，而徐也由开始的仰慕，到渐渐地对医学发生了兴趣，不时地问这问那，五舅父见他喜欢医学，便也有心将医术传给他。但五舅父由于封建思想作怪，为了考验外甥对他是否忠诚，在一次喝酒时，将舌头放在酒里，并吐了一些唾液后，要徐喝下去，徐因亲眼看了，也不知是考验他，就不愿意喝这杯酒，这下可把五舅父得罪了，自此舅父不再理他。由于五舅父的弃教，徐感到很委屈，便暗暗下决心，东方不亮西方亮，只要我立志学医，总会有人教的。年龄稍大一点后，他看到六舅父黄德华在内儿科方面颇有造诣，其声望还在五舅父之上，他就经常跑去请教，六舅父找一些医学书籍教他，见其对医学有志趣，建议他在读书时兼看些医学理论书籍，并嘱咐他学医的关键是要先把文化基础打好。六舅父有疑难病时，也经常把他叫去，要他把书上的东西与实际对照一下。几年后，徐已读《内经》《伤寒论》等古医书，并初通脉理。在17岁那年停学后，去一家私塾教书，并正式拜黄德华先生为师，在教书之余，随黄先生看些病。由于他勤奋好学，且得名师指点，又善理论联系实际，渐渐地找他看病的人也多起来了。

20世纪30年代，黑暗的旧中国民不聊生。业州镇内镇外，广大民众贫困交加，特别是遇到瘟疫流行时，病人拿不出钱看病，加上缺医少药，很多人被病魔夺去了生命。镇上曾一度痢疾流行，徐老用土方土法及中药"白头翁汤""葛根芩连汤"等救治了不少人，他的声望越来越高。到抗战前夕，由于他看病多，不免会经常影响教学，于是他想不如干脆弃教从医，一方面方便病人，另一方面也好维持生计。此时，恰逢民间医生谢承铭来家种牛痘，两人在互述苦衷时，谢承铭劝他开家药店，他当即表示赞同。两人一筹划，又约了徐寿柏、何钦若等人，各出了一部分股金，于1937年10月合伙在业州镇东街开了"春永药店"，正式挂牌行医，直到1939年才因故散伙。但徐名声在外，找他看病的人越来越多。1940年，他独自一人在业州营盘街口开了"寿世堂药店"，一直到1952年。之后，徐积极响应党中央"组织起来"的号召，与其他药店一起组成立"建始县中医联合诊所"（即建始中医院的前身）并任负责人。为了更好地发挥他的特长，党和政府于1956年将他调到恩施专署人民医院。

关于徐习之的医术，民间有妙手回春之说。徐氏开设"春永药店"时，其内侄孙友权患病瘫痪在床已两年有余，屡经当地名医诊治无效，且病情日渐加重。时逢徐氏路过孙家，孙家知道这位姑爷颇懂医道，但毕竟是教书先生，也不好请他看病。徐见内侄躺在床上，枯瘦如柴，下肢萎缩僵硬，已是奄奄一息了，便主动察看前医的处方，也不顾压疮的恶臭，仔细检查了病情。他发现前医均以"风证"论治，但此实为湿热所致，痿证是也。经云"治痿独取阳明"，祛阳明湿热，是其大法，便施以三妙散加减治之，配以健步虎潜丸调理，经治月余，孙友权竟然站起来了，一时间邻居奔走相告，成为业州镇一件新闻。说来也巧，四十多年后又有一个类似的病人，在徐氏的精心治疗下，也获得了第二次生命。

又如患者鄢某，女，12岁，学生，于1977年9月7日入院。患者于1个月前发热、头痛、呕吐，住宣恩县人民医院，诊断为"乙脑"。经治疗不见好转，且出现表情迟钝、视力减退、言语不清、手足颤抖不能握物、两下肢痿软不能独步而转恩施地区人民医院儿科。入院后，西医诊断为脑膜炎后遗症；脑脉管炎。经用抗生素、激素治疗，体温下降，余症未见好转，儿科告病重，邀请徐会诊。徐见患者两眼无神，神气倦怠，手足肢端无意识掣动，下肢痿软，不受意识支配，形同木乃伊。查：舌质红，苔薄白，脉细数，徐老认为，此属热病之后，气液两虚，宗筋失养，湿热滞留，西药抗生素虽有抗菌消炎之功，而无祛湿除痿之力，故只见热退，而不见病减，乃拟滋阳明而润宗筋为法，仿人参白虎汤合四妙丸加减。

服药 12 剂后，四肢掣动减轻，但下肢活动欠灵活，行走不稳。仍宗上方加二至丸及木瓜等益胃养阴、舒筋活络之品，守方 10 剂。经治月余，患儿已独步来诊，诸症若失，遂告病愈。为了表达对徐的感激之情和赞誉徐老的高超医术，患者一家专程从宣恩送来一面锦旗，上书"妙手回春"四个大字。

徐的医术得到了社会的赞誉，党和政府在 1960 年授予他"名老中医"称号，在生活困难时期，给他颁发了高级知识分子享受的"优待证"。对于这一点，徐老感触很深，他说："旧社会，政府当局从不过问卫生事业；新社会，党和政府十分关心我们，处处受到人民的尊重。"

徐不仅自己勤奋好学，而且还经常耐心指导学生，每当茶余饭后谈起医学时，他都不免要发表他的感慨。他对中医学的感情太深了，他希望中医事业后继有人，希望中医学发扬光大。当一些西医学中医的同志对中医理论感到不可思议，但对其治疗效果又无法否认时，徐往往要花比带中医学生十几倍的气力来向他们作解释，使他们最终从心里信服中医理论。

一次，一位"西学中"的主治医师向徐提问说："肺为什么与大肠相表里，而不与小肠相表里？"徐老没有马上回答他的问题，而是找来一位患者，要该医生自己询问病史，检查病人。病人主要反应是咳嗽、大便秘结，徐老就讲，咳嗽引起大便秘结，就是因为肺与大肠互相影响的结果所致。接着拟出一张处方，处方上只见一派泻火止咳，并无润肠通便之药，问何故？答曰："此因肺与大肠相表里，肺火清，大便自通。"病人依法服用，三日后复诊，果然咳止便通。就这样，徐老用事实说明了中医理论的问题，使该医生心悦诚服。

（据《恩施州名中医医案集》所载资料整理）

谭明杰

土家族，中共党员，湖北省建始县金盆乡人。

谭明杰 1955 年 4 月毕业于湖北省中医进修学校。退休前任建始县中医院副院长，中医内科副主任中医师，县第十届人大常委会副主任，鄂西自治州第一届政协委员，长期从事中医教学及临床医疗工作。

谭幼时受业医熏陶，拜巴东县善家村郭明仁为师，学习中医内、儿、妇科，读《幼科铁镜》《雷公药性赋解》《汤头歌诀》《濒湖脉诀》《难经》等，跟师两年后，又阅读《寿世保元》《医宗金鉴》等临床典籍，并随师伴诊，三年出师后，又拜陈光照公为师学习外伤科两年，经两位老师的五年培育，谭对普通常见病能独立应诊，常被人们尊称为"年轻有为的少年医生"。然而临床上总有成十上百的疑难病人，因贫于经济，无力延医，小病拖，大病磨，或请巫医问卜，加之天花、麻疹、斑疹伤寒连年暴发，地方性甲状腺肿到处可见，痈疽疮毒、流痰走注等外科疾病彼伏此起。为此谭师研制了攻克顽病的"五毒膏""红檾子""利骨丹""白膏药"等秘方，并传于后世。谭明杰岁岁年年，一直与死神抢病人。

"人之所病，病病多；医之所病，病方少"，这是仓公的两句名言。旧社会，由于科学不发达，诊断手段跟不上，往往把病治好了，却不知其所以。1941 年，他接诊了一个一岁半的幼儿，发病突然，患儿哭笑交作，哭得有声有泪，笑得出奇，哭笑时间相等，指纹青，触及中腹有明显块索状物，嘱急泡姜葱水，采用开天门、揉外劳宫及五指节，左手掌面分推阴阳，揉转掌心八卦、摇肘，继从天突穴下推至胸口，再从胸口下推至脐，双大指从胸口沿肋骨线分推至肋胁，大指左转揉挤，插脐心、脐轮，拿肚角，插肩井穴等推拿手法，守护观察，约两小时后幼儿哭笑次数逐渐减少。下午再仿原推法，病症减退。嘱家属觅青木香、钩藤等泡水喂服。太阳落山时，患儿告愈。患儿究竟是何病，却久久存疑未解。忆当年瘟君巫神何其多，1937 年夏秋季，天花流行，不少病者痘出不满三日，便出现逆证，一是痘出不齐，二是痘出高热，痘柱顶黑陷平塌，不死也多成麻面，作为生命卫士的谭明杰，不忍睹众多病人痛苦绝望之状，于是急中生智，从发热、初出、出齐、起泛、行浆、浆足、回水、收靥、结痂、还元"十候"着眼，探索出顺、逆转化之因，参阅清代张志聪"五类救逆丹"，创立"何命稀痘回生饮"，以参、芪、桂、草保益元气，使痘出行浆之顺，用玄参清发其天花之结热，遣菟丝子至阴之中透其阳毒，使百余天花病人化险为夷。

（据《恩施州名中医医案集》所载资料整理）

十四、恩施州

汪古珊（1842—1917）

原名昌美，号改勉，湖北省恩施县人（现湖北省恩施州双河人）。

汪古珊自幼聪颖多才，无业不奋，幼习儒业，欲图匡济而未遂。20 岁始学岐黄之术，数年后悬壶于施南府镇，临床多收捷效，后因治愈施南太守妻子的痼疾而名声大振，行医足迹遍及鄂西南及川东地区。汪由于生当乱世，国衰民怨，再加居当僻乡，交通闭塞，黎民贫苦，求医问药十分不便，为此，他在研读医书，行医济世之时，留心民间单方验方、推拿等法，并结合自己 30 多年的临证经验，参之古圣先贤的论述，摘其精要，历经 6 年，编撰成《医学萃精》一书，共 16 卷（装订成 12 册），经当地群众集资，于 1896 年初刻，印数 193 部，故流传不广，被视为秘本，珍藏者不轻易示人。《医学萃精》是恩施州土家族医学之瑰宝，原版现存湖北省恩施州卫生健康委员会。汪治医学，特别注重对传统理论的深入研究，并结合自己的医疗实践，有所创新，提出了独特见解，这些观点通贯全书，为土家族医学奠定了坚实的基础，全书基本勾勒出了鄂西土家族医药的雏形。

汪于光绪甲辰年（1904）任施南府医学研究所主讲席，为鄂西土家族医药的普及和传播做出了毕生的贡献。据当时恩施县令清朝进士黄世崇谓："古珊则上窥《灵》《素》泛及百家，而于近人之黄坤载、喻嘉言、陈修园、郑钦安之书尤有心得，言医独精，而治疾无物勿验。"（《医学萃精·黄序》）

（据《中国民族民间医药杂志》2002 年 03 期 139-141 页所载资料整理）

赖昌静（1899—1989）

字文安，湖北省恩施土桥坝人。

赖昌静年少在家读私塾10年，习经史诗文，兼读中医古文，立志做一名良医，不入仕途。赖的志向得到家人极力支持，特托人从汉口购回数箱医籍供其学习阅读钻研，并请懂得医术的叔父亲自教授，又聘当时名儒医李伯英为师到家专馆授艺，赖潜心苦学，数年间，尽得其传。

弱冠之年，赖始悬壶乡里，广施医药，以内、妇、儿科见长，尤对仲景之《金匮要略》《伤寒论》见解独到，处方药简量微，辨证施治，释缚脱艰，咸能应手而愈。赖勤于治学，注重实践，行医70年，积累了丰富的临床经验，受其益者众，名噪恩施山城。赖晚年传徒数人，皆能诚笃谦谨，从事医业，有所贡献，尤以其侄赖家模深得其传，使之赖氏经验得以广为流传。

赖为人诊病，以孙思邈之教诲为座右铭，不以贵贱贫富论人，凡求治者，悉能得其精心诊治。对乡间孤寡赤贫之病人常跋涉登门治疗，并不受任何招待，不取分文。这种行医风格坚持终身。

中华人民共和国成立后，他加入联合诊所，后在中医院工作，直到88岁高龄方请准退休，之后虽未正式上班，但求医者仍门庭若市。赖曾被中华中医药学会、中国科协自然科学专门学会接纳为会员，曾被选为恩施县人大代表，以及县政协第六届、市政协第一届委员。

（据《恩施州名中医医案集》所载资料整理）

十五、长阳县

刘哲人（1882—1944）

名德宣，湖北省长阳县磨市镇刘家棚人，世代业医。

刘哲人少时曾习举子业，因困于场屋，遂弃儒就医继承家学，从其父诱孙公精研脉理，攻读四部经典著作，勤求古训，博采诸家学说。刘天资聪颖，学力丰厚，经十载专攻，尽得家传。刘辨证施治，妙手化裁，师古而不泥，临证处方，理法严谨而又灵活，故功效卓著，蜚声乡里。

民国初年，刘赴北京悬壶，寓同乡陈子皋先生处。陈为当时司法官吏，亦精于医，鉴先生所处方，谓其"于绝境中找生路，救时之良医也"。因时值张勋复辟，局势动荡，友人袁仙洲荆门人，极力劝刘返回湖北，刘遂暂返沙市开业。

刘初莅沙市，业务清淡，故又求教于老中医熊雪亭。一日，随熊上堤观洪，见堤内房舍多低于堤外江水，心境顿悟及沙市人发病的机制多与此低洼潮湿地势有关。反思自己治病投方仍沿袭于在北京和长阳时所采用的张仲景伤寒法，有违于辨证施治的原则。于是，他苦攻温病学，并用于临床实践，收到良好效果。民国十四年（1925），松滋米积台驻军某旅长之妻高热呕吐，遍请当地名医均未奏效，乃派人请刘。刘去，按先"栏头"原则，首剂攻呕吐，再剂攻高热，两剂药罢即解危为安。自此，"神医"之名不胫而走。又有黄帮商人程某，一日突然昏倒，目眠口张，肢厥痰鸣，先生诊断为风寒中脏，寒痰厥逆之证，按法书"三生饮"治之。病家畏药性烈，不敢与服，先生胆识过人，认为有是病必用是药。即亲自代煎，促频频咽下，病人神志逐渐清醒，继服"六君汤加味"而愈。后来，病人回忆当时服药只觉滋味香甜可口，不感麻辣。誉刘为"神灵""活菩萨"，由此沙市产生了一条地方性的歇后语："有病不请刘哲人——死了活该。"

刘擅长内、妇、儿科，名震荆沙，求医者接踵而至。当时门诊为上午 8 时至下午 2 时，先由日诊病人 50 号渐增至 80 号，出诊为下午 2 时后，每日必至深夜归家。刘平日甚赞喻嘉言的"先议病，后用药"之说，常谓"病理明，立法当，谨守病机，各司其属，遣方用药，即可得心应手"。体现了整体观念和辨证论治原则。沙市堤街某山货行老板吴某，营业亏损，郁愤成疾，渐至烦躁詈骂，彻夜不眠，延刘诊治，谓系阳亢不入于阴，阴虚不受阳纳，乃水火不济，阴阳不交之症，主以"黄连阿胶汤"。当时群医在座，谓黄连量过大，恐伤元气。先生云，仲景方黄连为四两，今为四钱不为过量，此症非此方难愈。患者迟疑未服，后二日又请刘诊治，见其神昏谵语，邪陷益深，谓前方已难胜任，须配以芳香凉开之品，随加安宫牛黄丸 2 粒，一服而神志渐安，二服而入睡矣。

旅舍魏某，宿疾哮喘，刘予小青龙汤而解。后来时值长夏，又见发热咳躁不宁，辗转床头，直欲卧地而后快，先生诊之，断为感时令之湿，误服辛温剂使然也。书"黄芩滑石汤"服之，一剂而热止，二剂而病除矣。

刘治病，因时制宜。在农村行医时，习用伤寒法，以辛甘温药治病，只因旧社会农民衣不暖体，食不饱腹而劳役过度，伤寒为多也；及在城市应诊，又习用温病法，以清凉苦寒治病，因城市居民膏粱肥甘，每多火热内盛，且沙市地处卑湿，温病湿温为多也。于伤寒法则宗张仲景，旁及喻嘉言、柯韵伯、陈修园、徐灵胎等；温病学则推崇叶天士、薛生白、吴鞠通、王孟英辈。在治疗温病和杂病时，每以仲景方灵活加减取效。

刘因业务繁忙，无暇著书立说，虽有时提笔操觚，但终未能竟其志。刘常谓医生必须有德有才，方能济世活人，盖无德不能痛病人之所痛，无才不能起病人之沉疴。选择弟子较严，终生只传授二人，其一为嫡嗣云鹏，其二为熊明峰。云鹏为主任医师，曾任沙市卫生局副局长、沙市中医院院长、沙市中医药学会理事长，著有《妇科治验》一书行世；熊为副主任医师，现在荆州地区地方病防治所，兼任荆州地区中医药学会副理事长。

1938 年，武汉沦陷，沙市百姓惶惶不可终日，刘乃携家眷避居江南松滋沙道观应诊，尔后返归长阳老家，仍行医乡里。1944 年，日寇渡江南犯，长阳县亦遭蹂躏，刘在兵燹之中，因惊恐致疾，不数月即病逝于家乡，享年 62 岁。

（据《长阳卫生志》所载资料整理）

刘万程（1910—2013）

字云鹏，湖北省长阳县磨市镇刘家棚人。

刘云鹏出身于世医之家，父亲刘哲人，在家乡长阳、荆沙都是颇有名气的中医。刘云鹏在幼童之年，接触到的就是"医"和"药"。他自幼天资敏慧，读私塾 8 年，后就读于宜昌第四中学。由于出生在农村，耳闻目睹，深知民间疾苦，从小立志继承父业，做一名德高术精的医生。他 18 岁开始学医，20 岁时悬壶沙市，而立之年已小有名气。到中华人民共和国成立前，刘云鹏在荆沙地区已行医 20 余年，屡起沉疴大症，攻克不少疑难重病，被人们称为"沙市八大名医"之一。

中华人民共和国成立后，党的中医政策使他更加精神焕发。1951 年，他任湖北省中医委员会委员。1952 年，他在沙市组建了第一中医联合诊所，并被选为沙市卫生协会主任委员。

1954 年，被推荐入北京中医进修学校攻读，面聆秦伯未、施今墨、宋颜等先贤教诲。学成后回到沙市，于 1956 年创建了沙市市中医院，任首任院长，随后他又创办了沙市中医学校，并兼任校长。1960 年，任沙市卫生局副局长，兼中医院院长。1977 年，他代表湖北省中医界赴北京参加了"全国中医、中西医结合十年规划座谈会"，受到党和国家领导人的亲切接见。党的十一届三中全会后，刘老已是古稀之年，但壮志凌云，写论文，出专著，1981 年晋升为主任医师，1983 年被评为全国卫生先进工作者，1991 年被聘为全国首批老中医药专家学术经验继承工作指导老师，湖北中医学院兼职教授，1992 年被授予国务院政府特殊津贴待遇，先后共带学生 4 批 12 人。他的学生中，目前已有 9 人为副主任医师。刘云鹏还多次被选为湖北省人大代表、政协委员，长期担任湖北省沙市人大、政协常委，多次被评为劳动模范和优秀共产党员（有关刘云鹏的学术思想及学术传承情况见本书中篇第二章）。

（据《长阳杏林集萃》所载资料整理）

杨学钧（1890—1956）

字衡平，自号顽伯、潜愚，湖北省长阳县资丘人。

杨衡平出身书香门第，初读诗书，及长习医，尤擅针灸疗法。抗日战争时期，有李光翠其人，双腿冷凉不能行，杨施于针灸，使李坐滑竿而来步行而去，后竟远行 700 余里山道赴恩施求学。又有黄柏山裁缝杨兴发，双目失明 6 年，经杨针灸数疗程，亦得恢复光明，后能戴镜为人缝纫。

杨生性淡泊，爱助穷乏，常为贫苦人免费诊疗，有人特赠谢匾云"为天下第一针"，杨以大过，笑纳而不示人。

抗日战争时期，杨携家眷避居四川，住重庆南岸喜鹊街，继以医疗为业，兼作书法出售以贴补家用。杨工行、草、篆书，其作品多以自研为乐。

1950 年初，杨由四川返乡，同年加入长阳医师工会，1956 年逝世于资丘。

杨氏女子钻研医理，数十年作医笔录勿稍懈，日积月累，得《杨氏针灸疗法》五大册。杨逝世后，幺女尚俊将其寄赠中国中医研究院（现中国中医科学院）针灸研究所，被作为资料收藏。

杨有兄名伯严（1896—1967），有弟名戬门（1895—1959），皆从医，素见功力，三人每每切磋医案，感情甚笃，时人皆以"杨氏三公"称之。

（据《长阳卫生志》所载资料整理）

赵典伍（1900—1971）

湖北省长阳县大堰土垸子村人。

赵典伍 5 岁入私塾，12 岁考入县立高等小学就读，1915 年因家境不好，辍学务农。其父赵直堂经营药店，是一位颇有造诣的中医。赵耕耘之余，秉承父学。

1916 年，赵典伍任小学教师，直到 1949 年。在三十余年的乡村教学工作中，广泛接触群众，每见其因缺医少药而惨遭不幸的悲惨情景，便深感不安。乃于课余发奋自学医理，对《伤寒杂病论》《金匮要略》等中医经典反复研读，同时还着手搜集大量的秘方、验方、单方和偏方。

1949 年，赵父去世，为继承家传药店，赵弃教从医。由于他医术高明，为人正直，且平易近人，于是深受乡里崇敬，声誉日增。1955 年赵加入长阳联合诊所，次年转为国家干部，调入长阳县人民卫生院。

长阳地区因旧社会遗留下来的梅毒病患面宽量大，严重危害着人民群众身心健康。赵经过细致观察，反复研究和实践，终于摸索出以土茯苓、金银花、甘草等组成的"清血根治散"治疗梅毒，该方疗效高，造价低，药源充足，易为广大患者所接受，很快得以大面积推广。

1958 年，在长阳开始的大规模"治梅"活动中，赵始终深入第一线，相继又研制出"忍冬膏"等治疗梅毒的新方新剂，进一步丰富了中医治疗梅毒的内容。据当年的不完全统计，当时全县运用前述药方先后治疗梅毒康氏反应阳性者 3.8 万余人，其治愈率达到 98.43%。

当年 12 月，赵典伍出席全国劳模表彰大会，受到毛泽东、周恩来、刘少奇等党和国家领导人的接见，并合影留念。

同年底，兰州医学院许自诚副教授来长阳并撰文论述该方疗效（见 1959 年《中医治疗梅毒、聋哑和精神专辑》）。从此，这一"治梅"成果引起全国医学界的关注。

赵在 60 岁后，针对长阳县中医人才匮乏情况，向县卫生行政主管部门提出举办中医培训教育之建议，在他的倡议下，先后举办中医进修班 4 期，共计有 52 人参加培训学习。其中，成为"中国农村合作医疗之父"的原赤脚医生覃祥官便是他的第三期中医进修班学员。

1960 年 6 月，赵典伍再次出席全国文教、卫生群英大会，接受了国务院授予长阳县的"无梅县"匾牌。会中，他受到毛泽东、刘少奇等党和国家领导人的亲切接见，还应邀参加了周恩来总理举办的宴会。归来时，受到长阳县委、县人民政府和机关、团体、学校数千人的热烈欢迎。

1962 年，赵典伍被选为湖北省政协委员，1964 年当选为湖北省人大代表。

（据《长阳卫生志》所载资料整理）

何天成（1913—1981）

字直山，土家族，湖北省长阳县西湾人。

何天成 10 岁时就读私塾，19 岁时拜峰脊岭赵国昆学习儿科推拿术三年，后随麻池石板坡中医张明亮学习内科、针灸；1943 年，拜水连乡草医杨三为师，学习骨科七年，这一时期其医术有了长足进步，也使他由从事内儿科转向以骨伤科为主。

其师杨三原系无业游民，早年为人刁钻，屡有恶习，曾流浪于洞庭湖一带与响马哨聚山林，得人传以疗伤绝技。他有一件马甲，为药液浸泡，四季不卸，即使有人因外伤至半死，只需嚼其一角，即可安然无恙。三十年代后流落黄柏山为籍，自此金盆洗手，为民疗疾。杨三行侠好义，常给当地贫民免费治病，从不与官宦富绅为伍，得一方口碑。当地群众至今仍求其庇佑，常年有人在其坟头致祭，尤以近年更盛，致使坟旁一棵 90 多厘米粗的高大柿树因不堪香客所挂红布缠绕及香火熏烤而枯萎。

何天成性情直爽，为人忠厚。自从从师杨三之后，他便担负起师傅的生赡死葬之责（杨三是独身老人），杨三对何天成也尽授其术，使何天成受益匪浅。

中华人民共和国成立后，何天成开始独立行医。1957 年杨三去世，何天成便成了杨三的正宗传人，20 世纪 60 年代，何天成已蜚声全县，请其医伤治骨者络绎不绝。每年治愈的危重骨外伤病人均在三十例以上。宜昌、宜都、枝江、五峰等许多外县的骨外伤病人也远道前来求医，绝大多数患者都是抬着来，走着回。举其临证验案如下。

冉某某，马连坪人，农民。1970 年，冉在马连煤矿做工，参与放炮炸石。一日，祸从天降，随着山崩地裂的轰鸣，一块重约 3 千克的飞石径直向冉所在的一栋房子飞来，击中冉双腿，造成胫腓骨粉碎性骨折。何天成先从冉的创口内钳出 1 块 3 厘米长的胫骨，然后取黄表纸（早时的书写纸）数张，比照所取断骨长短厚薄做一骨模，然后把熟糯米、夜团圆、水晶石等捣成酱状物，填充在骨膜内外，再把骨模塞进创口内与胫骨上下吻合，最后以夹板固其患部。何所用药物极为普通，"夜团圆"乃一草药，在山区不难寻找。所谓"水晶石"，实则是经过火煅的熔岩中的岩浆。3 个月不到，奇迹出现，患者已可蹒跚行走，创口内所置黄表纸等早已与腓骨融为一体，以手扶其创面，只觉骨面平滑，毫无异感。又数月后，冉的伤肢康复如初，劳作如常。

田某，巴山人。1974 年，他在参建巴资公路时，被十几千克重的飞石打断双腿，致使下肢皮肉模糊，并造成胫腓骨粉碎性骨折。因交通不便，加上当地医疗条件落后，延误治疗，创面严重感染，使其下肢皮肤坏死三分之一，患部蛆虫涌动。时省巡回医疗队至资丘，患者经随队外科专家初诊，决定立即截肢，但田某不允，言"若请来何天成，我锯劈听便"。无奈，公路指挥部只好派人从长阳最高点崩尖子的悬崖峭壁间找回正在采药的何天成。果然不负患者厚望，经何天成的夹板固定，草药外敷内服，外敷药为川断粉、雄鸡肉、米酒、飞天蜈蚣等，内服药为大小麻草、牛膝、红花、接骨木、白三七、香血藤、夜团圆、八爪龙、赤芍等。半月后，田某疼痛消失，又经四个月调治，田某可弃杖行走。田某康复后，常见他在龙舟坪镇大街小巷蹬"麻木车"如飞。

刘某，资丘人，教师。1975 年寒假时，刘上山砍柴不慎从 10 米高处跌下，造成腰椎粉碎性骨折，下肢麻木瘫痪无痛感，大小便失禁。患者求治于资丘医院，外科医生主张高位截肢，病人不肯，主管医生偶遇何天成，遂邀何会诊。何对患者下肢检查一番后认为不必截肢，主张滋阴壮阳即可。内服药方有二：方一为花白延龄草、山七、三百棒、赤芍、大小麻草、算盘七、广山七、杜仲、骨碎补、夜团圆、八爪龙、羊角七。方二为枸杞、五味子、淫羊藿、香血藤、算盘七、四棱筋骨草、八爪龙、牛膝、川断、金丝还阳、沙金还阳、伸筋草。此二方药物俱以酒浸泡后服下。针刺主要选肾俞、阳陵泉、殷门、环跳、风市诸穴。经何天成治疗，数月后出院，虽腿微跛，但毕竟保住了下肢。

何天成认为，疗骨治伤需行"三部曲"，先行消肿活血，再促其皮骨生长，然后强筋壮骨。

何天成用药平常，大多是就地取材、信手拣来之物，成本极低，可免去患者昂贵的医药费重负。

何天成治病，无需麻醉，无需植皮，无需石膏裹缠，更无需卧床牵引，只凭一根针一夹板而已。单从无需手术而言，可极大减轻患者痛苦。他所用夹板取材杉皮，据不同部位，长短厚薄各异，这与西医所用成型塑料夹板相比，具有透气性能好，弹性适度的优点。

何天成为人慷慨，不以钱物为重。邻里间有头痛脑热且家境贫寒者，他总是免费治疗，给鳏寡孤独者治病，从不取分文。1969 年清江洪水泛滥，宜都人刘某一家多人遇难，他又被相撞的两船夹断双腿，在当地无力支付医疗费，只好乘木船逆江而上百多里找何天成治疗，何问明情况后，决意不取分毫，使患者及护送者感激涕零。

（据《长阳卫生志》所载资料整理）

郑耀庭（1918—1992）

字焕堂，湖北省长阳县贺家坪镇望高山人。

1940 年，郑耀庭跟随当地名医刘南阶先生学习中医，由此步入中医学殿堂。为掌握中医知识和治疗技术，他在师父家半年学医半年种田，一干就是三四年。

由于他不辞辛苦，勤奋好学，1944 年就结束了学徒生涯，在家中开办起了"郑生堂药店"。说来也巧，老天给他出了一道"考试题目"。此时恰逢天花流行，人们叫苦不迭，当时的他虽初出茅庐，却旗开得胜，一次在花屋场（地名）竟治愈了 13 个天花病人，同时，还治愈了好几例疑难杂症。一下子就名声大振，并惊动了当时的代县长任金声，任亲自请秀才李鼎山为之书写"卢扁遗风"横匾以示嘉奖。

当他在中医内科具有了一定的基础之后，为了使自己造福乡里的本领有所拓展，1945 年又拜师老草医皮书田，向他学习利用中草药接骨的医术。从学习中医到师从草医，这在他学医的道路上又迈出重要的一步，也为他后来的事业发展奠定了新的基础。

1956 年，县卫生部门派他到行署中医进修班进修一年，使他的医学理论水平得到了进一步提高。1971 年，是他利用草药接骨取得丰硕成果之年。1974 年，《新中医》杂志及《湖北科技》（医药部分）以《郑耀庭草医药接骨 65 例》为题，较全面地介绍了他利用草药接骨的经验。他的医名迅速传开，求医者络绎不绝。新疆、甘肃、湖南、湖北等地患者，有的不远千里直接登门求医，有的来函陈述病情，向他索寄医药，他都一一复函，并及时寄去精心配制的药剂，从而使许多骨科患者能迅速得到有效的治疗。1980 年，新疆可可托海 305 信箱的陈尚清专函求医，他及时给这名矿工寄去了"温经活血酒"，使其得以早日康复。更令人感动的是，为解除病人疾苦而他总只收少量药费，心甘情愿地做"亏本"生意，这是许多索药患者一直不了解的内情。

郑耀庭草药接骨优越性颇多，一是药物价廉；二是手术简便；三是复位固定时间短。他的草药接骨术声名远播，他的医学思想也不容忽视。孔子曾说"为政以德，譬如北辰"，而郑耀庭信奉的恰恰是"为医以德"的哲学思想。他在接待病人时，不管求医者手头有钱无钱，总是先看病。这种救死扶伤的人道主义思想，自然福及千家。逝世时，一本解放前不下百人欠下的药账，才在他的灵柩前化为纸钱！

虚心学习、博采众家之长，这是他医学思想的又一特色。郑曾广泛搜集民间单方验方，并记录在自己的《验方手册》中。平时，除认真攻读有关经典外，还认真钻研《血证论》及傅青主先生的妇科著作，从而研制了治疗血小板减少的验方。

"医行结合"是郑耀庭医学思想又一体现。他受李时珍等古代医家的影响，平时总要把"治病、种药、采药"结合起来。不论是他年轻力壮时，还是临近花甲之年，每年都要外出采药 1 个月。他自备干粮，饱尝艰辛，在山野人家借宿，冒险攀援悬崖，走神农密林。别人劝他何必吃这份苦，他的回答是："不采到这些草药，怎么解除病人的痛苦！"

"注重实践，不忘创新"也是他医学思想的重要组成部分。他在治疗骨折病人时，曾不断观察比较，结果发现给骨折病人复位后，接头处往往比原来变粗，再经过一定时间的治疗，原来变粗的部位又慢慢变细，直至恢复如常，这种还原现象使他大受启发。于是，他对儿子祖纯（骨科医生）提出了大胆的设想："我们何不用草药接骨的药剂来治疗骨质增生病呢！"他随即把自己研制出的治疗骨质增生的药名定为"壮骨康"。后来，祖纯医师承继父业，并与一酿酒厂合作生产出了"壮骨康酒"，经临床应用，收到了良好效果。郑大胆创新的思想，无疑给骨质增生患者带来了新的福音。

值得一提的是，他治疗骨折病，归纳起来主要在于重视以下四个步骤。合理实施以下四步骤，是骨折病人康复的可靠保证。

第一步，摸比对照。所谓摸法，就是诊断时，以手的感觉细心体察患部。因此，他强调自己平时要做加强手感练习，不断提高手摸的感觉性和灵活性。特别要掌握手法的常规，切忌采用临证变法。他明确指出，如骨全折，用手触摸患处时，骨动则辘辘有声；如是粉碎性骨折，用手触摸患处时，骨动则为渐渐之声，如握砂石。所谓比法，就是健患对比，即看伤肢是否变粗、变短、变形等。

第二步，复位固定。他认为，但凡骨折者，都应尽早尽量给病人一次性完全复位，如多次复位会导致预后不良。在固定方面，他主张用杉皮做夹板，根据患者的年龄大小，患肢的长短粗细、软硬强度，依型制器。因为杉皮具有可塑性、韧性和弹性，运用它做夹板，能保证关节上下活动。

第三步，功能锻炼。他指出，治疗1个月后的骨折病人，尤其要加强功能锻炼。在进行锻炼时，动作要由小到大、速度要由慢到快，循序渐进，以推动气血循环，加速祛瘀生新，促进骨折愈合。为了使肌肉松弛，瘀血消散，他还研制了"宽筋散瘀药酒"供外擦患部之用。

第四步，内外合治。他指出，但凡严重骨伤病人大都伴有全身症状，必须采用内外结合治疗及精心护理，才能防止损伤后复感外邪。内治宜先逐瘀通经，活血止痛，然后调理气血。对于开放性骨折，不论伤口大小，他都先撒上自制"红伤药粉"，加外敷药膏，再行夹板固定。这样，可防止伤口不化脓，并愈合良好。

鉴于他在发扬祖国传统医学方面的贡献，特别是在运用中草药接骨方面所取得的突出成就，1984年湖北省卫生厅特授予他"中医师"。同时，他被公认为长阳三大骨科名家（何天成、郑耀庭、秦世炯）之一。这正是"卢扁遗风风长在，功夫不负有心人"的德艺写照。

（据《长阳杏林集萃》所载资料整理）

（陈代斌 黄玉静 田红兵）

第二节

名药

长江三峡，地处渝东北及鄂之西，境内山高谷深，自然环境复杂多变。正是因为地理环境的特殊，才成就了中国版图上最为壮观的峡谷、秀美雄奇的自然风光、色彩斑斓的人文景观、神秘浪漫的神话传说和峡江奇特的风土民俗，形成了具有深厚峡江色彩的文化流派，构成了特色鲜明的三峡文化。也正是因为这里独特的山谷地貌所形成的差异性立体气候环境，才使得这里天然药材资源极为丰富，从而享有"川广药材集散地"和"华中药库"之美誉。

据 1989~1991 年原四川省万县地区药品检验所、万县地区卫生局两家单位对"大巴山东南段主要药用经济植物资源调查研究"项目的结题报告显示，万县境内大巴山东南段有具经济价值和开发利用价值的植物药材品种计 532 种，调查发现新属、新种 50 余种。20 世纪 70 年代，原万县地区卫生局等单位联合开展中草药普查，结果发现当年全区所辖九县一市拥有动物、植物、矿物类药材资源计 1260 余种，采集民间单方、验方 4000 余个。素以"天然药园"驰名中外的神农架，所拥有的药用植物资源超过 1800 多种。据《恩施市志》载，辖区板桥、石窑等高山地带在民国初年有 900 多户农户种植党参，面积约 1100 亩，产量 3.5 万公斤。至 1945 年，党参种植面积达 2500 亩，产量约 9 万公斤。辖区双河桥广种厚朴，土豪冯某被称为"厚朴大王"。据《利川药用植物志》载，县境内产名贵药用植物计 1139 种等。

长江三峡地区不单是中草药资源得天独厚，而且还有众多药材因产地道地、质量上乘而闻名于世，诸如习以"川字号"著称的川黄连、川大黄、川党参、川厚朴、川杜仲、川天麻、川贝母、川黄柏、川牛膝、川独活、川花椒、川续断、川木瓜、川木通、川升麻、川白芷等。更为值得一提的是，长江三峡地区拥有代表巫巴文化、产于大巫山地的巫盐和丹砂两大经济资源。有研究表明，巴人的起源与丹砂有很深的渊源，丹砂是三峡先民赖以生存发展的重要物质资源，是先民们发展经济、生产与致富不可多得的资本所在，也被众巫师们视为不老之药。正是因为这里的环境与气候之特殊，才使得不少珍稀濒危药用植物在这片土地上得以生存。据 2012 年出版的《长江三峡中草药资源》载，1999 年 8 月 4 日经国务院批准，第一批《国家重点保护植物名录》中载有长江三峡地区国家重点保护植物计 59 科 102 属 118 种，其中包括被称为"植物大熊猫"和"中国活化石"的荷叶铁线蕨（又名荷叶金钱）、南方山荷叶（又名江边一碗水）、延龄草（又名头顶一颗珠）、文王一支笔、金钗石斛等。近年，人们还在开州、利川、巫溪、巫山等县境内发现上千年的银杏树多株，且棵棵枝繁叶茂、年年挂果惠泽乡民。

特别是国家二级保护野生药材物种厚朴、杜仲、黄柏之"三木"药材更是长江三峡地区多数市县山地盛产之药材。木乃树之谓，故通常统称树木，而树木则是有其精神和灵气之物。有人说，树是地球上的君子。也有人认为，树是大自然赐予人类最忠实的朋友，让人类得以诗意地栖居（相传神农氏架木为梯助攀援，架木为屋避风寒）。人们喜欢与树为伴，以树为师，从树的某些特质上感悟到美好和高贵，以丰盈生命、完善自我、滋养灵魂。笔者在多年的追踪调查中发现，所称"三木"药材者，其树外观并不引人注目，有的还长成七歪八扭之状。可就是这些并不招人待见、朴实无华之树却是当地人们普遍种植的致富之树。尤其是厚朴，人们还从其中挖掘出厚道质朴、回报桑梓的人文精神，使之成为恩施、利川、巴东、巫溪、巫山、奉节等峡江一带的"乡土教材"。如今，厚朴精神已深入长江三峡地区的千家万户，为这一地区乡民带来"事业隆昌乐呵呵，同栽三木在山坡。产地恩施最有名，经年出口大宗货"的喜人景象。将一棵棵平平常常之树、一种种普普通通药材之木赋予它美好的精神内核，真是所谓"人非天地不生，天地非人不灵"。

长江三峡地区所产川药早在《山海经》《诗经》《神农本草经》《本草图经》《名医别录》等文献中即有记载，特别是北宋早期的官修巨著《太平圣惠方》《圣济总录》中更是很多组方之标配用药。不仅如此，川药中的众多品种还是历史上朝廷贡品，诸如万州、恩施州黄药子，开州车前仁，施南府（恩施州）板党，大宁（巫溪）、恩施州黄连，夔州（奉节）大黄等。

目前，长江三峡地区中药材种植大多已成规模化、产业化。有的已在国家市场监督管理总局注册了产品地理标志保护商标，有的种植基地已成为道地药材规范化种植研究及 GAP 示范基地，有的品种传统手工加工工艺还成为"国家非物质文化遗产"，使历久不衰的道地"川产"药材再次迎来规范化、标准化大好发展时机。尤其是三峡地区各区县农村依托本土资源和地域优势，把中药材产业开发作为调整产业结构、促进经济发展、增加农民收入的新型产业予以大力培育。诸多大型制药企业均以三峡地区道地药材、特色药材、药食两用药材为重点，积极推动三峡地区中药材种植基地建设，助力乡村振兴、脱贫攻坚，引领三峡地区农民群众一步一步地走上致富之路。

清心泻火话黄连

黄连，为毛茛科植物黄连、三角叶黄连之根茎。《神农本草经》载为王连，《药性论》中称支连。李时珍释其名曰："其根连珠而色黄，故名。"[1] 本品主产于我国大西南地区的云、贵、川山地，主要生长于高山寒湿及荫蔽之处，现多为搭棚栽培，尤以四川之东北部及鄂之西部所产者质优，故以"川黄连"或"川连"著称于世。长江三峡地区沿岸是川黄连（味连）主要产区，生于巫溪、开县、奉节、巫山、巴东、神农架等江岸以北者称"北岸连"，生于利川、恩施、建始、宣恩、建南等江岸之南者名"南岸连"。

从历史评价看，野生黄连的经济价值和药用价值优于家种黄连。但野生黄连的生境十分恶劣，大多生于高山峡谷、峻峭陡壁之上，年久愈佳。如此不但资源有限，且更不易采集，以致极为珍稀价高，成为朝廷贡品和药商追捧之物。为适应市场，长江三峡地区的巫溪、恩施等县市区于清代初中期便率先开始了野生变家种栽培技术，使野生成为家连，至清代中晚期已具规模。如光绪十一年的《大宁县志》[2]（1914年6月前巫溪县为大宁县）卷一载："黄连产荒山老林，野人匀山地种子，借密枝作矮棚，去地不过三尺，以蔽风日，每年上土剃草，亦须伛偻以入，凡七年，连始成积阴之气，所以苦寒也。连形如鸡爪，故名鸡爪连。药贾收贩下江，获利甚厚，野人所沾不及十一，仅偿其辛苦之值。种过之山土性亦寒，不利别植，待过数年土性稍复，仍可种连。"巫溪县人种植黄连在长江三峡地区是颇具影响力的，据《巫溪县志》[3]记载，该县以山名世，每一座大山都各有人把持，以致形成一山产一药的格局。诸如贝母盛产于万顷山（即今红池坝及周边山地），大宁党产大关山，肉独活产于湖北神农架毗邻的兰英寨，当归产鞋底山，而黄连就产于国有林场猫儿背山。据载，号称巫溪黄连老大者朱老耀。光绪初年，他凭借界梁子山场（即四川巫溪、湖北竹溪、陕西镇坪三省交界处的鸡心岭）率先雇工试种黄连，其后他又和另外几家掌门大户经营猫儿背、大关山、兰英寨等多地药材市场，并在界梁子山处立有中草药石碑一座。因长江三峡中医

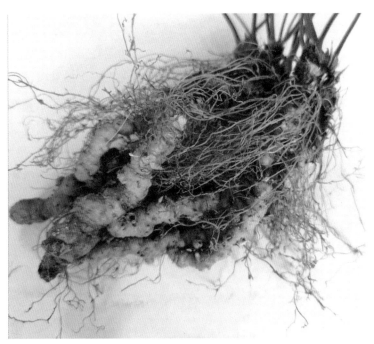

鸡爪黄连

① 宋立人，洪恂，丁绪亮，等.现代中药学大辞典（下）[M].北京：人民卫生出版社，2001.
② 巫溪县志编纂委员会.大宁志，1985年7月（内部重印）.
③ 巫溪县志编纂委员会.巫溪县志[M].成都：四川辞书出版社，1993.

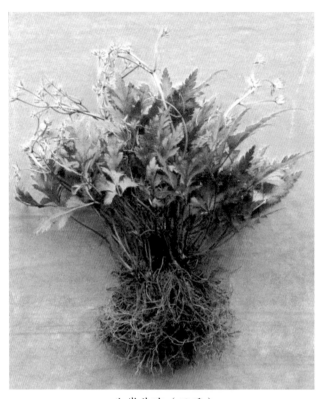

北岸黄连（巫溪）

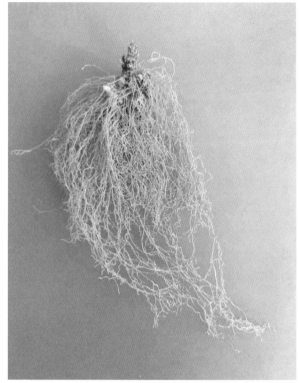

金丝黄连

药文化史料挖掘研究工作的需要，笔者于2017年3月带领团队研究人员专程赴界梁子山地进行实地考察，发现该山脉的确适合黄连的生长与生存条件（海拔高度在1500~2182.7米之间），虽然光绪年间所立石碑因后来修建川、鄂、陕公路时被损毁，但在附近的山野丛林中寻觅采集到几株黄连标本，且长势都很不错，证明界梁子山确有栽种黄连的历史痕迹存在。

就品质而言，历史上的川黄连包括雅连、峨连、石柱连及长江三峡地区的北岸连和南岸连，但据20世纪50年代四川医学院卫生学系对川产黄连文献统计资料显示[①]，味连中北岸连尤以巫溪、巫山所产质量最为上乘。而从1984年卫生部颁布的药品质量标准来看，国产味连"北岸连"也被列为一等，故而巫溪人每以"北岸连""大宁党"之物产深感自豪。

黄连虽为苦寒之味，但它却是苦口良药，常使人苦尽甘来而备受历代医家的高度重视，凡古今清热泻火、解毒除烦、凉血燥湿之剂无不都有黄连之味，配伍、单用，内服、外用都能发挥应有效能。

所以，黄连在北宋时期官修的两部大型方书中出现频率最高，除去作为配伍用药不计之外，单以黄连作为方名的药方均在百计以上。如《太平圣惠方》以黄连命名的方剂计有近245首，其中散剂64首，丸剂21首，汤饮煎剂51首。《圣济总录》以黄连命名的方剂计有247首，其中散剂38首，丸剂38首，汤饮剂47首，膏、饼剂27首，酒剂2首。其余各书所载内服药方中配有黄连者至少数以千计，诸如黄连解毒汤、黄连上清丸、黄连阿胶汤、黄连汤、葛根芩连汤、普济消毒饮、白头翁汤、泻心汤、生姜泻心汤等方均以黄连唱主角，尤其是以治心肾不交、怔忡失眠见长的交泰丸仅用黄连、肉桂为末；以治肝木刑金、胁肋疼痛的左金丸仅以黄连、吴茱萸为伍；功专清热燥湿、行气

---

① 郭成圩，汤家琛，叶梅君. 四川方志中所见有关黄连的部分记载［J］. 中医杂志，1959（6）：68-69.

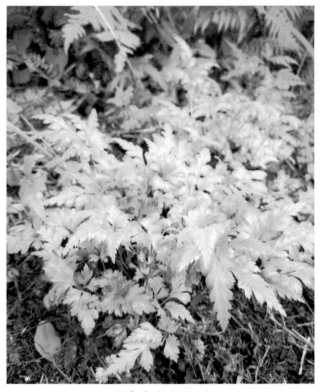

南岸黄连（利川）

化滞的香连丸亦只用黄连、木香二味。在临床上，消化系统、心脑血管系统等多种疾病的治疗亦每选黄连制品。黄连不仅根、须能入药，笔者在调研走访时发现，三峡民间特别是黄连种植户对黄连花、叶亦很企重。他们认为，黄连花或叶片用水洗净后以水泡作茶饮别有一番滋味，尤其是恩施、利川辖区民间多有这一习惯。笔者近年暑天在谋道镇（苏马荡）纳凉时常去七曜山山野采集一些黄连叶片，按照当地老乡指点的方法自制茶饮，其口感的确较薄荷饮、藿香叶饮及菊花饮更加爽口，顿时会使人有一种神清气爽、回味无穷、疲劳顿消、妙不可言的感觉，后来在《中国中医药报》[①]还见到了利川一位黄连专业户的确开发了黄连衍生产业"黄连花茶"，并获得创新发展奖，据称该茶还能预防高血压、高血脂、高血糖。

黄连作为长江三峡地区地产名贵中药材，不仅是历代医家家藏圣药，更是药商官宦争相把持、掌控的重要经济资源，同时亦演绎出许许多多的轶闻趣事。其间，既有黄连名称的来源，也有用该药为皇帝愈疾的说法。在长江三峡地区的大巴山一带流传着一首有关黄连治愈皇帝之病的歌谣："良药苦口数黄连，绿花御用医皇帝。清热解毒除沉疴，苦尽甘来千百年。"民间流传，黄连是由一帮工发现的，病家为表达感激之情，遂将其女儿许配给帮工（黄连）为妻，于是又有"良药苦口数黄连，绿花争艳正月间。清热解毒除沉疴，苦尽甜来结良缘"的赞美谣。"白云飘过高山吻，南岸味连福宝生。大苦大寒能济世，汤头良药它为君。"说的便是利川境内福宝山盛产黄连，亦称长江南岸味连。相传，江南名医叶天士因家母患病多日，且持续发热不退，胃脘作痛，烦躁不安。叶天士本想用清热之剂为母退热，但又恐母亲年老体弱，不任寒凉药的攻伐，一时间他便没了主见。后听仆人讲，江尾有一位姓章的医生医术不错，不妨请章大夫为其诊治。听罢，叶便书信一封让仆人前去请章前来为母诊视病症。章应邀而至，他为叶母诊病后开方一帖，且只用黄连一味。叶天士看见此方便兴奋不已，并言："吾早欲用此药，奈家母年高，恐灭真火，故不敢耳。"章说："太夫人之病是湿热郁于心胃之间，两尺脉长而有神，本元坚固，用之无害。"叶天士连连称是，拜首相叩。叶母服第一帖后热退入眠，渐有食欲；服第二帖后，病即痊愈。叶天士赞道："章兄医术远过于吾矣。"至此，叶天士求医不耻下问的故事便一直流传下来。清代万县名医王文选在其所著《活人心法》卷二"药性炮制歌"[②]中亦有"黄连苦寒，泻心除痞。止痢厚肠，湿热自已。清目除烦，疮疡不起……"之记述。王文选还在其所著《药性弹词》有"川黄连，味苦寒，泻心清热

① 吴诗成.黄连产业让近万农民过上好日子［N］.中国中医药报，2019-10-10（2）.
② 陈代斌.王文选医学全集［M］.北京：中国中医药出版社，2015.

止痢先"的描述。不仅如此，王文选清同治癸亥年（1863）在云阳县紫云宫济药时，遇一妇人夏日中暑，吐泻昏迷，他即用香薷饮加黄连、广木香、甘草等煎服应手取效之案例传世；在《眼科切要》更有用"黄连散"治烂眼弦风之经验。

清代万县名医文永周[①]喜用黄连疗眼疾，并对其加减有诸多心得阐发。尤其是报恩丸，仅用川黄连一两，白羊肝一具为一官宦治目疾内障获奇效。治暴发火眼，肿胀如杯者，单用川黄连六两切片制成膏剂点目或外敷，极效，值得借鉴。

长江三峡地区不单是主产黄连，而且在民间有擅用黄连治病疗疾的单验方流传。20 世纪 70 年代成稿的《万县中草药》[②]收载三峡地区民间单方、验方 4000 余个，其中黄连条下就有 10 余方。如见热病吐血、衄血、发斑，疮疡疔毒者，用黄连、黄芩、黄柏、栀子煎水服；见妊娠呕吐，胃热呕吐者，用黄连、苏叶煎水服；见百日咳者，用黄连、大蒜、百部各适量，另加红糖炒，泡茶饮，以愈为度；遇糖尿病轻型，用黄连、生地、天花粉水煎服。名医冉雪峰[③]治卒心痛、噎膈等病药方中多选配黄连。笔者数十年来，每见胃火上冲所致牙龈红肿，牙齿疼痛之症，习以黄连、当归、生大黄各适量，开水冲泡代茶饮，常应手取效。自制外涂药液治疗各种疮疖肿痛，大多用药外搽 1 次见效，2 次即愈，其用药便只是黄连一味加冰片浸泡，且浸泡时间愈久效果愈好。

（陈代斌／文图）

① 陈代斌 . 三峡名医医著选集［M］. 北京：团结出版社，2017.

② 四川省万县地区卫生局，万县地区科委 . 万县中草药，1977 年 12 月（内部资料）.

③ 冉雪峰 . 冉雪峰医案［M］. 北京：人民卫生出版社，1962.

益气补中话党参

党参，为多年生草本植物之根茎，既有野生，亦有家种，只因产地、医家认识不同，所以文献记载名称各异。《中药大辞典》①集各家之说，将其归纳为有"上党人参、黄参、狮头参、中灵草"等。产于东北地带者名"东党"，主产于陕西、甘肃者名"西党"，主产于山西地区者名"潞党"，本书介绍的是主产于四川之东及鄂之西的道地名优药材"川党"。

川党作为我国四大党参之一，不仅品质优良，更是历史悠久。四川之东及鄂之西便是长江三峡地区，这一区域大部分山区县市都有党参种植，且各有商品药材名名世。重庆辖区的开县、奉节、巫山、巫溪，湖北以西的利川、恩施、建始、建南、神农架等均为川党参主产县区，且多数为现今乡村支柱产业。据《奉节

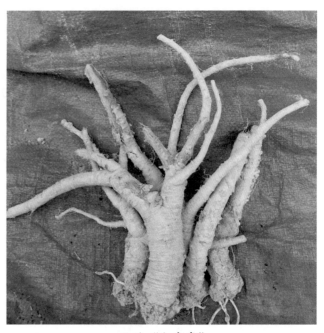

巫溪"大宁党"

县志》②载，清道光年间，该县太和坪、茅草坝等地已有少数村民开荒种植党参等药材，因质量好而远销汉口、广州等地。至光绪年间，由于收购和贩运药材的商贩增多，刺激和激发了乡民们种植药材的积极性，于是种植范围逐步扩展到该县三角坝、冯家坝、荆竹园、竹园坪等地。到民国时期，县境含瑞、龙桥、太和、云雾、尖山坝等乡镇山地被称为"药山"或"党参山"。1985年后，以党参为主的药材仍为该县支柱药材。巫山县庙宇镇（大庙）所辖红椿、大坪盛产党参，并名为"庙党"，据《巫山县志》③和《巫山县卫生志》④载，晚清至民国时期，世称江西"樟树帮""建昌帮"的大量药商、药号驻扎巫山，诸如"济春玉""义源昌""吴洪茂""德太元""朱源泰""义昌祥""同昌祥"以及"江西会馆"等都是当年颇具影响力和经济实力的药材收购商号，其中有个名叫熊赣臣的江西樟树药商，民国初年去巫山收购药材，见大庙党参品质特优，倍加喜爱，遂出资扶持发展，传授栽培方法，使庙党由野生变为家种，产量逐年增多，并始创庙党名牌。素以一山一药著称的巫溪县是川党参的主产地之一，且在清乾隆年间即开始了野生变家种，并逐渐形成规模。笔者2016~2017年两次带领团队成员赴巫溪调研中药栽种史实，在位于该县境内海拔2450米的中梁乡石坪村大山深处发现两方与中药材栽培、管护有关的石刻碑，经仔细辨认，依稀可辨该石碑立于清道光五年（1825），内容大致是当年药材种植大户与药商自发拟订的党参栽培管护、双方共同遵守的协议章程，石碑上方镌刻有"永

---

① 江苏新医学院.中药大辞典（下）[M].上海：上海人民出版社，1977.

② 四川省奉节县志编纂委员会.奉节县志[M].北京：方志出版社，1995.

③ 四川省巫山县志编纂委员会.巫山县志[M].成都：四川人民出版社，1991.

④ 巫山县卫生志编纂领导小组.巫山县卫生志，1999年10月（内部资料）.

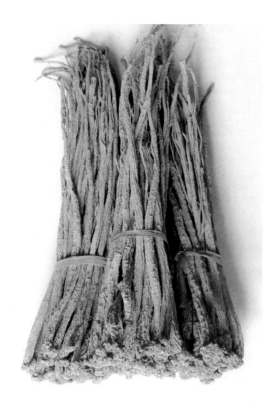

恩施"板党"

立章程，万古不朽"字样。由于内容较多，因而第一石碑主要记录事由、种植人姓名、药材收购商号及药商姓名等，第二方石碑主要罗列双方必须信守条款等，笔者进而也在石碑附近山林中寻觅到几株野生党参。另据光绪年间《大宁县志》[1]载，大宁党以狮子头、菊花心为上品，产鞋底山、关口山（即今大关山及林樟垭等处），从而证明巫溪县的确是长江三峡地区主产川党的大县。湖北恩施土家族苗族自治州管辖的板桥镇位于恩施州西北边陲，与原四川省奉节县接壤，是连接鄂、渝、川的咽喉要塞，也是鄂西南通往渝东北的省际边贸口子镇。该镇平均海拔1666.5米，年平均气温10℃左右，最适合党参生长。板桥先民及今人秉承大自然赋予的独特气候，充分利用得天独厚的自然资源创造出许许多多地域风土品牌，单品名贵中草药药材就有160多种，特别是独产于境内的"中国板党"位居中国四大名党之首，堪称华中一绝。板桥党参由野生转为栽培始于清初，相传明洪武年间当地有王姓兄弟二人上山挖党参到邻近的奉

节出售，被巫山大昌镇的江西帮"同昌祥"药号收购，经精细加工后装箱顺水路（长江）运到汉口、九江、上海等地销售，以此使板党声名鹊起，各路客商纷纷云集板桥，致使当年不足百户人家的板桥一时间呈现出异常繁荣景象。所以，酉山有诗云："多年草本川党参，常用入药干燥根；中国板党驰中外，从古世居板桥镇；洪武年间转家种，产品质量居上乘；以之健脾益肺气，健康伴君万里行。"（《恩施中医药诗歌集》）。中华人民共和国成立后，板桥党参业得到了更大发展，并成为中国党参传统道地产区。1984年，对外经济贸易部将板桥党参定名为"中国板党"。2001年，湖北省科技厅将板桥党参列为"湖北道地药材规范化种植研究及GAP示范基地建设"品种之一。2006年，板桥镇有板桥党参留存面积3.2万亩，年产量1000余吨。2009年统计显示，我国有20多个省市100余县区流动客商云集板桥镇收购板党，恩施州每年都在板桥镇举办"中国板党节"。由于资源充足，材料优质，因而以党参为原材料进行开发深加工产品有"白条党参""参之宝酒""参之宝花茶""参之宝袋泡茶""参之宝饮液"等。

据报道，根据我国《地理标志产品保护规定》，原国家质量监督检验检疫总局批准自2006年4月27日起对板桥党参实施地理标志产品保护。另据《中国长江三峡大辞典》载，湖北神农架古属房州，历史上盛产党参，并以"房党"上乘之品享誉中外。

长江三峡地区所产党参尽管有"庙党""大宁党""板党""房党"之名，但都归属于"川党"。其生长地理环境都是相同的，都必须在海拔1200~2500米、碳酸山地无污染等高寒山地才能栽种生长，其选种、播种、移栽技术都相同，生长周期不能少于3~5年，采收及加工都基本一致。所以，其品质

---

① 巫溪县志编纂委员会.大宁县志（光绪版），1985年7月（内部重印）.

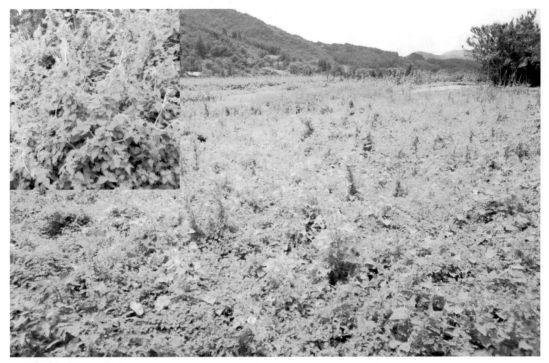

板党基地

特点均为条直且长、头小身粗、尾细少分枝，狮子头，均系皮皱、糙米色、菊花心，具有糖质软、口感好、嚼之无渣等优点。究其性味与功效，均为味甘、性平，有补脾胃，益肺气，养血生津之功效，都能适用于因脾肺气虚所致各种病证，并都常与黄芪、白术、山药、茯苓等配伍应用。如治肺气不足，气短咳喘证，可加黄芪、五味子各10克；治脾气不足，食少便溏证，可加茯苓、白术各10克；热病津伤，口渴多汗，可加麦冬、五味子、生地各10克。所以，清代万县名医王文选在其所著《寿世医鉴》①卷中有云："党参甘，阴中阴，补气培元壮诸经。条参（注：为板党加工制品之一）温，阳中阳，益气利痰健脾强。"王氏治梦遗滑精用党参配黄芪，治五心烧热用党参配熟地，治小儿溏泄用党参配焦白术等。湖北颜永铭老中医本"脾胃为后天之本"之理，认为党参实属健脾补气之佳品，因而临床每每重用，并自嘲为"颜党参"。李重人为我国著名书法家、篆刻家邓散木治腿疾处方中亦配有党参一药。除临床用药配方外，长江三峡地区民间还每每将党参作为佐餐配料，可用以炖肉（特别是腊猪蹄）、烧鸡、烧排骨、炝炒大白菜等，更可用以浸泡药酒及制作高端滋补饮品等，尤其是所加工制作而成的条党成品更是备受世人青睐。所以，三峡民间一直有"无肉不成席，无参不上桌"的习俗流传。

（陈代斌／文图）

---

① 陈代斌.王文选医学全集［M］.北京：中国中医药出版社，2015.

行瘀破积话大黄

大黄，为蓼科植物多年生草本根茎，有南大黄、北大黄之分，药用大黄通常为南大黄①。而南大黄又名四川大黄（处方用名川大黄）、马蹄大黄。因其泻下逐瘀作用峻烈，故而又有川军、将军之名。南大黄主要分布于湖北、四川、云南、贵州大西南片区山地，长江三峡地区便是南大黄主要产区，因而也是历史上川广药材重要产品之一。

药用大黄主要生长在海拔1000~2500米的林缘或山地荒坡，喜冷耐寒，长江三峡地区最适合该药材生长。据考察调研，渝东开县、奉节、巫山、巫溪、云阳及鄂西巴东、建始、利川、恩施、神农架等地均有分布，证明长江三峡地区具有丰富的药用大黄资源。从大黄的临床运用来看，不但受到历代医家的高度重视，而且应用历史悠久，主治范围广泛，秦汉以降文献记载甚众。诸如张仲景所创与大黄有关的近40个经方（大、小承气汤，调胃承气汤，大黄附子汤，大黄牡丹汤等）沿用至今，久盛不衰。所示方剂法度严谨，体现了中医学异病同治、同病异治的理论，组方结构缜密，用药精练，变化灵活。既可主下瘀血，又可行气消胀；既可用以下肠腑之宿食，又可利肝胆之湿热；既可制止吐衄，又可化无形之痞满。上可止呕，下能止痢，可缓可峻，能温能清，故而大黄治病范围极广。孙思邈②在继承张仲景学术思想的基础上又进一步丰富和拓展了大黄的主治范围，他不仅将大黄用来治疗妇科诸疾，五官、肛门痔病、儿科诸证亦大胆选用大黄。如治小儿变蒸中夹时行温病或非变蒸时而得时行者，用大黄、麻黄、杏仁，捣成粉以乳汁和服，使其得汗。治小儿腹大短气，热有进退，食不安，谷为不化，用大黄、黄芩、甘草、芒硝、麦冬、石膏、桂心，水煮服。北宋大型方书《太平圣惠方》③载方16834首，书中不仅有大量药方用大黄，且都明确标注为"川大黄"。如卷九十一"治小儿一切丹肿，遍身赤痛，大黄散方（川大黄、川升麻、川朴硝等）"；"治小儿五色丹方，夫小儿五色丹者，由丹发而变化无常……此是风毒之热，有盛有衰……川大黄、川芒硝、黄芩……捣细为散，以水涂之，立效。"又如"治小儿白丹方"，单取川大黄为末，以马齿苋捣绞取汁，调涂之。该书卷三治肝脏壅热诸方及卷五十五胆病急黄阴黄所列方剂大多选有川大黄，如治黄疸，证见大小便难，喘息促者，用川大

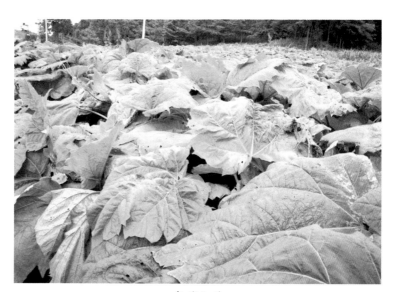

奉节大黄

① 江苏新医学院.中药大辞典（上）[M].上海：上海人民出版社，1977.

② 孙思邈.备急千金要方[M].北京：人民卫生出版社，1982.

③ 王怀隐等.太平圣惠方[M].北京：人民卫生出版社，1958.

黄、甜葶苈各二两，捣末和丸如梧桐子大，粥饮下，日三四服，至喘慢药止。几年前，笔者有幸收藏到 1935 年由开县慈善会翻印的明代疫病学家吴又可《医门普度温疫论》一套，展卷批览，发现吴氏对川大黄的应用尚有颇多见地。首先，他对张仲景创制的多个承气汤进行分析，并提出真正能发挥主导作用的当是大黄。如书中载，三承气汤仿佛热邪传里，但上焦痞满者宜小承气汤。并提出，中有坚结者，加芒硝软坚而润燥……大黄有荡涤之能，设无痞满，唯存宿结而有瘀热者……三承气功效俱在大黄，余皆治标之品也。又如"因证数攻"条载："温疫下后二三日，舌上复生苔刺，邪未尽也……是后更复热又生苔刺，更宜下之。余里周因之者，患疫月余，苔刺凡三换，计服大黄二十两使得热不复作，脉证俱平。所以，凡下不以数计，有是证则投是药。"他同时强调，治疫以逐邪为第一要义，邪不去则病不愈。其祛邪之法当重攻下，尤其推崇大黄，主张急证急攻，提出大黄乃逐邪之要药的观点。晚清万县名医王文选在其所著《药性弹词》中云："大黄寒，破积坚，消瘀通肠逐热仙。"另在《活人心法》卷二"药性炮制歌"[1]中云"大黄大寒，破血消瘀，快膈通肠，积聚尽驱，锦纹者佳。酒煮蒸熟晒干，如此九次，能上达巅顶，治头风目疾及久积痼病。治泻痢，姜汁拌炒。治伤寒热结，生用。治疮疡热结，酒炒。血痢，韭菜汁拌晒干"，实为王氏用药经验之谈。所著眼科诸书中亦时见大黄组方，如《光明眼科》大黄当归散就是以大黄为主药治赤翳目肿。与王文选同时代的万县名医文永周对大黄的特性描述比较真切，如在其所著《一草亭眼科全书》[2]载："大黄味苦，气大寒。气味俱厚，阴中之阴，降也，有毒。其性推陈致新，直走不守。夺郁结壅滞，破积聚坚癥，疗瘟疫阳狂，除斑黄谵语，涤实痰，导瘀血，通水道，去湿热，开燥结，消痈肿。因有峻烈威风，积垢荡之顷刻。欲速者生用，汤泡便吞。欲缓者熟用，和药煎服……"所以，他的多个治目病药方中都选用大黄以助其药力。夔门郑氏医派核心人物郑惠伯老中医擅长治疗急黄病症（重症肝炎），他认为，无论便秘与否，均应选用奉节本地马蹄大黄，目的在于有效排除毒素，先发制病，提高抢救成活率。郑氏得意门人郑家本先生深得家学，在临床上曾以大黄为主要药物救治多种危急重症，每能应手取效。他认为，"大黄之力虽猛烈，然有病则病当之。"如他曾治一鼓胀（肝硬化腹水）患者，连续使用酒制大黄 1 年余，每日用 6 克，总计使用 3000 克以上，最终患者肝功能及蛋白定量均恢复正常，随访 8 年，未见其因长期服用大黄而产生后遗症[3]。名医冉雪峰[4]用大黄与众不同，一是用量轻（一般仅用一钱或一钱五分），二是采用冲泡取汁（不与他药同煎），以达效快且无损伤之目的。如治中风、喉痧、干血痨，肠痈、浸淫疮、瘰疬等病症都选用大黄，且用量均不过钱。冉雪峰门徒孙静明治喉疾处方中亦多选配大黄一药。李重人为邓散木疗腿疾处方中亦选配大黄。巴东县民间老中医[5][6]喜用大黄，有单用者，有配伍运用者。据 20 世纪 50 年代资料记载，巴东县老中医们用大黄配方治梅毒、麻风、痔疮，也有用以治妇女月经泻血、逆经、中耳炎、跌打伤损、痈疽、咯血、大便下血、心腹疼痛、痢疾、烫火伤、蛇伤等，或用煎剂内服，或自制散剂外涂，均能获取疗效。

① 陈代斌.王文选医学全集［M］.北京：中国中医药出版社，2015.
② 陈代斌.三峡名医医著选集［M］.北京：团结出版社，2017.
③ 陈代斌，罗红柳，郑丽.郑家本医集［M］.北京：中国中医药出版社，2018.
④ 冉雪峰.冉雪峰医案［M］.北京：人民卫生出版社，1962.
⑤ 巴东县人民委员会卫生科，巴东县卫生工作者协会.验方汇编，1956 年 12 月（内部资料）.
⑥ 巴东县医学科学研究所.草医方药，1958 年 11 月（内部资料）.

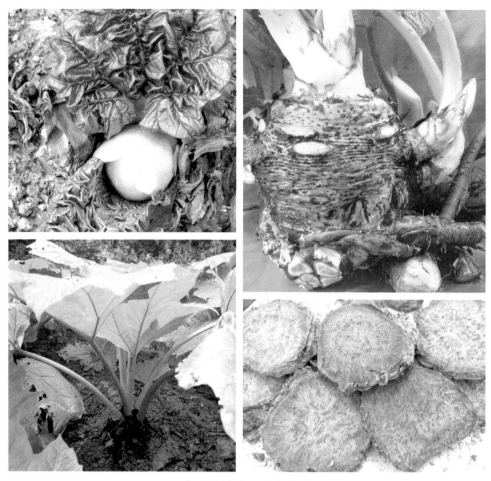

奉节马蹄（锦纹）大黄

　　大黄不仅是逐瘀泻下药中不可缺少的药味，它还具有很强的止血、退热、抗菌、抗病毒、降脂、利胆等作用。临床运用时，当视病情的需要而选用不同的炮制品。因为大黄的炮制方法不同，其功效和作用也有差异。一般来讲，生大黄泻下作用较强，所谓"将军""推陈致新""夺关斩将"之美称即是针对生用效果而言的；熟大黄功擅泻火解毒，清利湿热，泻下作用较缓和；酒制大黄擅清上焦血分之热，活血作用较优；若炒炭运用，则偏重于凉血止血。随着对大黄研究工作的逐步深入，其临床应用范围也日渐拓展扩大，笔者曾在20世纪就1983~1990年间全国各地运用大黄救治小儿危急重症的70余篇文献报道开展过归纳总结，结果发现单用或配方应用均能发挥相应救治作用，充分展示出了大黄在儿科领域新的运用前景，特别是对小儿高热、惊风、急性腹痛、腹胀、惊痫、急性黄疸、胆道蛔虫病、蛔虫性肠梗阻等病症疗效十分肯定[1]。

（陈代斌／文图）

① 陈代斌.大黄在儿科急重症中的应用近况概述［J］.中医急症通讯，1991（4）：22-27.

温中消痞话厚朴

厚朴，属国家二级保护野生药材物种，为木兰科植物厚朴或凹叶厚朴的树皮或根皮，属落叶乔木。主产于我国四川、湖北、浙江、湖南、贵州。尤以四川、湖北所产质量最佳，称紫油厚朴，清代万县名医王文选、刘以仁、陈光熙等皆称"紫朴"，故而历来处方用名习称"川朴"[1]或"紫朴"。据清乾隆《夔州府志》[2]载，所辖开县、大宁（巫溪）、巫山、奉节、云阳等县境皆产厚朴。另从考察调研结果看，鄂西巴东、利川、建始、恩施、长阳、宣恩等县市州亦广产厚朴，且质量都上乘，证明长江三峡地区是川产厚朴的主产区，也是重要的川广药材之一。

厚朴的采集加工比较特殊，一般是在立夏至夏至剥取成年老树（树龄15年以上）树皮及根皮，然后将剥取的皮放入沸水中微烫或微煮取出，堆置阴湿处"发汗"，待油分及水分自内部渗出后，使内皮表面变紫褐色或棕褐色时再次蒸软，取卷筒干燥，或以姜汁制用[3][4]。厚朴苦辛而温，功擅温中和胃，燥湿消积，下气除满。临床主要用于胸腹满闷作胀、反胃呕吐宿食不消、寒湿泻痢、痰饮喘咳等症。厚朴单独使用较少，多为配伍取效。以厚朴组方命名方剂众多，其中以医圣张仲景为其得心应手之先驱，在所著《伤寒论》及《金匮要略》书中载厚朴组方计有近30余次（方），诸如厚朴三物汤、厚朴七物汤、厚朴大黄汤、厚朴生姜半夏甘草人参汤、厚朴麻黄汤等。后世其他文献更有厚朴丸、厚朴六合汤、厚朴草果汤、厚朴温中汤、厚朴半夏汤、厚朴枳实汤等。孙思邈《备急千金要方》卷十五、卷十七都分别载有厚朴汤，《太平圣惠方》以厚朴立方计有68首，用药382次，其中卷九十三载多个厚朴散方疗小儿疾，《证治准绳·幼科》也不例外。清代万县名医王文选在其所著多部医书[5]中都载有用厚朴疗疾的案例，如《亚拙医案》记载，清同治年间其去云阳紫云宫济药，遇一妇人中暑、冉家垴邱举人之孙腹痛日久及龙王塘遇张姓酒疾日久等病药方中都有厚朴。在其《寿世医鉴》卷下所载治疗呕吐不止、水积黄肿、红白痢疾、疟疾、小儿伤食吐泻等症时也都用厚朴。与王文选同时代的刘以仁、陈光熙均为万县名医，他们二人对于热结症、食积症、感冒夹食症、食滞症等均选厚朴配方增效[6]。名医冉雪峰[7]治水鼓、肺痹、肿胀、气痛等病处方中多配用厚朴一药。

厚朴不仅皮入药，其花也是一味很好的配方药品或饰品原料。厚朴花与厚朴皮的性味功效基本相同，味辛、微苦，性微温。归肝、胃经。功能行气宽中，开胃化湿。常用于肝胃气滞，胸胁痞满，胃脘腹痛，气郁上犯，嗳气则舒，食欲不振等。据光绪年间成书的《大宁县志》[8]载："厚朴产深山穷谷，野生者皮厚而色紫润。近多植树，气未足已伐，故逊于野产，出尖山坝一带。厚朴花，养和老人

① 江苏新医学院.中药大辞典（下）［M］.上海：上海人民出版社，1977.

② 奉节县地方志办公室.夔州府志（乾隆版）［M］.北京：中华书局，2015.

③ 四川省万县地区卫生局，万县地区科委.万县中草药，1977年12月（内部资料）.

④ 中国人民政治协商会议巫山县委员会.巫山县常用中草药，1991年9月（内部资料）.

⑤ 陈代斌.王文选医学全集［M］.北京：中国中医药出版社，2015.

⑥ 陈代斌.三峡名医医著选集［M］.北京：团结出版社，2017.

⑦ 冉雪峰.冉雪峰医案［M］.北京：人民卫生出版社，1962.

⑧ 巫溪县志编纂委员会.大宁县志，1985年7月（内部重印）.

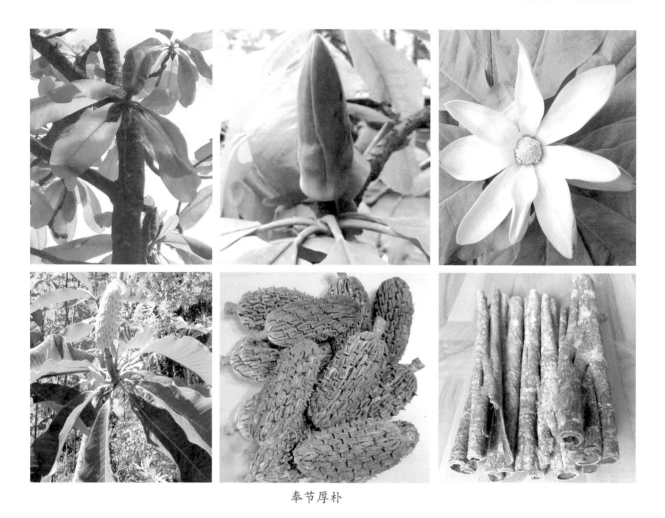

奉节厚朴

朴花引云，树非数十年不花，花仅正枝，至多不过数十朵，故行世，虽医亦罕喻。夫朴有药味，尤有畸性；花无畸性，更无药味。老人偶有胸闷气喘，固宜煎以代茶；即小儿常患乳滞食隔，投之亦无不利。每次用花一二瓣，视证酌加生姜少许，或云治妇女气血等证尤验。近来植树渐多，花亦渐广矣。"另据传人整理再版的《冉雪峰医著全集》[①]载，冉雪峰在重庆行医期间（1953~1954年时段）存世处方共计850余份，其中用川厚朴者540余次（含川朴花14次），证明川朴花确为临床用药之一。冉雪峰得意门徒熊济川、龚去非、宦世安等名医临证配方亦多选用川厚朴一药。故而有诗云：

"春来采摘花蕾时，莫待盛开折老枝；文火焙干成贵药，大宗出产在恩施""按时采收厚朴花，理气化食药最佳；不思饮食胸胀满，医家处方常用它"（《恩施中医药诗歌集》）。厚朴作为长江三峡地区特种药材，早在清同治年间《利川县志》物产条下就有记载[②]。

（陈代斌／文图）

①　冉雪峰.冉雪峰医著全集·临证卷［M］.北京：京华出版社，2004.
②　利川市志编纂委员会.利川县志（清同治四年版），2002年1月（内部重印）.

补肝益肾话杜仲

杜仲，属国家二级保护野生药材物种，为多年生落叶乔木之干燥树皮，系名贵中药材，《神农本草经》将其列为上品。据光绪年间《大宁县志》[①]载，杜仲俗呼丝棉树，故长江三峡地区民间多将其皮称之为"丝棉皮"。树以老而佳，野生者尤良，行销甚远。现多为家种，树龄须在15年以上方可剥皮。杜仲主产于四川、湖北等省，长江三峡地区多数县市山地均有所产，是历史上重要的川广药材之一，故而又常称"川杜仲"。民国时期，巫溪县杜仲野生和栽培最高年产达45万公斤。中华人民共和国成立后，据农业区划调查，该县境内适宜杜仲生长地域约300万亩，1953年、1985年年产量均保持在30万公斤，1988年县域栽培杜仲250万株，产量达40万公斤，为当时四川省杜仲栽培生产基地县之一[②]。

杜仲的采集与加工比较讲究，为有利于资源的保护与持续利用，一般选取15~20年以上的植株采用局部剥皮法，剥皮时间大多选择在清明至夏至之间，按照药材规格大小剥下树皮，刨去粗皮后用开水淋过，然后铺平叠放，经1~3日待其发汗，使皮之底板由白色变为紫色时晒干即成[③]，平时当置放于通风干燥处，以防霉变。

杜仲性味微辛而甘、温，功能补肝益肾，强筋壮骨，镇痛安胎。主治腰膝酸痛，胎动胎漏，小便余沥，阴部湿痒，头目晕眩等症。内服、外用皆宜，汤、散、丸、膏均可，古今成方、单方常见。如治骨折、筋断，三峡民间用杜仲、铜绿、红花、白芷共捣，加酒糟拌匀外敷伤处，或用杜仲、白颈蚯蚓各适量，捣烂外敷；用生杜仲、夏枯草各二两，丹皮、熟地各一两，研末为丸，温开水送服，可疗头目眩晕（高血压）；妊娠胎动，腰痛欲坠者，用杜仲、续断各等分研末，枣肉为丸，温开水送服。名医冉雪峰[④]治崩漏、痛经等妇科疾病处方中大多选配有杜仲一药。清代万县名医王文选[⑤]云："杜仲辛温，强筋壮骨，足痛腰疼，小便淋沥。去粗皮，盐酒炒断丝。或用酥炙，或用姜汁炒。"并在其所著《药性弹词》中云："杜仲温，益肾经，腰膝酸疼又固精。"王氏在清同治八年为开邑（现重庆开县）60岁何姓老人治肾虚作泻一案中就用有杜仲、补骨脂（故纸）、益智仁等数剂而愈。王

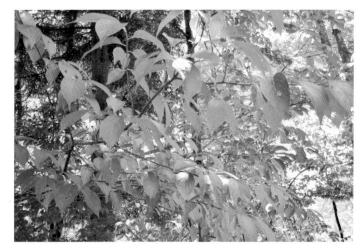

杜仲

① 巫溪县志编纂委员会.大宁县志，1985年7月（内部重印）.

② 巫溪县志编纂委员会.巫溪县志［M］.成都：四川辞书出版社，1993.

③ 四川省万县地区卫生局，万县地区科委.万县中草药，1977年12月（内部资料）.

④ 冉雪峰.冉雪峰医案［M］.北京：人民卫生出版社，1962.

⑤ 陈代斌.王文选医学全集［M］.北京：中国中医药出版社，2015.

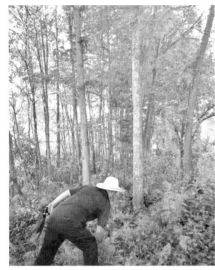

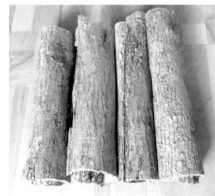

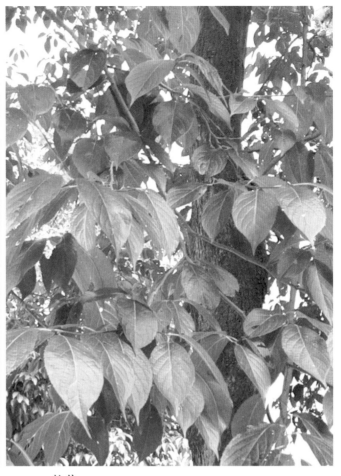

杜仲

氏所传"壮亲丹""延龄长春丹"等药方中亦都配有杜仲一味。陈光熙[1] 所传医案亦不时见到杜仲配伍，如治江氏头晕、周身奇痒、冉氏跌仆损伤、罗氏患羊痫风、陈氏夜不成眠、谭氏手麻等10余案或汤，或丸，或散，足见陈氏临床选药组方特点。

杜仲不单是汤剂、丸剂、散剂、膏剂常用药，而且还是多种药酒配方用药[2]，如脾肾两助酒、延年生石斛酒、寄生地归酒、山萸地膝酒、鹿角霜酒、杜仲石斛酒、胡麻杜仲酒、三味杜仲酒、杜仲酒、胡桃酒、萆薢杜仲酒、丹参杜仲酒、附子杜仲酒、虎骨杜仲酒、黄芪石斛酒等。

杜仲全身都是宝，它不仅具有很高的药用价值和经济价值，而且还能保护山地水土、美化生态环境，值得高山地区乡民广为栽种。

（陈代斌／文图）

① 陈代斌 . 三峡名医医著选集［M］. 北京：团结出版社，2017.

② 庞国胜，贾秀菊 . 药酒增寿治病小绝招［M］. 北京：中国医药科技出版社，1997.

强筋壮骨话牛膝

　　牛膝，为多年生草本苋科植物牛膝的根。产自北方者称怀牛膝，产于我国西南片区云、贵、川者名川牛膝。前者多用于肝肾不足，腰膝酸软、腿脚痿弱等症；而川牛膝则多用于瘀血阻滞，经脉不利、关节痹痛者，也有不少文献未加区分而笼统写为牛膝者。长江三峡地区盛产川牛膝，且野生和家种资源极为丰富，地方志类文献记载也较早，清乾隆《夔州府志》①及同治《利川县志》②光绪《大宁县志》③都有所载，是历史上川广药材重要品种之一。时至今日，长江三峡地区仍是川牛膝主产区，并具相当规模，如奉节县太和乡尖山村、云雾村、兴隆镇茅草坝，巫溪县的天元、土城、高楼、和平等乡，巫山县的红椿、官阳、石佛、邓家等乡都是川牛膝种植发展基地。

　　川牛膝味苦而酸，生用破血通瘀，通利关节，引血下行；熟用补益肝肾，强健筋骨。本品既可单用，又可配伍；既可作汤剂，也可作散、丸、膏剂，诸如牛膝汤、牛膝散、牛膝丸、牛菟丸、牛髓煎丸等。鉴于本品性善下行，长于活血通经，又能祛瘀止痛，故对妇科、伤科各种瘀血凝滞的病证选择入方者偏多，并常与当归、赤芍、红花、桃仁等同用；若配用木香等行气药者，则可治血瘀气滞；与石膏、知母、麦冬、生地合用能治阴虚火旺所致吐衄、口舌生疮及牙龈肿痛；治肝阳上亢及高血压中风，血气并走于上所用牛膝，旨在取其引血下行。长江三峡地区众名医更是擅用牛膝疗伤愈疾，如晚清万县名医陈光熙④在其传世的《云峰医案》中失血门、麻木门、中风门、疮证门等多个医案无不

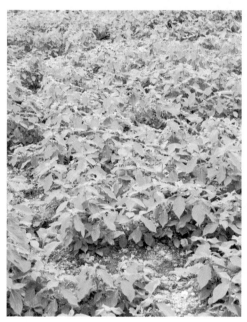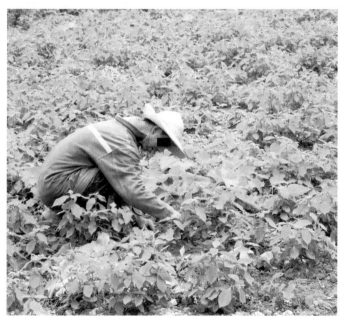

牛膝

① 奉节县地方志办公室.夔州府志（乾隆版）［M］.北京：中华书局，2015年（重印）.

② 利川市志编纂委员会.利川县志（清同治四年版），2002年1月（内部重印）.

③ 巫溪县志编纂委员会.大宁县志（光绪版），1985年7月（内部重印）.

④ 陈代斌.三峡名医医著选集［M］.北京：团结出版社，2017.

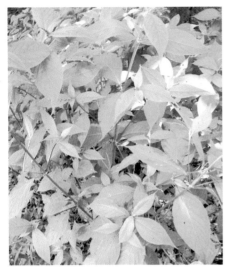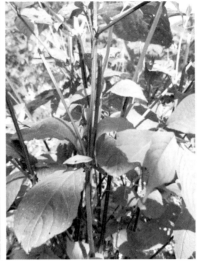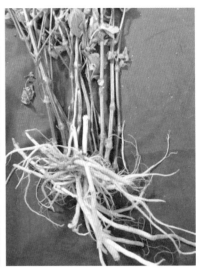

川牛膝

配用本品；检现代名医冉雪峰[①]所治热痹、脚气、肠痈、瘰疬等病处方亦多配用牛膝一药。名医王文选[②]更有"牛膝味苦，除湿痹痿，腰膝酸疼，益阴补髓"和"牛膝苦，除湿痹，补血强足孕妇忌"之记述。另据《万县中草药》[③]所集三峡民间单验方载，治跌打损伤，可用鲜品川牛膝全草适量，加酒糟、红糖共捣烂外敷；或用牛膝、骨碎补、赤芍各三钱，泽兰五钱，煎水内服；治虫蛇咬伤，用鲜牛膝全草、鲜乌桕叶各适量，加酒捣烂外敷。治风湿关节炎、闭经，可用川牛膝、川木瓜、川续断各四钱，煎水内服。

不仅如此，民间众多祛风定痛、除湿舒筋、益肾暖腰之药酒配方大多选有川牛膝这一道地药材，诸如治肝肾亏损所致头昏耳鸣、腰膝软弱的山萸苁蓉酒、益肾明目酒、楮实助阳酒；治风寒湿痹所致筋脉拘挛的豹骨木瓜酒、虎骨杜仲酒、舒筋活络酒；能补肾养肝、益精壮骨的地冬酒等[④]。除此之外，巫溪县境内还盛产一种名叫"味牛膝"的牛膝品种。据载，该品种为爵床科植物大马蓝的干燥根，生长于海拔1500米以上的高寒老山之中，亦为多年生草本。功能行瘀血、消肿痛、强筋骨等[⑤]，值得学者们关注。

（陈代斌／文图）

① 冉雪峰.冉雪峰医案［M］.北京：人民卫生出版社，1962.

② 陈代斌.王文选医学全集［M］.北京：中国中医药出版社，2015.

③ 四川省万县地区卫生局，万县地区科委.万县中草药，1977年12月（内部资料）.

④ 庞国胜，贾秀菊.药酒增寿治病小绝招［M］.北京：中国医药科技出版社，1997.

⑤ 巫溪县志编纂委员会，巫溪县志［M］.成都：四川辞书出版社.1993.

平肝息风话天麻

天麻，属兰科多年生草本植物天麻的块茎，又名赤箭，定风草、神草、鬼督邮，李时珍称其为白龙皮、赤箭芝。长江三峡地区民间曾有名神马、神麻者，并演绎出许多轶闻趣说。天麻主产于我国四川、贵州、云南及湖北等地，长江三峡地区的巫溪、巫山、奉节、利川、恩施、建始、开县、云阳、巴东等县境内天麻资源丰富。天麻原系野生，现多为人工培植，奉节县、云阳县、巫溪县、恩施土家族苗族自治州等目前都建有天麻 GAP 基地。

天麻是我国名贵中药材之一，也曾是外来客商十分钟爱的长江三峡地区优质川广药材之一。曾听说巫溪县境乌龙乡有一座山因盛产天麻而被称为"麻山"，后经笔者实地调查，此山即是该县国有林场猫儿背山山脉中一座山岭，因其自然环境独特，荒野熟地均产野生天麻，长期自然繁殖从未衰减，至今乡民每年仍能在此山获得不少野生冬、春天麻（当地人称窝天麻）。据光绪年间《大宁县志》①载："天麻，根类黄瓜，茎名赤箭，明亮坚实，产半高山者良。"另据《巫溪县志》②载，天麻主要生长于海拔 1000 米以上湿润的林下及肥沃的山地，该县境内适合天麻生长的面积约 400 万亩。

天麻以色泽黄白、半透明状、质地坚实、个大体重者为佳，尤以冬天麻最为上乘。中医学认为，天麻微温，性平而甘，能平肝潜阳、息风止痉，主要用于肝阳上亢所致头晕目眩，小儿惊痫抽搐，头风头痛，肢体麻木，半身不遂，语言謇涩等症。所以，晚清时期万县名医王文选③便有"天麻辛平，风热眩晕。惊悸风痫，瘫痪俱应。湿纸裹，煨熟用"和"天麻辛，止头眩，风痰瘫痪并惊痫"之临证用药经验传世。

历代医药文献记载以天麻组方者众，如天麻丸，据《中医大辞典·方剂》收录就有 7 首同名异方；天麻散，同名异方 4 首；另有天麻汤、天麻防风丸、天麻退翳散、天麻钩藤饮等。三峡地区民间就地取材，常用天麻配方治疗如下病症④⑤。

（1）肝风内动，惊痫抽搐者，加钩藤、全蝎、桑叶；头痛、眩晕，加黄芩、川牛膝，或头顶一颗珠（延龄草）；因肝血不足，加川芎二两，共为细

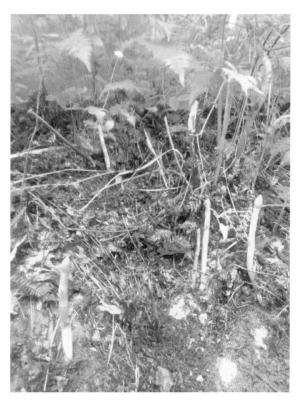

天麻

---

① 巫溪县志编纂委员会.大宁县志（光绪版），1985 年 7 月（内部重印）.

② 巫溪县志编纂委员会.巫溪县志［M］.成都：四川辞书出版社，1993.

③ 陈代斌.王文选医学全集［M］.北京：中国中医药出版社，2015.

④ 四川省万县地区卫生局，万县地区科委.万县中草药，1977 年 12 月（内部资料）.

⑤ 中国人民政治协商会议巫山县委员会.巫山县常用中草药，1991 年 9 月（内部资料）.

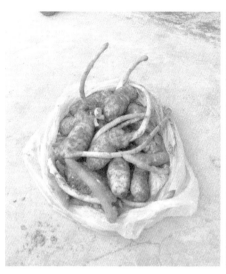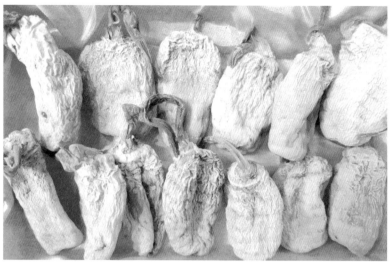

巫溪天麻

末，炼蜜为丸服。

（2）因于风痰上扰者，加白术、半夏、生姜、大枣、陈皮、茯苓等。

（3）肢体麻木，半身不遂者，加川杜仲、川牛膝、川当时、生地、玄参等；破伤风，加防风、南星、白芷、羌活等。天麻除药用价值外，尚有很高的食疗价值，并有增强记忆、延缓衰老等作用。目前，以天麻为原料的保健食品种类不少，诸如天麻蜜饯、天麻雪片、天麻果脯；天麻类饮料有纯天麻饮料、天麻冰茶、天麻川芎茶、天麻杜仲酒等。正是因为天麻市场需求量大，而它本身生长环境特殊，供需矛盾突出，致使社会上不法之徒以假充真现象时有发生，本书特向读者朋友推荐一首鉴别天麻的五字诀经验："上有鹦哥嘴，下有肚脐眼，表面点环状，剖开起镜面，异气吸嚼黏。"以此识别真假，避免受骗。

（陈代斌　周定平／文图）

化痰止咳话贝母

川贝母简称川贝，为百合科多年生草本植物乌花贝母、卷叶贝母或雪山贝母的地下鳞茎，主产于四川、云南、鄂西等地，是历史上重要的川广道地药材之一。

川贝原系野生，现多为家种。长江三峡地区多数县市区山地都有分布，尤以巫溪、奉节两县所产最多，且都为 GAP 规模化种植。据光绪年间《大宁县志》[1]载，"贝母，其叶如栝楼而细小，其子在根下如芋子，邑银场坪所产特佳"。所称银场坪，即巫溪县红池坝区域。除红池坝产区外，该县境内的猫儿背山、大关山及与神农架接壤的兰英寨等几座大山山脉所在乡镇都有川贝母规范化种植基地。2019 年 4 月 15 日，《人民日报》社会版以"药材长得俏，老农开口笑"为题，采用图文并茂形式报道了巫溪县兰英乡"以药材＋基地＋农户"的种植模式，发展中药材"太白贝母"种植情况。奉节县太和乡及兴隆镇茅草坝等多个村组农户亦有种植川贝者，并成为村民脱贫增收的主要经济作物。巫山县境红椿、大坪、大庙、当阳等高海拔乡镇及湖北境内的巴东、利川、恩施也多有种植。

川贝母味苦而甘，性微寒。其主要作用为清热化痰，润肺止咳。临床凡见肺热燥咳，阴虚劳咳等症者多选用本品为治。晚清万县名医王文选[2]对川贝母的性味功效作了高度概括，指出"贝母微寒，止渴消痰，清心润肺，开郁除烦"，用法上"去心，研末"，产地"出四川，陕西者佳"，以其"性轻而治上焦之痰"见长，同时与浙贝作了比较。川贝与浙贝都能清肺化痰而止咳，均可用于痰热咳嗽，并常与知母同用，如二母散。但川贝性凉而甘，并兼有润肺之功，所以常与沙参、麦冬、天冬等养阴润肺之味相配。从《万县中草药》[3]所载长江三峡地区民间运用川贝母经验看，不同的疾病其配伍各有选择。①治急、慢性支气管炎，常与黄芩、苏叶、杏仁、桔梗、五味等相配；②治肺结核咳嗽咯血者，常与白及、百部、百合、黄连、麦冬等配伍；③治百日咳，常与青黛、白果、生石膏、朱砂等相配；④治淋巴结核，常与桔梗、石燕、夏枯草等相配泡酒服。北宋时期《太平圣惠方》[4]堪称集北宋之前医方之大成，该书重视川药的运用，尤其川大黄、川升麻、川黄连及川厚朴、川贝母选用频率最高，或为方之主，或为方之辅，或单用，或配伍，似乎川药是当时医者遣药组方的标配用药，如卷四十六"咳嗽论"条就非常重视贝母的应用：①治咳嗽上气，喘急失声，宜服贝母散（贝

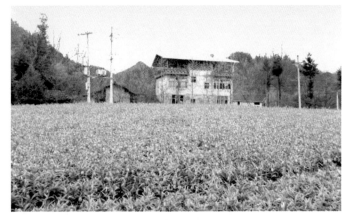

川贝母

---

① 巫溪县志编纂委员公.大宁县志（光绪版），1985 年 7 月（内部重印）.

② 陈代斌.王文选医学全集［M］.北京：中国中医药出版社，2015.

③ 四川省万县地区卫生局，万县地区科委.万县中草药，1977 年 12 月（内部资料）.

④ 王怀隐.太平圣惠方［M］.北京：人民卫生出版社，1958.

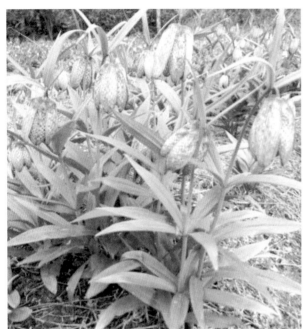
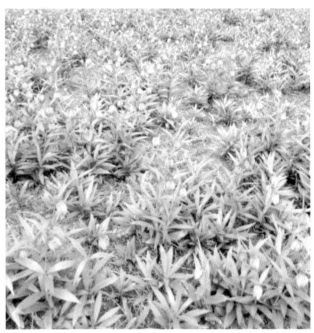

川贝母（奉节）

母、紫菀、麦冬、杏仁、人参）；②治卒咳，胸膈不利，宜服贝母煎（贝母、紫菀、五味子、百部、杏仁、甘草、桑白皮、白前）；③治久咳昼夜不息，气奔欲绝，肺伤唾脓血，用贝母散（贝母、桂心、射干、桃橘皮、厚朴、百部等）。另有十余种不同咳嗽亦选贝母一药。其后的《圣济总录》《普济本事方》《景岳全书》《证治准绳》《医学心语》等医籍亦多载有贝母丸、贝母汤、贝母散等。近年更有蛇胆川贝露、川贝枇杷露、川贝枇杷膏、川贝止咳糖浆等制剂上市。

（陈代斌／文图）

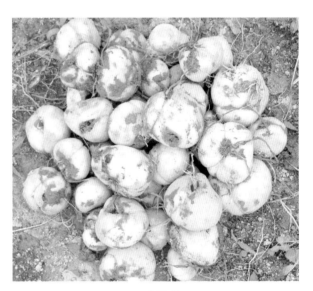

川贝母

祛风除湿话独活

川独活，属多年生草本植物重齿毛当归之根茎，因其根粗大，色泽棕褐，肉质肥厚，香气浓郁，故而又称"大活""香独活""肉独活"。《神农本草经》《开宝本草》《本草图经》《名医别录》等均将独活列为上品，皆载"此草得风不摇，无风自动"，因此而得独活之名。更有"独摇草""独滑""长生草"之谓。

独活喜生于高寒山谷、水沟、草丛或阴湿灌木丛林之中。长江三峡地区分布较广，尤以巫山、奉节、巫溪、巴东、建始、利川、恩施、神农架等地产量最高，质量最好。笔者于庚子年（2020）端午节及8月上旬两次专程去奉节县兴隆镇与湖北建始县接壤处的海拔1900米茅草坝林区实地考察，发现该地药材资源极为丰富，野生、家种遍山都是，其中野生肉独活于林中、溪沟边随处可见，且正值花蕾期。建始县属恩施州管辖，因恩施辖区的巴东资丘、建始等县境盛产独活，故而又有"巴东独活""建始独活"之名，其中巴东独活还是国家知识产权局商标局注册的国家地理标志保护性产品。也有诗歌云"独活巴峡久闻名，医药常珍地下根……"和"独活本是一特产，盛产恩施巴东县。根粗香浓味苦辛，通痹止痛祛风寒"（《恩施中医药诗歌集》）。

川独活的采集：每年4~10月挖取根部，除去地上茎及泥土，洗净晒干，拣去杂质，切片备用。其性味辛苦而温，具有祛风除湿、散寒止痛之功效，主治风湿痹痛，腰膝酸痛，手足挛痛等风寒湿邪所致多种痛证。单用、复方，汤、散、丸、酒剂皆可。《中医大辞典》方剂分册收录以独活命名的方剂计有22首，其中独活汤条就有10首，独活散条有7首，但均忽略了北宋早期官修药方。据笔者在开展文献研究中发现，北宋官修两部大型方书（《太平圣惠方》《圣济总录》）均非常重视川药的组方配用。据不完全统计，《太平圣惠方》以独活为主药命名的药方计有近70首，其中散剂50首，酒剂4首，汤、丸剂各1首；《圣济总录》以独活为主药命名的药方亦计有近70首，其中汤饮剂25首，酒剂9首，丸剂5首，散剂4首。如《太平圣惠方》卷第十九治中风失音不语，四肢强直，宜服独活散方；治中风口噤不开，筋脉拘急疼痛，宜服独活散方，或只用独活一两捣碎，黑豆一二合炒熟，以酒二大盏，煎至一盏三分，去渣，放温分三服；卷二十"治率中风诸方"，忽倒闷绝，口噤不语，气厥不识人，闭目不开，针灸不知痛处，宜服独活散方，药用独活一两，防风一两，桂心一两……共捣末，入生姜半分煎[1]。清代万县名医王文选临床习用三峡本土中草药，并颇有心得，如对独活就有"独活苦，走诸经，除湿祛风腰膝宁"的描述[2]。著名医家冉雪峰1953~1954年在重庆执业期间为我们留下了珍贵的临床案例资料，经重温其853张亲笔处方，除习用川厚朴、川大黄、川黄连、川升麻外，川独活亦是他首选之味。所得24张处方中，将川独活设为主药者（处方药味排在首位）计有8张，其余16张系配方。如1953年5月28日，治重庆市至诚巷19号谭某，女，27岁，两腿痹痛，且每发于寐时。经查，病起于前岁分娩至瘫痪，冉老先生以化气通络、散结定痛为法，用川独活二钱五分，怀牛膝五钱，汉防己三钱，西秦艽二钱五分；1953年5月30日，治重庆市打铜街14号戴某，

---

① 王怀隐. 太平圣惠方［M］. 北京：人民卫生出版社，1958.

② 陈代斌. 王文选医学全集［M］. 北京：中国中医药出版社，2015.

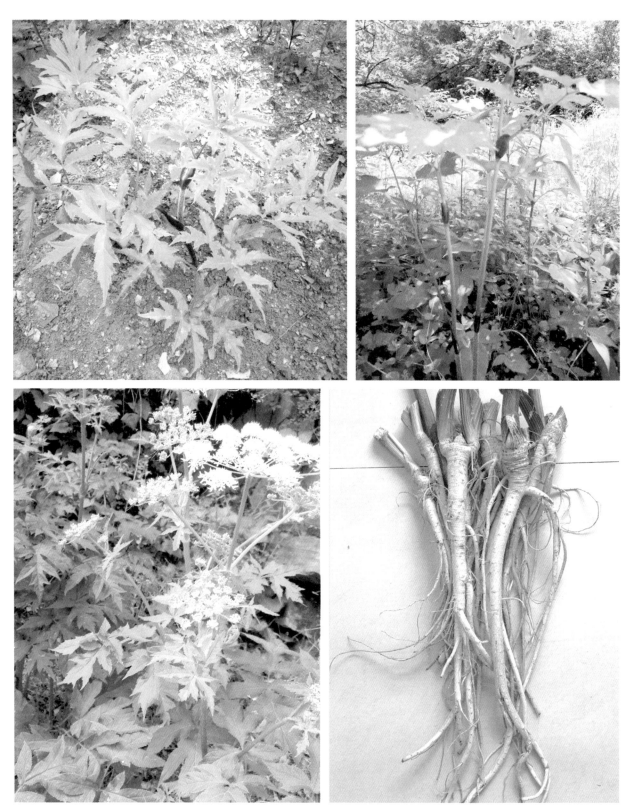

川独活

男，4岁，膝部疼痛，不能步履，冉老先生拟行气活血，祛风除湿为法，用川独活一钱五分，宣木瓜三钱，苡仁五钱，西秦艽一钱五分……水煎服；再如1953年6月7日，治重庆市白象街93号彭姓，女，48岁，因风寒湿三气聚于膝部，致左膝独大，状如鹤膝，冉老先生拟祛风通络，除湿开痹，散其胶结，畅其经隧，用川独活二钱五分，汉防己三钱，红血藤三钱等味，水煎服①。另据1965年《巴东县名老中草医农村验方初编》载，该县向代明、谭贤群、向良臣、王兰亭、田光隆等老草医治疗风湿类关节肿痛大多选取肉独活、羌活等味。如田光隆治膝关节疼痛发肿，用独活四钱，秦艽四钱，防风四钱，桑寄四钱，杜仲四钱，牛膝四钱等以酒泡服②。巫山县民间治鹤膝风，常用肉独活、羌活、松节、川芎等味③。万县民间治风湿筋骨疼痛（鹤膝风），常以独活寄生汤加味，或只取独活、羌活、松节各五钱，水煎，兑酒服④。

（陈代斌／文图）

---

① 冉雪峰．冉雪峰医著全集·临证卷［M］．北京：京华出版社，2004．

② 中国人民政治协商会议巫山县委员会．巫山县常用中草药，1991年1月（内部资料）．

③ 湖北省恩施专区巴东县卫生局，武汉市中医医院．巴东县名老中草医农村验方初编，1965年9月（内部资料）．

④ 四川省万县地区卫生局，万县地区科委．万县中草药，1977年12月（内部资料）．

清透发表话升麻

川升麻又名西升麻，系毛茛科多年生草本植物之根茎，主产于四川、湖北、云南、贵州等省山地。长江三峡地区多数县区山地都有产，是历史上川广药材重要商品药材之一。

升麻味辛、甘，性微寒，归肺、脾、大肠、胃经，具有发表透疹、清热解毒、升阳举陷等功效，可煎汤内服，或入丸、散、膏，或研末外用调敷，或煎汤含漱、淋洗等，备受历代医家重视，且以升麻立名成方者众。北宋时期两部官修鸿篇巨制收录川药可以说是做到了应收尽收，特别是川升麻、川大黄堪称《太平圣惠方》《圣济总录》二书组方之标配。前者100卷，后者200卷载方近两万首，现仅以《太平圣惠方》[①]为例。查检该书，几乎每卷所治病例都少不了升麻一药，或主或辅，或汤或散，或丸或膏。如卷三十四至卷三十八为口齿耳鼻病专卷，以川升麻立名者就有近20首，诸如川升麻散者同名异方有10首，川升麻丸者同名异方3首，其余无明确命名，只是标明某病宜服此方字样。如治齿风疼痛、咽喉肿痛、咽喉壅塞、颈颔肿痛等病都是以川升麻为主药；治齿风宣露，以川升麻、白附子各一两，共捣极细末，以生地黄汁调涂齿根处，立效；治咽喉肿痛，热毒在脾肺者，宜服含化升麻丸；治喉痹肿热痛闷，津液闭塞不通，川升麻一两，马蔺子二两，捣末为丸，常含一丸以咽其津等。《太平圣惠方》卷八十二至卷九十三为儿科专卷，而每一卷都能见到川升麻、川大黄等药。如卷八十五治小儿热过，迷闷发痫，宜服升麻散方。元代危亦林《世医得效方》[②]中亦有不少药方选择与川升麻相伍，如治四时感冒不正之气的香葛汤，治过食煎煿的葶苈散，治毒痢及蛊注的茜根散，治身热如火的如圣汤，治脑疳头皮光急的龙脑丸，治肋下忽肿如生痛疖状只取川升麻一味名为升麻汤等。《中医大辞典》方剂分册所收升麻汤、升麻散30余首，且多是明清医学文献所载，宋元之前者却不多。

长江三峡本土名医对川升麻亦多有研究，且有精辟见地。如晚清万县名医王文选[③]有"升麻微寒，解毒散风，升提下陷，牙疼可解，辟瘟止泻，清胃有功。形轻坚实，色青绿者佳"的论述。名医冉雪峰[④]指出："升字系从功用言，麻字系以形色言。升麻甘而兼苦，平而近寒，苦则降，寒则清，本为清降之品。……瘟疫为天行毒，瘴气为地气毒，蛊毒为物类之毒，邪气、时气、中恶为人事之毒，复以疬毒二字结之，以完百毒之义。其头痛风热风肿诸毒，犹毒之小者耳。唯咽喉痛、口舌生疮不言毒，仲景《伤寒》《金匮》，丸咽喉痛俱用升麻，或原方加升麻，是升麻具有治咽喉口疮专能。升麻本苦寒，而非辛温。升麻之升，实则于降。其升也是升清气，非升清阳。其清散正是治火，即《内经》火郁发之……"由此不难发现，其述恰与宋元文献所载相符。清同治湖北《利川县志》、光绪《大宁县志》等地方志书物产篇都收录有川升麻一药。

据《万县中草药》[⑤]所载三峡本土民间用药经验，凡遇风热疮疡，用升麻四钱，金银花四钱，当归、赤芍、连翘、牛蒡子、山栀子、防风各三钱，甘草一钱，水煎服；胃热牙痛，口舌生疮，升麻三

① 王怀隐等.太平圣惠方［M］.北京：人民卫生出版社，1982.

② 危亦林.世医得效方［M］.上海：上海科学技术出版社，1964.

③ 陈代斌.王文选医学全集［M］.北京：中国中医药出版社，2015.

④ 冉雪峰.冉雪峰医著全集［M］.北京：京华出版社，2004.

⑤ 四川省万县地区卫生局，万县地区科委.万县中草药，1977年12月（内部资料）.

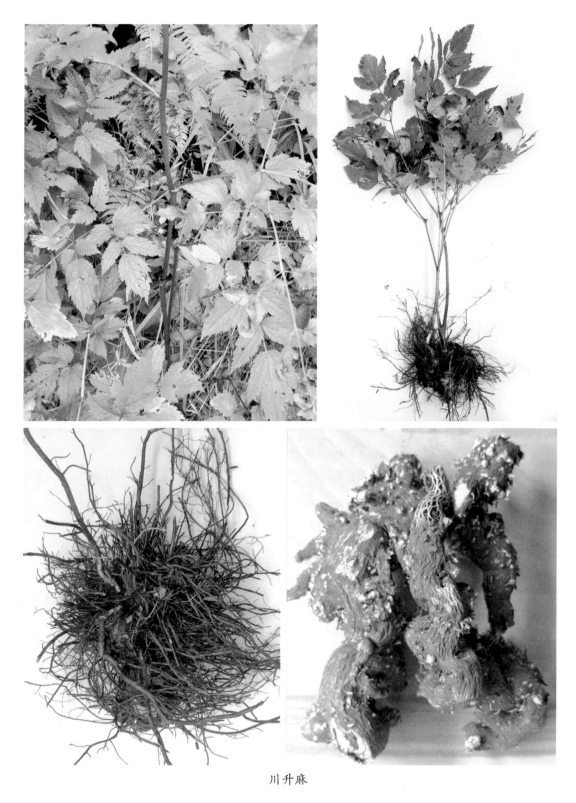

川升麻

钱，黄连一钱，生石膏一两，水煎服；咽喉肿痛，升麻、玄参、桔梗各三钱，甘草一钱，水煎服；头痛目赤，以升麻、白芷、葛根、石膏、川芎、薄荷等药煎水服能取效；若见子宫脱垂，可用升麻、艾叶各五钱，益母草六钱，蓖麻子四钱，锦鸡儿、竹凌霄各七钱，黄芪、棕树根各一两，水煎服。

（陈代斌／文图）

肿瘤克星黄药子

黄药子又名黄药、黄药根、木药子、苦药子、黄独，据《中药大辞典》载，黄药子基原为薯蓣科植物黄独的块茎。正是因为科属的原因，全国各地的叫法很多，诸如山慈姑、金线吊虾蟆、黄虾蟆、铁秤砣、黄金山药、金丝吊蛋、土首乌、土芋、板薯、苦茅薯、草菀薯、草菀苔、雷公薯等，长江三峡地区的万州、开州称毛卵坨，土家族人称猴子七。

黄药子虽然全国各地都有产，但从文献记载看，还是长江三峡地区的万州、忠州所产品质最优，最受历代医者青睐。最先记录黄药子者当是唐代孙思邈的《千金月令》，其后《日华子本草》《本草图经》《重修政和经史证类备用本草》《太平圣惠方》《圣济总录》《本草纲目》等都有记载；现代医药文献亦多有载述，诸如《中药大辞典》《现代中药学大辞典》《全国中草药汇编》《湖北药材志》《万县中草药》等。

从临床应用角度看，首推孙思邈《千金月令》[①]瘿疾条下所选"疗患忽生瘿疾三年者极妙方"。如载："瘿疾，右用万州黄药子半斤（紧重者为上品，如轻慢者即是荆南山产须用一斤），取无灰酒一斗，以药投于酒中……"随后，刘禹锡《传信方》[②]收录了该方，并证实"孙思邈《千金月令》疗忽生瘿疾一二年者，以万州黄药子半斤，须紧重者为上。如轻虚，即是他州者，力慢，须用一倍。"刘禹锡还用本方法于临床取效，确信孙氏拟订的疗瘿极妙方对瘿疾的治疗作用。至宋元时期，医家们又将其扩展治疗面目赤肿、口舌生疮、咽喉肿痛及热毒疮肿等。由于本品味苦，性凉，功能消炎软坚，凉血解毒，因而常被用于吐血、衄血、喉痹、疮毒等症，现代药理证实，本品具有抗菌、抗病毒、抗肿瘤等作用，尤其对消化道肿瘤有其明显效果，值得深入研究、开发与利用。

黄药子为万州历史上的贡品，属地方性优质中药材。据笔者近年走访调查结果看，黄药子主要是在中低山区的山谷、河岸、路旁及杂林崖边有野外生长，且喜温暖湿润环境，不耐寒，其地面枝叶藤蔓入冬便枯萎死去，来年春再发芽，所以属多年生草质缠绕藤本。文献载以万州产为上，此言不假。据笔者实地查勘，万州的长岭、青石、安溪、龙沙、响水、河口、太白仙岩等山地的确有生长，笔者就曾在太白岩山上采集一单株块茎近7斤重的标本，其藤蔓长达近10米。清·乾隆、道光两朝《夔州府志》[③]均载本品为万州贡品，后从《太平寰宇记》[④]卷之一百四十九中得到证实，证明唐宋时期黄药子确为朝中贡品。

《中药大辞典》[⑤]《现代中药大辞典》均载北京故宫博物院藏有本品标本，从而更进一步证实本品古今药用价值所在。作为长江三峡地区特种药材产地——万州，若能组织科技力量开展深度研发利用，必将功莫大焉。

① 欧阳修，宋祁. 新唐书［M］. 北京：中华书局，2011.
② 刘禹锡，冯汉镛. 传信方集释［M］. 上海：上海科学技术出版社，1959.
③ 奉节县地方志办公室. 乾隆夔州府志［M］. 北京：中华书局，2015.
④ 乐史. 太平寰宇记［M］. 北京：中华书局，2008.
⑤ 江苏新医学院. 中药大辞典［M］. 上海：上海人民出版社，1977.

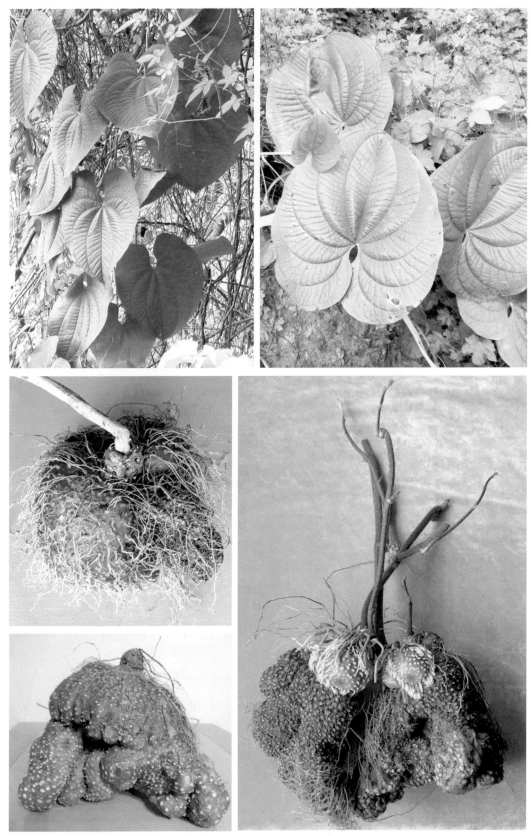

万州黄药子

（陈代斌／文图）

利水明目话车前

车前，为多年生草本植物中药，全草叶、茎、根、子皆是极佳中药材，中医处方用名多以"车前草"或"车前子"成方。

车前喜温湿气候环境，高山区、中山区、低山区都有产，因而其适应性极强。各地对本品的称谓颇多，就其草而言，有称马舄、当舄、陵舄、车轮菜、车轱辘菜、马蹄草、田菠菜、牛舌草，万州民间叫蛤蟆衣、客蚂叶、客蚂菜等；就其子来讲，通常有车前仁、车前实、蛤蟆衣子、凤眼前仁、猪耳朵穗子，或芣苢实者等。

草与子同属甘、寒之味，均具清热利水、祛痰明目之功，但在具体运用时各有所长。车前草主要用于小便不通，淋浊带下，尿血水肿，泻痢鼻衄，目赤肿痛，痰湿咳嗽等；车前子除具前述主治外，尤其对目赤障翳类眼科疾病有效，并受到历代医家的高度重视。随着对本品研究工作的不断深入，其临床应用范围也得到了很大的拓展。

从文献记载看，《神农本草经》《本草图经》《开宝本草》《名医别录》等均将其列为上品，北宋官修《太平圣惠方》《圣济总录》两部大型方书以车前组方者甚众，单用或作为君药配伍用都备受青睐，几乎成为众多疾病择药组方之标配。其中，《太平圣惠方》载述以车前命名的车前叶散、车前子散、车前饼子、车前子丸、车前还睛散、车前草汁等剂45余首，《圣济总录》载述以车前命名的汤、散、丸、煎、饼等剂40余首。限于篇幅，明清之后的文献载述不便在书中一一列举。本品不但临床用药历史悠久，且还是一味食药两用的栽培观赏之物，据笔者亲身体验，其嫩叶做汤菜食用不亚于嫩菠菜叶做汤之鲜美。近年笔者有意识栽植了10余盆，结果发现该植物一年四季均发嫩叶、四季皆开花、四季均结籽，既为佐餐提供食材，又极具观赏价值，可谓集药、食、赏于一身。难怪恩施文化人刘礼鹏创作有"复叶穗花荫果盈，情关黎庶献丹诚。疏寒利尿兼除泻，千载青囊载美名"赞美之诗句。

车前不只是名医疗疾之工具，而且还是文人墨客笔下创作之素材，形成了不少动人的传说故事，道出了车前草名称的由来。据载，约在西汉时期，一位名叫马武的名将率军出征，途中遭遇久旱无雨，人和战马死亡甚多，就在危急关头，饥渴之马无意中吃了路边的一种野草，不但解决了无食久饥之苦，还使马匹的尿血之症得以缓解，由此就有了车前草一名。西周时期的《诗经》[①]称车前子为芣苢实。"采采芣苢，薄言采之。采采芣苢，薄言有之……"《全唐诗》[②]还记载了著名诗人张籍（安徽刺史）《答开州韦使君寄车前子》诗一首，诗的原文是："开州午日车前子，作药人皆道有神。惭愧使君怜病眼，三千余里寄闲人。"诗中所言开州即今重庆市开州区；所称午日，后来有人说是五月，实际是指端午之时；使君即时任开州刺史的韦处厚。韦、张二人均系吴郡（江苏）人，后各在一方为官，韦得知张的目疾愈加严重，遂从开州将善疗眼疾的车前子寄往安徽张使君处，张为答谢韦才成就

① 李青 . 诗经 ［M］. 北京：北京联合出版公司，2015.

② 彭定术 . 全唐诗 ［M］. 北京：中华书局，2003.

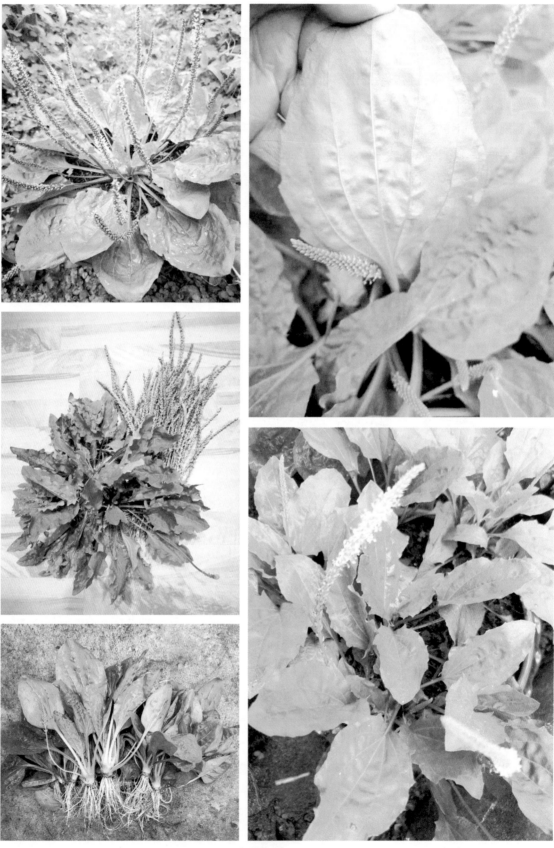

开州车前

了开州车前子一诗。此外《太平寰宇记》[①] 卷之一百三十七有称开州车前子为贡品的记述，《全唐诗》中白居易更有"茉莒春来盈女手，梧桐老去长孙枝"之句。

（陈代斌 / 文图）

（陈代斌　田红兵　边晓静）

---

① 乐史. 太平寰宇记［M］. 北京：中华书局，2008.

第三章
医著医方

医著

医著，是反映医家或医人学术成就的专门著述，是供后学学习、研究、传承医家或医人学术思想、医疗经验的重要实物资料。随着科学文化和印刷技术的不断发展进步，中医药书籍的出版也得到了较大发展，既为中医药习业者提供了大量而丰富的医药载体资料，也极大地推动了中医药学术传承与发展。

但也不可否认，由于历史原因或医家们自身条件限制，不少名医生前虽有亲手整理撰著的总结性资料，但因当时条件所限，无力刊刻面世流传，使其终成憾事。即或刊印，也印数不多，流传不广，致使历史上的不少名医学术思想、医疗经验没能得到很好传承。长江三峡地区是名医辈出之地，据各地方志记载，本土曾经有医家著述近 300 种 1000 余卷，而笔者历经近 30 年的艰辛搜寻查访，仅发现近 50 种 150 余卷，更多的已不复存在了，诸如明代云阳县名医冷开泰精于幼科，所著《天花谱史》三卷，对当时防治天花有独到见地，甚为川东医界推崇，现仅能从《四部总录·医药编》发现踪迹。清代万县名医陈心泰著有《伤寒详注》《脉诀提要》《药性切指》《医方歌正》等，却只能在《万县志》中获取零星信息，根本不见其物。湖北恩施晚清名医饶凤璜所著《伤寒金匮标目提纲》八卷、《医经精义便读》《医学三字经》等各一卷亦仅在《恩施市志》中载有书名。这一现象和不争的事实告诉我们，中医古籍正在远离我们，并逐渐消失殆尽，抢救保护地方性有限的中医药医籍文献资源是中医人义不容辞的责任和义务。本书向读者朋友推介的明清医籍大多为长江三峡地区极其珍贵的孤本、善本医书，特别是名医王文选多部医著的重新整理与刊印，更是拉开了长江三峡地区残存医籍抢救与保护工程的序幕。

一、基础与内科

活人心法

《活人心法》由王文选（字锡鑫，号亚拙、席珍子、同仁）撰辑，间有刘以仁著述，成书于清道光十八年（1838），系综合性中医入门读物，共四卷。全书主要载述四诊要领及证治药方等，尤以伤寒病证治为主，间或选辑各家医论、辨治方法及药物方剂，便于临证借鉴。原书卷二选录张登《伤寒舌鉴》及薛氏、梁氏《舌鉴辨正》共计149种舌诊内容，对研究舌诊具有重要参考价值。卷三、卷四为伤寒及各种病证选药用方，对于研究王文选临证医学思想亦具重要参考价值。

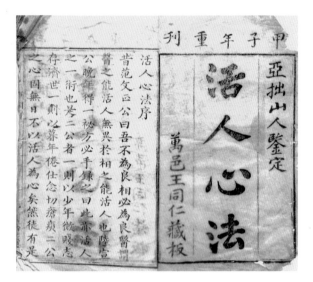

本书在全国部分中医药高校及科研院所图书馆均有藏书，只是版本不尽相同而已。万州蒲承润老先生家藏清咸丰己未年（1859）三义公刻本，陈代斌藏有清同治甲子年（1864）刻本，三峡中医药文化馆藏有是书残卷。

医学切要

《医学切要》为王文选撰辑，系《医学切要全集》之一，初刊于清道光二十七年（1847），共一卷。书中载有"经络脉诀、药性弹词、分类见病用药歌、看病歌诀、汤头诸歌、景岳新方八略"及程钟龄"医门八法"等内容。其中，尤以脉诀载述最详，计有浮脉总诀，六部浮脉主病；沉脉总诀，六部沉病主病；迟脉总诀，六部迟脉主病；数脉总诀，六部数脉主病；外感内伤脉诀，百句脉诀，五脏独脉诀，宜忌脉诀，妇科调经脉诀等，堪为中医诊断学基础读物，适合中医药院校及临床医务工作者参考借鉴。目前仅见清光绪八年古渝蔚文山房刻本及善成堂刻本，陈代斌藏有光绪八年古渝蔚文山房刻本。

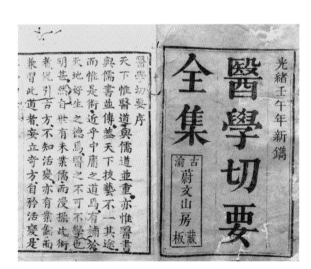

医学易读

《医学易读》系王文选撰就《医学切要全集》后萃其精要而成，成书于清道光二十九年（1849），共二卷。上卷列五运歌、望闻问切歌、医箴铭、六经切诀歌、百句脉诀及脉诀辨正等诊断辨证知识；下卷载识药要略歌、药性六字经、分类见病用药歌、见病知方汤头歌等内容。

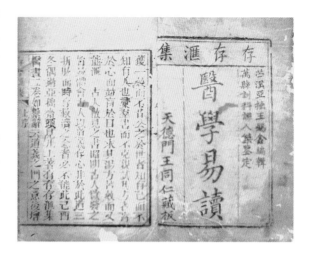

通篇多用歌赋，使人易学易懂，实为不可多得的中医药知识普及读本。现仅见万县民间刻本（无刊年），陈代斌藏有万县苎溪亚拙王锡鑫编辑、万县训科谭人杰鉴定、天德门王同仁藏板刻本。

脉法条辨

《脉法条辨》不分卷，系清代万县名医刘以仁传世文献之一，成书年不详。现存版本为当时同邑名医陈光熙（陈大方之子）整理编次，于清光绪四年刊行。书中首列金鉴订正内经寸关尺部位、部位图歌、左右部位图说、诸脉提纲等。次列手经歌、足经歌、十二经天干歌、十二经地支歌、脉证宜忌歌括及绝脉歌等，是脉诊学重要参考文献之一。现仅见清光绪四年（1878）万邑

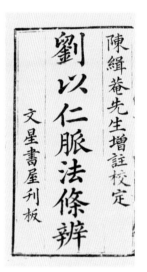

德星书屋刊本和文星书屋刊本，陈代斌藏有两种刻本及民间抄本。

内经讲义

《内经讲义》由冉雪峰（字剑虹，名敬典）编著，1926年刊印。冉氏节选《内经》部分原文，重新编次为总纲、源流、释名、篇次、凡例、气化原始、河洛微蕴、胎化生死，六运、五气、人体总释、五脏、六腑凡十三章，附图六帧。凡原文辞奥意晦之处，则择选诸家之切当注释，参以己见，予以辨析。所引注文较为精当，按语亦每能不袭旧说，明白晓畅，通俗易懂，颇能

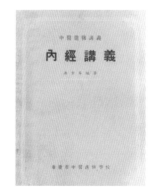

启迪后学。现有1926年湖北省医会夜校铅印本。中华人民共和国成立后，冉氏将其修编完善后作为重庆中医进修学校首批教学用书，1955年继以《内经讲义》刊印。重庆三峡医药高等专科学校图书馆有藏。

冉注伤寒论

《冉注伤寒论》，由冉雪峰编著，1982年由科学技术文献出版社出版。全书分上、中、下三编。上编概要计十篇，内容为考证、释名、析义、辨序等；中编为六经正文，分太阳、阳明、少阳、太阴、少阴、厥阴病篇，各篇首列总论以综述其要；下编为痉湿及霍乱瘥后劳复等。重庆三峡医药高等专科学校图书馆有藏。

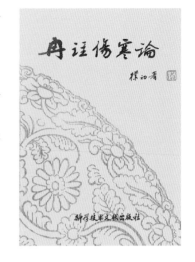

国医舌诊学

《国医舌诊学》由四川梁山（现重庆梁平区）邱明扬（字骏声）编著，分上、中、下三编，成书于民国二十三年（1934）。是书采辑杜清碧、薛己、徐灵胎、叶天士等医家之论述、参与西医论述撰成。上编舌诊概论计6章，中编察舌辨证纲要计6章，下编舌诊图解计8章，末附续编引用方解54首。现仅见秦伯未校订、上海中医书局出版铅印本，陈代斌藏有1955年6月重刊本。

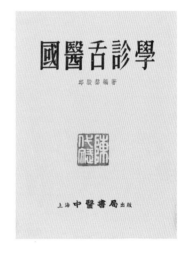

中医病理与诊断讲义

《中医病理与诊断讲义》由李重人编著，成书于1955年2月，分上下两册（1956年合二为一，改名为《中医病理与诊断》），系四川省成都中医进修学校教学用书。该讲义上册为中医病理，内容包括中医病理的特点与价值、内伤外感的辨别及标本邪正的意义、六淫与七情简释、六经证治概要等；下册为中医诊断，内容包括中医诊断的特点与价值、诊断与病理及治疗的关系、四诊概要等。书中扼要介绍了古今医家的学说与经验，所选内容均以临床实用为主，着重指出整体诊断和整体疗法的特点，尽可能使读者从中获得关于中医病理与诊断较为系统的知识，不失为学习和掌握中医的基础性读物。陈代斌藏有1955年、1956年两种刊印本。

二、妇儿科

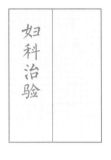

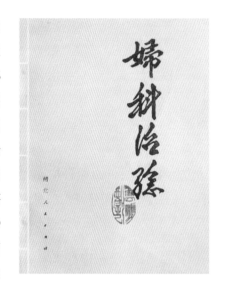

《妇科治验》全一册，系刘氏五世家传云鹏生前编著，由胡时彬、温生福、宫建英三人协助整理而成，湖北人民出版社1982年6月公开出版发行。后由其孙女刘颖与刘云鹏老中医学术经验整理小组再行整理，经中国医药科技出版社2017年1月再版面世。全书分医论、医案、常用验方3章。医论章列妇科常用调肝法、妇科常用治脾法、妇科常用补肾法、活血化瘀法在妇科临床中的运用等专篇。医案章选列妇科经孕胎产病证39种，常用验方章载刘氏临床经验用方176首。全书理、法、方药齐备，为中医妇科临床重要参考读物。陈代斌藏有刘云鹏老先生系列著述。

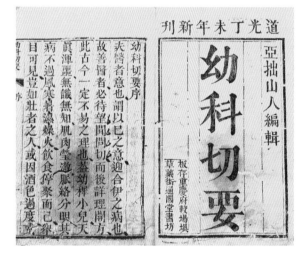

《幼科切要》为王文选传世医著之一，亦为《医学切要全集》之一，初刊于清道光二十七年（1847），共一卷。书中首载小儿要略论及小儿病状歌，次列初生门，详述初生保育、防病用药知识，选列儿科常见病证23种，药方173首，其辨证用药多有心得，并载案例多则。所论简要，重在诊断及阴阳辨证，别其虚实，突出实用。如书中自序载："凡看小儿，先观元气厚薄，手探口息寒热，次察唇舌润燥，再看关纹色气，问其饮食二便，方才酌方调治，庶不有误。"又如发热门载："小儿发热非一端，或因食积，或因寒侵，有实有虚，有积有热。发热面红，气粗口渴，啼哭烦躁，唇红，小便赤色，解表即退，宜服黄芩、紫苏、薄荷、防风、柴胡、虫退、连翘、木通、车前、荆芥各五分，灯心为引。"所载实为经验之谈，是中医儿科临床不可多得的实用儿科文献。现仅见善成堂及通国堂刻本，陈代斌藏有重庆府较场坝草药街通国堂书坊刻本。

《痘科切要》全一册，由王文选撰辑。成书于清道光二十年（1840），初刊于道光二十七年（1847），系《医学切要全集》之一。首列四十八字"察方字号"，次述其师彭宗贤三世业医，为万县当时痘科之独步，再述赵吉华及学界钱仲阳、张洁古、王海藏、王节斋等医家治痘大法（间有自己遣方用药经验）。载痘科现证图一幅，并列囟会、神庭、风府等七十经穴主诸痘所生部位；100 余种痘证病因诊治与 100 余首痘症药方；末附杂方 25 首及麻痘西江月 20 首等内容。是书系王氏汇览当时所见古今群书，择其方之平易精良者，增以所应验诸方，穷原究委而成，是万县本土医家当年所传之重要儿科文献。现仅见善成堂和重庆刻本，陈代斌藏有古渝蔚文山房珍藏刊刻本。

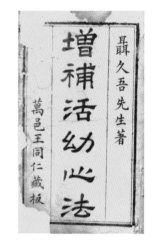

《增补活幼心法》是王文选在明代聂尚恒所著《活幼心法》基础上创编而成的儿科医书，对痘疹病原及其不同阶段的发病特点、症状及治法作了较为详细的辨析，并提出了相应的学术见解；卷九载论儿科惊风、吐泻等六种杂症，该书在痘疹专著中影响较大。王文选针对该书部分卷次（篇章）的相关内容再次提出了新的见解，名为《增补活幼心法》，共计 6 卷。王氏的观点较聂氏的见解更为合理，更贴近临床实际。书末附有王氏对痘疹的预养方法和效验药方 20 余首。陈代斌藏有光绪丙戌年濂溪书屋刻本及万邑王同仁藏板。

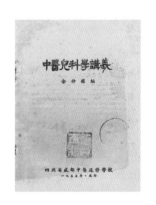

《中医儿科学讲义》由余仲权编著，成书于 1955 年，为四川省成都中医进修学校教学用书。该讲义分 2 篇 5 章 21 节。第一篇总论，内容包括中医儿科学的发展、营养卫生、预防疾病、诊断提要等；第二篇是各论，自新生儿疾病至小儿常见疾病均有所载，每章节之末皆列复习思考题数道。在治疗方面，既有随证选方，又有民间单验方，不失为中医儿科习业者极佳入门读物。陈代斌藏有 1955 年印本。

三、眼耳鼻喉科

眼科切要

《眼科切要》共一卷，由清代医家王文选撰辑，成书于清道光二十七年（1847），为《医学切要全集》之一。本书汇集前人诸说之切要者撰辑而成，首列眼科全图，论述五轮八廓、目病金玉赋、目病诀及药性光明赋等，次列内外障治法并症方、眼科药方 95 首、眼科杂方 47 首，论述点眼药药性、炮炼法并识伪和随症用药加减等。

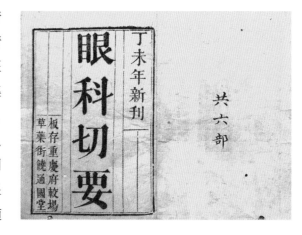

其中，内障列证 48 种，外障列证 70 种。内障常用四圣散、加减驻景丸、滋阴地黄丸等。外障常用宁木汤、酒调散、洗肝散等。陈代斌藏有清道光丁未年板存重庆府较场草药街饶通国堂新刊本。

日月眼科

《日月眼科》系王文选所辑《存存汇集》系列丛书之一，成书于清道光二十九年（1849）。书中记有看眼歌、识症歌、古方汤头歌、新方汤头歌及各种眼病，方论俱全，是眼科临床重要参考书之一，特别是书中所载王氏家藏或自制的日月眼药锭、鑫验丹眼药、点翳奇方、太阳膏等多个独特效验单方更具价值。原书列有看犯翳诀、占犯翳诀、观音光明诰等篇目。现仅见清

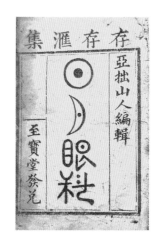

同治六年（1867）万邑王同仁刻本及至宝堂发兑刻本，两种刊本陈代斌均有藏。

光明眼科

《光明眼科》系王文选传世文献之一，初刊于清咸丰元年（1851）。书中内容较《日月眼科》更为丰富，能互为补充。全书主要由歌诀写成，首列目睛原始歌、五轮所属部位歌、五轮主五脏病歌、八廓部位歌、眼科新方歌、光明药性歌及外内障治法，随出药方加减。所载"光明药方"均系治疗各类眼疾的膏、

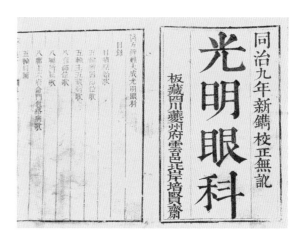

散、丸、汤及外洗药方与方法。现仅见清同治九年夔州府云邑北岸培贤斋新刻本及民国九年手抄本，陈代斌均有藏。

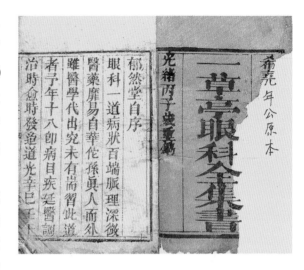

《一草亭眼科全集书》又名《感应一草亭眼科全集》，由万邑文永周（字卜庵，号豁然子）集编，成书并刊于清道光十七年（1837），共四卷。卷一为感应眼科古今药方，首载郁然堂自序、点眼药法、护目法等，凡经文氏屡试有验者，方下皆注有"豁然子"或"卜庵式"等字样。卷二为感应眼科录要药性，分类论证眼科常用药丸 14 部 155 味，最多者莫过于山草部列药 26 种。卷三辑录邓苑《一草亭眼科全书》原文。卷四为异授眼科。本书条理清晰，论治简洁，便于学者融会贯通，为眼科临证实用参考书。该书民间刊刻本较多。陈代斌藏有希尧年公原本残卷（道光丁酉岁新刻，板藏万邑永征祥号）及光绪丙子年（1876）重刊本全卷。

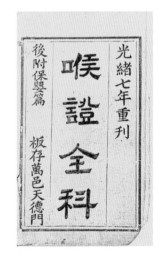

《喉证全科》出清时四川云邑朱翔宁增辑，分上下二卷，成书年不详。从书中所载内容看，系朱氏在燕山窦氏《喉症全科紫珍集》基础上，博采先贤精辟之论述，积朱氏四十余年之临证经验，对喉科病症的论与法进行了一次全面性汇集。上卷首载治喉十要歌、治喉秘法、临证二十法，以及古今药 143 道。下卷载喉科常病证锁喉风、缠喉风、哑瘴喉风、连珠喉风等计 72 种。该书对喉科病症论述详而全，其治法亦多种多样，因而被后世推崇为喉科之经典而广为流传。书中有清代万县名医陈光熙及万县捕署马二泉二人所作之序。现仅见清光绪七年（1881）万邑王文选天德门刻本，陈代斌有藏。

《眼耳喉鼻病》由余仲权著，分四篇十三章，成书于民国三十二年（1943）一月，由三友书店印刷出版。篇一为眼病，篇二为耳病，篇三为咽喉病，篇四为鼻病，各篇均按构造、官（功）能、卫生、疾病及治法药方等内容成篇，内容简洁实用，可供当下临床从业者参考借鉴。陈代斌藏有 1943 年印本。

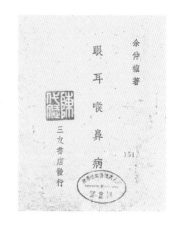

四、外科与针灸

《外科切要》是王文选在参考《外科正宗》《外科全生集》及《医宗金鉴·外科心法》等文献的基础上，结合自己的临证心得编撰而成，系中医外科入门读物，初刊于清道光二十七年（1847），为《医学切要全集》之一。是书上卷列十二经络歌、十二经气血多少歌、痈疽总论歌、痈疽阳证歌、痈疽阴证歌、痈疽治法歌等 21 则，插图 12 幅；下卷为外科便读及外科金口诀，简述外科病证五恶七善、寒热表里、内消外托、脓溃治法以及病证治则；末载外科药方歌 182 首。现仅发现善成堂刻本（万州杨继如老先生藏书），陈代斌藏有古渝蔚文山房珍藏刊刻本。

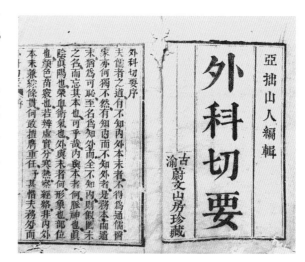

《遂生外科》由王文选撰辑，系所集遂生九种八卷之一，初刊于清同治己巳年（1869），不分卷。首载"痈疽根原、痈疽治法"及外科插图 14 幅，次列"应用汤饮、应用敷药、应用丹散、应用膏药"等，部分内容与《外科切要》相同，书中间有王氏用药用方经验及实证案例记述，具有很强的临床参考价值。原书总目之末列有"应用草药一百味"一项，惜所见之残本无此项内容，疑为缺损脱落。现仅见清光绪八年（1882）仲秋南浦王文选甫于小蓬莱山馆刻本，陈代斌藏有是书残卷刊本。

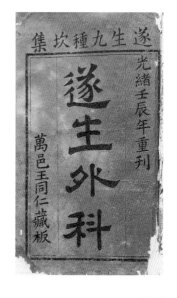

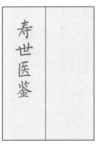

《针灸便览》系王文选在集辑《针灸大全》《针灸聚英》《针灸大成》《医宗金鉴》等诸家针灸之精要的基础上，结合自己临证经验，加以分类合编而成，为《存存汇集》之一，内容丰富，通俗易懂，是针灸初学者重要参考读物。书中主要记述周身穴图、十四经经穴图、腧穴定位、针灸歌诀及针诸杂病穴。选录历代书中针灸歌诀26首及治折针法、制针法、煮针法等内容。王氏认为："治病之功，不外乎药。却病之速，莫先于针。"该书所载内容很具针对性和代表性，对清末四川万县针灸学的普及做出了贡献。现仅见清道光三十年（1850）万邑魏良久刻本，陈代斌藏有此刻本。

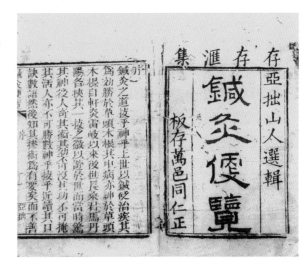

五、医话医案

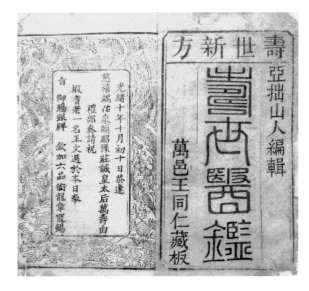

《寿世医鉴》为王文选所著文献之一，成书于清道光二十七年（1847），共三卷。卷上为看病识证要诀，计有鉴面知病诀、鉴目知病诀、鉴小儿知病诀、鉴舌知病诀等10则，以及医箴铭、切脉知病诀等；卷中载王氏在清道光至光绪年间经治案例（亚拙医案）60则，所治病例遍及万县、开县、云阳、奉节、巫山、涪陵、重庆、内江、成都、江西、贵州、湖北等省市县区；卷下为治病药方，计有240余证及对证方药，诸如安胎良方、胞衣不下、产后腹痛、产后无乳、妇人血崩、妇人白带等。现仅见清咸丰及光绪年间刻本，万州蒲承润老先生藏有咸丰己未年三义公刊本残卷，陈代斌藏有光绪丙子年王同仁藏板，三峡中医药文化馆藏有是书残卷。

<table>
<tr><td>

云峰医案

</td><td>

《云峰医案》共二卷，由万县世医之家出身的陈光熙撰辑刊行。全书按证共列 51 门（实则可见 49 门），计 132 篇（实见 126 篇）。其病例多为陈光熙、陈光照、陈光烈本族及其亲友的实案记录，

</td><td>

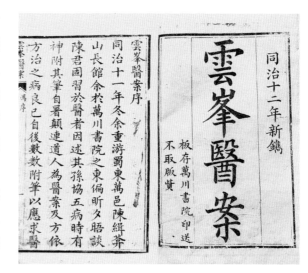

</td></tr>
</table>

亦有少量开县、云阳、奉节、巫山、梁平等周边县市医家的经治病例。书中所列之案，均是有论、有法、有方，是研究长江三峡地区本土临证实案不可多得的医案专著。

　　原书目录有"喘证门五篇、发乳门一篇"，所见残本均已散失，无法补齐完篇，不无遗憾。现仅见清同治十二年（1873）万川书院板存刻本，陈代斌有藏。

<table>
<tr><td>

冉雪峰医案

</td><td>

《冉雪峰医案》由冉雪峰（名敬典）著。书成于 1959 年 10 月，1962 年 1 月由人民卫生出版社出版。本书重点记载了冉雪峰的临床经验和对中医学术的见解，其内容包括内、外、妇、儿科医案计 71 则，充分体现了冉氏运用《内经》理论分析病情的特点，同时又融会了伤寒与温病学说，治疗上既能遵从古法，又不时显现冉氏临床创造性思维，

</td><td>

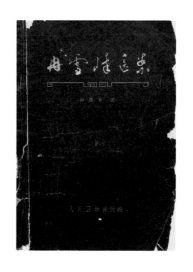

</td></tr>
</table>

是中医临床工作者不可多得的参考读物，陈代斌有藏。

<table>
<tr><td>

医笔谈

</td><td>

《医笔谈》由龚去非老先生众门徒参与整理而成，不分卷，1983 年成稿，四川省万县地区卫生局刊印。该书理、法、方、药俱全，集中体现龚去非 70 余年临床经验及学术见解。龚坚持整体观念，重视辨证论治；提出任何疾病的始终皆因内在因素而起主导作用；主张治病要伏其所主，因势利导；其首列"论疾病无绝对之表里寒热虚实"系龚去非

</td><td>

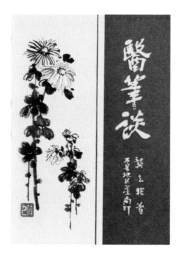

</td></tr>
</table>

老先生主要学术见解。陈代斌有藏。

六、药物与方剂

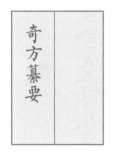

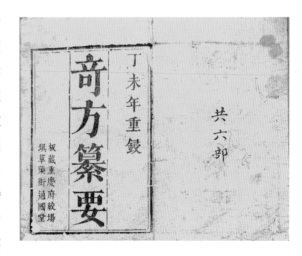

《奇方纂要》不分卷，由清代医家王文选撰辑。初刊于清道光二十七年（1847），为《医学切要全集》之一。书中首载五脏六腑辨证、识证要略、问证等歌括；后为内、外、儿、妇、眼科等病症 29 门，收方 270 余首，间有王氏用方遣药之临证经验和心得体会等。本书特点有三：第一，精选药方执简驭繁。王氏所选药方皆言有验，并按门类选录。第二，所辑之方皆本简便实用为原则。所辑药方既辑录于历代良方，又有王氏自己临证之验方。第三，重视养生益寿。王氏在养生方面倡导以补益气血为主，并专设益寿延年一门，选方 7 首，多以人参、二地、二冬组方，指出"心生血，血生气，气生精，精盛则须发不白，容貌不衰"。现仅见道光丁未年重刻本，陈代斌藏有重庆府较场坝草药街通国堂板藏本。

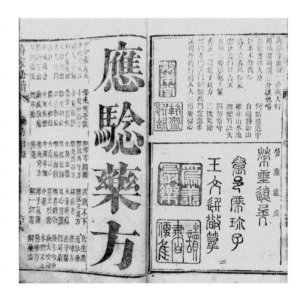

《应验药方》是王文选在家父的教导下收藏和辑录的有效药方，所辑药方计 159 首，书末选录海上方 64 首。书中各方，多系王氏经临床反复应用证明确有疗效的成方或单方，对现今临床仍具有一定的参考或借鉴价值。末附孙真人海上仙方均以七言四句歌赋式编排，内容简洁、流畅、易记。是书至今尚未发现单独刻本，且多附载于他书之后。陈代斌藏有清咸丰庚申年（1860）汉镇董家巷张述古斋刻字老店重刊王文选《安乐铭》时书末所附《应验药方》刻本。

| 方便弍书 | 《方便一书》由王文选撰辑，二卷，成书年不详。上卷首列"药性六字经"，以歌诀形式记述常用药物的药性、功效；下卷列方170余首，所治疾病涉及内、外、妇、儿诸科；末附"养生宜习""亚拙集古诗""戒淫诗""亚拙劝世歌" |

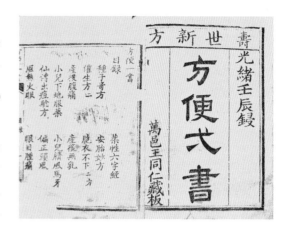

等。上海图书馆存有光绪辛丑年（1901）四川温邑张子端刻本，陈代斌藏有光绪庚寅年（1890）四川内邑文庙刻本及光绪壬辰年（1892）万邑王同仁藏板。

| 新定救护方药注释 | 《新定救护方药注释》全一册，冉雪峰编著，初刊于民国二十六年十二月（1937年12月），由湖北国医药界战地后方服务团发行。1938年订正为《新定伤科药方新释》，后又改名为《冉氏伤科效方》。全书共计5编，分别为"新定伤科药方注释十则""选定伤科药方注释十则""选定伤科备用药品注释十则""新定内科药方注释二十则""选定内科备用药品 |

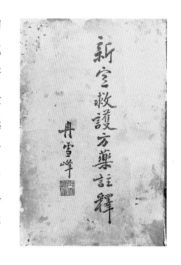

二十则"。伤科药方主要源于冉氏家藏曾国藩爱将鲍超军藏秘验单方和冉氏家传秘方，内科药方既本前世医家之方，又为家传之方，更是新义多多，大可指点后学迷津。三峡中医药文化馆有藏。

| 经药刊要 | 《经药刊要》共五卷，为万县晚清名医熊其庸撰著。卷一至卷三为药品目录，主要论述各药性味、归经、功效、相似药物鉴别；卷四为脏腑标本药式，以上、中、下三焦为纲，按标本虚实寒热用药；卷五为诸病分五味用药宜忌。本书流传不广，目前仅见民国二十一年孟秋刊本，陈代斌有藏。 |

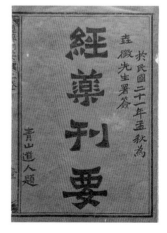

（本节所示之图均为陈代斌拍摄）

（陈代斌　田红兵　边晓静　罗红柳）

第二节 医方

医方，即医者临床诊治疾病的处方。既然是诊治疾病的处方，医方便成为检验医者临床辨证立法的试金石。一张好的处方可以传千年而不灭，这就是医方的无穷魅力。张仲景、孙思邈、金元四大家等名医所传之方被后世习医者奉为津梁自是历史的必然，社会的需要。当下所称"经典名方"，很大程度上就是源自于名家之手经反复验证有效的药方。所以，它是名医长期同疾病作斗争并用以治病活人的经验结晶，是中医药学伟大宝库的重要组成部分。

20世纪80年代以来，当代名医名家验方的抢救性搜集整理工作受到高度重视，有关专著相继出版，如由国家中医药管理局牵头组织编纂的《首批国家级名老中医效验秘方精选》已出版两卷。又如《中国当代名方验方大全丛书》《中国现代名医名方录》《中医效验方荟萃》等都已先后出版面世。这些验方集是当代名医毕生甚或家传数代人之心血，是名医大家灵活运用中医传统理论治病救人的经验和智慧，在一定程度上也反映出中医发展到那个历史时期所具的较高水平。

为使流传在长江三峡地区民间的单方、验方不被再度失传，笔者自20世纪90年代初开始在着手搜集老中医相关资料的同时，也将散落在民间、流传于乡野的验方、单方一并展开了挖掘搜集。通过近30年的不懈努力，已搜集在案三峡本土各科单验方总量过万首，其地域遍及渝东鄂西近20个市县区，发现不少医方对维护当地民众健康，促进当地社会稳定和经济建设都发挥出了不可替代的作用。如巫溪籍李训道创制的预防和治疗毒蛇咬伤之药酒、汤剂就曾在巫溪、竹溪两县广为运用，后来在湖北全省推广；长阳赵典伍以土茯苓、金银花、甘草等组成的"清血根治散"对于梅毒的治疗有其特殊效果，20世纪50年代曾受到党中央和湖北省表彰嘉奖；巴东谭贤群、廖献甲师徒擅长以当地"接骨丹"中草药治疗骨外伤等。

本节所列8位老中医24首药方均是出自三峡医派典型人物之手的经典名方，从一个侧面反映出医派典型代表的学术思想、临证用药经验的传承性。如龚去非、熊济川均为冉雪峰在民国时期于汉口行医时的亲传弟子，蒲承润又是龚去非先生在万县执业时的得意门生。龚、熊、蒲可谓师出名门，名师高徒。再如熊济川常用验方"解热合剂"就是受冉雪峰一贯主张"伤寒与温病融合"思想影响而创立的；"玉竹强筋汤""加味益气汤"皆为开州桑氏正骨世代相传的活态医方；李重人、郑惠伯为夔门郑氏医派同门同窗，其方均着眼于温病。限于篇幅，尚有更多可师可法之方无法入编本书，敬请读者朋友鉴谅！

（陈代斌）

冉雪峰经验方

🌿 新定麻沸散

【组成】曼陀罗一两　生川乌　生草乌各二钱　蟾酥一钱

【制法】曼陀罗等四味共研细末。

【用法】每用二钱水煎顿服，或用酒水各半煎力更强。

【解法】以绿豆汤、石膏制剂，饮之即醒，三黄汤效更捷。

【按】英人单伯森氏发明醉麻剂，而外科手术因之迈进，时为一千八百四十七年。我国华佗刳腹破背，截洗肠胃，醉以麻沸散，传以神膏，时在后汉。是国医之有醉麻剂，先外人二千八百余年。惜华氏青囊，付之狱吏一炬。今传之方为曼陀罗、草乌、白芷、当归、川芎、南星六味，虽曰有效，究之是否为华氏方，无征不信。后世用醉麻剂见于记载者，有乳香酒、忘形酒、铁布衫、蒙汗药、茉莉根、押不卢等。载于外科书班班可考者，有整骨麻药、换皮麻药、昏昏散、八里宝麻药、九乌散、曼麻散、《串雅》外用麻药等，且药品出入相同，大都为川乌、草乌、半夏、南星、白芷、闹羊花、曼陀罗、蟾酥，亦有用川椒、细辛、荜茇、蜂房、番木鳖者。本方乃融会诸方，汇以麻沸散新定。曼陀罗花，一名佛茄儿，外人亦用为醉麻主药，故用以为君，而以蟾酥之善醉麻大脑者佐之，便以川乌、草乌，猛勇疾驰，促助醉麻之力，若为酒制为醇液，或以酒下，则力量更大。但水煎剂不吐，酒制剂则呕吐，此又不可不知也。

（据冉雪峰著《新定救护方药注释》资料整理）

🌿 神效夺命丹

【组成】红花五钱　桃仁三钱　乳香　没药各一两　地鳖一两五钱　骨碎补一两　归尾二钱　儿茶五钱　血竭五钱　大黄三两　麝香五分　自然铜二两

【制法】红花等十二味共研细末，黄明胶熟化为丸，每重八厘，朱砂为衣，瓶贮，封固勿泄气。

【用法】每用十粒，水酒均可化服。

【按】此为内服之开关窍法，有红花、桃仁以活血，有乳香、没药以定痛，有地鳖、骨碎补、自然铜以续绝伤，有当归、儿茶、血竭以养血滋液柔和神经，又用大黄以助各药之通利而消炎，麝香之香窜兴奋者以透络益脑，合之黄明胶之胶黏，朱砂之镇定，意义周匝，效力宏达，故于重伤险证脏腑蓄瘀危急之候，能起死回生，斩关夺命。如以开关散外用，此药内服，且能救治中毒气之晕厥证。

（据冉雪峰著《新定救护方药注释》资料整理）

🌿 接骨紫金丹

【组成】地龙　地鳖　川乌　龙骨　鹿角霜各二两　赤石脂　鹿角霜各二两　自然铜三两　滑石四两　乳香　没药各一两五钱　麝香五分

【制法】地龙等十一味共研极细末，用鹿角霜烊化为丸，每重八分，朱砂为衣，瓶贮，封固勿泄气。

【用法】陈酒研化送服。

【按】此方为上海钱松溪氏秘传。地龙、地鳖为虫类通络药，兼可消炎续绝伤。乳香、没药为血中气药，兼可定痛，助长骨部胶质。自然铜、滑石、赤石脂皆为矿物质，可以续补骨中之钙素。川乌、麝香、鹿角霜均温通气血，兴奋神经以骨部之髓孔及骨部表层之密度。用鹿角胶烊化为丸，更有补健之大力，生长之伟功，以促筋骨之再生。此方治骨碎损断自有特效，远非七厘八厘、五宝七宝之徒治经脉瘀肿者所能及也。

（据冉雪峰著《新定救护方药注释》资料整理）

🌿 散瘀软膏

【组成】血竭　降香　川芎　赤芍　白芷各二两　归尾三两　红花、细辛各一两

【制法】血竭等八味共研末，研极细，和入软膏基质令相得。

【用法】摊消毒纱布上敷创部。

【按】此方治一切外伤未破皮而青肿疼痛者。用归尾、赤芍、川芎、白芷、细辛温散消肿，而以红花、降香、血竭等行气行血散结消瘀。凡伤后青肿不退，必系皮下溢血未尽全部吸收之故。用此不唯有消散排除瘀血之功，且有促进吸收溢血之效。故此方不唯行血，而且行气；不唯行气而且消肿，诚软膏中之良药也。

（据冉雪峰著《新定救护方药注释》资料整理）

🌿 挫伤软膏

【组成】生草乌　生南星　归尾　白芷各二两　黄柏　大黄　瓦楞子各四两　穿山甲一两　栀子三两

【制法】草乌等九味共研末，研极细，和入软膏基质令相得。

【用法】摊消毒纱布上敷创部。

【按】此方治一切外伤未破皮而红肿痛甚者。草乌、南星、归尾、白芷、山甲温通散结。黄柏、栀子、大黄凉散消炎。而用瓦楞子之能变质者，佐诸药消炎散结、定痛消肿。三黄合用，合于黄色素治疗。温凉并用，适于未溃腐现证。视药市消肿膏、万应膏、万能膏等，颇高一格。

【又按】西法单软膏，为黄蜡、麻油混合制成，作他种软膏之基质。其有香臭者，乃略加松香，如凡士林之类是也。现拟以黄蜡十分之三，麻油十分之七，加乳香制为软膏基质，功能解毒防腐，定痛生肌，且其臭芳香，较凡士林有过之无不及也。

（据冉雪峰著《新定救护方药注释》资料整理）

龚去非经验方

🌿 旱莲槐蓟合剂

【组成】墨旱莲　生地　天冬　槐米　大蓟　地榆　茜草　黄芩　栀子　蝉蜕

【功效】疏风清热，凉血养阴。

【主治】急性肾炎蛋白血尿、药物性皮炎、接触性皮炎、湿疹等。

【用法】水煎服。发热者加知母；腹痛者加木香、川黄连；呕吐者加鲜芦根、竹茹；目赤者加草决明；鼻塞者加苍耳子。

【按】据龚去非老先生生前介绍，此方始于他1951年用于治疗急性风疹块之经验。1953年春夏，万县市不少市民再次患急性风疹块，周身皮肤泛发斑丘疹，颜色鲜红明亮，皮肤剧烈瘙痒，并伴有全身不适，如目赤、清涕、腹痛、吐泻等，当时龚老和李重人正供职于万县市第一联合诊所，便以诊所名义向患病市民投以该合剂，收到很好效果，且大多只服药2~3剂即愈。

（据2004年中国中医药出版社《中国百年百名中医临床家丛书·龚去非》资料整理）

🌿 加减九味羌活汤

【组成】羌活　川芎　白芷　黄芩 各12克　防风　生地　天冬　玄参 各15克　北细辛　川黄连 各6克　甘草 8克

【功效】辛温发汗，解表祛湿，兼清里热。

【主治】急、慢性牙龈炎，下颌关节炎，副鼻窦炎。

【用法】水煎服。临证时还可据证作适当加减。

【按】九味羌活汤本为金代医家张元素方，龚去非老先生根据临床需要，在原方基础上稍作增减变通，并经数十年的临床观察，形成了加减九味羌活汤之经验方。细辛、羌活性属辛温，一般人认为牙病多属火，不习惯用，龚老则不然，不但不避讳，且用量都偏重，所增玄参、天冬、黄连便可制其性。龚老针对时医之虑，特再言之，以免良药负屈。

（据2004年中国中医药出版社《中国百年百名中医临床家丛书·龚去非》资料整理）

🌿 芪术金樱方

【组成】黄芪 30克　白术　黑补骨脂　枣皮　山药　茯苓 各12克　熟地　党参　菟丝子　金樱子 各15克　莲须 10克

【功效】补肾健脾，固摄精气。

【主治】主要用于水肿（阴水）消失后蛋白尿难消的脾肾气虚证。

【按】龚去非老先生认为，水肿不论阳水阴水，在有外感时应先治外邪，可收到治外即所以治内的效果，外解则内安也。阳水之血尿、蛋白尿多为湿热损伤肾络，营血随尿液溢出之故，使用宣清方药，既消肿，又治血尿和蛋白尿。肿消后尿蛋白未尽者，尚为余湿风邪，肾阳不足，络脉失养，是实而兼虚也。对此，不可操之过急，宜清余邪，稍佐养阴。阴水之蛋白尿为水湿困阳，脾虚气陷，肾不固摄，营气遗漏所致。治疗时宜温补脾肾，有助于利尿敛营，使其营卫和调，以达消除蛋白尿之目的。

（据2004年中国中医药出版社《中国百年百名中医临床家丛书·龚去非》资料整理）

熊济川经验方

🌿 解热合剂

【组成】薄荷一钱五分　青蒿三钱　荆芥二钱

【功效】辛凉芳透，疏风清热。

【主治】一切风热在表之热证。

【用法】一般情况下为水煎服，亦可制成合计口服。

【按】本方在治疗表邪用药方面是比较独到的，从熊济川老先生经验专辑看，无论是麻疹、感冒、暑热或者是阳水肿、阳黄证、痢疾等多种疾病，都可选用熊老先生自创解热合剂。本方药虽仅三味，且辛凉中又有辛温，颇是让人费解。但据熊老先生生前讲，该合剂立方之意是源于其先师冉雪峰（全国著名中医学家）。冉氏当年意欲融伤寒与温病为一家，故而有此辛凉中兼用辛温之法。就整个方剂性质而言，实际上还是以辛凉芳透为主。结合熊老经验专辑用药情况分析，本方的确是一首很好的解表退热药方，值得深度开发推广应用。

〔据 1976 年武汉市革命委员会卫生局《老中医药经验学术选编》（第一辑）下册资料整理〕

🌿 利尿合剂

【组成】车前三钱　萹蓄四钱

【功效】清热利尿。

【主治】水肿病（阳水肿）。

【用法】水煎服，或制成合剂口服。

【按】阳水的病理为水热互结多夹风邪，故而又名"风水"，临床以小便短黄兼发热为主要征象。水为阴邪，热为阳邪，二者性质对立，一旦纠结成水肿，每每难解难分，不易速效。阳邪易治，阴邪难疗。所以，治疗阳水不但要清热，还要着眼于利水，水去热孤。熊济川老先生在治疗此类病证时，一般先投清热合剂，继以甘寒之车前利水消肿，再行加味而每每取效。

〔据 1976 年武汉市革命委员会卫生局《老中医药经验学术选编》（第一辑）下册资料整理〕

🌿 消字散

【组成】厚朴四钱　建曲三钱　槟榔二钱　云苓二钱　广木香一钱　陈皮三钱　麦芽三钱　甘草一钱

【功效】消积导滞。

【主治】食滞发热，咳嗽痰多。

【用法】水煎服，或制成合剂服。

【按】小儿脾胃薄弱，稍有不慎易受伤害，这是历代儿科医家之共识。熊济川老先生擅长幼科，尤重脾胃，在其系列医案中多有体现，故而总结出"消字散"作为治疗幼科脾胃病证的通治方。全方用药看似平淡无奇，消导作用却非凡，最适合幼科临床借鉴。

〔据 1976 年武汉市革命委员会卫生局《老中医药经验学术选编》（第一辑）下册资料整理〕

蒲承润经验方

🌿 复方参蛤散

【组成】大蛤蚧 二对（去头爪） 西洋参 100克 紫河车 60克 山萸肉 100克 五味子 50克 怀山药 50克 茯苓 30克 益智仁 30克 麻黄 30克 制半夏 30克 紫苏子 30克 川贝母 50克 巴戟天 30克 补骨脂 30克 胡芦巴 30克 鹿角胶 50克 龟甲胶 50克 丹参 100克 沉香 10克 地龙 30克

【功效】益气健脾，补肾利肺，降气祛痰。

【主治】老年性慢性支气管炎、支气管哮喘、阻塞性肺气肿及肺源性心脏病缓解期。每逢冬季发作，咳喘气逆，痰多清稀，中医辨证属肺、脾、肾三脏俱虚，肾不纳气，夹寒痰伏饮内停者。

【用法】上药共粉碎为末，每早晚各吞服 5~6 克。亦可做成水丸或蜜丸服用，或浓煎加蜜收膏服均可。其中沉香难得，市上所售多假货，亦可不用。

【按】慢性呼吸道疾病在渝东地区发病率历来很高，究其原因，可能与长江三峡蓄水导致盆地内空气湿度增大有一定关系，加上社会现代化进程加快，空气污染给人类健康带来的损害必不可免，轻者上呼吸道感染，重者肺部炎症。由于抗生素的广泛应用，急性炎症基本上能及时得到控制，但慢性缓解期的治疗仍是一个不可忽视的环节，特别是农村人群中，因病情反复而发展为阻塞性肺气肿和肺源性心脏病者，仍不在少数，因地处僻远，医药不便及经济条件所限，多重视急性期的治疗而打针输液，缓解后则疏于调理，以致缠绵难愈。据冉派再传弟子（龚去非门徒）蒲承润老先生回忆，20 余年前，每逢冬季住院床位多数即为此类患者，出院后蒲老多使用中药散剂内服，以期巩固，皆取得一定效果。

蒲以蛤蚧、紫河车、鹿、龟等血肉有情之品填补下焦，西洋参、山萸肉、巴戟天、补骨脂、胡芦巴等温药以固真元，因肾脏内寓真阳，非温不纳；山药、茯苓、益智仁扶助脾土；利肺消痰以麻黄、半夏、苏子、川贝，然后佐以五味、沉香敛降调气，丹参、地龙活血。蒲认为，老年肺系疾病每每涉及肝、心两脏，因肝之疏泄有利于气机的正常升降，气机的关调必累及血运是否畅行，西医认为心脏病常导致肺郁血，可借以开启中医的思路。总之，增强免疫力，以减少复发是治疗老年肺系疾病的关键。

《卫生宝鉴》亦载有人参蛤蚧散，由蛤蚧、人参、茯苓、知母、贝母、桑白皮、杏仁、甘草八味组成。主治肺气虚弱，痰热久蕴所致的肺痿，与本方所治各不相同。

🌿 化斑清肾饮

【组成】水牛角 30克 生地 15克 赤芍 12克 丹皮 9克 紫草 12克 茜草 15克 栀子 9克 金银花 15克 白茅根 15~30克 甘草 5克

【功效】清热解毒，凉血散瘀。

【主治】紫癜性肾炎。

【用法】水煎服。口干渴饮，气分热重者，加生石膏、天花粉；下肢瘀斑久不消散，加槐米、地榆、青黛或大青叶；腹痛者，不得用石膏，可去生地，合黄芩、白芍、木香、黄连；关节疼痛者，加秦艽、当归、桑枝。

【按】紫癜性肾炎是一组与免疫反应有关的疾病，故又称过敏性紫癜性肾炎，临床表现除皮肤紫癜外，常伴有皮疹及血管神经性水肿、关节疼痛、腹痛、血尿或蛋白尿等肾炎症状。目前西医多使用肾上腺皮质激素和免疫抑制剂治疗，但用药时间长，病情容易反复，不良反应较大，效果也并不满意。蒲老在临床上所治的病例多为小儿，年龄大多在6~10岁，初起亦常因外感，然后出现下肢斑块，有浮肿但不甚严重，偶兼发热，腹痛，关节肌肉疼痛，鼻衄。实验室检查发现血尿或蛋白尿，血小板计数及出血凝血时间基本正常。此类患儿常在确诊后，都服过大剂量的糖皮质激素，日久出现满月脸。据蒲老观察，若开始就结合使用中药，激素量可减少，病程亦可大为缩短。

人体皮毛腠理肌肉，皆肺胃之所合，而肾司水液之代谢调节，如果风热湿毒互结，瘀阻血分，迫血妄行，伤损络脉，则发斑与水肿可同时出现，与湿热伤肾同例，其治当以肺、胃、肾为主，故将阳毒发斑及温病热入营血的治法借用，以犀角地黄汤为基础，因市面上已无犀角，可用水牛角代之，配合生地、金银花、栀子清热凉血解毒，丹皮、赤芍、紫草、茜草活血止血散瘀，白茅根既能止血，又能利尿以佐之，渗利湿热而无伤阴之弊。证之临床，效果不错。

（以上两方据蒲承润手写稿资料整理）

李重人经验方

🌿 菩提丸

【组成】茅苍术　紫苏　广陈皮　香附　甘草　紫油厚朴　广藿香　法半夏　茯苓　枳壳　砂仁　建神曲　山楂　麦芽　扁豆各八两　黄芩四两　上青花桂四两　薄荷冰八钱

【功效】清凉宣透，解郁化湿。

【主治】水土不服，瘟疫时病，夏月中暑、泻痢、霍乱、疟疾、心腹疼痛，外感内伤致呕吐恶心，发热恶寒，痰症咳嗽等证。

【用法】以上各药共为细末，用荷叶煎水为丸如梧桐子大，朱砂为衣。重症每服三钱，轻症减半。

【按】菩提，属佛教用语，即指觉悟和境界之意。在查阅长江三峡本土名医残存医籍文献时，意外发现两个同名药方，一个是清代万县名医王文选《活人心法》卷四记载的治疗水土不服、山岚瘴气、中暑中毒等证的菩提丸；一个是民国时期由李重人主办的《起华医药杂志》1937年第4期所载菩提丸。两方虽同名却组成有别，李氏之方较王氏菩提丸多黄芩、枳壳、上青花桂3药，其解毒抗疫之效更著。据《起华医药杂志》记载，1937年初夏万县疫病流行，万县起华中医院奉县政府之令，推派李重人、吴介眉、蒲茂腾等人前往万县第五区开展疫情防控工作，起华中医院研制的"菩提丸"中成药在疫病防治中发挥了重要作用。事后，因李重人等人在防疫过程中防控措施得当、救治工作出色而受到县政府嘉奖。

（据1937年第4期《起华医药杂志》资料整理）

🌿 宣络渗导方

【组成】白蔻仁钱半　飞滑石三钱　水竹茹三钱　槟榔片钱半　炒薏苡仁三钱　法半夏二钱　晚蚕沙一

钱　淡竹叶_{钱半}　莱菔子_{二钱}　白通草_{一钱}

【功效】宣畅气机，渗利水湿。

【主治】湿温缠绵，脉弦滑而数者。

【用法】水煎服。

【按】李重人先生擅治湿温，用药力主轻清畅达。现所能见到的李氏医案大多为抗日战争前在万县起华中医院时诊治的验案，现存李氏方笺亦多为那个时期留存的医案资料。

（据 1937 年第 1 期《起华医药杂志》资料整理）

郑惠伯经验方

肺炎合剂

【组成】麻黄_{6克}　杏仁_{10克}　石膏_{40克}　虎杖_{15克}　金银花_{20克}　大青叶_{15克}　柴胡_{15克}　黄芩_{15克}　鱼腥草_{20克}　青蒿_{15克}　贯众_{15克}　重楼_{12克}　地龙_{10克}　僵蚕_{10克}　野菊花_{15克}　甘草_{6克}

【功效】清热解毒，宣肺平喘。

【主治】肺炎、急性支气管炎辨证属肺热喘咳者。

【用法】水煎服，或制成合剂备用。以上为成人 1 日量，小儿酌减。

【按】郑氏于 1977 年 3 月至 1978 年 5 月在万县地区人民医院儿科病房运用本合剂治疗小儿肺炎 232 例中，全部病例均有呼吸道感染之症状及肺部体征，并经 X 线胸透或摄片证实肺部有炎症者。其中 186 例辨证为卫气实热型（普通型），均采用肺炎合剂治疗，只有 69 例加用抗生素。平均退热时间 3.6 天，啰音消失时间 6.5 天，阴影消失时间 7.5 天，平均住院天数 7.45 天。此型无一例死亡，全部治愈。本方由麻杏石甘汤联合大剂量清热解毒药物组成，是体现夔门郑氏温病学派治疗理念的代表方剂之一。

［据李宝顺 1991 年所著《名医名方录》（第二辑）所载资料整理］

加味二仙汤

【组成】仙茅_{12克}　淫羊藿_{15克}　巴戟天_{12克}　当归_{10克}　知母_{10克}　黄柏_{6克}　覆盆子_{10克}　菟丝子_{15克}　枸杞子_{15克}　五味子_{10克}

【功效】滋肾阴，温肾阳，调冲任。

【主治】功能失调性子宫出血，乳癖辨证属冲任不调者，血小板减少，女性不孕不育。

【用法】水煎服。功能失调性子宫出血较多致血虚者加阿胶、艾叶；血热加地榆、槐米、仙鹤草；血瘀加三七、丹参、益母草；血脱加红参、龙骨、山茱萸；脾气虚加黄芪、党参、白术；冲任虚加鹿角胶、龟板胶；肾阳虚加鹿茸、附片；肾阴虚加女贞子、墨旱莲；无热象去知母、黄柏，加女贞子、墨旱莲。

乳癖：辨证属冲任不调者，可于上方配鹿角片粉 2~4 克，分两次药汤送服。

血小板减少：去知母、黄柏，加女贞子、墨旱莲、黄芪、黄精。

【按】二仙汤是上海曙光医院验方，主要用于更年期高血压及更年期综合征。郑氏以二仙汤与五子衍宗丸合方减去车前子，定名为加味二仙汤，用该方治疗功能失调性子宫出血、乳癖、小叶增生等病证，每能收到显著疗效。如1988年治42岁的符某陈年崩漏案。患者月经已两月余，崩与漏交替出现，血崩时伴有血块，不能行动，动则血量增多，只能平卧。大崩后则淋漓不断，面色苍白，心悸，腰膝酸痛，头晕目眩，耳鸣，舌嫩淡，脉细无力。曾用中西药物治疗，但疗效欠佳，妇科诊断为功能失调性子宫出血。中医认为此乃肾气虚，冲任不固，气血双亏，治宜滋肾阴，温肾阳，调冲任，益气养血，方用加味二仙汤：当归12克，黄芪20克，仙茅20克，淫羊藿15克，巴戟天12克，女贞子15克，仙鹤草15克，菟丝子15克，枸杞15克，覆盆子12克，五味子10克。

服上方3剂，血量大减。继用上方去仙鹤草，加阿胶、艾叶，并加用定坤丹续服3剂。三诊时出血已完全停止，再用上方3剂以巩固疗效。嘱患者每次月经来潮前一周服本方3剂，以资巩固。

[据李宝顺1991年所著《名医名方录》（第二辑）所载资料整理]

加味清心莲子饮

【组成】黄芪 30克　党参 15克　麦冬 10克　五味子 10克　柴胡 15克　黄芩 15克　知母 12克　黄柏 12克　茯苓 15克　莲子 15克　车前仁 15克　生甘草 5克

【功效】清心利湿，益气养阴。

【主治】气阴两虚、湿热下注之淋证。

【用法】水煎服。临证时，还可根据证情选加金银花、连翘、蒲公英、紫花地丁、白花蛇舌草等清热解毒药。

【按】清心莲子饮为《太平惠民和剂局方》方，主治心火妄动，气阴两虚，湿热下注，遗精白浊，妇人带下赤白；肾阴亏虚，肝失滋养，木火刑金，口舌干燥，渐成消渴，睡卧不安，四肢倦怠，久病阴虚，五心烦热。

郑氏使用本方时去掉方中地骨皮，加知母、黄柏，名"加味清心莲子饮"。用于治疗气阴两虚，湿热下注之淋证，疗效可靠。根据病情的需要，可随证选加2~3味清热解毒药物，则疗效更佳。如1983年7月诊治76岁的谭某劳淋案，患者病淋证10余年，每年发作1~2次，近日劳累后自觉尿频、尿道灼热感。就诊时见尿频，尿急，尿道灼热感，咽干口渴，舌红苔黄，脉细数。证属气阴两虚，湿热下注。治宜益气养阴，清热利湿。郑老投加味莲子饮，前后用药十余剂获痊愈。

[据李宝顺1991年所著《名医名方录》（第二辑）所载资料整理]

刘云鹏经验方

活血化瘀方

【组成】蒲黄炭 9克　赤芍 9克　泽兰 9克　川芎 9克　桃仁 9克　红花 9克　莪术 9克　卷柏 9克　续断 9克　炙甘草 6克

【功效】活血化瘀。

【主治】血瘀所致崩漏，或有血块，腹痛拒按，下血痛减，脉沉弦，舌色暗，或有瘀点，舌苔薄。

【用法】水煎服。腹痛甚，加五灵脂 9 克，或三七末（冲服）3 克，以活血祛瘀，止血止痛；腹胀者，可加香附 12 克，枳壳 9 克，以理气行滞；兼有热象，加黄芩 9 克，炒栀子 9 克，丹皮 9 克，以清热凉血；兼有寒象者，加姜炭 6 克，艾叶炭 9 克，以温经散寒，通络止血；补血止血，加阿胶（兑）12 克，棕榈炭 9 克等；气虚者，加黄芪 18 克；党参 12 克，以益气摄血。

【按】本方是刘老先生自拟的一首活血祛瘀、通因通用的方剂，用以治疗瘀血阻滞脉络，血不循经的崩漏证，对正虚用益气摄血法无效者，采用本方往往有效。

方中川芎、赤芍、桃仁、红花、泽兰、莪术等皆为活血化瘀之要药，续断治腰痛补肾而止血，蒲黄炭、卷柏活血化瘀而止血，炙甘草调和诸药，整个方剂以活血祛瘀为治，是一首治疗血瘀所致崩漏的验方。

🌿 加减黄土汤

【组成】黄芩 9 克　白术 9 克　地黄炭 9 克　白芍 12 克　甘草 3 克　阿胶（兑）12 克　姜炭 6 克　赤石脂 30~60 克

【功效】健脾坚阴，固涩冲任。

【主治】崩漏下血，量多色红，口干纳差，四肢无力，脉虚数或沉软，舌色红而干或淡红，舌苔黄。

【用法】水煎服。畏寒腹痛，加艾叶炭 9 克，以温经止血；下血量多，加棕榈炭 9 克，牡蛎 18 克，龙骨 9 克，以固涩冲任；舌色红，脉细数或手足心热，是阴虚之候，加女贞子 15 克，墨旱莲 15 克，以滋阴清热止血；腰痛者，加杜仲 9 克，续断 9 克，以补肾止血；气虚者，加党参 15 克，以益气摄血。

【按】脾为统血之脏，脾虚不能摄血，故血外溢，日久肝肾阴伤，冲任不固，则为崩漏下血量多。

本方由张仲景黄土汤增减而成，刘老先生在原方基础上减去附子、灶心黄土，增入白芍、姜炭、赤石脂而成的一首治疗脾虚阴伤，崩漏下血的良方。方中黄芩苦寒坚阴，阿胶、地黄炭养血滋阴止血，白芍养血敛阴，姜炭、赤石脂涩血固冲任，白术、甘草健脾益气。全方养血敛阴，健脾摄血，固涩冲任，多用于老年血崩。

🌿 加味安奠二天汤

【组成】党参 30 克　炒白术 30 克　炒扁豆 9 克　山药 15 克　炙甘草 3 克　熟地 30 克　山茱萸 9 克　炒杜仲 9 克　枸杞 9 克　续断 9 克　桑寄生 15 克　炒白芍 18 克

【功效】脾肾双补，安胎止痛。

【主治】习惯性流产，症见腰痛、小腹坠痛、脉沉弱无力、舌色淡、舌苔薄者。

【用法】水煎服。小腹坠者，加升麻 9 克，柴胡 9 克，坠甚可径用补中益气汤，以升阳举陷安胎；小腹胀痛，加枳实 3 克，以理气止痛；小腹挛痛，重用白芍、甘草以和营止痛。胎动下血者，可加阿胶（兑）12 克，棕榈炭 9 克，赤石脂 30 克以固涩冲任；下血量多，可用加减黄土汤止血固冲安胎；口干便结，舌红苔黄，有热象者，可加黄芩 9 克，以清热安胎。

【按】刘老先生认为，凡习惯性流产患者，大都因脾肾双亏而致。本方是一首健脾补肾、安胎止痛方，适用于先后天俱虚的习惯性流产患者。方中党参、白术、扁豆、山药、甘草健脾益气补后天，熟地、山茱萸、杜仲、枸杞养血益精补先天，续断、桑寄生补肾安胎、治腰痛，白芍敛阴养血、缓解痉挛治腹痛。先后天双补，脾肾旺盛，则胎自无恙。

本方用药主次分明，主药剂量重用是其特点，如方中重用参、术以补脾益气，重用熟地滋肾补血，于临床使用本方时，虽有加减，但主药剂量不变，重点突出，颇有效验。

🌿 加减半夏泻心汤

【组成】半夏9克　黄连6克　黄芩9克　枳实9克　杏仁9克　陈皮9克　郁金9克　川厚朴9克

【功效】清热除湿，和胃降逆，理气开痞。

【主治】产后因湿热痰浊互结中焦引起的发热，胸脘痞闷，恶心呕吐，脉滑数，舌色红，舌苔黄厚或浊腻者。

【用法】水煎服。兼有表证如发热恶寒，头痛鼻塞者，加柴胡9克，苏叶9克，荆芥9克，以轻宣解表；血瘀经络，舌色紫暗，小腹疼痛者，加当归15克，赤芍9克，蒲黄9克，五灵脂9克；腰痛者加川牛膝9克，以活血止痛；小腹胀者，加香附12克，以行气消胀；恶露不尽者，可加桃仁9克，红花9克，益母草15克，以活血祛瘀生新；呕吐痰多，属热甚者，加竹茹9克，芦根30克，以清热涤痰止呕；津液受伤，舌干口渴者，可选加石斛15克；玉竹9克，天花粉9克等，以清热生津止渴；心慌气短，舌淡脉虚者，加党参15克；甘草6克，以益气扶正；纳呆食少者，加山楂炭12克，以消食化滞；小便不利者，加滑石18克，通草6克，以利膀胱，通小便；大便秘结者，加大黄9克，以泄热通便。

【按】本方由张仲景半夏泻心汤增减变化而成，刘老先生取原方中半夏、黄连、黄芩，加入枳实、杏仁、陈皮、郁金、川厚朴之味而成的一首清热除湿、和胃降逆、理气开痞经验方。方中半夏辛开散结，和胃降逆止呕；黄芩、黄连苦降，开气分之热结；郁金调理气机；枳实、杏仁、陈皮、厚朴苦辛化气，开气分之湿结。全方苦辛通降，治有形之实邪成痞，适用于产后因实热痰浊互结中焦的急性发热证。另据温生福大夫在2009年9月28日《中国中医药报》第8版撰文介绍，20世纪80年代初跟刘老会诊时，亲历一患者胸闷腹胀呕吐长达3个月，服中西药疗效不佳而求诊于刘老，刘老据证用上方浓煎温服而获奇效。

（以上四方均据1982年湖北人民出版社出版的《妇科治验》资料整理）

桑氏正骨经验方

🌿 玉竹强筋汤

【组成】玉竹（蜜制）12克　白术9克　白茯苓9克　当归9克　升麻（蜜制）6克　巴戟天（肉桂，米酒炒）9克　骨碎补（去毛，酒炒）9克　桂枝尖6克　炙甘草3克

【功效】强筋壮骨，益气和血。

【主治】肩关节脱位或损伤。

【用法】糯米一勺为引，水煎服。

【按】本方系桑氏世代相传的家藏方之一。据桑氏《正骨心法》载，清同治庚午年，开县铁市覃姓复顺因手膀脱入腋窝，采用手法治愈后的 2 个月时间里又连续脱出 4 次，拟单服此药，后遇此症亦屡服屡效，故志之，以启后学。

🌿 加味益气汤

【组成】黄芪（蜜制）9 克　党参（蜜制）9 克　焦白术 9 克　当归 12 克　酒柴胡 9 克　酒升麻 9 克　骨碎补 9 克　毛化红 9 克　炙甘草 6 克

【功效】化湿健脾，益气强筋。

【主治】下颌关节脱位或损伤。

【用法】煨姜、大枣为引，水煎服。

【按】据《正骨心法》载，下颌关节脱位，先以手法复位，然后内服家传加味益气汤以善后。该方用参、芪、术之味旨在益气以健脾，归、柴、麻以运行气血，帮助损伤之恢复。全方于补益中兼温通，不失为利于病体恢复的有效药方。

（以上两方均根据民国及 1958 年《正骨心法》抄本资料整理）

（陈代斌　田红兵　李智红　秦建设）

中篇

三峡医派传承发展

众所周知，中医药历经数千年的传承发展，不仅名医大家辈出，医学流派林立，且其学术思想流传广泛，其中一个很重要的原因就是世世代代中医人培育和发展了独具特色、博大精深的中医药文化，这些中医人无不都是得益于家传师授而成就了自身的学术成长与学术发展，也逐渐形成了不同的医学派系，诸如素以名家云集著称的海派中医；以伤寒名世的燕京刘氏学派；以儒风独茂的新安医学；堪为世医家学之典范的余氏医派（余奉仙、余无言、余瀛鳌）等。其家学传承均是历时旷久，影响深远。

长江三峡中医学术流派传承研究属于地域性医学流派研究，它源于笔者近30年来一直苦苦探究的自命选题"长江三峡中医药文化传承创新"研究系统工程中的深化选项，算得上是一个全新的专项命题研究，目的在于抢救、保护仅存的几大家族医学史实资料，不因社会变迁而使其再度失传殆尽的悲剧重演。实事求是讲，从笔者近30年来对长江三峡地区中医药历史与现状研究结果分析，总体情况令人担忧。在西医未传入长江三峡境内之前，峡江民众所患疾病全赖中医药治疗，散居在民间的中医、草医们大多是先儒后医的读书人，他们各承家技，其术各有所长，且从业者都能维护一方民众健康。正是由于这些从业者是植根于民间，服务于民间，以致中医药知识在峡江民众中的普及率相当高，甚至有的县区一乡一镇家家户户都有能就地取材、治病疗伤的行家里手，有的乡镇村落还素有"中医故乡"之称。如据笔者已掌握的渝鄂两省近20个县区明清以来近600条老中医药人物信息资料分析，有三分之一的医界名宿曾经都是世代相传，少则4~5代，多则10余代的"世医之家"或"儒医之家"。时至今日，真正能一如既往坚守本分，延续祖业家技者已是寥若晨星，再也见不到"中医之乡"情景了，中医药现状的确处于"老年中医渐渐消亡，中年中医非常迷茫，年轻中医纷纷改行"尴尬境地。

本书向读者推荐的冉、刘、桑、郑四大医派家族堪为在激烈的竞争环境中幸存下来的名门望族。追溯四大医派的形成背景，无不与根深蒂固世医家学传承有关，正是由于家族世代以医为业，在家传经历环境中逐渐形成世代相传的职业志向、职业精神和职业经验，才使之成为根深叶茂强大的职业人才队伍。比如冉氏医派，冉氏雪峰先祖岷公于明天启元年（1621）由湖北麻城西迁落业四川黛溪文化古镇（三峡第一峡夔门东口），以"读耕创业为本，忠孝仁义传家"为家训在古镇创业兴家。冉氏从明末天启、崇祯到清顺治、康熙、雍正、乾隆、嘉庆、道光、咸丰、光绪、宣统及民国、中华人民共和国成立，历经13代，其族人遍及渝东北各市县，是因"湖广填四川"发展壮大起来的、名副其实的名门望族。而冉雪峰则是这一名门医派中第六代传承人，他自20世纪20~50年代初，先后执医、兴教于湖北武昌、汉口及四川万县、重庆，晚年供职于北京，他的门徒遍布我国南北各省市，凡受教于冉雪峰的传承人大多成为我国知名中医，诸如熊济川、涂云舫、宦世安、孙静明、张方舆、龚去非、郭士魁、冉先德、冉小峰等，有的后来还成为中国科学院院士、国医大师，如中国中医科学院陈可冀教授便是。他的"一融三合"学术思想和重视"六气"的学术主张流传广泛、影响深远，不愧是我国中医大师、医派旗帜。再如开州桑氏正骨，其学术传承在长江三峡地区可谓是"风起云涌"，连绵不绝，在川东、陕南、鄂西一带久负盛名，术传十余代，门徒达数百之众。如今，渝东、四川开江片区不少个体骨伤诊所、全民骨科医院多为桑氏本族族人或外姓再传人所兴办，呈现出很强的传承生命力。夔门郑氏温病、长阳刘氏女科，其学术传承亦都在百年以上。

除前述医派之外，长江三峡地区还有一批名医、名家之学术经验与学术传承值得后续深入挖掘、搜集整理与研究，根据笔者及其团队所掌握的三峡区域名医名家相关史料情况看，万县王文选，开县冯登庸，云阳于德坤、梁焕然、谭乾向，巫溪周大清，巫山易光暄，巴东谭贤群，兴山梁先耀，利川冉广均等皆为享誉一方的良医。譬如王文选，原籍湖北石首祖屋岭，祖父辈时入川客籍万县，系明末清初"湖广填四川"影响深远的中医世家之一。文选生于清嘉庆初年，他自幼受祖父、家父教诲，稍长又拜觉来先生学习幼科，再又从三世业医的彭宗贤、赵吉华等研习痘科，数十年的执业生涯，使他成为长江三峡地区名医群体中唯一获得慈禧太后御赐银牌、钦加六品衔龙章宠锡的著名医家。由于王医术精良，医德高尚，向他求学习术者众。据其所著《寿世医鉴》载，王在光绪二年亲笔写下当时他有门人27人，遍及川渝鄂西、云贵及江西等。他一生著述颇丰，经笔者近30年的潜心搜集，现已发现清道光至光绪年间刻本医书20余种50余卷，诸如《医学要要全集》6种、《寿世医鉴》3卷、《存存汇集》3种、《活人心法》4卷等，劝世之书4种，诸如《安乐铭》《觉路重新》《别善恶》等。王文选对长江三峡地区中医药事业发展、学术交流及文化传承做出了突出贡献，值得我辈用心开展研究。因为王文选是名医，名医之学术是中华民族特有的高级智能资源，由长期的临床经验积累和学术思想构成的这种资源，有其鲜明的学科特点和无以替代的学术地位。临床经验是名医学术的载体，是其基础；学术思想是名老中医学术的核心，是其根本。王文选又是出身于世医之家，世医家学是中医特有的传统技艺传承现象，从世医家学发展的历史看，文化与精神的传承是体、是本，医技与经验的传承是用、是标。中医药学作为一门传统的医学科学，蕴含了丰厚的人文特征，注定了它本身离不开文化的滋养和熏陶，离开了文化与精神的支撑，仅仅以医技流传的世医必然是体气不足，行之不远。王文选祖父秉泰、父亲正朋公都是先儒后医，医儒兼修，文选受其影响较深，以至于他在其多部著作自序中提及家父正朋公令选"习之""辑之""录之"等措辞，证明他的父亲是很器重文选的。王文选不仅精医善文，且书法在业界亦备受推仰，所以当时给友人赠联题跋，或在万县风景名胜地题刻者较多，成为当年文化艺术界的名绅挚友。因此，我们在用心整理名医学术经验的同时，还要深入挖掘促使名医成功的医学世家精神内涵和学术内涵，借鉴世医家学的传承模式，大力弘扬世医家学的精髓，这对传承与发展中医药学、发挥中医药特色和优势具有重要意义。

（陈代斌）

第一章
巫山冉氏内科

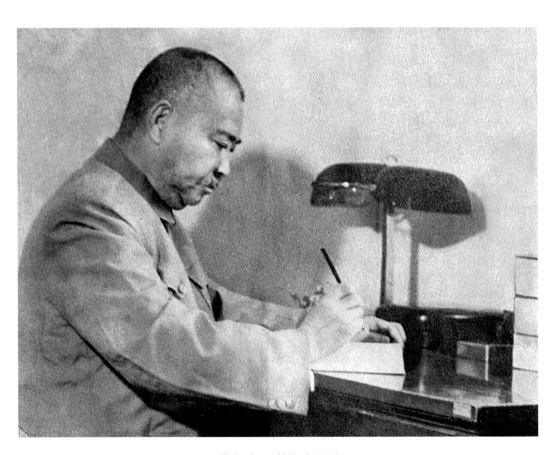

著名中医学家冉雪峰

本图选自《中医杂志》1957年第 6 期

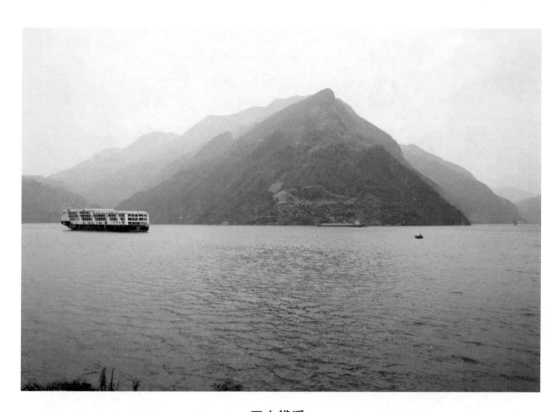

巫山黛溪

（陈代斌／图）

在巫山县大溪乡（原名黛溪）有一户世代为医，为守护当地民众健康立下赫赫功劳的冉氏中医人家。据中国中医科学院广安门医院已故冉先德先生主持的"冉雪峰中医名家研究室"介绍，"冉氏医学流派"传承有序，其家族每代传承代表依次为冉天星（1680—1760）、冉泰丰（1730—1818）、冉佑祖（1765—1850）、冉启新（1793—1879）、冉作楫（1823—1910）、冉雪峰（1879—1963）。冉氏为医各科均有涉及，并都有所建树，但颇负盛名并得以广为传承的是中医内、妇、儿科，统称"大内科"。

冉雪峰是冉氏内科第六代传承人，是冉氏家族医学思想及学术弘扬的卓越代表。他自幼秉承家学从医，在学术之路上孜孜以求，终成一代大家，与河北盐山张锡纯并称"南冉北张"，亦为解放后北京四大名医（蒲辅周、岳美中、赵锡武、冉雪峰）之一。正是由于其学验俱丰，声名远播，师承弟子众多，桃李满天下，且多为显赫名医，才使得"冉氏内科流派"得以长久传承，持续发展。

冉氏内科学术走出地方，面向全国主要是从第六代传承代表冉雪峰开始的。他于1903年顺应时代潮流到湖北武昌，投身于民主主义革命，曾参加武昌起义。1907年任湖北武昌医馆教员，继任馆长。1917年起他又开始专研医学，悬壶武昌中和里。1938年秋武汉沦陷前，冉雪峰举家回川，避难于四川万县，先住真原堂七号对外应诊。1946年，冉雪峰又迁回汉口肇元里悬壶。解放战争时期，1949年冉雪峰举家迁往重庆，先后在中华路、民国路悬壶，直到解放。1955年11月底，冉雪峰奉命调往中央卫生部中医研究院工作，任中华医学会常务理事、卫生部中医研究院学术委员会副主任委员兼高干外宾治疗室主任、第二届全国政协委员，授一等一级专家。冉雪峰走出巫山，走向武汉、万县、重庆及北京等更大城市，由于这些城市的开放、包容，社会多元，使得冉氏学术得到了进一步锻造和提升。

一、冉氏内科流派形成背景

（一）地域环境

长江三峡西起重庆市奉节县白帝城，东至湖北省宜昌市南津关，全长193公里，沿途两岸奇峰陡立、峭壁对峙，自西向东依次为瞿塘峡、巫峡、西陵峡。巫山县位于重庆市东部，地处长江三峡库区腹心，地跨长江巫峡两岸，东邻湖北巴东，南连湖北建始，西抵奉节，北依巫溪等县。大溪乡位于长江三峡瞿塘峡东口，距县城26公里。东邻曲尺乡，南通庙宇镇，西北与奉节县接壤。巫山县属亚热带季风性湿润气候，立体气候特征明显。气候温和，雨量充沛，年均温度18.4℃，年平均降水量1041毫米。

冉氏世居瞿塘峡东口巫山县大溪乡，这里风景秀丽，民风淳朴。冉氏为医乡里，临证读书带徒，孜孜不倦，以精深的中医药技术维护一方乡民的健康和繁衍生息，并逐步繁荣学术，丰富经验，形成了冉氏内科流派，不断影响周边，声名逐渐远播。奔腾的长江湍流，孕育了冉氏追求中医学术技艺的激情，淳朴忠厚的百姓和民风，深深滋养冉氏的高尚医德医风，也为冉氏内科学术思想的形成、学术经验的积累奠定了坚实基础。

（二）文化背景

长江三峡文化源远流长，给予了他的子民生产生活丰厚的文化滋养。龙骨坡"巫山人"遗址位于长江南岸的巫山县庙宇镇龙坪村西南坡。这个遗址的发掘，让我们看到了 250 万年前的"巫山人"尚未学会用火，茹毛饮血，洞穴群居，祭拜天地之图腾。他们就地取材制作石器，利用加工的石器来狩获与肢解猎物、敲骨吸髓、采集食取植物果实和根茎。这不仅是三峡人类文化之源，甚至是东亚人类文化之源。距今五六千年的大溪文化遗址，位于长江瞿塘峡南侧，后在西陵峡又发现几处同类遗址。约在 20 世纪 70 年代初期，这一类遗存被普遍地称为大溪文化，属母系氏族晚期至父系氏族萌芽的时期，是 5000 年中华文明史的象征之一。我国早期人类的医疗活动多有"巫医并存及神药两解"之特征，随着原始宗教活动（巫术）的盛行，当人们遇到疾病时就会自然而然地开展巫医相结合的原始医疗活动，三峡的早期文化图腾就与巫文化密切相关。可见，冉氏内科流派的发源地巫山大溪，其文化底蕴之深厚实在令人叹服。

长江三峡，亦是巫巴文化的滋浸之域。巴人在夷城（现湖北长阳土家族自治县境内）建立了巴国第一个首都。蜀则由三个古族融合而成，后成为西周封国，传"蜀与夏同源""禹兴于西羌"，含川西、陕南、滇北一带。战国之后，巴蜀文化交融。巴蜀文化具有很强的辐射能力，与中原、楚、秦文化相互渗透影响。巫山近楚，故为巴蜀楚文化相互交融之地。这些文化元素，千百年间自然注入了巫山人民先祖的血脉，也自然影响了世代冉氏内科流派医者之魂。

元末明初和明末清初，四川发生战乱，导致人口急剧减少。当年，各级官府采取了一系列措施吸引外地移民，其中以湖广行省人口最多，此即"湖广填四川"，冉氏先祖正是"湖广填四川"时到巫山大溪的垦荒兴业者。

据《冉氏族谱》载，冉氏入川始祖为"冉岈"（族称冉岈公），原籍湖北麻城孝感洗脚河畔，明天启元年（1621）入川，落业黛溪古镇冉家台，兴建"四方台"，创办"利民盐行"。天启二年，岈公带领子孙们在黛溪文庙东侧创办"瞿塘行书屋"。天启四年，岈公在四方台兴建"冉氏祠堂"。清顺治三年（1646），岈公带领族人在黛溪镇水井沟一带兴建"长寿""栋梁"两座桥梁，后因战乱频起，致使建桥工程历经十年才告竣工。顺治十四年（1657）冉岈公逝世，享年 90 岁，葬于栋梁桥旁"白龙过江"之穴。冉氏自明天启元年入川至中华人民共和国成立前，历经明天启、崇祯，清顺治、康熙、雍正、乾隆、嘉庆、道光、咸丰、光绪、宣统及民国等十余代，其族人繁衍众多，遍及渝东北各市县区，堪称名门望族。

二、冉氏内科流派学术思想

（一）提倡中西医结合

抗日战争时期，冉雪峰在万县董家岩从事学术著述，先后完成《辨证中风问题之解决》《大同药物学》《大同方剂学》和《大同生理学》等著作，共约 200 万字。他一贯主张不同学科之间的交流和互通，主张中医学习西医，其著作中的"大同"二字即蕴含早期"中西结合"之义。他虽是一位传统的老中医，但主张中西医汇通，曾亲手制备人体骨骼标本，并绘制了数百幅人体解剖学彩图。据其女儿冉先昭回忆，冉雪峰常说："中医要生存，求发展就必须由正规学校培训，在校主要学中医理论，同时也要学西医理论，又要有临床实践，使学生能做到中西融会贯通，中西结合，互相取长补短，形成祖国的新的医学，那在全世界最先进。"冉雪峰甚至安排其长子冉交泰先报考同济医科大学，打算其毕业后，送其出国留学，"把西医真正学通"，然后回国亲自传授，"再把中医学通"，可惜因抗日战争爆发而未如愿。抗战期间，冉雪峰坚持中西医结合，身体力行，既当中医看病开方子，也能用西药，又给外科伤员换药治病，疗效颇佳。

冉雪峰曾在全国政协会议上发言，指出："西医学习中医，不是仅懂得一些中医基本学识，还要全部得中医学术基本精神，方能入中医学理的最深层。庶中西双方竞耀媲美，共同肩负起这个有历史性发扬祖国先代文化光荣的任务。"冉雪峰主张中西医结合，但强调中医不可完全西化，须保持其独立思维方法和特色。诚如他言："中医深邃学理，须向中医自身力求了解，不能以西医学理的看法来衡量中医学理。""中西医须共同研究，将来永恒的中西医仍须共同研究。希望西医学习中医，将中医因地制宜，因时制宜，数千年实验精蕴融纳入西医学理中，使之相得益彰，其发展必有出人意料之外。"冉雪峰不但主张中西医结合，而且在实际行动中也是这样做的。其目的，"是以古典医籍为基础，并吸收西洋医学来充实、提高、发展祖国医学"。中西医结合是对两种医学在新的条件下所要走的必然之路，但在当年，冉雪峰作为一位传统的老中医能在理论和实践上做到是难能可贵的。也正是因为冉雪峰的进步主张，一贯倡导的将中医与哲学、西医学相结合才成就了冉氏内科流派的突出学术特点之一。

冉雪峰弟子陈可冀院士，曾任中国中西医结合学会会长、《中国中西医结合杂志》主编，正是"西学中"的典范，其关于心血管疾病的活血化瘀研究获得了国家科技进步奖一等奖。跟随冉雪峰学医8年的弟子龚去非先生，一直坚守在三峡地区工作，主张辨病与辨证结合，中西医结合，取长补短，以取得最佳疗效为目标，并不故步自封。龚去非弟子李寿彭，尤其善于应用方药的现代科研成果，如在辨证的基础上加用降酶的女贞子，抗乙肝病毒的苦参，抗心律失常的甘松、玄胡，降脂的葛根、泽泻、丹参、生山楂等，主张学习中医学既要继承，又要发扬，做到继承不泥古，发扬不离宗。

（二）重视六气学说

五运六气是中医学理论体系之一，它所反映的是中医学"天人相应"的整体观思想，是《黄帝内经》重要理论体系之组成部分。20世纪30年代，冉雪峰在上海主办的《医界春秋》撰文《国医整理之我见》中提出："国医之整理，非为国医也，为世界医也，非救济国医也，救济世界医也。何以言之？西医是自命世界医者。"他认为，西医拘泥于形质，"以人为机械的，违反自然"。西医的认识、分析、实验等研究方法已走到尽头，有待国医去拯救它。中医"以六气说明自然界现象，为东方四五千年最古老之宇宙观。其六气标本，具科学之因果性；其六气加临，具科学之演绎法；其六气统百病，具科学之归纳法；其六气源于二气，二气只是一气，具科学之单纯性。或谓六气涉于虚渺，不能化验，不合科学。曰不然。科学既由质而进于能的……则医学由形体的而进于气化的，乃理之当然"。冉雪峰认为，"是以国医的六气正合最新的科学，正好用最新的科学光、热、电磁及万有引力动波等方法原理说明，析其成分，定其量数……造成第三特殊医学……六气为国医基本学科……六气废则国医亡……"（见《医界春秋》1931年总第58期）。

（三）主张寒温融通

冉雪峰认为，伤寒之法可用于温病，温病治法能补伤寒不足。他在《冉注伤寒论》说："或谓伤寒从皮毛入，温病从口鼻入，此是绝对错误。寒不可与温混，温亦不可与疫混。疫从口鼻入，六淫从皮毛入，若谓风寒暑湿，俱从皮毛入，而温独不从皮毛入，岂复有理由可说。"温邪既由外入内，均将涉及三阳三阴层次，故寒温大法虽异，而六经原理仍可借鉴。冉雪峰认为"矫枉过正反生隔阂"，主张伤寒、温病"整个汇通"。所以冉氏在诊治症状复杂、病情严重的外感证时，融会贯通温病大法与伤寒原理，机圆法活，每救险证。如《冉雪峰医案》秋温中所载邓茹春病秋温案，初起外寒未化，伏温未溃，医者误投麻、桂、姜、附及苍、芷、苓、半等温燥之品，致使液涸神昏，逆传厥阴，内窍闭而证危。冉氏先以大剂犀地、清宫诸汤及至宝丹并梨汁频灌，神识渐清后，继用润下存阴的黄龙汤下燥屎数枚而呃逆止、神清、热减；阅二日，呃逆又作，神欲昏，日晡所复微热。冉氏细查，认为此非下燥屎未尽，乃厥阴外传邪在少阳，余邪由膜原透出胸膈，阻塞营卫道路所致，当清透余邪，俾由膜原出胸膈，复由胸膈出腠理，认为"柴胡证下之后，柴胡证不罢者仍用柴胡，见伤寒；里而再表，前者去而后者来，见《温疫论》，两两可以印证"。因此合伤寒、温病二法为"清解少阳"一法，使余邪透达而诸症痊愈。

冉氏还认为，治外感证者不可偏执其一，须辨证详明，处理得当，方不致有误。如《冉雪峰医案》战汗中记载汉口吕某病温战汗案，证见多日高热，至第十四日忽烦乱如狂，随即大汗淋漓，肢厥肤冷，昏不知人，诸医谓之暴脱，设理中地黄汤加减，冉氏诊之，脉重按不绝，出入息匀，谓"温邪久羁，与气血混为一家，清之不去，透之不出，七日来复，现十四日，为两七日，邪衰正复，邪正并争，方有此番剧变"。遂断为战汗，至夜半得阴气助而厥当回、汗当止，后果如其言。冉雪峰解释："此病我断为战汗，由温病战汗条得来，断为夜半厥回，由伤寒证象阳旦、夜半手足当温条得来，查脉息呼吸，知其非脱，由临床经验得来，于此可见伤寒原理可用于温病，温病治疗可通于伤寒，要在辨之明，处之当耳。"

（四）治病知常达变

民国时期，霍乱、白喉、鼠疫等蔓延不断，冉雪峰奔走救治，活人无数，随后出版了一系列温病方面的著作，如《温病鼠疫问题解决合篇》《冉氏霍乱与痧证治要》《冉氏麻证之商榷》等。冉雪峰认为，"水热"为温病之根源，而温病又为喉斑痘等具体病象之根源，"故曰三者，皆温病之变象也"。人身最紧要者为气化关系，水气互化，气至水亦至，内濡脏腑，外泽皮毛，但水不能自化，必得阳乃化，若化之太过，水热即成温，正气即成邪，发为温病。三焦为水谷之道路，气化之总司，可知三焦既然是正气出入气化之所，亦必是邪气出入转化之处。三焦病则气不能化，郁遏而为身热；甚者则气化阻滞，以致肢厥体厥。邪气内壅则气滞。内结则气塞，内干则气涸，均是气化失常所致。其治疗则应本着滞者导之，塞者通之，涸者润之。

冉氏认为，气化则邪化，邪化则病亦化，如此则温病不作，温病之各种变证亦随之而解。如见热气涌沸，咽干口渴，此为温邪内发之象；筋肉震惕，呵欠顿闷，指头冷，手足麻木，乃温邪欲出不出之象，如此若能发而出之，气化机转，则病情向愈，否则不外出而内陷，心液竭则神昏谵语，肺阴亡则音哑鼻扇，死亡立至。若邪气壅塞内窍，入肓上膜下，横连膜原，导致肺不通调，脾不转运，内藏不通，则外窍亦闭，致气化不出，治疗又当求气化于内。冉氏认为，温病是由外邪闭郁，气化不利而得，邪之来路由外而内，去路即由内而外。外闭一开，气化机转，则内郁得泄，如果确实外闭难开，也可从内攻之。是故病虽在内，却必先开之于外；病性属热，得之却是因于寒，故《素问·热论》曰："热虽甚不死，其两感于寒而病者，必不免于死。"由此可知，温病以解表为第一要义，热勿犯热，解表用辛凉汗法即可。因为温邪变幻最速，故解表务必清透，若留一分即受一分之祸。

虽然解表为治温病之常法，但有常即有变，其变通之法亦不可不知。冉雪峰更进一步发挥，认为既然温由内发，发病时必兼有内脏损伤，若脏腑功能受损，郁结于内，气化不利，则解外亦难，"故时时当求外，着着当顾内"，正如《素问·热论》所言："治之各通其脏脉，病日衰已矣。"再者，病乃纯入于里无表证者，则不必解表；纯出于表无里证者，亦不必清里；或者病起即里急，则用釜底抽薪法泄热于内；若表证始终不解者，亦可用逆流挽舟法表里双解；若兼外感寒邪，可不必顾忌以寒犯寒之弊，仍可径用辛凉解表，以引内之热解外之寒，药气与病气合化即为辛温，此为以病治病，法外寓法。

1945年春，冉雪峰避战于万县。其弟子龚去非两个小孩同时患麻疹。初期，出疹顺利，现疹的第三天，病情突变，壮热，剧咳气喘，鼻扇肩摇，鼻衄咯血，烦躁便结，鼻干唇焦，舌绛而干，脉洪数。其邻居一小孩亦同时患麻疹，病前即腹泻，出疹仅一天即回收，亦咳喘鼻扇，且腹泻水样便，一日数次，头胸灼热，四肢末端冰凉，面灰露睛唇紫，舌质青滑。冉诊后对龚曰："皆逆证也。二位令郎是肺胃热炽阴伤，共处一方，以增液白虎汤为主，兼以化痰肃肺。"生石膏、知母、甘草、鲜生地、玄参、天冬、连翘、黄芩、天竺黄、葶苈子、藏红花。龚问："可用黄连、熟军否？"冉曰："少量用不算错，然阴伤较重，不宜过用苦燥。且出疹方三日，不宜复用苦寒阻遏正气向外斡旋之机。便结，增液足矣。"又指邻居小孩曰："脾肾阳气已虚，麻毒内陷。治当温中发表，兼化痰肃肺。"龚问："肢厥身热，是否热深厥深？"冉曰："不然。病前即泻，舌质青滑，此属元气内虚，不能托邪外出。如不发热，则阳气竭矣。"处方：附片、砂仁、参须、甘草、麻黄、连翘、天竺黄、藏红花。方毕，冉曰："估计二令郎服药3~4剂当愈。邻居病孩肢转温，疹点现，去附片，余药不改。热高加粉葛、花粉，葛根且治泻。"三个病孩均一一如言病愈。由此，可窥冉氏治疗温病知常达变之一斑。

中华人民共和国成立后，温病顿少，龚去非在继承冉雪峰温病学术的基础上又有所发展。他曾论述温病气分证的治疗时说："对风温病气分证的治疗医者不能坐待，火势燎原才临渴掘井。必须早用、重用清热解毒类药物，配合适当的养阴药，既治病因，又治病症。"暑温气分证的治疗，对阳明胃热炽盛者，首用辛寒之剂以清泄邪热为主；暑热伤津者，继用甘寒以清热涤暑生津为主。常重用白虎汤，急清阳明之热。湿为阴邪，重浊腻滞，温为阳邪，易化燥伤阴，两邪相合，湿郁热蒸胶结难解，病程绵长，是湿温病的基本病机。治宜辛寒清气，佐以燥湿。方用白虎加苍术汤，以白虎汤清阳明胃热，重用苍术、薏苡仁燥太阴脾湿，因湿邪缠绵难解，黏滞重浊难宣，又必佐以淡渗之品，以化湿利湿，引邪外出。湿温之热重，龚去非还常用连朴饮加生石膏、滑石、知母、鲜芦根，或加大黄；湿重多用达原饮中之槟榔、厚朴、草果三味，加二陈、平胃及黄芩、佩兰、藿香。

（五）尊崇仲景学说

《冉注伤寒论》是冉雪峰代表作，该书以揭示辨证论治为准则，以实用为要务，为近代伤寒名著之一。冉氏注重症状研究，如喘症不仅是《伤寒论》中的重要症状，也在临床杂病中经常遇到。冉氏曰："盖喘缘于表，宜专开表；喘缘于里，宜兼疏里。"冉氏从表里角度辨别喘症之实质，切合临床，给初学者以示其规矩。《伤寒论》中除记载了许多原发症状外，还记载了不少误治症状，有的症状因误治之与否，其病机有所不同。如恶寒、烦躁二种症状，冉氏曰："未汗前的恶寒主表，已汗后恶寒主里。未汗前的烦躁主表，已汗后的烦躁主里。"这种说法虽非完整无缺，临床中还要参阅其他症状和脉象，但已显示了临床辨证之大概。症状有主次之分，主症不但是辨证的主要依据，又是施方用药之准则，所以冉氏用主症研究法，如桂枝汤证，有发热、汗出、恶风、头痛、鼻鸣、干呕、脉浮缓等脉症。冉氏认为发热、汗出是其主症，其他均是次症。如此研究症状，对指导临床辨证有很大好处。

《冉注伤寒论》注重脉象研究。书中记述阳明腑证可出现滑疾脉、微涩脉两种。他认为，"阳明病为胃家实，潮热是便硬胃实的象征。谵语是便硬胃实的演变，使得邪盛。正盛、证实、脉实，如沟渠中有堵塞，水即涌沸回流，故显脉之滑、疾。胃中邪热与胃中燥屎，相搏横梗，积延胃气损伤，甚或败坏，胃自身已陷入病窟，不能振缓，脉安得不微，安得不涩。"这就得知，"滑疾为病之初，微涩是病之渐，滑疾是胃未伤，微涩是胃已伤，滑疾是病较微，微涩是病较剧。"另外，冉氏还用症状、脉象合参的方法进行研究。如桂枝汤证，冉氏确立"发热、汗出"为主症，浮缓脉是该证的常见脉象，冉氏认为这二者的关系为："脉浮的原理，即蕴于发热之中；脉缓的原理，即显于汗出的后果。"

《冉注伤寒论》注重药物研究。如柴胡，冉氏认为"柴胡微苦寒，清少阳微火，其芳香，适合火郁发之之义。《神农本草》，柴胡主心腹胃肠结气，寒热邪气，推陈致新，疏里以达外，清里以彻热，所以小柴胡用为主药"。这不但阐述了柴胡的性味，而且结合方证揭示其功用。又如桂枝，是《伤寒论》许多方剂中的主药，仲景运用此药别出心裁，冉氏进行阐扬之。尝曰："桂枝氤氲鼓荡，强心暖营，本不是发汗剂，亦不是止汗剂。但气化能出，可以发汗，气摄能收，并可以止汗。"又曰："桂枝既降冲，桂枝又扶冲，冲用桂枝，不冲反不用桂枝，桂枝既疗气上冲，桂枝又疗气不上冲而下陷。"这是从桂枝的双向调节作用，揭示了仲景用桂枝的法度。

《冉注伤寒论》注重方剂研究。冉氏研究方法与众不同，善于从药量以揭示仲景组方之奥秘。如五苓散，冉氏认为"五苓方中当着眼点的……是用桂枝独少，桂枝汤桂枝是三两，此方只半两，这不啻说明义取气化通里，而是气化通表。是用泽泻独多，泽泻既能气化水，使水下行，又能水化气，使气上达，曰泽曰泻。"这就把五苓散组方的特色展示在读者面前。又如厚朴生姜半夏甘草人参汤，认为正确地掌握此方药物剂量是使用的关键。冉氏认为该方"虽攻补兼施，重心却放在攻的方面，厚朴宽气，生姜宣气，半夏降气，三药均用八两，人参只用一两，补的数量不及攻的数量二十分之一"。

冉雪峰精研仲景学说，并在临床中不断实践，取得非凡疗效，现举一例冉氏治疗尸厥的病案。尸厥是指深度昏迷，四肢厥逆的晕厥证。《素问·缪刺论》中载："邪客于手足少阴、太阴、足阳明之络，此五络皆会于耳中，上络左角，五络俱竭，令人身脉皆动，而形无知也，其状若尸，或曰尸厥。"由于心主血，肺主气，脾胃为气血生化之源，肾为原气之根，五脉俱竭，则气血失其温煦，阴阳离散，清窍闭塞，神不守舍，故昏愦无知。《冉雪峰医案》记载，武昌周某妻，38岁。曾患血崩，体质素弱，因腹部不适，误服泻药，病即陡变，晕厥瞑若已死半日许，家中已备后事。冉雪峰先生诊视其人目瞑齿露，死气沉沉，以手触体，身冷未僵，扪其胸膈，心下微温，恍惚有跳动意，按其寸口脉，若有若无，断为心体未全静止，脉息未全厥绝之症。拟方参附汤：人参 3 克，附子 3 克，煎浓汁灌服，并加被保暖。越二时许，眼半睁，心跳脉搏略显。当挟其手自肩部向上诊察时，见其欲以手扪头，询及患者昏厥时云头痛甚。遂处以仲景吴茱萸汤治之：吴萸 10 克，人参 5 克，生姜 10 克，大枣 4 枚。次日神识渐清，前方吴萸减半，加人参至 10 克。一周后病大减，后以当归内补建中汤、炙甘草汤等收功。此案，患者素体虚弱，复经泻下，气血益虚，不能上达巅顶而发病。危急之际，先以参附汤回阳固脱，此方"温而兼润，补而能固，为阳气欲脱急救之方"，"人参得附子则补益之力更厚，附子得人参则温煦之功更弘，方虽简单，义实周匝"。用于虚体误下，阴大伤、阳欲脱之证最为恰当。继用吴茱萸汤，温中补虚，温宣冲动，助气血上达。由于治疗得法，使尸厥重症得以挽救。

　　冉雪峰弟子龚去非继承冉氏的伤寒学术思想，亦善用经方，而且多有创新化裁。小柴胡汤和解少阳，和胃降逆，扶正祛邪。柴胡味苦微寒，少阳主药，以升阳达表为君；黄芩苦寒，以退热为臣；半夏辛温，能健脾和胃，以散逆气而止呕；人参、甘草以补正气而和中，使邪不得复传入里为佐；邪在半里半表，则营卫相争，故用姜、枣之辛甘，以和营卫为使。龚去非在此方的基础上，去参、姜、枣之温补，加黄连、连翘清热解毒，陈皮理气燥湿，而成为清热化湿为主的加减小柴胡合剂（柴胡、半夏、黄芩、黄连、连翘、陈皮、甘草）。黄疸湿甚，加苍术、厚朴、藿香；热盛，加黄柏、大黄；湿热并重，去连翘，加茵陈蒿、栀子、板蓝根、丹参；肝胆湿热、气滞血瘀，重用黄连，加山栀子、莪术、延胡索、川楝子；黄疸重，加茵陈蒿；结石，加金钱草、大黄。小儿肺炎，加知母、天冬，重用黄连；感冒夹滞夹湿（胃肠型感冒多见），若湿盛，舌苔厚腻，大便稀，口不渴，喜热饮，加藿香、白蔻仁、苏叶、厚朴；热盛，舌苔黄，口苦口渴，体温高，重用黄连，加杏仁、滑石、白蔻仁；湿热淋证（急性肾炎、膀胱炎多见），尿频、尿急、尿痛、血尿，加龙胆草、栀子、海金沙、车前仁、天冬；伤食停滞（急性胃炎多见），加厚朴、枳壳、广木香；乳痈、产后感染疼痛、肿块、头痛、发热、呕吐、不欲饮、妇科湿热赤带，加地榆、大蓟、茜草、木香；盆腔炎、肠痈，疼痛、未化脓，加山楂、莪术、红花、桃仁、橘核、木香。原因不明的寒热往来、呕吐者用原方；小儿病中的寒热往来，加知母、天冬、连翘。如曾治蒋某，女，42 岁。1966 年巡回医疗时，遇患者因胆囊炎反复发作，右上腹绞痛数日，用西药已不能缓解。高热，呕逆，便结，尿黄，轻度黄疸，右上腹腹肌紧张，手不可近，舌红、苔黄腻，脉弦滑。辨为肝胆湿热证，拟用加减小柴胡合剂：柴胡 10 克，黄芩 10 克，黄连 6 克，连翘 15 克，陈皮 9 克，枳壳 15 克，白芍 30 克，大黄 10 克，红花 6 克，三棱 10 克，莪术 10 克，茵陈蒿 10 克，金钱草 60 克，甘草 9 克。其中白芍、金钱草为重用。嘱服 3 剂后复诊，患者未再来，专程访问，已在地里干活，疼痛消失。

　　热毒深陷血分，下迫大肠，熏灼肠胃，化为脓血，而见下痢脓血、赤多白少；热毒阻滞气机则腹痛里急后重；渴欲饮水，舌红苔黄，脉弦数皆为热邪内盛之象。此证治宜清热解毒，凉血止痢，热退毒解，则痢止而后重自除，方用仲景之白头翁汤。香连丸亦主治下痢赤白，脓血相杂，里急后重。龚去非在此两方的基础上加味而成香连白头翁合剂（木香、黄连、白头翁、白芍、甘草、槟榔、秦皮、黄柏），用于治疗湿热痢里急后重。若高热，加薄荷、生石膏、知母或熟大黄，或青蒿。其经验认为，一般 3 天即能控制症状，连服 1 周巩固疗效，治愈后少见有复发者。唐容川论肠风便血实证曰："风平火熄而血自宁，宜宗仲景白头翁汤之意，其清火息风较为有力。"又论白头翁曰："一茎直上，得木气之和，平木息风，使木气上达而迫注。"龚去非对此别有所悟，用以治疗尿道灼热坠痛取得良效，实堪仿效。其自身在1957年夏令，突发小便时感尿道灼热刺痛下坠，无尿频尿急，查尿常规阴性。西医认为是尿道炎。龚根据"肝脉络阴器，木火郁遏迫注"，自拟香连白头翁合剂加减：白头翁24克，黄柏15克，秦皮12克，平肝清火解迫注；木香9克，黄连6克，海金沙12克，天冬10克，麦冬10克，车前仁15克，滑石30克，甘草梢6克，清金制木，滑利尿道。煎出药汁如胶羹，其味甘苦适口，2剂其症如失。

龚去非弟子李寿彭尊崇师说并有所发展。他认为《伤寒论》方需加减应用，合理地配伍后能提高临床疗效。如小陷胸汤主治的小结胸证加枳实效优，半夏泻心汤、生姜泻心汤、甘草泻心汤所主的痞证加枳实、厚朴、木香等调畅气机之品效佳。他还认为，《伤寒论》方需补充，随着科学的发展，需不断地认识、总结、提高，特别是对有效方药的研究，以不断扩充中医的治疗方药。他提出，《伤寒论》方药制剂需改革，可以对经方进行有效成分提炼，制成颗粒剂或冲剂，实行分别包装，便于临床配伍，如此则不失中医辨证用药精髓，又具服用方便之特点。如曾治邬某，男，36岁，1996年4月20日初诊。患者8年前吃不洁食物后腹痛、腹泻，自认为身体强壮，肠胃功能好，未经诊治。4~5天后病情不减，个体医生给予诺氟沙星胶囊，并服中药5剂，症状消失。但以后腹泻经常发作，服药期间大便基本正常，停药如故。曾做钡剂灌肠和纤维结肠镜，均诊为慢性结肠炎，大便常规检查示白细胞少许，大便隐血（＋）。就诊时下腹部疼痛，左下腹为甚，腹泻每日4~5次，多见于早晨和餐后，大便为糊状，有时夹杂黏液脓血便，肛门坠胀。舌红，苔黄厚腻，脉弦滑。证属湿热积滞，蕴结肠中，气血阻滞，传导失司。治以清热除湿，调气活血止痛。处方：白头翁15克，黄连6克，黄柏10克，秦皮12克，吴茱萸3克，白芍15克，厚朴10克，木香10克，小茴香10克，地榆10克，延胡索10克，甘草5克。上方服5剂，腹痛减轻，腹泻次数未减，苔仍黄厚而腻。气机渐调，脾虚之本未复，湿邪未化。4月26日二诊：原方加南沙参10克，苍术15克，茯苓15克，薏苡仁30克。5月16日三诊：守上方服药20剂，临床症状消失。因天气炎热，服煎剂不便，用参苓白术散加诃子、黄连、葛根制成散剂，继服1月余，随访1年未复发。李寿彭治疗本病，无论急性或慢性，首先重视清热解毒除湿，祛除邪气，调气活血，恢复脾胃的升降功能。待湿热渐化，气机渐调，配四君子汤、薏苡仁等健脾除湿，绝其生湿之源，以攻补兼施立法。后期注重益气健脾除湿，适当配伍黄连、蒲公英等清热解毒之品，使邪气务尽。

冉氏内科崇尚仲景学说，善用经方，年轻一代传承人亦为如此。李寿彭弟子李勇华在临床中亦常用经方化裁治疗疑难杂症。如曾治胡某，男，63岁，2011年4月28日就诊。自诉极易汗出6年，曾于三甲医院服用神经精神类药物无效，亦服诸多中药罔效。刻诊：神差，面色萎黄，动则汗出，畏冷，易感冒，全身大汗出，无法自制，瞬时湿衣。纳可，寐安，便溏。舌淡胖、苔薄白，脉沉细。处方：桂枝30克，白芍30克，生姜3片，炙甘草10克，大枣10克，制附片15克（先煎），煅龙骨、牡蛎各30克，山茱萸100克，乌梅10克，炙黄芪30克，5剂。直到2012年5月10日再次就诊，诉上次服药后汗出顿解。今又有复发迹象，予原方5剂而瘥。患者稍动则大汗出如漏多年，神差、面萎、动则汗出、畏冷、易感冒及便溏，显为肺脾阳虚，卫阳不固，营阴外泄。《伤寒论》第20条云："太阳病，发汗，遂漏不止，其人恶风，小便难，四肢微急，难以屈伸者，桂枝加附子汤主之。"患者正是阳虚漏汗证，以桂枝加附子汤治疗。另加补气益阴敛汗之品，尤其是重用山茱萸达100克。张锡纯认为山茱萸味酸性温，大能收敛元气，振作精神，固涩滑脱，得木气最浓，收涩之中兼具条畅之性，又通利九窍，流通血脉，治肝虚自汗，肝虚胁疼腰疼，肝虚内风萌动，且敛正气而祛邪气。李可老中医之破格救心汤即以大剂山茱萸回阳固脱，认为功盖人参。

（六）重视气化与气机理论

中医学认为，气化是指气的运动及其产生的各种变化，是中医理论中的重要概念，气机理论蕴涵于其中。各脏腑以不同方式参与整体的气化、气机活动，整体的气化、气机活动是各脏腑综合作用的结果，同时又是维持脏腑间平衡的重要因素。正是脏腑及精微物质的气化、气机之聚散、升降出入运动，才构成了气化、气机活动的整体。气化、气机是人体生命活动存在的基本方式和状态，脏腑经络是其发生的场所，脏腑经络的功能是其具体体现，脏腑阳气为其动力源泉。气化、气机失调是人体疾病发生的基本病机之一。冉氏非常重视中医的气化和气机理论，并以此来认识方药，应之临床。

认识药物功效，冉雪峰以《神农本草经》为基础，参考历代著作，多渗透气化及气机理论。如冉氏认识桂枝，认为其发汗又止汗，实表又实里，温寒解凝，彻热散结，降逆气，升陷气，利小便，固小便，宣灵窍以回苏，柔经遂而镇痉。本血分药，而功用昭于气分，其主治曰上气、曰结气、曰益气，纯是在气分阐发。合麻黄方能解表，合五味方能降冲，合茯苓方能利水，合桃仁方能消瘀，合芍药饴糖方能建中。认为柴胡甘而微苦，平而微寒，能疏利三焦网膜，统治五脏六腑结气。因味苦则降，微寒则清，故认为柴胡为降药，而非升药。为清药，而非燥药。为通里药，而非解表药。其燥者，伪叶乱之也。其升其表者，乃功用所推出。认为荆芥力较缓和，温暖营气，专走经遂，散结透络，功兼麻黄、桂枝。本为宣散药，而非破下药，但温与辛合，又兼芳香，散透力大，无异破下。荆芥功用，全在轻扬疏散，气行则血行，气调则血和，表气和则里气安，上气和则下气纳，可外可内，能升能将，并不在乎炒黑。认为升麻罗纹空通，俨以人体经脉互络，既借其苦降以下行，又借其周转以上行，彻上彻下，环周不息。消解麻疹、痘疮、伤寒之热及诸疮之毒，能止前额之头痛，又能消散咽喉之肿痛。升麻本苦寒，而非辛温。升麻之升，实源于降。升为升清气，非升清阳。其清散正是治火，即《内经》火郁发之。因其上升外达，即是《内经》由阴出阳者生。阐述半夏时认为，细辛、桂均辛温药而主上气，则半夏之主下气。上气就证象方面言，下气就治功方面言。主上气者系治逆气而使之下，主下气者亦下其上逆之气，其义一致。半夏冲动气机，散结开闭，止咳止呕之功用，即由此推出。止咳止呕，亦不尽是降气。气升、气外发则汗出；气敛、气内降则汗止。止汗即是降气，降气即是宣通冲激，开郁导滞。上下内外，宣通降止，始终均一气到底。《内经》秫米汤治不寐，内用半夏，纳其气即敛其阳。仲景麦门冬汤治火逆上气，内用半夏平其气即降其火。阐释白薇时述及，风邪内搏，激荡气血上并，气返则生，不返则死，唯此味苦能降，味咸走血，气平入肺，沉静循环，制止腾沸，庶足以平上并之气血而戢狂飙。中风病轻浅在外者，宜外解；因素在内者，宜内解。若由外而内，里证已急，外证未罢，不能用表，不能不表，白薇清浮热于咸苦潜降之中，即此一味，已超越《千金》《外台》所载数十续命汤。

冉氏认识方剂，亦不离气化和气机理论。如冉雪峰解析真武汤：名真武者，取其镇管水主，乃俾水归水位，非纯单专主利水之方，亦非纯单专主回阳之方。温以化气，气化则阳通，阳通则水行。芍药协姜附，可通阴中之气；姜附协芍药，可化阳分之水。此方与附子汤，只是以生姜易人参，附子汤主治在寒，此方主治在水。主寒者，重用附子以温之；主水者，重加生姜以宣之。解析小半夏加茯苓汤：本方半夏用至一升，逾全方分量之半，是方制以半夏为主，生姜为佐，茯苓不过为使，渗利通阳，下引下泄而已。姜辛五味加麻黄则通阳于外，加茯苓则通阳于内。水气搏于外则用麻黄，水气搏于内则用茯苓。此可悟化气止咳之法，亦可悟利水除痰之法。解析茯苓桂枝白术甘草汤：一心下有痰饮，胸腹支满，目眩；一短气有微饮，与肾气丸同用，一病两法。肾气系从下之肾治，本方系从中之脾治。就水气而言，外通以麻黄制剂为正应，下通以苓桂制剂为正应。然无论外通、下通，均以兼顾中气为主。解析柏叶汤：本方不泻，免却苦寒凝泣；不涩，免却强迫瘀着。唯借马通汁浊中之清合煮，与诸药融化一气，引入浊阴，俾姜艾温煦流通，作用于阴分。气郁于外，外和而里自安，可以和表者和里；气郁于内，内通而外自治，又可以和里者和表。解析玉屏风散：黄芪佐白术，则补中益气之力大；黄芪佐防风，则益气固表之力大。所以能防风邪者，防风甘温实表也。防风得芪术，则以和表者和里，而真气愈以内充；芪术得防风，则以实里者实表，而补力因之外达。名署玉屏风，屏风为避风之具，屏风置室内，何风之可避？唯树以塞门，避风功用乃显。防风即是将补力托出，为止汗树塞门也。冉雪峰在临床中亦特别重视气化和气机理论的应用。如其治疗中风，认为中风起病急剧、症见多端、变化迅速，与自然界风之陡起、骤变、来势较猛的特性相类似，故名中风。"大怒则形气绝，而血菀于上，使人薄厥"是常见的中风病象。对于急性中风，冉雪峰尤其善用"六石二鳞介"，即"疗中风坏证方一首"中的紫石英、白石英、赤石脂、白石脂、寒水石、石膏和龙骨、牡蛎。冉雪峰曾用此方加减治愈汉口汉剧界名角余洪元，因其登台献艺鸣谢而留下一段杏林佳话。此外，冉雪峰还常用磁石、滑石、代赭石、花蕊石、龙齿、珍珠母、石决明、龟甲、琥珀和铁锈末。这类药物的共性就是重镇宁静、强逆气血，适合于脑病剧风。大凡金石坠降，多走下焦，故所主多为腹中里层。所主为内风而非外风，所治为息风而非搜风。凡镇重药，多填补下焦治下，亦多镇定神经治上，然则"上病取下，下病取上"。矿石鳞介重镇力强，冉老在此基础上还常加用大黄、牛膝、厚朴利导气血下行。大黄"利二便、通血脉、安里和里、通表和表。药随病化，病窍在里，则泻下即所以解表；病窍在血，则消瘀即所以通气"。牛膝"引血下行，消炎散结，沉静循环，柔和神经，对于脑充血、脑膜炎各病有特殊效力"。冉雪峰亦以水引气血，常用白茅根、泽兰。白茅根"本血药而又通气，本气药而实入血，凉而不滞，补而不腻，疏利而不攻破，诚草茅中之特具异秉者"。泽兰"主治乳妇内衄、中风余疾，大腹水肿，身面四肢浮肿，骨节中水，金疮痈肿疮脓"。厚朴"味厚质重气芳，可以宽中，可以消胀，可以下气益气"。

再如胃脘痞痛的治疗，冉雪峰认为，胃脘痞痛的主要病机为寒热错杂、痰气交阻、肝胃不和、肝胃郁热、痰热互结、瘀血凝滞、胃阴虚、胃气虚等，但多以寒热错杂为基础相互兼夹。从冉雪峰医案分析，胃脘痞痛的治疗当以辛开苦降为主，和胃降逆，开上痹，畅中气。患者游某，男，23岁，1953年5月2日诊。患者膈滞脘闷，胃呆少纳，头晕肢倦，愠愠微热，兼有外邪。治宜利膈舒脘，苦辛开降之中，佐以和表，标本兼治。处方：全瓜蒌（子打碎）五钱，川黄连（姜汁炒）一钱五分，竹柴胡一钱五分，陈枳实（炒）二钱五分，当归须三钱，薄荷叶一钱，泽兰叶三钱，白蔻仁（打碎）八分。1953年5月3日，患者证象噎膈，日前兼夹外感，现外邪已解。治宜利膈舒脘，醒气透络，苦辛开降，芳香醒豁，主治本病。处方：全瓜蒌（子打碎）五钱，川厚朴二钱五分，白蔻仁（打碎）

八分，京半夏四钱，陈枳实（炒）二钱五分，郁李仁（研）三钱，当归须三钱，川黄连（姜汁炒）一钱五分，酸枣仁（打碎）三钱，大麻仁（研）四钱，石决明（打碎）五钱，生甘草一钱，青竹茹（姜汁炒）一钱。1953 年 5 月 4 日，患者外邪已解，大便渐畅。唯存膈滞旧疾，不能多食。治宜利膈通络，舒脘导滞，甘润涵濡，苦辛开降，芳香醒豁为治。处方：全瓜蒌（子打碎）五钱，陈枳实二钱五分，石决明（生打碎）六钱，京半夏三钱，川厚朴二钱五分，白蔻仁一钱，川郁金三钱，当归须四钱，川黄连（吴萸小炒）一钱五分，郁李仁（研）四钱，生甘草一钱。1953 年 5 月 6 日，患者膈脘闷痛，状如噎膈，曾经咯血。上焦气血郁滞，挤窄胃道。治宜利膈舒脘，通络散结，苦辛开降，芳香醒豁。处方：全瓜蒌（子打碎）六钱，川郁金三钱，石决明（生打碎）五钱，京半夏四钱，当归须四钱，杭白芍四钱，陈枳实（炒）二钱五分，川黄连（姜汁炒）一钱五分，生甘草一钱，石菖蒲一钱，白茅根四钱。此例痰热互结、气血郁滞，治宜利膈舒脘，醒气透络，苦辛开降，芳香醒豁。黄连、半夏苦辛开降，配瓜蒌为小陷胸，清热豁痰散结。枳实、厚朴行气导滞，竹茹、枳实清热化痰、行气导滞。石决明加强平肝降气效果。当归、白芍养血活络。郁李仁、火麻仁润肠导滞，郁金解郁活血通络，白蔻仁芳香醒豁。

李寿彭继承冉氏医学思想，重视和应用气化和气机理论。其治疗小儿发热，提出表里双解、泄热排毒、截断病灶的观点，集清、解、和、下诸法为一体，将清热解毒、通腑和解法融于一方，自创了青柴石知二黄汤，经数百例临床观察，疗效优于其他药方；先后治疗小儿肾病综合征多例，并通过长期的临床实践探索，自创"小儿退热液"治疗因上呼吸道感染、扁桃体炎、肺炎、腮腺炎、咽炎、阑尾炎、支气管炎等引起发热百余例均获显著疗效。对于水肿实证，李氏认为其标在肺，其本在肾，治疗上主张辛开降泄，去菀陈莝，将麻黄与大黄同用，既可散水消肿，又可畅气机降肾浊。肺为水上之源，麻黄开提肺气，犹如提壶揭盖则水下自下；肾主调节水液，并为胃之关，用大黄旨在通降开郁、泄浊解毒。

（七）心治与药疗并举

冉雪峰、龚去非二人常告诫其弟子，方药治疗固然重要，但心理治疗也不可忽视。"七分治三分养"，强调重视调节情志因素与方药证治的重要性。形与神是生命活动整体不可分割的两个方面。形，是人体一切有形之质的概括，又称形体；神，是指人的精神活动及功用。明代大医学家张景岳在《类经》中说："形者神之体，神者形之用；无神则形不可活，无形则神无以生。"形与神，二者相辅相成，不可分离，形健神旺是正气充沛、身体健康的标志，《黄帝内经》把这种关系称为"形与神俱"。人的七情六欲，既是人的本能活动，更是神的重要部分。当人的欲望（生理或心理的）得到满足时，或得不到满足时，或遭到严重挫折的时候，内心都会产生种种复杂的情感体验。一方面，躯体自觉症状丰富多彩，内可及五脏六腑，外可达皮肉筋骨。另一方面，病人的内心体验异常痛苦，难以自控，四处寻医。这类情志为患的病证，内心体验是本、是根，躯体症状是标、是象。究其原因，一是与先天禀赋有关，二是与家庭社会因素有关，三是与躯体疾病有关。对于情志病的辨治，除使用必要的方药，以期消除或缓解躯体的自觉症状外，更重要的是进行适当、合理的心理治疗，帮助病人了解躯体疾病的根本性质、发展演变规律及其预后，正确地认识和对待疾病。与此同时，要充分理解和同情病人，主动关心、体贴、安慰病者，增强其治病的信心。两种治疗相辅相成，缺一不可。心理治疗得当，既能收到难以估量的效应，又能强化药物的药理作用，即所谓"神药两调"。人是万物之灵，龚去非说："要想当一名比较成功的医师，就必须注意探索病人的心灵，与其说病人前来治病，不如说病人前来是为了得到理解和同情。"

1935年，安徽省政府主席的老母亲高热不退，请了许多名医诊治都不见效，甚至请了日本大夫、德国医学博士施治也不见好。后闻冉雪峰是六代祖传世医，有"起死回生"之神功，遂来求治。冉氏诊察病情后开的处方是北柴胡、丹皮、鲜生地、玄参、花粉、知母等，均为极普通而廉价的药物。但在处方上注明：上好野山参一两，瓦上煅为白灰，煎汤作药引。这一处方不仅一般中医不解，连当时的一位名医也觉得莫名其妙，遂向冉雪峰请教："伤阴用参出自哪本典籍？剂量高达一两与病症如何结合？人参烧灰是遵哪宗古法炮制？"冉氏笑而答曰："这一处方药引并不稀奇，病是害在人身上，不光要医病，还要医人嘛。"原来，这位老太太平日养尊处优，体质差，缺乏抵抗力。这次偶尔感冒发热，便恃其系省长生母而小题大做。中医、西医请了不少，中药、西药杂投齐下，造成阴伤热炽，久治不愈。冉雪峰开的处方所遣药物均为便宜中药，而这位省长母亲吃惯了贵重药品，并不会相信这几味便宜中药。于是加上一大剂量之野山参以安其心，但其症又不能用参，故将其"烧"成灰让它有其名无其实，结果药到病除。冉雪峰采取廉药对症加上"心理疗法"最终取得了神奇效果。

龚去非曾治李某，女，64岁，农民。1966年夏的一日，龚去非同几位医师去开县下乡巡回医疗，突闻怪叫声，循声望去，见一老大娘立于人丛，张口鸣叫，时如鸡鸣，时如羊啼，急向村民询其故。知大娘家中屡遭不幸，常垂泪承睫，终致精神恍惚，日夜鸡叫已2年，龚去非请村民扶持大娘近前与同行西医师商诊。病者除言语行动有失理智，别无他症。饮食正常，脉象不虚。诊毕，同行西医师说："此乃癔病，可予暗示疗法试试。"然后指着龚去非大声对患者讲："这位是我院名老中医，有秘方能治此病。"此时，龚去非正颜向患者暗示："秘方治愈此病甚多，这里无这种药，我打电话告诉我们医院快快送药来。"约患者1周后到铁桥诊所取药。1周后，患者由家属陪伴来铁桥诊所，龚去非给六味地黄丸9粒。嘱每次1粒，1日3次，以小麦30克，大枣30克，甘草10克，煎水饮丸。3天后患者和家属再来时，喜形于色，家属高兴地说："丸药真灵，服1天就不怪叫，仅时有张大其口而不出声，爱打呵欠。"仍予六味地黄丸，谓必增效1倍，诸症必除，嘱仍以甘麦大枣汤原方送服丸药。服后患者张口、呵欠日减，半月后诸症尽失。

龚去非又治赵某，男，35岁，农民。时值炎夏，患者却紧闭门窗，身覆棉被，面色白如书生，形体壮实，自称身体衰弱无力，怕见太阳，亦怕吹风。其妻言其一年多关门闭户，不下床，不出房，天天吃药都无效。询悉患者能吃，能喝，能睡，二便正常，脉平，断为癔病。于是龚去非向患者暗示："我有秘方能治此病，但必须从服药之日起，起床开窗，逐渐出门活动，否则药物停蓄有中毒的危险，能合作就用药，不合作不敢用药。"患者全神盯着龚去非的满头白发，信无戏语，表示愿一切照办。仍以小麦30克，大枣30克，甘草10克煎水吞服六味地黄丸。经2个月治疗，其病得愈。

龚去非再传弟子李勇华曾治唐某，女，13岁，2017年11月11日初诊。患者因情志异常、躁烦而抓扯脱发6个月就诊。其母代诉患者为留守少女，父母常年在外打工。其素来性格内向，自青春期开始，出现情志异常表现，如烦躁易怒，闷闷不乐，不喜与人交流。近半年来，患者每每躁烦时，则用手自抓扯头发，有痛苦状但不觉痛苦。在诉说病史时，母女均不由自主流泪哭泣，情绪不可控。刻诊：患者头发几尽，极为稀疏，发质稍干，色偏萎黄，有皮屑，自诉有痒感才抓扯，然其母谓平时问她则诉无痒感。前症如烦躁易怒、郁闷、性格内向均仍在，口干苦，纳呆，不寐，胸腹胀闷，矢气，便溏，每日 2~3 次。月经先后无定期，色鲜红，量偏少，经期 3~4 天，无血块，无痛经，白带正常。舌红苔薄黄，脉弦细。辨证为肝郁化火，血虚脾弱。治以心理疏导，并疏肝解郁清热，健脾养血安神。处方丹栀逍遥散合甘麦大枣汤化裁：牡丹皮 12 克，栀子 10 克，柴胡 10 克，白芍 15 克，白术 15 克，当归 6 克，茯苓 20 克，薄荷 6 克（后下），大枣 10 克，炙甘草 10 克，浮小麦 30 克，石决明粉 30 克（包），珍珠母粉 30 克（包），香附 15 克，刺蒺藜 15 克，钩藤 15 克，天麻 12 克。4 剂。明确对其母言明家庭温暖的重要性，也对女孩言明并非特殊疾病，心理情绪放松即可自愈。11 月 16 日二诊，患者服药后，躁烦明显缓解，情绪较前稳定，食纳增加，腹胀减轻，睡眠好转。药已见效，继服 7 剂。11 月 28 日三诊，患者诸症缓解，唯头发尚未长好，嘱服加味逍遥丸 2 个月巩固。细询病史，本例显为情志病证。长期肝气郁结，郁而化火，火扰心神，故有烦躁易怒、不寐，其抓扯自身头发为郁火得泻之表现。腹胀、纳呆、便溏为肝脾不调。毛发萎黄、干燥、月经量少为血虚。肝郁血虚脾弱，为逍遥散的主证，化火加丹、栀。情绪不可控，善悲易哭，为脏躁，甘麦大枣汤主之。香附疏肝，石决明、珍珠母鳞介重镇平肝，刺蒺藜、钩藤、天麻草木平肝。诸法合用，配合心理疏导，取得良效。

三、冉氏内科流派诊疗特色

（一）治疗急症法活剂效

冉雪峰善于治疗各类急症。冉氏历经三朝，旧社会时疫病流行，为民众之大苦，死亡率高，导致平均寿命极低。冉雪峰穷究疫病之病因病机，自组方剂，自制成药，疗效颇佳，由此声名鹊起，在汉口行医不久即名闻全国。他著有《冉氏温病鼠疫问题解决合篇》《冉氏霍乱与痧症治要》《冉氏麻证之商榷》等瘟疫类著作。冉氏治疗疫病多用汤剂，起效迅速。其自拟治疗鼠疫的经验方有两首，即"太素清燥救肺汤"和"急救通窍活血汤"。

太素清燥救肺汤 冬桑叶三钱，杭菊花二钱，薄荷叶一钱，瓜蒌皮三钱，叭哒杏三钱，鲜石斛三钱，鲜芦根六钱，生甘草一钱，真柿霜三钱，津梨汁二茶匙。上十味，除柿霜、梨汁，其余皆以水三杯微煮，以香出为度，去渣，入柿霜、梨汁，温服。身热，或入暮发热，本方薄荷再加一钱，或加麻绒八分六分，取微似汗，得汗去麻绒。此方，治燥气拂郁之在气分者。桑叶、菊花、薄荷芳香轻透，清肺热，解肺郁，利肺窍，俾燥邪外泄皮毛。蒌皮、杏仁利膈导滞，内气得通，则外气易化。石斛、芦根凉而不滞，清而能透。柿霜、梨汁，柔润而不滋腻。甘草补土生金，和诸药，解百毒，合之为清凉透表，柔润养液。有热加薄荷、麻绒者，肺合皮毛，开之以杀其势，勿俾久遏，而令肺脏发炎。

急救通窍活血汤 川升麻一钱五分，青葛叶三钱，藏红花二钱，净桃仁三钱，犀角尖一钱，真麝香五厘（绢包），生鳖甲三钱，鲜石斛三钱，鲜芦根六钱。上九味，以水五杯，先煮升麻等七味，令汁出，再入芦根、石斛，微煮五六十沸，去渣，温服。外窍闭，加麻绒一钱五分；如内窍未闭去麝香，势缓亦去麝香。得微似汗微吐者愈，急刺足委中穴，以助药力。此方治燥邪拂郁，直袭血分，气血交阻，面目青，身痛如被杖，肢厥体厥脉厥，或身现青紫色。倘仅气分郁闭，未可误用，界限务宜分明。青蒿、升麻透达气分之邪，红花、桃仁透达血分之邪，犀角、鳖甲直入血分而攻之，石斛、芦根转从气分而泄之，而又加麝香以利关节，以期立速透达。合之为由阴出阳，通窍活血，而仍不落黏滞。不用柔润者，急不暇择，以疏通气血为要务。外窍闭加麻绒，亦闭者开之之意；内窍未闭及势缓去麝香，恐耗真气。急刺足委中穴，恐药力缓不济急，刺之以助其疏利。

冉雪峰在《冉氏八法效方举隅》中还记载了治疗疫病的经验效方数首，如截疟方一首，疗霍乱方二首，疗痢疾方二首，疗伤寒坏证方一首。现简介疗伤寒坏证方一首：鲜生地汁一两五钱，川大黄一钱五分（泡汁），怀牛膝四钱，青木香二钱，鲜苇茎一两。上五味，以水五杯，煮牛膝、青木香、苇茎三味，取一杯，去渣，冲入二汁，和匀，微温分二次服。据冉雪峰自己回忆，抗日战争时客居万县，有张姓机工，湖北人，西医诊为伤寒，在某医学院附属医院住两月，热不退。出院，由龚去非介绍来诊，似效非效。复住院，仍无效。病者告其妻曰："你将我抬出，仍请冉先生治，我死亦甘心。"因复来诊治，其时发热已三月余，皮肉消脱，困惫不支，舌如胭脂，津涸，肌肤甲错，脉晦暗兼躁急，状如痨瘵。细思热入营分，清之不去，透之不出者有之，何以竟羁留三月之久，中西方药不疗？检阅前方，多系外透，因舍去外解，思从内解。立此方，以血中水分，逼烁已干，故重用生地养阴；血中热邪，胶着较紧，故用大黄泄热；加牛膝以活血者通络，佐木香以行气为行血之本；苇茎涵濡气泽，稀释酷历。服二剂，热略减。三剂，大便一次，热减半。审度胜药，复进一剂，得大便畅行，秽浊较多，身热全退。皮肤反微似汗，内外之气俱通，脉静身凉，病由此愈。

1937年12月，冉雪峰组织抗战后方服务团，亲自编撰了《新定救护方药注释》，拟定数十首简便验廉的救护方药，并制作许多成药，为抗战伤员服务。冉雪峰救治战伤、骨伤多用散剂、膏剂，现举数则，以窥冉雪峰治疗伤科急症的经验。

神效止血散　乌贼骨二两，枯矾一两，五倍子一两。制法：上三味共研细末，轧极细。用法：轻掺创口。乌贼骨为海滨产，恐战时缺乏，可以赤石脂代之。

神效止痛散　朱砂一钱二分，麝香一分二厘，冰片一分二厘，乳香一钱五分，没药一钱五分，红花一钱五分，儿茶一钱五分，血竭一两。用法：内服、外掺均可，内服每次七厘至一分。本方行气活血以止痛，而又兼具止血消毒之用。

神效排脓生肌膏　儿茶一钱，轻粉一钱，冰片三分。制法：儿茶轻粉冰片研末，轧极细，再将麻油熬至滴水成珠，加入黄蜡使溶化，稍冷再入三末搅和待特冷成膏。用法：摊消毒纱布上，敷创口。若稍加乳香，令其芳馥，用为软膏基质，其效能在凡士林以上。本方用此合儿茶、轻粉、冰片三药为膏，生肌善后之功全。

神效排脓生肌散　血竭六两，赤石脂、牡蛎、龙骨、陀僧、五倍子各三两，冰片三钱。制法：血竭等七味共研末，轧极细，瓶贮，封固，勿泄气。用法：轻掺创口。

外用麻沸散　生川乌、生草乌、生半夏、生南星、细辛各一两，蟾酥一钱。制法：川乌等六味共研细末。用法：烧酒调敷。冉雪峰认为，川乌、草乌、南星、半夏四味生用，麻醉性大，旧说半夏反乌头，而此正用其反，麻醉力尤大，由相激而相成。兼用酒调，刺激性大，用以整骨为宜，创伤低。宜敷于周围。

神效夺命丹　红花五钱，桃仁三钱，乳香、没药各一两，地鳖一两五钱，骨碎补一两，归尾三钱，儿茶五钱，血竭五钱，大黄三两，麝香五分，自然铜二两。制法：红花等十二味共研细末，黄明胶熟化为丸，每重八厘，朱砂为衣。瓶贮，封固，勿泄气。用法：每用十粒，水酒均可化服。

接骨软膏 生大黄、紫荆皮、骨碎补、乳香、没药各三两，白及一两，五灵脂、海螵蛸各二两，桑白皮四两。制法：大黄等九味，共研末，轧极细，和入软膏基质，令相得。用法：摊消毒纱布上，敷创部。其功用兼能杀菌防腐，消炎活血，收口生肌。不唯接骨有特长，而一切外治创伤，均可借用。

内科急症领域，冉雪峰也创立了一系列有效制剂。具体如下。

通便灵 厚朴一两，枳实一两，大黄二两。大黄研细末，厚朴、枳实半研细末，半煎浓汁，将汁拌入末内，烘干再拌，以汁尽为度，制为散。服法：每服一钱至三钱，白饮下，不大便再服。

利尿灵 甘遂四两，白芷一斤。制法：甘遂等二味，共研细末。服法：每服八分至一钱二分，白饮下，不大泻可续服。

新胃活 半夏一两，生姜一两，蔻仁五钱，茯苓一钱。制法：半夏、生姜煎浓汁，蔻仁、茯苓研细末，将汁拌入末内烘干，再拌，以汁尽为度，制为散。服法：每服一钱至三钱，白饮下，日二服三服均可。

强心素 桂枝二两，芍药二钱，甘草二钱。制法：桂枝研细末，芍药、甘草半研细末，半煎浓汁，将汁拌入末内，烘干，再拌，以汁尽为度，法丸如梧子大。服法：每服一钱五分至三钱，白饮下，日二服或三服。

定心珠 赤石脂二两，龙骨、牡蛎、大黄、黄连各一两，琥珀五钱，紫藤香、石菖蒲各一两，麝香五分。制法：龙牡、二黄煎浓汁，琥珀、紫藤香、麝香研细末，赤石脂半研细末，半煎浓汁，将汁拌入末内，法丸如梧子大，朱砂为衣。服法：每服一钱至一钱五分，白饮下，日可二服。

卒中夺命丹 麻黄、大黄各一两，细辛、牙皂各五钱，冰片一钱，麝香五分，紫藤香一两，苏合香油一两。制法：麻黄等七味，共研细末，加入苏合香油，法丸如小豆大。服法：每服三分至五分，研碎，白饮送下，不醒再服。

传人龚去非尤善用经方治疗疑难急证，屡起沉疴顽疾。他认为，经方组方有法度，药少力专，结构谨严，历经古今，验之临床，疗效显著。强调应用经方，贵在变通，通其理，变其法，活其用，审其脉症，随症加减，方能收到事半功倍之效。曾治高某，男，61岁。半年前，患者突感右侧面颊部肌肉阵发性针刺样疼痛，持续数分钟而自行缓解，日发二三次，未治疗，旬日后自愈。就诊时日发四五次，痛如针刺，吃饭、喝水、说话均可致疼痛加重，致涕泪交流，心慌汗出难支，遇冷、风易诱发。经当地治疗，其效不显。某医院经神经内科、五官科、口腔科等会诊，诊断为"三叉神经痛"，予以扑炎痛（贝诺酯）、苯妥英钠治疗10余天，疼痛大减。试减药量即加剧，故请龚去非诊治。观其面晦少荣，舌淡苔白润，脉紧而弦。证属风寒外束，寒邪阻滞。治宜温经散寒，解肌通阳。药用制川乌、知母、川芎、僵蚕、生姜、羌活、甘草各15克，白芍30克，北细辛10克，白术、白附子各12克，桂枝15克，蜂蜜60克。先煮制川乌、蜂蜜2小时后，再入诸药同煎半小时，温服，日服3次，3剂。药后诸症悉减，即逐渐减少西药量，1周后停用西药。守方随症加减，继服20余剂，诸症悉除，痛去病安。随访，未见复发。龚去非巧用乌头桂枝汤，出奇制胜。乌头温经散寒，镇痛力著。再入羌活、北细辛、川芎、白附子、僵蚕增强通络止痛、祛风散寒之功；桂枝调和营卫，重用白芍、甘草、蜂蜜等润液柔肝缓急之品与乌头相伍，方证合拍，共奏温经散寒、解肌通阳、通痹止痛之效，其痛乃愈。

（二）治疗中风着眼于急缓

冉雪峰认为，中风是脑病而有风之状，与《素问·调经论》中"血之与气并走于上，则为大厥，厥则暴死，气复反则生，不反则死"所述病状暗合。认为，不管内风还是外风，都是脑病因素之一。内风、外风均能犯脑，脑病不仅为外风，亦不仅为内风。猝仆喁斜等证象、寒邪热邪等证象，均在脑及神经本体自病，其主因不在内外寒热，而在"犯脑不犯脑"。人身气血营周要保持平衡，若严重失衡，则身中气机突然变化，可上冲脑部，表现所谓中风等证象，故而认为中风既不是外有暴戾贼风，也不是内有横绝肝风，只是气血自生之病。并认为，经文已明言血气并走于上，是血气对举，不但脑部充血，而且充气。又因气无血则散，血无气则凝，气血未可离，离则形气绝，"血与气交失，故为虚焉"。因此，脑病有虚有实，有气血俱虚，有气血俱实，有脑充血，有脑充气，有脑贫血，有脑贫气等。

冉雪峰治疗中风特别注重从气血调理入手，在辨证的基础上，并适当应用祛风、疏表、和里、宣窍、透络、豁痰、润液、攻实、补虚、镇静和兴奋等法。中风急则重在镇逆气血，缓则重在润液柔筋通络。我们收录冉雪峰治疗中风13例22诊，处方22张，发现冉氏治疗中风所使用中药共56味。其中使用频次超过5次者仅26味。除甘草外，使用频率由高到低依次为牛膝、白薇、石决明、厚朴、龙齿、百合、当归、泽兰、浙贝母、紫石英、花蕊石、郁李仁、火麻仁、大黄、天竺黄、代赭石、石菖蒲等。所用药物主要为引血下行、重镇降逆、化痰开窍和通腑降气。

中风起病急剧、变化迅速。冉雪峰尤其善用"六石二鳞介"，即"疗中风坏证方一首"中的紫石英、白石英、赤石脂、白石脂、寒水石、石膏和龙骨、牡蛎。此方应用已在前文（学术思想之"重视气化与气机理论"）有记述，此处不再赘述。

冉雪峰治疗中风喜用许叔微《普济本事方》中的白薇汤化裁，以平郁冒血厥。风邪内搏，激荡气血上并，气返则生，不返则死，唯白薇味苦能降，味咸走血，气平入肺，沉静循环，制止腾沸，"庶足以平上并之气血而戡狂飙"。白薇清浮热于咸苦潜降之中，即此一味，"已超越《千金》《外台》所载数十续命汤"。在用白薇之时，常与"强志宁神敛肝定魂"的百合组成对药。茯苓"感松精灵异之气"而安魂养神，枣仁"味酸能刺激神经，柔和神经，故能柔肝柔筋，散结开痹"，二药为对，宁脑安神。

急性中风，神昏窍闭，喉中痰声辘辘者，冉雪峰除用苏合香丸、麝香丸等芳香开窍药外，尤其善用竹沥、荆沥、犀角（磨汁）、石菖蒲、天竺黄等豁痰开窍。"（竹沥）为痰药而非风药，在中风门中，只为辅药而非主药，且中风闭证可用，如新说脑充血之类。血菀于上，血之与气，并走于上，或借此寒滑者，戡其狂飙，刷通隧道，以开下返之路。荆沥，痰豁而气通，气通而血活，循环营周，脑之充血者不充，贫血者不贫，知觉运动功能恢复，而风痫之病斯已。犀角，冲动药多属热，此则属寒；寒性药多水伏，此则升发。故对脑性痉挛、惊痫、热甚吐衄搐搦，暨营热外发之斑疹痘麻，恰为合拍"。天竺黄"既清脑清心，又沉静气泽，镇定神经，不宁为清润性化痰药，且为镇降性化痰药，用于气升、痰升、火升、脑膜炎、脑充血等为最宜。不唯可疗充血，并可疗贫血，且可疗下寒上热，下虚上实之充血贫血"。

中风缓者，当究病机。患者气血冲逆，多为素体阴液不足，以致阳亢，在气恼等诱因作用下而突然犯脑作风状。其治当益水敛阳，润液柔筋。冉雪峰最喜用、最推荐的药物是生地（捣汁），而且是重用。生地"凉血补血，行血益精填髓。生者性凉散结，气清善走"。其次可用山茱萸，因"与枣仁异种同功，均能补、能泄、能涩、能通，味厚质浓，能刺激淋巴，增加分泌，柔和神经，戢敛孤亢"。阴血并养，柔筋更佳，养血则常用当归、白芍和阿胶。当归"甘苦化阴，芳香醒豁，为配合良好之养血剂"。白芍"酸苦化阴，中多汁液，能润液柔筋，滋肝沃燥，沉静循环，柔和神经。柔润而化以芳香，芳香而含于柔润。体阴用阳，以补为攻，以敛为开"。阿胶"育阴和阳调于内，主阴虚阳扰之血妄行"。

气血逆乱痹阻，经脉不荣，肢体萎瘫，当活血透络。活血者，冉雪峰善用藏红花、紫金丸（五灵脂、蒲黄）。藏红花当少用，因"少用活血，多用破血"，其"芳香以助窜透，又柔润而资涵育，为治风先治血，治血即治风要药"。五灵脂"秽浊凝结，腥膻燥恶，冲动之力甚大，是血药而以气胜者。同声相应，同气相求，以臭治臭，深入其中而不觉，而后能破不破之坚凝，能除不除之顽结"。蒲黄"以行血者行水，行水者行血"。

透络之品，冉雪峰常用橘络与桑枝对药。橘络能通络、理气、化痰，主治经络气滞。桑枝祛风湿、利关节、行水气。二药相配，理气化痰、透络通关节。冉雪峰治疗中风病少用虫类搜风剔络之品，在其著作中未见明言原因，这在其"华佗再造丸"家传秘方中亦遵此原则。

冉雪峰认为，中风实证，兴奋太过，每反生出衰弊，甚至心体弛衰下降，甚至死亡，又当以桂姜强心复脉。

中风多见便秘结滞，宜润肠通便，冉雪峰喜用火麻仁与郁李仁。火麻仁"中含脂肪丰富，故能润肠通便，其味芳香，兼能醒脾，缓其燥急，沃其燥结，增其分泌，助其蠕动，为血虚液减，和缓通便之要药"。郁李仁之滑润，化合于味苦之中，"郁李能平肝家之横逆，而开其结闭，血结气结，均可疏利"。

冉雪峰与天津的张锡纯在民国时期均为名医，故学界常有"南冉北张"之称。张在去世之前，嘱咐未出师弟子再随冉学医，天津名医孙静明即为其中之一。我们有幸搜集到当年冉雪峰给他们的"函授医稿"，现摘一则冉雪峰批阅孙静明之中风医案于后，以窥其中风病论治经验之一斑。

据孙静明原案载（括号内为冉雪峰批阅）：民国廿九年冬，段某，年五旬余，住天津法租界普爱里。其人素日肢体不利，行走困难，且四肢颤动，言语不清。因原有蕴热（改中风素质），又与其子争吵，恼怒后临街乘凉，为风所袭，傍晚即觉周身不爽，夜间加剧，几不能言，头昏不能起床，遂叩门求同里之某医诊视。二日稍轻，三日复重，病家拟改延余为诊视。余因患其病因轻（改为已）转重，恐难挽回，遂告家人。果段某求诊，即拒之，后被婉转托友求为诊治。不得已勉为其难，告以服药见效再诊，不然另请高明，病家首肯察诊。其脉左右浮弦而滑，上窜有力，至数约五至，舌苔黄厚，神昏谵语，烦躁不安，咳嗽有痰，舌短面红。余索阅前医之方，乃知前医因固守阳虚类中风之成见，方用参、术、归、芎、远志、半夏、茯神、炙草，诸强心培土之剂，是以益拂挤（改激荡）其气血上行犯脑，以致酿成神昏谵语等证，虽稍佐以川贝、寸冬、花粉、菊花、丹皮凉润之品，而车薪杯水，无济于事，故不效也。余用栀子、郁金之清热凉心，牛膝磁石之引血下行，生地玄参以滋阴培水（删除，元精不见尽），杭芍、丹皮之合血敛肝，竺黄、钩藤、僵蚕（此三味改代赭石、灵磁石）、生石决明之清头目散肝风（改潜阳息风），丝瓜络、川贝、寸冬（寸冬改竺黄）、天花粉之生津活络化痰，桑枝以达四肢。服后顿觉神清，亦稍安睡。后用菖蒲利窍（改为生地、玄参之滋肾培水），黄芩中空外实以清形身之外热，橘络化络中之痰，青蒿得春阳之气最早（正月茵陈二月蒿），同气相求，借生麦芽生发之气，以疏肝气而进饮食，加减前方，五日而愈。

冉雪峰按：此病叚叟素日即肢体不利，行走困难，四肢颤动，言语不清，此脑部受病，知觉运动二神经俱感不利，在西说谓之有中风素质。一旦与其子争吵动怒，怒则气张，《素问》所谓大怒则形气绝，血菀于上，使人薄厥者是也，即不贪凉因风所袭，脑素有伤，何堪此怒气来动，是已有发现世俗所谓中风现象之可能性。况又益之以外邪，而病有不猝然暴发者乎。观所述病象，并未达到昏瞀猝仆，半身不遂，口眼㖞斜，音喑不语等象，不过外证不重，又非多日传里化热，何致烦躁不安，神昏谵语，头晕，周身不爽，舌短面红，不能起床。其为内风旋动，肝阳上犯脑海无疑。曰几不能言，是尚能言也，又无上述各中风重要证，其内风上犯脑海之轻证无疑。以头晕周身不爽之证象及临街乘凉为风所袭之病因，其为内风轻证兼有外感微邪无疑，某医一二日治之小效，必其方之有解表药也。解表药能祛外之微感，故小效。三四日转重者，解表药又能促内之肝阳上动，故转重。毕叚叟为轻病，若内风重病，其危险多发现病发动之二十四小时内，何能延至三四日，又何能任受风药补药之适得其反乎。老弟方剂大端不错，而病犹轻，故有五日即愈之速效。但生地、玄参用之太早，犹嫌滋润，青蒿又用得太迟，在神清安睡之后。二药宜前后互易，部位方较合拍。案内散风之"散"字，果为肝阳上犯脑海，气升、痰升、火升最忌是散。钩藤、僵蚕、菖蒲少用为是，旧玩余之前寄之《辨正中风问题之解决》绪言，必能豁然领悟。总之，外风内风宜分清，实证虚证宜辨明，而内外合邪，虚实杂错，尤奋当分其轻重，辨其真假，余以治中风重证不难矣。

冉雪峰门人龚去非秉承师学，治疗中风尤重分缓急，善用镇逆、润液、通络等法。曾治陈某，男，55岁，1982年6月7日初诊。患者高血压多年，1974年某月和1982年3月，因高血压脑血栓和右半身不遂两次住院。初诊时患者出院已1个多月，仍右侧瘫痪，不能起步，右手不能上举，麻木疼痛，素感头晕，今增健忘，胃纳差，胸脘痞，神识清楚，言语正常。舌有瘀斑，苔灰而腻，脉弦。右下肢轻度水肿，血压150/98mmHg（毫米汞柱）。龚去非认为患者为风中经络，肝阳上亢为急，则脉弦、头晕。风邪流窜经络，气血阻滞，故患侧麻木疼痛、浮肿，舌生瘀斑，胃纳差。拟潜阳息风、活血化瘀、疏利经脉。处方：石决明、草决明、钩藤、大蓟、怀牛膝、当归、川芎、桃仁、秦艽、防风、防己、半夏、枳壳。服上方10剂，患侧浮肿消失，头晕减轻，胃纳见增，苔由腻变薄。后续着重调肝，养血活血，息风通络为治。处方：当归、白芍、川芎、何首乌、钩藤、鸡血藤、地龙、乌梢蛇、秦艽、怀牛膝。守服上方1个月后复诊，患侧活动明显好转，右脚能缓步而行，右手可举过头，有握力。患侧疼痛消失，但仍有麻木感。原方出入，间歇服用，嘱适当锻炼，1982年9月下旬患侧上下肢功能恢复，遂回单位上班。

龚去非治疗刘某，女，95岁，1982年6月24日初诊。患者1个月前因脑溢血致右半身不遂住院，经治疗神识清楚出院，仍右半身瘫痪麻木，浮肿。舌淡而润，脉弦硬。血压正常。患者近百岁，下元久虚，风阳夹瘀夹痰流窜经脉，师地黄饮子法去桂、附，甘温柔润补下元，以养经脉，以静风阳。佐通络、宣散，以利血脉、畅血运。以熟地、肉苁蓉、巴戟天、淫羊藿、菟丝子、鸡血藤、怀牛膝、当归、白芍、川芎、独活、防己、乌梢蛇等出入为剂，共治半月余，右脚能扶杖移步，右上肢好转不明显，劝其增加饮食调养。

龚去非弟子李寿彭治疗苏某，男，42 岁，工人，1990 年 4 月 17 日初诊。患者 1 年前患脑溢血，经某医院住院治疗后遗留左侧肢体偏瘫，足不能行，手不能握，生活不能自理，经服华佗再造丸及针灸治疗病情未见明显好转。症见左侧上下肢运动不灵活，肌肉疼痛，温度明显低于右侧，走路时左足摆动，口眼向左歪斜，口角流涎，吐字不清。舌质暗淡，苔白腻，脉弦滑。证属风痰流窜经络，血脉痹阻，经隧不通，气血不能行，血不能濡，故肌体废而不用而成半身不遂。用益气活血，化痰开窍，方选《医林改错》补阳还五汤化裁。处方：黄芪 18 克，赤芍 12 克，川芎 6 克，桃仁 10 克，红花 10 克，当归 10 克，蜈蚣 1 条，石菖蒲 12 克，远志 10 克，甘草 5 克。4 月 22 日二诊：服上方 5 剂，自感手足运动稍灵活，舌质仍淡，脉细涩。于上方加桑枝 30 克，牛膝 15 克以增强舒筋活络之功。5 月 3 日三诊：上方继服 10 剂，手足更加灵活，口角不流涎，吐字较前清晰，自觉疲乏无力，舌淡暗，苔薄白，脉细涩，原方加重补气药物。处方：太子参 15 克，黄芪 20 克，白术 10 克，茯苓 15 克，川芎 10 克，桃仁 10 克，红花 6 克，当归 10 克，赤芍 12 克，地龙 10 克，蜈蚣 1 条，甘草 5 克。5 月 14 日四诊：上方服 10 剂，手足运动灵活，双侧手足温差无异，口眼歪斜大为改善，精神转佳，舌质淡红，脉弱。仍用前法继进，注重通络止痛。处方：黄芪 18 克，川芎 6 克，桃仁 6 克，红花 6 克，当归 10 克，太子参 12 克，桑枝 30 克，牛膝 10 克，威灵仙 10 克，姜黄 10 克，地龙 10 克，赤芍 10 克。守方服药 20 余剂。随访 2 年，一直坚持全天工作，未见反复。

（三）治疗心系病证善用升降

据冉雪峰弟子陈可冀院士（国医大师）回忆，冉雪峰认为心绞痛属"卒心痛"范畴，为本虚标实，先治标定痛为上，然后治本顾虚，常用仲景医方小陷胸汤合活血通脉剂治疗，如以全瓜蒌、京半夏、川黄连、枳实、制没药、当归须、川郁金、石菖蒲、琥珀末为方治疗，确实有效。以后陈可冀以小陷胸汤合四妙勇安汤治疗，也收到效果，就是仿效冉雪峰的经验。小陷胸汤由瓜蒌、半夏及黄连组成，具"宽胸散结，清热化痰"功效，去黄连加薤白，为瓜蒌薤白半夏汤，是治疗心绞痛的通用医方。陈可冀回忆，1958 年陈嘉庚先生因"头风痼疾"，自服《验方新编》中的"治诸般头风"的乌头验方［白芷二两半、真川芎、甘草、川乌头（半生半熟）、明天麻各一两］，共购得二剂。原书载本方共为末，每服一钱，然病者家属误作煎剂，二剂同煮送服，乌头量达二两，遂致中毒。时见其俨然酪酊大醉，如坐舟中，诊脉涩。冉雪峰云：宜以扶正解毒法治之。方用西洋参、云茯神、软白薇、生甘草、川橘络、淡竹叶、炒山栀、鲜石斛，水煎冲服犀角尖，外以绿豆煎水频频送服。翌日复诊，神识渐清，脉转弦劲，血压 160/100mmHg。冉雪峰认为，高年阴伤，阴虚阳浮，于前方加鲜生地、桑螵蛸、怀牛膝以益肝肾而摄治。20 世纪 50 年代后期陈可冀与冉雪峰另一弟子郭士魁一起，在继承冉雪峰学术经验的基础上，首先倡导活血化瘀为主治疗冠心病，并进行冠心 Ⅱ 号等复方系统临床和基础研究，得到国内外认同和推广应用，其"血瘀证与活血化瘀研究"荣获国家科技进步奖一等奖。

我们收录冉雪峰治疗心系病证 100 例 126 诊，处方 126 张，所使用中药共 93 味，全部逐条录入软件统计分析。其中使用频次超过 5 次者仅 49 味，除甘草外，使用频率由高到低依次为白薇、厚朴、石决明、牛膝、当归、泽兰、龙齿、百合、栀子、白芍、竹茹、酸枣仁、桑螵蛸、生地黄、滑石、山茱萸、代赭石、紫石英、茯神、郁李仁、花蕊石、白茅根、菊花等。所使用药物主要为降气、重镇潜阳、养心安神、活血通经及收涩固肾敛阴者。

收录冉雪峰治疗心悸17例32诊，处方32张，所使用中药共66味，全部逐条录入软件统计分析。其中使用频次超过5次者仅28味，除甘草外，使用频率由高到低依次为厚朴、白薇、泽兰、龙齿、当归、桑螵蛸、山茱萸、石决明、白芍、栀子、茯神、滑石、紫石英、酸枣仁、百合、连翘、浙贝母等。所用药物主要为重镇安神、养心安神和收敛者。

收录冉雪峰治疗眩晕40例51诊，处方51张，所使用中药共68味，全部逐条录入软件统计分析。其中使用频次超过5次者仅34味，除甘草外，使用频率由高到低依次为厚朴、白薇、石决明、牛膝、当归、泽兰、百合、栀子、龙齿、酸枣仁、生地黄、竹茹、白芍、桑螵蛸、山茱萸、浙贝母、石斛等。所用药物主要为降气、重镇、滋养、收敛和化痰者。

在所搜集冉雪峰治疗的心系病证126条记录中，出现频次较高的主证为肝阳上亢证、肝肾阴虚证、肝风内动证、心虚胆怯证、痰热内蕴证和瘀阻脑络证等，出现频次在5条以上的证候用药从高到低排序分别如下：肝阳上亢证，白薇、石决明、牛膝、龙齿、滑石、代赭石、紫石英、牡蛎、赤石脂等；肝肾阴虚证，百合、生地、山茱萸、石斛、南沙参、知母等；肝风内动证，石决明、龙齿、代赭石、紫石英、花蕊石、牡蛎等；心虚胆怯证，甘草、龙齿、酸枣仁、茯神、柏子仁等；痰热内蕴证，竹茹、浙贝母、瓜蒌、半夏、天竺黄、黄连等；瘀阻脑络证，牛膝、泽兰、当归、郁金、橘络、川芎等。

冉雪峰认为，心悸为心神不安，心脑不宁，多有下元不固，阴趋于下，阳浮于上，或有痰瘀者，宜清肺利膈、固肾宁心、甘平调养、镇摄固纳、芳香醒豁、活血化痰之法。眩晕多为神经障碍，气血亏虚、元阴不足、气火升浮，失其清宁等，宜补益气血、滋液柔筋通络、清脑镇逆、开痹阻、畅经隧。

冉雪峰深谙中医的升降理论，《医源》载："天地之道，阴阳而已矣；阴阳之理，升降而已矣。"《素问·六微旨大论》载："出入废则神机化灭，升降息则气立孤危。故非出入则无以生长壮老已，非升降则无以生长化收藏。是以升降出入，无器不有，故器者生化之宇，器散则分之，生化息矣。故无不出入，无不升降。化有大小，期有近远，四者之有而贵常守，反常则灾害至矣。"冉雪峰重视心肾水火升降，水升火降，坎离相交，即为既济，是健康之本。水不制火，坎离不交，水下火上，则成未济，是心系病证的重要原因。冉雪峰在治法升降、用药升降方面颇多经验，常用降气引血之药，气降则火降，又益滋水添精，诸症可解。七情内伤，气机紊乱，脏腑气血阴阳失调，心神不宁，冉雪峰治疗心系病证又特别重视调神，或重镇，或滋养，或敛浮；针对病理因素，或化痰，或活血，或行气，或降火，尤善调理气血。

气血冲逆，多有素体阴液不足，以致阳亢，甚或化风，其治当益水敛阳，润液柔筋。冉雪峰最喜用、最喜推荐的药物是重用生地（捣汁）。鲜生地味甘液多，质虽重而气清，为生血凉血补血之要药。生地常配黄连，冉雪峰认为其益水之力更大，黄连得生地则除热之力更宏，甘苦化阴，沉静循环。常以石决明配甘松，一为镇静神经，一为醒豁神经，心脑兼顾。百合配地黄，宁脑宁心。伴有便秘结滞，冉雪峰喜用火麻仁与郁李仁来润肠通便，亦用大黄，尤其是与生地合用，认为生地得大黄，愈显救液之功，大黄合生地，可免化燥之弊。化痰开窍则常用竹茹、浙贝、瓜蒌、半夏、天竺黄、石菖蒲等。

对于安神宁心平悸，冉雪峰善于用厚朴、白薇、泽兰来调气引血安神，其中泽兰又能行血中之水，主治"中风余疾"。重镇安神善用龙齿、石决明、滑石、紫石英；养心安神善用当归、白芍、茯神、酸枣仁、百合；清郁热善用栀子、连翘；化痰善用浙贝母；收敛浮神则善用桑螵蛸、山茱萸、酸枣仁；桑螵蛸味咸入肾，补中寓通、涩中寓润，滋肾敛浮；酸枣仁味酸柔肝柔筋，散结开痹，涵濡筋腱；山茱萸与枣仁异种同功，均能补、能泄、能涩、能通。

从冉雪峰治疗心系病证用药分析，他善于分清虚实，辨证论治。除应用平肝潜阳息风、降逆气血及调神药物颇具特色之外，特别善用阴血并补、气血并调、除滞通络之药。百合、生地、白芍滋阴养血，与白薇配用，滋阴清热、养血降血，对于高血压所致眩晕、中风疗效颇佳。厚朴、木香、甘松、枳实偏于行脾胃之气，且为降逆气机，符合其善用的升降理论，"里气通则外气通""里气和则外气和"。郁金、橘络、川芎行气活血通络，牛膝、泽兰、当归行血利水通络，为祛除气、血、水瘀滞而通络。

龚去非秉承师论，从气机升降的角度以半夏泻心汤治疗高血压病兼夹心下痞者，疗效颇佳。如治程某，女，74岁。心下痞而隐痛，不思饮食，食后更痞满，大便如常。胃脘有轻度压痛，精神尚可，苔灰厚，脉弦，血压190/110mmHg。处方：半夏、黄芩、黄连、党参、干姜、甘草、大枣，水煎服。服上方3剂后，心下痞满大减，血压160/90mmHg。李某，女，68岁，主症同前者，患高血压多年，现有头晕呕恶，厌油，苔白厚润，脉弦。血压170/100mmHg。处方：半夏泻心汤原方加怀牛膝、僵蚕。龚去非认为，半夏泻心汤主治脾胃寒热错杂证，调和脾胃升降气机。脾胃为后天之本，居中而通连上下，为升降运动之枢纽，因而脾胃升降正常可使全身气机顺畅。高血压属于气机上逆，则本方在改善升降枢纽的同时，对高血压有良好疗效。

龚去非1976年治疗谭某，女，40岁，头痛10年，心前区痛反复发作1年。经成渝各大医院诊断为冠心病，高血压，脑动脉供血不足，颈椎骨质增生，溃疡病，胆石症。心前区痛频作，轻重不一，轻则胸前紧闷，隐痛，可放射于背。重则胸前压榨感、刺痛，憋气，流汗，恐惧。一般经过10余分钟或半小时自然缓解。整天头晕头痛，时而加重，已卧床休息半年多。就诊目的明确，只求医治心痛、头痛二证。患者虽为中年，但衰老憔悴，行动需扶持。气短、语言低微，指头清冷，口苦便结，心情紧张而悲观。舌淡而紫暗，苔白黄干腻，脉数无力。血压140/110mmHg。龚去非认为，心痛之病机，在于主血藏血失调，既气虚又气滞，既血瘀又血虚，虚实夹杂，治当补其不足，通其阻滞，以补助通，以通助补。遂重用黄芪大补心气，三七研末吞服活心血，通络中之滞。川芎、草决明、半夏、黄芩、罗布麻叶疏肝解郁散热，辛开苦降。当归、白芍、麦冬护阴血。红花、桃仁消瘀滞。益心气、活心血有益于疏肝，疏肝解郁有益于宁心安神。上方连服15剂后，各症明显减轻，眩晕呕吐未发作，血压降至正常。继则守法守方，随证加减月余，调理收功。每次就诊时，都着力解除其顾虑，并嘱家属创造有利康复条件，保证患者心情愉快。共计服药4~5个月，头痛、心痛基本消失。

李寿彭继承龚去非学术经验，治疗心系病证亦特别注意气机升降及调气行血安神。如治汪某，女，64岁，患者有高血压病史10余年，经常眩晕肢麻，服卡托普利片，虽偶见咳嗽，但自认为效果较好，血压比较稳定。就诊时头眩而痛，肢麻，胸闷，口干，夜寐多梦。舌质红，苔薄黄，脉象弦大重按无力。颈椎侧位片提示颈椎轻度骨质增生，血压180/110mmHg。证属肝阴不足、肝阳偏亢。治拟清肝养阴，以平风阳之上亢。处方：生石决明30克，珍珠母30克，天麻10克，白蒺藜1克，白芍15克，菊花12克，生地10克，夏枯草10克，钩藤12克，麦冬12克，牛膝10克，桑寄生15克，甘草 5 克。3 剂后眩晕已减，仍感口干、胸闷，失眠。舌红苔薄白，脉细弦，血压 150/92mmHg。继用原方加夜交藤 30 克。继服 5 剂，眩晕已愈，余症消。嘱其常服杞菊地黄丸合天麻胶囊巩固疗效。李寿彭认为，高血压病以阴虚阳亢者较为多见，主要病机为阴虚津亏，风阳易动，其动在肝，其根源在肾。平肝降逆息风并滋阴使血压渐平，后以滋肾柔肝治本，以防反复。

李寿彭 2003 年治疗王某，男，60 岁，自诉患冠心病 21 年，经多方医治，服药无数，总觉失眠多梦，心悸气短，胸闷痛，肢软乏力，头晕，烦躁，口干。诊时见舌红少苔，脉弦细无力。据此分析，证属气阴两虚。治以益气养阴安神为主。处方：酸枣仁、知母、茯苓、丹参各 12 克，太子参、麦冬、黄芪、葛根、川芎各 15 克，五味子、延胡索各 10 克，甘草 6 克。每日 1 剂，水煎服。服上方 3 剂，自觉夜梦减少，心悸减轻，精神好转，但仍时有烦躁之感。效不更方，告之将上方继服，并保持心情舒畅。继以前方增减调理而愈。本例属久病耗伤阴血，李寿彭在养血安神、清热除烦之酸枣仁汤基础上加太子参、麦冬、葛根、黄芪、丹参、五味子、延胡索以改善心功能而取效。本例之通补结合，益气养阴活血为流派经验应用之一斑。

（四）治疗肺系病证开上畅中敛浮

收录冉雪峰肺系病证 45 例，处方 50 张，涉及中药计有 69 味，全部逐条录入软件统计分析。结果显示所使用 50 方中包含的全部中药为 69 味，其中使用频次超过 5 次者仅 30 味。使用频率由高到低为甘草、厚朴、杏仁、紫菀、瓜蒌、浙贝、款冬花、黄芩、竹茹、桑白皮、牡蛎、半夏、百部等。使用频率高的药物主要为化湿行气的厚朴及止咳平喘药、清化热痰药，这与所统计病例主要为肺系病痰热蕴肺证是相符的。

两组药物在 50 个药方中使用频次达到或超过 5 次的有 147 组。使用频率最高的为厚朴＋杏仁组合。其余依次为厚朴＋紫菀，厚朴＋瓜蒌，杏仁＋紫菀，紫菀＋瓜蒌，厚朴＋浙贝，杏仁＋浙贝，杏仁＋黄芩，厚朴＋黄芩，紫菀＋黄芩，杏仁＋款冬花，紫菀＋款冬花，紫菀＋浙贝，瓜蒌＋款冬花等，主要为行气清热化痰止咳平喘的药对。

冉雪峰治疗肺系病最常用的药物为甘草、厚朴、杏仁、紫菀、瓜蒌、浙贝、款冬花、黄芩、竹茹、桑白皮、牡蛎、半夏、百部等，以上所列出来的 13 味中药中最低使用频率亦达到 30%。用专业知识分析，这正是一个清化痰热治疗痰热蕴肺咳喘病症的妙方。所统计的 50 首治疗肺系病方主要是先生于 1954 年夏秋季在重庆所看门诊的简记，此时重庆天气湿热为甚，肺系病症辨证多有痰热，故统计后会有此发现。方中厚朴、杏仁、紫菀、瓜蒌、浙贝 5 药同时用的频率为 32%，这 5 味药中任意 4 药组合同时用的频率为 68%，因此，可将此方命名为朴杏紫蒌贝汤，该方具有"清肺利膈，豁痰散结，以开上痹，敛浮越，畅中气"之功效。

冉雪峰治疗肺系病最善用厚朴，他认为"厚朴散结通滞，通里以辟外解之窍，通里以遏内变之机。可以宽中，可以消胀，可以下气益气，和里以解表"。正所谓"利膈、开痹、畅中气"，这恰能解决痰浊痹阻脾肺，气逆咳喘之病机。先生认为杏仁"冷利下气"；紫菀为中性，能"宣通壅滞，泄化浊垢，顺调气机，而涵育培泽"；瓜蒌"同半夏则降逆，合之协助力大，分之平缓力弱"；款冬花"亦开亦降，亦清亦温，亦宣亦润，不啻配合良好之调肺剂"；桑白皮"清火利水，除痰消胀"；牡蛎"牡蛎益阴之中，能戡敛狂飙之浮阳"；半夏"主下气，散结开闭，止咳止呕"。这几味药合用，正所谓

"开上痹，敛浮越"，止咳平喘。

冉雪峰认为白薇味苦能降，味咸走血，气平入肺，"沉静循环，制止腾沸，平上并之气血而戢狂飙"，故多用于中风病，而此亦常用来利肺气。茯苓渗泄而补益，利湿而生津，不滞气而反利气。陈皮"辛温，其臭芳香，功能散开闭。脾为湿困，非香弗醒；肺为气郁，非辛弗泄。理气为治咳紧要部分，故陈皮为治咳紧要品物。可补可泻，可降可升。气逆之可用半夏，则知气结之可用陈皮"。由上可见，冉先生治疗肺系病症，特别重视气机的疏理，由内而外，由外而内，由上而下，由下而上，诸法并用，灵活选择，不独一途。

通过对统计出来的药对进行分析，可以发现冉先生是善于应用药对的，且别具一格地运用一些创新药对。肺系病咳喘气逆，厚朴下气宽中，杏仁味苦下气祛痰、宣肺平喘，合用则降利肺气而止咳平喘，实源于张仲景的桂枝加厚朴杏子汤用法，这是冉先生治疗肺系病最常用的药对。浙贝清热化痰、开郁散结，与杏仁合用，一清一降，清降合法，化痰止咳其效。紫菀润肺下气、消痰止咳，款冬花润肺下气、化痰止嗽，二者合用亦化痰止咳力强。瓜蒌润肺化痰，浙贝清热化痰，清润合用，内外舒畅。黄芩清热燥湿，桑白皮泻肺平喘，合用清热泻肺。冉先生认为白薇能平肺气，合黄芩则为清平，合牡蛎则为同降肝肺气逆。半夏降逆、燥湿化痰、消痞除满，竹茹清热下气消痰，二者合用，一热一寒，相互为用，降逆平肺胃。

朴杏紫蒌汤主治痰热蕴肺，冉雪峰常用葶苈子加强泻肺平喘，天竺黄、前胡清化痰热。对肺系病的治疗，冉先生常用白薇、地骨皮退虚热，茯苓、滑石利水健脾，陈皮、青皮行气，栀子、知母泄热，泽兰活血利水。补阴多用石斛，补血活血多用当归，暑湿外感必用香薷，风热外感必用薄荷。将朴杏紫蒌汤还原到冉先生的痰热蕴肺病症医案中去，具有极高的可重复性，表明该方在一定程度上确能反映冉雪峰的学术经验。

需要指出的是，这仅仅统计了冉雪峰短短数月间的处方，且数量较少，病种不多，病情较为平常，故研究结果不见得能完全反映其学术思想和临证经验，尤其是在药对的统计方面，仅仅是从使用频率的角度来考虑的，还应该注意运用专业知识去分析和筛选。

现以冉雪峰在重庆执医期间治疗咳嗽的两个简案为例。陈毅达，男，34岁，1954年10月7日诊。经前药治疗咳逆已缓，但未了了，愠愠彻热，似加微感。治宜清解其外，清疏其内，内外两和。处方：柔紫菀三钱，全瓜蒌五钱，条黄芩一钱五分，信前胡一钱五分，京半夏三钱，款冬花三钱，软白薇三钱，陈橘皮一钱五分，炙甘草一钱，川厚朴二钱五分，小杏仁（去皮尖）三钱，青竹茹（姜竹茹）一钱。1剂，水煎饭前温服，分2次。1954年10月8日再诊，咳逆微热，愠愠不舒。仍治宜清解其外，清疏其内，内外两和。处方：柔紫菀三钱，京半夏三钱，牛蒡子三钱，信前胡三钱，川厚朴二钱五分，陈橘皮二钱五分，西秦艽二钱五分，小杏仁三钱，炙甘草一钱，全瓜蒌四钱，青竹茹（姜汁炒）一钱。3剂，水煎，饭前温服。病解。本例痰热咳逆加外感，以牛蒡子等疏风清热，紫菀、瓜蒌、黄芩、前胡等清热化痰开痹止咳；陈皮、竹茹，陈皮、半夏，厚朴、杏仁为冉雪峰常用的药对，以理气豁痰降逆；秦艽畅经隧，内外同治，内外相互和气。黄宝森，女，50岁，1954年8月22日诊。咳逆较剧，咽哽不利，不安寐。治宜清肺利膈，豁痰散结，以开上痹，敛浮越，畅经隧。处方：柔紫菀三钱，大象贝三钱，条黄芩一钱五分，百部根三钱，地骨皮三钱，葶苈子（研）四钱，全瓜蒌（子打）六钱，桑白皮三钱，川厚朴二钱五分，小杏仁三钱，生甘草一钱，鲜石斛四钱。1剂，水煎，饭前温服，分2次。1954年8月23日再诊，咳逆已缓。气火郁滞，支气管发炎。治宜清肺利膈，豁痰散结，以开上痹，而畅里和。处方：款冬花三钱，川厚朴二钱五分，苦百合三钱，小杏仁三钱，条黄芩一钱五分，肥知母三钱，大象贝三钱，柔紫菀三钱，生甘草一钱，桑白皮三钱，左牡蛎（打）四钱。3剂，水煎饭前温服，病解。本例痰热互结，气火上浮。紫菀、浙贝、百部、黄芩、瓜蒌等撤热豁痰散结，厚朴、杏仁、葶苈、牡蛎等降逆气火敛浮越。瓜蒌、厚朴尚能宽中导滞以畅中气。辨证准确，用药精当，故而1剂能见效。

龚去非秉承师学，治疗肺系病证均重视开上、下气、畅中，本质上就是顺应肺之宣发和肃降生理特性，恢复其功能。如1982年曾治郑某，男，50岁，半月前患感冒，继而咳嗽逐渐加剧。5天前胸透见右肺炎变，两肺尖有钙化点。连续服用西药及打针，症状仍未缓解。今咳嗽频作，伴轻度气喘，咯白色黏痰、量少难出，胸部牵引痛，入夜低热，原有战伤旧疾复发（参加抗美援朝时右髋关节中一弹未取出，X线片示右股骨上端慢性骨髓炎），咳时伤痛更剧。患者营养状况较差，形体瘦长，舌偏嫩淡，脉稍数。外感后咳嗽气逆，痰黏量少，是邪已入里化热，津液被灼为痰，清肃失司，肺气不利。治以苦甘之属，在清肺保津基础上利气祛痰。药用连翘、黄芩、黄连、知母、玄参、沙参、杏仁、桔梗、枳壳、苏子。4月27日二诊：症状略减，继进上方。5月4日三诊：咳减轻，已不喘，仍咳引胸痛。原方去苏子、桔梗、杏仁，加桑白皮、赤芍、川贝母，加重玄参用量（30克）。侧重润液降火活血。5月11日四诊：胸痛除，咳大减，睡眠、饮食渐正常，仍用三诊原方。5月18日复查胸透示右肺炎变吸收。本例龚去非以肺热壅盛立论，用连翘、黄芩、黄连旨在清泻肺中之郁热，知母、沙参、苦参清热生津，杏仁、桔梗、枳壳、苏子"开上畅中敛浮"以止咳，从而收到良效。

再如龚去非1981年治疗穆某，男，55岁，患者有咳喘宿疾，每至寒季易感冒复发，胸透为慢性支气管炎，近日来咳喘加重，痰黏稠难咯出，胸闷气阻，头身疼痛，恶寒无汗，夜间低热，早晨口苦，食欲不振，精神困倦，舌苔白干，脉微数。证本寒邪束表，经旬不解，郁而化热生痰，是热因寒束，痰由热蒸，肺气闭遏，宣肃失职。拟辛温外透肌表，辛凉苦甘内清肺气，清润兼开降。药用麻黄、羌活、秦艽、杏仁、牛蒡子、连翘、黄芩、知母、麦冬、沙参、苏子。11月10日二诊：外证解，咳喘渐缓，痰仍不畅，夜热未尽。原方去麻黄、羌活之发表，加川贝母、桔梗、紫菀、款冬花，着重内清肺气，疏润祛痰止咳。续服4剂咳止。慢性支气管炎之咳喘往往由于气候变化诱发，初起必当审其有无外邪。龚去非认为，患者咳喘经旬，仍头身疼痛，恶寒无汗，显系表寒实证，麻黄、羌活、秦艽解表于外；入夜低热，痰黏口苦，是寒郁热生，连翘、黄芩、知母清热于内。佐以杏仁、苏子、牛蒡子、麦冬、沙参，清润中寓化痰散结降气，立法遣药仍不离"开上畅中敛浮"的原则。

李寿彭依据师说，治疗咳喘常将麻黄与大黄配伍，这正是"开上畅中敛浮"原则之体现。1995年治疗李某，男，26岁，半月前因感冒后发热、咳嗽，经西药抗菌、对症处理，症状减轻，但不多日因饮食不节致咳嗽等症复发，再用西药效差，渐至喘息、口苦、口臭、大便秘结，胸闷腹满。查脉弦滑有力，舌红、苔黄中厚腻。李师辨为肺热腑实，拟麻杏石甘汤加减。处方：麻黄10克，石膏40克，杏仁、薤白、葶苈子各15克，大黄、大枣各12克，甘草3克。服上方2剂后，大便得通，胸闷腹胀、咳喘亦明显减轻，且厚黄腻苔亦见消退。原方大黄减为6克，续服2剂后诸症平息。李寿彭认为，麻黄止咳平喘，实证者本属正用，但经常有咳喘之证，单从麻黄宣肺平喘止咳这一途径治疗往往疗效欠佳。察其缘由，往往表之有邪，里会郁闭，肺与大肠相表里，肺气不通，病及大肠，可致传导失司；反之，如大肠热郁，肠燥便结，腑气不通，亦可致肺失宣降，发为喘咳。大黄配伍等量麻黄，一则宣肺以达表，二则泻腑以通里，俾表达里通，宣降自如，脏腑气机调顺，则喘咳自能平息。李寿彭经验认为，此时不一定非要有燥屎内结不可，只要辨证属实，无气虚下脱之虞，均可投用。只是，无燥实内结者大黄用量可轻，只通降下气即可；有燥实内结者宜重，非祛积导滞不行。

（五）治疗胃脘痞痛重辛开苦降、寒温并用

根据冉雪峰治疗胃脘痞痛医案的证候、病机总结及辨治思路来分析其病因病机。邪客于胃，胃脘气机不利，不通则可痛可痞。寒热错杂，气机阻滞，而有心下痞闷，胃失和降，气逆于上而有嗳气。湿浊蕴痰，痰阻气滞，痰气交结而似噎膈。五味过极，辛辣无度，肥甘厚腻，饮酒如浆，则蕴湿生热，或湿热酿痰，伤脾碍胃，气机壅滞，致胃失和降，心下痞痛，常伴纳呆、头晕、肢倦、腹胀、多眠、吐涎等。痰热蕴结，心下结痛；脾失健运，食纳不佳，常伴乏力、肢倦、腹部坠胀痛等；困阻清阳，蒙蔽神窍，而有眩晕。忧思恼怒，损伤肝脾，肝失疏泄，横逆犯胃，脾失健运，胃气阻滞，均致胃失和降，而发胃脘痞痛。气郁日久化热，气火上逆，升降失司，可有心烦、心悸、失眠、吐涎、腹闷、郁痛，腑气不畅而便秘。肝郁日久，既可出现化火伤阴，又能导致瘀血内结，病情至此，则痞痛加重，缠绵难愈。禀赋不足，后天失调，或饥饱失常，劳倦过度，以及久病正虚不复等，均能引起脾气虚弱，运化失职，气机阻滞而为胃脘痞痛。

总之，冉雪峰认为，胃脘痞痛的主要病机为寒热错杂、痰气交阻、肝胃不和、肝胃郁热、痰热互结、瘀血凝滞、胃阴虚、胃气虚等，但多以寒热错杂为基础相互兼夹。

冉雪峰认为，寒热错杂者，宜辛开苦降，和中导滞，舒胃止逆；痰气交阻者，宜化痰利气；肝胃不和者，宜解郁散结，舒脘宽中导滞，利膈通络；肝胃郁热者，宜清心利膈，平肝导滞；痰热内蕴者，宜清热化痰导滞，芳香醒豁；瘀血凝滞者，宜行气通络，消瘀散结；胃阴虚者，宜甘润涵濡，增液通幽；胃气虚者，宜甘平调养，益胃醒脾。总以辛开苦降为主，和胃降逆，开上痹，畅中气。

《冉雪峰医著全集》中所得胃痛病案 14 例 18 诊，计 18 方。使用药物计 41 味，使用频次超过 3 次者计 17 味。除甘草每方必用外，按使用频率高低排列依次为当归、全瓜蒌、枳实、石决明、半夏、厚朴、竹茹、黄连、郁金、泽兰、白芍等。可见，用药主要为辛开苦降、活血通络、行气宽中、清热化痰散结、下气通腑者。

黄连清热燥湿，泻火解毒；半夏降逆止呕，燥湿化痰，消痞散结。黄连清热燥湿，和胃止呕；半夏化痰散结，降逆宽中。黄连之苦降，可消痰湿所生之热；半夏之辛开，能理痰湿之壅结，除热中之湿。二药为伍，辛开苦降，调肠胃、理气机，治疗寒热错杂的胃痛。冉雪峰加瓜蒌以成小陷胸汤，荡热涤痰，宽胸散结，治疗痰热内蕴之胃脘痞痛。

当归甘苦化阴，芳香醒豁，养血通络止痛；郁金"为气药、为血药"，以行血者行气，色赤入心，色黄入脾，不唯破血而且补血，活血养血解郁疗胃脘痛；泽兰活血利水，芳香醒豁脾胃，此三味为通络止痛之主药。白芍酸苦化阴，中多汁液，能润液柔筋，滋肝润燥，柔润而化以芳香，芳香而含于柔润。配"能缓肝木之急"的当归，润液柔肝止胃痛，冉雪峰此用实源于《金匮要略》中治妇人腹中诸疼痛的当归芍药散。白芍配甘草，酸甘化阴，柔肝缓急止痛。

厚朴散结通滞，"通里以辟外解之窍，以遏内变之机"。味厚质重气芳，可以宽中，可以消胀，可

以下气益气。冉雪峰认为，厚朴主风寒，枳实主大风；厚朴治气血痹、死肌，功在除邪，枳实则长肌肉气力，长之益之，功在补正。故枳实、厚朴相配通补结合，行气消胀止痛。竹茹甘凉清降，下气消痰，清热除烦止呕，与枳实相配，相得益彰，和胃降逆，清热止呕，消积化痰，宽中利膈之力增强，主治胃热痰盛，胃气上逆，恶心呕吐，胸脘满闷等症。石决明重镇平肝潜阳息风，冉雪峰习用之从肝治胃，以助厚朴、枳实、竹茹等药力。木香辛润，香而不烈，能芳香以解秽恶，理气不耗气，醒气不破气，为疏理脾胃气机要药。木香与黄连相配，黄连清热燥湿、泻火解毒，以清泻肠胃之湿热，木香行气、调中止痛，相配可清热利湿，行气止痛。

火麻仁能润肠通便，冉雪峰认为"其味芳香，兼能醒脾，缓其燥急，润其燥结，增其分泌，助其蠕动，为血虚液减，大肠不腴，和缓通便之要药"。郁李仁滑润，郁李为肝果，肝主疏泄，故能平肝家之横逆，疏利气血，"濡便宜佐麻仁"。栀子、黄连清泻心胃，肝胃郁热者可用。冉雪峰认为白茅根补中益气，所益是中之阴气，行血以缓中，补中以生血，故在胃痛治疗中亦较常用之。

从《冉雪峰医著全集》中所得胃癌病案 31 例 41 诊，计 41 方。统计分析发现，共用药 67 味，使用频次超过 3 次者 28 味。除甘草每方必用外，使用频率由高到低依次为当归、厚朴、瓜蒌、半夏、枳实、竹茹、郁金、泽兰、石决明、白芍、黄连、郁李仁、火麻仁、栀子、茯神、白薇、香附等。

当归配白芍养血濡筋通络，为冉雪峰治疗胃病常用的药对之一，主治脾胃气血亏虚；半夏配厚朴豁痰下气散结，可用于痰气交阻之胃癌；半夏配黄连，辛开苦降，为半夏泻心汤中的主药，用于寒热错杂之胃癌；冉雪峰习用小陷胸汤治疗痰热互结之胃癌，辛开苦降、清热化痰散结，开胸除痞；竹茹配枳实，清热降逆化痰，用于痰热内蕴之胃癌，或为其他证型胃癌降逆气机；泽兰配郁金，一解水邪、一解气郁，共能活血，通络消癌；火麻仁配郁李仁，为冉雪峰常用以"润液沃燥"，治疗大便秘结；白茅根、栀子、茯神、白薇、石决明，凉血利尿、宁心安神，用于肝胃郁热、气火上逆；香附、枳壳、木香，行气通络，香附偏疏肝，枳壳、木香偏梳理脾胃气机；白豆蔻化湿热醒豁脾胃；沙参养胃阴，润液柔络消癌。

龚去非继承了冉雪峰治疗脾胃病总的辨证论治思想，注重脾升胃降，升降相因，以脾胃为枢，其他脏腑为辅，总以疏理气机，和胃降浊为要。冉雪峰之治以"辛开苦降，和胃降逆，开上痹，畅中气"为总则，而龚去非在此基础之上同时还重视"脾主运化""胃主受纳、腐熟水谷""脾胃为气血生化之源""脾胃纳运协调"等理论，主张益气健脾，恢复脾胃纳运功能。

龚去非认为，脾胃以通为顺，贵在升降相司，纳化有常，治在调和为其要。脾胃病多由脏腑生理功能虚衰，情志所伤，疾病影响，劳倦太过，饮食不慎等引起。因而脾胃病患者，本虚标实者居多，虚在脾为本，实在胃为标，与仲景"虚则太阴，实则阳明"之论相符。脾胃同居中焦，为后天之本。脾主运化，胃主受纳，脾升则健，胃降则和。肝主疏泄，协助脾胃纳化。脾胃与肝，三者一气相通，则升降有度，纳化有常，共同完成饮食的受纳、消化、吸收、运化功能，是气血生化之源，亦是元气生化之本。若脾胃功能失常，则可出现脾失健运、胃失和降的病理变化。治疗应以辨证为主，证病结合，以益气健脾、和胃降浊为大法，恢复脾胃纳化与升降之能是其关键。脾胃气虚证，治宜益气活血，扶脾助运；脾胃气虚下陷，中气不足之证，治宜益气健中，以调升降；脾胃阴虚，气阴两伤之证，治宜益胃润燥，刚柔相济；脾虚湿滞，正虚邪留，虚实互见之证，治宜寒热虚实，统筹攻补；脾胃虚弱之证，治宜权衡五脏，先调脾胃。

如龚去非1982年4月治疗张某，女，64岁，退休干部。2年前在地区医院胃肠钡餐检查，确诊为十二指肠球部溃疡，今胃痛复发月余，连续服中、西药无效。就诊时自述胃脘部钝痛，饥饿时明显，得食痛缓，伴灼热泛酸，手足心热，时时面红火升，心烦自汗，劳后更甚，脘腹部有按压痛。其人形体消瘦，舌质嫩红，舌中心白黄苔相兼略厚，脉略数。胃痛日久，饥饿则甚，多属虚证。面红火升，烦热汗出，则为肝郁化热、伤及阴分之象。肝病犯胃，胃受克伐，湿热郁蒸不化，气机壅滞，则痛而泛酸。当肝胃同治，柔肝用益阴、解挛活血，和胃用化浊制酸。药用白芍、甘草、麦冬、天冬、丹参、红藤、川楝子、半夏、佩兰、茵陈、乌贼骨、左金丸。3剂后，上午已不疼痛，仅下午饥时微痛，仍泛酸，继续用原方加减症状消失。

龚去非治疗胃病还擅长药食同用。1966年治疗其三子龚本敬，时年22岁，深秋回家探亲，因下黑大便入地区医院，诊断为上消化道出血，出血停止后出院。逢龚巡回医疗结束返家，见其面容苍白，体质颇弱，询其发病过程中均无疼痛，不泛酸，唯有时感觉腹内难受，喝红糖水即能缓解，病后饮食尚好，大便正常，于是以饮食调养为主，未再予中药。不料返回工作单位后，每年冬季均有大量下血或吐血发生，每次住院输血约1000毫升，曾摄片七八次，确诊为十二指肠球部溃疡。1970年专程回家医治，见其形体消瘦，腹部如舟状，但精神尚好，饮食二便如常，仍喜喝红糖开水。乃为其制订治疗方案：鸡汤培补，因龚去非自己曾患溃疡病，汤药效果均难摄入，后用鸡汤食疗，控制症状多年，故用之。同时予少量预防出血的中药煎剂，制为干浸膏，便于较长时间服用。药用墨旱莲、天冬、甘草、槐米、地榆、白及、栀子、海螵蛸、枯矾、延胡索，诸药共研细末，另将蜂蜜煮沸离火，将药粉倾入拌匀即成。每次服半食匙，日3次。龚去非制此干浸膏方时，首先考虑的是如何控制出血复发。当然，吐血便血的原因自是溃疡侵蚀血络，但每次出血必得大量输血方能止血者，可能与自身凝血机制不足有关，或兼有痈肿败肌等妨碍凝血机制。选用墨旱莲、天冬、栀子等养阴清虚热；地榆、槐米凉血止血；白及、甘草散痈肿败肌；海螵蛸、枯矾、延胡索收敛并顺气活血。经上法治疗后至冬季未再出血，嘱其每年入秋即开始服用，连服数年未复发。

李寿彭治疗脾胃病继承了冉雪峰、龚去非的恢复脾胃纳运协调、升降相因的学术思想，总以辨证论治为基础，用药继承龚老的寒温并用，尤其重视从肝论治。认为肝主疏泄，调畅气机，协助脾胃之气升降，疏肝和胃法是临床治疗胃脘痛的重要方法之一。肝胃不和引起的胃脘疼痛以胀痛为主，或攻窜两胁，或胃脘痞满，每因情绪变动或恼怒生气而发作，甚或加重，胸闷叹息，纳呆腹胀，嗳气则舒，舌质、舌苔大多无变化，但脉弦有力。方选柴胡疏肝散为主，常用厚朴、小茴香、玄胡、木香、香附、佛手、莱菔子等药物疏肝和胃治疗胃脘痞胀。他常以自创的腹痛宁（吴茱萸3克，黄连6克，白芍15克，甘草10克，木香10克，玄胡12克，小茴香10克，厚朴15克）为基础化裁，辨病与辨证结合，是其治疗胃脘痛的特色。在腹痛宁的基础上辨证合方，方中有药，药中有方。在剂型选择上，李寿彭不局限于使用汤剂，常用制酸止痛的散剂，既符合传统应用特色，亦符合临床实际，疗效倍增。同时李寿彭注重生活"调养"，治养结合，使疗效更好，且更持久。

李寿彭治疗胃痛注重整体之寒热虚实平衡调理。如黄连、吴茱萸，黄连、半夏等药对的使用。黄连、半夏的配伍源于半夏泻心汤。黄连味苦、性寒，入心、肝、胃、大肠经，可清热燥湿，泻火解毒；半夏味辛、性温，入脾胃、肺经，可降逆止呕，燥湿化痰，消痞散结。黄连清热燥湿、和胃止呕，半夏化痰散结、降逆宽中。黄连之苦降，可消痰湿所生之热；半夏之辛开，能理痰湿之壅结，除热中之湿。二药为伍，辛开苦降，调肠胃、理气机。

冉雪峰、龚去非、李寿彭三人均认识到了胃痛病因病机的复杂，但在各自多年临床实践中又逐渐形成相对的主体认识，如冉雪峰的寒热错杂论、龚去非的脾胃亏虚论和李寿彭的肝胃不和论。后学李勇华认为，由于时代的变迁，胃痛的病因病机亦更趋复杂，病理因素自然更多兼夹，中医辨治自当仔细斟酌，恰当处理。因此，在临床实际运用过程中应取前辈学术经验各家之长，不必囿于一家之说。

（六）临证善创新方

如前所述，冉雪峰创立了治疗鼠疫的经验方太素清燥救肺汤、急救通窍活血汤，还有内科的疗伤寒坏证方一首、疗中风坏证方一首。冉雪峰在《冉氏伤科效方》内记载了 20 首伤科临证经验方，在《新定内科药方注释二十则》内记载了 20 首内科经验方。其子冉小峰所著《历代名医良方注释》内记载了一系列"冉氏经验方"，当为冉氏多年来的经验方总结。冉氏内科流派的诸多名医，都继承和发展这一特色，如龚去非、李寿彭等，均自创有疗效卓越的经验方。可见，冉氏内科流派的医者在临证过程中善于总结和创立新方，久经验证而成为经验方。

现从冉小峰所著《历代名医良方注释》内录冉氏经验方 5 则，以窥冉氏学术之一斑。

卧佛汤　酸枣仁五钱（碎），鲜生地一两，麦冬三钱，鲜石斛四钱，杜仲三钱，寄生三钱，牛膝三钱，丹参五钱，龟甲一两（碎），槐花米三钱，钩藤三钱，铁锈三钱。主治阳亢性失眠。

凉膈消毒煮散　金银花五钱，连翘五钱，生大黄三钱，芒硝三钱，栀子五钱，牛蒡子三钱，黄芩三钱，荆芥三钱，玄参五钱，蜂蜜一两五钱。主治急性化脓性扁桃体炎。

茵柴清胆汤　北柴胡二钱，茵陈三钱，大黄一钱，黄连二钱，丹皮三钱，金银花三钱，大青叶三钱，枳实三钱，乌药三钱，栀子二钱，猪苓五钱，甘草三钱。主治急性胆囊炎。

脱敏消癜汤　艾叶三钱，乌梅三钱，阿胶三钱，当归三钱，金银花三钱，槐花米三钱，大枣一两，甘草三钱，生大黄五分。主治过敏性紫癜。

便秘汤　玄参四钱，麦冬四钱，生地四钱，郁李仁二钱（打），火麻仁二钱（打），枳壳二钱。主治阴虚便秘，习惯性便秘。

"华佗再造丸"是奇星药业有限公司为治疗和预防脑血管病及其后遗症中风瘫痪而研制的纯中药制剂，其配方即来源于冉雪峰祖传治疗中风的秘方。在 20 世纪 80 年代，冉雪峰之子冉小峰将这一家传验方无偿献给国家。1985 年国家科委和国家药品监督管理局将其列为保密处方，就连生产工艺也一并保密，这是国家《药品管理法》颁行后，政府规定的第一个保密处方产品，是中药界为数不多的国家一级保密处方之一。为了弄清该配方的奥秘，它曾被作为国家"六五"重大科技攻关项目。"华佗再造丸"由当归、川芎、冰片、白芍、红参、五味子、马钱子、红花、南星等药物组成，功效为活血化瘀、化痰通络、行气止痛，主治痰瘀阻络之中风恢复期和后遗症，症见半身不遂、拘挛麻木、口眼㖞斜、言语不清。该方是在中医"治风先治血，血行风自灭"的理论指导下，精选十多味纯植物药组方而成，完全摒弃了中医治"风"总离不开使用全蝎、蜈蚣、水蛭、地鳖虫等虫类药物的习惯，而是采用纯植物药组方，既能治疗缺血性中风，又能治疗出血性中风。

龚去非于 1951 年开始用自拟的"旱莲槐蓟合剂"治疗急性风疹块，后广泛用于阴虚血热的多种疾病，颇收良效。1953 年，龚去非在万县市第一联合诊所工作，当年油菜开花时，不少人患急性风疹块，周身皮肤泛发斑丘疹，颜色鲜红明亮，皮肤剧烈瘙痒。经数小时隐没，少顷复起，一日数次。部分病人伴清涕，目赤，或眼胞、口唇、生殖器等处水肿。个别兼见瘀斑，腹痛，吐泻。初按肌肤风热或胃肠湿热处理，效果较差。他从患者的"瘀斑"得到启示，改用养阴凉血、清热息风法，选用如下药物：墨旱莲、生地、天冬、槐米、大蓟、地榆、茜草、黄芩、栀子、蝉蜕，后命名为"旱莲槐蓟合剂"。发热者加知母，腹痛者加木香、川连，呕吐者加鲜芦根、竹茹，目赤者加草决明，鼻阻者加苍耳子，患者服用此方一般 2~3 日即愈。以此方治疗急性肾炎蛋白尿、血尿，急性肾盂肾炎蛋白、血尿，初期高血压，药物性皮炎，接触性皮炎，湿疹，肝病出血倾向等，辨证属于阴虚血热者，疗效均佳。旱莲槐蓟合剂成为龚去非治疗阴虚血热的经验方。

龚去非曾在万县中医药学校作系列学术讲座，介绍其临床用方经验。他尤其擅长在古方的基础上化裁制方。根据当年的学生记录，介绍数则如下。

龚去非以银翘散加葛根、知母组合成银翘合剂，功能宣肺清热、解毒利咽。将荆芥、防风、秦艽、葛根、牛蒡子、金银花、连翘、黄芩、知母等药合方称为荆防银翘合剂，能疏风解表、清热解毒。若发疹子，则不用秦艽、知母、黄芩，加升麻、桔梗、丹皮、蝉蜕。将生地、玄参、麦冬、连翘、黄芩、黄连等药合称为增液银翘合剂，功能养阴清热解毒。急性乳蛾，发热低或不发热的，加射干（不用山豆根）；喉痹，加射干、牛蒡子；急性耳肿，加龙胆草、栀子、牛膝；多发性疖肿，加大蓟、墨旱莲、栀子；口舌生疮，加竹叶、木香、大青叶、板蓝根、升麻。

龚去非在小柴胡汤的基础上去参、姜、枣之温补，加黄连、连翘清热解毒，陈皮理气燥湿，而成为以清热化湿为主的加减小柴胡合剂。湿甚，加苍术、厚朴、藿香；热盛，加黄柏、大黄；湿热并重，去连翘，加茵陈、栀子、板蓝根、丹参；肝胆湿热、气滞血瘀，加重黄连，加山栀子、莪术、玄胡、川楝子；黄疸重，加茵陈；结石，加金钱草、大黄。小儿肺炎，加知母、天冬，加重黄连。感冒夹滞夹湿（胃肠型感冒多见），若湿盛，舌苔厚腻，大便稀，口不渴，喜热饮，加藿香、白蔻仁、苏叶、厚朴；热盛，舌苔黄，口苦口渴，体温高，加重黄连，加杏仁、滑石、白蔻仁。湿热淋证（急性肾炎、膀胱炎多见），尿频、尿急、尿痛、血尿，加龙胆草、栀子、海金沙、车前仁、天冬。伤食停滞（急性胃炎多见），加厚朴、枳壳、广木香。乳痈、产后感染疼痛、肿块、头痛、发热、呕吐、不欲饮、妇科湿热赤带，加地榆、大蓟、茜草、木香。盆腔炎、肠痈，疼痛、未化脓，加山楂、莪术、红花、桃仁、橘核、木香。原因不明的寒热往来、呕吐者用原方。小儿病中的寒热往来，加知母、天冬、连翘。

龚去非在黄连解毒汤、白虎汤的基础上进行加减，组成三黄石膏知母汤：黄芩、黄连、黄柏、栀子、生石膏、知母、连翘、甘草。本方具有清凉、苦寒、润液的功效，主治一切外邪化火的伤津证。温邪传气分，如上呼吸道感染高热加薄荷、牛蒡子，便秘高热者加大黄、芒硝。急性乳蛾（急性扁桃体炎），加玄参、射干、麦冬。喉风高热（急性喉炎），喉部炎症，症见音嘶、犬吠样咳嗽、气喘，加射干、玄参、马勃。痄腮高热，加龙胆草、玄参、板蓝根、夏枯草、牛蒡子。腮腺炎并发睾丸炎，加龙胆草、玄参、桔梗、荔枝核、川楝子、小茴香。风湿闭肺（肺炎多见），加麻黄、桔梗、桑白皮、玄参。肺痈，加葶苈子、冬瓜仁、桃仁、鲜苇茎。烂喉丹痧，加牛蒡子、薄荷、射干、玄参。湿病发斑（感染性紫斑多见），加玄参、丹皮、大青叶、紫草、大蓟。湿热邪陷心包，如流脑，加犀角、生地、玄参、大青叶。温毒内入营血，如流行性出血热，加犀角、生地、大青叶。伏暑邪传营血，如钩体病，加半夏、苡仁、蚕沙、丹皮、大青叶。暑温，热盛加藿香、佩兰、滑石、芦根，无汗加香薷；湿盛加苍术、白蔻仁、半夏、厚朴，去石膏、知母。热痹，加威灵仙、秦艽、防己；心悸气短加黄芪；痛甚者加鸡血藤、地龙活血通经络止痛。

龚去非在白头翁汤、香连丸的基础上加味而成香连白头翁合剂：木香、黄连、白头翁、白芍、甘草、槟榔、秦皮、黄柏，用于湿热痢，症见里急后重。若高热，加薄荷、生石膏、知母或熟大黄，或青蒿。其认为一般应用本方3天即能控制症状，宜连服1周巩固疗效，治愈后少见有复发者。

龚去非将二陈平胃汤加藿香、广木香、草豆蔻组成香蔻陈合剂，主治内湿脘痞，呕恶腹胀，泄泻、肢酸，头重，白带湿浊，喘咳，湿浊疮疡，皮疹等症。如有表证，加羌活、苏叶、白芷等辛温解表，有郁热加苦参等燥湿药。小儿单纯性消化不良腹泻或成人腹泻，加肉豆蔻八分到一钱。妇女白带内湿证，加海螵蛸、地榆、石榴皮，气虚加黄芪。疮疡流水、脂溢性皮炎、湿疹，原方去藿香、草豆蔻，加连翘、槐米、栀子、荆芥、苦参、蝉蜕、黄芩、白鲜皮、地肤子。

理肺化痰平喘合剂为龚去非自拟的验方，由麻黄、杏仁、苏子、半夏、胆南星、桑皮、连翘组成。他认为，"疾病无绝对的表里寒热虚实"，其错综变化集于一病者，并不少见。如老年咳喘，经久不愈，反复难治，首因年迈体弱，正气亏损于内；次因病程日久，损伤脏腑；再因屡感外邪，不断加重病情，形成本虚标实，寒热错杂，表里同病的证候。本虚者，虚在肺、脾、肾；标实者，实在邪气丛生。肺主宣肃，法当开降。开能外散表邪，疏通郁滞；内畅肺气，利于化饮、涤痰、清热。降能顺气降逆，亦能利于清火润燥，有助收敛肺气，引痰湿下行。治宜开中有降、降中寓开，温而不燥，补而不滞，治标顾本，培本顾标，因人、因证、因时遣方用药，配合得宜，可以协助升降出入恢复动态平衡。本方并非专为老年咳喘所设，故重在升降并举，寒温并用，理肺化痰平喘。本方虚喘、实喘均可治，外寒加羌活、防己，内寒加干姜、细辛、五味，痰热加黄芩、黄连、射干、知母，高热加石膏，大量脓痰加葶苈子、芦根、瓜蒌仁，呼吸困难、低热加葶苈子、白芥子、莱菔子，肺气虚加黄芪、党参。

防己黄芪麻黄合剂为龚去非的临床验方，由防己、黄芪、麻黄、苍术、木香、甘草等组成，是利水的代表方。他认为，无论阳水或阴水，在有外感时应先治外邪，可收到治外即所以治内的效果，外解则内安。阳水见面色少华，食减腹胀、体倦等脾虚证者，乃中土运化不及，气血生化无权，宜补气化湿行水，与阴水脾虚者论治略同。阴水而见腰痛膝软、怕冷脉沉，或动则气累，面黧黑或苍白，属肾阳虚弱，当温补脾肾，助阳化气行水。阴水而见心悸气喘、肢冷、面青舌紫、脉沉细结代者，属心肾阳虚。心阳虚表现在上焦者着重治心，在全身者着重治肾。因此，治疗水肿，龚去非常在此方的基础上辨证加用从心、脾、肾论治的药物。阳水者，加连翘、黄芩、天冬、槐米、大蓟、地榆。阴水者，如见于慢性肾炎或心衰性水肿，加附片、白芍、茯苓皮、姜皮、丹皮，也可加入地榆、槐米。腹水者，常见于肝硬化、慢性腹膜炎，重者去麻黄，加胃苓汤，轻者加白芍、川芎、红花、丹参、椒目、葶苈子。支饮，有肺气虚者，加苏子、半夏、南星、桑皮。悬饮胸水胸痛，如见于肺结核或风湿病者，加葶苈子、白芥子、莱菔子、连翘、旋覆花。发热加小柴胡合剂。脾虚水肿，加党参、白术、茯苓、山药、莲米。

李寿彭在临床中也创制了一系列经验方，其中药制剂"金黄含漱液""退热液"还获得了相关中医药科技奖励。除前述腹痛宁外，现再举数方如后。

麻桑大黄汤　主治小儿实热哮喘：石膏 10~30 克，黄芩、桑白皮各 5~10 克，麻黄、杏仁、姜半夏、甘草各 3~5 克，生大黄（另包，后下）5~8 克。发热加青蒿，呕吐加藿香，纳差加建曲，过敏加地龙、蝉蜕，该方源于冉雪峰的麻黄蝉衣汤。

四君四白汤　治疗肺结核：党参、白术、百部、白及、白茅根各 15~20 克，茯苓、甘草各 10 克。盗汗重者加黄芪、防风，潮热甚者加青蒿、地骨皮，咳嗽剧者加桑叶、桔梗，咯血多者加生地、丹皮。当症状控制后，继续用基本方辨证加味，共研细末，每服 15 克，早晚以蜂蜜调服。

加味四逆散　治疗术后肝胆管残余结石：金钱草 20 克，白芍 20 克，茵陈、枳实、柴胡、黄芩各 12 克，鸡内金、玄胡各 10 克，甘草 5 克。呕吐者加半夏、竹茹各 10 克，腹胀者加厚朴 12 克，便秘加生大黄（另包，后下）10 克。

益气养阴清热方　治疗乙型肝炎：南沙参（或党参）、黄芪、黄芩、女贞子各 15 克，麦冬、五味子、猪苓各 12 克，白术、茯苓、柴胡、牡丹皮、甘草各 10 克。湿热重加茵陈、虎杖，阴虚明显加枸杞，低热加青蒿、知母，呕吐加藿香、姜半夏，肝区痛加白芍、玄胡，纳差加焦三仙。

丹莱虎山泽葛汤　治疗高脂血症：丹参、山楂各 10~15 克，虎杖、泽泻各 15~20 克，莱菔子 8~10 克，葛根 10~20 克。胸痛加桃仁、红花、玄胡，心悸口干加生脉散，失眠加枣仁、五味子，烦躁加丹皮、栀子。

导赤土茯苓银花汤　治疗淋证：生地、土茯苓、金银花各 20 克，淡竹叶、木通各 10 克，栀子、甘草各 6 克。发热加青蒿、柴胡，呕吐加藿香、半夏，尿血加白茅根，重用栀子，水肿加车前草。

加味生脉地黄汤　治疗糖尿病：太子参、山药各 15~20 克，生地、枣皮、麦冬各 12~15 克，五味子、泽泻、丹皮、茯苓各 10~12 克。血糖持续不降加石膏、知母，疖痈加金银花、连翘、蒲公英，皮肤瘙痒加地肤子、白鲜皮、蝉蜕，低热加青蒿、黄芩、地骨皮，肺结核加百部、白及，高血压加石决明、夏枯草，冠心病加葛根、丹参。

青柴石知二黄汤　治疗小儿发热：青蒿 6~12 克，柴胡 6~10 克，石膏 10~30 克，知母 6~10 克，生大黄 5~10 克。生大黄用药汁浸泡。

青黄南白散　外敷治疗痄腮：青黛、生大黄、天南星、白芷、天花粉各等量，共研细末，过 80 目筛，贮瓶备用。先将患儿肿胀部位清洗消毒，取药末适量，加醋调成糊状摊于塑料纸上敷贴患处，然后盖上纱布，以胶布或绷带固定。每日敷贴 1 次，3~5 次可愈。

补气缩泉汤　治疗遗尿：黄芪、红参、山药各 10 克，白术、益智仁、覆盆子、桑螵蛸、金樱子各 6 克，升麻、柴胡、五味子、台乌各 5 克。若面白肢冷、小便清长加制附片 3~5 克，汗多易惊加龙骨、牡蛎各 5~10 克，纳差、消化不良、腹胀加建曲 3~5 克、厚朴 5~10 克，小腹疼痛加玄胡 5~10 克。

加味左金四逆散　治疗带状疱疹后疼痛：白芍 20 克，柴胡、枳壳、玄胡各 12 克，川芎、郁金各 10 克，甘草、黄连、吴茱萸各 6 克。气虚加黄芪，血虚加当归，血热加丹皮，胸闷加枳壳。

四、冉氏内科流派学术传承

（一）传统师承授徒

1. 武昌行医期间

在武昌行医阶段，冉雪峰创办的湖北中医专门学校培养了一大批中医人才，如湖北应城的陈择江，河北的邵雨亭和郭焕章，天津的卢抑甫等，而尤为突出者则是被列入门墙的名医熊济川、涂云舫、宦世安和龚去非。

> 熊济川
> （1906—1973）
>
> 湖北黄陂人。少年学医，从游于冉雪峰，深得老师赏识。熊氏熟谙中医内、外、妇、儿、针灸各科，尤擅儿科，经验丰富。1952 年任武汉市中医药学会副主任委员，1957 年任武汉市中医院第二副院长兼门诊部主任。
>
> 他先后被选为武汉市第一至第三届人大代表，逝世后，武汉市卫生局刊印了由其门人整理的《熊济川医案》，系统地总结了熊氏对 26 种病证治疗经验及常用药方。

学术思想

据 1976 年武汉市革命委员会卫生局整理编印的《老中医药经验学术选编》（第一辑）下册介绍，熊氏的学术思想主要体现在儿科方面。他继承了冉雪峰学术思想，认为小儿的生理特点之一是脾胃柔弱，易于虚损，脾胃虚损的主要表现为舌苔白滑，面色白，精神倦怠，食少纳呆等，在患儿长期高热，潮热不退的复杂情况下，见到上述脾虚现象，熊氏每每以坚持益气健脾而获得效果。

小儿疾病以外感急性者居多，如麻疹、感冒、风热壅肺、湿热发黄、阳水、痢疾等。初起时，脾虚症状不明显，或仅居次要地位。因此，只要以解外热为主，如辛凉解表，清热利湿、清热燥湿，清热利水等治疗方法，即可收效。但是，当病程发展到一定阶段，邪热留恋，脾胃明显受伤，形成一种明显的热伤元气局面，此时既要考虑清热祛邪，又要顾及健脾益胃，两方面的药物必须同时使用。看来二者是矛盾的，因为苦寒清热则伤脾，甘温健脾则助热，但二者又是统一在邪热伤脾这一病理之中。因此，两方面的药物必须同时使用，这种情况屡见不鲜。不过，熊氏用药也不是同时并重的，总有主次之分。或以清热祛邪为主，或以甘温健脾为主。

在外感热性疾病中，识得脾虚有寒，就从疾病的寒热性质上掌握了疾病的主要矛盾，分清疾病寒热主次而大胆用药。熊氏对麻疹患儿，有用寒凉之石膏量达五两者，有用辛温之白术量达八钱者，均收到了良效。这同样是对冉氏"疾病无绝对表里寒热虚实"学术思想的继承。

熊氏治疗小儿疾病随时紧紧掌握的又一重点，是善于处理与脾胃虚损紧密相关的食滞，症见舌苔白滑或腻，脉见滑象，食少或腹泻稀溏及不消化食物，每以建曲、谷芽、麦芽、鸡内金、厚朴、陈皮、藿香等以消食导滞，化气和胃，效果明显。

对于麻疹、感冒、风热壅肺、暑热、阳水、阳黄、痢疾等多种疾病，都善于用自制解热合剂，此法亦源于其先师冉雪峰。对于成人肝胆湿热，木郁乘脾，以及肝阳上亢，熊氏善于运用苦寒清热燥湿，佐以甘温扶脾不伤胃，解木郁不忘舒胃脘。

实践案例

案一

黄某，女，13 岁 1 个月，1970 年 11 月 3 日入院。患儿昨天开始头晕恶寒，自服退热药片未出汗，仍发热，咽干痛，口渴喜饮。体温 40.2℃，颜面潮红，咽充血，白细胞计数 17500/mm^3，中性粒细胞 83%，淋巴细胞 17%。舌红苔薄，脉浮数。治以表里双解，予解热合剂 50 毫升，每日 3 次，口服；六神丸 15 粒，每日 2 次，口服。11 月 4 日：发热、咽红略减，内热犹炽，加穿心莲注射液 2 毫升，每 6 小时肌内注射一次。11 月 5 日：体温 39.6℃，大便 4 次，先干后稀，口渴喜饮，汗出不彻，左眼充血，咽仍红肿，苔滑微黄，脉浮弦数，此风热引动肝胆之火上炎，治以平肝清热，仿龙胆泻肝汤加减。处方：龙胆草三钱，山栀三钱，生地六钱，菊花四钱，泽泻四钱，柴胡三钱，蝉蜕三钱，赤芍三钱，桑叶四钱，车前四钱。10% 葡萄糖盐水 500 毫升，维生素 C 500 毫克，静脉滴注。从 11 月 6 日起，体温已降至正常，三天来未上升，诸症悉除，精神、食欲均佳，血象恢复正常，痊愈出院。熊氏治疗表邪善于运用自制解热合剂，该合剂由薄荷、青蒿、荆芥三味组成，其中薄荷、青蒿二味辛凉芳透，荆芥一味辛温，辛凉中又有辛温。此法源于其先师冉雪峰。冉氏意欲融伤寒与温病为一家，故有此辛凉中兼有辛温之法。实际上，就整个方剂性质而言，仍是以辛凉芳透为主。实践证明，此法的确有很好的和比较稳定的解表退热作用。

案二

张某，女，2 岁。发热 1 周未退，面目及周身皮肤发黄，小便短黄，下肢微肿，腹胀不思食，肛温 38.8℃，某医院诊断为急性黄疸性肝炎。舌质红，苔白中厚，指纹青紫，脉数。此湿热郁遏所致黄疸，治用利湿清热，通利三焦，兼和其表。炒荆芥五分，青蒿穗三钱，炒建曲二钱，炒山栀五分，茵陈草八钱，猪苓、茯苓各三钱，车前仁三钱，龙胆草一钱。二诊：服上方身热已退，目黄渐退，小便亦较前色淡，再以利湿清热除黄为治，仿茵陈四苓意。茵陈八钱，黑山栀一钱，猪苓、茯苓各三钱，泽泻三钱，炒建曲二钱，青蒿穗二钱，车前草三钱，焦二芽四钱，条芩五分，炒枳壳二钱。三诊：服前药热退黄减，小便渐清，唯腹部仍轻度胀满，食欲不振，宗前法去青蒿，加白蔻仁一钱半、炒薏苡仁八钱、大腹皮三钱。四诊：巩膜黄色已退，大便色黄，小便色清，但面部仍微浮，腹微胀。仍依前法加减：茵陈草五钱，连皮苓六钱，炒薏苡仁五钱，白蔻仁一钱，大腹皮二钱，焦二芽四钱，炒枳壳二钱，炒建曲三钱，车前草二钱，建泽泻二钱。五诊：食思略增，腹胀亦减，自觉五心发热，仍属湿热蕴结之象。依前法加减，健脾化湿。处方：连皮苓八钱，炒扁豆四钱，炒薏苡仁四钱，白蔻仁二钱，炒二芽四钱，鲜藿香三钱，怀山药四钱，炒枳壳二钱，山楂炭三钱，炒建曲二钱。六诊：黄疸基本痊愈。但受气候影响，经常感冒发热，现热退，食欲不振，面色微肿，正气未复，治以益胃理脾善后。

本案 1~4 诊用茵陈四苓加减清热利湿为主，间用栀子、黄芩、龙胆草清肝胆之郁热；建曲、二芽、薏苡仁、白蔻仁健脾和胃化湿浊，俾脾胃健运，湿热清利，黄疸自退。唯时兼夹风热，故权用荆芥、青蒿和表退热。五诊湿热已减，脾胃不和，乃取芳香、甘淡合用，理脾和胃。六诊病愈正虚，故以健脾扶正善后。本案体现其继承了冉雪峰重视小儿脾胃的学术思想，善于在病中及病后调理脾胃。

案三

高某，女，2岁半。1970年2月16日入院。患儿2个月前开始咳嗽，后出现哮喘，经某医院用抗生素治疗好转，但停药又复发。现仍咳嗽、哮喘、痰鸣，有时呕吐痰涎，口渴，小便可。既往有荨麻疹病史。体温37.5℃，白细胞计数12000/mm³，中性粒细胞66%，淋巴细胞34%。舌苔厚腻，唇红，脉数，指纹隐约不透。诊断为支气管哮喘，肺热咳喘证。治宜清肺豁痰，镇咳平喘。用前胡二钱，法夏三钱，厚朴二钱，杏仁二钱，苏子三钱，橘红三钱，桔梗钱半，牛蒡子三钱，葶苈子三钱。每日1剂，浓煎200毫升，分6次服。2月18日，服上方2剂未喘，但仍咳嗽，入暮较剧，低热，舌苔仍滑腻，此痰湿未化，肺不清肃所致，宗前法加减。前胡二钱，法夏三钱，桔梗钱半，贝母三钱，橘红三钱，苏子三钱，建曲二钱，云苓五钱，灯心三只。2月21日，服上方2剂后，加炙枇杷叶三钱、冬瓜仁四钱，又进2剂，咳嗽喘气俱减，改门诊治疗。

本案初为风热喘咳，药用前胡、牛蒡子、桔梗、葶苈子、半夏、橘红清肺化痰，厚朴、杏仁、苏子降气平喘。2剂后判断为痰湿未化，乃去杏仁、厚朴、葶苈子，加贝母、云苓、炙枇杷叶、冬瓜仁清热化痰之品收功。这些用药方法是继承了冉雪峰治疗肺系痰热病症"清肺利膈，豁痰散结，以开上痹，敛浮越，畅中气"的经验。

附录：熊济川治疗麻疹经验

为使读者朋友全面了解熊济川老先生儿科临床诊疗经验，借此机会将武汉市第二医院中医科徐子评同志所撰《熊济川治疗麻疹经验》一文再次整理附后，以供后学临证借鉴。

1. 对麻疹肺热各种证象的处理

麻疹证象，熊老引前人之说云："初起发热，严似伤寒，目泪出而不止，鼻流涕而不干，咳嗽太急，烦躁难安""麻疹而咳声不歇，初热未出正相宜。"因此认为，麻疹出现高热、清涕、流泪、咳嗽以至剧咳微喘，尚无大碍。只需妥善护理，不必横加干涉。但是，如果麻毒猖炽，则可出现各种异变证象，需要加以特殊护理和治疗。否则，可致病危重甚至死亡。

最常见和危害较大者为气急鼻扇，乃肺热猖炽的主要表现，西医学多发现合并肺炎。某案，疹未出齐，肺热盛气急鼻扇。治以解毒清热，药用金银花、连翘、黄芩、石膏之类而愈。如果表不解，里热又炽，可仿麻杏石甘汤。如肺热痰壅，可仿葶苈大枣汤合千金苇茎汤化裁。如午后发热，夜间尤甚，可以养阴透络散结，药用生地、丹皮、青蒿、鳖甲之类。如疹出迟，不齐色暗，肺热又炽，可以紫雪丹为主治。如口服药难，可以清热解毒的注射剂如板蓝根注射液之类静脉滴注。总之，对肺热猖炽，不管表现形式多端，治疗方法多样，总以清肺热为大法，实热治以苦寒，虚热治以甘寒。

肺热征象，除呼吸气急和鼻扇之外，还有鼻衄为血热，熊老以凉血止血，药用生地、山栀、丹皮、茅根、荆芥炭之类。喉为肺之门户，可以出现声嘶如犬吠，治以清肺而利咽喉，药用板蓝根、桔梗之类。肺合皮毛，可以出现疖肿、天疱疮、白痦，治以外托内清，药用金银花、连翘、黄连、黄芩、石膏之类。肺移热于大肠，可以出现腹泻和滞下。某案，肺热下迫大肠而滞下，中西合治，有效而不痊愈，后以葛根芩连汤化裁，方得收功。熊老治疗麻疹夹痢，用白头翁汤不效者，改为重用马齿苋二两合血见愁为治，收到明显效果。除泄利滞下之外，大肠有热可见便结。某案，大便热结，以大黄、玄明粉泄热通腑而愈。

2. 对麻毒伤脾征象的处理

麻毒致脾胃生化之气受伤，每以脾虚泄泻见症。某案，肺热经治之后，出现大便多次如蛋花，先投以清热祛湿之葛根、黄芩等及薏苡仁、扁豆、灯心之类，麻收热退，但腹泻转为大便稀黄而食少，知此腹泻转属脾虚为主，药用南北沙参、白术、薏苡仁及藿香、陈皮、车前、茯苓等之类而瘥。同一麻疹腹泻患者，以热毒为主要方面时，便以清热为主。以脾虚为主要方面时，当以健脾为主。麻疹初起，即见腹泻呕吐，反复不愈。坚持以健脾为主，佐以养阴清热，则疗效较好。反之，即令在应用健脾药物的同时，加大利湿之剂则疗效不好。这说明以脾虚为主者，麻毒次之，健脾利湿为治脾虚泄利常法；但在以脾虚为主而湿邪不重时，则利湿药物不但无益，反而有伤气损脾之害。又有某案则因湿浊困脾而为泄利，苔见白滑，治以化湿健脾之品，如藿香、扁豆、云苓等之类而愈，与前案脾虚湿少者又有不同。

3. 对麻疹致心、肝、肾各种证象的处理

麻毒固然首先犯肺，但又可逆传心包，出现烦躁、神昏之类的证象。某案，入暮烦躁不安，久久不已，投以莲子心、连翘心等清心解烦之品而愈。某案神昏厥逆，以中西药结合抢救，方转危为安。

麻毒入肝，可以引动肝风之象。某案，麻应收不收，热应退不退，出现牙关紧闭、两目上窜，以养阴清热解毒加息风之品，如钩藤、蝉蜕等而愈。

麻毒上扰清窍，入目则两目红肿，在耳则耳内流脓，以清肝散热下泄为法，方仿龙胆泻肝汤。如口腔白腐，为脾经湿热壅遏，熊老以黄连、黄芩清热燥湿，并用冰硼散涂抹口腔。如上层牙齿肿痛，治以清胃热，重用石膏。

麻为温毒，最易伤阴，伤阴便伤肾，为一般温毒伤阴的普遍现象。某案，发热1个月，出疹半月，身热反复，麻毒迁延不解，阴虚如疟。熊老以养阴清热，和营透达，仿青蒿鳖甲汤加草果、乌梅，以透募原之邪而愈。

麻毒不但伤阴，亦复伤阳，表现为火伤元气。某案正值出疹，服西药解热剂发汗后，体温下降不升，疹应出不出，应烧不烧，脉疾烦躁，内热猖炽，熊老以牛黄清心丸、连翘心等清心。如元气大衰，面色苍白，泄利不止，又以南北沙参、白术、橘红等益气为治。二者相反相成，方得转危为安。

4. 对麻疹合并症的中西药治疗

麻疹合并症很多，本文34案中，计有佝偻病、结核、脑炎后遗半身不遂、水痘等等，有的如水痘，一般对麻疹病情影响不大。有的如佝偻病、结核病等则危害较大，当引起高度重视。某案，合并佝偻病，发热不退。以普济消毒饮配以青霉素、链霉素、四环素、氢化可的松、葡萄糖静脉滴注，高热鸱张不退，熊老遂用人参白虎汤重用石膏四两而得转机，体现出熊老用药准确大胆的风格。

熊老认为，中西药结合治疗麻疹，尤其对于抢救危重病人，很有必要。某案，肺热滞下，而且正气不足，仿葛根芩连汤，再仿三黄石膏汤，配以氯霉素，经治数天，体温方退，但是，这一转机是在高热40℃时，输血浆50毫升的情况下，立即见效的。说明祛邪是在输血浆扶正的协助下实现的。某案元气暴脱，除了掐人中、合谷和应用清热解毒药之外，还应用氢化可的松、葡萄糖等静脉滴注得以好转。从扶正祛邪的角度分析，熊老认为氢化可的松、葡萄糖之类，可能有扶正作用，而四环素之类

可能有清热作用。不过并非所有麻疹都要西药协作不可。某案，疹已收而反复发热不已，本拟应用青霉素配合中药治疗，因过敏未用，最后还是采用中药治愈的。

5. 注重影响麻疹病程的几个因素

熊老认为，麻疹病程经过顺利与否，与年龄、气候、用药、护理等有着密切关系。某案，年龄12 岁，疹出收退太快，热毒炽盛，阴伤津干，病情变化急剧，可能与年龄较大有关。经中西医合作救治，方得痊愈。某案，暑季感冒发热 1 个月，后感麻毒，疹出忽隐，熊老认为，乃天热与病热相持所致，以表里分清加紫雪丹，配以青霉素治疗方愈。

临床上每因用药不当，使麻疹异变者时有发生。某案，肺热先成，麻疹后现，初现即以安乃近滴鼻，高热陡降，麻疹立即隐退而坏变。转由熊老诊治，急以辛凉透表，方得体温复升，麻疹复见，病程达 20 天。更有某案初起发热，选用安乃近、青霉素，又用鲁米那，更用水合氯醛灌肠后，元气暴脱，转由熊老诊治。熊老认为，皆由误药所致坏病。熊老最忌过早应用退热、止咳、镇静之剂。因为，麻疹初起，病在气分，有发热、咳嗽等症，发热、咳嗽乃是肺气鼓荡、托毒外出，在皮肤表现为红色丘疹，即所谓"麻出自肺"，由气分而达血分的具体表现和必然反应。熊老引前人立说云："麻疹出现全凭热，身不热兮麻不出，潮热平和方为福，症逢不热大非吉。""不咳少咳皆不顺，多咳则为顺候。"如果疹出之前过早地使用退热消炎、止咳镇静之剂，则热退而体温低微，咳止而神昏气逆，使疹必不出，或将出忽退，或出而太慢，太快，或一拥齐出，或一拥齐退，麻毒内陷，导致严重并发症，如气急、鼻扇、神昏、谵妄、抽搐以及元气暴脱等象，死亡率极高，说明了麻疹以外出为顺，内陷为逆的根本病机。为此，熊老医生每每痛心疾首，一再告诫："麻疹不怕出时重，只怕退时逆。"

初起壮热咳嗽，绝不要泛施退热、消炎、止咳、镇静之剂，只需好好护理，便可疹出疹透，麻出毒出，麻收毒化，便为顺候；否则，变异丛生。

因护理不当，致使麻疹变异者，亦复不少。某案，于春季麻收热退时，因汗出换衣，复感外邪，汗收而体温再度上升至 39℃，咳嗽加剧，虽经治愈，病程已达 15 天。熊老认为，麻疹多流行于冬末春初寒冷季节，小儿肌肤薄嫩，御寒力差，毛窍易闭，麻疹宜避寒就温；但是，某案则是保温太过，衣被太厚致全身汗疱，影响病程。在饮食护理上，熊老认为，麻疹初起宜禁生冷，始终不宜辛辣热性食物。某案，麻后躁热不尽，吃牛肉后，热度增炽，属"食肉则复"，也影响了病程。

6. 注重病情与病势转归

根据麻疹"不怕出时重，只怕退时逆"的道理，熊老认为，诊治麻疹时，应严密观察病情变化，随时有所预见。某案，发热 10 天，出疹 1 天不透，预感麻疹迟出不顺，宜防坏变，以芫荽煎水外擦皮肤，内服解表透疹，方得疹出渐多，顺利经过。某案，麻疹后出而肺热（肺炎）先炽，即此便应预知属于异常麻疹，可惜由于多方原因，以安乃近滴鼻后，致体温陡降，麻疹隐退，变为坏证。熊老当机立断，仍以外托法治之，体温遂得复升，隐疹复现，熊老断为佳兆。但体温达到 40℃，又虑热极生惊，故配紫雪丹为佐。这些反复错综变化，熊老都能及时观察，掌握时机，有所预见，最后使病程顺利通过而痊愈。某案，麻疹未齐，热灼津液，经内清外托，体温骤退。熊老认为，此非病情已了，预测体温可能再升，应防异变。仍以内清外托法治之，翌日，体温果然回升，经中西药合治得愈。（本文据《湖北中医杂志》1981 年 06 期第 9~11 页整理）

宦世安

（1908—1986）

贵州遵义市人，冉雪峰弟子、门婿（冉珩卿丈夫）。据其女儿重庆市中医院的宦红介绍，宦世安出生于中医世家，从小受家庭熏陶，自幼随父宦应清学医。14岁拜名医冉雪峰为师，16岁考入湖北省中医专门学校学习5年，毕业后悬壶武汉。由于医术精湛，疗效显著，门庭若市，远近闻名，誉满江汉。抗战爆发后，他怀着"从医救国"思想，于1938年西迁重庆行医，热情为《新华日报》社、八路军办事处同志看病，资助东北逃难儿童团，对贫苦病人看病不收诊费，常送医送药上门。其医术高明，常挽垂危于将绝，起沉疴于一旦，医德高尚，不慕名利，济贫问苦，更为人敬重，深受爱戴，曾受到郭沫若和冯玉祥赞扬。冯将军亲笔题词赠诗曰："宦先生，印世安，救人苦，济人难，为大众把病看，对贫苦不要礼，还赠买药钱，爱人如己，好行慈善，手到病除，活人无算，这都是有目共睹，不是我故造诔言。"他从医60余年，解放后历任重庆市卫生局副局长、重庆市中医学会会长、四川省中医学会副会长、中华全国中医学会理事、《四川中医》杂志编委会主任、重庆市武术协会主席、市政协副主席等职。曾被选为四川省及重庆市人大代表。去世后，时任全国政协主席的邓颖超曾敬献花圈以示悼念。

学术思想

据其女宦红总结，宦世安在临床上十分重视病因辨证，认为"治病虽重证候，而病因至为重要，当据因而治，这就是治病必求其本的精神"。对疾病仔细诊查，既重视辨病，又审明病因，如对胃溃疡治疗，指出："凡此等证过用香燥刺激之品，未有不误事者。因这类药物易耗伤胃阴，且导致出血，故不可不慎。"常用凤凰衣、乌贼骨、生地黄滋阴止血，用炒白术、茯苓生肌，用火麻仁、苦杏仁等缓解疼痛。对病因进行针对性治疗，并创治疗胃溃疡验方（凤凰衣、瓦楞壳、煅牡蛎、乌贼骨、生地黄、建神曲、南沙参、炒白术、云茯苓、火麻仁、生甘草）。

凡人病重而元气不损者可治，元气既伤，虽病轻亦难愈。宦世安认为："在用药时要避免取快一时而重用攻逐，即使必用，剂量宜小不可久用，更应重视攻补兼施，以扶正达邪。"这对病体虚弱者尤为必要。

宦世安广泛吸取古代医家的有益经验，用药稳健持重，不冒奇险，以求侥幸，处方不落俗套，别有风韵。就药物性味言，在解表时主张施用荆芥、防风、薄荷、桑叶、菊花等轻清升散之品，不用桂枝、麻黄重浊厚味之属，这正是渊源于冉雪峰"轻可去实"的学术思想；湿浊中阻时施用茯苓、薏苡仁淡渗之品，不用苍术、厚朴等厚味燥湿之属。就药物用途言，常曰："药对如开锁，用药如用兵，对危急病出现七八天不大便，果敢采用泄热闭、启开降、和阴阳的方法，用泻药为釜底抽薪之计，使邪热顿挫而病可向愈。反之，若秘结不通，延误病机，致毒邪内陷，则后患严重。"就时令气候言，不同时令气候，对疾病亦有影响。宦世安认为，春天为风木之令，万物升发，肝阳易动，用药宜避免升提动火之品，夏令避用辛热之类，暑必夹湿，须用藿香、佩兰等芳香化浊之品；秋燥季节，避用香燥之品，以养阴为要；冬令藏精之季，护其根本，及时进补。就药疗之外言，除必要的药物治疗外，还应重视精神治疗，安慰和诱导启发。

实践案例

案一

甘某，男，49岁，1979年6月15日初诊。尿血涩痛持续2个月，加重1周，曾肌内注射链霉素后症状好转，半月后又复发，消瘦，腰痛，易倦，夜间微热，舌淡苔薄，白脉虚弱。尿检示蛋白（++），红细胞（+++），白细胞（+++），脓细胞（++）。乃湿热蕴结下焦，拟清热利湿、调气升陷。药用萆薢12克，黄柏12克，炒栀子9克，升麻9克，茵陈15克，墨旱莲12克，生地12克，侧柏炭12克，棕榈炭12克，覆盆子12克，忍冬藤18克，茅根18克，甘草梢6克。5剂，每日1剂，煎服3次。7月6日二诊：尿血虽止，但疲劳后偶发，少腹感灼热，小便黄赤，舌质红，脉虚弱。拟清热利湿，滋养肝肾。药用生地12克，金银花18克，炒栀子9克，茵陈12克，墨旱莲12克，茅根15克，土茯苓12克，升麻9克，乌贼骨18克，甘草6克。6剂，煎服法同上。8月10日三诊：尿血，小便刺痛均减，舌质胖嫩苔白，舌边有齿印。前方去乌贼骨，加黄柏12克，煎服法同上。服药后尿血消失，腰痛亦愈，后经多次追访，未见复发。

温热陷于下焦血分，导致尿痛、尿血，宦世安于清解湿热品中，加入升麻"火郁发之"，复以凉血，尤加敛血宁络之品，双管齐下得效。此处升麻的应用正是继承于冉雪峰的认识，升麻"罗纹空通，俨以人体经脉互络，既借其苦降以下行，又借其周转以上行，彻上彻下，环周不息。消解麻疹、痘疮、伤寒之热及诸疮之毒，镇静前额之头痛，又能消散咽喉之肿痛及疼痛。升麻本苦寒，而非辛温。升麻之升，实源于降。升为升清气，非升清阳。其清散正是治火，即《内经》火郁发之。其内周上升外达，即是《内经》由阴出阳者生。"

案二

王某，女，26岁，1963年7月20日初诊。诉适逢行经期间挑重担蹚水过河，以致腰以下脊椎骨作痛，迁延近两载。半年来，经来量少，净后复来，3年前曾流产。舌正常，脉沉细。辨证为寒湿阻滞，经隧不利，宜祛寒除湿、通络散结。用川草乌各12克（先煎3小时），羌活、独活各9克，桂枝9克，秦艽9克，防风9克，威灵仙12克，杜仲12克，续断12克。8月2日二诊：腰以下脊椎骨有热感，仍痛。仍拟祛寒除湿，补肾通络，汤剂、丸剂并进。汤剂用上方加菟丝子12克，当归12克，刺蒺藜12克。20剂，隔日服1剂，经期不服。丸剂，在汤剂的基础上加桃仁12克，红花12克，乌梢蛇12克，赤芍12克，研末，蜜丸，每服一钱，日服两次，间日与汤剂交替服用。10月5日三诊：疼痛似觉减轻，腰部热感增加，经来量稍多。脉缓细，舌质红。寒湿凝结虽有活动之象，但病久根深蒂固，宜缓图。仍宗前法，川乌、草乌各12克（先煎三小时），羌活、独活各9克，桂枝9克，防风9克，狗脊12克，苍术12克，杜仲12克，续断12克。与丸剂交替服用三十剂。12月15日四诊：疼痛已愈一半，腰部已不怕冷，经来正常，精神亦佳。脉缓有力，舌质淡红。仍拟祛风除湿，通络散结，兼补气血。黄芪12克，党参12克，茯苓12克，白术12克，当归9克，桂枝9克，独活9克，防风9克，杜仲9克，续断12克。仍与丸剂交替服用，可服二三十剂。

以大剂川草乌、羌活、独活祛风除湿，以杜仲、续断引经固肾。再诊时腰以下觉有热感，三诊时疼痛似有缓和，四诊时疼痛已愈一半，后加参、芪等以补气血。针对顽固日久之痿或痹，分清邪正虚实，循序渐进，丸剂缓图，这种方法是冉雪峰多剂型应用之学术经验的又一传承。

案三

余某，男，44岁，1961年8月17日初诊。右胁肋间作痛已历多年，精神不爽，疲劳过度时则痛加剧，胃纳欠佳。面色萎黄，大便有时稍结。脉左弦右弱，舌淡红少苔。辨证为肝失条达，脾胃少权，致木克土，治宜疏肝和胃。用竹柴胡6克，白芍15克，白蔻仁3克，鸡内金9克，香附12克，皂角刺9克，牡蛎15克，茵陈12克。9月4日二诊：服上方十剂后，痛平八九，胃纳稍增。因煎服不便，改用粉剂，每服一钱，日服三次，连服三月。处方：丹参9克，当归9克，白芍15克，白蔻3克，鸡内金9克，香附9克，皂角刺9克，桃仁9克，桂枝3克。1962年2月10日三诊：服上方后，胁痛更减，稍劳或精神忧郁时痛胀亦未增加。脉左稍弦右平缓，舌淡红。药既应手，仍宗前法，用丹参9克，当归9克，白芍15克，桂枝3克，白蔻3克，陈皮9克，鸡内金9克，金铃子9克，蜜丸，每服二钱，日服二至三次，连服三月。

本例胁痛病程长，肝胃同病，病本在肝，治以疏肝和胃，效果良好。后改以养血润肝、和胃通阳，粉剂连服三月，胁痛更减，终以蜜丸连服三月病除。肝体阴用阳，人值中年，工作繁重，操劳过度致肝体不足，肝血失养，肝气横逆，经脉受阻而发为胁痛；木强克土，则肝胃不和。本案治疗初以疏肝理肝，后重用养肝柔肝长达半年之久，可见胁痛日久需治以养肝为主，不能一概疏肝理气，以防耗气伤阴。疏养结合，"半疏半调"，是继承于冉雪峰的学术经验。

传承近况

著名中医、重庆中医药学会荣誉会长马有度曾在其著作《感悟中医》中自述受到宦世安的学术影响。宦世安的学术传承弟子主要为其女儿、重庆市中医院名医宦红。宦红曾在《四川中医》杂志发表学术论文《宦世安学术思想浅谈》，在《实用中医药杂志》发表学术论文《宦世安临床经验介绍》，并在由董建华院士主编的《中国现代名中医医案精华（二）》内整理发表了"宦世安医案"十则。宦红从医40余年，为妇科专家，医术精湛，深得患者口碑相传，擅长治疗各种妇科疑难杂症，如月经病，以及肠胃疾患、久咳不愈、小儿厌食、风湿痹痛、眩晕、失眠等病证。

2.万县行医期间

1937年秋，冉雪峰从武汉举家避难四川万县，先住真原堂七号，并设诊室对外应诊，门庭若市。1938年1月14日，日机第一次轰炸万县，人民死伤甚重，为躲避轰炸，冉雪峰又迁至万县董家岩李家院，应诊之余，埋头著述。在此期间，著有《国防中药学》《大同药物学》《大同生理学》《大同方剂学》《中风临证效方选注》等医学著作。约5年后再次迁回万县关门石及电报路悬壶。在此期间，先期来万避难的龚去非再次拜冉老为师。

龚去非
（1903—1993）

湖北黄陂县人。龚幼时读私塾，13岁时跟随胞叔龚厚垦学医，悬壶汉口。1927年参加武汉市首届中医执业资格考试名列前茅，深得冉雪峰赞誉。抗日战争时入川到万县定居，先后拜冉雪峰为师学医8年，受益殊深。1951年，他与李重人合作创办万县市第一联合诊所，后任所长。1956年调入万县市人民医院工作，任主治医师。1958年调入万县地区人民医院，任中医科主任、副主任医师、主任医师，直至1972年退休。退休后，受聘于四川省万县中医学校及万县市中医院等单位担任学术顾问，并先后带徒10余人。历任万县市政协常委、万县市农工民主党顾问、四川省中医药学会理事、万县市书法协会名誉理事等职。曾被选为万县市人大代表。

龚以医为终身之己任，孜孜不倦70余载，经验丰富，学识渊博，长于内、妇、儿科，尤擅疑难杂病和脾胃病的治疗，对温病亦有独到见解。一贯本着求实精神，严谨行医治学。八旬高龄时，将"慢性咳喘"研制成电脑软件。2003年，由重庆市万县中医药学校牵头，将他毕生临床经验及医学思想重新整理，列入《中国百年百名中医临床家丛书》系列，并于2004年8月由中国中医药出版社出版发行。1990年，龚被人事部、卫生部、国家中医药管理局确定为全国首批老中医药专家学术经验继承工作指导老师，并享受国务院政府特殊津贴。

学术思想

龚去非学术思想的形成主要得益于冉雪峰，他认为，八纲是认识疾病、辨别证候、指导治疗的基础大法，临证时须细辨八纲。人身有形有能有神，总不离阴阳。阴中有阳，阳中有阴；里中有表，表中有里。表里，一可指部位的浅和深，可指相邻脏腑之间的配属，如肝与胆，脾与胃；二可指气化功能的紧密联系，如肺合皮毛，肺与大肠。经络纵横全身，气血运行不息，是形成表里关系的根本所在。人患病有外感、内伤两大类。寒邪多从皮毛而入，温邪多从口鼻而进，杂病多从内而生，都必有所伤之处。或从外而至于内，盛于内；或从内而至于外，盛于外。

伤寒表实有呕逆，太阴风温用银平剂。表证虽一，寒温有异，均兼里证。探其理，大抵有二：其一，外受之邪，少伤肌表，多伤脏腑，"天之邪气，感则害人五脏"；其二，无论邪伤何处，邪正相争之势必然导致全身应变而成表证。伤寒由表传里，温病由卫及气，均可成大热、大烦渴、不恶寒反恶热、脉洪数的里热证。"有诸内，必形诸外"。表与表证，里与里证，表证和里，里证和表，既有区别又有联系。表里是指相对的部位；表证和里证是指某些特定脉证；表证和里，里证和表是指内在的生理病理机制。据此而论，那种"表证就病在表，里证就病在里"的看法是欠妥的。表里同病与表证和里，或里证和表之间也不宜划等号。麻黄汤中的麻黄辛温发表，杏仁苦降行里；四逆汤内的附子大辛大热，走而不守，通行十二经，温脾肾之阳，内逐寒湿，外散风寒，可为佐证。

人之有生，体内外环境统一，全赖气化，动而不已，生化无穷。常人阴平阳秘，生化之机，保持动态平衡。但有偏阴偏阳之人，偏强偏弱之时。病时，邪正相争始终，以致生机紊乱，变化复杂多端。概括言之，从病性论，不外寒热；从正邪论，不外虚实。字仅四个，含义深广。

寒与热，虚与实，均相反相依。一般而言，相反易明白，相依较难理解。寒能生热，热中有寒；

热能生寒，寒中有热。虚能变实，实中有虚；实能变虚，虚中有实。

寒热本言病性，由邪气引起，随正气决定转归。"人之伤于寒也，则为病热"，因果不一；人伤温邪，则为病热，因果一致；又有同时同地同患时行感冒，有的病热，有的病寒热，有的病寒，因果既统一又不统一。前人虽有寒邪易伤人之阳气，温邪易伤人之阴精的说法，但寒温二邪往往混杂为患，多少不定。人的体质有常有变，或阴阳平衡，或偏于阴盛，或偏于阳盛。阴阳平衡者，每随寒邪生寒，热邪生热；偏于阴盛者，不论邪之寒与温，皆多化寒；偏于阳盛者，不论邪之寒与温，皆多化热。两者乃阳脏者多热化，阴脏者多寒化之理。寒能生热，热能生寒，病中更是多见。如"服桂枝汤，大汗出后，大烦渴不解，脉洪大者，白虎加人参汤主之，此寒生热也；发汗，若下之，病仍不解，烦躁者，茯苓四逆汤主之，此热生寒也"。上述讨论说明医理、哲理能互相贯通。外因是变化的条件，内因是变化的根据，外因通过内因起作用。内伤病可由外邪入侵，损害脏腑；或七情过度，郁结不舒；或生活无常，房室劳伤；或气滞血瘀，痰饮食积等因而成。凡此种种，邪正相争，形气俱盛则生热，寒邪亦被激发生火；形气俱虚则生寒，邪热亦被冰冻化寒。形为气之体，气为体之用，体为阴，用为阳。体用阴阳俱盛，则成热证，体用阴阳俱虚，则生寒证。总之，无论外感内伤，百病皆生于气，正与邪都属于气，相争不休，实时则热，虚时则寒，亦即气有余者热，气不足者寒也。气为阳，其性善动善行。有余于此，必不足于彼；有余于彼，必不足于此。有余为热，不足为寒。寒中有热，热中有寒。

研究虚实至关紧要，虚补实泻，为证治的不易大法。致虚之源，在于正气被夺；致实之因，在于邪气盛。正气，泛指维护健康、防御病邪的内在因素之总称，如精、气、血、津液等。邪气，即不正谓之邪，一切损害健康的体内外因素都属于邪气。从正邪对人体的利害度而言，正气无过多过强之理，邪气无过弱过少之论。要邪盛正强，才成实证；邪盛正弱，或邪正俱弱，才成虚证。唯有正邪是决定虚实二证的根本对立力量，缺一不可。由邪盛正强转为邪盛正弱，实变虚也；若正气又转强盛，虚变实也。若正盛邪弱，则又为疾病向愈之机。渊源于"虚则太阴，实则阳明"之理。病损之处必是正气聚积之地，抗拒病邪。或在脏，或在腑，或在经，或在脉，或在气，或在血。可成虚证，可成实证，但绝无纯虚证、纯实证。若有，则无正邪可言，就违背了"精气夺则虚，邪气盛则实"的基本原理；若有，又怎能由虚变实，由实变虚。不可否认，临床上确有典型的虚证、实证存在，如少阴病的四逆汤证，阳明病的大承气证。前者回阳救逆，为补阳法，意在扶阳以驱寒邪；后者急下存阴，为泄热法，意在攻逐热邪以救阴津。试问，若是纯虚无实，祛寒邪、救阴津有何意义？外感如此，杂病更是虚实交错。日久难愈，邪不去，正亦弱，正越伤，邪越留，互成恶性因果关系。贼邪盘踞之处，邪盛正弱，实中有虚，"邪之所凑，其气必虚"。正伤体弱，难以制服邪气，虚中有实，"精气夺则虚，邪气盛则实"，五脏六腑，经脉气血，相依为用。动中有静，静中有动，升降出入，循环无端。生理是病理的基础，一脏有病，可传他脏。"见肝之病，知肝传脾"。肝主疏泄，脾主运化，木郁土呆。郁为因为实，呆为果为虚中之实。因脾旺不受肝之邪，虚则受之也。气为血之帅，血为气之母，气生血，血生气。气虚则血虚，气滞则血瘀；相反亦然。可见，病之虚虚实实，彼此错综复杂，难以追本求源。

表、里、寒、热、虚、实，张景岳叫"六变"，徐灵胎叫"六要"，关键在于察其变，才能握其要。任何疾病都处在不断地变化之中，六变之象有明有晦，明中有晦，晦中有明。明的，是辨证论治的天然指针；晦的，常系传变的先兆，体现六变的内在牵连关系。善握明者，药证相印，固然取效；善握晦者，尤多中肯綮，减轻病证，缩短病程。应随机应变，可先安未受邪之地，可较快恢复健康，对证、对病、对人都有利。

"治病求本，本于何？"其说不一。张景岳有本于表、里、寒、热、虚、实之见。医者，意也，贵在变通。通其理，变其法，活其用。表里、寒热、虚实错综变化集于一病者，并不少见。如老年咳喘，经久不愈，反复难治，首因年迈体弱，正气亏损于内；次因病深日久，损伤脏腑；再因累感外邪，不断加重病情，形成本虚标实，寒热错杂，表里同病的证候。本虚者，虚在肺、脾、肾；标实者，实在邪气丛生。肺虚，外难固护肌肤，易受六淫侵袭，或成风寒、风热证，或表虚、表实。内难肃降，气上逆为喘；水停成饮，滋生痰涎，多为寒；痰饮阻遏，肺气闭郁，可生热；寒多热少者为寒中有热，热多寒少者为热中有寒，痰、饮、热三者相互煎熬，又可化燥。所以或咳痰清稀，或干咳黏痰难咯，或喉中水鸣声。脾虚，上乏阴精贯注心肺，下少精气贮藏于肾，并能留饮生痰；心虚，宗气失主，气滞血瘀，静则气馁，动则怔忡；肾虚，气乏根系，水无气化，不能升清降浊，上为喘呼，下为水肿。"出入废则神机化灭，升降息则气立孤危"。以咳喘为例，辨析理法，肺、脾、肾三脏，实为升降出入的枢纽。肺主宣肃，法当开降。开能外散表邪，疏通郁滞；内畅肺气，利于化饮、涤痰、清热；降能顺气降逆，亦能利于清火润燥，有助收敛肺气，引痰湿下行。脾司运化，为肺之母；肾藏真元，为脾运之基，肺气之根。损及脾肾，理应温补、培本滋元，温阳以散内外之寒，补气能利水消肿、宁心安神。治则宜开中有降、降中寓开，温而不燥，补而不滞，治标顾本，培本顾标，因人、因证、因时遣方用药，配合得宜，可以协助升降出入恢复动态平衡。

在疾病发生发展过程中，求邪正相争的盛衰情况，求六变外在的体现，尤其要求内在的联系和演变趋势，求病人的心理状态，求相应的治疗方法，目的在于既治已现的病证，又疗未现的内在演变，与此同时，决不可忽视良性心理的作用。古人说"人身一小天地"，形象地说明了机体的统一性、完整性。病邪损害机体，机体必然抗拒病邪的损害，充分体现对立统一的疾病观，保持了中医学思想的整体观特色。

龚去非在向病人、同行、典籍学习的同时，潜心研究方药的临床效应、药物的选择配伍。他善用经方，活用时方，用药精专，每收药到病除，屡起沉疴之效，有独具特色的学术思想和医疗风格。其所著《医笔谈》，记载80余种病证，9篇医论，处处体现了"疾病无绝对的表里寒热虚实"的基本学术思想。而这种学术思想是深受冉雪峰学术传承影响而形成的。龚去非曾深情回忆：先生对我多方教诲，使我逐渐从实践中对祖国中医学有肤浅理解。中西医由于历史条件不同，因而学术体系不同，但有不少可相通的精神，中医学是把疾病、病人、周围环境、药物四者合一的高度概括。其说理多用古代朴素唯物观点，认为疾病是人体由于内外致病因素导致人体内外环境相对平衡的失调。治病着重内在因素调节和恢复人体内外环境相对平衡，病因病机中的"六淫、五邪"说明致病因素引起人体寒热两方面不同层次的反应，虚实是说明致病因素与抗力互相斗争力量的转变，又认为这些都存在互相联系和不断变化，如六淫、五邪的热多伤津化燥，寒多生湿，反之又可化热，湿又可郁热化燥，实可致虚，虚可形成部分实邪，而"七情"又常在其中推波助澜，在人身表里脉络相通，表中有里，里中有表，在疾病过程中，可以表里寒热虚实并存，因而临床多无绝对的表里寒热虚实。这些复杂理论，都需要通过医生的思路在辨证中起桥梁作用。因而病人是活书本，病人是检验真理的唯一标准，病人是医生的老师。辨证必先辨病，辨病是辨证的基础，辨证要抓关键，抓住了关键，宜守法守方，慢性病如此，急性病亦如此，治疗是着重内因，因势利导，伏其所主，表证之病在里，里气通则表气通。里证之病在表，表气通则里气亦通。辛温发表药，用之得当亦治里病。治里、清里，补益药不仅治里，用之得当亦可治表。升可助降，温可助清，通可助涩，行可助补，补可助行，治气可治血，治血兼理气，因而组方选药，务求刚柔互济，相须相反均可相成。方成无药，药随方转，方随病转，病理又常与心理并存，治病勿忘解除病人顾虑，有些情志因素之病，不在药石，而在说服与调护。

以上理论的举例，治愈现代医学所不能治的大病，实不在少数。但时至今日，迫切需要借助最新科学阐明真理，刮垢磨光，尤须引入最新诊疗手段，以发扬光大，使之为全人类造福，是其一生奋斗的目的。

实践案例

案一

熊某，男，47 岁，1985 年 9 月 4 日初诊。左小腿皮肤暗红肿胀，淡黄液渗出 4 月余。半年前，因脚意外事故感染左小腿皮肤，呈大片鲜红色斑块，界线清楚，伴发热恶寒，某医院诊断为"丹毒"，用青霉素等西药治疗后，热退，红斑缩小，颜色变浅。又两个月之后，再见左小腿红肿灼热，并向四周扩散，局部皮肤溃破，有少许淡黄液渗出，又经某医院皮肤科反复诊治不愈而请龚去非诊治。诊见面少荣色，精神抑郁，左小腿前、外侧肌肤肿胀，触之板硬，灼热压痛，时有少许淡黄液体渗出，舌淡、苔薄白，脉缓。证属湿热稽留，热邪郁蒸，肌肤失荣。治当益气透发，清热解毒，活血化瘀。羌活 12 克，北细辛 6 克，白芷 15 克，黄芪 30 克，黄柏 15 克，黄连 8 克，桃仁 15 克，红花 10 克，赤芍 15 克，玄参 15 克，紫草 10 克。此方随症加减，连服 30 余剂而愈。随访，未见复发。

龚去非在传承冉雪峰"疾病无绝对表里寒热虚实之分"理论的基础上，用九味羌活汤去苍术、防风、川芎，加石膏、玄参、知母、麦冬治疗牙龈炎；加苍耳、辛夷、菊花、重楼治疗鼻窦炎，这就是表里寒热同时用药。羌活、细辛、防风、白芷、川芎辛温发散走表，以利肌表经脉气血运行，增强抗病能力和镇痛作用；加生地、玄参、麦冬、黄芩、黄连、甘草之苦寒，共奏清热养阴、降火增液之功，以收寒温并用，阴阳相济，相得益彰之效。用治牙周炎、鼻窦炎，治之无不效验。还曾加龙胆草、青葙子各 15 克，治一位经西医诊断为"虹膜睫状体炎"的中年妇女蔡某，疗效甚佳；加桃仁、红花、黄柏、黄芪、防己治疗慢性下肢肿疡亦收到满意疗效。

案二

龚去非自己在 1957 年夏令，小便时突感尿道灼热刺痛下坠，无尿频、尿急，尿常规示阴性。西医认为是尿道炎。根据"肝脉络阴器，木火郁遏迫注"，龚去非自拟香连白头翁合剂加减，以白头翁、黄柏、秦皮等平肝清火解迫注，海金沙、天冬、麦冬、车前仁、滑石、甘草梢清金制木、滑利尿道。煎出药汁如胶羹，其味甘苦适口，2 剂其症如失。

冉雪峰在抗战期间开办"救护诊疗训练班"，龚去非参加学习，对痢疾的治疗继承和发展了冉雪峰的学术经验。龚认为痢疾一病多为毒深陷血分，下迫大肠，熏灼肠胃，化为脓血，而见下痢脓血、赤多白少；热毒阻滞气机则腹痛里急后重；渴欲饮水，舌红苔黄，脉弦数皆为热邪内盛之象。治宜清热解毒，凉血止痢，热退毒解，则痢止而后重自除，方用白头翁汤。香连丸亦主治下痢赤白，脓血相杂，里急后重。在此两方的基础上加味而成香连白头翁合剂。唐容川论白头翁曰："一茎直上，得木气之和，平木息风，使木气上达而迫注。"龚去非对此别有所悟，用香连白头翁合剂治疗尿道灼热坠痛取得良效，足见其中思维之活跃与缜密。

传承近况

龚去非在万县行医50余年，从师者众，为长江三峡地区的中医人才培养做出了重要贡献。其中，成为全国老中医药专家学术经验继承工作指导老师的弟子有李寿彭、骆常义，成为一方名医的有蒲承润、万承荣、李灵等。

李寿彭
（1938—　）

四川省成都市人。李出身于中医世家，其父李羲年，文史兼备，尤精医理。李寿彭自幼聪慧过人，熟读历代中医典籍，勤求古训，博采众长，为人治病，乐善好施，活人无数，深得蓉城医患好评。李三代单传，很受长辈之宠爱，自幼受家教之熏陶，誓愿从事岐黄事业而不辍，故而高中毕业时以优异成绩考入全国首批四所中医高校之一的成都中医学院（现成都中医药大学）医疗系，通过历时6年的刻苦学习，于1964年毕业并分配到原四川省万县地区人民医院从事临床诊疗及教学工作，师从龚去非多年。李为重庆三峡中心医院主任医师，中共党员，农工民主党党员，万州区科研拔尖人才，国务院政府津贴获得者，全国老中医药专家学术经验继承工作指导老师。

李老学本《内经》，崇尚仲景，对急症重病喜用经方，重症沉疴擅理脾胃，平时留心研究小儿发热性疾病。在临床治疗方面，他遵循古为今用、洋为中用、推陈出新，认为当代中医必由之路是继承发扬与开拓创新相结合，宏观辨证与微观辨病相结合，辨证论治与效验秘方结合。如治小儿发热，他提出表里双解、泄热排毒、截断病灶的观点，集清、解、和、下诸法于一体，将清热解毒、通腑和解法融于一方，自创了青柴石知二黄汤，经数百例的临床观察，疗效优于其他药方；对于水肿实证，李氏认为其标在肺，其本在肾，治疗上主张辛开降泄去菀陈莝，将麻黄与大黄同用，既可散水气消肿胀，又可畅气机降肾浊。肺为水之上源，麻黄开提肺气，犹提壶揭盖则水自下；肾主调节水液，并为胃之关，用大黄旨在通降开郁，泄浊解毒，二药合用，正合《内经》"去菀陈莝"之意。

李老在繁忙的诊务之余还善于总结，勤于笔耕，相继在《成都中医学院学报》《四川中医》《新中医》等多家专业性医学刊物上发表论文40余篇，所研制的"金黄含漱液""退热液""青柴石知二黄汤"等临床用药均获万县市科技进步奖。

由于李寿彭医术精湛，医德高尚，社会影响大，因而在繁忙的诊务之余为促进中医药事业的发展不遗余力宣传高呼，并在各种不同场合、不同阶层建言献策。他先后担任重庆市医疗事故鉴定专家组成员、重庆市中医药系列高级专业技术职称评委、重庆市万州区科学技术协会常委、四川省万县市政协常委、农工民主党万县市委副主委、万县地区中医医院达标升级评审委员会委员、全国中医儿科学会理事、四川省中医学会理事、重庆市中医药学会理事、万县市中医学会副会长，被万州区多家医疗单位及科研单位聘为技术顾问等。李的学术思想、临床经验已编入《中国百年百名中医临床家丛书》，并于 2006 年 2 月由中国中医药出版社出版发行。其全国名老中医药专家传承工作室整理的《杏林一叶》由团结出版社于 2015 年出版，《李寿彭医案精选》由湖北科学技术出版社于 2016 年出版。

蒲承润
（1948—　）

四川省万县市陈家坝街道人，世医之家出身。家父蒲起寰擅中医内科，1951 年在原万县市江南陈家坝组建成立"万县市第四联合诊所"，并任所长。承润先生 1962 年在万县市西城公社医院当学徒，1968 年正式独立担任中医内科门诊医生，1979 年通过四川省中医药人员选拔考试，被录用为中医师，同时调入四川省万县精神病院（现重庆三峡中心医院平湖分院），1984 年晋升为主治医师，1993 年晋升副主任医师。其间，曾组建中西医结合病房，担任中医科主任、医院门诊部副主任等行政管理职务。1999 年 10 月退休，2000 年加入民营医疗单位万州侨康医院，并任中医科主任。2003 年在万州西山路创办"蒲承润中医内科诊所"，因其医疗技术超群，社会信誉度甚高，每日就医者仍门庭若市，成为万州本土备受群众称赞的好医生。他曾任万县地区中医学会常务理事、副秘书长等职，并被选为万县市第六、七、八九届政协委员、重庆市万州区第一届政协常委。

承润先生虽是万州城乡口碑极佳的老中医，但他的习业之路是极其坎坷的，从业经历也是极其曲折的，原万县市东西城区的很多医疗单位都是他曾经坐诊的地方。正是因他的这些经历，才使他有机会与万县市东西城区有影响的老中医们相识得道。据他在《回首从医五十年》一文中记述，他自 20 世纪 60 年代初期就相继师从陈汉平、古陈夏、魏重允、刘岐周、龚维美等老中医，1979 年被龚去非老先生看中收为门徒，从而成为龚老医学思想杰出传承人。常言道，要想成为一名好的医生就必须做到博学多师勤临床，承润先生不仅做到了，且多有创见发挥，所著《临证效方心鉴》一书便集中体现了他跟师学技和临证心悟，今择要选录其中部分辨治心、肝、脾、肺、肾及神经精神系统疾病之药方、心得于后，以示冉雪峰医派高足龚去非再传门人学术创见之一斑。

（1）四参汤（经验方）

红参 6~10 克，丹参 12 克，玄参 12 克，苦参 10 克，金银花 12 克，当归 9 克，黄芪 15 克，生地黄 15 克，炙甘草 6 克。用于各类心肌病、心脏瓣膜病、心律失常之窦性心动过速、早搏、心房纤维颤动，中医辨证属于心之气虚阴伤血瘀型者。证见心中动悸，气短难续，胸闷窒塞，口干颧红，脉结代短促，形体多显瘦弱等。

有烦热，舌红口干者，去红参加西洋参（目前市上所售多为国内人工种植，亦可用）。症状较轻者，用党参或太子参代之亦可；失眠梦多者，加酸枣仁、五味子、麦门冬、茯神；心悸怔忡不能自持，加龙骨、牡蛎、琥珀、珍珠母等重镇药；胸闷少气，心前区刺痛时作，加降香、檀香、川芎、赤白芍、延胡索之类；头昏眩晕者，加葛根、天麻。

本方运用范围包括了相当一部分心脏器质性疾病，这类患者在住院或出院期间一般都有服用中药治疗的经历，临床以老年病患为多，病程数年至数十年不等，以高血压性心脏病、冠心病、风湿性心脏病史者居多，肺源性心脏病伴右心衰者不宜此方。虽然涉及的病种各不相同，但到某个阶段却都有一些共同特征，如心悸心慌，胸闷胸痛，少气疲乏，舌红口干，日常活动受限，脉律不齐，呈结代或短促；稍有劳累，或因外感，或因情绪波动则容易复发。使用本方能收到异病同治的效果。

红参即人参，经人工栽培后蒸制干燥而成，功同野山参。中医历来就有用独参汤急救元气虚衰欲脱者的传统，皆能证实其具有强心的特殊作用。丹参的药理研究证实，其所含物质能扩张冠状动脉，增加冠状动脉流量，改善心肌缺血，调整心律，抑制血栓形成。苦参原列入清热燥湿药，现代则发现"对心脏有明显的抑制作用，可使心率减慢""对不同药物所致的心律失常，均能有效地对抗，推测其作用原理可能是一种非奎尼丁样效应机制"（《中药药理学》周金黄、王筠默主编）。玄参属清热凉血药，现代药理研究认为其能降血压、降血糖，扩张血管、促进血液循环。而玄参、当归、金银花、甘草组合，名四妙勇安汤，主治脱疽，即血栓闭塞性脉管炎，原方始见于《验方新编》卷二，功能清热解毒，活血镇痛。虽属外科方剂，现代则移植以治疗心脏疾病，扩展了原方的应用范围。因心主血脉，百脉贯通，而血之畅行，赖气推动，所谓气为血之帅。人皆知气滞则血亦滞，而多忽略气虚则血运无力这一环节，是气虚者血行亦滞涩，兼之热毒内袭等外因，设有一处瘀塞，则变证蜂出。推测该方既然能治血栓闭塞，则其保护心血管之作用当无可怀疑，故再加入黄芪之补气，地黄以养血。证之临床，确能执简以驭繁，不然囿于复杂之西医病名，欲选择对症之方，必茫然无措。

李某，女，14岁，1996年3月15日初诊，患病毒性心肌炎住院2个月无效。来诊时见消瘦乏力，午后体温略有波动，走路稍快就觉心累，脉促数有歇止。心电图示心率110次/分，频发室性早搏。此温热毒邪稽留日久，心之气阴两伤，予四参汤原方，改用党参，加赤白芍、天麦冬、葛根、龙牡之类，半月后低热退清，心累感觉消失，心电图复查仅有偶发室性早搏，继续调治近半年痊愈。

向某，女，35岁，1998年5月10日来诊，因急性风湿热合并心肌炎曾两次住院，采用抗生素、激素治疗，效果不明显。来诊时见体形偏胖，面色白，疲乏自汗，极易感冒，发则四肢关节酸疼，检查：心界不大，心尖区可闻及吹风样收缩期杂音，脉细滑数。心电图示窦性心动过速。抗链"O"大于500U，血沉增速。开始采用痹证治法，以益气养血，温通经脉，祛风活络，用桂枝芍药知母汤，重加生地、黄芪。1个月后关节症状全部缓解，复查抗链"O"及血沉降至正常，但仍心悸心累。此风湿热内侵心包，心包主代心受邪，虽无神志症状，但心气已虚，血运无力，改用四参汤，仍用党参加桂枝、白芍、川芎、虎杖等。间断服药半年许，心电图等复查均无异常，随访至今健康。

姜老太，79岁，有高血压、冠心病多年，因心悸怔忡，气不接续，多方治疗甚少效果，每隔数日又复发作，在家或坐或睡，遂不相信医生，也不愿服药。其子与我交好，邀往诊视。见形体瘦弱，舌干红，脉短促，触指时强时弱，至数三五不调，心跳与脉律不一致，断为心房纤颤，乃请出示其心电图，果然。方相信医生诊脉准确，允许开药。辨证属高年阴血不足，宗气虚乏，无力推动血运，仍予四参汤，用西洋参，加枣仁、茯苓、茯神、珍珠母、龙齿等养心安神药，服后有效，坚持服用二十余剂停药，尚能外出散步，至两年后去世。

此外，临床常遇扩张性心肌病、肥厚型心肌病、心脏瓣膜病等病例，凡证候性质符合此方者，多有效果。当然，这类器质性疾病欲通过药物完全治愈自是不可能，但尚可使临床症状缓解。蒲承润曾说其所见的例子是存活一二十年者大有人在，如早搏或心房纤颤，《脉诀》说结代脉是"老年得之知无恙，平人见之却可惊"，事实的确如此，可见前人经过长期观察的结论是有依据的。

（2）瓜蒌薤白半夏汤合丹参饮（经验方）

由全瓜蒌 15 克，薤白 12 克，法半夏 12 克，枳实 10 克，桂枝 10 克，丹参 15 克，降香 12 克，砂仁 6 克组成。适用于胸痹心痛证，包括冠心病心绞痛、高血压性心脏病、心脏瓣膜病等出现胸闷窒塞感、心前区疼痛、短气，心电图常表现为心肌缺血、ST 段改变，或 T 波倒置、房室传导阻滞等类似病证。

胸闷乏力，短气不足以息，为心气虚，加党参、黄芪，或红参，口干舌红者，用西洋参；心前区刺痛，心电图示心肌缺血，或慢性局灶性心肌梗死，再加延胡索、川芎、桃仁、红花、三七粉（吞服）；高血压者，加葛根、怀牛膝、地龙；情绪紧张，胁肋胀闷者，加柴胡、赤白芍、制香附。

胸痹心痛之名，《金匮要略》已有专篇记述。主要采用瓜蒌薤白类方剂，其中皆使用了瓜蒌、薤白两味药的方剂计有三个，即瓜蒌薤白白酒汤、瓜蒌薤白半夏汤、枳实薤白桂枝汤。所治范围有"胸背痛""心痛彻背""胸满，胁下逆抢心""短气不足以息"等，且与心绞痛之发作性胸痛，或突发心前区疼痛，向左肩及左上肢内侧放射的症状相似。短气和气短虽只有一字之易位，但在中医学里却有不同含义，《金匮要略》载："平人无寒热，短气不足以息者，实也。"成无己所著《伤寒明理论》解释为："短气者，呼吸虽数而不能相续，似喘不摇肩，似呻吟而无痛者是也。"用白话说，即短气指胸部憋闷有窒塞感，气短指呼吸无力而少气，均为患者的自觉症状，读古医书时应多加注意。此外，《内经》所载"真心痛，手足青至节，朝发夕死，夕发旦死"，疑为急性心肌梗死。

通阳开痹在后世一直作为治胸痹的重要法则，现代又结合了西医的认识，主张用活血化瘀治疗冠心病心绞痛，证实确能扩张冠状动脉，改善冠状动脉血流量。

丹参饮由丹参、檀香、砂仁组成，因檀香常缺货，故改用降香，以助其活血化瘀之力。该方与瓜蒌、薤白等相伍，则集芳香温通、宣痹通阳、活血化瘀为一炉，这三通原则就是根据心绞痛的病理特点而制订的，临床上常有用硝酸甘油片、丹参滴丸、通心络、地奥心血康等成药不能缓解症状时，服之辄效。

具体运用本方时，还应当注意相关脏腑的调理，如心与胃、心与肝，不少病例有饱餐后剧痛，或餐后规律性发作各类心律失常，此时就要结合治胃，本方之蒌、薤、枳、夏、砂，何尝不兼有和胃降逆的作用。仲景在《金匮要略·胸痹心痛短气篇》中还用了茯苓杏仁甘草汤、橘枳姜汤、薏苡附子散、桂枝生姜枳实汤、乌头赤石脂丸等心胃痛方，也证明了这是带有普遍性的医疗总结。对冠心病兼夹痞满食滞，湿热中阻，脾虚胀满等心绞痛发作及快速室上性心律失常，可以结合平胃散、三仁汤、温胆汤、六君子汤，并行不悖。因情绪波动而心痛频发者，伴急躁易怒，或忧思难解，两胁胀闷，短气叹息，又当结合疏肝理气，如四逆散、越鞠丸一类。从临床观察，若处置得当，不仅仅是症状缓解，对部分因心肌缺血所致的心电图改变，也能促使其好转。

20 世纪 70 年代，全国著名中医学家治疗冠心病的经验曾总结汇成专题，冉雪峰认为，心绞痛的病机是痰热内阻，夹有瘀血，当以小陷胸汤合活血通脉，主张先通后补。蒲辅周则以本证属虚，或虚多实少，应以补为主，以通为用，拟方为两和散：人参、丹参、鸡血藤、血竭或藏红花、琥珀、石菖蒲、没药、香附、远志、茯神。岳美中则治以通心阳，行血滞之变通血府逐瘀汤：归尾、川芎、桂心、桃仁、红花、怀牛膝、枳壳、柴胡、桔梗、瓜蒌、薤白；另以开闭塞之苏合香丸，或人参、三七、琥珀末，强调辨证施治。赵锡武以瓜蒌薤白半夏汤为主，一般不用活血药，只在病情发展合并心功能不全时，才选当归芍药散及参苏饮（人参、苏木桃仁、红花等），其使用瓜蒌、薤白二味，剂量要求在一两以上。郭世魁认为，本证存在不同程度的血瘀、气滞、痰凝，当用通剂，如血府逐瘀汤、补阳还五汤、失笑散、丹参饮、苏合香丸等，用药务求温而不燥，滋而不腻，通而不伤其正，正复而瘀浊自除。陈可冀则综合各家经验，提出了四条原则：一是要辨寒热虚实，二是重视脏腑相关，三是调理气机，四是掌握三通（芳香温通、宣痹通阳、活血化瘀）两补（补肾、补气血）的运用。另指出，对含有黄酮类化合物，可改善冠脉循环的中草药如毛冬青、丹参、葛根、银杏叶等进行研究。（参见陈可冀的《试谈冠心病心绞痛及急性心肌梗塞的中医治疗》，收录于《中华内科杂志》1977年4期，以及《几位老中医治疗心绞痛的经验》）

近几十年来，冠心病的发病率似有持续上升趋势，对活血化瘀治法和药物的研究仍为医药界的热点，其作用机制进一步清晰，新发掘的中药制剂层出不穷。但提高疗效仍是从医者的不懈追求，特别是中医内科临床，面对复杂纷繁的辨证分型和数不清的方药，如堕入五里雾中，要做到临证不乱，掌握其基本治则是一大捷径，对冠心病尤其如此。当然，这只是个人管见，如何做到辨证准确，用药灵活还得长期历练才行。

曾治一何姓中年妇女，农民，原有风湿性心脏病二尖瓣狭窄伴关闭不全，平时尚能参加劳动，因感冒发生低热一周，咳嗽气急，胸痛窒塞，呼吸短促，咯血红色泡沫痰，查血常规正常，胸片示双肺有瘀血征象，用西药对症治疗无效。脉虚细而数，苔黄白相兼。证属胸痹，痰热内蕴，伤及血络，肺气不降则气逆喘急。乃予全瓜蒌、薤白、法半夏、柴胡、黄芩、泡参、郁金、降香、葶苈子、地龙、仙鹤草、煅花蕊石、芦根、甘草。一剂热退，胸痛略舒。三剂气平咳止，血色痰沫消失。后随症调理而缓解。

（3）通脉散（经验方）

由西洋参、黄芪、丹参、三七、水蛭、地龙、怀牛膝、川芎、葛根、藏红花、琥珀、珍珠粉、制首乌、枣仁、山萸肉、鳖甲、建菖蒲组成。

上药参、芪、丹参、三七、珍珠粉用量各60克，藏红花15克，若无藏红花，用川红花30克亦可，余药各30克。粉碎为细末，或可作丸剂，每次吞服6克，视病情轻重每日二三次。适用于各种慢性心律失常、冠心病、心脏手术后维持等。

此方针对慢性心脏病而设，因急性发作期多住院或服中药煎剂，而缓解期的维持治疗又是非常必要的一个环节。门诊所见多为社会底层人群，经济拮据，难以负担沉重的医药费用，较轻的患者多自购丹参片、丹参滴丸、肠溶阿司匹林片等常服，以防止复发。还有已做心脏手术或安支架后，为防再次栓塞也常用通心络一类成药，感觉效果不好时再求中药治疗。于是考虑改变剂型，作为散剂，一则可较长时间坚持用药，免去煎药之苦，二则药费减少，普通人都能承受。

立方本意，便是通与补两法的结合。慢性心脏疾病多虚多瘀，这是共识，而阳统乎阴，气统乎血，心本乎肾，所以参芪之外，首乌、枣仁、山萸肉、鳖甲、怀牛膝，皆能通补心肾；心痹者脉不通，则离不开行气活血、化瘀通脉，其余诸药皆属通利，兼以安心神、益心气。其中也参考了现代药理研究的结论，选择有抗血小板凝集，降低冠脉阻力，防止血栓形成，增强机体免疫力等功效的药味。中医本身也有用药宜忌原则，如温通之法不宜过用久用，避免耗气伤阴；运用行气破血之药时，要注意与补益并行等，均应予以考虑。综观全方，仍属平和，经临床验证，有患者长期服用达5~6年者，不但消除了症状，体力恢复，心电图指标也有改善。虽然是散剂，医者仍可根据症状的变化做适当加减，只是主要框架不变就行了。

（4）降脂茶（经验方）

由制首乌 100 克，灵芝 100 克，泽泻 30 克，山楂 50 克，黄精 50 克，草决明 50 克，苍术 30 克，苦丁茶 100 克组成。共粉碎为粗末，每用 10~15 克，纱布包，沸水泡代茶饮。有条件的，亦可做纸泡袋更方便。此茶饮适用于各型高脂血症。

头昏头重者，加葛根、菊花；胸闷觉累者，加丹参、黄芪；睡眠不好者，加五味子、茯苓；大便秘结者，加酒大黄；口干易上火者，加玄参。

高脂血症是动脉粥样硬化的易患因素之一，早期预防和治疗对降低冠心病和脑血管意外的发生有一定的意义。门诊所见高脂血症均是体检发现而要求服药，也有服烟酸肌醇或脂必妥类因副作用不适而改中药的，此类人群体形偏胖者居多，一般无明显自觉症状，也有部分人感觉头昏重，走路累，或胸闷憋气，心烦失眠，口干便结者。因而在症状好转后便要求停药，于是采取药茶方式，大都尚能接受。20 世纪 90 年代末，我市中药材公司药厂曾以此基本方制成袋泡剂，就名为"降脂茶"，很是畅销。从临床应用的病例随访了解，多数人在复查时血脂指标均有下降。

医院检查血脂各项目分为胆固醇、甘油三酯、高密度脂蛋白胆固醇、低密度脂蛋白胆固醇，还有动脉硬化指数等，至于何种药物能够具有针对性地降低何种指标，目前尚不明确。此方即根据近现代有关中药药理研究结果，并结合传统中药理论，用制首乌、灵芝、黄精补肝益肾，苍术、泽泻燥湿利水以泻肾浊，决明子、苦丁茶清热降火，山楂消肉积，是补泻兼施之法，要求补而不滋腻，泻而不伤正气。

（5）平肝降压饮（经验方）

由桑叶 12 克，钩藤 15 克，黄芩 12 克，怀牛膝 12 克，生石决明 25 克，珍珠母 30 克，赤芍、白芍各 12 克，地龙 15 克，甘草 6 克组成。适用于原发性高血压出现头痛、眩晕、心悸、失眠等症状，中医辨证属于肝阳上亢，肝火炽盛，肝风内动，肝肾阴虚等证型者。

肝阳上亢者，多表现为眩晕耳鸣，或头昏头重，以两颞侧为甚，眼畏强光，心烦失眠，情绪激动则加重，可加天麻、白蒺藜、枣仁、生龙骨、牡蛎；肝火炽盛者，症见头胀头痛较甚，面红目赤，胁胀易怒，或大便秘结，脉弦数有力，加山栀子、龙胆草、夏枯草、酒军。

肝风内动者，眩晕欲倒，自觉头重脚轻，面部或口角蚁行感，手足时麻，或时震颤，加羚羊角锉粉吞，若无此药重加水牛角、生地、丹参、茺蔚子、益母草也可。

肝肾阴虚者，平素症状并不明显，常面红火升，口干舌红，心急眠差，腰膝酸软，健忘耳鸣，疲乏无力，加生地黄、山萸肉、制首乌、潼蒺藜、女贞子、玄参、龟甲、丹皮、五味子、杜仲、桑寄生之类。

内夹痰饮，阻蔽清阳，可见头重如蒙，脘痞泛恶，身困懒言，舌苔厚腻，加法半夏、茯苓、陈皮、麦芽，有气虚征象者，党参亦可加入。

症状性高血压者，常见如妊娠期高血压综合征，亦可用此方加减，只是慎用活血破血药为要。有肾小球肾炎、慢性肾盂肾炎、肾病综合征、嗜铬细胞瘤、多囊肾等原发病者，以治原发病为主，但也须结合降压诸药。

高血压既是一个独立的病种，又是其他心脑血管病的主要发病因素，其在我国的患病率相当高。中医临床所见到的多数是属于轻度或中度高血压，重度患者基本上是住院治疗，平时均服用西药维持，只有在西药控制不理想或症状明显时，才转服中药。

此病属于中医眩晕、头痛、中风先期等证范畴，以中老年人居多。从中医病理讲，肝为刚脏，主藏血，并以血为体，以气为用，称体阴而用阳。阴血不足，则阳必上浮，阳属热属火，其区别是静即为热，动即为火，故常有肝阳上亢或肝火上炎之说，实则含有或轻或重之义。清阳本宜升，所谓清阳出上窍，但必须静谧而不可亢盛，静谧则潜藏，亢盛则炎上为害。肝气宜调畅，若肝气横逆亦可化火，所以称气有余便是火。肝与其他脏腑关系：肝与脾互相制约，即木能克土，其病变为脾失健运，水湿聚积而成痰饮瘀浊，阻蔽清阳之上行，则可致头重如蒙，胸闷似痞，此类清阳不升与肝阳上亢恰好是正反两面。再者，肝为肾子，水能生木，肾水不足以涵木，肝失所养则内风鼓动，出现眩晕、震颤、肢麻等。木能生火，肝阳亢盛则心火随之上炎，常伴心烦失眠，面赤口疮。《经》云："诸风掉眩，皆属于肝；诸暴强直，皆属于风。"虽然定位在肝，实与肾、心密切关联，根据虚则补其母，实则泻其子的原则，滋肾也能涵肝，泻火也能平肝。从清肝、平肝、镇肝、疏肝、养肝等多种治法上反推，高血压的一系列症状都属于本虚标实之候，故中医用药首先是治肝为主，兼顾调节心、肾、脾三脏，这与西医将本病列入循环系统疾病的认识有明显差异。

本方的组成就是参考著名方剂镇肝熄风汤、羚角钩藤汤取舍而成，重点放在清肝平肝潜阳方面，因为从临床实际看，高血压按中医辨证属于肝阳肝火亢盛者居多，痰浊阻蔽清阳不升者相对较少。所以，肝阳上亢是基本证型，而痰浊中阻则可看作是临床亚型。现代药理也证实此方中的主要药物都含有降压成分，其实就是结合了西医的思路。而在适宜于痰浊中阻型的半夏天麻白术汤中，大多数药物均不具有降压作用。前些年，国内在西医辨病、中医辨证的指导下，少则分三四型，多则五六型，所用药物并无大多变化，有的证型临床十分罕见，使用参、芪、桂、附的机会很少，如果也将其细分成一种证型，令初学者太难记忆，实在没有必要。

业师龚去非先生也曾记录过用半夏泻心汤治高血压的经验，说明平素患高血压病者往往在新添疾病的同时，血压也可随之急剧升高，只要针对其继发症的治疗，血压也会随之下降。过于烦琐的中医分型并不是好办法，只要掌握基本治则，普通证型就按常规用药，特殊证型必须别出心裁，这就看医生的经验是否老到。

国内从20世纪50年代起就注意发掘能降血压的中草药，最早有杜仲、黄芩、桑寄生、夏枯草等，后来又筛选出钩藤、葛根、罗布麻叶、野菊花一类，但观察结果一是药效难以持久，再就是对2期高血压的疗效并不理想。近十年，对中药复方降压的机制研究更加深入，成方如天麻钩藤饮、镇肝熄风汤等，已能从该方所含化学成分、药理作用、临床应用、毒性试验及不良反应等各个方面进行系统地比较，能够降压是肯定的，调整血压的机制也逐步明了，但远期效果仍难以解决。

原发性高血压的病因也远未完全阐明，由于其后果严重，因此一直是医学探讨的课题。现代精神科将其列入心身疾病范围，心身疾病的定义是指与精神紧张因素密切相关的多种躯体疾病。以心血管系统的心身疾病为例，其中就首先包括原发性高血压、冠心病、心因性昏厥等多个病种。研究发现，被强烈压抑的忿怒、不安全感、严重的焦虑紧张为血压上升的常见诱发因素。高血压患者的性格则有办事认真、好动、好强、容易激动和烦恼。由于各种紧张刺激引起的情绪反应，对具有某种遗传素质的人，可以引起血压的重复升高，最终导致高血压持续。因此，心理治疗有助于使患者情绪稳定，避免和消除紧张刺激的情境。根据这一观点，结合非药物治疗，主要是生活方式干预，应该是十分重要的环节，众多的非药物疗法可以归纳为六项：①减肥，应当维持正常体重；②必需限制食盐摄入量；③根据个体体能状况，适当增加运动；④松弛疗法如瑜伽、气功、太极拳等均可选定一种，坚持锻炼；⑤戒烟，尽可能少饮酒；⑥限制脂肪类食物的摄入，多吃素食和水果。

总之，高血压治疗的关键在于能否长期维持在可控水平，因而要做到定期复查，不可放松自我保健。

曾遇一原发性高血压，患者柳某，女性，近40岁，工人，发现高血压已多年，血压180/100mmHg左右波动，用降压药效果不显，头重，疲乏，容易感冒，屡予平肝潜阳方药都无效果，便针对其卫表阳气偏虚，改用补中益气汤加少量制附片、桂枝，不但症状缓解，血压也随之下降。后来每次发现血压升高，就照原方服用，收效都好。我一生所见用补气法而可降血压者不过数例，是否由于患者因服药后症状缓解而精神放松的缘故，尚待进一步观察。

万州中医院张姓女护士，40余岁，高血压多年，因感冒后头痛头胀加剧住院，静脉给予多种降压药物一周，降压作用不明显，头痛症状亦无缓解，转求中医，观其面色潮红，仍以毛巾裹束头部，称"怕风"，血压180/120mmHg，此证为肝郁夹气火上逆，复加风寒外束，当先解外邪，乃用九味羌活汤加刺蒺藜、牛膝、地龙、赤白芍，服药一次，头痛即解，血压降至140/90mmHg。

又治一老药工叶某，61岁，因情绪激动突发血压升高至210/110mmHg，头胀头痛，彻夜不眠，面红目赤，二便正常，脉弦大劲数。此肝火冲激，风火相煽，气血沸腾，恐发为中风，劝其住院不允。即用上方加生石膏、寒水石、生赭石，其人自述家中尚藏有羚羊角，嘱锉末10克和煎药服下，当晚安睡。翌日觉已清爽，血压150/95mmHg。续以西药维持。

以上所举三例患者，后来随访，均于5年内死于脑溢血。

（6）复肝煎（经验方）

由柴胡12克，白芍15克，丹参15克，当归10克，郁金12克，枳壳12克，茵陈25克，白花蛇舌草15克组成。适用于慢性迁延性肝炎、慢性活动性肝炎、丙型肝炎等肝功持续不能恢复正常者。

湿热残留不清，心烦口干，小便时黄，苔黄脉滑者，其重点当抑杀病毒，如板蓝根、虎杖、重楼、栀子、连翘、龙胆草、鱼腥草等，上方之用于治急性黄疸的清热利湿解毒药均可选用。

肝气郁滞，或肝气横逆，出现胁肋胀痛，或肝区钝痛，情绪急躁，可选疏肝理气而不伤阴的佛手、香橼、炒香附、八月札。

气血瘀阻，则有肝区刺痛，肝掌、蜘蛛痣，舌色紫点或黯淡，当用活血化瘀药，如川芎、赤芍、延胡索、红花、桃仁、鸡血藤等，此类药物对改善肝纤维化，预防早期肝硬化亦有作用。

肝阴虚损，其人多消瘦，体倦乏力，自觉阵热或手足心热，心悸失眠，舌干口苦，脉象细数，应结合养阴柔肝，生地黄、北沙参、玉竹、五味子、麦冬、石斛、酸枣仁、柏子仁、合欢皮、夜交藤等可选用。

脾肾气虚，肝病日久，累及脾肾，面色晦滞，精神萎靡，食少纳呆，大便不实，极易感冒，脉虚细弱濡。健脾益气药如黄芪、党参、太子参、山药、白术、苍术、芡实、砂仁等；平补肾精药如山萸肉、枸杞子、黄精、制首乌、菟丝子、巴戟天、潼蒺藜、灵芝之类。

肝脾肿大久不回缩者，加甲珠、三七粉、内金、鳖甲、生牡蛎，三棱、莪术亦可选用。

慢性病毒性肝炎绝大多数为乙型肝炎病毒感染，其次为丙型肝炎病毒。其主要病理改变为肝细胞的变性坏死及肝脏间质的炎性浸润，发展成慢活肝者则有免疫损伤而引起免疫功能低下，所以促进肝细胞尽快修复和增强机体免疫能力是主要目的。中医认为，肝脏以血为体，以气为用，即体阴而用阳。肝血宜常充盈，肝气宜常调畅。一旦发病，帮助肝脏的自身修复是基本原则。复肝煎以柴胡、白芍、郁金、枳壳疏肝解郁，丹参、当归养血柔肝，茵陈、白花蛇舌草清热解毒，虽然这只是提示用药大概，但应该遵循这个规律。在此方基础上随证加减就比较好把握。

肝的生理功能是主疏泄，肝气条达则脾能健运，肝有抑郁则土反侮木，肝气横逆则克脾犯胃，这就是肝病多伴随消化道症状的原因。五行以肝为肾子，肝肾同源，病久穷必及肾，故慢性肝炎患者整体功能衰退，病势反复缠绵。湿热瘀毒虽为肝病的外因，一旦发病则导致气血紊乱，湿热残留，虚实错杂，清除不易。肝、脾、肾三脏功能失调是其主要内因，从中医体质病理学的角度讲，正常人即有偏阳虚或偏阴虚的差异，其本源便与肾气有关。偏阳虚者，病变多从寒化；偏阴虚者，病变多从热化。古人曾根据五行生克理论总结过肝病的病机，一方面是水寒则土湿，土湿则木郁；另一方面是水亏则土燥，土燥则木旺。慢活肝常表现出脾肾气虚或肝肾阴虚证型，都是归于这一转化机制。因此，在用药时必须强调辨证，不可受西医观点所左右，如黄芪一味，现代药理认为能保肝、提高免疫力，便重用不疑，若阴液虚亏者，或有湿热残留者服之，反而会增加燥热腹胀，故切忌胶柱鼓瑟。对肝功能各项指标的观察是判断疗效的重要依据。几十年来对中药如何改善肝功的研究虽从未停止过，但目前仍处于初始经验阶段，尚无确切结论。如用清热解毒药物可抑杀乙肝病毒，活血化瘀药可对抗肝纤维化，利胆清热药能使总胆红素下降，临床上一直都在应用。又如五味子降转氨酶有效，但却容易引起反弹，且对脾虚夹湿的证型不宜。总之，随着病情缓解，肝功能也逐步恢复，不可轻信某味药专降某项肝功有特效的偏见。

另外还须注意的是，避免使用有一定毒性且直接损害肝脏的中药，如黄药子、苍耳子、川楝子（包括苦楝根皮）、雷公藤、五倍子、石榴皮等，这些药物在治疗肝病中虽不常用，但应引起高度重视，在兼顾其他疾病时也必须处处以护肝为紧要。

在临床实践中，每治好一例慢活肝患者绝非易事，都需要医患之间的相互信任，我曾写过一篇《漫谈黄疸与湿热》的拙文，可供互参。

附录：漫谈黄疸与湿热

黄疸是一个临床症状，也是中医内科常见病种。湿热则是一个广泛的病因概念，《素问·六元正纪大论》载："湿热相搏……民病黄疸。"明确了湿热是导致黄疸的主要因素。其后，《金匮要略》将黄疸分为五种，巢氏《病源》载有二十八疸候，《圣济总录》更有九疸三十六黄之说，名目甚繁。元明以后，基本上将此病分为阳黄和阴黄两大类型，这种分类法可能是受到《伤寒论》中"瘀热发黄"和"寒湿发黄"的启发而逐步形成的，但对于指导临床辨证，已能执简驭繁。根据实际观察，黄疸以阳黄居多，阴黄较少，两型之间亦能互相转化。因此，可以说阳黄是主证，阴黄为变证。正如朱丹溪所说："疸不用分其五，同是湿热，与罨曲相似。"讨论黄疸成因，离不开"湿热"二字。

湿热的产生，重心在脾胃。胃主受纳，脾司运化，水谷精微的吸收、传化和输布，全在脾胃的升清降浊功能，而脾胃健运，又有赖肝胆之疏泄以维持正常。人若感受外邪时毒，或饮食、劳倦、情志因素，损伤脾胃则水湿内停，而湿性黏滞，蕴积日久则化热，湿聚热蒸，不得发越，氤氲壅塞，熏渍肝胆，胆汁不循常道，从而引起黄疸。如果简单地认为黄疸只是由于湿热是不全面的，因为湿热所能导致的病证很多，如呕吐、脘痛、痞胀、痢疾、五淋等，并非必然发生黄疸。

薛生白《湿热病篇》专论湿热，也无一黄疸证候。这说明湿热内蕴只是发生本病的内因之一，感受时邪温毒，内外合邪，肝胆受病，才是形成黄疸的必要条件。值得注意的是，张仲景对发黄都称为"瘀热"，如《伤寒论》里有"瘀热在里身必发黄"，《金匮要略·黄疸篇》谓："寸口脉浮而缓，浮则为风，缓则为痹（痹，原本作痹，据丹波元坚改），痹非中风，四肢苦烦，脾色必黄，瘀热以行。"其不言湿热而称瘀热者，自具深意，丹波元坚研究伤寒学有很深体会，他发现仲景是"瘀热，唯发黄及蓄血称之"。陆渊雷所著《伤寒论今释》引徐注"凡言瘀字，有挟湿之义焉"。并考"瘀"字为"淤"字从病，按《说文》："淤，淀滓浊泥。从水。"《辞海》："瘀，积血病也。"综上所引，则瘀热的含义有三：一是夹湿而生热；二有壅遏郁滞之义；三为血分受病。所谓"瘀热以行"，应该是说湿热郁阻入于血脉，随血液弥散全身之意。《张氏医通》更明确指出："以诸黄虽多湿热，然经脉久病，不无瘀血阻滞也。""皆血病也。"在重型黄疸病变过程中，容易合并吐血、衄血、皮下出血及蜘蛛痣等血分证候，说明这些认识是有其实践基础的。

古人通过长期观察，对起病暴急，病情重笃，易于流行的疾病，认为是时邪、疫毒所致。孙思邈就直指黄疸为传染病，说："凡遇时行热病，必多内瘀发黄。"《沈氏尊生》所载："有天行疫疠，以致发黄者，俗谓之瘟黄。杀人最急，蔓延亦烈。"明确与时邪疫毒的关系，对指导临床治疗很有价值。

综上所述，黄疸的病因非止湿热一端，确切地说，应该是湿、热、瘀、毒四者相合，其受病部位则主要在肝、胆、脾、胃。必须指出，脾胃是湿热生成之渊薮，肝胆为直接受病之脏腑。在临床上，黄疸必然伴随脾胃症状，并随着脾胃症状的改善而好转。在治疗上应掌握湿热缠绵胶着的病理特点，分析湿与热孰者偏重的实际，总以清热利湿为原则，但清热要结合解毒，利湿应通利小便。在这个基础上，斟酌实际情况适当加入活血凉血的药物，则能够促使黄疸消退，并且也有利于肝功能的尽快恢复。

目前临床上常见的黄疸病例大多数为病毒性肝炎，以急性黄疸性肝炎、淤胆型肝炎为主，也有一部分慢性迁延性肝炎加重时出现黄疸者，在中医科就诊者基本上属于这一类。所谓瘟黄、急黄则相似于暴发型重症肝炎，现基本上都是及时住院治疗。西医认为，黄疸产生的原因是胆红素过多，肝细胞对胆红素的摄取、结合或排泄三个过程发生障碍，另有由于肝内肝外阻塞，引起血胆红素浓度增高，使皮肤、黏膜、巩膜黄染而形成黄疸。其他如某些食物、药物，以及相关脏器的肿瘤所引发的黄疸，各予对症施治。中医则是针对黄疸的表现，以黄色鲜明者为阳黄，黄色晦暗者属阴黄，其区分大抵如此。其余尚有蓄血发黄、女劳疸、虚黄、萎黄等病名，论治也各有偏重。但就病毒性肝炎的用药来讲，清除湿热瘀毒是必须贯彻始终的原则，具体运用又当灵活掌握，绝非一法一方所能概括。

兹将多年前治疗的一例重症肝炎记录如下，此人痊愈后至今仍健在，其中实验室肝功检查项目及结果仍按当时所用数据。

印某，男，54岁，教师。患者于1978年曾患急性黄疸性肝炎，经住院治愈。1982年1月初因全身乏力，腹胀纳少，皮肤、巩膜黄染再次住院入传染科，但病情反复加剧，肝功检查：黄疸指数波动在24~160U，谷丙转氨酶200U以上。西医诊断为慢性活动性肝炎（疑亚急性重型肝炎）。予对症支持治疗并结合中药，时经4个月后情况仍极不稳定。

5月19日第一次会诊时，见全身皮肤、巩膜黄染，色暗而不鲜明，精神困倦，嗜卧懒言，脘痞腹胀，不时泛恶，闻食则厌，小便深黄，大便三五日一行，舌质红，苔白厚而干，脉弦滑数。肝功：黄疸指数24U，凡登白试验直接双相、间接阳性，锌浊14U，谷丙转氨酶116U，总蛋白6.01%，白蛋白3.1%，HAA阳性，AFP阴性。蛋白电泳：A52.1%，α_1 4.6%，α_2 5.4%，β10.6%，γ27.3%。B型超声波：肝在肋下0.5厘米，剑下4厘米，稀疏较密微波，腹水征（－）。

中医辨证属湿热毒瘀遏郁，三焦气化失司。当治以辛开苦降，宣导浊邪，开启枢机。方用小陷胸汤合加减正气散化裁。

黄连、全瓜蒌、法半夏、枳壳、茵陈、佩兰、藿香、白蔻、佛手、茯苓、甘草、炒麦芽。

5月28日二诊，见面目黄色稍淡，大便隔日一行，尿量较前增多，腹胀略减，仍不思饮食，舌苔黄白相兼，脉象弦滑。肝功能检查：黄疸指数10U，凡登白试验直接双相、间接阳性，锌浊12U，谷丙转氨酶43U。属湿热瘀毒已有松动之象，宜守前法，再加入行血调气之品。

茵陈、黄连、法半夏、全瓜蒌、桃仁、郁金、草蔻、厚朴、茯苓、炒麦芽、丹参、甘草。

6月15日三诊，黄疸逐渐消退，脘痞不适，饮食仍少，肝区时感隐痛，大便每日一次，小便稍黄，但精神转佳。舌苔白滑，脉弦象已减，呈濡滑带数。肝功：黄疸指数10U，凡登白试验直接延迟、间接弱阳，谷丙转氨酶27U，总胆红素1.02mg%。既然病势好转，治当继续清化湿热，化瘀解毒。

茵陈、全瓜蒌、黄连、丹参、桃仁、茯苓、苡仁、白花蛇舌草、炒谷麦芽、泽泻、枳壳、郁金、甘草。

6月29日，症状基本消失，唯胃纳欠佳，尿时微黄，舌苔薄白，脉濡。嘱仍继续住院观察，坚持清淡饮食，适当活动，慎勿劳累。用药仍以前法加减出入。此后复查肝功2次，均已正常，于7月13日出院。

出院后继续门诊治疗，每两个月复查1次肝功，均在正常范围，于1982年底停药。并恢复上课，直到退休。

所得启示，该病例已先通过中西药治疗4个月，病情几经反复，及我诊治时，肝功能检查虽然已有所好转，但腹胀欲呕、不思饮食等症状日渐加重，病人情绪极为焦躁。查从前所用方药，多有黄芪、党参、生地、白术、当归、首乌、山药、柴胡等补气养血，健脾疏肝之品，且黄芪用量特重，虽然也结合茵陈蒿汤清热利湿，针对便秘且重用大黄，其思路显然是受了西医观点的左右，认为此类药物有保护肝细胞并促进肝细胞修复的作用，但就中医来看，正是犯了"虚虚实实"之戒，对于疾病的治疗，应该先扶正祛邪，抑或是先祛邪扶正，也要有正确的理解，在某些证属纯虚的情况下，扶正即所以祛邪，在实邪壅盛之时，祛邪即所以扶正。而临床大多数面对的证候却是虚实错杂，常常是扶正与祛邪并用，或攻补并用，或补泻兼施，并无不可，只要是根据实际情况灵活变通就行。对于一些特殊病种，必须仔细分析其病因病机，把握好或攻或补的最佳时段，方不致误。就如病毒性肝炎来讲，黄疸一旦出现，即应首重祛邪，虽然病程迁延日久，但是湿热毒瘀未除，盲目结合扶正，反而会使病势胶着缠绵，不易向愈。

清热利湿本来是退疸的重要原则，古人说"治湿不利小便，非其治也"，但只是一个方面，当湿热弥漫三焦，气化郁阻不行，单用利尿亦非其法，温病学中治湿温之法即可移植。湿郁上焦，芳香宣化；湿困中焦，苦温燥湿；湿阻下焦，通利小便。所以，秦伯未先生通过总结后补充道："治湿不分三焦，亦非其治也"（《谦斋医学讲稿》），很是值得玩味。

再者，黄芪为补气药，大量服用后会产生腹胀，在慢性肝炎恢复期加入时，宜加陈皮调气行气，以减轻副作用。李东垣制订补中益气汤便是黄芪与陈皮同用，一补一疏，以免壅滞，前人制方自有深意，后人多疏忽而不理解，随便增减而不得要领，记得《岳美中医话》里有专篇讨论，可以参看。我在多年的临床中就是如此用法，未见有一例有副作用者，足以证明继承古人经验之重要。此外还须注意，大凡补益药不但虑其恋邪，还多有碍胃损脾之弊，而病毒性肝炎几乎都有不同程度的消化道症状，用之不慎，反而会加重病情。

对于本例用大黄后屡下屡闭，亦值得反省，因其病机是由于湿热瘀毒遏郁，三焦气化失司，肝胆疏泄不畅，津液不能下润大肠，所以腹胀纳少，加上卧床少动，以致便秘，此时不唯忌补，也禁忌苦寒攻下。若愈补愈胀，愈攻愈涩，就应该改弦更张。后用小陷胸辛开苦降，结合芳香宣化，开其壅闭，降其浊邪，实际上是仿温病学里面的治湿热证轻下频下之法，其后参以化瘀解毒而获效。总之，中医治病都是靠一点一滴的经验积累。

文中病人印某，家住万州，偶然碰见时，直呼我是他救命恩人，该病人一直活到90岁。

（7）加味下瘀汤（经验方）

由丹参15克，桃仁10克，地鳖虫10克，黄芪30克，白术15克，柴胡10克，茵陈30克，茯苓15克，牡蛎30克，青皮6克，陈皮9克组成。主要用于早期肝硬化、肝硬化失代偿后腹水，肿胀等症。

单腹胀大，形瘦羸弱，腹水不消，小便量少者，加重活血行水药如泽兰、猪苓、益母草、车前子、半边莲、大腹皮、防己、椒目、葶苈子、牵牛子；若体质能承受，甘遂、芫花亦可间用。

黄疸呈面色黧黑者，重用茵陈，加炒山栀，以及上治急、慢性肝炎之清热利湿药；大便秘者，加酒军。

气滞腹胀，结合行气消导，九香虫、砂仁、内金、厚朴、槟榔、木香、香附、郁金、枳实。肝脏肿大，触之质硬，或伴脾亦增大者，三七粉、鳖甲、三棱、莪术、甲珠；肝肾阴虚者，舌光红或苔剥脱，腹皮青筋，面部赤缕，肝掌，蜘蛛痣，或伴有出血倾向，生地、丹皮、水牛角以及滋阴诸药均可酌情加入；脾肾阳虚者，萎黄，畏寒，纳呆，便溏，舌胖淡，加党参、太子参、熟附片、肉桂等温阳益气药。

肝硬化是临床常见的慢性重症，一般多为肝炎后肝硬化，亦有酒精性肝硬化。西医学认为，其病理变化主要是肝实质细胞广泛变性坏死，纤维组织增生，导致肝脏结构紊乱。由于门静脉高压，脾脏肿大，食管下段及胃底部静脉曲张，极易破裂出血；再因肝功损害，血浆白蛋白降低，从而漏出腹水；内分泌代谢障碍则引起毛细血管扩张、蜘蛛痣、肝掌等。中医所称"鼓胀""单腹胀""癥瘕积聚"与之相似，其病机为湿热毒邪羁留日久，气血郁滞，肝、脾、肾三脏受损，肝因络脉瘀阻而成癥积，脾因失去肝之疏泄而运化受困，肾因元气不足而失其输布排泄水液之功能。相对于慢性肝炎时三脏损害的程度，已经严重得多。

所拟订的主治方剂是采用《金匮要略》下瘀血汤化裁，其思路乃是受龚去非老师所启发。该方原治产后瘀血不行腹痛，移植于治疗肝硬化的目的，是取其活血化瘀。去原方之大黄，因其不能久用，以丹参、桃仁、土鳖、牡蛎，活血通络软坚；黄芪、白术，益气健脾保肝；柴胡、青皮、陈皮，理气疏郁；茵陈、茯苓清除湿热残邪，这自然也只是一处方原则，对早期肝硬化随证加减，可改善病情，阻止进一步恶化，多能带病延年。仲景著作中还有抵当汤及抵当丸等破血消癥方剂，为什么不选用？原因就在虻虫毒性较大，水蛭能抗血液凝固，而肝病患者多有凝血时间延长，为避免诱发出血，必须注意用药安全，所以不予考虑使用。至于酒精性肝硬化，除病人必须戒酒之外，其治疗用药规律基本上也是一致的。临床所见，最难于解决的是肝硬化失代偿期，病人形体消瘦，精神倦怠，面色萎黄、晦暗甚或黧黑，腹大膨隆，青筋暴露，小便量少甚至不通，饮食减少，全身状况极差，其并发症是最易陷入肝昏迷，或突发上消化道大出血，或腹水感染，也有转为肝癌者，生存的机会就更渺茫了。此证既不能攻，又不能补，攻则体弱不支，补则壅塞更甚，利尿药毫无寸效，一般方剂如疏凿饮子、大分清饮等根本无用，此时唯有峻下逐水一途，以求险胜。舟车丸虽为攻逐重剂，但药房已无此成药。若正气尚未衰败，体质还可胜任攻下，则可以考虑用甘遂、芫花、牵牛子三味，等分为末内服，结合汤剂，待腹水消退，则有生还的希望。

二十余年前，曾治一例肝硬化失代偿重症。患者刘某，男，江南新区农民，35 岁，先患慢性活动性肝炎多年，逐渐发展成为肝炎后肝硬化，反复出现大量腹水，住院曾抽水两次，旋减旋起，主管医生称已无法可治，劝其出院。延我诊视时，其家属已将患者作停尸状置于木板上，遍身黄染，腹大如瓮，阴囊及下肢皆肿胀，腿部多处皮破有水渗出，饮食不进，二便不通，气若游丝，脉重按细而弦数。此已属坏证，肝肾气竭，脾胃衰败，水势滔天，泛滥莫制。勉为处方：茵陈、茯苓、猪苓、丹参、当归、柴胡、苍术、白术、青皮、陈皮、砂仁、地鳖虫、肉桂、酒军，重用党参、黄芪，另处甘遂 30 克，芫花 30 克（二药以醋调面粉裹，煨熟取出），黑牵牛子 30 克，共研末，分 20 等份，与煎药同时吞服，嘱每日一次，不料患者竟于一周内将散剂服完，再诊时，腹水消退大半，腿肿亦消，称药后腹中雷鸣，泻下稀水无数次，小便亦通。于是随证调理，半月能起床，1 个月能自行来门诊，以后恢复至正常劳动，每半年复查肝功，仍提示有轻度肝损害，遂间断服药。存活 15 年后，因与人斗殴引发大出血死亡。此例之用甘遂、芫花，常规量每次 0.5~1 克，此例超量甚多，大概是时值壮年，正气尚可的缘故。后来其兄刘文庆亦患肝硬化失代偿，经上法调治缓解，至今尚在当扁担（力夫）。

面对此类大证，临床思路切忌偏执，很多证候前人书所不载，先辈反复强调"圆机活法"，诚非虚言。兹再举一例以证之。

魏某，男，37 岁，1982 年 4 月因剧咳喘促，胸痛，腹胀膨隆入院，抽出血性胸水，并放腹水两次，诊断为肺癌伴肝转移。中医科会诊见其面如黄土色，口唇青紫，呼吸短促，腹大如鼓，脐突，下肢凹陷性水肿，尿量少，舌淡紫，脉沉细数。此鼓胀重证，且元气已败，危在旦夕。阴霾蔽天，浊流横溢，只能望阳气振奋，或冀少效，勉处一方，以延时日。拟桂甘姜枣麻辛附子汤：桂枝 10 克，甘草 3 克，干姜 9 克，大枣 12 克，麻黄 6 克，附片 15 克，细辛 5 克，丑牛子 10 克，厚朴 12 克，苍术 15 克，草蔻 10 克，泽泻 12 克，桑皮 12 克，葶苈子 15 克，内金 10 克，益母草 20 克，当归 12 克，茯苓 20 克。服药后即尿量增加，胀急稍缓，遂能进食，持方隔日一剂，亦未再抽腹水，存活 5 个月后终因衰竭死亡。

录下此案的目的在于提示证候有常有变，用加味下瘀汤治肝硬化乃是常例，用桂甘姜枣麻辛附子汤又属变例，知常知变，通权达变，方不致误。我一生治疗早期肝硬化和肝硬化失代偿者甚多，存活20 年以上者不在少数，虽然有的病人在病情转重期间，也需要住院治疗，输白蛋白或输血，有的腹水严重时也结合西药利尿，如双氢克尿塞（氢氯噻嗪）、氨苯蝶啶、速尿片等，但大多数时候都是单用中药，或作丸、散剂常服，确能缓解病情，改善其生存质量。由于中药费用较低廉，毒副作用相对较小，若能坚持服药，并保持开朗旷达的心境，医患之间注意沟通，鼓励患者珍爱生命，劳逸适度，则预后要好得多。肝病患者大都性情偏狭躁急，容易忧郁恼怒，或病稍好转，即强力劳累，每致复发，则预后不良。

（8）胃炎宁（经验方）

由炒白术、枳壳、木香、砂仁、乌贼骨、大贝母、白及、法落海、延胡索、煅瓦楞子各等分为散剂，或加工成水丸。主治慢性萎缩性胃炎、浅表性胃炎、糜烂性胃炎、红斑渗出性胃炎、胆汁反流性胃炎等。并适用于胃或十二指肠溃疡，以及胃部手术后吻合口发生的溃疡。部分慢性胃炎患者同时还伴发的胃息肉、十二指肠降段憩室。其临床表现多为剑突下灼痛或上腹部隐痛，痞胀，嗳气，泛酸，食欲不振诸症。

剑突下疼痛反复，或胀痛，或刺痛，或隐痛，舌色淡紫，为兼有气滞血瘀，可加制乳香、制没药；反胃，烧心，泛酸严重者，加入炙刺猬皮、炒吴茱萸；咽阻嗳气，胁肋胀满者，兼肝气郁滞，加制香附、五灵脂、炒牵牛子；呕吐清水，疼痛遇热则止者，加高良姜、石菖蒲、台乌药、荜茇；大便秘结者，加酒军、丑牛子；经常口舌生疮，食辛辣则发者，加石斛、白芍、蒲公英、穿心莲。

上药共粉碎为末，约为一个月药量，三个月为一疗程。

中医学认为前述所及病证属于胃痛、腹痛范畴。根据审因论治、据证选方原则，在实践中积累了一些成功经验，其中也包括很多行之有效的单方验方和成方，在医药事业飞速发展的今天，对传统医药作了大量的发掘工作，国内厂家生产的各类胃病中成药不下100余种，剂型也多种多样，但就是疗效不够理想，分析原因主要有两个方面：一是中成药的适应范围较窄，如胃痛有寒热虚实的不同，不可能用同一种药收效；另一方面是此类病情往往错综复杂，如患十二肠溃疡者同时也可能伴发胃炎，或胆囊炎、结肠炎、慢性胰腺炎等。中药汤剂虽然针对性较强，但煎服药很麻烦，难以坚持，患者常在症状缓解后即自行停药，以致反复难愈。此外，中成药价格较高，服用一段时间后效价降低，以及社会心理因素在整个发病过程中所起的负面影响也容易被忽略等。因此，寻求高效的药物治疗仍然是临床研究的课题之一。

蒲承润在长期的临床实践中，逐渐摸索出一套治疗慢性胃病的用药规律，经过反复筛选，总结出这一处方，通过近三十年临床验证，成效显著。在他所诊治的门诊病人中，每天的胃炎病例约占三分之一，多数能获得康复，而这批患者大多都是四处求医，百药不效，经服药治疗后不但症状消除，体质增强，再做胃镜复查，其病灶皆有显著好转。

此方的基本框架源自张仲景《金匮要略》枳术汤，金元时期张洁古将其化裁为枳术丸，组成仅白术、枳实二味。后世加入木香、砂仁名香砂枳术丸，功能健脾开胃，行气消积，缓急止痛。蒲在原方基础上，增加了活血化瘀、抗菌消炎、滋补强壮药物，其中乌贼骨与大贝母名乌贝散；乌贼骨与白及名乌及散，均出自前人经验方，用以治疗消化系溃疡，有良好的止血抗炎、促进溃疡愈合的作用。延胡索是传统的活血镇痛药，所含生物碱能保护大鼠实验性胃溃疡，减少胃液分泌，抑制胃酸及胃蛋白酶量。瓦楞子主含碳酸钙，亦能中和胃酸。综合此方效用，已较原香砂枳术丸有很大的提高，所以作为基础方，对各类型胃炎具有广泛的适应性。

方中所用"法落海"，见于明代《滇南本草》，原名法落梅，产云南东川。清代赵学敏《本草纲目拾遗》卷三也曾收载，亦名法落梅。不知是何缘故，后来就改称为法落海了，最大可能就是讹传讹，且已约定俗成了。此药味辛微苦，性温，功能行气止痛，主治胃肠气痛，腹胀，消化不良等。民间单方有以此药泡酒饮用，以治疗慢性胃寒痛者。蒲常用于肝胃不和之腹痛胃胀等证，效果甚好，不论是做丸散或入汤剂，都是作专用药使用，几十年来未发现有任何毒副反应。

加减药物中，乳香、没药的主要成分亦为树脂，历来相须为用，除活血镇痛外，还具有驱风健胃作用。乳、没与血竭通常都作为外伤科要药，一般不入煎剂，而适宜作丸散，用时按传统炮制法炒去油脂。

炙刺猬皮亦为收敛止血药，古人很早就用以治反胃，《本草衍义》称"此物治胃逆，开胃气"。无论胃痛日久与否，特别是久痛入络而气滞血瘀者甚佳。

香附、五灵脂、炒牵牛子组方治胃病，首见于陈嘉庚所著《南洋回忆录》，其来源亦系采集民间单方验方，药味虽少但效验迅捷，且极价廉。中医学认为，胃病不独责之脾与胃，而且与肝气不舒相关，情绪上有忧思郁怒，则可导致肝气郁结或肝气横逆，直接受到影响的脏腑就是脾胃。西医学将慢性胃炎以及消化系溃疡纳入心身疾病的研究范围，也是由于此病与心理因素密切相关的缘故。香附一味，古名独圣丸，元代朱丹溪治六郁即用此为主，《韩氏医通》则以香附通治气、血、痰、积并妇科诸疾，《本草纲目》称"香附乃气病之总司"。五灵脂为活血镇痛药，动物实验证明其能够缓解平滑肌痉挛。牵牛子泻下、通便、去积、除胀，炒熟后其泻下作用减弱。三药配合，理气止痛，消食除胀。

脾胃虚弱，则寒从中生；或过食生冷，损伤脾胃，致阳气不足，运化受阻，均可发生胃病。高良姜性味辛热，但与干姜辛辣性烈相比较，高良姜要平和得多，不特温胃，还有抑菌作用。石菖蒲化湿和胃，常用于寒湿阻滞中焦而引起的脘腹胀闷，痞塞疼痛，能抑制胃肠的异常发酵。台乌亦为散寒行气止痛药，荜茇即胡椒花，专门温胃，且能降气止呕，北宋陈直所著《寿亲养老书》载一补虚益气牛乳方，就是以牛奶单加荜茇末煎服治虚寒腹痛，古代印度也曾用此作益寿延年方。诸药配合，治疗胃病之属于偏寒者。

脾之与胃，燥湿互济，升降互用，阴阳相合。脾胃之阳气是消化饮食的动力，脾胃之阴液是濡润消化道的源泉。若素体内热偏盛，或过食辛辣燥火之物，可致热炽伤阴，而出现脾胃阴虚内热偏盛之证。选用石斛最善养阴清热，益胃生津；白芍敛肝缓急，镇静止痛；穿心莲清热解毒，利胆抗菌；大黄通过泻下作用而达到健胃、利胆、抑菌、抗炎之功。

温馨提示：

①本系列处方已经过上万例次的临床使用，未发现有任何毒副作用。查阅多版《中药学》相关记载，本方所用药物除血竭、牵牛子有小毒，其余各药皆属于性味平缓之品，而这两味有小毒的药物用量均在规定范围之内。

②服药时间以每餐前15分钟温水送下为宜，即每日3次。每3个月为一疗程。慢性胃炎治愈时间的长短与病程的久暂成正比，即患病时间越长，服药就要求越久，一般服用一个疗程后即有显著效果，有部分患者需继续用第二个疗程。这对避免复发至关重要。

③除了坚持服药，还应告诉患者要注意养成良好的饮食习惯，不得过嗜辛辣、冷、硬之物，保持宽松愉快的心态，使之树立战胜疾病的信心。避免过度疲劳、注意减少感冒发生，对于缩短病程、提高治愈率都有积极的作用。

（9）红藤煎（经验方）

由红藤 30 克，白芍 30 克，桃仁 12 克，枳壳 12 克，木香 10 克，败酱草 30 克，冬瓜仁 30 克，甘草 6 克组成。主治慢性阑尾炎、阑尾周围脓肿等病证。

阑尾区疼痛明显，加延胡索、制乳香、制没药、五灵脂、生蒲黄；阑尾脓肿，右下腹扪之有块状物，或按之濡软，加三棱、莪术；大便秘，加芒硝、酒制大黄；热毒深重者，加金银花、连翘、黄连、黄芩、蒲公英。

现在急性阑尾炎一经确诊，即转西医外科手术切除，愿意接受中医内服药物治疗者，门诊已极少见。蒲平生所治急性阑尾炎，不过几十例而已，以仲景大黄牡丹汤加减，疗效堪称确切。慢性阑尾炎及阑尾周围脓肿，皆因急性期失治迁延而成，患者多畏惧手术而求助于中医。所见此类证型者，反倒多于急性阑尾炎。此症仍属肠痈范畴，以反复发作的右下腹疼痛为主要特征。若脓肿已成，则可扪及肿块，按之濡软，或胀痛，或无痛感，全身体征并不明显，多不发热，做血液检查示白细胞总数或有增高。证属肠道瘀热结滞，腑气不畅，治以清热解毒、行气化瘀、消肿排脓并重。

考《金匮要略》肠痈论述，重在区分脓成与未成两类证型。若脓未成者，"少腹肿痞，按之即痛如淋，小便自调，时时发热，自汗出，复恶寒，其脉迟紧"，用大黄牡丹汤下之。若脓已成，则"其身甲错，腹皮急，按之濡如肿状，身无热，脉数"，用薏苡附子败酱散主之。二方所用药物，硝、黄攻逐泻下，附子辛热温阳，于慢性阑尾炎及脓肿既成均非所宜，故后世在用药时皆有所变动。

龚去非以清热解毒与活血化瘀二法组方，名为"芩连桃棱合剂"，即以黄芩、黄连清热解毒，红花、桃仁、三棱、莪术活血化瘀，以此为固定方，再临证增损化裁，效果甚好。

红藤为后世治肠痈之要药，一般药物学多未收录，该药始载于《本草图经》，性味苦平，功能活血散瘀通络，兼能清热解毒，有抗菌消炎、排脓消肿及轻泻作用，用量可达 30~60 克。本方即以之为君，佐以桃仁、白芍、甘草活血缓痛，木香、枳壳利气宽肠，败酱草、冬瓜仁清热排脓。在此基础上随证加味，无论是阑尾脓肿或慢性阑尾炎，均有良效。

曾治杨某，男，15 岁，学生，家住甘宁乡，住读在校。曾因全腹疼痛，恶心呕吐，经当地卫生院用药缓解。后常觉右下腹隐痛不适，家长带去医院检查，发现右下腹有一包块，宽约 3 厘米，长至 10 厘米左右，经 X 线腹部平片诊断为阑尾周围脓肿。就诊时无发热，呈慢性病容，精神不振，右下腹皮微肿，可扪及明显狭长块状物，濡软不痛，食欲减退，大便正常，舌两侧稍紫暗，脉濡缓。属湿热瘀阻肠道，肠痈脓已成之候。红藤 30 克，赤白芍各 15 克，枳壳 12 克，木香 10 克，苡仁 30 克，桃仁 10 克，冬瓜仁 25 克，败酱草 15 克，金银花 15 克，蒲公英 30 克，制乳香、制没药各 6 克，生山楂 15 克，甘草 6 克。每日一剂，一周后复诊，肿块已消减过半。原方增减出入，三周后再拍腹部平片，阑尾肿块完全消失。

万承荣

（1937—2015）

重庆市渝北区人，原万县市精神卫生中心主任医师、市农工民主党党员、市政协委员、市中医学会副会长、四川省中医学会内科专委会委员。

万承荣 1962 年毕业于成都中医学院 6 年制本科班，系全国中医药院校首届毕业生。毕业后，他被分配到原四川省万县市精神卫生中心从事中医临床工作，既在综合门诊部接诊中医内科病人，又在病房实地学习精神病知识，期间随龚去非老中医侍诊多年。主持过3年中西医结合病房工作，10年门诊部中医药科工作，半年中医内科函授教学。历经住院医师、主治医师、副主任医师逐级晋升为主任医师。他相继撰写并发表临床经验总结性文稿十余篇，1981年获万县地区自然科学优秀论文三等奖1篇，《加减苍耳散善治鼻渊》（被《医方妙用》收录，重庆出版社1989年出版）、《如何应用北细辛》（被《中华名医特技集成》一书收录，中国医药科技出版社1993年8月出版）。1983年，他在万县地区卫生局的组织领导下，参与整理完成了龚去非《医笔谈》一书，后来龚老还亲笔题词"老弟好学深思，多创见性耿介，忠实于祖国医学，拙作实赖大力，既铭且感，爰赠一册致谢，万成荣老弟存念。——龚去非并记时甲子初春。"1991年4月，他被确定为全国首批老中医药专家龚去非学术经验继承人，师承期间他仍坚持随师临证，后以优异成绩顺利出师。

骆常义

（1948— ）

重庆市万州人，中国共产党党员。1975年毕业于成都中医学院医学系，重庆三峡中心医院主任医师，重庆市首批名中医，全国第三、四批名老中医药专家学术经验继承工作指导老师，重庆市第二批名老中医药专家学术经验继承工作指导老师，2019年全国名老中医药专家传承工作室指导老师。曾任重庆市中医药高级技术职称评委；重庆市中医学会理事；万州区中医学会副会长，内妇儿专委会理事；万州区学术技术带头人。

大学期间，骆常义先后受彭履祥、冉品珍、凌一揆、郭子光、刘敏如、邓明仲等名师的指教，获益良多。1984年，再次回校进修提高，学习期间又得到曾天传、彭宪彰、王再谟等名师的教诲，受益殊深。1991年，又师从全国首批名老中医药专家学术经验继承工作指导老师龚去非先生，得其真传。在龚师指导下，临床诊疗技能不断提高。

毕业后的40多年里，他主要从事中医临床、带教及科研工作，学验俱丰。在整理龚老经验的同时，结合自己临证所得，先后发表学术论文百余篇，与陈代斌合著出版了《中国百年百名中医临床家丛书·龚去非》一书，参编出版了《中华名医特技集成》《中国当代名医医案精华》《重庆名医名方》《巴渝国医传承》等专著，获科技成果奖2项。在临床实践中，潜心研究脾胃病的调理和方药的临床运用，擅长中医内、妇、儿科常见病的诊治，尤其擅长脾胃病、慢性肝病、肾病、月经病、咳喘病、心脑血管病、风湿病、皮肤瘙痒病等多种疑难杂症。以通立论，善用通降，强调证病结合、寒温并用、专病专药，善用虫类药，神药并治的辨证思路，形成了独具特色的学术经验及医疗风格，在广大群众和同行中享有较高声誉。

在治疗消化系统疾病方面，他主张宜通不宜滞。消化系统除肝脾两脏外，余皆为腑，六腑以"通"为用，"泻而不藏"。将"通"法广泛应用于治疗消化系统疾病，如急慢性胆囊炎、胆道感染辨证为湿热蕴积、肝胆气滞者，治以清热利湿、疏肝利胆之法，方选大柴胡汤合茵陈蒿汤加减。

在治疗慢性肾病时，常以宣通补泄为法。他认为，慢性肾病（慢性肾小球肾炎、肾病综合征）临床常见，治疗上当辨虚实、分寒热、察阴阳、明标本。遵循《内经》"开鬼门，洁净腑，去菀陈莝"

的治疗原则，采用宣、利、清、补及活血化瘀等治法，务求改善肺、脾、肾的病理状态，恢复其生理功能，增强摄纳精微作用，促进水液的运化及排泄，取得了较好的临床疗效。具体为重视脾肾，祛邪注重湿热、瘀血，巧用固涩法，时刻不忘宣肺发汗法。

在治疗皮肤瘙痒病时，他主张祛风与调血并用。皮肤瘙痒病临床十分常见，相当于西医学的荨麻疹、药疹等皮肤病。本病是内有血热、血虚或血瘀，外感风、寒、湿邪而发作，依"治风先治血，血行风自灭"之理，主张祛外邪以祛风为主。强调血虚可以生风，血热可以化热生风，血瘀气血运行不畅，肌肤失养也可化风，故止痒强调理血，喜配虫类药搜风止痒以增强祛风止痒之效。

在遣药组方上，他深究方规，以增强运用活力。所谓"方规"就是组方的规律，方规的依据是以病机为基础，它的特点规律一是药物的性能，二是药物的主治功用，这两者是一致的。要真正掌握好方规的基本规律，指导临床应用，还必须在临床中摸索和验证每一经方的方规，进而提高临床疗效，充实医者经验。

他在长期临床工作中，做到辨证与辨病相结合，总结出了许多疗效较好的专病专方。如用芩连红桃棱莪汤治疗阑尾炎，醒脑鼻舒汤治疗鼻窦炎、牙周炎、牙龈炎，益气止崩汤治疗妇女崩漏、月经过多，强心汤治疗肺源性心脏病、心衰，四逆泻心汤治疗慢性胃炎、十二指肠球炎。

他重视药对配伍应用。对药的配伍使用，古今有之，他集前人经验和个人用药心得于一炉，此种用药法既有理论根据，又有实践经验，能提高药物的疗效，扩大治疗范围。他将对药归纳为三种形式：一是相反相成，切中病机；二是相辅相成，增强疗效；三是相须为用，同气相求的配合形式。

王恩元
（1954—　）

1982年毕业于成都中医学院医学系，同年被分配到万县地区人民医院（现重庆三峡中心医院）从事临床及教学工作，并接受李寿彭临床带教。2000年，被授予"重庆市名中医"称号。王勤于学习，善于思考，德高术精，是重庆三峡中心医院出类拔萃的技术骨干。他在医疗、教学、科研等方面取得了显著成绩，为医院的建设和发展做出了突出贡献。2001年完成的"腹痛宁合剂治疗腹部痛症"的临床研究成果获万州区科技进步奖三等奖。参与李寿彭老中医经验整理工作，与陈代斌合作出版了《中国现代百名中医临床家·李寿彭》专辑。王擅长肝、胆、胃、肠疾病的诊治，临床经验丰富，信誉度高。

李勇华
（1976—　）

李勇华为李寿彭弟子，毕业于湖南中医药大学。博士，中医内科学教授，中西医结合主任医师。第四批全国中医临床优秀人才项目研修人员，重庆市第三届优秀青年中医，重庆市第七批高校中青年骨干教师。获万州区首届"最美教师"提名。主持研究了原重庆市卫计委课题《著名中医冉雪峰学术经验整理——"南冉北张"的中医药文化研究》，发表了与冉雪峰研究相关的学术论文十余篇，并形成了学术成果"著名中医冉雪峰学术经验整理的文献研究"，获重庆市万州区科技进步奖三等奖。2018 年，所开展的"长江三峡名医冉雪峰学术传承与人才培养"研究专项获得重庆市社科联立项。同年，与江泳合作出版了《川派中医药名家系列丛书·冉雪峰》。

3. 北京行医期间

1955 年 11 月底，冉雪峰奉调中央卫生部所属中医研究院从事临床诊疗及学徒带教工作。据陈可冀院士撰文回忆："根据中央卫生部当时关于抢救名老中医学术经验的精神，我和郭士魁医师同时受命拜冉老为师，当时中医研究院内科研究所领导领着我们到冉老家里，向冉老和冉师母恭恭敬敬地行三鞠躬拜师礼的情景现犹历历在目。"另外，《名老中医之路》中记载郭士魁的自述："我从事冠心病的研究是 50 年代中期参加中医研究院工作之后，那时我刚好四十岁，在跟随冉雪峰老师临证的过程中，侧重看一些心血管病患者，其中包括冠心病。"

陈可冀
（1930—   ）

中国科学院院士，国医大师，教授，第七、八、九届全国政协委员。曾受聘任世界卫生组织传统医学顾问（1978~2009）。现任中国中医科学院首席研究员及终身研究员，国家卫生计生委科技创新战略顾问，中央保健委员会专家顾问委员会成员，国家中医药管理局专家咨询委员会委员，世界中医药学会联合会高级专家顾问委员会主席，中国科学技术协会荣誉委员，国家心血管病中心专家委员会委员，国家神经系统疾病临床医学研究中心专家委员会委员，北京大学衰老研究中心学术委员会主任委员，中国中西医结合学会名誉会长。中国文化书院导师，中国非物质文化遗产传统医药项目代表性传承人。在心血管病医疗研究、老年医学及清代官廷原始医药档案研究等方面做出了系列贡献，先后获爱因斯坦世界科学奖、立夫中医药学术奖、国家科技进步奖一等奖等奖项。

陈可冀与冉雪峰老先生相识始于 1956 年初，冉对他的学术生涯影响巨大。他在应巫山县冉雪峰研究会之约所作《怀念一代名医冉雪峰》中深情回忆了这段跟师学习经历（全文见附篇"师恩难忘"）。

学术思想

陈可冀自述在治疗冠心病心绞痛方面颇受冉雪峰的影响，且有颇多的开拓发展。"胸痹"心痛多属本虚标实，传统本虚多以心脾气血、气阴不足为主，而陈可冀认为又当兼顾到肾虚。以"心本乎肾"立论，益肾法的应用当属切合实际。尤其是在活血化瘀方药基础上加用补益药物，以补肾活血为治则，可取得满意的疗效。这类病人多年事较高，常伴见腰酸、足跟痛等肾虚征象。中医学认为，人到中年，肾气日衰，脏腑精气渐减，可导致气血不畅，血瘀心脉，从而可现胸痹之证。陈可冀近年所提出的早发冠心病的概念，其发病也与不慎养生、过食肥甘、劳逸过度、不注意保肾精有关。此类病人似更应注意运用补肾活血治法，以切中病机。

冠心病多并发高脂血症、痛风、糖尿病及肥胖等病史，多属中医学之湿浊偏盛型体质。通过临床观察，发现这类病人冠状动脉病变特点常表现多支病变，接受冠脉介入术后亦容易出现再狭窄。湿浊久之变生痰浊，留滞经络，血流受阻，而致痰瘀互结。中医学认为，冠心病多为肥胖痰湿偏重之人，痰湿阻于脉络，致气血运行失畅，血液瘀滞，痰瘀互阻致心脉不畅，发为"胸痹"。活血化瘀药物具有改善血液循环、微循环及血液流变性的作用，而化痰降浊的药物亦具有降低血液黏稠度及改善血液流变性的功效，故而化痰与活血可起到异曲同工之妙。陈可冀常用的痰瘀并治的药物为大黄、胆南星、石菖蒲、郁金、香附、川芎、蒲黄、水蛭、益母草、泽兰、薤白、旋覆花、海风藤、王不留行等。这类病患形体肥胖，阵作胸闷疼痛、舌暗、苔腻、脉弦，正为一派痰瘀互阻之象，常用方剂为血府逐瘀汤与瓜蒌薤白汤系列，瓜蒌薤白汤系列主要包括瓜蒌薤白半夏汤、枳实薤白桂枝汤、瓜蒌薤白白酒汤三方。瓜蒌薤白白酒汤通阳散结，祛痰宽胸，为治疗胸阳不振、痰阻气滞之胸痹痰浊较轻者。瓜蒌薤白半夏汤则在上方的基础上加用半夏以图加强祛痰散结之功，用于治疗胸痹痰浊较重者。枳实薤白桂枝汤为瓜蒌薤白白酒汤减白酒，加枳实、厚朴、桂枝等以通阳散结、化痰降逆，用于治疗胸痹痰气交滞、气结较甚者。陈可冀临诊时常喜加用藿香、佩兰化浊祛湿，藿香配佩兰均可醒脾快胃、理气祛浊，用于治疗冠心病，亦寓心胃同治之功。

实践案例

案一

患者刘某，男性，77岁，西北某大学教授。主诉：阵作胸闷气短9年，加重3个月，于2004年7月20日诊。患者9年前首次发生急性广泛前壁心肌梗死，当时在校医院内科用药治疗，未进行冠脉介入及溶栓治疗，以后症状不明显。只在天气变化及活动量大时发作胸闷、气短、乏力。近3个月外感后前述症状明显加剧，另伴自汗、盗汗、畏寒、口干喜饮、大便时有秘结，夜眠、食纳尚可。既往有高血压病史10余年，血压最高170/90mmHg，舌暗、苔根部厚腻发黑，脉沉细弦；血压150/100mmHg，心率76次/分，心界不大。超声心动图：心肌节段性运动障碍。心电图：QRS、V1~4呈QS型，陈旧性前壁心肌梗死。中医诊断：胸痹，气虚血瘀痰阻；西医诊断：冠心病，陈旧性前壁心肌梗死，心功能Ⅱ级，高血压病。拟益气养阴，化痰活血。方选生脉散合瓜蒌薤白半夏汤及冠心Ⅱ号方加减，处方：全瓜蒌30克，薤白30克，半夏10克，太子参15克，麦冬15克，北五味子10克，丹参15克，赤芍12克，川芎10克，红花10克，郁金10克，石斛20克。水煎分服，日2次，共14剂。

2004年8月4日二诊，患者服前方诸症明显好转，尤以乏力胸闷气短改善明显，现畏风汗出；舌暗、苔腻明显发黑，脉沉弦硬。上方加姜黄20克，远志20克，半夏加至20克以加强活血化痰通心窍之功。续服14剂。

2004年8月18日三诊：畏风、汗出明显好转，近1周乏力，大便软；舌暗、苔白腻不黑，脉沉弦，血压190/90mmHg，心率80次/分，偶有早搏。总胆固醇6.2mmol/L，低密度脂蛋白胆固醇4.17mmol/L，甘油三酯2.2mmol/L。上方去瓜蒌以减其通便泻下之性，加党参15克，酸枣仁30克以加强益气安神之功。络活喜5毫克，每日一片，以加强降压疗效。

陈可冀在随冉雪峰临诊期间，注意到冉老许多诊断冠心病为"卒心痛"的病例，属本虚标实。心绞痛发作频繁者，主张先通后补，先治标定痛，后治本顾虚。由于冠心病患者合并高血压的很多，且多为中老年人，吸烟者也多，除有心痛、胸闷症状外，常兼有口干、口苦、舌燥、大便干、舌质紫暗、舌苔黄腻、脉弦劲或滞涩等表现，辨证多为"痰热内阻，夹有瘀血"。他常用小陷胸汤合活血通脉剂先治其标，常用全瓜蒌、京半夏、川黄连、枳实、制没药、当归须、川郁金、石菖蒲、琥珀末等。好转后，再加用当归、丹参以养血活血，并加重药量，分阶段论治。用冉雪峰的经验以小陷胸汤合四妙勇安汤治疗心绞痛热象偏重者，效果较好。小陷胸汤由瓜蒌、半夏、黄连组成，具有"清热化痰、宽胸散结"的功用，本方去黄连加薤白为瓜蒌薤白半夏汤，能"宣痹通阳，温化痰饮"，用于心痛兼有恶心、胃脘不适、苔白腻者较适合，与小陷胸汤的适应证迥异。但具体问题具体分析，中医尤其重视辨证。本例患者非以疼痛为主，亦非以痰热为主，而是以胸闷短气乏力为主症，气阴两虚、痰瘀互结为病理本质，故陈可冀不依成规，灵活处理，治以益气养阴，活血化痰，通补并用，选用生脉散、冠心Ⅱ号方、瓜蒌薤白半夏汤化裁而取效。

案二

患者华某，男性，40岁，北京某电脑开发公司副总裁，主诉头晕耳鸣半年余，于2004年4月14日诊。患者半年前因胃出血住院时发现血压偶有升高。2个月后复查，发现血压持续升高，最高时165/100mmHg，口服洛丁新、倍他乐克后改为代文、达力全，血压基本维持在110~130/75~85mmHg。现头晕，耳鸣如蝉，心烦，失眠，常服安定维持睡眠，食纳、二便可。既往有先天性心脏病史。查体：舌暗、苔白微腻，脉沉弦。血压110/85mmHg，心率72次/分。中医诊断：眩晕，肝阳上亢；西医诊断：高血压病，胃十二指肠溃疡。治以平肝清热，潜阳息风。方选清眩降压汤加减，处方：天麻30克，钩藤20克，苦丁茶30克，夏枯草20克，杭菊花20克，杜仲30克，莲子心10克，黄芩12克，蝉蜕12克，冬桑叶30克，白蒺藜20克，生石决明30克，珍珠母20克。并处方代茶饮酌量频服：杭菊花20克，冬桑叶30克，莲子心10克。

4月21日二诊：自觉耳鸣、夜眠均有好转，舌红较前变浅。加葛根30克以加强镇静降压之功。

4月28日三诊：耳鸣只在用力发声时较为明显，舌略红、苔薄，脉弦细。前方加用白僵蚕12克，炒枣仁30克。

5月17日四诊：基本无不适，予前方继用7剂以调理。

本例为肝阳上亢化风，选用天麻钩藤饮及降压清眩汤加减，在此基础上加用莲子心清心除烦，夏枯草清肝泄热。选用白蒺藜、蝉衣、白僵蚕平肝息风治疗耳鸣。酸枣仁炒用酸甘入心肝以养心安神，益肝壮胆；珍珠母咸寒入心肝，平肝镇心安神，用于高血压耳鸣。二药相配，养心重镇安神，并用以治疗失眠、心悸、耳鸣。冉雪峰治疗心系病症肝阳上亢，尤其是有风症，最喜用白薇、石决明、牛膝、龙齿、滑石、代赭石、紫石英、牡蛎、赤石脂、珍珠母等药物，以矿石及鳞介类为主，此类重镇药力最强。陈可冀回忆冉老喜用张山雷的珍珠母丸即是证明，本例也是冉雪峰学术思想对他的传承影响。

案三

患者殷某，男性，57岁，北京人，主诉头晕2年，于2002年11月12日诊。患者2年来反复出现头晕，劳累后加重，曾做头颅CT示腔隙性脑梗死。现患者头晕、乏力、神疲、躁热心烦、不易入睡。既往有脂质代谢异常病史多年。舌暗、苔微黄腻，脉沉弦。血压 120/70mmHg，心率 72 次 / 分。脑多普勒超声：左侧椎动脉血流稍慢。脑电图、脑地形图均正常。颈椎 X 线摄片：颈椎病。中医诊断：眩晕，肝风夹痰、上扰清窍；西医诊断：腔隙性脑梗死，脑动脉硬化，颈椎病，脂质代谢异常。治疗原则：养心安神，平肝息风，化痰开窍。处方：酸枣仁 30 克，茯苓 15 克，夜交藤 30 克，建菖蒲 10 克，广郁金 10 克，忍冬藤 20 克，明天麻 30 克，珍珠母 30 克。

11 月 19 日二诊：患者自觉头晕、心烦减轻，仍有失眠、项部不适、入睡困难，舌尖红、薄黄苔，脉弦细。治疗在上方的基础上加生炒枣仁各 20 克，去茯苓、建菖蒲，换以更强之化痰清热之品胆南星 12 克，黄芩 15 克，并予牛黄清心丸 3 丸同煎。

11 月 26 日三诊：头晕、烦躁好转，夜眠时间延长，舌暗、白腻苔，脉沉弦。治以在上方的基础上生、炒枣仁各加至 30 克。

12 月 10 日四诊：烦躁、头晕明显好转，夜眠欠佳，伴颈酸痛，舌暗减轻、白腻苔，脉沉弦滑。治以息风疏肝通络为法。方以四逆散加减：夜交藤 30 克，当归 20 克，全蝎 10 克，蜈蚣 2 条，僵蚕 10 克，珍珠母 20 克，柴胡 10 克，白芍 10 克，甘草 10 克。

12 月 24 日五诊：仍有夜眠差、口干，舌淡红、苔白，脉细。上方加用黄连 12 克，阿胶 15 克养血清热安神。并加肉桂粉 3 克以调节心肾、引火归原。

12 月 31 日六诊：患者夜眠仍欠佳、头晕、下肢软，舌偏红、苔白，脉弦、尺弱。仍以上方 7 付，患者诉已无不适。

石菖蒲是陈可冀治疗脑梗死后遗症必用药物，本品入心、胃经，化湿醒神开窍，尤其适用于中风后遗症特别是兼有言语不利、健忘失眠、耳鸣耳聋者，常加藿香、佩兰加强芳香化湿浊之功。冉雪峰在注释石菖蒲时，述其"辛而不燥，温而不烈，刚健含婀娜，纯阳中别具一种清劲气概，洵乎为水草之精英。辛温走窜，芳香搜剔治痹。迎其机而导之，通因通用治气痰痹阻之咳。人参滋养阴液，俾心液湛然朗润，菖蒲宣通阳气，使心气豁然贯通，彼曰开心，此曰开心窍。人参之补五脏，是益五脏之阴补其体，菖蒲之补五脏，是宣五脏之阳补其用，以补为通。"可见，陈可冀治疗中风之用石菖蒲是冉雪峰学术的传承。

传承近况

陈可冀先后培养博士、博士后和学术继承人等 120 余名。曾多次到欧美、日本、东南亚及东北亚各国讲学和访问，促进了国内外中西医结合学术交流和持续发展，扶植和造就了一大批新生力量。"陈可冀传承工作室"是国家中医药管理局 2010 年全国名老中医药专家传承工作室建设项目，目前工作室传承人员 10 余人。工作室学术氛围浓厚，学术活动活跃。近年来几乎每年在北京都要组织举办多次陈可冀院士学术思想座谈会。

郭士魁
（1915—1981）

北京人。早年在仁和堂、太和堂药店当学徒，后又随名中医赵树屏学习。参加过北平国医学院、北京中医讲习会。1941 年毕业后在京城行医。1953 年调至中医研究院筹备处。1955 年，在中医研究院内外科研究所工作，师从冉雪峰学习。1961 年，调到中医研究院西苑医院心血管病研究室。主张依靠中医理论研究发展中医，提倡中西医结合。毕生致力于中医药防治冠心病的研究，发展了活血化瘀、芳香温通的理论，创制了冠心 I 号、冠心 II 号方、宽胸丸和宽胸气雾剂等名方。1978 年获全国医药卫生科学大会奖，被《人民日报》赞为"为冠心病造福"的人。

学术思想

郭士魁主张依靠中医理论研究中医、发展中医，提倡中西医结合。他认为，真心痛以气分虚损为主，因气虚而致血脉瘀阻；胸痹心痛乃本虚标实，不仅正气虚，而且血瘀、痰浊盛。故治疗真心痛重在益气，以参、芪为主，佐以活血。治疗胸痹心痛，务必区分虚实标本缓急，以通为补。常采用活血化瘀、芳香温通、宣痹通阳等治则。以通为补、以通为主，这是他治疗冠心病、心绞痛的主导思想。心绞痛主要表现为痛，痛因不通，不通主要因为气滞血瘀和胸阳不振，故主要治则是活血化瘀与芳香温通。

为了改变中药在治疗冠心病中起效慢、服法繁、价钱贵的缺点，郭士魁与制药专家冉小峰（冉雪峰之子）合作，将心痛丸改制成心痛乳剂，用于治疗心绞痛病人，2~3 分钟就产生止痛效果。他还观察到，冠心病患者常有舌质紫暗，有瘀点或瘀斑等症状，中医辨证当为气滞血瘀。因此，对于重度心绞痛中医常规治法疗效不佳的患者，他试用活血化瘀法治疗，效果明显。他与北京地区冠心病协作组的有关专家共同研制了"冠心 I 号""冠心 II 号"，经过临床 600 多例验证，疗效满意。为了深入研究"冠心 II 号"作用机制，他采用现代药理、生化、病理的方法来进行研究，结果表明，"冠心 II 号"具有良好的扩张血管、改善冠脉循环、降低心肌耗氧量、预防心肌梗死、抗血栓形成和改善血液流变性等多方面的作用。20 世纪 60 年代初，他便取得了应用活血化瘀法治疗冠心病及运用芳香温通药物速效缓解心绞痛的研究成果，对中医药治疗冠心病是一个很大的突破，在国内外产生了深远的影响。

实践案例

康某，男，61 岁。1979 年 1 月 9 日初诊。高血压病病史 20 余年，胸痛史 8 年。近来胸闷痛频发，活动、焦急、冷水洗手均可诱发或加重，每日含服硝酸甘油 5~10 片。刻诊：舌质紫黯，舌尖赤，苔白，舌根白腻，脉沉弦细。血压 150/90mmHg。诊为胸痹（气阴两虚兼痰浊血瘀），治以益气养阴，活血化浊法。党参 20 克，丹参 30 克，北沙参 20 克，川芎 10 克，桃仁 10 克，红花 10 克，瓜蒌 20 克，薤白 15 克，郁金 15 克，荜茇 12 克，高良姜 10 克，乳香 3 克，没药 3 克，珍珠母（先煎）30 克，三七粉（冲服）1 克。日 1 剂，水煎服。

1 月 16 日二诊：服药后胸闷痛减轻，每日发作 5~6 次，有时不含硝酸甘油可自行缓解，每日仍用硝酸甘油 3~4 片。睡眠可，舌质紫黯、边尖赤，苔白，脉沉细弦。血压 135/80mmHg。上方加减继用：党参 20 克，丹参 30 克，川芎 15 克，北沙参 20 克，桃仁 10 克，红花 10 克，瓜蒌 30 克，薤白

15 克，郁金 15 克，荜茇 12 克，高良姜 10 克，细辛（后下）3 克，乳香 3 克，没药 3 克，香附 15 克，珍珠母 30 克。日 1 剂，水煎服。并用三七粉、沉香粉、延胡索粉各 2 克，分 4 次冲服。

1 月 30 日三诊：近 1 周未发生胸闷胸痛，睡眠好，二便调，舌质黯红，苔白，脉沉细弦，血压 130/80mmHg。再以党参 20 克，丹参 30 克，北沙参 20 克，川芎 15 克，红花 10 克，桃仁 10 克，瓜蒌 20 克，薤白 15 克，荜茇 12 克，郁金 15 克，高良姜 10 克，赤芍药 20 克，香附 12 克，珍珠母 30 克。日 1 剂，水煎服，并予以宽胸丸（荜茇、高良姜、延胡索、檀香、细辛、冰片），每次 1 丸，每日 2~3 次口服，以巩固疗效。服药数周，病情稳定。

劳则耗气，易致气虚，且年老久病，阳损及阴，故出现气阴两虚之证；患者焦急，情志不畅，易致肝气不疏，气机郁滞；冷水洗手，易致寒凝经脉。因气为推动血液运行的动力，气虚、气滞则无以行血，寒主收引，寒凝血脉，则脉道不利，这些都是导致血液瘀滞，瘀血内生，并成为发病的关键。同时，气虚、气滞、寒凝还可致津液运行不利，痰浊内生，痰瘀互结，阻于脉道，不通则痛。舌质紫黯、苔白、舌根白腻及脉沉弦细即为气阴两虚、痰浊血瘀互阻之征，故采用益气养阴、活血化浊法取得良效。冉雪峰曰："高良姜浑朴不雕，将天独厚，老而愈辣，如果沉寒痼冷，阴凝寒毒大证，神经性卒中，阴寒凝泣而气不上达者，用干姜不如用良姜。""桔梗开气分，紫菀开血分，而细辛气血并入，宣气分之阴结，通血分之阳结，走雷霆于精锐，寓骠悍于轻扬，其功效优越，驾桔菀而上之。""行气破气药可治痛，行血破血药亦可治痛。乳香二者兼得，又醒豁神经，为双料之止痛药。没药无毒，冲动性缓，然不仅主活血，而曰主破血。"本例将荜茇、高良姜、细辛、乳香、没药一齐用上，温通行气活血止痛力大效佳。

传承近况

"郭士魁名家研究室和郭维琴名医传承工作站"以北京中医药大学东直门医院心内科作为依托单位，于 2011 年 10 月成立。郭士魁的继承人主要是其女儿郭维琴教授，她在中医药心血管病症的临床与基础研究方面做出了突出的贡献。郭维琴教授重视人才培养和创新团队的建设，注重多学科的渗透和交融的传统，已组织了多次学术研讨、讲座等国内外交流以及义诊、健康宣教等多种公益性活动，较好地传承与发展了郭士魁先生的学术理念及临床经验，并通过多次交流及培训活动加强了创新人才的培养，为心血管学科建设起到积极的促进作用。

（二）"南冉北张"联合授徒

冉雪峰与张锡纯为"忘年交"，并称"南冉北张"。冉雪峰在创办湖北中医专门学校时曾虚心请教张锡纯如何办学，张锡纯所著《医学衷中参西录·复冉雪峰问创建医学堂规则书》中记载了当年的回信。张锡纯去世之前，嘱咐自己未完成学业的弟子去拜冉雪峰为师。这几位弟子就是后面名重一方的深县中医张方舆、天津中医李宝稣和孙静明，他们在抗战期间拜师，以通信的形式接受冉雪峰的传道授业解惑，直至冉去世，他们的交往近 30 年。而今，有关李宝稣的资料已无从查找，孙静明和张方舆曾在《医学衷中参西录》中作序，尚有据可循。

孙静明
（生卒年不详）

孙在解放后为天津市河东区大王庄卫生院名老中医，其子孙学先亦从医，其兄弟二人将父亲多年的藏书和资料捐献给了天津市中医学校。其著作唯可找到其于1977年《天津医药》第7期上发表的《中西医结合抢救胎盘早期剥离》一文，所述为应用其先师张锡纯经验。笔者有幸收集到孙静明弟子奇惠先生保留下来的当年孙静明、张方舆与冉雪峰之间的拜师及函授请教通信复印件，奇惠先生命名为"冉雪峰函授医稿"。现摘冉雪峰批阅孙静明之喉症医案一则及中风医案一则与读者分享。

案一

1941年11月4日诊。萧先生，48岁。喉头连及蒂丁均已腐烂肿痛，饮食下咽即觉有动气上冲，仍频吐出少许。舌根肿痛，苔黄厚，脉弦紧，法宜养阴柔肝、消肿止痛。唯病期已久，须徐徐图治。处方：鲜生地三钱，净连壳三钱，紫地丁二钱，门冬四钱，大玄参四钱，旋覆花二钱（包），蒲公英三钱，甜桔梗二钱，金银花二钱，夏枯草二钱，炒射干二钱，鲜枇杷叶三钱（包），牛蒡子三钱，粉丹皮二钱，青竹茹二钱，粉甘草一钱，川贝母三钱，板蓝根三钱。

冉雪峰批改：去紫地丁、旋覆花、甜桔梗、夏枯草、炒射干、牛蒡子，加怀牛膝三钱、五味子一钱。此等病脉应不紧，当系小数为热，勿须桔梗、射干等，须加牛膝、五味方能降逆降动。

11月5日再诊。呛喉痛经月，饮食下咽即呛出，幸而音尚未哑。总因阴虚，肝失水涵，是以肝中之动气上冲，胃气亦随之上逆。舌根肿硬，舌苔黄厚，脉象弦紧兼滑。法宜养阴柔肝，消肿化毒，开胃润肺，降逆化痰为方。缓缓图效。处方：鲜生地三钱，大玄参三钱，旋覆花二钱（包），炒金银花三钱，鲜菖蒲四钱，肥玉竹三钱，粉丹皮二钱，净连壳三钱，鲜杷叶三钱，姜竹茹三钱，炒广皮二钱，云苓片一钱，川贝母三钱，夏枯草二钱，牛蒡三钱，蒲公英三钱，炒射干二钱，麦门冬四钱，粉甘草一钱，地丁一钱，人中白八分，甜桔梗二钱为引。

冉雪峰批改：去旋覆花、玉竹、广皮、云苓、夏枯草、牛蒡子、射干、地丁、人中白、桔梗，改生地为六钱、菖蒲为一钱，加怀牛膝三钱、青木香三钱、生大黄二钱五分（泡汁冲服）。加大黄汁、青木香煮川贝母等较前方再进一步。

11月6日三诊。呛喉经久（冉改为"喉痛日久"），喉头因肿窍小，是以咽物困难，加以动气上冲，食物下咽（冉改为"频频欲呕，或吐出少许"）。经昨药诸症稍瘥。舌根软化，白沫减少，唯大便数溏，脉滑已退，弦仍半留，法宜养阴开胃、润肺化痰、降逆安动，兼以消炎。三四五次依前方以贡阿胶二钱，炙紫菀二钱，款冬花二钱，炒苏子八分，炒黄芩一钱，北沙参二钱，杏仁泥三钱，炒杭芍三钱，当归尾一钱，化橘红一钱，生芡实二钱，炒楝子加减为方。

又诊。咽喉舌根诸症均见减轻，唯动气上冲时，饮食不得下咽，有似噎（冉加"嗝"）症，仍拟降逆安动、开胃止噎，兼以化痰（冉加"养阴"）消炎为方。旋覆花三钱（包），生赭石三钱，炒广皮二钱，桔梗二钱，生山药四钱，北沙参三钱，炒苏子八分，竹茹二钱，云苓片二钱，生麦芽三钱，炒牛蒡子二钱，阿胶二钱，生芡实三钱，石菖蒲三钱，炙远志八分，粉草一钱，柿蒂三钱，炒黄芩三钱，玄参三钱，射干三钱，人中白六分为引。

孙静明另记：噎症因有咽喉关系，始终未敢用润燥，恐于咽喉不利，是以掣肘，只能小愈。踌躇数日，始于上方加生赭石三钱。又恐其质重体弱致大便滑泻，故用山药助脾胃之阴，芡实固摄肾气。又恐赭石夹苏子之力过于降气，故酌加生麦芽，借其生发之气，不使过降，免生枝节。不知当否，希请斧正。此症吾少用竹沥下或法半夏下（一面化痰一面降逆），是否合适？唯闻自津市喉科老医喉症最忌半夏。喉痹或可借其破络之力也，不能久用，究竟嫌其温燥。仲师伤寒论，病咽生疮不能言语，声不出者有苦酒汤，又少阴病咽中痛有半夏散俱用半夏，何也？乞师座指正。

冉雪峰批改：去广皮、苏子、桔梗、云苓、牛蒡子、菖蒲、人中白，加鲜生地六钱，川厚朴三钱，五味子一钱，肉玉竹三钱。此病始终不宜升提，宜降泻。阴液大衰，加甘润滋养之品可也。

冉雪峰按：按仲景伤寒明，用半夏散治少阴咽痛，是半夏并非喉证禁药。寒郁于中，阳格于上，正当用之。喉痹甚者，亦暂借以开头法，用之妥当，可达出神入化境谊。但喉证多燥火，半夏辛温燥烈，与其误用，毋宁不用。某喉证老所言，乃中人以下知识也。且方或者药对仲景火热证亦有用之者，如半夏泻心汤，非泻邪热者耶。麦门冬汤，非平火气者耶。一则中有黄连、黄芩，故不嫌于半夏之辛温，一则中有石膏、麦门冬之寒润，故不嫌于半夏之燥烈，故用之者何如耳。本案萧君阴气既伤，喉头及蒂丁已腐，半夏似不必再用，即日降动，用五味以引之，牛膝以引之可也。未可冒为高古而反遗伤阴之害也。予见一些俗医以干姜、细辛、半夏、生姜三辛热，治阴伤热炽之肺病，本不喉痛而转败喉痛者多矣，可毋惧哉。

喉证除有外邪当固表外，余则均宜从内设法。只宜清降，不宜升提，在喉痧或表或里，尤须恰当为可，用药必须专精，转调不可呆钝。本案则只是阴虚于下，阳治于上。养阴以治乱阳，益水以制火，即是正治。病重则重为制，再重则甘苦并用，润而兼泻，故谓急则治标也。或戢引以纳之，或镇降堵塞以安之，养阴是治本，戢引镇纳下泻之治标，最后则甘润以调之（仍归到治本）。或加豁痰，或加醒气，或加清涩，大端不外乎是。前方就原案原药，而稍加点拨。即此物此志也（指各层次说）。

小小一则医案的批阅，足见冉雪峰高尚而敬业的师德师风、精深的中医理论修养及卓越的临证辨治水平。冉雪峰治疗喉症尤其善辨病证之表里、缓急与进程之层次，论治尤重药物升降、攻补与治疗层次。引火下行、以泻代清、甘润养阴、攻补兼施与灵动加减等，是冉雪峰治疗喉症的学术精华所在。

案二

梁先生，50岁，民国卅年十月廿二日。半身不遂，言语謇涩，步履不稳，因肝肾两虚，虚则生风，风夹痰火上走灵窍，压迫脑部神经，竣致诸不遂症。脉象沉细，舌根黄厚。拟以透络化痰，镇摄息风为方（为法）。嫩桑枝三钱，全当归三钱，净钩藤二钱，怀牛膝三钱，化橘红三钱，龟甲三钱，石决明三钱，胆南星三钱，炒赤芍二钱，明天麻一钱，灵磁石三钱，宣木瓜二钱，半夏曲三钱，炙僵蚕一钱，丝瓜络二钱，广橘络二钱。

冉雪峰按：镇摄后加"清脑"二字，怀牛膝、广橘络用量太少。肝肾两虚，虚则生风，即古人所谓虚风，亦即时贤所谓内风。风夹痰火，正是灵窍，激荡脑部神经，因而半身不遂，言语謇涩，此在西说为脑膜炎、脑充血，在中说为中风。风中经络，即《内经》所谓血之与气并达于上为大厥。血菀于上，使人薄厥是也。下焦虚而上为有余，脉当浮数躁盛，而反沉细，有一犯再犯之路径曲折，机括欠灵，而气机阻碍也。治本宜益水以敛阳，治标宜潜阳以息风。拟方并蓄兼收，侧重敛摄，盖急则治标也。拟方：软白薇三钱，紫石英三钱，灵磁石三钱，石决明八钱（生研），嫩桑枝三钱，赤石脂四钱，元精石三钱，山萸肉三钱（去核），苦百合三钱，代赭石三钱，龟板四钱，鲜生地六钱，怀牛膝四钱，天竺黄（片）三钱，生甘草一钱，鲜竹沥一两（冲服）。正十五味以水四杯煎取二杯，去渣滤净，加入竹沥，分温二服，一日夜可服二剂。白薇、百合宁脑，桑枝、牛膝通络，竺黄、竹沥豁痰，萸肉、生地滋肝肾。而又加五石药，两鳞介药，沉潜戢敛镇纳吸引，务期上菀之血清以下，上扬之风清以息。如不效，再加铁锈三钱，大黄一钱五分，尤为力大。若加生地四钱，合前为一两，或用生地汁一两，则又沉静循环，益水敛阳，本末兼备矣。

十月廿五日。右半身不遂，经服前药稍见轻松（冉批改为"轻快"），以前之麻木不仁（冉：皆）至今稍（渐）有知觉。仍宜活血脉、息肝风，通经活络、镇摄化痰为方（冉：主）。嫩桂枝八分，嫩桑枝三钱，明天麻一钱，杜仲二钱，石决明四钱，全当归三钱，威灵仙一钱，牛膝二钱，灵磁石四钱，竹沥水三钱，丝瓜络三钱，橘络二钱，胆南星三钱，龟板三钱，伸筋草二钱，木瓜三钱，贡阿胶二钱，炙僵蚕三钱，杭白芍三钱，姜汁三滴为引。五六次原方以鲜菖蒲三钱，黄芪皮八分，熟地三钱，云苓片三钱，紫丹参二钱，甘枸杞三钱加减为方。

十月廿七日。中风经久，经前药手足均觉有力，纳谷觉香，诸症均见好转。唯病期经久，仍须徐徐图治，治宜和血息风、滋养肝肾为方。鲜菖蒲二钱，龟板三钱，川杜仲二钱，嫩桑枝三钱，嫩桂枝一钱，全当归四钱，女贞子二钱，怀牛膝二钱，宣木瓜三钱，黄芪皮三钱，贡阿胶二钱，灵磁石四钱，丝瓜络三钱，甘枸杞三钱，威灵仙二钱，石决明四钱，伸筋草二钱，竹沥二钱，熟地黄二钱，制红藤三钱，杭白芍三钱，地龙肉三钱，明天麻三钱，姜汁三滴为引。

冉批：黄芪、枸杞、桂枝、姜汁使气上升非所宜，阿胶、熟地黏滞亦不宜。

冉雪峰按：再按中风病，病之区域在脑，并非有何物风，亦非有何样中。只缘名义乖错，遂令事实混淆，数千年来纠缠不清，诚为中医学理正一大污点。故与其谓为风，统纳入外风固非，近人统纳入内风亦非是。故予著辨证中风问题之解决，反复以明其义。大抵气升则平气，痰升则化痰，火升则降火，内有瘀血，隧道痹阻，成血塞血栓，则消瘀。生理变态，动脉硬化，动脉瘤形成，则通络。其他脑膜炎、脑水肿、脑底梅毒等，不可胜举。且实证之外尚有虚证，又有伪实而真虚，下虚而上实，水不涵木，风阳上冒，正合叶香岩所谓柔润息风，暨时贤所谓镇重潜阳。古人防己地黄汤、六石风引汤，已开其先。予在审病之轻重缓急，加减以为治耳。观所拟方案，得失参半。案语曰水不涵木，而方药则用黄芪、桂枝、枸杞以助阳。案语曰虚风夹痰火升浮，而方药则用升麻、钩藤、僵蚕以治外。案语曰房劳阴伤，而方药则半曲、橘红、南星以劫液，其小效而不能大效，迟效而不能速效也固宜。观其拟方，大半仍是原有诸药，不过应用者扩充加重，禁用者去之，而加金石鳞介堕降潜戢，镇纳吸引，多方以求之，复味累进以制之，以期速效。方中牛膝引血下行，山茱萸含草宁酸，生地含铁质，石决明、龟板含磷酸钙，代赭石含氧化铁，竹沥涤荡开通而下泻之，对本病均有特殊效用。至益水莫大于生地，阴平则阳秘，水足则火敛，病机稍缓，即当加重此味。阴伤太过，舌上津少，或如去油猪腰，即当重用此味者（此理张山雷未体会到）。单味捣汁，每剂可用二两或三两，日夜续用两剂或三剂，或与大黄末同用，或与铁锈末同用，或与珍珠粉同用，或与犀角汁、羚羊汁同用，或与竹沥、荆沥同用。用之得当，左宜右有，可以起死回生，则于下虚上实，水不涵木，阳化为风，夹痰夹气夹火等治疗，思过半矣。

张方舆
（1906—1962）

字坤，河北深县人。据《河北历代名医学术思想研究》介绍，张方舆1906年生于原籍，高小毕业。17岁时，长子患病，无处求医，其父便购得医书，观书中所言，对照病儿症状，摸索着为其调治，数日病愈，方舆欣喜，由此受到启示，便开始自学中医。因其生性聪明，所读医籍背诵不忘，为人治病也每每取效。此时虽是自学，技艺却长进不少。20岁到津入商界，先后在至诚钱庄等三家银号任司账、营业员和副经理等职。在原籍小学任教和在津从商期间，攻读中医从未间断，并在工作之余为亲友诊病，一次被经理发现，险些被革职。此后在津访得名医张锡纯，读其大作《医学衷中参西录》后，因"受益甚多，非常崇敬，便拜为师"，后经张锡纯先生举荐，以通信方式拜汉口名医冉雪峰为师。他"个人的写作常寄给冉师改正，亲受指点，更有不少进步"。中华人民共和国成立前夕，又在北京拜入九十高龄邹趾痕老中医门下为徒。1936年底结束津门商界业务，当年冬天参加天津市中医考试及格。1940年在天津新中医学社任教，从此他便正式步入中医门径。1949~1952年，他在津个体行医。1952~1958年，他先后在联合诊所、天津市中医医院从事临床工作。1962年病逝前，分别在天津中医学院和卫生部委托天津市卫生局举办的西医离职学习中医班（亦称研究班）教授《金匮要略》。其著作有《医言就正录》《温病述义》《三顾庐医案》《三顾庐医话》《删定医林改错》《钱国宽医案补注》《肠道病的中医认识及治疗》《肺结核的中医认识及治疗》《原发性再生性障碍性贫血中医治疗初步总结》《再生障碍性贫血的中医综合治疗》《金匮要略讲义》等。现录医案二则如下，以窥他临床功底之一斑。

案一

我（张方舆）1931年夏，因天气炎热，常贪冷食、少餐。7月下旬晨起觉颔下肿疼，翌日则全部肿起，近午已肿至项下，至晚胸亦微肿。自诊脉象沉滑而数，不洪大，体温39℃以上。考虑系因炎夏热盛，汗出之时，骤进冰食，冷热相激，热气闭于三焦，天凉暴发，故来势迅猛。因实热伏藏在里，故脉滑而数。忆张寿甫师治大头瘟，常用石膏、鲜茅根。乃仿其意，以生石膏、鲜茅根、金银花、公英、连翘、蝉蜕、生赭石等药为方，每剂用茅根达250克，生石膏60克加至150克，生赭石至90克，连服七八剂，未见明显好转，大便始终不畅。又以蜂蜜调服大黄末9克，芒硝9克，服后始得快下，病势渐减。又以三七、蒲黄、黄连、大黄、冰片等末用香油调服，兼服犀黄丸，肿始见消，终以醋调绿豆粉涂患处，肿乃尽消而愈。此证全程达20天，用如此大剂，仍迟迟不愈，困惑难解。经请教冉雪峰师，复示云："患瘟毒项胸肿起，连服大寒凉，日久方愈，有是病，用是药，原不为错。因初起失之轻宣，所以日久方愈。初期即肿，是营郁闭结，此时可用辛凉透邪凉营，散结活血，透络宣窍，使瘟毒外泄，即轻可去实之意。其外邪之未净者，然后用内外分消，或内清内攻。普济消毒饮治大头瘟，人参败毒散治时疫，二方并无解毒药品而名消毒败毒者，乃使毒邪由皮毛去也。今初起即大剂寒凉镇降，不使外透。幸后得硝黄涤荡，急转直下，不使毒邪羁留，否则尚虑变证，又岂仅迟迟不愈。"乃悟寿甫师当时治大头瘟，重用石膏、茅根，必嘱同用西药阿司匹林 0.3 克或 0.5 克，白水送服取微汗，不令间断，亦普济消毒饮之开毛窍使毒邪外泄之意。深感临证应用古方，必得师其法，明其意，种种变化而不失其规矩准绳。以后再治大头瘟，及一切瘟毒应手而效。

案二

患者，女，18 岁，下利周余，势危来诊。其症见寒热腹疼，下利色淡红如秫米汁，日 10 余次。小便甚少，间或遗尿。口苦而渴，身重转侧艰难，口不仁，时作郑声，张目则干涩作疼。脉浮弦而数，舌干无苔。此阳明少阳合病，亡阴重证。三焦郁热，一则将肠部郁热化为脓血，一则水道不利，水液不能下输膀胱，而渗入肠内，与脓血混杂而下，色淡红如秫米汁。《伤寒论》256 条"阳明少阳合病，必下利"即指此。再者，舌赤如镜，阴液大亏，目干而疼，津不上潮。脉见少阳之弦，而不见阳明之大。又指出："其脉不负者，为顺也。负者，失也。"本案，证负而脉亦负，危险已极。细思本病虽危，非无生望，《伤寒论》非常重视救津液，其审察津液存亡之法，尤在注意小便之有无。《伤寒论》111 条："小便利者，其人可治。"232 条："若不尿，腹满加哕者，不治。"本病虽目干舌赤，津液大亏，但小便虽少，未至不尿，是津将枯而未全枯，遗尿虽为肾气大衰，但尚有尿可遗，是阴重竭而未尽竭。育其可救，即在于此。治之之法，养阴则留邪，攻邪则伤阴，双方照顾，又恐模棱两可。思虑再三，先输生理盐水 500 毫升，输后目干口渴均减，舌亦稍润。乃处以白虎加入参汤加白芍、茅根，以佐石膏清下迫之热。而利小便，生山药代粳米，调其脾胃之虚，以固肠气，加鲜石斛、花粉，佐人参以生津，加鲜生地、胡黄连苦甘化阴佐甘草以解毒。全方约重 180 克，煎汤两碗，分二次服。一服利止，二剂痊愈。《冉雪峰医案》在亡阴案中载："一部伤寒论纯为救津液，审察津液存亡之法，尤在注意小便，小便利者，其人可治，此病尚有小便，津液未尽夺，可治……"本案从小便少以知病虽危而可救，即是本自此论。处方用"通变白虎加人参汤"治利，《医学衷中参西录》论述甚详。

（三）子承父业

冉雪峰的子女中亦有数人从事中医药工作，传承其父的"德"与"艺"，均在工作岗位上兢兢业业，口碑甚佳。尤为突出者，除女婿宦世安外，则为其子冉小峰与冉先德。

冉小峰
（1926— ）

中国药材公司退休干部。著有《历代名医良方注释》，收录了其父对许多名方的注释及部分"冉氏经验方"。开发出诸多中成药，最有名的是 20 世纪 80 年代初无偿献给国家的"华佗再造丸"，该处方被列为国家级保密处方。科技人员在冉小峰和有关专家的指导下，在原汤剂处方的基础上进行科技创新而研制成功，创造了良好的社会效益和经济效益。另著有《解放十年来临床实用中药制剂验方选集》《全国中药成药处方集》《冉雪峰医著全集》等。

现选录科学技术文献出版社 1983 年出版的《历代名医良方注释》"冉氏经验方"三首介绍如下，以飨读者。

川芎白芷汤　白芷三钱，川芎三钱，秦艽三钱，半夏三钱，钩藤三钱，石决明三钱，泽泻三钱，枣仁四钱，白蒺藜三钱，五味子三钱，细辛七分。主治眩晕，美尼尔综合征。本方川芎历代本草均记载为治疗头风眩晕的要药，有促进脑血流量的作用。李东垣曰"头痛必用川芎，如不愈者加各引经药"，临床常配合白芷应用，李时珍用白芷一味为丸，以荆芥汤送下治疗"头风眩晕"，秦艽祛风兼有活血作用，细辛香窜以助白芷、川芎、秦艽之功，半夏降逆能改善呕吐症状，钩藤、石决明、白蒺藜、五味子、枣仁等有安神镇静、活络通瘀的作用，泽泻利温通小便，以上药物配合应用可取得较好的疗效。

填海川神丸　党参二两，山茱萸四两，山药二两，五味子一两，茯苓二两，益智仁二两，补骨脂二两，大枣肉二两，川芎二两，菊花二两。上药均研细末，炼蜜为丸，每丸重三钱。每服一丸，每日 2~3 次，温开水送下。治以滋补心肾为主，有一定的疗效，能较快缓解临床症状。

麻黄蝉衣汤　麻黄三钱，蝉蜕三钱，槐花米三钱，黄柏三钱，乌梅三钱，板蓝根三钱，甘草三钱，生大黄三钱。出现全身反应、有发热恶寒者，加金银花五钱，紫苏一钱；大便干结者，大黄增至五钱；出现气短，呼吸困难者，加杏仁三钱，瓜蒌五钱；大便溏者，首剂后去大黄，加丹皮三钱；出现恶心、呕吐、腹痛者，加厚朴三钱，枳实三钱，建曲三钱；小便短赤者，加滑石粉三钱，石斛四钱，生大黄加至二钱。本方有消除风疹块的良好近期疗效，部分患者经过治疗后有可能取得被动脱敏的效果。临床治疗荨麻疹数十年，一般是 2~3 剂药消退，极少有服药无效者。从近期疗效论，可谓是特效方剂。曾治疗一例严重发作的病人，田某，中医研究院院本部厨师，患顽固性巨大荨麻疹近十年，反复发作，不受季节的影响，采用其他中医药治疗无效，风疹联合成大片，皮下水肿，口唇、面颊布满，眼睑肿胀似水泡，服本方加重大黄，增生地、丹参、夏枯草、蒲公英，得畅便后，症状减轻，可控制 1~2 个月不发病，终未能达到被动脱敏的疗效。一般病情轻的患者，经 1~3 次治疗后可能控制不再发病。

冉先德

（1938—2010）

生前是中国中医科学院广安门医院主任医师、教授，冉氏医学流派第七代传人。从事中医药学研究、临床及教学 50 余年。冉先德生前费时 3 年有余，将冉雪峰的全部遗著加以整理校对，完成《冉雪峰医著全集》。冉先德先生主要著作有《白话中医古籍丛书》《中华药海》《冉雪峰医著全集》《校注本草纲目》《冉氏释名本草》《中华药海（精华本）》。冉先德精于中医医理，临床经验丰富，注重古典医籍整理，对中医教育事业贡献突出，长期承担广安门医院"西学中"班的教学工作。主张理论与实践结合，称脱离实践的空头理论家为"伪医"，没有理论修养的为"医匠"，"既要凭些经验阅历，也要懂得经籍要义"。冉先德精于中医，但不排斥西医，潜心研究病因病机，临诊遣方用药，直中病机，颇多效验。

学术思想

冉先德在运用引经药方面颇有经验，其临床用方用药特点为经方多、药味少、疗效佳，善用引经药，用法灵活。妇科病血瘀多见，病在胞宫，常用引经药：益母草、茺蔚子、牛膝等。用药根据其颜色决定归经不同：红色、紫色入血分，如紫草、紫背天葵清热凉血；红色入心经，如苏木、丹参安神；青色入肝经，如蒲公英、青皮疏肝解郁。炒炭色黑入血分，如炮姜、荆芥炭、大黄炭等，在妇科病中可行血中瘀滞，在痹证中可温通经络、活血化滞。花味辛香多入肝经，行气疏肝，如代代花、玫瑰花等。皮肤病者用各种皮类药，以皮达皮，如白鲜皮、牡丹皮等。利用各种藤类引药入络，如忍冬藤、鸡血藤、青风藤、海风藤等。桔梗乃药之舟楫，载药上行。磁石引药入肾，益阴潜阳。虫类药活血通络，如蕲蛇、蜈蚣、地鳖虫等。同是能引药入肝的引经药，因病位在肝经的位置不同而选药不同，如引药入肝下行选茺蔚子、牛膝；引药入肝上行选蔓荆子、柴胡；而升麻入肝既可引药上行，又可引药至全身，还可引药外达。

实践案例

案一

孙某，女，65岁。行走姿势异常20年，加重1年。患者行走时双下肢不灵活，迈腿时腿在空中停滞片刻才能落地，出现怪异的行走姿势，近1年行走困难。在某医院诊断为扭转痉挛。纳可，二便调。舌红，苔薄白，脉沉细。中医诊断：痿痹。辨证为血虚络失所养。治宜养血通络。当归10克，白薇10克，人参10克，生甘草10克，生蒲黄10克，地龙10克，地鳖虫10克，木瓜10克，怀牛膝10克。用药6个月后随访，行走困难有所减轻。

白薇汤出自宋代许叔微的《普济本事方》。冉雪峰从许氏用治"忽如死人，身不动摇，默默不知人，目闭不开，口暗不语，气并于阳，独上不下，气过血还，移时方寤"等症悟出，此方为治郁冒血厥平妥之方，用治中风甚佳。冉先德秉承其父冉雪峰学术经验，更活用白薇汤养血活血，以失笑散去五灵脂加地龙、地鳖虫、木瓜加强其活血通络的力量。患者行走姿势异常，行走时双下肢不灵活，因而用怀牛膝作为引经药，引药下行，以达腿膝。应用白薇汤时加减变化很多，用于平肝降逆清热加天麻、钩藤、黄芩、磁石、龙骨、牡蛎等，用于养血活血则加各种活血、行气的药以加强其活血的力量。中风、帕金森病及其他脑病的治疗可选用此方。

案二

古某，女，20岁，因反复鼻塞流浊涕3年，于1996年6月5日诊。患者于3年前患感冒、鼻炎，经治疗愈而不彻，此后反复鼻塞，流浊涕，量不多，长期不愈，每遇天气变化或稍受风寒即鼻塞加重，西医诊为慢性鼻炎。舌淡红、苔薄白，脉沉细，中医诊为鼻渊，肾阳虚衰，以麻黄附子细辛汤为治。炙麻黄6克，熟附子9克，细辛3克，辛夷9克，苍耳子9克。服药五剂而愈，随防一年未发，慢性鼻炎已治愈矣。

本案慢性鼻炎反复不愈，脉沉细，实为肾阳虚弱所致。肾为少阴，外感寒邪，正虚邪恋，久而不去，更伤正气，必以温阳解表散寒之法方能驱散寒邪，使邪去正复。《冉氏方剂学》曰苍耳子："苍耳唯其薄也，故清轻出上窍，清越发腠理，完成其上达巅顶，下至胫膝，彻上彻下，彻内彻外之功用。

治周痹、拘挛、肉恶死肌，轻可去实也。温而不烈，寒而不凝，疏利而不耗损，实为本药特殊优性。"辛夷："本为疏散上行外达之品，其气味浓郁，能入内脏较深之处，宣通其气机。若体质轻松，其效能上行清窍为多，与苍耳一例。"本例苍耳、辛夷实为引经药，收集诸药性直达鼻窍发挥作用，故取效甚捷。

案三

三伏天重用麻黄治高热。1977 年，时值三伏，暑气炎热，冉先德诊治一张姓患者，男，27 岁，体温 40.5℃，已发热 10 余天，头痛身痛，无汗恶寒，口渴不欲饮，尿少色黄而无灼痛，大便正常，苔薄白，脉浮紧。曾在某医院诊断为流感，用抗生素、银翘散配合治疗，并施加解热镇痛药，但始终无汗，体温不降，病延 10 日之久，查白细胞计数分类仍在正常范围之内。患者年轻，正气尚足，虽然高热 10 余天，但精神状况尚佳，脉浮紧有力，是风寒表实证。虽当三伏暑天，气候酷热，仍恶寒不止，无汗而喘，实为寒邪偏盛，中伤太阳，误投辛凉，表邪益闭，非大剂辛温开发，恐难奏效，故宜麻黄汤投之，方取麻黄 15 克，桂枝 10 克，杏仁 9 克，炙甘草 6 克。水煎服 1 剂，日 2 次。患者于当日午后服完头煎，约半小时许，即全身汗出，表里之气已通，热退身凉，体温降至正常。体温一降，虽已汗出，而小便反多，由黄少变为清长，可见施治有方，1 剂即效。

患者高热 10 余天，冉先德辨证为风寒表实证，处方麻黄汤。诊疗看似简单，但临床确非易事。因为诊疗经验、对症状的搜集和整理等因素会使医者产生不同的见解，从而做出不同的诊断。再者，面对发生在炎热之夏的高热，医者很容易从暑热方面考虑，不免出现前医使用银翘散类或者使用白虎汤、清营汤、甘露消毒丹等方剂来治疗本病的错误。大部分医者认为如此高热、炎热之际重用辛温峻汗之麻黄，无疑等于火上浇油，而冉先德认为有麻黄汤证在，即使夏月三伏，炎热蒸腾，同样应手取效。麻黄用量独重，不但无亡阴之虑，反有迅速退热保阴之功。对此，近代名医沈仲圭赞叹道："在三伏天用麻黄汤治风寒表实证，可谓胆识兼备。"

传承近况

2008 年，"冉雪峰名家研究室"在广安门医院成立，由冉先德主持工作。冉先德率同门高足精心编校，规划出版冉雪峰系列著作。包括《冉雪峰本草讲义》《冉雪峰方剂讲义》《冉雪峰内经讲义》《冉雪峰注伤寒论》《冉雪峰八法效方——附危急伤科证治》《冉雪峰医案医话》等。

附1：巫山冉氏内科流派传承脉络图（部分）

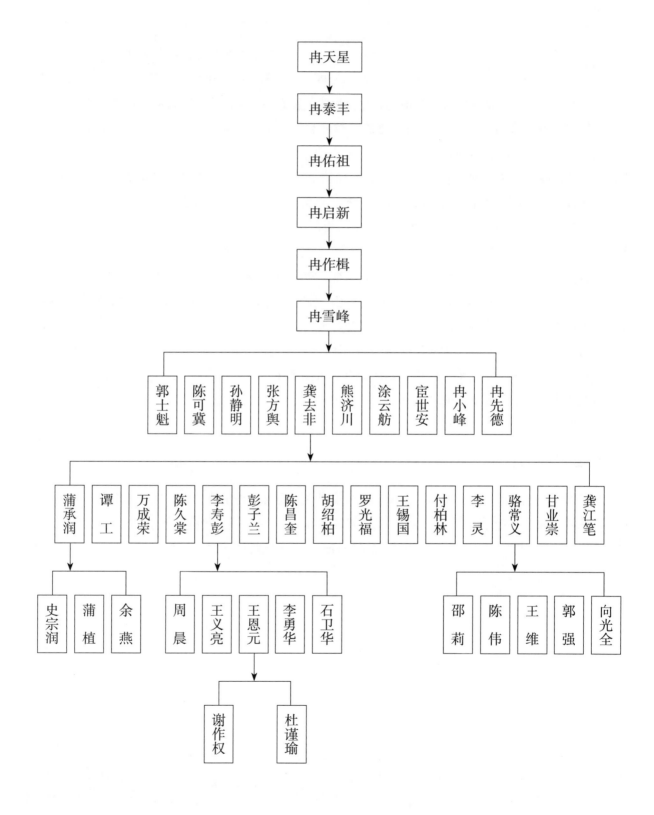

附2：冉雪峰研究

名医冉雪峰堪称长江三峡中医流派中的一面旗帜，他的治医治学思想及临床诊疗经验历来备受世人关注，因而研究者众。为展示项目组骨干成员近十年来研究冉氏医派专项成果，本书精选数篇研究性文章置于本章附篇。

夔州多名医　泰斗富黛溪
——名医冉雪峰家世及名号史实考略
陈代斌　姚乃万

冉雪峰系我国现代著名中医学家，享有"南冉北张"之誉，是长江三峡地区土生土长的近现代名中医之一。探讨冉雪峰生平、里籍、族系、名号及授业等史实，对深入挖掘三峡中医药历史与发展具有重要参考价值。

明清以降，奉节、巫山两地名医辈出、学术日新，尤其是近现代之冉雪峰，可以说是妇孺皆知，无人不晓，被喻为医界之泰斗。有关冉的学术思想研究报道者众，但对他的习医历程、创业经历及有关家世了解者恐怕不多。随着"三峡地区中医文化发掘与中医学术经验整理研究"课题研究工作的不断深入，笔者从中获得了有关冉雪峰的生年、里籍、名号及家世等珍贵史实资料，现贸然整理成文，以求证同仁。

生卒天定，误传匡正

现有文献对冉雪峰之生卒年记载持有五说，一为1877~1960年[①]，一为1877~1962年[②③④]，一为1977~1963年[⑤⑥⑦⑧]，一为1878~1963年[⑨⑩]，一为1879~1963年[⑪⑫]。虽然所载生卒年号有出入，但对冉氏享年85岁的记载是比较一致的。面对众说，笔者认真查考、分析案头资料，认为1879~1963年的说法是比较可信的，理由有三：其一，据《中医杂志》1957年第6期封二所刊登冉雪峰工作照片载：

① 黄树则.中国现代名医传［M］.北京：科学普及出版社，1985.

② 中医研究院.中医大辞典·医史文献分册［M］.北京：人民卫生出版社，1981.

③ 李云.中医人名辞典［M］.北京：国际文化出版公司，1988.

④ 四川省奉节县卫生局.奉节县老中医经验选编第一辑，1980年10月（内部资料）.

⑤ 名中医冉雪峰逝世［J］.中医杂志，1963（3）：19.

⑥ 四川省地方志编纂委员会.四川省志·医药卫生志［M］.成都：四川辞书出版社，1996.

⑦ 冉雪峰.冉注伤寒论［M］.北京：科学文献出版社，1982.

⑧ 中国中医研究院.中国中医研究院人物志第一辑［M］.北京：中医古籍出版社，1995.

⑨ 巫山县志编纂委员会.巫山县志［M］.成都：四川人名出版社，1991.

⑩ 王席国，刘干华，绕家济.冉雪峰研究，1988年4月（内部资料）.

⑪ 四川省万县地区科学技术协会.四川省万县地区科协志，1988年12月（内部资料）.

⑫ 万县地区卫生志编纂委员会.万县地区卫生志［M］.成都：四川民族出版社，1996.

"中医研究院名中医，中国人民政协全国委员会委员冉雪峰先生，78 岁，学识与医术均极精湛，工作认真，态度和蔼，曾在武汉及四川行医多年，为群众所爱戴。"既然在 1957 年就已是 78 岁，显然是 1879 年生人；其二，四川省《万县地区科协志》《万县地区卫生志》均载冉氏雪峰 1879~1963 年，因冉在抗战时入川（1938）移居万县近 10 年，万县市医务界及市民对冉的医术是非常熟知的；其三，由冉氏之子小峰、先德等整理出版的《冉雪峰医著全集·冉雪峰传》[①]载："冉雪峰生于清光绪五年农历己卯十月初五日（1879 年 11 月 18 日），逝世于 1963 年 1 月 29 日，享年 85 岁，其墓在北京八宝山革命烈士公墓内大门右侧……"笔者坚信子女对父亲的生平介绍是不会有错的，因为冉氏养育的四子五女中多系高级知识分子，如冉小峰（先甲）是国家医药总局中国药材公司干部、教授，冉先德（德生）是中国中医科学院广安门医院主任中医师、教授等。

里籍黛溪，母葬夔州

冉雪峰的里籍历来有争议，一说冉系奉节人，如《中医大辞典·医史文献分册》《中医人名辞典》《中医杂志》《奉节老中医经验选编（第一辑）》及北京八宝山冉雪峰墓志等均称冉是奉节县人；一说冉系巫山人，诸如《冉注伤寒论》《中国现代名医传》《万县地区科协志》《万县地区卫生志》《中国中医研究院人物志（第一辑）》《四川省志·医药卫生志》《巫山县志》及《冉雪峰医著全集》等皆载冉是巫山大溪（黛溪）乡人。据巫山王席国、刘干华、饶家济等在 20 世纪 80 年代中期专题开展冉雪峰研究时发现，冉氏家族其始祖为明清之际"湖广填川"时定居于瞿塘峡东口南岸黛溪镇枣园坪的。既是黛溪，为何又传为奉节县人呢？此事还得从冉雪峰家世说起。笔者在深入调查走访和查考相关史料中得知，雪峰兄妹共四人（二男二女），雪峰排行老大。雪峰父亲冉作楫为前清秀才，秉承家学，习文精医，1891 年冉父在夔门峡口陡峭山坡上采集家传秘方所需之草药"飞天蜈蚣"时不幸跌于瞿塘峡，后安葬于黛溪枣园坪冉家祖墓地。自此之后，雪峰母亲黎氏老太君带着四个子女过着十分艰难的生活，为成就雪峰学业，冉母送雪峰到巫山县城水府庙继续读私塾，将年仅 10 岁的胞弟文典（绍周）送到夔府（奉节）某商号当学徒（后成为奉节商会会长），雪峰稍长后独自乘船去武汉，冉母便移居奉节，并在奉节新城乡百梯村置有田产，1936 年冉母病逝于奉节长顺街，雪峰特派大弟子熊济川等人专程由武汉送祭帐入川，并将冉母葬在百梯村（后来当地人将该地称为"冉家坪"）。另从王锡国、刘干华、饶家济等所了解到的资料中亦可以证实冉的出生地并非奉节，如冉雪峰在 1956 年 3 月 26 日从北京写给胞弟冉文典的信中云："兄的籍贯原属巫山，近三十年来填的奉节，因早由巫迁奉（指母亲与文典弟），田地亦在奉节，现在照原样未改，置田事，亦只叙大概，因我不深知……"（据说此信现保存在奉节雪峰之侄子冉先知处）。又如，1938 年 11 月 15 日万县县府呈报《四川省万县中医初审委员会姓名履历表》载："常务委员，冉雪峰，年龄六十，籍贯四川巫山"（见四川省档案馆卷宗号 029，目录号 207）。由此可知，雪峰里籍实为巫山，而非奉节之谓也。

弃谱易名，志存高远

冉雪峰之名并非是按冉氏家系族谱而得，而是自命其号。雪峰家谱派系为"作典先敦伦，传景继

---

① 冉小峰，冉先德 . 冉雪峰医著全集［M］. 北京：京华出版社，2004.

显光。忠厚延世泽，贤禹永阳方。"冉雪峰之父冉作楫据家谱"作典先敦伦"而将长子取名为"冉敬典"，次子取名为"冉文典"。稍长之后，敬典将自己更名为冉剑虹，号雪峰，别号恨生，文典更名为"冉绍周"。敬典为何将家父所取之名另作更改呢？从资料看，与他所亲历的时代背景和一生志向有关。据其子小峰、先德等整理出版的《冉雪峰医著全集》载，冉"自幼习文学医"，15 岁时参加夔州府考试，优中廪膳生员，19 岁时与巫山好友饶宪章等赴成都乡试，均挂水牌（清时对初试合格者即挂水牌），后因考场弊端而落第。在成都期间，时值藩台衙门举办留日官费生考试，冉一考即中，后四川省布政司多次致函巫山催冉东渡，因种种原因而未遂。辛亥革命前期，冉立志推翻清王朝，实现共和，结束中国历史延续数千年之帝制。慕荆轲勇烈，剑气凌霄，白虹贯日，遂易名剑虹，取义一柄利剑，直贯长虹，号雪峰，别号恨生，故而将父亲所赐之"敬典"弃之，自取"雪峰"号闻世。

走南闯北，声名远播

冉少时读书伊始，其父即令兼背诵中医启蒙书籍，因其资性聪敏，深得父母喜爱，稍长投身革命。据有关史料载，早在清光绪年间（1903），冉风帆高挂，乘一叶扁舟顺江东下去湖北武汉，为维持生计，先在一家报社当校对，后作记者、编辑。受当时民主思潮的影响，不时撰写政论文章抨击时弊。28 岁时（1907），冉受聘武昌医馆教习，继任上海《民主报》驻鄂新闻记者，并创办《湖北通讯社》以宣传民主革命。1911 年 10 月 10 日，冉毅然参加"武昌起义"，后因反对袁世凯复辟称帝而被捕入狱，至 1916 年 6 月袁世凯病逝方才脱险出狱，后立志以医学拯救同胞，故于 1917 年在武昌中和里开业行医，同时组织湖北中医同仁成立"中医公会"和"中医学会"，并任会长。为培养更多中医人才，在武昌三佛阁创办"武昌中医夜校"，在武昌黄土坡创办"武昌私立中医专门学校"，自己兼任校长。1925 年，国民政府不允许中医学校加入教育系统，冉联合山西省中医学校同仁据理力争而获胜。1929 年，国民政府又企图废止中医，冉与河北名医张锡纯结成南北同盟，奋起反抗，直至胜利。1938 年秋，因武汉沦陷，冉举家回川避难于万县，住保元堂七号，并设诊室免费为难民诊病济药。1939 年 1 月 14 日，日机第一次轰炸万县市，冉为躲避轰炸，随即迁至万县董家岩李家院（现万县董家乡），应诊之余，埋头著书立说，今传之《国防中药学》《大同药物学》《大同方剂学》《中医临证效方选注》及《大同生理学》等医学专著就是在此期间完成的。在 1944 年前后，冉从董家岩迁往万县市关门石（万县卫生学校内），并在电报路 91 号设诊所对外应诊。抗战胜利后，1946 年冉又迁回汉口肇元里悬壶。1949 年，冉举家搬迁至重庆，先后在重庆市中华路、民国路悬壶，直到解放。1950 年 5 月 29 日，重庆成立卫生工作者协会，冉任编辑委员会委员。1955 年任重庆市政协委员、重庆市中医进修学校校长，同年 11 月奉调北京，供职于卫生部直属单位中医研究院（现中国中医科学院），任研究院学术委员会副主任委员兼高干、外宾治疗室主任，享受一等一级专家待遇。1963 年 1 月 29 日，因脑动脉栓塞不幸病逝，2 月 4 日举行公祭后移灵北京八宝山公墓。

授业传道，门徒学高

冉雪峰之学术思想主要体现在崇古而不泥古、创新而不离纲，提倡古为今用、洋为中用。冉热爱祖国医学，毕生致力于医学教育事业，自壮至老，手不释卷，笔耕不辍，其博学多思早为医林名宿所折服。冉重视人才培养，自 1917 年于武昌办学至 20 世纪 50 年代末的北京执教，在长达 40 多年的时间里，冉始终以培育中医新人为己任，除不计其数的莘莘学子外，中华人民共和国成立前直接从师习业者湖北武汉有熊济川、涂云舫，四川万县有龚去非，重庆有宦世安等，这些门徒均为现代中医界之名宿翘楚。据中国科学院院士、国医大师、中国中医科学院西苑医院陈可冀研究员撰文回忆 [1]，他认识冉雪峰是在冉调北京之后，当时卫生部正着手组建成立中医研究院，冉以 78 岁高龄应召来京到研究院工作，在与冉朝夕相处中，耳濡目染，遂对中医学产生了极大的兴趣。"根据中央卫生部当时关于抢救名老中医学术经验的精神，我和郭士魁医师同时受命拜冉老为师，当时中医研究院内科研所领导领着我们到冉老家里，向冉老和冉师母恭恭敬敬地行三鞠躬拜师礼的情景现犹历历在目"。这一鲜为人知的拜师情景，如果不是陈院士亲笔撰文缅怀雪峰恩师，谁会想到闻名于当今医坛，为研究我国心脑血管疾病做出巨大贡献的陈可冀院士竟是冉雪峰当年"关门弟子"呢，实可谓"青出于蓝胜于蓝""长江后浪推前浪"。

（本文原载《中医药文化》杂志 2011 年第 1 期）

---

① 陈可冀.怀念一代名医冉雪峰［J］.四川中医，1987（8）：5-7.

巫山冉氏内科流派的学术传承

李勇华　张训浩　陈代斌　黄玉静　边晓静

在重庆市巫山县大溪乡（原称黛溪乡），有一户代代为医，为守护当地民生立下赫赫功劳的冉氏中医人家。据中国中医科学院广安门医院已故的冉先德先生主持的"冉雪峰中医名家研究室介绍"视频，"冉氏医学流派"传承有序，每代传承代表依次为冉天星（1680—1760）、冉泰丰（1730—1818）、冉佑祖（1765—1850）、冉启新（1793—1879）、冉作楫（1823—1910）、冉雪峰（1879—1963）。冉氏尤以中医内科盛名，数百年来形成的冉氏医学流派名为"巫山冉氏内科流派"。

巫山冉氏内科流派的第六代传承人冉雪峰先生是冉氏内科学术的继承及传承弘扬的卓越代表。冉雪峰自幼即秉承家学从医，在学术之路上孜孜以求，苦心经营，终成一代大家，与河北盐山张锡纯并称"南冉北张"[①]。由于冉雪峰学验俱丰，声名远扬，所从弟子众多，桃李满天下，且多为显赫名医，故将"冉氏内科流派"发扬到前所未有的高度。随着冉雪峰一生的主要轨迹，冉氏内科学术在武汉、万县、重庆及北京均有传承，尤以武汉的熊济川，万县的龚去非，重庆的宦世安，北京的陈可冀、郭士魁、冉先德等名家弟子为突出代表[②]，以工作室、师承、办学等形式弘扬学术。现以冉老家乡长江三峡地带继续传承"巫山冉氏"的弟子龚去非这一支为代表，简介巫山冉氏内科流派的学术传承。

流派的形成

巫山县位于重庆市东部，处三峡库区腹心，素有"渝东北门户"之称。地跨长江巫峡两岸，东邻湖北巴东，南连湖北建始，西抵奉节，北依巫溪。大溪乡位于长江三峡的瞿塘峡口，距县城西26公里。冉氏世居巫山县大溪乡。奔腾的长江湍流孕育了冉氏追求中医学术技艺的激情，淳朴忠厚的百姓和民风深深滋养和浸润了冉氏的高尚医德医风。巫山地区气候温润湿热，乡民素食辛辣咸腊，山区路窄陡险，对乡民湿热、阴虚体质的形成，脾胃、心脑、关节等部位患病不无影响，也对冉氏内科的学术思想形成、学术经验积累不无影响。冉雪峰走出巫山，而后走进武汉、万县、重庆及北京等城市。这些地域环境和社会的变迁对冉氏学术的进一步锻造、提升，对冉氏流派医者的人格意志锤炼和医德品质升华的影响是极为巨大的。

冉雪峰先生一生坎坷，因为战乱而颠沛流离，也正因为如此，冉氏的学术思想和学术经验在全国各地似星星之火，不断燎原，并逐渐形成了成熟的、颇具特色的冉氏内科流派。尤其是近代，冉氏内科流派的传播与研究不断深入。2008年，北京市发起抢救京城名老中医学术经验活动，启动"薪火传承3+3工程"，"冉雪峰名家研究室"即是建设项目之一，设在冉雪峰之子冉先德教授所在单位北京广安门医院。冉雪峰去世以后，其子冉先德与冉小峰将先生的著作整理编辑出版为《冉雪峰医著全集》，该书为冉氏内科流派学术集大成之代表性著作。

---

① 陈代斌，姚乃万.夔州多名医，泰斗寓黛溪——名医冉雪峰家世及名号史实考略［J］.中医药文化，2011，6（1）：19-21.

② 邹亮，李勇华.冉雪峰学术传承浅探［J］.中医药导报，2013，19（1）：25-28.

20世纪80年代，以冉雪峰先生家乡巫山的两家医院的有识之士（包括巫山县人民医院的王席国、刘干华和巫山县中医院的饶家济）为主，当时在世的冉雪峰弟子龚去非作顾问，组成了"冉雪峰研究会（筹）"，以弘扬冉雪峰学术思想、宣扬冉雪峰生平业绩。1987年4月自主发行了一册《冉雪峰研究》。2004年，由中国中医药出版社出版了冉雪峰弟子龚去非的学术经验集《中国百年百名中医临床家丛书·龚去非》。2006年，由中国中医药出版社出版了龚去非弟子李寿彭的学术经验集《中国现代百名中医临床家丛书·李寿彭》。2011~2014年，由李寿彭弟子李勇华主持研究了重庆市卫计委课题《著名中医冉雪峰学术经验整理——"南冉北张"的中医药文化研究》，发表了冉雪峰研究的10余篇学术论文，并形成了学术成果"著名中医冉雪峰学术经验整理的文献研究"，获得了地区科技进步奖。2017年，重庆三峡医药高等专科学校陈代斌教授主持的"长江三峡地区中医药学术流派传承研究"项目获得了国家社会科学基金立项，该项目将"巫山冉氏内科流派"的研究作为一个重点。

2018年，李勇华主持的课题"长江三峡名医冉雪峰学术传承与人才培养"获得重庆市社会科学界联合会立项。由李勇华主编的《川派中医药名家系列丛书·冉雪峰》由中国中医药出版社于2018年出版。可见，在冉雪峰的家乡，巫山冉氏内科流派仍在以旺盛的学术张力不断发展，造福一方民众。

传承方式与脉络

办学育才

冉雪峰1907年始在武昌医馆教习。1923年，他虚心向张锡纯询问创建医学堂规则，张锡纯的回复记录于《医学衷中参西录》中。冉雪峰复独资创办"湖北中医专门学校"于武昌黄土坡，并任校长，冀以"发扬国粹，造就真材"。冉雪峰夜以继日地工作，编讲义、改作业，亲自上堂讲课；学生有疑难执书请问，耐心解释，以懂为止。并设临时医院送诊施药，不但方便了贫苦群众，更使学生有了实习基地。"湖北中医专门学校"共有200余名学生，多成长为一方名医，为湖北中医事业的发展做出了突出贡献。

1921年，冉雪峰主持创办了《中西医学杂志》，弘扬学术。1929年至1937年，他历任汉口卫生局考试中医委员会委员、湖北省政府检定中医委员会委员，并参与、主持了数届中医考试。1938年下半年，冉雪峰避难于四川万县。当年11月起，他充任四川省万县中医初审委员会常务委员，并图举办中医学校，已邀请龚去非、李重人等为教师，终因日机轰炸未成。1955年，冉雪峰出任重庆市中医进修学校校长。当年即负责组织编写了第一套中医进修教材，并著有《内经讲义》《伤寒论讲义》。冉雪峰年逾古稀，为了中医事业后继有人，焕发革命青春，仍然夜以继日工作，亲自上堂授课，兢兢业业，一丝不苟，对中医教学的开展及教材修订做出了贡献，培养了优秀中医人才，传承了中医学术。

中华人民共和国成立后，中医药教育迈上了新台阶，中医院校遍地而起。冉氏内科流派的医者多在医学院校从教，在中医研究机构或医院内者亦与院校结合培养继学者，为中医药人才培养做出了重要贡献，亦为冉氏中医药学术传播做出了重要贡献。

传统师承

冉雪峰在武昌行医时期，已传统师承带徒多人，优秀者如湖北应城的陈择江、河北的邵雨亭和郭焕章、天津的卢抑甫等，而尤为突出者则是名医熊济川和宦世安。宦世安抗战期间避战于重庆，后成为重庆市中医学会第一任会长。1938 年下半年武汉沦陷前，冉雪峰举家避难四川万县，对外应诊，门庭若市。1939 年为躲避轰炸，即迁于万县董家岩李家院，应诊之余，埋头著述。约 5 年后迁万县关门石及电报路悬壶。在此阶段，冉雪峰的得意弟子主要是名医龚去非。龚去非于抗战后一直定居于万县（现重庆市万州区），成为巫山冉氏内科在家乡的传承者与弘扬者。1955 年 11 月底，冉雪峰从重庆中医进修学校奉调卫生部中医研究院工作，带徒著名中医陈可冀、郭士魁。冉雪峰家传弟子为其子冉先德与冉小峰。另外，还函授指导了与张锡纯共同的弟子张方舆、孙静明。

现代师承

中华人民共和国成立以后，国家重视中医药发展，兴建了一批中医院校和中医药研究院，成立了中医药的专门管理机构。1982 年宪法规定"发展传统医药"，近年来国家更是倡导"中西医并重"，在常规的院校学历教育的基础上，开展了一系列的中医药传承项目，如"老中医药专家学术经验继承工作""传承博士后""传承工作室""流派传承""岐黄工程"等。正因为这样，冉氏内科传承在新时代背景下有了新的传承方式，焕发出新的强劲学术张力，成就了许多新时代中医药人才。以冉氏留在家乡的弟子龚去非这一支为例：成都中医学院第三届本科毕业生李寿彭，分到医院即跟随龚去非学习和临证。龚去非成为全国首批老中医药专家学术经验继承工作指导老师后，又带徒成都中医学院毕业的骆常义与万成荣。李寿彭与骆常义均又成为师承指导老师带徒，李寿彭还获批国家级老中医药专家传承工作室项目，李寿彭弟子李勇华入选全国第四批中医临床优秀人才项目。

龚去非（1903—1993），湖北黄陂人。幼时读私塾，13 岁时跟随胞叔龚厚堃学医，悬壶汉口。抗日战争时入川到万县定居，拜冉雪峰为师学医 8 年。1951 年与中医学家李重人合作，创办万县市第一联合诊所，并兼任所长。1956 年调入万县市人民医院工作，任主治医师。1958 年调入万县地区人民医院任中医科主任，先后任副主任医师、主任医师，直至 1973 年退休。退休后，受聘于万县中医学校及万县市中医院等单位作学术顾问，并先后带徒 10 余人。2003 年，由重庆万县中医药学校牵头，将他毕生的临床经验及医学思想重新整理，列入《中国百年百名中医临床家丛书》出版。1990 年，成为全国首批老中医药专家学术经验继承工作指导老师，并享受国务院政府特殊津贴。

李寿彭（1938—　），四川成都人。于 1964 年毕业分配到原四川省万县地区人民医院从事临床诊疗及教学工作，师从龚去非多年。李现为重庆三峡中心医院主任医师，国务院政府特殊津贴获得者，第二、三批全国老中医药专家学术经验继承工作指导老师。学术思想、临床经验已编入《中国现代百名中医临床家丛书》出版。李寿彭全国名老中医药专家传承工作室撰写的《李寿彭医案精选》由湖北科技出版社于 2016 年出版，《杏林一叶》由团结出版社于 2015 年出版。

骆常义（1948—　），重庆万州人，重庆三峡中心医院主任医师，为全国首批老中医药专家学术经验继承人，师从龚去非。全国第三批名老中医药专家学术经验继承工作指导老师，重庆市名中医。

王恩元（1954—　），重庆开县人，毕业于成都中医学院，师从李寿彭。2000 年被授予"重庆市名中医"称号。

主要学术思想

中医与西医、哲学结合

巫山冉氏内科流派，自冉雪峰始，后学者从医均重视将中医学与现代医学、古今哲学相结合，发

展和创新中医学 [1]。据汤辅康先生发表的学术论文《冉雪峰先生学术思想和治疗经验》记载，冉雪峰于 1923 年在湖北省中医学会主办的《中医杂志》第 10~12 期中所发表的《哲学安于科学上》一文，征引广博，对古代各家哲学都作了分析，并引用物理、化学、光学来证其真理，反复斟酌引用到医学上来。文中有"科学为哲学之骨，哲学为科学之干，哲学无科学作骨，失之空疏，科学无哲学作干，过于呆板""哲学得科学而益彰，科学得哲学而更固"之述，显为古为今用，洋为中用的思想。

冉雪峰弟子陈可冀院士，曾任中国中西医结合学会会长，《中国中西医结合杂志》主编，是"西学中"的典范，其关于心血管疾病的活血化瘀研究获得了国家科技进步奖一等奖。跟师冉雪峰 8 年的弟子龚去非先生，一直主张辨病与辨证结合，中西医结合，取长补短，以取得最佳疗效为目标，不故步自封。龚去非弟子李寿彭，善于适当应用方药的现代科研成果，如在辨证的基础上加用降酶的女贞子、抗乙肝病毒的苦参、抗心律失常的甘松、延胡索，降脂的葛根、泽泻、丹参、生山楂等，主张学习中医学既要继承，又要发扬，做到继承不泥古，发扬不离宗。

重视表里、寒热、虚实的相对性及转化

冉氏认为，疾病无绝对表里、寒热、虚实之分。表证与表，里证与里，既有区别又有联系。表里是指相对的部位，表证和里证是指特定的脉证。表证及里，里证及表，是人体病理反应的结果，"表证就在表，里证就在里"的看法欠妥。冉雪峰弟子龚去非将这一认识仔细阐释并应之临证。龚去非认为，寒与热，虚与实，均相反相依。一般地说，相反易明白，相依较难理解。寒能生热，热中有寒；热能生寒，寒中有热。虚能变实，实中有虚；实能变虚，虚中有实。由邪盛正强转为邪盛正弱，实变虚，若正气又转强盛，虚变实；若正盛邪弱，则又为疾病向愈之机。基于此认识，龚去非临证常寒温并用，阴阳相济。

查阅《冉雪峰医著全集》，从病例分析，冉雪峰认为胃脘痞痛的主要病机为寒热错杂、痰气交阻、肝胃不和、肝胃郁热、痰热互结、瘀血凝滞、胃阴虚、胃气虚等，但多以寒热错杂为基础相互兼夹，治疗寒温并用，辛开苦降为主，和胃降逆，"开上痹，畅中气"。这正是基于表里、寒热、虚实的相对性和转化理论。《中国百年百名中医临床家·龚去非》中记载 80 余种病证、多篇医论，处处体现了"疾病无绝对的表里寒热虚实"的基本学术思想，而这种学术思想是深受冉雪峰学术传承影响而形成的。龚去非认为，升可助降，温可助清，通可助涩，行可助补，补可助行，治气可治血，治血兼理气，因而组方选药，务求刚柔互济，相须相反均可相成，因而也形成了寒温并用药物的特点。龚去非弟子李寿彭治疗胃痛秉承了这个学术思想，寒温并用，但注重整体的寒热、虚实平衡调理。

尊崇仲景学说，善用经方

冉雪峰所著《冉注伤寒论》为其代表作。该书以揭示辨证论治为准则，以实用为要务，为近代伤寒名著之一。该书注重症状、脉象、药物、方剂的研究。如冉雪峰解析五苓散，曰："五苓方中当着眼点的……是用桂枝独少，桂枝汤桂枝是三两，此方只半两，这不啻说明义取气化通里，而不是气化通表。是用泽泻独多，泽泻既能气化水，使水下行，又能水化气，使气上达，曰泽曰泻。"这就把五苓散组方的特色，显示在读者面前。

---

① 徐江雁.勤学苦研，古今相合，融会贯通——记一代名医冉雪峰［J］.北京中医，2005，25（5）：267–269.

冉雪峰精研仲景学说，并在临床中不断实践，取得了非凡疗效，《冉雪峰医案》经方案例比比皆是。冉雪峰弟子龚去非继承冉氏的伤寒学术思想，亦善用经方，而且多有创新化裁。小柴胡汤和解少阳，和胃降逆，扶正祛邪。方中柴胡味苦微寒，少阳主药，以升阳达表为君。黄芩苦寒，以退热为臣。半夏辛温，能健脾和胃，以散逆气而止呕；人参、甘草，以补正气而和中，使邪不得复传入里为佐。邪在半里半表，则营卫争，故用姜、枣之辛甘，以和营卫为使。龚去非在此方的基础上，去参、姜、枣之温补，加黄连、连翘清热解毒，陈皮理气燥湿，而成为清热化湿为主的加减小柴胡合剂（组以柴胡、半夏、黄芩、黄连、连翘、陈皮、甘草）。

李寿彭尊崇师说，并发展认识。他认为《伤寒论》方需加减应用，合理配伍后能提高临床疗效。如小陷胸汤主治的小结胸证加枳实效优，半夏泻心汤、生姜泻心汤、甘草泻心汤所主的痞证加枳实、厚朴、木香等调畅气机之品效佳。他认为需要对《伤寒论》方进行补充，特别是对有效方药的研究，以扩充治疗方药；认为需改革《伤寒论》方药制剂，可以对经方进行有效成分的提炼，制成颗粒剂或冲剂，实行分别包装，便于临床应用，在不失中医辨证用药精髓的前提下，服用方便。

重视气化与气机理论

中医学认为，气化是指气的运动及其所产生的各种变化。气化是中医理论中的重要概念，气机理论蕴涵于其中。各脏腑以不同方式参与整体的气化、气机活动。整体的气化、气机活动既是各脏腑综合作用的结果，又是维持脏腑间平衡的重要因素。正是脏腑及精微物质的气化、气机之聚散、升降出入运动，才构成了整体气化、气机活动的总画面。气化、气机是人体生命活动存在的基本方式和状态，脏腑经络是其发生的场所，脏腑经络的功能是其具体体现，脏腑阳气是其动力源泉。气化、气机失调是人体疾病发生的基本病机之一。

冉氏非常重视中医的气化和气机理论，并以此来认识方药，应之临床。冉雪峰认识药物功效，多应用气化及气机理论。如冉氏认识桂枝：桂枝发汗又止汗，实表又实里，温寒解凝，彻热散结，降逆气，升陷气，利小便，固小便，宣灵窍以回苏，柔经遂而镇痉。本血分药，而功用昭于气分，其主治曰上气、曰结气、曰益气，纯是在气分阐发。合麻黄方能解表，合五味方能降冲，合茯苓方能利水，合桃仁方能消瘀，合芍药饴糖方能建中。

冉氏认识方剂，亦不离气化和气机理论。如冉雪峰解析真武汤：名真武者，取其镇管水主，乃俾水归水位，非纯单专主利水之方，亦非纯单专主回阳之方。温以化气，气化则阳通，阳通则水行。芍药协姜附，可通阴中之气；姜附协芍药，可化阳分之水。此方与附子汤，只是以生姜易人参，附子汤主治在寒，此方主治在水。主寒者，重用附子以温之；主水者，重加生姜以宣之。

冉雪峰在临床中亦特别重视气化和气机理论的应用。对于急性中风，冉雪峰尤其善用"六石二鳞介"，即"疗中风坏证方一首"中的紫石英、白石英、赤石脂、白石脂、寒水石、石膏和龙骨、牡蛎。这类药物的共性就是重镇宁静、降逆气血，适合于脑卒中。李寿彭继承冉氏医学思想，重视和应用气化和气机理论。如其治疗小儿发热，提出表里双解、泄热排毒、截断病灶的观点，集清、解、和、下诸法为一体，将清热解毒、通腑和解法融于一方，自创了青柴石知二黄汤，经数百例临床观察，疗效优于其他药方[1]。

---

① 李寿彭.青柴石知二黄汤治疗小儿发热［J］.四川中医，1987，5（7）：45.

重视情志，神药并调

冉雪峰、龚去非常告诫其弟子："方药治疗固然重要，但心理治疗也不可忽视。""七分治三分养"，强调重视调节情志因素与方药证治的重要性。冉氏认为：适当、合理的心理治疗，帮助患者了解躯体疾病的根本性质、发展演变规律及预后，可使其正确地认识和对待疾病；与此同时，要充分理解和同情病人，主动关心、体贴、安慰病者，增强其治病的信心。药物治疗和心理治疗相辅相成，缺一不可。心理治疗得当，既能收到难以估量的效应，又能强化药物的药理作用，即所谓"神药两调"。人是万物之灵，龚去非说："要想当一名比较成功的医师，就必须注意探索病人的心灵，与其说病人前来治病，不如说病人前来是为了得到理解和同情。"[①]

（本文原载《中医研究》杂志 2020 年第 1 期）

---

① 陈代斌，骆常义.龚去非［M］// 中国百年百名中医临床家丛书.北京：中国中医药出版社，2004.

名医冉雪峰的成才与学术传承因素探析

李勇华　张训浩　陈代斌　黄玉静　边晓静

名医冉雪峰之所以能成为一代中医大家，并使其学术经验得以传承，文章认为这与其个人的性格、人品、志向、著书立说、办学、带徒有关，与政治社会环境、社会经历有关，也与其出生、从医的地域因素相关。由此启示，新时代要学好中医，传承学术经验，要有为民解疾之志，扎实的传统文化基础，坚持临床实践，师承与院校教育结合，著书立说。

一代名医冉雪峰（1879—1963），为长江三峡地区巫山县大溪乡人。冉氏世代业医，尽得家传。其1903年即顺江而下达汉口，曾参加武昌首义，后于武昌专事中医，声名鹊起，民国期间即与河北盐山张锡纯共称"南冉北张"。抗战期间于万县、解放战争期间及解放初于重庆行医。1955年11月底，奉命调往卫生部中医研究院工作，任中华医学会常务理事，卫生部中医研究院学术委员会副主任委员兼高干、外宾治疗室主任，第二届全国政协委员，授一等一级专家。

冉雪峰先生之所以成长为全国中医界的顶级人才之一并传承学术经验，形成颇有特色的"冉氏内科流派"，这与"天、地、人"等多方面影响因素相关，现试探析如下，以冀为现代中医人才培养和成长提供有益参考。

个人因素

冉雪峰家族在巫山县世代为医，在当地及周边地区中医内科领域颇负盛名，其学术绵延数百年至今。据其子冉先德主持的"冉雪峰中医名家研究室介绍"视频，"冉氏医学流派"传承有序，每代传承代表依次为冉天星（1680—1760）、冉泰丰（1730—1818）、冉佑祖（1765—1850）、冉启新（1793—1879）、冉作楫（1823—1910）、冉雪峰（1879—1963）、冉先德。冉雪峰"自幼习文学医"，15岁时参加夔州府考试，优中廪膳生员，19岁时与巫山好友饶宪章等赴成都乡试，均挂水牌（清时对初试合格者即挂水牌），后因考场弊端而落第。在成都期间，时值藩台衙门举办留日官费生考试，冉氏一考即中，后四川省布政司多次致函巫山催冉东渡，因种种原因而未成行。可见，基础扎实的家传医学及人文背景，成为冉雪峰学好中医的原始养料及动力。

冉雪峰曾积极从事旧民主主义革命，后为袁世凯的爪牙逮捕入狱，袁世凯驾崩后，幸经一位有名的大律师保释而得以出狱。自那以后，他遁迹医林，抱不做官、不发财主义，精力视线凝集于医，数十年如一日。曾曰："卫生即以强种，强种即以强国，发扬至道，倡明强学，以与欧美争衡，未始非挽回国权，拯救同胞之一助也。"这种为国为民而从医的职业取向，成为其学习积极向上的源源动力。

冉雪峰为人敦厚诚恳，做事踏实认真，学习刻苦努力。他坚持中西医结合的道路，身体力行，既当中医看病开方，也能用西药，也能给外科伤员换药。曾曰："中医要求生存，求发展必须由正规学校培训，在校主要学中医理论，同时也要学西医理论，又要有临床实践，使学生能做到中西融会贯通，中西结合，互相取长补短，形成祖国的新的医学，那在全世界最先进。"他著书时参考许多中、西医书籍，中西融会贯通写出《大同生理学》《大同药物学》《大同方剂学》等一系列著作。冉雪峰特别重视中医经典著作的深入学习和实践，其于重庆中医进修学校所编撰的《内经辑要新释》六万余言，全书汇精解经、研古出新，全面系统地介绍了医经学术和其治经方法。78 岁时他开始编写《伤寒论集注总诠》，这部著作后由其子冉小峰和冉先德整理，由原卫生部部长钱信忠亲笔作序，科学技术文献出版社于 1981 年正式出版，名《冉注伤寒论》。该书是冉雪峰的代表作，诚如其自述"本编与其他集注、集义、汇纂不同，彼系聊为征引，此乃总求归结……将经论之精义，各注之菁华，其中精透奥妙入微之处，整理好，注释好，贡献出来，为中西学术交流，再以中西结合形式丰富世界医学内容"。

冉雪峰为冉氏内科流派的杰出代表，文字功夫深厚，年轻时曾做报社记者及秘书工作，为医成熟后，擅长于著书立说，终至著作等身。1939 年日机开始轰炸万县市，为躲避轰炸，冉雪峰迁于万县董家岩李家院，应诊之余，埋头著述。在此期间，著有《国防中药学》《大同药物学》《大同生理学》《大同方剂学》《中风临证效方选注》等。1959 年元旦，尽一月之力写成《八法效方举隅》一书向党献礼，建国十年大庆时又以《冉雪峰医案》再献红心。2004 年 1 月，冉小峰与冉先德主持将冉雪峰的所有著作整理，由京华出版社出版，名《冉雪峰医著全集》，分为医经、方药与临证三册，共计 235 万字。

冉雪峰一生钟情于中医办学，培养中医人才，传播中医学术。他 1907 年受聘于武昌医馆任教习，后继任馆长。1923 年，曾虚心地向张锡纯询问创建医学堂规则，张锡纯殷殷回复之，此文记载于《医学衷中参西录》。武昌行医期间，冉雪峰创办"湖北中医专门学校"，任校长，冀以"发扬国粹，造就真材"。1929 年至 1937 年，冉雪峰历充汉口卫生局考试中医委员会委员，湖北省政府检定中医委员会委员，并参与主持了数届中医考试。抗战期间，又在万县筹办中医学校，教师都已经聘好，然因日机轰炸终未成功。1953 年，冉雪峰任重庆市中医进修学校校长，虽年逾古稀，为了中医事业后继有人，仍然夜以继日工作，亲自上堂授课，兢兢业业，一丝不苟，对中医教学工作的开展及教材修订工作做出了重要贡献。冉雪峰在办学的同时还积极办刊，1921 年创办湖北省《中西医学杂志》，兼任编辑，发表过很多具有创见性的论著，为中医学术研究和中西医结合开辟了新道路。1950 年 5 月 29 日，重庆成立卫生工作者协会，冉雪峰任编辑委员会委员。

冉雪峰精研中医，实践中医，并不吝将所有学术经验传给继学者，因而一生正式带徒达数十人[①]。在武昌行医阶段，冉雪峰所传承的弟子如湖北应城的陈择江，河北的邵雨亭和郭焕章，天津的卢抑甫等，而尤为突出者为名医熊济川和宦世安。抗战期间，在万县带徒龚去非。后去北京，带徒陈可冀及郭士魁。张锡纯去世之前，嘱咐自己未完成学业的弟子去拜冉雪峰为师。这几位弟子就是后面名重一方的深县中医张方舆、天津中医李宝稣和孙静明，他们在抗战期间拜师，以通信的形式接受冉老的传道授业解惑，直至冉老去世，他们的交往近 30 年。冉雪峰的子女中亦有数人从事中医药工作，传承其父的"德"与"艺"，均在工作岗位上兢兢业业，口碑甚佳。尤为突出者，除女婿宦世安外，则为其子冉小峰与冉先德。另外，冉雪峰尤善结交中医界朋友，常进行学术讨论及诗文互动，据资料可查，他与张锡纯、李重人、王渭川、时逸人、王文鼎等中医名家均为好友[②]。

① 邹亮，李勇华 . 冉雪峰学术传承浅探［J］. 中医药导报，2013，19（1）：25–28.
② 曾德宏，李勇华，易为丹 . 名医李重人的交友观［J］. 中国中医药现代远程教育，2011，9（24）：112–113.

社会因素

冉雪峰早期从事旧民主主义革命。据记载，1903年，冉雪峰顺江来到武昌，不时撰写政论文章，抨击时弊。后在报社主持笔政，评点时事，宣传共和。面对内忧外患，先生认识到欲实现"民富国强"，必须推翻清王朝，实现共和。1911年，他义无反顾，毅然从戎，参加了震惊中外的武昌起义。1937年在《新定救护方药注释》中冉雪峰回忆写道："溯民元随同志，首义武昌，短布从军，下马作露布，上马杀贼。"后被袁世凯爪牙逮捕入狱，出狱后因感在当时军阀混战的历史背景下，民主革命注定一无所成，慨而专事中医，以己之长从另一条途径为救国救民做出贡献。

冉雪峰主要生活在解放前的旧中国，政治腐败，内忧外患，国家动荡，民不聊生。他一生颠沛流离，从家乡巫山到武昌，因战争而避难于万县、重庆，最后在中华人民共和国成立后被调入北京。旧社会的民众大多生活困苦，饥饱无依，传染病流行，导致民众体质脆弱，脾胃亏虚，这对冉雪峰的中医疾病研究方向、学术发展不无影响。武昌曾有麻疹、鼠疫、白喉、霍乱等瘟疫流行，冉雪峰均尽医生职责，不顾传染风险，不计个人得失，冒死相救，看病施药，总结出诸多瘟疫治疗的临床经验，如经验方"太素清燥救肺汤"。写出了系列瘟疫治疗的经验总结著作，如《温病鼠疫问题解决》《霍乱症与痧症鉴别及治疗法》《麻疹商榷正续编》等。

中华人民共和国成立后，国家欣欣向荣，各行业焕发出勃勃生机。冉雪峰深感中医发展的新契机来了，作为一个老中医负有推进学术传承发展的义务和责任。1950年5月29日，重庆成立卫生工作者协会，冉雪峰任编辑委员会委员。1953年，又任重庆市中医进修学校校长，同时出任重庆市政协委员。其间负责组织编写了第一套中医进修教材，并著有《内经讲义》《伤寒论讲义》。他年逾古稀，学校评价他"为了中医事业后继有人，焕发革命青春，仍然夜以继日工作，亲自上堂授课，兢兢业业，一丝不苟，对四川中医教学工作的开展及教材修订工作做出了贡献"。

1955年，冉雪峰被调往卫生部中医研究院工作，国家给予其崇高的荣誉，他不顾年老，看病、做学术、带徒弟、参与政治协商等工作，似乎焕发人生的第二春。他在离渝赴京前给弟子龚去非信中说："惜乎年事已老，今年已逾76，耳已半聋，但改进中医，发扬先代文化遗产，素具此志，天既留我多活几年，赶上这个机会，当尽其所知所学贡献民众，一息尚存，此志不懈。"足见新时代激发的拳拳报国之心，溢于言表。1956年8月，冉雪峰向党组织递交了入党申请书。其在8月26日写给其弟的信中说："我弟兄年已耄耋，能看见中国复兴，世风丕变，欣慰……各方面照顾甚周，一切待遇，等于专家，可谓特殊遇会。不是毛泽东时代，是没有的，我年老耳已半聋，学习不够，但在一日，当为人民尽一日义务，现争取入党，以便实事深入学习，已递申请书。"可见，政治、社会因素对冉雪峰的成才及学术传承具有重要影响。

地域因素

冉雪峰出生于巫山的中医世家。巫山风景秀美，民风淳朴，冉氏为医乡里，临证读书带徒，孜孜不倦，以精深的中医药技术维护一方乡民的繁衍生息。奔腾的长江湍流，孕育了冉氏追求中医学术技艺的激情，淳朴忠厚的百姓和民风，深深滋养和浸润了冉氏的高尚医德医风。旧社会的武昌、万县、重庆，均为当时的中西部重要城市，交通相对发达。这些城市开放、包容，社会多元，人员混杂，疾病也愈加复杂而棘手，这些地域环境和相应社会环境的变迁对冉雪峰学术的进一步锻造、提升，对其人格意志锤炼和医德品质升华的影响是极为巨大的。中华人民共和国的首都北京，为全国政治、经济和文化的中心，也是党的中医药政策落实的先行地区，中医学院、中医研究院率先成立，"西学中"工作开展得如火如荼，中医药优秀专家云集，中医药学术发展最繁荣，冉雪峰在这样的地域环境中正是如鱼得水，其学术、临床水平进一步提高，带徒、著作等产出的数量和质量均达到了人生的巅峰。

启示

冉雪峰之所以能成为一代中医大师，其学习中医并成才的关键动力是内源的，就在于其强烈的"强种即以强国"愿望以及热爱中医、服务民众的职业愿景。前者是一位传统知识分子在目睹国家羸弱，满受欺凌的状态下，也在历经热血旧民主主义的革命失败后，在力所能及和自备条件的基础上，走上了医民救国的道路。后者是一位普通山村青年来到繁杂的旧社会大城市竭尽全力以一技之长以立足谋生的朴素愿望。因之，冉雪峰弃革命而从中医，为自身生存，也为强种救国。而在当今新时代，促使学子学习中医的内源动力，已不是冉雪峰当年的救国夙愿，而应在于首先树立为民众解除疾苦的崇高医愿，并因此而学医，培养良好的医德医风。要热爱中医、学好中医、实践中医，坚定为民解决疾苦的同时获得相应的报酬而谋生存的职业愿景，也应是自然的从事中医的关键内源动力。

中医药的基本理论，如阴阳、五行、经络等均与中华传统文化密切相关，许多内容是一致的。中医的思维方法源于中医药理论的认识，如中医的象思维、整体观念、辨证论治同样与中华文化的认识相通。因此，中医药是渊源于中华文化的，是其中优秀的一支，具有原创意义，并且已在实践中反复检验为有效，已经为人民健康做出了巨大贡献，古言"秀才学医，笼中捉鸡""不为良相，即为良医"，诚言中医与中华文化的相通性。冉雪峰年少时曾求功名，古文化基础知识扎实，并加之优良的中医家传，为其中医学习道路做了极好铺垫。今时，学好中医当先打好坚实的中国古代文化基础，有突出的古文阅读理解能力，熟读中医经典著作，旁通历代名家，吸取各家之长，凝成自家之特色，传承学术经验。

中医保持旺盛的生命力，其关键在于努力提高自身队伍的素质和技术水平。而这个水平并不体现在空洞理论，而是取决于临床实践。中医的生命力在于临床。中医本来就是一门实践科学，理论升华于临床与生活实践，又可指导临床与生活养生保健。只有长期坚持临床，在临床中实践应用中医药理论，不断探索，继之创新理论和实践，才会逐步积累学术经验，渐成大家。冉雪峰在家传学医期间以及决定以医为业之后，从未脱离临床实践，尤其是在武汉之麻疹、霍乱、鼠疫流行期间也从未退缩，因此而成为一代临床大家。反观当今，脱离中医临床而谈中医，理论与实践脱节，普遍西化的问题较为严重，因此，学习冉雪峰一生理论与临床紧密结合的从医之道具有重要的现实意义。还应强调，在临床实践中当真正应用中医辨证论治的临床思维指导，偏离了这一中医根本特点和优势，则非真正的中医临床，也不能积累真正的中医学术经验。

中医学术经验积累，一则造福于民，再则应当传播与传承。冉雪峰成为著名中医，在湖北举办中医学校多年，传播了中医学术，造就了大批中医人才。在办学的同时，他还择优录取，按照传统师承的模式收为正式入门弟子，将毕生临床经验和学术见解倾囊相授，学生的中医个性化培养颇有成就，造就了一批杰出中医人才，如宦世安、陈可冀、龚去非等，形成了颇具特色的"冉氏内科流派"。实际上，办学和带徒对老师来说，都是教学相长的过程，相互促进技术提高和经验积累。冉雪峰曾举办数种中医药期刊，发表诸多学术论文，并且借办刊和上海、太原、重庆等城市的中医同行互动交流，提高中医学术水平，也在抵抗毁灭中医政策方面起到了重要作用。冉雪峰在繁忙诊务及各类繁杂工作之余，避战空隙，挤出时间来著书立说，使得冉氏学术经验至今传承并弘扬。而今新时代，国家制定执行"发展传统医药""中西医并重"的政策，各级中医学校林立，各类中医药期刊、各类中医药著作百花齐放，遍地公立和私立中医院、中医诊所，可见目前中医发展可谓迎来了春天，学术氛围浓厚，学习中医的条件达到了历史最佳。需要重视的，就是传统师承和现代的学院式教学要有机结合，虽然目前已经做了很多探索[1][2]，取得了一些经验，但还有待进一步实施、规范并总结经验。

（本文原载《中国中医药现代远程教育》2019 年第 20 期）

---

[1] 骆继军，李勇华，许代福.高职高专中医学专业新型师承人才培养模式探索［J］.2014，43（29）：3975-3977.

[2] 李勇华，易为丹，骆继军，等.高职高专中医个性教育探讨［J］.2013，31（5）：9-11.

冉雪峰治疗心系病证的用药规律

李勇华

近代中医泰斗冉雪峰（1879—1963），字剑虹，别号恨生，重庆市巫山县大溪乡人，与河北盐山张锡纯共有"南冉北张"之称。冉雪峰一生曾先后在汉口、万县、重庆和北京行医、教学，学验俱丰，成为"冉氏医学流派"一代宗师。其大部分著作为抗战期间避难于万县董家岩所著，现已结集出版。冉雪峰擅长诊治心系病证，其弟子陈可冀院士及著名中医郭士魁的回忆即是明证[1][2]，两位弟子之所以在心血管疾病防治方面能取得显著成就，与冉雪峰的悉心指导不无关系。现摘录冉雪峰治疗心系病证的医案，以统计分析其用药规律。

资料与方法

1. 资料来源

2004年京华出版社出版的《冉雪峰医著全集·临证》[3]中所记录的冉雪峰医案及1953~1954年间在重庆行医的门诊简记。

2. 纳入标准

所有以心系病证为主的临床医案和门诊简记，病例后均必须附有明确的治疗中药组成。逐篇阅读，人工选择，有二诊以上记录者，每诊的药物组成均作为一条独立的记录纳入。

3. 排除标准

排除其他系统病证及有心系症状但非为主者。

4. 药名规范

对文献中中药的名称及分类，依照2002年中国中医药出版社出版的"十五"国家级规划教材《中药学》[4]给予规范。证名根据中华人民共和国中医药行业标准《中医病证诊断疗效标准》[5]给予规范。

5. 统计学方法

将数据梳理后以计算机Microsoft Excel 2007软件录入，建立冉雪峰治疗心系病证中药数据库，分别建立中风、心悸和眩晕的中药数据库，根据以方测证建立主要证素和证候中药数据库，分别进行统计分析。

① 陈可冀.怀念一代名医冉雪峰［J］.四川中医，1987，5（8）：5-7.
② 周凤梧.名老中医之路［M］.济南：山东科学技术出版社，2005.
③ 冉雪峰.冉雪峰医著全集（临证）［M］.北京：京华出版社，2004.
④ 高学敏.中药学［M］.北京：中国中医药出版社，2002.
⑤ 国家中医药管理局.中医病证诊断疗效标准［S］.南京：南京大学出版社，1994.

结果

1. 总体使用的中药分布

共收录心系病证医案 100 例 126 诊处方 126 条，所使用中药共 93 味，全部逐条录入软件统计分析，其中使用频次超过 5 次者仅 49 味。除甘草外，使用频率由高到低依次为白薇（73.81%）、厚朴（71.43%）、石决明（64.29%）、牛膝（60.32%）、当归（55.56%）、泽兰（51.59%）、龙齿（46.83%）、百合（42.86%）、栀子（38.89%）、白芍（32.54%）、竹茹（30.16%）、酸枣仁（28.57%）、桑螵蛸（28.57%）、生地黄（26.19%）、滑石（26.19%）、山茱萸（23.81%）、代赭石（22.22%）、紫石英（22.22%）、茯神（21.43%）、郁李仁（19.84%）、花蕊石（19.84%）、白茅根（19.84%）、菊花（18.25%）等。所使用药物主要为降气、重镇潜阳、养心安神、活血通经及收涩固肾敛阴者。

2. 治疗中风的中药分布

共收录中风 13 例 22 诊处方 22 条，所使用中药共 56 味，全部逐条录入软件统计分析，其中使用频次超过 5 次者仅 26 味。除甘草外，使用频率由高到低依次为牛膝（95.45%）、白薇（90.91%）、石决明（81.82%）、厚朴（59.09%）、龙齿（59.09%）、百合（59.09%）、当归（54.55%）、泽兰（45.45%）、浙贝母（45.45%）、紫石英（40.91%）、花蕊石（40.91%）、郁李仁（36.36%）、火麻仁（36.36%）、大黄（31.82%）、天竺黄（31.82%）、代赭石（31.82%）、石菖蒲（31.82%）等。所用药物主要为引血下行、重镇降逆、化痰开窍和通腑降气者。

3. 治疗心悸的中药分布

共收录心悸 17 例 32 诊处方 32 条，所使用中药共 66 味，全部逐条录入软件统计分析，其中使用频次超过 5 次者仅 28 味。除甘草外，使用频率由高到低依次为厚朴（75.00%）、白薇（68.75%）、泽兰（62.50%）、龙齿（59.38%）、当归（53.13%）、桑螵蛸（50.00%）、山茱萸（50.00%）、石决明（50.00%）、白芍（46.88%）、栀子（40.63%）、茯神（37.50%）、滑石（37.50%）、紫石英（37.50%）、酸枣仁（34.38%）、百合（28.13%）、连翘（25.00%）、浙贝母（25.00%）等。所用药物主要为重镇安神、养心安神和收敛浮神者。

4. 治疗眩晕的中药分布

共收录眩晕 40 例 51 诊处方 51 条，所使用中药共 68 味，全部逐条录入软件统计分析。其中使用频次超过 5 次者仅 34 味。除甘草外，使用频率由高到低依次为厚朴（78.43%）、白薇（72.55%）、石决明（70.59%）、牛膝（64.71%）、当归（54.90%）、泽兰（49.02%）、百合（47.06%）、栀子（43.14%）、龙齿（41.18%）、酸枣仁（35.29%）、生地黄（33.33%）、竹茹（33.33%）、白芍（33.33%）、桑螵蛸（31.37%）、山茱萸（27.45%）、浙贝母（25.49%）、石斛（21.57%）等。所用药物主要为降气、重镇、滋养、收敛和化痰者。

5. 主证用药分布

所有收集的心系病证 126 条记录中，出现频次较高的主证为肝阳上亢证、肝肾阴虚证、肝风内动证、心虚胆怯证、痰热内蕴证和瘀阻脑络证等，出现频次在 5 条以上的证候用药从高到低排序如下．肝阳上亢证：白薇、石决明、牛膝、龙齿、滑石、代赭石、紫石英、牡蛎、赤石脂等；肝肾阴虚证：百合、生地、山茱萸、石斛、南沙参、知母等；肝风内动证：石决明、龙齿、代赭石、紫石英、花蕊石、牡蛎等；心虚胆怯证：甘草、龙齿、酸枣仁、茯神、柏子仁等；痰热内蕴证：竹茹、浙贝母、瓜蒌、半夏、天竺黄、黄连等；瘀阻脑络证：牛膝、泽兰、当归、郁金、橘络、川芎等。

6. 证素用药分布

所有收集的心系病证126条记录中，出现频次较高的主要证素为阳亢、阴虚、肝风、痰浊、血虚、火热、血瘀、气滞等，出现频次在5条以上的主要证素用药从高到低排序如下。阳亢：白薇、石决明、牛膝、龙齿、滑石、代赭石、紫石英、牡蛎、赤石脂等；阴虚：百合、生地、山茱萸、石斛、南沙参、知母等；肝风：石决明、龙齿、代赭石、紫石英、花蕊石、牡蛎等；痰浊：竹茹、浙贝母、瓜蒌、半夏、天竺黄等；血虚：当归、白芍等；火热：栀子、生地、菊花、连翘、丹皮、黄连、知母、薄荷等；血瘀：牛膝、泽兰、当归、郁金、川芎等；气滞：厚朴、木香、橘络、甘松、枳实等。

讨论

1. 病因病机认识

冉雪峰医案中心系病证主要为中风、心悸和眩晕，总的病机认识不外虚实两端，虚者多为心气虚、心血虚、心肝肾阴虚、心阳虚等，实者多为阳亢、肝风上扰、气滞、血瘀、痰浊、火热等。冉雪峰认为中风既不是外有暴戾贼风，也不是内有横绝肝风，只是气血自生之病。血气并逆，不但脑部可充血且可充气。又因气无血则散，血无气则凝，气血未可离，离则形气绝："血与气交失，故为虚焉"。脑病有虚有实，有气血俱虚，有气血俱实，有"脑充血""脑充气"，有"脑贫血""脑贫气"等。心悸为心神不安、心脑不宁，多有下元不固，阴趋于下，阳浮于上，或有痰瘀者，宜清肺利膈、固肾宁心、甘平调养、镇摄固纳、芳香醒豁、活血化痰等。眩晕多为神经障碍，气血亏虚、元阴不足、气火升浮、失其清宁等，宜补益气血，滋液柔筋通络，清脑镇逆，开痹阻，畅经隧。

2. 用药思路

冉雪峰深谙中医的升降理论。《医源》云："天地之道，阴阳而已矣；阴阳之理，升降而已矣。"《素问·六微旨大论》云："出入废则神机化灭，升降息则气立孤危。故非出入，则无以生长壮老已；非升降，则无以生长化收藏。是以升降出入，无器不有。故器者生化之宇，器散则分之，生化息矣。故无不出入，无不升降。化有大小，期有近远，四者之有，而贵常守，反常则灾害至矣。"冉雪峰重视心肾水火升降，水升火降，坎离相交，即为既济，是健康之本；水不制火，坎离不交，水下火上，则成未济，是心系病证的重要原因。他在治法升降、用药升降方面有颇多经验，常用降气引血之药，气降则火降，又益滋水添精，诸症可解。人身气血营周要保持平衡，若严重失衡，则身中气机突然变化，可上冲脑部，表现所谓中风等证象，故冉雪峰多将升降和气血理论结合而并调之。七情内伤，气机紊乱，脏腑气血阴阳失调，则心神不宁。冉雪峰治疗心系病证又特别重视调神，或重镇，或滋养，或敛浮；针对病理因素，或化痰，或活血，或行气，或降火，尤善从气血来调理。

3. 用药特色

对于急性中风，冉雪峰尤其善用"六石二鳞介"，即"疗中风坏证方一首"中的紫石英、白石英、赤石脂、白石脂、寒水石、石膏、龙骨和牡蛎，这类药物的共性就是重镇宁静、强逆气血。对于中风、眩晕之肝阳上亢、肝风内动证，冉雪峰均基于重镇降逆气血的学术思想，选用如上药及石决明、龙齿、滑石、代赭石等。其次就是疏利导引气血下行，使用最多的药物是白薇，方剂是许叔微《本事方》中的白薇汤去人参。冉雪峰分析《本经》认为，白薇味苦咸，入血沉静，平上逆气血，为治疗中风的要药；牛膝引血下行，同时能补益肝肾、强健筋骨，研究又表明其能降低血压，故为冉雪峰所推崇；厚朴通里解外防内变，为下气降气的要药。

气血冲逆，多有素体阴液不足，以致阳亢甚或化风，其治当益水敛阳，润液柔筋，冉雪峰最喜用、最推荐的药物是重用生地捣汁。鲜生地味甘液多，质虽重而气清，为生血凉血补血之要药。生地常配黄连，冉雪峰认为其益水之力更大，黄连得生地则除热之力更宏，甘苦化阴，沉静循环。再常以石决明配甘松，一为镇静神经，一为醒豁神经，心脑兼顾。百合配地黄，宁脑宁心。中风多见便秘结滞，冉雪峰喜用火麻仁与郁李仁来润肠通便，亦用大黄，尤其是与生地合用，冉雪峰认为生地得大黄愈显救液之功，大黄合生地可免化燥之弊。化痰开窍则常用竹茹、浙贝、瓜蒌、半夏、天竺黄、石菖蒲等。对于安神宁心平悸，冉雪峰善于用厚朴、白薇、泽兰来调气引血安神，其中泽兰又能行血中之水，主治"中风余疾"。重镇安神善用龙齿、石决明、滑石、紫石英；养心安神善用当归、白芍、茯神、酸枣仁、百合；清郁热善用栀子、连翘；化痰善用浙贝母；收敛浮神则善用桑螵蛸、山茱萸、酸枣仁。桑螵蛸味咸入肾，补中寓通、涩中寓润，滋肾敛浮；酸枣仁味酸柔肝柔筋，散结开痹，涵濡筋腱；山茱萸与枣仁异种同功，均能补、能泄、能涩、能通。

从冉雪峰治疗心系病证用药分析，他善于分清虚实，辨证论治。除应用平肝潜阳息风、降逆气血及调神药物颇具特色之外，再就是善用阴血并补、气血并调、除滞通络之药。百合、生地、白芍滋阴养血，与白薇配用，滋阴清热、养血降血，对于高血压所致眩晕、中风疗效颇佳。厚朴、木香、甘松、枳实偏于行脾胃之气，且为降逆气机，符合冉雪峰善用的升降理论，即"里气通则外气通""里气和则外气和"。郁金、橘络、川芎行气活血通络，牛膝、泽兰、当归行血利水通络，为祛除气、血、水瘀滞而通络。

（本文原载《中国中医基础医学杂志》2014年第4期）

冉雪峰治疗肺系病的方药规律

李勇华

著名中医冉雪峰（1879—1963），字剑虹，别号恨生，重庆市巫山县大溪乡人。先生自中年起，钻研医学，悬壶济世，以复兴祖国医学为己任，终至学验俱丰，成为一代中医宗师。抗战年代，先生寓居于万县乡间董家岩，埋头著述，因而留下大量医著。解放后，先生所著《冉注伤寒论》和《冉雪峰医案》为其代表作。先生去世以后，其子冉先德与冉小峰将先生的著作整理编辑出版为《冉雪峰医著全集》。

冉先生一生行医于汉口、万县、重庆和北京，临床数十年，医名显赫，可惜其医案记录在那个颠沛流离的年代散失了。如今能搜索到的就是《冉雪峰医案》和《冉雪峰医著全集》中先生在重庆行医期间留下的短短数月的门诊简记。粗阅先生所治肺系病症的方药，感觉某些药物明显使用频繁，为探索其具体规律，特整理总结如下。

资料与方法

1. 资料来源

2004 年京华出版社出版的《冉雪峰医著全集·临证》[1] 中所记录的冉雪峰医案及门诊简记。

2. 纳入标准

所有以肺系病症证候为主的临床医案和门诊简记，病例后均必须附有明确的治疗中药组成。

3. 排除标准

排除其他系统病症及有肺系症状但非为主者。

4. 方药选择

逐篇阅读，人工选择。由于冉雪峰每篇均未提到明确的方名，故只提取符合纳入标准的药物组成。有二诊以上记录者，每诊的药物组成均作为一条独立的记录纳入。

5. 药名规范

对文献中同一味中药不同名称者及中药的分类，依照 2002 年中国中医药出版社出版的"十五"国家级规划教材《中药学》[2] 予以规范。

6. 统计分析

将数据梳理后计算机 Microsoft Excel 2007 软件录入，建立冉雪峰治疗肺系病方药数据库，进行统计分析。

---

① 冉雪峰.冉雪峰医著全集（临证）［M］.北京：京华出版社，2004.

② 高学敏.中药学［M］.北京：中国中医药出版社，2002.

结果

1. 收录结果

共收录肺系病症 45 例处方 50 条，涉及中药共 69 味，全部逐条录入软件统计分析。

2. 使用中药的分布

结果显示所使用 50 方包含的全部中药为 69 味，其中使用频次超过 5 次者仅 30 味。使用频率由高到低为甘草（94%）、厚朴（94%）、杏仁（78%）、紫菀（76%）、瓜蒌（74%）、浙贝（64%）、款冬花（50%）、黄芩（48%）、竹茹（42%）、桑白皮（40%）、牡蛎（38%）、半夏（32%）、百部（30%）等。使用频率高的药物主要为化湿行气的厚朴及止咳平喘药、清化热痰药，这与所统计病例主要为肺系病痰热蕴肺证是相符的。见表 1。

表 1　冉雪峰治疗肺系病中药的分布

功效	药名	频次	频率（%）	功效	药名	频次	频率（%）
化湿药	厚朴	47	94	清虚热药	白薇	16	32
止咳平喘药	杏仁	39	78		地骨皮	14	28
	紫菀	38	76	利水消肿药	茯苓	12	24
	款冬花	25	50	利水通淋药	滑石	6	12
	桑白皮	20	40	理气药	陈皮	11	22
	百部	15	30		青皮	6	12
	葶苈子	8	16	清热泻火药	栀子	10	20
清化热痰药	瓜蒌	37	74		知母	7	14
	浙贝	32	64	活血调经药	泽兰	8	16
	竹茹	21	42	活血止痛药	郁金	8	16
	天竺黄	10	20	补阴药	石斛	11	22
	前胡	9	18	补血药	当归	5	10
清热燥湿药	黄芩	24	48	补气药	甘草	47	94
平抑肝阳药	牡蛎	19	38	发散风寒药	香薷	5	10
温化寒痰药	半夏	16	32	发散风热药	薄荷	5	10

3. 主要药对

所有 2 组合药物在 50 个方中使用频次达到或超过 5 次的有 147 组。在这 147 组中，选取每味药与其他使用频次相比较低的药物组合，选其使用频率最高的 5 组列表，不足 5 组者则全部列出。可以发现，使用频率最高的为厚朴＋杏仁组合，达到 78%。其余依次为厚朴＋紫菀（74%），厚朴＋瓜蒌（70%），杏仁＋紫菀（66%），紫菀＋瓜蒌（66%），厚朴＋浙贝（56%），杏仁＋浙贝（54%），杏

仁 + 黄芩（46%），厚朴 + 黄芩（46%），紫菀 + 黄芩（46%），杏仁 + 款冬花（42%），紫菀 + 款冬花（42%），紫菀 + 浙贝（40%），瓜蒌 + 款冬花（38%）等，主要为行气清热、化痰止咳平喘的药对。见表2。

表 2　冉雪峰治疗肺系病的主要药对

药对	频次	频率（%）	药对	频次	频率（%）
厚朴 + 杏仁	39	78	款冬花 + 前胡	8	16
厚朴 + 紫菀	37	74	黄芩 + 桑白皮	14	28
厚朴 + 瓜蒌	35	70	黄芩 + 地骨皮	9	18
厚朴 + 浙贝母	28	56	黄芩 + 牡蛎	9	18
厚朴 + 黄芩	23	46	黄芩 + 白薇	8	16
杏仁 + 紫菀	33	66	黄芩 + 竹茹	7	14
杏仁 + 瓜蒌	30	60	竹茹 + 半夏	9	18
杏仁 + 浙贝母	27	54	竹茹 + 牡蛎	9	18
杏仁 + 黄芩	23	46	竹茹 + 百部	7	14
杏仁 + 款冬花	21	42	竹茹 + 白薇	6	12
紫菀 + 瓜蒌	33	66	竹茹 + 陈皮	5	10
紫菀 + 黄芩	23	46	桑白皮 + 地骨皮	13	26
紫菀 + 款冬花	21	42	桑白皮 + 牡蛎	8	16
紫菀 + 浙贝母	20	40	桑白皮 + 半夏	8	16
紫菀 + 桑白皮	18	36	桑白皮 + 百部	6	12
瓜蒌 + 款冬花	19	38	桑白皮 + 白薇	6	12
瓜蒌 + 浙贝母	18	36	牡蛎 + 百部	10	20
瓜蒌 + 黄芩	18	36	牡蛎 + 白薇	7	14
瓜蒌 + 竹茹	18	36	牡蛎 + 地骨皮	6	12
瓜蒌 + 牡蛎	17	34	牡蛎 + 天竺黄	6	12
浙贝母 + 黄芩	13	26	牡蛎 + 葶苈子	5	10
浙贝母 + 款冬花	11	22	百部 + 天竺黄	7	14
浙贝母 + 桑白皮	10	20	百部 + 地骨皮	5	10
浙贝母 + 牡蛎	10	20	半夏 + 陈皮	6	12
浙贝母 + 百部	10	20	半夏 + 地骨皮	5	10
款冬花 + 黄芩	17	34	半夏 + 天竺黄	5	10
款冬花 + 桑白皮	12	24	半夏 + 葶苈子	5	10
款冬花 + 竹茹	11	22	白薇 + 地骨皮	5	10
款冬花 + 半夏	11	22	白薇 + 前胡	5	10

4. 方剂分析

冉雪峰先生治疗肺系病最常用的药物为甘草、厚朴、杏仁、紫菀、瓜蒌、浙贝母、款冬花、黄芩、竹茹、桑白皮、牡蛎、半夏、百部等，所列出来的 13 味中药中最低使用频率亦达到 30%。用专业知识分析，这正是一个清化痰热治疗痰热蕴肺咳喘病症的妙方。所统计的 50 首治疗肺系病方主要是先生于 1954 年夏秋季在重庆所看门诊的简记，此时重庆天气湿热为甚，肺系病症辨证多有痰热，故统计后会有此发现。方中厚朴、杏仁、紫菀、瓜蒌、浙贝母 5 组合同时用的频率为 32%，这 5 味药中任意 4 组合同时用的频率为 68%，因此，可将此方命名为朴杏紫蒌贝汤，该方具有"清肺利膈，豁痰散结，以开上痹，敛浮越，畅中气"之功效。

讨论

冉雪峰先生治疗肺系病最善用厚朴，他认为"厚朴散结通滞，通里以辟外解之窍，通里以遏内变之机。可以宽中，可以消胀，可以下气益气，和里以解表。"正所谓"利膈、开痹、畅中气"，这恰能解决痰浊痹阻脾肺，气逆咳喘之病机。先生认为杏仁"冷利下气"；紫菀为中性，能"宣通壅滞，泄化浊垢，顺调气机，而涵育培泽"；瓜蒌"同半夏则降逆，合之协助力大，分之平缓力弱"；款冬花"亦开亦降，亦清亦温，亦宣亦润，不啻配合良好之调肺剂"；桑白皮"清火利水，除痰消胀"；牡蛎"牡蛎益阴之中，能戢敛狂飙之浮阳"；半夏"主下气，散结开闭，止咳止呕"。这几味药合用，正所谓"开上痹，敛浮越"，止咳平喘。

冉先生认为白薇味苦能降，味咸走血，气平入肺，"沉静循环，制止腾沸，平上并之气血而戢狂飙"，故多用于中风病，而此亦常用来利肺气。茯苓渗泄而补益，利湿而生津，不滞气而反利气。陈皮"辛温，其臭芳香，功能散开闭。脾为湿困，非香弗醒；肺为气郁，非辛弗泄。理气为治咳紧要部分，故陈皮为治咳紧要品物。可补可泻，可降可升。气逆之可用半夏，则知气结之可用陈皮"。由上可见，冉先生治疗肺系病症，特别重视气机的疏理，由内而外，由外而内，由上而下，由下而上，诸法并用，灵活选择，不独一途。

通过专业知识对统计出来的药对进行分析，可以发现冉先生是善于应用药对的，且别具一格地运用一些创新药对。肺系病咳喘气逆，厚朴下气宽中，杏仁味苦下气祛痰，宣肺平喘，合用则降利肺气而止咳平喘，实源于张仲景的桂枝加厚朴杏子汤用法，这是冉先生治疗肺系病最常用的药对。浙贝清热化痰、开郁散结，与杏仁合用，一清一降，清降合法，化痰止咳甚效。紫菀润肺下气、消痰止咳，款冬花润肺下气，化痰止嗽，二者合用亦化痰止咳力强。瓜蒌润肺化痰，浙贝清热化痰，清润合用，内外舒畅。黄芩清热燥湿，桑白皮泻肺平喘，合用清热泻肺。冉先生认为白薇能平肺气，合黄芩则为清平，合牡蛎则为同降肝肺气逆。半夏降逆、燥湿化痰、消痞除满，竹茹清热下气消痰，二者合用，一热一寒，相互为用，降逆平肺胃。

朴杏紫蒌贝汤主治痰热蕴肺，冉先生常用葶苈子加强泻肺平喘，天竺黄、前胡清化痰热。肺系病的治疗中，冉先生常用白薇、地骨皮退虚热，茯苓、滑石利水健脾，陈皮、青皮行气，栀子、知母泄热，泽兰活血利水。补阴多用石斛，补血活血多用当归，暑湿外感必用香薷，风热外感必用薄荷。将朴杏紫蒌贝汤还原到冉先生的痰热蕴肺病症医案中去，具有极高的可重复性，表明该方在一定程度上确能反映先生的学术经验。

225

需要指出的是，本研究仅统计了冉先生短短数月间的处方，且数量较少，病种不多，病情较为平常，故研究结果不见得能完全反映先生的学术思想和临证经验，尤其是在药对的统计方面，本文仅仅是从使用频率的角度来考虑的，还应该注意运用专业知识去分析和筛选。

（本文原载《时珍国医国药》2013 年第 7 期）

冉雪峰治疗痹证的学术经验

石卫华　李勇华

著名中医冉雪峰（1879—1963），重庆市巫山县大溪乡人，曾行医于汉口、万县、重庆和北京，一生学验俱丰，与"近代中医第一人"张锡纯并称"南冉北张"。冉雪峰医著颇多，其子冉先德、冉小峰合之为《冉雪峰医著全集》出版，该书中收录了《冉雪峰医案》及其1953~1954年间于重庆行医期间的部分门诊简记。现根据这些资料探究冉老治疗痹证的学术经验如下。

病因病机

痹证是由于风、寒、湿、热等邪气痹阻经络，影响气血运行，导致肢体筋骨、关节、肌肉等处发生疼痛、重着、酸楚、麻木，或关节屈伸不利、僵硬、肿大、变形等症状的一种疾病。冉老认为，风、寒、湿入侵，久之寒化热，温化燥，驱风、温寒、除湿为风、寒、湿正治，但郁久变热，可转风热、风燥。风、寒、湿、热、气滞、血瘀等病理因素滞留肢体筋脉、关节、肌肉，经脉痹阻，不通则痛，是痹证的基本病机。患者平素体虚，卫外不固，腠理空虚，易为风、寒、湿、热之邪乘虚侵袭，痹阻筋脉、肌肉、骨节，而致营卫行涩，经络不通，发生疼痛、肿胀、酸楚、麻木，或肢体活动不灵。外邪侵袭机体，又可因人的禀赋素质不同而有寒热转化。从冉老的病案来看，绝大部分属于从阳化热者。

邪痹经脉，脉道阻滞，迁延不愈，影响气血津液运行输布。气机郁滞，气滞血瘀，津停成痰，气滞、痰浊、瘀血阻痹经络，可出现皮肤瘀斑、关节周围结节、屈伸不利等症，久则可见关节肿胀、僵硬、变形等。痹证日久，耗伤气血，影响脏腑功能，久病及肾，下元亏虚，诸脏阴阳无所依，而致病程缠绵，治疗难度颇大。从冉老的病案来看，下元多以肾之阴精不足为主。

总之，冉老认为痹证的主要病理因素有风、寒、湿、热、气滞、血瘀及肾虚等，尤其重视寒化热及肾虚。

辨治思路

针对风、寒、湿、热、气滞、血瘀痹阻经脉，冉老认为应当予以对应的祛风通络、除湿开痹、彻热散结、行气活血方药；素体或久病肾虚者，尤重滋液柔筋通络，以"柔畅经涵"；诸邪痹阻，气机不利，清阳不升，清窍蒙浊或失于濡养出现神昏、沉闷等，宜醒气透络或清脑清心等；局部肿胀者，冉老主张"甘平以调，芳香醒豁以利"。诸法共奏"开其痹阻、畅其经隧"之功。

用药规律

在《冉雪峰医著全集》中收集所有痹证病案，共51例58诊，处方58条。统计其用药共70味，使用频次在5次及以上者，共有33味，按使用频率高低依次为甘草（89.66%）、当归（87.93%）、泽兰（84.48%）、白茅根（81.03%）、牛膝（77.59%）、茯苓（46.55%）、秦艽（44.83%）、石菖蒲（43.10%）、薏苡仁（41.38%）、红血藤（41.38%）、竹茹（41.38%）、防己（39.66%）、木瓜（37.93%）、浙贝母（32.76%）、独活（31.03%）、厚朴（29.31%）、乳香（20.69%）、威灵仙（18.97%）、白薇（17.24%）、青皮（15.52%）、元胡（13.79%）、栀子（13.79%）、山茱萸（12.07%）、白芍（12.07%）、刺蒺藜（12.07%）、半夏（12.07%）、石决明（12.07%）、郁金（10.34%）、陈皮（8.62%）、三七（8.62%）、香附（8.62%）、川芎（8.62%）、郁李仁（8.62%）等。可见，所使用药物主要为祛风除湿通络、活血利水、行气止痛者。冉老治疗痹证用药平稳，极少用毒性中药，不喜用川乌、草乌、附子、细辛等辛温散寒除湿药；除偶用地龙外，一般不用全蝎、蜈蚣等虫类药；祛风通络藤类药，唯喜用红血藤。

当归、泽兰、白茅根、牛膝这四味药在治疗痹证时使用频率较高，均在 75% 以上。当归味甘微辛，气香，液浓，性温。为生血、活血之主药，又能宣通气分，使气血各有所归，故名当归。张锡纯认为其力能升（因其气浓而温）能降（因其味浓而辛），内润脏腑（因其液浓而甘），外达肌表（因其味辛而温）。生新兼能化瘀，故能治周身麻痹、肢体疼痛。泽兰活血利水，冉雪峰认为其能主治中风余疾，身面四肢浮肿，骨节中水，故为治疗痹证要药。冉雪峰对白茅根独有卓识，曰其"本血药而又通气，本气药而实入血，凉而不滞，补而不腻，疏利而不攻破"，在风湿痹证中行水利湿。认为牛膝主治寒湿痿痹，原因在于风寒湿入侵，病成而化，寒皆郁热，湿化燥。牛膝"主伤热火烂，是正治；治寒湿痿痹，是从治。病即由寒湿而变炎热，则药亦由从治而变正治。"

冉老认为痹证辨证论治是根本，祛风除湿，选用防己、威灵仙、秦艽、木通、红血藤、独活、天麻等；健脾或渗利水湿，选用薏苡仁、茯苓、泽兰、白茅根、木通、滑石、猪苓、郁李仁等；行气，选用木香、元胡、厚朴、陈皮、青皮、香附、川楝子、橘络等；活血，选用地龙、当归、牛膝、泽兰、红血藤、三七、乳香、川芎、丹皮、郁金等；润液柔筋，选用当归、甘草、刺蒺藜、红血藤、木瓜、白芍、枣仁等；补肾，选用桑寄生、牛膝、山茱萸等；养血，选用当归、白芍等。

典型病案

热痹

友人何镜澄之爱人，体弱瘦小，气血不充，又加操劳过度，风湿乘虚侵入经隧，关节强直麻痹。窃风湿成痹，证属常有，但脉象乖异，参伍不调，十余至二十余至一止，数急兼涩，在似促似结之间，诊察多次，脉均如是。方用：当归须、桑寄生各三钱，牛膝四钱，地龙三钱，青木香三钱，鲜石菖蒲一钱，山茱萸、地骨皮各三钱，鳖甲四钱（代犀羚角用），胡黄连八分。一星期小效，两星期痹痛显著解缓，四星期已愈其半，两月全愈。

按：痹证羁延，久而不愈，皮肉消脱，肌肤少泽，肘腕胫膝和手足指关节硬肿突起，隐约显红色，疼痛不能按摩。冉老认为寒已化热，湿已化燥，风燥风热相搏。拟方养血润液，沃燥彻热，柔筋通络，侧重清通而不用温通，甚至加用苦寒，本例即属于此类。冉老继而分析认为，风寒湿是言之因，久之寒化热，温化燥，病机既为风寒湿，则古人驱风、温寒、除湿原为不错，但郁久变热，不为风寒而为风热，不为风湿而为风燥。本例肾阴虚内热，选用桑寄生、牛膝、山茱萸补肾强筋骨通络，选用地骨皮、鳖甲、胡黄连退虚热。

寒痹

王华章，男，25 岁，1953 年 6 月 17 日诊。风寒湿合而成痹，关节不利，在中说为历节痛，在西说为关节炎。治宜祛风通络，除湿开痹，散其胶结，畅其经隧。处方：西羌活二钱五分，抱木神五钱，石菖蒲一钱五分，川独活二钱五分，刺蒺藜三钱，白茅根四钱，生苡仁五钱，怀牛膝四钱，汉防己三钱，宣木瓜三钱，泽兰叶三钱，生甘草一钱，青竹茹（姜汁炒）一钱。水煎二次，分二次服。

按：本例为风寒湿痹，羌活、独活散寒除湿通络，刺蒺藜祛风，防己、牛膝、木瓜、薏苡仁除湿通络，可推测本例当以下肢痹证为主。白茅根、牛膝、泽兰正是冉老习用的活血利水除湿的痹证特色用药。

久痹

孟清贤，女，60岁，1953年7月15日。左臂不利，得之于闪跌，病历年余，月余加剧。盖经隧痹阻，而风邪乘之也。治宜行气活血，祛风通络，标本兼治。处方：西秦艽二钱五分，红血藤三钱，怀牛膝三钱，明天麻三钱，小木通一钱，威灵仙三钱，当归须三钱，泽兰叶三钱，生甘草一钱，牛蒡子三钱，白茅根四钱，青竹茹（姜汁炒）一钱，炒苡仁五钱。水煎二次，分二次服。

1953年7月17日。左臂痹痛，面部经脉不利。治宜行气活血，通络散结，开其痹阻，通其经隧，取其痛则不通，通则不痛之义。处方：当归须四钱，石菖蒲一钱五分，生苡仁五钱，西秦艽一钱五分，白茅根四钱，白云苓五钱，泽兰叶三钱，怀牛膝三钱，生甘草一钱，北细辛五分，小木通一钱，制乳香（去油）三钱，青竹茹一钱。水煎二次，分二次服。

1953年7月18日。左臂及肘痹痛，病由闪跌而风邪乘之。新旧合邪，是以痛剧。行气活血，通络柔筋，佐以涤暑清风，标本兼治。处方：西秦艽一钱五分，怀牛膝三钱，白茅根四钱，当归尾三钱，抱木神三钱，泽兰叶三钱，红血藤三钱，石菖蒲一钱，小木通一钱，制乳香（去油）三钱，大象贝三钱，生甘草一钱，青竹茹一钱。水煎二次，分二次服。

1953年7月19日。跌闪痹痛，偏左肘臂不利，历时已久，胶着较紧，现服药已渐缓。整夜未痛，再按前法，行气活血，通络柔筋，希续顺药。处方：当归须四钱，西秦艽二钱五分，石菖蒲一钱五分，怀牛膝三钱，抱木神三钱，泽兰叶三钱，红血藤三钱，生苡仁五钱，大象贝三钱，制香附（打碎）三钱，宣木瓜三钱，生甘草一钱，白茅根四钱，青竹茹一钱。水煎二次，分二次服。

1953年7月22日。左臂痹痛牵及右臂，服前药略有缓解。但不时仍痛，兼之神经有过敏之状。治宜通络柔筋，散结开痹，半疏半调。处方：当归尾四钱，怀牛膝三钱，红血藤三钱，西秦艽二钱五分，白茅根四钱，制乳香（去油）三钱，泽兰叶三钱，石菖蒲一钱，小青皮一钱五分，大象贝三钱，抱木神四钱，生甘草一钱。水煎二次，分二次服。

按：久痹气滞痰瘀互结，加之外伤，不通则痛，治宜行气活血，化痰通络止痛。本例特殊，冉老应用了强力行气活血的乳香，止痛的细辛，终有所缓解。特别的是，本例冉老应用了大象贝、牛蒡子、石菖蒲、竹茹等化痰药物，以期散结通络。

虚痹

柳森荣，男，84岁，1954年1月4日诊。风寒湿合而成痹，右臂不利。治宜驱风通络，散结开痹，佐以养血调气，半疏半调，以符高年实而夹虚之治。处方：西秦艽二钱五分，川厚朴二钱五分，抱木神四钱，明天麻三钱，泽兰叶三钱，怀牛膝三钱，当归四钱，杭白芍四钱，炙甘草一钱，化橘红一钱五分，青竹茹（姜汁炒）三钱，生苡仁五钱，青木香三钱。水煎二次，分二次服。

按：本例年高体弱，气血不足，故一方面以秦艽、天麻、牛膝等祛风湿通经络，以橘红、竹茹化痰散结，薏苡仁、泽兰、茯神等健脾活血利水，另一方面以当归、白芍养血，厚朴、木香调气。

（本文原载《河南中医》杂志 2014 年第 4 期）

冉雪峰治疗危证验案 5 则

石卫华　李勇华

著名中医冉雪峰（1879—1963），重庆巫山大溪乡人，与河北盐山张锡纯共有"南冉北张"之称。冉老一生在汉口、万县、重庆和北京等地行医、任教，曾任重庆中医进修学校首任校长，所从弟子有著名中医宦世安、熊济川、龚去非、郭士魁、陈可冀、冉先德等[①]。其子冉先德、冉小峰整理其著作合集为《冉雪峰医著全集》。冉老德高望重，临床经验丰富，擅长用中医药治疗各种急危重症，在解放前就出版了鼠疫、霍乱、痧证、麻证、伤科等急症的相关专著[②]，创立了"疗伤寒坏证方""太素清燥救肺汤""急救通窍活血汤"等急危重症经验方[③]。现从 1926 年出版的《医学杂志（武昌）》，1930 年的《上海医报》及 1935 年出版的《湖北医药月刊》上摘录冉老治疗危证的 5 则验案，并加按语于后，抛砖引玉，以飨读者。

验案

尸厥[④]

周姓妇人，体质素弱，营卫不畅，每值经期前后，即腰胀腹痛头晕，肢转神疲，每服调营和卫、疏肝达木、宁心固肾之剂，随即小瘥，不以为意。最后病发稍剧，某医恣用克伐，改发虚胀，改就某西医诊察，误为实证，以腹部辘然，有物在焉，妄曰此水也，以利水大剂投之，大便下数次，复诊谓水不尽，仍投前方，大下不止，因之尸厥，瞑目，不稍动，状若死矣。阖家哀痛，正备入殓，察其体全冷否，而心口微温微动，细审鼻端尚有微息，曰此未死尽也，越半日如故，乃延诊。立理中汤一方，令稍稍灌之。翌晨复来迎诊，目似开不开，鼻息稍大，脉沉细微弱之极，而不绝于缕，三部调匀。细审病状，察病情，诊脉时见病者时欲以手覆头而不达，因问病者未厥时曾说头痛否。曰大下时先说腹痛，后说头痛。因即用吴茱萸汤加附子倍人参，一服而神清能语，再服而略进稀粥，小便一次，越三日即强力起扶入内寝。后用小建中、黄芪五物、当归内补建中各方，斡旋收功。最后服炙甘草汤加减膏药一料，肥健愈昔矣。

按：患者体质素虚，前医恣用克伐，中气已伤，又经西药大下后，中气更伤而致厥，似为现代所谓低血容量性休克。冉老认为，患者之守中枢纽将绝，大泻不止，脾肠下陷，浊气上干，故出现"始腹痛，后头痛，而真机欲息，尸厥成矣"。认为患者内部脏腑未坏，欲息未息。冉老断此病其真欲绝，当"启东土之微阳，振下焦之生气"，大补元气，以消阴翳。根据脾胃损伤的病因，中气下陷的病机，初诊冉老用理中汤频频灌服，中阳生而中枢始转，赢得一线生机。微醒后，二诊细查病史与症状，审得浊阴上逆之头痛病机，根据张仲景治阴邪上逆，头痛欲绝，用吴茱萸辈之经验，而处吴茱萸汤加附子倍人参，大补元气，温煦真阳，祛除浊阴，而得大效。其后调补，尤重脾肾，益气养血。对于体质

① 邹亮，李勇华.冉雪峰学术传承浅探［J］.中医药导报，2013，19（1）：5–28.

② 冉雪峰.冉雪峰医著全集（临证）［M］.北京：京华出版社，2004.

③ 曾望远，李勇华.冉雪峰斑疹逆证案赏析［J］.中医药导报，2017，23（17）：113–115.

④ 冉雪峰.尸厥病［J］.上海医报，1930（23）：225–226.

的调理，采用膏方剂型，亦颇具特色。案中冉老紧抓阳虚气陷、浊阴上逆的病机，以中枢脾胃为核心，舒达气机，应用人参大补元气，附子回阳救逆，吴茱萸温散阴浊，为本例救逆的关键学术经验。

亡阴证 ①

前二特区邱副主任若谷之夫人，产后失调，兼患乳痈，自溃一次，经西医剖割二次，又用强心剂，因之昏厥竟日。嗣虽渐苏，然每日午后二时及半夜二时，必潮热昏厥数小时。势急矣，改用中医。延汉上名医某甲诊治，甲断为冬温少阳病，方用青蒿、桑叶清解之属，服之小效，月事略见，胸乳环周起红疹，渐及肢背。甲以病杂且重，举予以代。予至时，他医已拟就温补大剂方笺在案。予诊毕告之曰：脉沉数，沉为在里，数则为热，两颧发赤，血分之郁热已深。手足微掣，肝风之征兆已露。其重要关键，尤在齿槁唇枯，舌苔灰黑，完全无津。液复则生，液不复则死，此亡阴危证也。因为立方鲜生地一两，白茅根一钱五分，蒲公英三钱，青蒿露、金银花露各一两，犀角尖一钱，乳香一钱五分，丹皮三钱。服一剂略安，三剂得微汗，热减神清。

后减去生地十之四，热复炽，因复加重，热又减。多日未大便，方中并加郁李仁、天门冬，仍不便，兼用新法导大便坐药，下燥屎五六枚，嗣下浊物甚多，热大退，神大清，食欲大佳。前方去生地、丹皮，加当归、芍药补血之品，热终不退净，又略有眩冒状，乃去当归之苦温，乃加生地之凉润，热乃净。红疹全消，痈口平复。善后调补之法，初用甘凉，佐解毒药，取其轻清。继乃用复脉去姜桂，加填精柔肝之品，浓厚之剂收功。

按：患者经西医剖割伤正，又夹时令温邪，并令入营，消灼阴液，气血并逆而致昏厥。冉老认为，戴阳面赤，或为寒病兼有证，而患者唇焦舌枯，完全无津，故断非寒证，而为热证。素体虚弱，又产后久病，其虚无待言，但患者旧有痈毒，又新感时邪，一派热象，故为虚实夹杂，正虚邪实。根据病情描述，本例似为现代医学之感染性休克，中医认为热毒炽盛，耗灼阴津，虚阳外浮，虚风内动。脉沉提示无外出之机，不能逆其势而以外解。热毒已入营，但清其营。凭脉辨证，凭证用药，冉老认为无须深究其旧有痈毒及新感时邪，当务之急为养阴润液，凉血解毒。此病邪火燔炽，且有液涸痉厥，肝风内动之势，当用养阴清热凉血重剂。冉老认为，初诊处方中生地益水凉营，清血分之热。冉老治疗阴液不足，气血冲逆，尤其喜用益水敛阳、润液柔筋的生地黄，且多为捣汁用 ②。白茅根活血分之滞，蒲公英解血分之毒。青蒿露、金银花露解毒退热。热毒浮越，故佐牡丹皮。痈口未合，故佐乳香。犀角通灵，清热解毒透络之中，且可息风，合之为清营彻热，解毒活血，透络息风。其后减用生地黄，患者热又炽，冉老采用通腑导滞之法，以泻代清，热毒清则神清纳佳。热毒耗伤阴血，生地黄、白芍沿用，但冉老特别注意在乳痈未瘥，邪气未净之时，慎用苦温，除邪务尽，并一直兼用清解，以防滋腻养邪。邪尽后，正虚待复，故用复脉，加填精柔肝并浓厚之剂，仍慎用温燥温散，不用干姜、肉桂。

肝阳上亢危证 ③

中国银行司事马君永叔，幼年患遗精，年长以来，深自警惕。然肾气不固，已成习惯，愈遗愈

---

① 冉雪峰.医案：邱若谷夫人亡阴危证治验［J］.湖北医药月刊，1935（3）：45-46.

② 冉雪峰.尸厥病［J］.上海医报，1930（23）：225-226.

③ 冉雪峰.医案：肝阳上冒危证治验［J］.湖北医药月刊，1935（1）：53-54.

虚，愈虚愈遗，有欲制治而不能者，因之身体愈亏，未老已衰。今岁秋干气候甚燥，普通多上焦火病，以阴虚之人而值金气不肃之候，病极已有跃跃欲动之势。兼之行事忙碌，劳心日甚，是以暴发，心体跳跃，波动较平人大四五倍，不能寐。恍惚眩冒，颊赤，如诸厥状，日数发。自觉尻骨内热气一缕上熏，厥象即作。经汉上名医某甲诊治，方用高丽参、当归、白芍、龙骨、牡蛎等药，意在补虚养血，收敛浮越，服之不效，而心跳气蒸晕厥如故。甲医乃邀予同诊。拟方鲜生地三两（捣汁），胡黄连一钱五分，紫石英三钱，赤石脂四钱，滑石四钱，代赭石三钱，龟甲四钱，鳖甲四钱，山茱萸五钱，牛膝三钱。一剂略安，二剂晕厥心跳渐减，三剂勉能安寐。热气上蒸之象渐止。

因思大药治病，衰其半而止，将前方苦药除去，遂将之药减轻，佐以清补。盖病急则治标，病缓则培本也。翼日心跳加剧，晕厥渐作，尻骨内热气自觉又跃跃欲动，急仍改用前拟大剂，守服十剂，晕厥方止，心跳方减。二十剂，晕厥始愈，心跳方大减，勉能下床。三十剂，诸症悉愈，勉能外出，到行视事。然心犹不时跳跃，较平人动波仍稍大也，以复脉去姜桂，加金石介贝之属，大剂熬膏收功。

按：冉老认为，此病水不涵木，肝阳上亢，真阳亦有脱出之势，其剧则晕厥，与《素问》之"血菀于上，使人薄厥""血之与气，并走于上，则为大厥"同理。此时病变急，予补虚养血，远远不够。镇敛仅用龙牡，殊嫌太轻。此病须用大剂甘寒与苦寒，益阴敛阳，镇纳下引。故用大剂生地黄益水补虚，凉营清热，引上亢之绝阳下行。胡黄连清虚热，紫石英、赤石脂、滑石、代赭石，此用来源于冉老"疗中风坏证方一首"中的"六石二鳞介"[1][2]，以"重镇宁静、强逆气血"。龟甲、鳖甲，血肉有情，填补真精。山茱萸敛阴，牛膝下引。本例阴虚阳亢，气血上逆，似为现代医学之高血压危象、中风先兆，冉老以大剂生地凉润沃亢阳，诸石重镇，诸介滋潜，山茱萸收敛，牛膝引下，全方位多途径解决肝阳上亢。

究患者远因在遗精，近因在操烦。思虑过度，心肾不交。治疗中药稍有减轻，病即复作，共守服30剂而始愈。可见，大病用大药，久病守方，加之情志调理，均为本案之得。

妊娠喉痧险证[3]

严茂东顺内，新寡，有遗腹已七月，患风温，失未透表，风从热化，内外相抟，袭入营分，发疹遍体通红，连成一片。毒邪上攻，头面咽喉俱肿痛，头面凝成血壳。谵妄。上气喘逆，不得卧。百物不得下咽，饮入即吐。前医亦名手，以为不治，却不拟方。闻名延予往诊。拟鲜生地三两，金银花露、青蒿露各一两，鲜茅根汁三钱一方。嘱频频灌之，勉能安药不吐。越半日气逆渐缓，喉肿略松。续用紫雪丹一钱，二次服下。又拟一方，鲜生地汁一两，胡黄连、西庄黄各一钱（泡汁），并嘱备津梨汁一二斤当茶，恣意饮之。当夜得大便一次，黑如漆，翌日气逆大平，神识大清，头面咽喉肿痛大减，略能进食。后以甘寒补润中，加解毒活血之品收功。卒之母子两全。

按：此温病坏证，酿为喉痧。患者百物不得下咽，饮入即吐，冉老认为，此为热毒亢甚，拒而不纳。阳来求阴，思水自救，此时甘寒之药，胜于甘露，但不宜煎剂，原因在于煎剂的药物清凉性将

---

① 杨德良，李勇华.冉雪峰治疗中风的学术经验［J］.中国民间疗法，2013，21（4）：11–12.

② 陈开兴，李勇华.冉雪峰批阅学生中风医案两则［J］.中国民间疗法，2013，21（11）：11–12.

③ 冉雪峰.医案：妊娠喉痧险证治验［J］.湖北医药月刊，1935（1）：53–54.

大减，初方为取汁冷服，同温病方内五汁饮之理，彼方滋液救津，此则以大剂生地黄润液凉营，金银花露清热解毒，青蒿露外透，白茅根清热生津，药证相合，并且少量频服，故所以患者服药不吐。患者此病已临绝境，权衡轻重，仍用有堕胎作用的紫雪丹，亦"有故无殒"之理。冉老诊患者时，其病已在后半期，连皮通红，头面咽喉俱肿，故不再以透表为先。里急当救里，故投镇降与攻下，急转直下，釜底抽薪，以泻代清，方得速效。其收功方亦为甘寒补润并解毒活血，边清边补，直至邪尽。

肺痈险证①

葛店上街陈远大四房女主人万氏，病笃，遍访名医。胡衢农先生介绍聘予往诊。甫入病室，即闻痰气相搏之齁喘声，并见床下置一簸箕，下铺以灰，面上浊痰厚半寸，如五花脓，约碗许。诊得脉数实，询得半月不得卧，吐脓血已六七日矣。用葶苈大枣泻肺及千金苇茎二汤相合化裁主治，一剂平平，因重分两，日进二剂，吐五花脓尤多，胸部稍舒，咳喘渐减，食量略增。予因不能在乡久住，返省，嘱其来省就治。抱定方针，排脓祛瘀，消肿疗溃伤。约两星期，用葶苈约半斤，浊痰始渐减渐净。续用半清半理，一月始平复。后以清补肺胃，甘平滋养收功。病愈后健壮逾昔。

按：《金匮要略》言肺痈始萌可救，脓成则死。其他病证仲景直断为死时，并不出方，而于肺痈，一曰肺痈喘不得卧，葶苈大枣泻肺汤主之，一曰咳而胸闷振寒，脉数咽干不渴，时吐浊唾腥臭，久久吐脓如米粥者，为肺痈，桔梗汤主之。诸多注家谓为肺痈成，在将成未成时及时治疗，尚可转危为安。冉老认为，《金匮》葶苈大枣泻肺汤条前冠"肺痈"二字，桔梗汤条结尾亦明结为肺痈，故并非脓肿将成未成时可救，实际脓成时，只要肺部"紧要部分尚未溃烂"，仍可救治。"乘其半烂未烂以大药攻逐"，排脓祛瘀，解毒生肌。故冉老依《金匮》法，以大剂葶苈子泻肺平喘行水，苇茎清热生津，桃仁、冬瓜仁活血祛瘀排脓。在脓浊痰未净时，一直主投大剂葶苈子，即便已净，仍用"半清半理"一月，可见冉老对除邪务尽的重视。肺痈的康复，以滋养肺胃为主。

结语

一般病来势急，病情凶险，危及生命的病证，如厥逆、亡阴、亡阳等证，则为危证、险证，现代一般采用西医或中西医结合法救治，往往中医药优势与特色难以得到充分展现。然老一辈中医名家，如冉老，则在医疗条件落后的彼时，采用纯中医的方法治疗诸多危证、险证，取得了显著的疗效，其经验值得我辈借鉴，树立学好中医，实践中医治疗危急重症的信心。

冉老熟读中医经典著作，其著作《冉注伤寒论》《内经讲义》为其代表作。冉老治疗危急重症擅用中医经典理论作指导②③，擅用经方，如案中冉老所用理中汤、吴茱萸汤、葶苈大枣泻肺汤等。冉老在临床中，根据患者病情，亦善于灵活创制新方，如文中所用"六石二鳞介"及五汁安中饮化裁方。文中可见，对于热性危重症的治疗，冉老特别重视患者大便的通畅，以及热病后注重养阴，时时顾护阴液④，擅长以泻代清、釜底抽薪、急下存阴的治法。下法与其他祛邪诸法相比，具有"引邪下

① 冉雪峰.肺痈肺痿险证治验［J］.医学杂志（武昌），1926（11）：61–65.

② 薛萌，夏丽娜.冉雪峰对《黄帝内经》学术思想发挥探究［J］.成都中医药大学学报，2017，40（2）：83–84.

③ 李勇华，张训浩，陈代斌，等.巫山冉氏内科流派的学术传承［J］.中医研究，2020，33（1）：3–7.

④ 于长振，郭丛丛，孙洁，等.《冉雪峰医案》中外感温热类温病养阴思想赏析［J］.光明中医，2018，33（6）：792–794.

行"的特点与优势。善祛在下偏里的有形实邪，以因势利导；泻无形之实热，清除毒素，防其伤害机体[①]。润液沃燥，冉老尤其喜欢重用生地黄捣汁，5个医案中竟有3案应用，冉老认为鲜生地味甘液多，质虽重而气清，为生血凉血补血之要药，并沉静循环[②]。5案中有2案用到了青蒿露、金银花露，青蒿露为茎、叶经蒸馏而得的液体，功能清热除烦，清暑辟秽；金银花露为其蒸馏液，功能清热、解毒、消暑。二者合用，清热解毒而透邪，在热毒灼伤阴液时尤为适用。

危急证往往为虚实夹杂，邪实偏重，而正虚为次，故冉老在治疗时尤其注重祛邪为要，而且强调除邪务尽。如亡阴证、妊娠喉痧险证和肺痈险证3案中，冉老在初期邪盛时，重在祛邪解毒，邪稍退则并养阴生津扶正，甚至在邪基本退尽时亦扶正而稍佐祛邪，尤防灰中余火。经云"有胃气则生，无胃气则死"，说明"胃气"在生命活动过程中具有极其重要的作用，临床上尤其在危重证的诊治过程中应重视调护胃气[③]，冉老治疗危证不仅重视脾胃的健运，而且还重视脾胃气机枢纽的舒畅，如尸厥一案中的应用。对危证的后期调养，冉老特别重视脾胃的气血康复，需缓调时则采用膏方等合适的剂型。

（本文原载《中医药导报》2020年第13期）

---

① 姜静娴.试论下法祛邪的特点与优势［J］.山东中医药大学学报，1999，23（5）：329-331.
② 李勇华.冉雪峰治疗心系病证的用药规律［J］.中国中医基础医学杂志，2014，20（4）：492-495.
③ 李广东.略论重危证"胃气"的调护［J］.四川中医，1996，14（5）：20.

附3：师恩难忘

陈可冀——怀念一代名医冉雪峰

冉老是当代著名的中医学家，学识渊博，临床经验丰富，相传有"南冉（雪峰）北张（锡纯）"之称，是名不虚传的。

我认识冉老，是在一九五六年初，当时我国建立中医研究院，他以七十八岁高龄应召到北京工作，担任中医研究学术委员会副主任委员、高干外宾治疗室专家、全国政协委员等多种职务。我和冉老是同一天报到，同一天上班，同在高干外宾治疗室工作的。朝夕相处，直至他因脑血栓卧床不起为止。

作为我学习中医的启蒙老师，冉老对我的教益是非常大的，他博学自信，勤奋自强，爱才如命。几年的时间里，我随冉老应诊，书写病历和处方，聆听他对中医经典著作和临床实践的见解，耳濡目染，使我对中医学术产生了极大的爱好和兴趣。根据中央卫生部当时关于抢救名老中医学术经验的精神，我和郭士魁医师同时受命拜冉老为师，当时中医研究院内科研究所领导领着我们到冉老家里，向冉老和冉师母恭恭敬敬地行三鞠躬拜师礼的情景现犹历历在目。作为冉老的最后一名学生，所谓"关门弟子"，我感到十分荣幸。

冉老为人淳厚朴实，对病人处方施治，时常分两斟酌，极其周到。晚年由于他听力不聪，诊病时一般都由我转述，诊务之余，即使在门诊的少许空闲时间，也常思索著述，是一位业精学勤，诲人不倦的好师长。

冉老治病，善用经方，认为经方为群方之祖。并认为学习中医，精通中医，应当取《内经》《伤寒论》《金匮要略》等书，潜心领会，而后再将后世诸流派学术深究穷委，撷取精华，认为"心有所获"，则临证时就能"变化在我"了。他对仲景医书十分重视，可以说毕一生之精力，认真钻研，《冉注伤寒论》是很好的说明。我在和他相处的日子里，时常听到他背诵仲景著述，有如悬河，使我对他的中医学术功底很为钦佩。他临证时，常参考乾隆时代医家徐灵胎的《兰台轨范》，赞成徐灵胎的论点："一病必有主方，一方必有主药；或病名同而病因异，或病因同而病症异，则又各有主方，各有主药；千变万化之中，实有一定不移之法，即或有加减出入，而规律井然。"认为若能对南阳夫子之道理解得深，就不会犯"随心所忆，姑且一试，动辄误人"的毛病。

几年相处的时间里，我随同冉老诊治了数以百计的外国友人，取得很好的疗效，其中有些验案载于《冉雪峰医案》一书中，是十分有力的见证。冉老很谦虚，在《冉雪峰医案》出版前，他还将书稿让我最后再看一遍，以核验是否符合实际，对我启迪良多。例如苏联一位专家患糖尿病，当时由北京医院内科主任吴洁教授陪同来诊，冉老根据证象认为属"下消"，燥气较盛，宜用育阴清热法治疗，仿《千金方》"黄连丸治渴方"进退用药，清养清疏，清敛清摄，清补兼施，取得很好的疗效。他还说，黄连丸原方系生地、黄连各一斤，但因病属"消渴"，应侧重"增液"，故主张用量上生地应为十之九或二十之十九，而黄连为十之一或二十之一；并认为地黄得黄连则能守，若无黄连苦坚，则水津随至随消，无从增液止渴；黄连得地黄则燥性大减，但因味苦，易从燥化，故用量宜小。并认为应用此方时，对热炽甚者可加大黄，正虚甚可加人参，也可与生脉饮和大补阴丸合用，很有见地。又如《冉雪峰医案》中有以许叔微《本事方》白薇汤加减治疗高血压病"肝阳上越"的苏联女教授者，也有很好效果；冉老很欣赏此方组成初衷，认为此方由白薇、当归、人参、甘草等配伍，对妇人"郁冒""血厥""眩冒"等常有显效，故喜欢用，且善于应用。

冉老治疗心绞痛，认为属"卒心痛"范畴，为本虚标实，先治标定痛为上，然后治本顾虚，常用仲景医方小陷胸汤合活血通脉剂，如以全瓜蒌、京半夏、川黄连、枳实、制没药、当归须、川郁金、石菖蒲、琥珀末为方治疗，确实有效。以后我以小胸汤合四妙勇安汤治疗，也收到效果，就是仿效冉老的经验。按小陷胸汤由瓜蒌、半夏及黄连组成，具"宽胸散结，清热化痰"功效，去黄连加薤白，为瓜蒌薤白半夏汤，也是治疗心绞痛的通用医方。

最使我毕生难忘的是一九五八年我随同冉老给华侨领袖陈嘉庚先生诊病的一段经历。一九五八年，陈嘉庚先生因"头风痼疾"，自服《验方新编》中的"治诸般头风"乌头验方（白芷二两半、真川芎、甘草、川乌头半生半熟、明天麻各一两），共购得二剂，原书载本方共为末，每服一钱，然病者家属误作煎剂，二剂同煮送服，乌头量达二两，遂致中毒。冉老与我赴马区厂陈嘉庚先生二楼卧室时，见其俨然酩酊大醉，如坐舟中；陈嘉庚先生不会说普通话，用闽南话说些感觉，诊脉为涩象。冉老云：宜以扶正解毒法治之。方用西洋参、云茯神、软白薇、生甘草、川橘络、淡竹叶、炒山栀、鲜石斛、水煎冲服犀角尖，外以绿豆煎水频频送服，翌日复诊，神识渐清，脉转弦劲，血压160/100mmHg，冉老认为高年阴伤，阴虚阳浮，于前方加鲜生地、桑螵蛸、怀牛膝以益肝肾而摄治。此案例一方一药加减进退，我始终不忘。我随冉老诊治的验案中，尚存以化裁葳蕤汤（滋阴解表法）治疗陈毅元帅的外感病；以补气而不壅中，理气而不伤正之四磨饮治疗陈毅元帅父亲之食滞，均获显效。在党的八大召开期间，冉老会诊过大量领导同志的疾病，傅连暲同志当时负责保健工作，对冉老很为赏扬，这是我们亲自聆听到的。

冉老在中医学术上主张融汇张仲景《伤寒论》和后世的温病学说，认为"伤寒原理可用于温病，温病治疗可通于伤寒"，所以既能遵古法，用经方和古方，又能灵活运用时方，效果卓著。他常用的医方分别是黄芪建中汤、炙甘草汤、八味地黄丸、竹叶石膏汤、保元汤、生脉饮、虎潜丸、三才封髓丹、天王补心丹、七宝美髯丹、当归补血汤、导赤散、玉屏风散、五苓散、越鞠丸、藿香正气丸、凉膈散、左金丸、指迷茯苓丸、大活络丹、至宝丹、紫雪丹等。除此之外，冉老根据病证而选用不同药方，如治风病用的风引汤、越婢汤、外台竹沥汤、宣明地黄饮子等；历节病用的黄芪桂枝五物汤、桂枝芍药知母汤和蕲蛇汤等；厥证用的白薇汤、通脉四逆汤和当归四逆汤等；虚劳用的桂枝加龙骨牡蛎汤、大黄䗪虫丸、人参蛤蚧散及琼玉膏等；百合病用的百合知母汤、百合地黄汤、参苏饮等；癃闭用的石韦散、八正散等；湿病用的甘草附子汤、麻黄加术汤及二妙散等；痢证用的白头翁汤、干姜黄连黄芩人参汤及葛根黄芩黄连汤等；痰饮用的苓桂术甘汤、十枣汤、小青龙汤及苓甘五味姜辛夏仁汤等；咳嗽用的射干麻黄汤、外台杏仁煎、麦冬汤及局方苏子降气汤等；喘证用的麻杏甘石汤、定喘汤及清燥救肺汤等；水肿用的防己茯苓汤、己椒苈黄丸、千金大腹水肿方、局方五皮饮等。

由于我和他相处都是在高干外宾治疗室中度过的，接触高血压病和脑血管病及其后遗症较多，他很欣赏张山雷所著的《中风斠诠》一书，认为很有参考价值。张山雷明确指出中风病位在脑，所列方剂除有开关、固脱方外，并有潜阳摄纳方、化痰方、顺气方、清热方、滋养方及通络方等，十分全面，有些方剂如珍珠母丸等更是冉老所习用的。

光阴荏苒，冉老仙逝已二十多年了，缅怀他对我从事中医事业的教导，音容宛在，感慨万千，愿以此文以应四川省巫山县冉雪峰研究会之约。

（本资料据《冉雪峰研究》及《四川中医》1987 年第 8 期陈可冀文章整理）

龚去非——深切怀念冉雪峰业师

先生毕生致力于中医事业，常以承先启后跻列中医学于世界科学之林为己任。余生也晚，在先生高年时，方得忝列门墙，因而专就自己亲眼目击和内心感受之先生轶事，略言数则如下。

为继承发扬祖国医学培养人才和爱护后学

余生长农村，家境贫寒，只读过七年私塾，跟随胞叔父龚后堃老中医学习于汉口市三新街（小工商业和贫民窟区）。叔父诊所设有小中药房，配售自己处方，当时一般中医均如此，认为中医药不可分家。叔父家教严，令我先学药后学医。在学医方面，开始给我一些中医启蒙书本，计有《医学三字经》《药性赋》《汤头歌括》《医学心悟》，后来又让我学习《医宗金鉴》《伤寒》《陈修园全集》《唐容川全集》以及温病著作等，同时在叔父旁侍诊（叔父看病我写处方）。学习以自学为主，每天自黎明到深夜，工作、学习无片刻之闲，稍不慎即鞭挞随之。我年十九岁时，应伪武汉特别市公安总局中医士考试（当时伪局长汪以南规定，中医必须考试及格，发给证书，方准挂牌行医）。武汉三镇考生共千余人，发榜录取者约三百名，我被录取列在前十名。隔日，先生托人送函见召，便函内容为"去非同道，约你今晚八时到我家便谈。冉雪峰鞠躬"。我读后惊喜交集，既感荣幸，又怕考场出了什么意外。当年由于我只闻先生其名，未见其人。我按时拜谒先生于中山大道永康里之医寓，当时永康里是汉口市比较繁华富裕地区，住户多为社会名流或富商。先生医寓居里巷之口，为两楼一底独居之宅院，朱漆大门镶约三公尺长椭圆形玻砖，油漆白底黑字"冉雪峰医寓"，进大门似为小院，陈设先生出诊包车（人力拉车）和盆景鲜花。穿过小院是正屋之楼下，中间是深长大厅，两侧房间可能为寝室，厅堂中央设先生诊案，为方形大书桌，上铺白色桌布，桌之上方及左右两侧设坐椅各一，厅堂后壁正中悬挂名人赠送黑底金字匾上写"国医泰斗"四字，当我走进大门时，顿感严肃和拘束不安。当时厅内有人与先生谈话，我急步趋前向先生鞠躬报名请安。先生随即呼人泡茶拿烟，态度和蔼慈祥，问我"学过几年中医，读些什么书"。我均据实奉告，先生微笑曰："先易后难也算好的学习方法，《伤寒论》再用心学，《内经》也不可不用心，唐《千金方》、宋《局方》均应看，学了必须深入理解，灵活运用……"最后先生曰："你的试卷我看过，评委同仁认为你有三个特点：①年轻。考生多为三十到六十岁的人，你仅十九岁。②认真。你三天试卷无墨污和字迹涂改不清。③诚实。从试卷上看，你尚能'知之为知之，不知为不知'，因而大家为了鼓励青年，把你列在前十名，并不是你比众人都高明些，今后决不能骄傲，还应更谦虚，不断前进，为中医事业而努力奋斗终身……"说完，先生即忙于出诊，我鞠躬而退。从此，我对先生教诲中的"认真、诚实、谦虚，学习与灵活运用，为中医事业奋斗终生"迄今已六十年，未敢稍懈。先生对我亲切关怀，学者风度，对我感召尤深。但因当时年少无知，不敢接近大医，未能及时请教，深恐因此而遭人们讥讽，殊为遗憾！

1931年夏，我在汉口市府南一路独立开业，设中医诊所（我在叔父处学习和协助诊务共计九年）。当时西医余云岫常在报纸上恶毒攻击中医中药，多由先生撰文反击，每次均能击中要害。

1934年春，族弟龚家鳌在湖南长沙坡子街"同德泰"著名中药店，由学徒至店员。某日，由人力车夫背负到我的诊所，见其双下肢自膝以下枯瘦如柴，感觉运动完全丧失，但无关节痛病史，无关节肿胀疼痛，大小便均正常，上半身活动正常，神色惨淡，陈诉述病情时声泪俱下。据云："起病已五月，曾住长沙湘雅医院（当时的教会大医院）四月余，无明确诊断，无疗效，医院嘱令出院，因而只好回家乡等死。"当时我对此病无认识，请我叔父（业师）及当地老中医齐尧臣医生会诊，均认为是"虚寒痿证"，处黄芪桂枝五物原方。我内心认为病重药轻难能奏效，遂专诚拜谒先生（此为我第二次在汉口市拜谒先生）请教。先生当时尚能认识我，于百忙中和我交谈。我向先生转述病情和会诊经过，先生对诊断无异议，亦同意用此方，但云"黄芪桂枝五物汤《金匮》治血痹重证之'身体不仁，如风痹状'，后四字是说明有风痹疼痛症状，故倍用生姜辛散，通阳散寒，益气行痹，以驱邪外出。今患者无疼痛，但不仁不用，无邪可驱，不宜侧重辛散，应侧重温养卫气、元气，寓通于补"。遂将原方黄芪增至一两五钱（当时是库伦箭芪，如今此等道地良药未见过，当时分量不用克），并加入部分平养精血之品。一再叮嘱"树信心，注意营养，保暖，守方久服，三月后定好转。由于病程不算过长，患者年轻未婚，全身情况尚佳，一定能痊愈"。后来此方一直连用半年，果然三月后病情减半，半年恢复行动自如。解放后在武汉中药材公司任职三十余年，儿孙满堂。先生仅抓住"无疼痛，但不仁不用"这一辨证关键，而力主变辛散为温养。又分析其能治愈，其临床思路与方法，足资启发后人多矣！余从此案吸收较多营养。例如习用黄芪治慢性心功能不全之倦怠、乏力、气短、水肿；黄芪合麻附辛加桂枝、白芍、知母，治妊娠转胞小便不利合并导尿感染；黄芪合麻附辛治窦性心律过缓；黄芪合附子理中治慢性腹泻、治妇女功能性子宫出血；黄芪合麻附辛防己芩连红桃等治一侧下肢丹毒久病，患区紫红肿胀疼痛等偏于虚寒证或寒热夹杂证，均效果良好，多数根治，少数近期控制症状。

爱国爱民捐资成立"湖北国医药界战地后方服务团"

1937年抗日初期，东北沦陷，日寇不断向内地入侵，沦陷区难民云集武汉，多染疾病，加上敌机时来空袭，每次伤亡均较重。先生放弃私人诊所，躬亲日夜，四方奔走呼吁，得到国医药界（当时中医名国医、中药名国药）、社会名流等支援。先生又自己首先捐出大量资金，成立"湖北国医药界战地后方服务团"，先生任团长。下设"国医救护医院"，先生任院长。设立"国药制药厂"，由先生撰写内外科急救处方，制成成品药，各街道设"门诊部""救护队"，抢救空袭伤员，为难民治病，均送诊施药。号召中、青年中医参加救护和诊疗工作，亦欢迎爱国西医参加工作。并开办"救护诊疗训练班"，先生主讲新成品药功效与用法，西医讲救护技术。当时我参加训练班学习，听先生讲课，声音洪亮，深入浅出，简明扼要，令人感到易听、易学、易记、易懂、易用。结业后，我被分发到街道门诊工作（当时地址为药王庙，门诊负责人是谢汇东名中医），工作为义务，轮流值班。各街道门诊，就诊病号多，既有难民，也有本市贫民和非贫民。新成品药疗效显著，当时疟疾、痢疾均较多，西药既缺且贵，先生方"截疟丸"为常山、草果、柴胡、甘草四药组成；"止疟丸"由黄连、干姜、苦参、芍药、甘草五药组成，如法服用，均有立竿见影良效。后来我流浪到万县市开业，遇疟、痢散在发生，我学先生方，治疟用常山、草果、槟榔合小柴胡；治痢急性用黄连，黄柏、芍药、甘草，木香、槟榔。有时不明原因小儿久热不退，用治疟方亦有良效。

先生八载教我恩深似海

1938年秋暮，我在武汉沦陷前七天，悲愤携家离开武汉，流浪到四川万县市。听说先生前几月即住此，我安家后，即专诚拜谒先生于本市真元堂七号大厦，先生住楼上全栋。四方难民又云集万县市，先生每日为难民看病甚多，一律不收诊费（富人看病也不收诊费）。先生见我登楼，即呼名请坐，并向病人介绍说这是武汉著名国医，与我同学……先生问明我来万住址后，风趣地说"你此来于国于民于你自己均有利，对自己可以名利双收，发财致富，因你住的地址，由'兴隆街'而'三元街'而'吉祥街'这都由天安排了'兴隆吉祥'之兆。况你又有一双回春妙手……"留我午餐，我见先生候诊病人多，道谢而退。先生送我到楼梯口曰"恕我不下楼，欢迎你常来往"。我当时是举目无亲，人地生疏，人在四川，心在武汉，得到先生如此亲切关怀和鼓励，顿觉一股暖流沐浴全身，骤即信心勇气百倍，铭感之情，自不待言。不料二三日后，先生竟亲到我住所探视，并带来先生昔年著作手稿多份，记得有麻疹、鼠疫等。并关怀地说："你初来此地，各处来的中西医均极多，应作些必要宣传，我找李重人代你写招牌，我代你请此地四大名医（李重人、吴介眉、贺子明、程退济）连我自己（先生自称）都给你在广告上做介绍人。另一方面，我想著书，正苦于每天求治者过多，我虽愿竭尽绵薄服务，但我年事已高，不宜因此不写作，承先启后的重担我责无旁贷。因而我尽量将病人向你这里引，你必须用心读书临床，提高临床诊疗水平，严格做到医德良好，否则病人被我引来，他们试一回，就不再来了！一切疑难问题来和我商量。"由于在先生的上述指教和威望培荫下，使我在万县市开业"一帆风顺"。

两个月后，本市遭敌机一次大轰炸，死伤惨重，我全家在九死一生的情况下，幸免于难，遂连夜送家室到对河易家湾住。我和我当时的学生（内弟）二人留万市应诊。不久，保元堂药店即托人聘我到该店挂牌行医，给我一间小院作诊室，并在药店搭伙用餐。先生亦仓促迁往董家岩著书，我只能于端午、中秋、春节时上山拜谒先生。每次去先生即赠我名版医书，并出示近著，我总是边读边笔记重点，日暮方辞退。有一次听说先生病发热，我当即停诊上山，先生虽发高热，见我仍不断谆谆赐教，先生报药我处方，二日先生热退我乃归，当时的华币不断贬值，先生家用渐不宽裕，大约在1941年夏，先生下山开业应诊，雇用轿夫为避空袭时用。医寓在当时关门石第一号（即现在卫校内）叶家院大厦，后又迁本市电报路门诊。当时招牌是本市伪专员闵文廉送朱底金字"冉雪峰医寓"。我在本市当时的"考奇酒家"设家宴欢迎先生的莅临，请本市的名中西医作陪，先生谈笑风生，在席上说："我这次是来谋生活，诊费决定比此间同仁高出一倍，原因是一来本市绅者（当地富商的代名词）出得起钱；二来是想减少影响全市同仁的业务；三来是对清贫病人不计或免费。"从先生下山看门诊，我每周抽两个下午到先生医寓，立于先生椅后，学习先生诊病的思路与方法，并做笔记，同时把自己临床所遇难题请先生赐教。当时先生已著《大同生理学》《大同药物学》手稿，均交我自学，并嘱读完交还。我均于每夜读先生的书，边读边笔记（可惜均散失），读后均交还先生。

先生健谈，有时约我晚间谈心。记得有一次先生讲在武汉治一肺脓疡的故事，病者原住汉口协和医院，西医诊断肺脓疡，久治无效，病家要求先生装着病人亲属去看病，先生不悦，曰："我到医院去会诊则可，偷着看病人我不能干。"当时洋人不答应中医会诊，而病情又日益险恶，病家托某名人和洋人沟通，该院不出会诊通知，中医自来诊疗。先生乘出诊车到该院，见病人为中年男性，振寒发热，咳吐脓血，脓如米粥而腥臭，并胸闷疼痛。先生拟三物白散（当时有此成药为桔梗、贝母，巴豆霜三药组成为末）每次服三至四分，日三至四次，另煎服千金苇茎汤、葶苈大枣泻肺汤加败酱草、芩、连、天冬，而葶苈用一两五钱，苇茎用武汉水产鲜芦根一斤煎水，以此水熬药。药后每日吐脓性痰甚多，几日后脓吐完，即热退身凉，咳少能食，后用调理药治疗。并说，"近世医者畏葶苈如虎，每次不敢用钱，只用几分。况仲景当时用葶苈是鸡子大一枚，鸡子不可能小于现在一个鸡蛋，至少应有一两，今病重，故用一两半，而且此药泄壅祛邪，邪去正通，何伤之有"。又一次讨论中医，言病情不如西医论局部病损描述清晰，先生曰"此诚为历史条件所限制，但庄子云眸子明察秋毫而不能自见其睫毛，学问是无止境的，今日之是，安知明日之非；今日之非，安知明日之是，而且事物多有长于彼而短于此，反之长于此者又短于彼"。

1945 年秋，日寇无条件投降，先生离万返武汉，临行前，先生赐我一木制书箱，箱内装满各种医籍。先生返汉，兼任湖北省国医馆馆长。不久，先生来信告诉我，信中有"…… 诸生为我祝七十寿辰，送有湘绣寿屏一堂，我不揣冒昧，将你大名列与学生之中……"这是先生正式承认我为学生（先生收开业学生不易，必须经过较长时间考验），当时我内心既感激而又荣幸。

大约在 1948 年，先生又离开武汉回川，此次是直接到重庆，住重庆民国路应诊。解放后，我于 1953 年在本市联合诊所工作，出席成都中医代表会，路过重庆，拜谒先生。先生当时一面应诊，一面奋笔著书《冉氏方剂学》，当即将手稿见示，我又边读边笔记三小时左右。重庆中医进修学校成立后，先生任学校校长，著有《内经讲义》，出版即寄我一本，教我学习。1955 年底，先生奉调北京中医研究院，又邮赠我《冉雪峰医学丛书·方剂学》六卷和《伤寒论讲义》书稿。1958 年我在万县地区医院工作，我与本市一家医院和卫校各位领导共赴北京，参加中医学术与临床经验交流会，拜谒先生于中医研究院宿舍，其时先生是八旬以上高龄，在家休息，起居困难，我去时先生倦卧书桌之上，陶氏师母中风后偏瘫。先生见我，忽然神色俱旺，垂询近况详尽，又嘱我在书架上取出张方舆同学《金匮要略注释》一套，嘱我带回学习，我当时环顾四周，抚今思昔，不禁悲从中来，背着先生泪如泉涌，此次拜谒，与先生竟成永诀。

回忆先生对我多方教诲，使我逐渐从实践中对祖国医学有肤浅理解。中西医由于历史条件不同，因而学术体系不同，但有不少可相通的精神，中医学是把疾病、病人、周围环境、药物四者合一的高度概括。其说理多用古代朴素唯物观点，认为疾病是人体由于内外导致病因素致人体内外环境相对平衡的失调，治病着重内在因素调节和恢复人体内外环境相对平衡。病因病机中的"六淫、五邪"说明致病因素引起人体寒热两方面不同层次的反应，虚实是说明致病因素与抗力互相斗争力量的转变，这些都是存在互相联系和不断变化的，如六淫、五邪的热多伤津化燥，寒多生湿，反之又可化热，湿又可郁热化燥，实可致虚，虚可形成部分实邪。而"七情"又常在其中推波助澜，在人身表里脉络相通，表中有里，里中有表，在疾病过程中，可以表里寒热虚实并存，因而临床多无绝对的表里寒热虚实。这些复杂理论，都需要通过医生的思维辨证。因而病人是活书本，病人是检验真理的唯一标准，病人是医生的老师。辨证必先辨病，辨病是辨证的基础，辨证要抓住关键，关键是守法守方，慢性病如此，急性病亦如此。治疗是着重内因，因势利导，伏其所主，表证之病在里，里气通则表气通。里证之病在表，表气通则里气亦通。辛温发表药，用之当亦治里病。治里、清里，补益药不仅治里，用之当亦可治表。升可助降，温可助清，通可助涩，行可助补，补可助行，治气可治血，治血兼理气，因而组方选药，务求刚柔互济，相须相反均可相成。药方既成，药随方转，方随病转，病理又常与心理并存，治病勿忘解除病人顾虑，有些情志因素之病，不在药石，而在说服与调护。以上理论的举例，治愈现代医学所不能治的大病，实不在少数。但时至今日，迫切需要借助最新科学，阐明真理，刮垢磨光，尤须引入最新诊疗手段来发扬光大，使之为全人类造福，是先生一生奋斗之目的。我馨香祝愿后起豪杰之士，在党的光辉照耀下，逐步实现之。

由于我愧对先生的教诲，深感巫山王、刘、饶诸生热忱研究先生业绩学术，因而不揣愚钝昏愦，爰敬录先生生平光辉片段如上。

受业弟子龚去非时年七十九岁

1986 初冬于四川万县市

附4：冉雪峰年谱

清光绪五年（1879）十月初五　冉雪峰在巫山黛溪枣园坪出生，稍长在巫山县城水府庙继续读私塾。

1894年　冉雪峰参加夔州府考试，优中廪膳生员。

1898年　冉雪峰赴成都参加乡试，成绩合格（挂水牌）。

1903年　冉雪峰先生顺应时代潮流，乘一叶扁舟，顺江东下，先在武昌一家报馆当校对，以维持生计，后作记者、编辑。

约1907年　冉雪峰受聘武昌医馆教习，后任馆长，兼报社主持笔政，评点时事，力主共和。面对内忧外患，冉雪峰认识到欲实现"民富国强"，必须推翻清王朝，实现共和。九省通衢的武汉三镇，当时是长江中下游的革命中心，民主革命斗争风起云涌，冉雪峰以职业为掩护，投身轰轰烈烈的革命洪流中，加入了革命组织文学社、共进会，积极宣传革命，筹备起义。

1911年10月10日　冉雪峰义无反顾，毅然从戎，参加了震惊中外的武昌起义。根据目前掌握的史料，先生是参加辛亥首义的著名中医学家，这是中医学界的光荣。

1912年开始　北洋政府教育、卫生部门官员欲废止中医，冉雪峰时年在武汉联合山西中医学校教育长杨百诚、名医赵意空等人撰文抗议这一错误行为。

1915年　冉雪峰设医寓于武昌中和里，后迁汉口中山大道永康里。

1917年起　冉雪峰先生继续专研医学，悬壶武昌中和里。

1918年　鼠疫流行武汉，罹是疾者死亡甚众，冉雪峰著《温病鼠疫问题解决》，制"太素清燥救肺汤"与"急救通窍活血汤"，功效显著，服此二方得救者众。张锡纯先生赞誉"冉君诚近世医界之翘楚也。楚国有才，其信然乎"。霍乱流行时，著《霍乱症与痧症鉴别及治疗法》，立疗霍乱经验效方二首，"分寒热救治，在武汉行医时，全活甚众"。麻疹流行时，著《麻疹商榷正续篇》。每值疫病流行，冉雪峰均竭力搜罗古今医籍，深夜批阅，拟定治疗方案，写出文章，刊登医报，以供同行参考。

1919年　鉴于西医东渐，中医衰落，冉雪峰以复兴祖国医学为己任，遂联合省垣陆继韩、胡书诚、李子余等诸同道，组织湖北省中西医学研究会，被选为湖北省中西医学研究会第一届会长。

同年　冉雪峰在汉口联合谢汇东等人组建湖北中医公会。

同年　冉雪峰在汉口创办《湖北省医学杂志》（即后来所称《中医杂志》）。

1921年　冉雪峰在汉口创办湖北省《中西医学杂志》，兼任编辑。发表过很多具有创见性的论著，为中医学术研究和中西医结合开辟了新的道路。

1923年　冉雪峰虚心向张锡纯先生询问创建医学堂规则。是年，独资创办"湖北中医专门学校"于武昌黄土坡，并任校长，冀以"发扬国粹，造就真材"，成为湖北中医教育的开端。先生夜以继日地工作，编讲义、改作业、亲自上堂讲课，学生有疑难执书请问，耐心解释，以懂为止。并设临时医院送诊施药，不独方便了贫苦群众，更使学生有了实践操作场地。

1925年　北京政府教育部不许中医学校加入教育序列，冉雪峰联合山西中医学校教育长杨百城、赵意空二位同道，亲自撰状，据理力争，卒获通过。可见，中医学校能够加入教育系统皆先生之力。

1928年　汉口市卫生局局长李博仁聘请冉雪峰、王和安、杨恭甫等10人为湖北中医士检定委员。

1929~1937年　冉雪峰历充汉口卫生局考试中医委员会委员，湖北省政府检定中医委员会委员，并参与主持了数届中医考试。

1929年　冉雪峰为友人陈颐寿所著《古本难经阐注校正》一书题序。

1929年2月　国民党政府中央卫生委员会悍然通过了"废止旧医扫除卫生事业障碍案"，仰仗洋人鼻息，采取停止中医登记，废止中医学校，制止中医中药宣传，限制发给执照等措施，企图强制消灭中医，激起全国中医界的极大愤慨。先生拂袖而起，勃然大怒，率武汉中医药界名流组成请愿团赴南京请愿。冉雪峰同时在《大公报》上激扬文字，据理驳斥余云岫之《灵素商兑》。并与张锡纯先生结成南北联盟，反对国民党政府扼杀中医事业的反动行径。冉雪峰为中医事业奔走呼号，劳力劳心，尽人皆知，为捍卫祖国医学做出了卓越的贡献。

1930年　冉雪峰在《医界春秋》杂志发表《国医整理之我见》，文中提出"六气废则国医亡"的学术见解，此观点后被《中国医学通史》近代卷之二摘要收录。

1930年　由冉雪峰、谢汇东等人发起组织成立武汉中医师公会。

同年　南京成立中央国医馆，冉雪峰代表武汉中医药界参加，后任国医馆医务处处长。在武汉期间，冉雪峰除办学传播中医学及冉氏医学经验之外，所带入门弟子亦众，名医熊济川、涂云舫先生为大弟子，冉雪峰女婿宦世安先生亦是此时入的门。

1933年7月　《湖北国医公报》创刊，推选冉雪峰等筹办湖北国医学校，胡书诚等筹办武昌中医医院，王和安等筹办汉口中医医院。

同年　湖北省国医分馆成立，冉雪峰任第四届公馆馆长，陆继韩、徐巩伯任副馆长。

同年11月　冉雪峰创办《国医月报》，主办方为汉口国医公会。

1935年　《湖北医药月刊》创刊，冉雪峰为创刊号发布创刊词。

同年　《湖北医药月刊》第3期刊发有冉雪峰为安徽省政府主席刘镇华太夫人诊病消息。该诊案即是后来传冉用野山参烧火存性治某夫人患重感冒发热取胜经典案例。

1937年　抗日战争事起，中华儿女奋起反抗，冉雪峰先生放弃了丰厚的门诊收入，忧国忧民，组织"湖北医药界战地后方服务团"，亲任团长。抗战开始时，中央国医馆应战时需要，在南京组织了中医救护医院与中医救护大队，南京陷落后，中医救护医院先迁武汉，并加聘冉雪峰为中医救护医院副院长。

1938年4月　由国民政府卫生署中医委员会主任委员陈郁召集，焦易堂、冯志东、饶聘卿、冉雪峰、胡书城、张钟岳、时逸人等8人在成都中国制药厂开会讨论中医学校立案问题，后来拟定《中医学校暂行通则》交教育部医学教育委员会讨论。服务团分四个部分组成：①中医救护队，抢救空袭伤亡；②战地后方诊疗所，武汉三镇共设十个诊疗所，专为难民诊病，一律送诊施药，分文不取；③中药制药厂，由先生处方，专制成品药，供内外科使用；④战地后方医院，内外科重伤，抗日战士送医院治疗。这些活动，政府不管，经费自筹，先生捐出多年积蓄，时有中医药界及社会爱国人士协助。百忙之余，编撰《新定救护方药注释》。其序云："当此国家存亡，民族生存最后关头之际，不能有所贡献，又何自强之可言。是以不揣冒昧，百忙之余，夜工十日编成此册，选中国药材，以西医学理运用，科学原理说明，冶中西于一炉。精研成分，撷取菁华，为国药改良之先导，为中西医学实事会通之基础。设厂制造，已成两批，供后方医院临时救伤治疗所救护队之用……溯民元随同志首义武昌，短布从军，下马作露布，上马杀贼。余老矣，未能效命前方，执干戈以卫社稷，而帷想荆棘丛中，葛藤巢裹，以末枝作涓滴之贡献。摩挲故剑，击铁唾壶。老骥伏枥，志在千里，烈士暮年，壮心不已，不禁唏嘘潸潸泪下也。"

同年 12 月　冉雪峰编著《新定救护方药注释》，在回忆这段往事时写道："溯民元随同志，首义武昌，短布从军，下马作露布，上马杀贼。""短布从军"为劳役之人从军之意。"露布"泛指檄文、布告、捷报一类。首义军的很多命令，皆由先生下达。武汉三镇光复后，冉雪峰出任民国军政府鄂军都督黎元洪之军机参谋，鄂军务部秘书长，"执干戈以卫社稷"，冲锋陷阵，投身武汉保卫战，戎马倥偬中，拟定作战方案，书写檄布，文武齐下，在辛亥革命史上留下了光辉的足迹。

袁世凯窃取辛亥革命果实后，继续实行专制独裁统治，对外投降卖国，接受了灭亡中国的《二十一条》，对内残酷镇压革命党人，阴谋复辟帝制。袁世凯黄袍加身的丑剧，激起了全国人民的愤怒声讨。冉雪峰义愤填膺，将袁贼的劣迹列为十大罪状，披露报端。袁恼羞成怒，责令其爪牙将冉雪峰逮捕下狱，并在报上反诬先生"十大罪状"。先生身陷囹圄，铁窗中坚持研究祖国医学，并义务给难友诊治疾病，将生死置之度外。袁世凯驾崩后，经一位有名的大律师保释，冉雪峰得以出狱。

自那以后，冉雪峰遁迹医林，抱不做官、不发财主义，精力视线凝集于医，数十年如一日。辛亥首义同志中有劝其复出者，先生曰：余无政治学识，破坏与建设异致，民国自我辈创始之，不必自我辈安之，何能再为冯妇？况卫生即以强种，强种即以强国，发扬至道，倡明强学，以与欧美争衡，未始非挽回国权，拯救同胞之一助也。冉雪峰弃政从医适与中山、鲁迅、沫若诸先进相反，然其"与欧美争衡"，强种强国之宏愿实在令人感动。冉雪峰的革命生涯，培育、深植了他的强种强国和爱民除疾的原始意愿，并深深影响了他一生的为人为医之品德，成为后学弟子们入门之医德医风教育资源。

1938 年 4 月　武汉沦陷前，冉雪峰举家避难四川万县，先住万县市真原堂七号对外应诊，就诊者多为难民，亦有本地慕名求治者，一律不收诊费，有贫苦无钱者还资助药钱，故就诊者门庭若市。

1939 年 1 月 14 日　日机第一次轰炸万县，人民死伤甚重，房屋延烧，土桥子一带尽成废墟。为躲避轰炸，冉雪峰随即迁往万县董家岩李家院，应诊之余埋头著述。在这期间，著有《国防中药学》《大同药物学》《大同生理学》《大同方剂学》《中风临证效方选注》等专著。他历来主张不同学科之间相互交流和渗透。"大同"二字包含中西医结合之意。在董家岩约住五年后再次迁回万县市关门石（现重庆三峡医药高等专科学校附属医院内）及电报路继续悬壶。

在万期间（1938 年 11 月起），他曾任四川省万县中医初审委员会委员，且图举办中医学校，并邀请龚去非、李重人等为教师，终因日机轰炸而未遂。冉雪峰在万县 8 年间，出众的弟子尤以龚去非先生为显。

抗日战争胜利后，冉雪峰先生迁回汉口肇元里悬壶。中华人民共和国成立前，冉雪峰举家搬迁至重庆，先后在中华路、民国路悬壶，直到解放。

1950 年 5 月 29 日　重庆成立卫生工作者协会，冉雪峰任编辑委员会委员。

1953 年 11 月　西南卫生部任命冉雪峰为重庆中医进修学校校长，同时出任重庆市政协委员。在校期间，负责组织编写了第一套中医进修教材，并著有《内经讲义》《伤寒论讲义》。冉雪峰年逾古稀，为了中医事业后继有人，焕发革命青春，仍然夜以继日工作，亲自上讲台授课，兢兢业业，一丝不苟，对四川中医教育事业及教材修订工作做出了贡献。

1955 年 11 月底　冉雪峰奉命调往中央卫生部直属单位中医研究院工作，任中华医学会常务理事、卫生部中医研究院学术委员会副主任委员兼高干外宾治疗室主任、第二届全国政协委员，授一等一级专家。冉雪峰离渝赴京前给弟子龚去非信中说："惜乎年事已老，今年已逾 76，耳已半聋，但改进中医，发扬先代文化遗产，素具此志，天既留我多活几年，赶上这个机会，当尽其所知所学贡献民众，一息尚存，此志不懈。"拳拳报国之心溢于言表。冉雪峰历经三朝，坎坷风云，深信没有共产党就没有新中国。

1956 年 8 月　冉雪峰先生向党组织递交了入党申请书。其在 8 月 26 日写给其弟的信中说："我弟兄年已耄耋，能看见中国复兴，世风变好，欣慰……各方面照顾甚周，一切待遇等于专家，可谓特殊遇会。不是毛泽东时代，是没有的，我年老耳已半聋，学习不够，但在一日，当为人民尽一日义务，现争取入党，以便实事深入学习，已递申请书……"足见冉雪峰对党的热爱。

是年初，中国中医研究院陈可冀、郭士魁两位医师受中央卫生部之命拜师于冉雪峰门下，成为冉老先生关门弟子。

1957 年　冉雪峰《对中药研究的几点思考》刊载于《中医杂志》当年第 4 期。

1959 年元旦　冉雪峰已 81 岁高龄，他用一月之力，写成《八法效方举隅》一书向党献礼，建国十年大庆时以《冉雪峰医案》再献红心。

1959 年 2 月　因为跌仆，冉雪峰住进北京人民医院疗病。住院期间，仍出席四次政协会议，并写书面提案。随后，半休养半编著，"希望再活二三年，未编竣者续成，已成者整理，留作后人参考。冀可以将来中西医配合，在学理上一环之补助"。

1959 年 11 月　冉雪峰正伏案著述《伤寒论集注》时，突发脑动脉栓塞，他忠实地站完最后一班岗。可惜这部重要著作未能亲手全部完稿，不仅是冉雪峰的遗憾，也是中医学术的一大损失。这部著作后由冉雪峰之子冉小峰和冉先德整理，由原卫生部部长钱信忠亲笔作序，科学技术文献出版社于 1981 年正式出版，名为《冉注伤寒论》。该书是冉雪峰的代表作，诚如冉雪峰自述"本编与其他集注、集义、汇纂不同，彼系聊为征引，此乃总求归结……将经论之精义，各注之菁华，其中精透奥妙入微之处，整理好，注释好，贡献出来，为中西学术交流，再以中西结合形式丰富世界医学内容"。此书集中反映了冉雪峰五十多年理论与实践经验的崇高智慧，对现代中医理论知识和实用技术将起到继往开来的作用。

附5：冉雪峰门徒龚去非年谱

1903 年农历九月初十　龚去非生于湖北省黄陂县。

1920 年 2 月至 1924 年 1 月　龚去非在汉口宁清里龚厚堃诊所当学徒。

1922 年 2 月　龚去非开始跟随胞叔龚厚望学医，并在汉口参与诊疗工作 5 年。

1924 年 2 月至 1930 年 6 月　龚去非在汉口宁清里龚厚堃诊所当助理医师。

1927 年　龚去非报名参加武汉市举办的首届中医考试，在参加考试的千余人中名列前七名，并深得名医冉雪峰先生的称誉。自此，在汉口正式开业行医。

1930 年 7 月至 1938 年 8 月　龚去非在汉口府南一路自开诊所应诊，任内医师。

1930 年 5 月　龚去非获汉口特别市卫生局行医开业执照。

1937 年　龚去非积极报名参加武汉中医药界战地后方服务团，为抗日难民送医送药，深得赞誉。

1938 年　龚去非参加武汉市中医士资格考试合格，并正式获得开业执照。后因抗日战争，便迁居四川万县，继续从医。

1938 年 10 月至 1951 年 10 月　龚去非在四川万县市三元街及兴隆街自开诊所任内科医师。

1938~1946 年　龚去非师从名医冉雪峰学习深造，历时 8 年。

1940 年 12 月　龚去非获四川省政府主席张群颁发的"中医证书"。

1946 年　龚去非获得中医考试中医师证书。

1948 年 2 月　龚去非在四川通过医师资格考试，获成绩及格证书。

1950 年 10 月　龚去非被万县市人民政府卫生局聘为"审查医事人员委员会委员"。

同年 11 月　龚去非被万县市医务工作者协会聘为该协会"学术部学习委员会委员"。

同年 12 月　龚去非获得万县市人民政府卫生局颁发的"社会卫生防疫工作一等功勋奖"。

1951 年　响应党的号召，龚去非和李重人一道率先在万县市组建成立万县市第一联合诊所，李重人因工作调离万县后，由他接任所长。

1951 年 11 月　龚去非获川东人民行政公署卫生厅厅长杨朝宗签发的"临时开业执照"。

1952 年 6 月　时年 49 岁的龚去非以万县市首届中医进修班学员身份参加结业考试，成绩合格，并获川东人民行政公署卫生厅杨朝宗签发的"毕业证书"。

1951 年 4 月至 1952 年 6 月　龚去非既是万县市中医进修班内科教师，同时又是该班在册学员，成为该班唯一具有"教师"和"学员"双重身份的特殊学员。这一史实，笔者（陈代斌）在十五年前因"长江三峡中医药历史文化挖掘与老中医学术经验整理研究"课题研究工作的需要，曾专程去万州区甘家院街道冉隆荣诊所拜访唯一健在的当年同班学员冉隆荣老先生，他在向笔者逐一指认当年合影照中学员姓名的同时，还特地介绍说："龚去非是当年班上教师与学员双重身份，也是唯一具有特殊身份的学员。"

1953 年　万县专区人民医院为有利于中医诊疗服务工作的开展，特约万县市第一联合诊所龚去非老中医每日下午前去医院住院部病房，为要求服用中药的患者诊治，凭龚的处方再到联合诊所取药。

1956 年 2 月　龚去非被中国红十字会万县市分会聘为理事。

1956 年 8 月　龚去非受时任四川省人民检察院万县分院检察长梁培基（后任万县地委书记）聘请为忠县卫生工作者协会丁某医生开具的处方致患者死亡之处方用药安全性作鉴定，龚老根据文献相关记载给出了鉴定结论。

同年 10 月至 1963 年 3 月　龚去非被连续选为万县市人大代表。

1956 年　龚去非调入万县市人民医院工作，任主治医师。

1958 年 4 月　经万县专署同意，万县专区人民医院、万县市人民医院、万县市红十字会医院三家医院重组合并，三院重组后，定名为"四川省万县专区人民医院"。为加强医院中医工作的开展，当时正式将龚去非从第一联合诊所调入四川省万县专区人民医院工作，并指定龚去非任中医科负责人。

1959 年 4 月　由四川省万县专区人民医院编印的中医秘方验方专辑《采风集锦》第一集收录龚去非献方共计 30 首。

1962 年 4 月　四川省万县专区人民医院医务管理委员会组建成立，在 11 人组成人员中，丁履谊院长任管委会主任委员，龚去非任委员。

1963 年 2 月　龚去非被四川省万县专区人民医院正式任命为该院中医科副主任，并主持中医科全面工作。

1972 年　龚去非从万县地区人民医院退休。之后，他便从事中医学徒带教指导工作，先后有学徒出师 10 余人。

1974 年起　受聘担任四川省万县中医学校学术顾问，并继续坚持临床诊务工作。

1981 年 3 月至 1984 年 9 月　龚去非被四川省万县中医学校聘为青年教师李灵同志的临床带教老师。

1982~1984 年　龚去非任四川省中医学会理事，万县市书法家协会名誉理事等职。

1983~1986 年　龚去非被连续选为万县市人大代表，任人大常委会委员、政协常委等职。

1984 年 12 月　龚去非为四川省万县中医学校挂牌恢复十周年题"为振兴中医而辛勤耕耘不息"之祝词。

1985 年起　龚去非兼任万县市中医院技术顾问。

1990 年　龚去非被人事部、卫生部、国家中医药管理局确定为全国首批 500 名老中医药专家之一，并享受国务院政府特殊津贴。

1991 年冬　龚去非为万县市中医院成立十周年题写"做好中西医结合取长补短，提高医疗质量；树立良好医德救死扶伤，增进人民健康"之贺词。

1993 年 9 月 19 日　龚去非因病医治无效，不幸逝世，享年 90 岁。

附6：冉雪峰门徒龚去非生前研习书目及期刊文献

龚去非老中医一生善于学习，勤于思考，勇于探索，不断创新，形成了独具特色的临床诊疗经验及丰富的医学思想，堪称长江三峡地区博学多识之儒医，为保障三峡地区及周边省区人民群众健康、促进三峡地区社会发展与经济建设、推动三峡地区中医药事业发展做出了突出贡献，乃后学习医治学之楷模。

为了探明龚老习医历程及学术思想的形成，课题组专门就龚老生前研习过的医学文献展开了全面调查和清理。结果发现，龚老生前所研习过的明清至80年代各类版本医学文献不少于600余种，民国后期至80年代末期（1943~1987）医学期刊70余种。为支持三峡地区医学教育事业，在20世纪80年代初期龚老自愿捐赠给原万县中医药学校医学类图书450种，医学期刊65种，其余部分仍保留在龚老生前住所（原万县市三元街医寓）。课题组在对重庆三峡医药高等专科学校图书馆藏书进行清理时，发现龚老亲笔签名或加盖有龚老印鉴的馆藏医学文献有278种，龚老原住所藏书65种，期刊残缺本43种，其余未见者疑为被传人收藏或已散失。现将所得文献及期刊以目录形式如数列表于后，以示龚老艰辛习医历程及博学精思，善学善用，终成一代名医及独具特色医学思想之一斑。

图书类

序号	书名	印刷（出版）	时间	编（著）者	备注
1	丹溪心法		明成化十八年刻本		
2	校正济阴纲目		清康熙年间刻本		
3	苏沈良方		清乾隆年间刻本		
4	尤氏医学读书记		清乾隆年间刻本		
5	女科要旨		清道光年间刻本		
6	长沙方歌括		清嘉庆年间刻本		
7	医学从众录		清道光年间刻本		
8	三家医案合刊		清道光年间刻本		
9	灵枢经		清道光年间刻本		
10	医学实在易		清道光年间刻本		
11	温热经纬	上海千顷堂书局	清咸丰二年刻本		
12	增补临证指南医案		清乾隆年间刻本		
13	医原		清咸丰年间刻本		
14	精校冷庐医话		清咸丰年间刻本		
15	世补斋医学续集		清同治六年刻本		
16	寒温条辨		清同治年间刻本		
17	古今医案按	上海会文堂书局	清乾隆年间刻本		

序号	书名	印刷（出版）	时间	编（著）者	备注
18	素问		清光绪年间刻本		李重人赠书
19	灵枢		清光绪年间刻本		李重人赠书
20	精校医案类录	上海千顷堂书局	清光绪十九年刻本		
21	全体通考		清光绪年间刻本		
22	叶选医衡		清宣统二年刻本		
23	本草纲目求真		清光绪二十四年刻本		
24	千金要方衍义	上海久敬斋书社	清光绪年间刻本		
25	中外医通	文明书局	清宣统二年刻本	丁福保	
26	古今图书集成·医部	通俗图书刊行社	民国年间		
27	顾氏医镜		民国三年		
28	温病条辨	上海铸记书局	民国四年		
29	医药丛书十五种		民国五年		
30	六经方证通解	上海千顷堂	民国六年	唐宗海	
31	实用药物学	商务印书馆	民国六年	邓立铭 陈天枢	
32	简易疗病法	商务印书馆	民国六年	朱梦梅	
33	秋瘟证治要略	绍兴和济药局	民国七年	曹炳章	
34	莫枚士研经言	绍兴医药学报社	民国七年		
35	薛案辨疏	绍兴国药学报社	民国七年		
36	临证医案笔记	上海集古阁石印社	民国八年	吴渭泉	
37	病理总论	商务印书馆	民国九年	周威	
38	药理学		民国九年	余云	
39	中国医学大辞典	商务书馆	民国十年七月		
40	章太炎尺牍	上海文明书局	民国十一年		
41	王任秋尺牍	上海文明书局	民国十一年		
42	梁任公尺牍	上海文明书局	民国十一年		
43	吴执甫尺牍	上海文明书局	民国十一年		
44	王益吾尺牍	上海文明书局	民国十一年		
45	王南海尺牍	上海文明书局	民国十一年		
46	俞曲园尺牍	上海文明书局	民国十一年		
47	樊樊山尺牍	上海文明书局	民国十一年		
48	小儿药证直诀笺正		民国十二年		
49	时病论	上海广益书局	民国十二年	雷少逸	
50	伤寒论研究	恽铁樵医寓	民国十三年		李重人批点
51	潜斋医学丛书		民国十七年	王士雄	

序号	书名	印刷（出版）	时间	编（著）者	备注
52	近世病原微生物及免疫学	商务印书馆	民国十七年	志贺洁	
53	医经精义	大达图书局	民国十八年	唐容川	
54	读《金匮要略》	武汉印书馆	民国十八年	王和安	
55	生理学	商务印书馆	民国十八年	蔡翘	
56	全国名医验案类编	大东书局	民国十八年		
57	皇汉医学	上海中华书局	民国十八年		
58	新中药		民国十九年	黄劳逸	
59	实用中医学	上海中医书局	民国十九年三月	秦伯未	
60	汉方新解		民国十九年	汤本求真（日本）	
61	仲景学说之分析		民国十九年	叶劲秋	
62	伤寒新义		民国二十年	祝味菊	
63	祝氏医学丛书		民国二十年	祝味菊	
64	曹氏伤寒发微	昌明国药学社	民国二十年	曹家达	
65	临证医典	三明图书公司	民国二十一年初版	姚若琴	
66	中国历代医学史略	中国医药书局	民国二十二年		
67	温热辨惑		民国二十二年	章巨膺	
68	妇科经验良方	上海国医出版社	民国二十二年	杨志一	
69	生育顾问	上海中央书店	民国二十二年	汪洋	
70	强身之道		民国二十三年	陈维宝	
71	春温伏暑合刊	中国医药书局	民国二十三年	宋爱人	
72	循环器病	商务印书馆	民国二十三年	刘以详	
73	王孟英医案	上海三明图书公司	民国二十三年		
74	中医外科学大纲	上海中医书局	民国二十四年		
75	中国药学大辞典	世界书局	民国二十四年	陈存仁	
76	血证论	中国医药研究会	民国二十四年	唐宗海	
77	中药新论汇编	上海国医出版社	民国二十四年	杨志一	
78	中国药物标本图影	中国医药研究社	民国二十四年	陈存仁	
79	肠胃病与痔疮病	上海大众书局	民国二十五年	吴克潜	
80	皇汉医学丛书	世界书局	民国二十五年		
81	近世内科国药处方集	上海千顷堂	民国二十五年	叶橘泉	
82	金匮发微	光华医药杂志社	民国二十五年		
83	景岳发挥	上海千顷堂	民国二十五年		
84	徐灵胎医书全集	上海广益书局	民国二十五年		
85	药理篇		民国二十五年	李克蕙	

序号	书名	印刷（出版）	时间	编（著）者	备注
86	温病全书	上海大众书局	民国二十五年	时选人	
87	喉痧证治要略	绍兴和济药局	民国二十五年	曹炳章	
88	苏子由来全集	上海大东书局	民国二十五年		
89	分类方剂	上海千顷堂	民国二十五年	王一仁	
90	汉药新览	北平明日医药杂志社	民国二十六年	郭若定	
91	中国眼科学	中国医药文化服务社	民国二十八年	徐庶遥	
92	中国医学约编十种	中西医汇通医社	民国三十年	周禹锡	有李重人题词
93	时病学	成都文化服务社	民国三十一年	雷少逸	
94	实用处方学	中国医药文化服务社	民国三十一年	徐庶遥	
95	急慢性传染病学	商务印书馆	民国三十一年	陈方之	
96	韩昌黎全集	上海大东书局	民国二十五年		
97	仲圭医论汇选	苏州国医书社	民国二十五年	沈仲圭	
98	诊断学大纲	现代医药学社	民国三十二年	俞慎初	
99	病理学大纲	现代医药学社	民国三十二年	俞慎初	
100	心脏病学	黄河书局	民国三十二年	吴杰	
101	任氏传染病学		民国三十二年	任应秋	
102	伤寒标准疗法		民国三十三年	萧俊逸	
103	皮肤疾病与卫生	黄河书局	民国三十三年	翁之龙	
104	中西合参内科概要	中华书局	民国三十四年	华实孚	
105	中西医学比观		民国三十四年	张公让	
106	实用病理学	平民医药周报社	民国三十四年	沈伯超	
107	中医妇科病学	北平国医砥柱总社	民国三十五年	时逸人	
108	最新胎产全书	上海国光书店	民国三十六年	李如珪	
109	伤寒评志	北平国医砥柱月刊社	民国三十六年	谭次仲	
110	中医与科学		民国三十六年	谭次仲	
111	校勘通俗伤寒论	重庆中西医药图书社	民国三十七年	俞根初	
112	中药之化学与药理		1949年	邱晨波等	
113	植物化学成分提炼法		1949年	邱晨波等	
114	药盦医药丛书		民国年间	恽铁樵	
115	邱氏最新内科学		民国年间		
116	常用处方集	新医书局	民国年间	慎微，李定	
117	伤寒论浅注补正		民国年间	唐宗海	
118	金匮要略浅注补正		民国年间	唐宗海	
119	猝病新论	章氏国学讲习会	民国年间	章太炎	

序号	书名	印刷（出版）	时间	编（著）者	备注
120	仲景脉法学案		民国年间	任应秋	
121	雷公炮制药性赋解	上海商务印书馆	民国年间		
122	丁氏医学丛书	上海医学印书馆	民国年间	丁福保	
123	校正医宗金鉴		民国年间		
124	金匮翼		民国年间		
125	伤寒来苏集		民国年间		有邱明扬印章
126	伤寒贯珠集		民国年间		
127	新方八阵砭（含《颅囟经》三卷）	上海广益书局	民国年间	陈修园	
128	金匮方歌括		民国年间		
129	时氏内经学	上海千顷堂书局		时逸人	
130	结核辅生疗法	上海中华书局	1949.6	荔云台	
131	医师典（上、下册）	癸未医学出版社	1950.6	楼方岑	
132	中国医学精华	胡光慈医师诊所	1950.6		
133	实用儿科学	东北人民政府卫生部	1950年重印		
134	化学	华东医务生活社	1951.1	耿欧辉	
135	人体化学	华东医务生活社	1951.1	陈叔骐	
136	生理解剖学	华东医务生活社	1951.6		
137	新编药物学	华东医务生活社	1951.6	陈新谦	
138	莊连氏内科学	新医书局	1951.6	莊畏仲 连杰群	
139	中医内科病学	上海千顷堂书局	1951.7		
140	药理学	华东医务生活社	1951.8	周廷冲	
141	小儿科学	华东医务生活社	1951.9	张炜逊等	
142	生理学	华东医务生活社	1951.9	刘星等	
143	中西病名对照表	上海千顷堂书局	1951.11	叶橘泉	
144	耳鼻咽喉科学	华东医务生活社	1951.11	骆兆平	
145	人体寄生虫学	华东医务生活社	1951.11	王福溢等	
146	妇产科学	华东医务生活社	1951.11	苏应宽	
147	鉴别诊断表	华北医刊社	1951.12	冯培泽	
148	物理诊断学	华东医务生活社	1951.12	黄进文	
149	组织学	华东医务生活社	1952.1	邹恩铭等	
150	内科学	华东医务生活社	1952.3	王培仁等	
151	外科学	华东医务生活社	1952.3	张冠增	
152	皮肤花柳病学	华东医务生活社	1952.7	郭子英	

续表

序号	书名	印刷（出版）	时间	编（著）者	备注
153	解剖组织学	北京中医进修学校	1952	马继兴	
154	眼科学	华东医务生活社	1952.11	北京中医进修学校	
155	实验诊断学	华东医务生活社	1952.11	于复新	
156	时氏病理学	上海千顷堂书局	1952.12	时逸人	
157	学习针灸窍门	现代医药杂志社	1953.1	沈佐廷	
158	临床处方手册	新医药书局	1953.4	连杰群	
159	中国药物学	上海千顷堂书局	1953.5	时逸人	
160	中药研究汇编	东北医学图书出版社	1953.6		
161	临证实用方剂	上海千顷堂书局	1953.12	叶橘泉	
162	临床各科综合治疗学（内科）	上海千顷堂书局	1954.5	杨医亚	
163	急救	人民卫生出版社	1954.8		
164	脉经	商务印书馆重印	1954.12		
165	中药学讲义	成都中医进修学校编印	1955	凌一揆	
166	中医儿科学讲义	成都中医进修学校编印	1955	余仲权	
167	公共卫生学讲义	成都中医进修学校编印	1955	邱廷栋	
168	中医内科杂病讲义	成都中医进修学校编印	1955	李斯炽	
169	伤寒论讲义	成都中医进修学校编印	1955	邓绍先	
170	针灸学讲义	成都中医进修学校编印	1955	蒲湘澄 余仲权	
171	中医诊断学概要	重庆市中医进修学校编印	1955.1	黎光	
172	伤寒论	重庆人民出版社	1955.4		
173	中国医学史略	重庆市中医进修学校编印	1955.5	任应秋	
174	中医验方交流集	江苏人民出版社	1955.5	邹云翔等	
175	实用中医药理学	重庆市中医进修学校编印	1955.6		
176	治疗新律	上海中华书局	1955.6	秦伯未 徐德庚	
177	注解伤寒论	商务印书馆	1955.7		
178	中医学术研究	人民卫生出版社	1955.7	朱颜	
179	中医的调理症	上海锦章书局	1955.7	李融之	

续表

序号	书名	印刷（出版）	时间	编（著）者	备注
180	流行性乙型肝炎中医治疗法	河北人民出版社	1955.7		
181	中医病理学概论	重庆市中医进修学校编印	1955.8	任应秋	
182	实用方剂学	重庆市中医进修学校编印	1955.9	沈仲圭	
183	伤寒论评释	人民卫生出版社	1955.12	阎德润	
184	伤寒论语译	重庆市中医进修学校编印	1956.1	任应秋	
185	儿科学	重庆市中医进修学校编印	1956.1	皮袭休	
186	温病概要	重庆市中医进修学校编印	1956.1	沈仲圭	
187	杂病证治新义	重庆市中医进修学校编印	1956.1	胡光慈	
188	注解伤寒论	人民卫生出版社	1956.2		
189	鲁楼医案		1956.3	刘民淑	
190	内经知要	人民卫生出版社影印	1956.3		
191	实用妇科学	重庆市中医进修学校编印	1956.4	王继云	
192	知热感度测定法针灸治疗学	上海卫生出版社	1956.6		
193	本草讲义	江苏中医学校编印	1956.7		李重人赠书
194	针灸学讲义	江苏中医学校编印	1956.7		李重人赠书
195	细菌寄生虫学纲要	重庆市中医进修学校编印	1956.8	李致用	
196	中国医学史	中医研究院（北京）编印	1956.8	中医教材编写委员会	
197	金匮语译	中医研究院（北京）编印	1956.8	中医教材编写委员会	
198	伤寒论语译	中医研究院（北京）编印	1956.8	中医教材编写委员会	
199	本草经语译	中医研究院（北京）编印	1956.8	中医教材编写委员会	
200	本草概要	中医研究院（北京）编印	1956.8		
201	病理与诊断	重庆市中医进修学校编印	1956.9	皮袭休	
202	北京市中医治疗记实	北京市公共卫生局	1956.9		

序号	书名	印刷（出版）	时间	编(著)者	备注
203	症状鉴别诊断学	人民卫生出版社	1956.11		
204	中药与方剂	重庆市中医进修学校编印	1956.12	胡光慈	
205	中医临床经验资料汇编	卫生部印	1956.12		
206	实用中国小儿科学	四川人民出版社	1957.1	胡光慈	
207	温病学概要	重庆市中医进修学校编印	1957.1	李倩侠	
208	方剂学讲义	江苏中医学校编印	1957.2		李重人赠书
209	妇儿科学	重庆市中医进修学校编印	1957.3	皮袭休 王继云	
210	伤寒论襞楷	重庆市中医进修学校编印	1957.5	任应秋	
211	中医验方汇选	河北人民出版社	1957.5		
212	经络治疗讲话	江苏人民出版社	1957.7		
213	伤寒论教学参考资料	江苏省卫生厅编印	1957.9		
214	伤寒论释义	江苏人民出版社	1958.1		
215	医学三字经简释	四川人民出版社	1958.1		
216	中医五官科	人民卫生出版社	1958.1		
217	中药学概论	人民卫生出版社	1958.1		
218	笔花医镜	上海科学技术出版社	1958.1		
219	中医温课提纲	内蒙古自治区卫生厅	1958.5		
220	中医防治麻疹的方法	科学普及出版社	1958.6		
221	中医防治疟疾的方法	科学普及出版社	1958.6	王伯岳	
222	中医诊断学	上海卫生出版社	1958.7		
223	中医临床实验汇编	上海卫生出版社	1958.8	方药中	
224	中医对几种妇女病的治疗法	科学普及出版社	1958.8	蒲辅周	
225	金匮释义	江苏人民出版社	1958.8		
226	中医学概论	人民卫生出版社	1958.9		
227	组织胚胎学	人民卫生出版社	1958.9		
228	中医基本知识	四川人民出版社	1958.12		
229	本草概要	四川人民出版社	1958.12		
230	恶性肿瘤	人民卫生出版社	1958.12		
231	中医学概要	重庆市中医学校	1959.1		
232	内科	人民卫生出版社	1959.2		
233	微生物学讲义	人民卫生出版社	1959.4		

序号	书名	印刷（出版）	时间	编（著）者	备注
234	中医学辨证术语的探讨	重庆人民出版社	1959.4		
235	医学三字经浅说	人民卫生出版社	1959.4	方药中	
236	学习中医的初步收获	湖北人民出版社	1959.5		
237	病理生理学讲义	人民卫生出版社	1959.9		
238	中医中药防治六病手册	上海科学技术出版社	1959.9		
239	传染病学讲义	人民卫生出版社	1959.12		
240	新编经验方	人民卫生出版社	1959.12	沈仲圭	
241	本草思辨录	人民卫生出版社	1960.1	清·周严	
242	传染性肝炎中医疗法	科学普及出版社	1960.1		
243	中医喉病学讲义	人民卫生出版社	1960.1		
244	中医内科学讲义	人民卫生出版社	1960.1		
245	中药方剂临床手册	四川人民出版社	1960.2		
246	中医理论研究资料选集	人民卫生出版社	1960.7	王雪苔等	
247	中医中药防治妇科疾病手册	上海科学技术出版社	1960.7		
248	中医中药防治寄生虫病手册	上海科学技术出版社	1960.7		
249	伤寒论讲义	人民卫生出版社	1960.8		
250	中医治疗法则概论	上海科学技术出版社	1960.8	姜春华 沈自尹	
251	温热论新编	上海科学技术出版社	1960.8	金寿山	
252	简明中医内科学	人民卫生出版社	1960.9		
253	温病学讲义	人民卫生出版社	1960.9		
254	中医诊断学讲义	人民卫生出版社	1960.9		
255	中医方剂学讲义	人民卫生出版社	1960.9		
256	医古文讲义	人民卫生出版社	1960.9		
257	中医内科证治概要	人民卫生出版社	1960.1	欧阳锜	
258	中医妇科学讲义	人民卫生出版社	1960.12		
259	慢性肾炎的中医理论和疗法	上海科学技术出版社	1960.12		
260	中医儿科学讲义	人民卫生出版社	1961.2		
261	肝硬变中医治疗经验	人民卫生出版社	1961.3	钱祺光	
262	各家学说讲义	人民卫生出版社	1961.4		
263	金匮教学参考资料	上海科学技术出版社	1961.4		
264	中医妇科学中级讲义	人民卫生出版社	1961.7		
265	中医内科学中级讲义	人民卫生出版社	1961.7		

序号	书名	印刷（出版）	时间	编(著)者	备注
266	内经中级讲义	人民卫生出版社	1961.7		
267	针灸学中级讲义	人民卫生出版社	1961.7		
268	伤寒中级讲义	人民卫生出版社	1961.7		
269	温病中级讲义	人民卫生出版社	1961.7		
270	中医诊断学中级讲义	人民卫生出版社	1961.7		
271	中医喉科学中级讲义	人民卫生出版社	1961.7		
272	中药学中级讲义	人民卫生出版社	1961.7		
273	中医伤科学中级讲义	人民卫生出版社	1961.7		
274	中医儿科学中级讲义	人民卫生出版社	1961.7		
275	中医眼科学中级讲义	人民卫生出版社	1961.7		
276	中医外科学中级讲义	人民卫生出版社	1961.7		
277	濒湖脉学白话解	人民卫生出版社	1961.9		
278	藏象学说的理论与运用	上海科学技术出版社	1961.12		
279	中医妇科治疗学	四川人民出版社	1961.12	卓雨农	
280	浮肿病中医简易方选	人民卫生出版社	1961.12		
281	治验回忆录	人民卫生出版社	1962	赵守真	
282	辨证施治纲要	人民卫生出版社	1969.1		
283	各家学说中级讲义	人民卫生出版社	1962.2		
284	农村卫生员课本	人民卫生出版社	1966.2		
285	中国医学史讲义	人民卫生出版社	1962.2		
286	中国医学史中级讲义	人民卫生出版社	1962.6		
287	周小农医案	上海科学技术出版社	1962.6		
288	近代中医流派经验选集	上海科学技术出版社	1962.12		
289	中医临证备要	人民卫生出版社	1963.9	秦伯未等	
290	几种中医简易诊断法	人民卫生出版社	1964.1	杨春波	
291	中药学讲义	上海科学技术出版社	1964.3		
292	中医眼科学讲义	上海科学技术出版社	1964.8		
293	中医儿科临床手册	四川人民出版社	1964.9		
294	肝硬化腹水证治	河南人民出版社	1964.11	杨慈云	
295	中医临床手册	安徽人民出版社	1965.6		
296	中医外科临证手册	江苏人民出版社	1965.8		
297	叶熙春医案	人民卫生出版社	1965.9		
298	金匮要略学习参考	人民卫生出版社	1965.11		
299	常用中西药物手册	四川人民出版社	1965.12		
300	慢性扁桃体炎的中医烙法	人民卫生出版社	1966.4		

续表

序号	书名	印刷（出版）	时间	编（著）者	备注
301	临床心得选集（二）	上海科学技术出版社	1966.3		
302	农村医生手册	人民卫生出版社	1968.5		
303	全国中草药新医疗法展览会资料选编		1971.6		
304	中医学新编	上海人民卫生出版社	1971.6		
305	中药麻醉	人民卫生出版社	1971.11		
306	中医学讲义	四川省卫生局编印	1971.12		
307	防治肺心病资料选编	人民卫生出版社	1972.6		
308	中西医结合治疗急腹症	人民卫生出版社	1972.3		
309	常见恶性肿瘤的防治	重庆市卫生局编印	1973.2		
310	妇产科学	上海人民卫生出版社	1974.12		
311	病案讨论汇编	人民卫生出版社	1975.12		
312	冠心病高血压防治资料	四川省卫生厅编印	1976.6		
313	李聪甫医案	湖南科学技术出版社	1979.9		
314	绵阳地区老中医经验选编		1979.9		
315	恶性肿瘤及其他资料汇编	万县地区科委等	1979.12		
316	内科学（上、下册）	上海科学技术出版社	1979.12		
317	程门雪医案	上海科学技术出版社	1980.4		
318	眩晕中风证治	河南科学技术出版社	1980.12	李秀林	
319	经效简易百方录	陕西科学技术出版社	1981.1	贺本绪	
320	中医治法十论	贵州人民出版社	1981.1	邱德文 张荣川	
321	温病刍言	天津科学技术出版社	1981.2	王季儒	
322	何任医案选	浙江科学技术出版社	1981.3		
323	中医大辞典妇儿分册	人民卫生出版社	1981.7		
324	潘澄濂医论集	人民卫生出版社	1981.7		
325	素问今释	贵州人民出版社	1981.8		
326	医学辩证法	人民出版社	1982.1	元文玮	
327	冉注伤寒论	科学文献出版社	1982.1		
328	金子久专辑	人民卫生出版社	1982.2		
329	中医体质学说	江苏科学技术出版社	1982.6		
330	千家妙方	战士出版社	1982.7		
331	新编中医方剂学	甘肃人民出版社	1983.1	裴正学	
332	张山雷专辑	人民卫生出版社	1983.1		
333	家庭中医顾问	人民卫生出版社	1983.1	马有度	

续表

序号	书名	印刷（出版）	时间	编（著）者	备注
334	中医学辩证法简论	山西人民出版社	1983.1	李今庸	
335	杂病证治发挥	成都中医学院编印	1983.1	刘耀三	
336	中医自学教材（伤寒论）	成都中医学院编印	1984.9		
337	中医自学教材（中药学）	成都中医学院编印	1984.5		
338	阴证略例	江苏科学技术出版社	1985.6	元·王好古	
339	中医内科急症	山西人民出版社	1985.7	路志正	
340	临证先读	广东科学技术出版社	1985.7	邓铁涛 欧明	
341	中医外科心得	上海科学技术出版社	1985.7	夏少农	
342	中医治疗慢性病毒性肝炎	湖北科学技术出版社	1985.8	朱曾柏	
343	中医心理学文摘	成都中医学院编印	1986.2		

期刊类

序号	刊名	印刷（出版）时间	备注
1	柳江医药月刊	民国三十二年第一卷	残本
2	中国医药月刊	民国三十三年七月创刊	残本
3	新中华医药月刊	民国三十四年二月创刊	残本
4	华西医药杂志	民国三十五年四月创刊	残本
5	明日医药	民国三十六年第一期	残本
6	神宵医刊	1949 年第八期	残本
7	光华医药杂志	民国时期第四卷	张锡君曾任该刊总编
8	中医杂志	1955—1985	残本
9	上海中医药杂志	1955—1975	残本
10	西南卫生	1951	残本
11	江西中医药	1955—1960	残本
12	新中医药	1956—1958	残本
13	浙江中医杂志	1957—1959	残本
14	江苏中医	1958—1989	残本
15	广东中医	1958—1961	残本
16	福建中医药	1960—1966	残本
17	浙江医药	1960	残本
18	哈尔滨中医	1962—1965	残本
19	中医学术	1960	残本
20	中华内科杂志	1961	残本
21	黑龙江中医药	1965—1966	残本
22	广东医学	1966	残本

续表

序号	刊名	印刷（出版）时间	备注
23	中医文摘	1965—1987	残本
24	四川中草药通讯	1972、1976	残本
25	新中医	1974—1975	残本
26	新医学杂志	1974、1979	残本
27	天津医药	1974	残本
28	新医药通讯	1972	残本
29	肿瘤简报	1976	残本
30	中药研究资料	1979	残本
31	温病教学教考资料	1957	残本
32	成都中医学院学报	1979—1984	残本
33	山东中医学院学报	1979—1986	残本
34	医学与哲学	1985	残本
35	中西医结合杂志	1981—1986	残本
36	山东中医杂志	1982—1987	残本
37	北京中医学院学报	1985—1986	残本
38	陕西中医	1985	残本
39	中国医药学报	1986	残本
40	北京中医	1986	残本
41	杏林学刊	1986	残本
42	四川中医	1984	残本
43	国外医学·中医药分册	1981—1983	残本

（陈代斌搜集整理）

（李勇华　陈代斌　谭工　罗红柳　李智红）

第二章
长阳刘氏女科

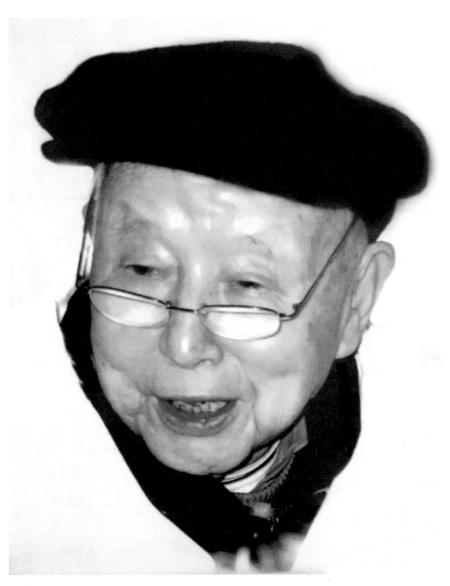

全国著名中医刘云鹏

本图由其孙女（传承人）刘颖提供

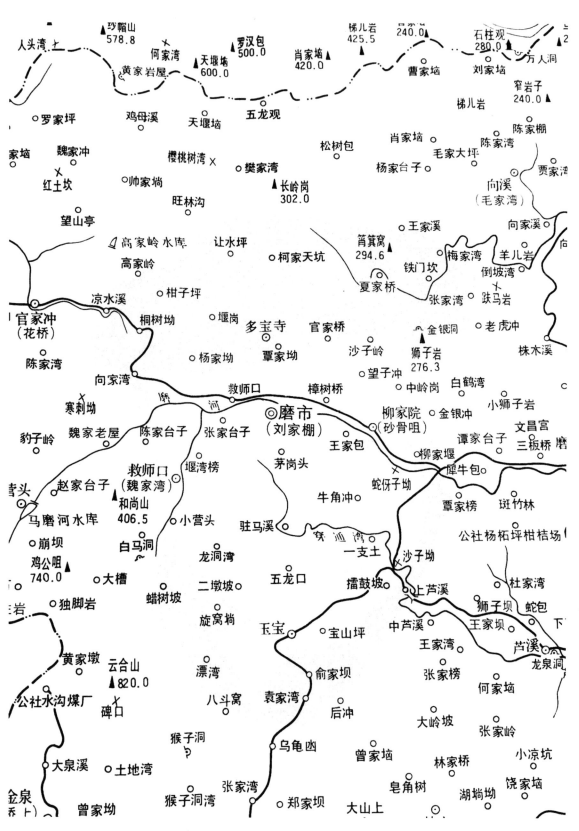

本图源于《长阳县地名志》磨市公社地域图

长阳刘氏女科，即指发源于鄂西长阳土家族自治县磨市镇刘家棚以世代家传之刘云鹏为代表的女科（妇科）。

刘云鹏（1910—2013），中共党员，主任医师，博士生导师，湖北中医大师。出身于五代世医之家，幼承庭训，20岁悬壶沙市，20世纪40年代即被誉为沙市八大名医之一。

1956年，他创建沙市中医院，任首任院长。1958年，他又在沙市创办沙市中医院附属中医学校（湖北中医药高等专科学校前身），兼任校长。曾任湖北省中医委员会委员，湖北省中医学会常务理事、顾问，湖北省中医学会妇科分会副主任委员等职。是全国第一批、第四批名老中医药专家学术经验继承工作指导老师，享受国务院政府特殊津贴，2007年被中华中医药学会授予"中医妇科知名专家"称号。

一、刘氏女科流派形成背景

长阳，古时称"佷山"，佷山即常山之谓，意指盛产中药材。《水经注》载："佷山县，县即山名，产药材。"清道光年间《长阳县志》亦载："长阳之药材，自古然矣，今土人所采二百余种……"

（一）地域环境

长阳土家族自治县地处鄂西南山区，东邻宜都，西接与巫山毗邻的巴东，南屏五峰，北交秭归。境内山重水复，沟壑纵横。长江一级支流"清江河"自鄂西利川（原四川奉节、云阳、万县）七曜山途经恩施、宣恩、建始、巴东等七个县市，横贯全境148公里，是该县境重要的水资源。境内气候温暖潮湿，因而适宜多种中药材生长。据1992年版《长阳县志》载，全县有药用经济植物600余种，诸如木瓜、独活、党参、杜仲、厚朴、牛膝、大黄、黄柏、贝母、车前、续断等。特别是20世纪50~60年代，该县赵典伍等老中医利用县境所产土茯苓、金银花、生甘草等药物防治梅毒，收到了很好的效果，率先在全国赢得了"无梅县"的盛誉，并受到了党和国家嘉奖。60~70年代，县内乐园公社杜家村大队率先实现合作医疗，乡村医生覃祥官成为中国合作医疗创始人之一，并被誉为"中国农村合作医疗之父"。不仅如此，据笔者调研及文献查阅资料看，县境自清代中晚期至20世纪70年代在一方一土享有较高声誉的名老中草药医多达80余人，刘氏医派家传已5~6代。

（二）人文背景

长阳县域古处荒蛮，鸿古开启，其历史久远。史学研究显示，旧石器时代晚期有"长阳人"击石拊石、茹毛饮血、奔兢于前。至新石器时代，又有巴务相赤穴掷剑、夷水浮舟，开拓清江于后。三代已，秦秋谢，由战国而秦而汉，再及唐、宋、元、明，境内民众或濮或僚，或蛮或夷，或土家或汉族，种姓绵延，各民族子孙融合，共同谱写了一部清江开发与发展的历史篇章。县域物产丰富，田生五谷杂粮，地藏煤铁锰丹。清江河水涣涣，有鱼鳖之属可供馔肴。山上林木葱茏，唯飞禽走兽可资争竞。域内民族民间文化遗产丰富，土家、汉族、苗家生于斯土，长于斯地。域内民风淳朴，民俗多姿多彩。然尽管县域自然生态良好，显现出山清水秀，但因时代不同，社会、政治、经济、文化落后，致使民众卫生与健康得不到保障，曾长时间内造成了疫病流行，甚至灭门绝户。域内磨市镇刘家棚云鹏高祖、曾祖、祖父及父辈世代相传，行医于乡里，为民除病疗疾，深得民众拥戴，其术自成一家。

二、刘氏女科学术思想

（一）学术渊源

刘云鹏高祖父刘文藻，早年在今长阳县一带行医，著有《戒鸦片歌》，并存有戒烟方药一本，世代相传，抗战时期被日寇焚毁。曾祖父刘宗俊继承祖业开药铺，名曰"杏春堂药店"，药店门口悬挂"尊古炮制，问症发药"的匾额，门外竖有一牌"修合无人见，存心有天知"，表示诚心为病人之意。祖父刘循祖，字诱孙，继承祖业，开药铺，坐堂行医，善推拿术、烧灯火治小儿病。对疑难病的治疗强调从肝入手，常先服逍遥散以观其变，再辨证施治。父亲刘德宣（字哲人），先习举子业，后随父习医，并先后在长阳、荆门、沙市、松滋行医，一生以治温热病见长，在荆沙、宜昌等地颇负盛名。民国四年，哲人先生开始在沙市行医，观沙市地形低下，船在屋上行，湿温病多，临床常用黄芩滑石汤、三仁汤、半夏泻心汤加减，得心应手，求诊者络绎不绝。1925年，松滋米积台驻军阎旅长夫人病重，请哲人先生过江出诊，其症高热呕吐不止，哲人先生辨证为湿热郁阻中焦，胃气上逆，热胜于湿之湿热证，以苦辛通降法，拟半夏泻心汤加减，并亲自煎药，令其饮之，频频服下，热退呕止而愈。哲人先生还创立了治疗崩漏的健脾固冲汤，《金匮要略》黄土汤是治疗先便后血的"远血"，哲人先生在黄土汤的基础上去辛热之附子，加入酸寒敛阴的芍药，合生地、阿胶等以加强滋阴养血之功，加入姜炭，更增止血之效，因灶心土难寻，易之以赤石脂酸涩，对崩漏下血更合拍，为崩漏的治疗增添了新的方药。

刘云鹏18岁开始跟随父亲刘哲仁先生学医，边学习边侍诊，侍诊之余，通读了《内经》《伤寒杂病论》《金匮要略》等经典著作，对《温病条辨》颇有领悟。20岁即挂牌行医，与父亲同室应诊，其间遍访名贤，技益精进，30岁即以善治温热病而医名大著，50年代以后，沙市轻纺工业崛起，从事轻纺工作的工人以女性为多，刘云鹏随俗为变，着意研究妇科，对经孕诸疾造诣尤深。

刘云鹏对仲景学术思想领会颇深，临床多宗仲景方法又不为条文所拘，根据经方创制了桂枝茯苓丸、柴枳败酱汤、健脾固冲汤、养血固冲汤等经验方，深受同行和患者的好评，这些经验方制成的中成药，如"妇炎清颗粒""固胎合剂""洗乐清"等广泛应用于临床，其验方、医案被各种教材、参考书所收录。

（二）学术思想

自20世纪70年代末至21世纪初，刘云鹏老先生率众弟子对其数十年习业生涯和临床治病感悟进行了系统整理与总结。参与刘老先生临床经验资料搜集整理工作的门徒有温生福、胡时彬、宫建英、冯宗文、胡文金、黄缨、李万斌、刘颖、杨立娜等。从见诸报刊和已出版的专辑看，刘老先生的女科学术思想主要体现在三个方面。现据《妇科治验》书中所载再行整理，因受篇幅所限，暂且省去各条之下所示典型案例。

1. 强调治妇科病重在治肝

妇科临床见证，总以肝病居多，其所以如此，是因为肝藏血而冲为血海，主疏泄而性喜条达。肝脏功能正常，则气顺血和，经孕产乳无恙，若肝脏功能失常，则气血失调，变证百出。因此，妇科病多责之于肝。

《灵枢·五音五味》载："妇人之生，有余于气，不足于血，以其数脱血也。"妇女经、孕、产、乳期间，易使机体处于血常不足，气偏有余的状态，尤其在经、产之时血液易于耗失，更易形成这种特殊情况。冲为血海，十二经之血皆注于冲脉，而冲脉又隶属于肝。肝主藏血，有调节血量的作用。妇女以血为本，若血虚肝脏功能失常，则常变生妇科诸疾，故妇科疾病治肝很为重要。肝主疏泄，性喜条达，有疏通发泄的功能。肝脏功能正常则气血流畅，机转协调，若肝失疏泄，气血失调，亦常衍生妇科疾病。

妇女经受数千年封建压迫，多情志抑郁，多愁善感，特别是中年患者，所处人事环境复杂，情志拂逆为多，故临床气滞最为常见。因此，治疗妇科疾病，当以疏肝为先。赵氏《医贯》亦有以逍遥散治木郁而诸郁皆愈的说法。刘云鹏用调肝法治疗妇科疾病常收良效，现将其常用调肝十一法分述如下。

（1）疏肝开郁法

刘云鹏认为，妇女肝气郁结在临床上所表现的经前症状，常见有两种类型：一是以胸乳胀痛为主，或兼腰腹胀痛；二是以腰腹胀痛为主。属胸乳胀痛者，用自拟调经一号方加减；若腰腹胀痛者，用自拟调经二号方加减。所拟二方，均以疏肝开郁行气为主，少佐活血药味，以助血液之流通。

（2）疏肝散结法

刘云鹏认为，妇女肝气郁结所致的乳房肿块，其临床表现为乳房胀痛，乳房一侧或两侧有一至多个大小不等的肿块，其形如梅李、鸡卵，或呈结节状，质硬，界限清楚，不与周围组织粘连，推之可移，其消长与喜怒等情志变化有关。《素问·至真要大论》载："结者散之。"故治宜疏肝开郁，化痰散结，方用自拟疏肝散结汤加减。

（3）疏肝扶脾法

据刘云鹏观察，妇女肝郁脾虚，临床常表现为胸乳胀痛，食少，便溏，头晕肢软，或月经后期，或经闭，或不孕等。治宜开其郁而补其虚，方用逍遥散加减。

（4）清肝和胃法

肝火犯胃常见于妊娠恶阻症，临床以胸闷、呕吐酸苦水、脉弦滑、舌色红、舌苔黄为主要特征。治宜清肝和胃，刘云鹏常用左金丸和温胆汤加减奏效。

（5）疏肝清火法

肝郁化火，迫血妄行，常致月经先期量多，并常伴有经前胸乳胀痛，脉弦数，舌色红，舌苔黄等症。火邪伤阴则兼口干、五心烦热，治宜疏肝清火凉血。兼有阴伤者，则应佐以养阴之味，代表方为清经汤。

（6）养血疏肝法

妇女肝血不足，又兼情志所伤，临床常表现为月经后期，经来量少色淡，或婚久不孕。脉多较弱，舌色淡红，舌苔薄。其治宜养血疏肝，方用益母胜金丹加减。

（7）调肝补肾法

妇女肝肾亏损，冲任不固，可见月经过多、崩漏等症。临床常伴有腰痛、头昏、耳鸣、心慌、失眠。精不足者，补之以味。刘云鹏常用调补肝肾方，以补肾精、养肝血、固冲任。

（8）养血清肝法

妇女素体血虚，又加郁怒伤肝，肝经湿热内炽，下乘脾土，临床常见白带交替而下，气味极腥臭，多为晚期子宫颈癌或子宫体癌。此种疾病以老年妇女为多，治宜清肝火而扶脾气，再加解毒药味，方用清肝止淋汤加减。刘云鹏认为此病目前虽无特效，若按本法治之，可冀缓解症状，延长寿命。

（9）泻肝利湿法

妇女带下疾病有因肝郁化火，湿热内郁，肝火与湿热互结而发生者，临床以带下色黄、质稠黏、有气味，口苦咽干，或胁下痛，发热，或外阴瘙痒为主要特征。治法宜泻肝火而清利湿热，方用龙胆泻肝汤，取其一派清凉之品，泻利肝经湿热。

（10）疏肝活血法

刘云鹏认为，妇女以血用事，血赖气以运行，气机通畅则无病，气滞则血瘀。若肝气郁结，气机受阻，则血行不流利，日久瘀阻经络，不通而痛。临床常表现为少腹一侧或两侧疼痛拒按，或腰腹胀痛，或经期疼痛加重，或经行后期，脉沉弦，舌色红暗或见瘀斑。治宜疏肝活血为法，用四逆散和失笑散加减。开郁散结，活血化瘀，以开之发之。

（11）温肝通络法

刘云鹏认为，妇人平素肝经血虚，又感寒邪，常发为月经后期、痛经。其临床表现以手足厥寒，小腹寒痛，或周身疼痛，脉沉细，舌色淡，舌苔薄白为主要特征。肝有寒邪，即宜温肝，治宜温肝通络为法，方用当归四逆汤加减。若寒凝血瘀之证，郁久化热，此时寒邪未去，热象又现，其症阴阳错杂，寒热混淆，临床在一派寒凝血瘀证中，又见口干喜饮，大便秘结，或带下黄绿色等热证。可于温肝通络法中佐以清热之味，如黄连、黄柏等，此乃辛温苦寒之法。

2. 倡导治妇科病不忘治脾

中医学认为，脾脏能化生水谷精微、温煦肌肤、滋养脏腑，是人体赖以生存的后天之本。脾与胃相表里，胃为五脏六腑之海，而脾为胃行其津液。二者相互协调，共同完成其生理功能。因此，通常言脾，多包含胃在内。

脾主运化，在正常的生理状况下，脾的运化功能包括运化水谷精微和运化水湿两个方面。饮食进入胃中，经过胃气的腐熟消磨，再由脾脏运化输布，使水谷精微上送于心肺，散布滋养全身，并在肺的协同作用下，将多余的水分外散于皮毛，下输于膀胱，排出体外。正如《素问·经脉别论》所载："饮入于胃，游溢精气，上输于脾。脾气散精，上归于肺，通调水道，下输膀胱。水精四布，五经并行。"脾的运化功能正常，则营养的吸收转送和水液代谢就能正常地循环往复。若脾胃虚弱，不能受纳或纳而不化，或不能运化水湿，则脾虚诸疾将在各个方面表现出来。脾主统血，使血液循常道而行，不致溢于脉外。脾气健旺，才能统摄血液，维持血液的正常运行。若脾虚失其统摄之权，血液就会由脉络外溢，出现各种出血疾患。

老年妇女疾患，因于脾虚者为多，故有老年治脾的说法。《素问·上古天真论篇》载："五七，阳明脉衰，面始焦，发始堕。六七，三阳脉衰于上，面皆焦，发始白。"即是指妇女中年以后，脏腑功能逐渐减弱，后天之脾亦随之而虚，脾虚则运化和统摄失权，常常变生脾虚诸疾，所以老年妇科疾患多从脾论治，这是指治疗妇科疾病的一般规律。亦有中青年患者，或因先天不足，或因后天失调，或因罹病日久而导致脾虚演变成妇科病者，临床上也不鲜见。因此，刘云鹏认为，脾胃虚弱者应以舌脉症状为据，不可仅凭年龄用事，只有辨证施治，药随病转，方为万全之计。

（1）补脾止带法

脾虚所致带下疾病，临床以带下色白或淡黄，无臭味，如涕如唾，面色㿠白，食少便溏，肢软乏力，脉软缓或沉弱，舌色淡，舌苔薄白为特点。其治宜补脾除湿止带，以完带汤为代表方剂再行加减。

（2）燥湿和胃法

带下疾患由于痰湿内阻，脾胃失调，清阳不升，浊阴不降所致者，临床常见带下色白或黄，胸闷阻，恶心欲呕，纳差，小腹或下阴坠胀。脉软滑，舌色淡红，舌苔白腻。刘云鹏认为，此类患者可用二术二陈汤加减以升清降浊，和胃燥湿以止带。

（3）健脾和胃法

脾胃虚弱所致的妊娠呕吐症，临床表现为妊娠以后恶心呕吐，甚至终日呕吐不止不进饮食，常伴脘腹胀闷，倦怠乏力，脉虚，舌色淡。其治宜健脾和胃，降逆止呕为法，方用六君子汤加减。

（4）健脾利水法

脾虚所致的水肿疾患，因脾虚不能运化水湿，水湿停聚，浸渍于四肢肌肉，故面目、四肢浮肿。因湿性重浊，故每以下肢肿为甚，常见于经前、经期或妊娠期间，临床多伴小便不利，纳食差，肢软无力。脉沉或软滑，舌色淡红，舌苔薄。治宜健脾行气，利水消肿为法，以五皮饮为代表方剂再行加减。

（5）益气养血法

脾虚气血失其生化之源，常导致月经后期，月经过少，甚至月经停闭，临床多伴有心慌气短，肢软乏力，脉虚舌淡等症。治宜补脾益气养血，常用八珍汤加减。若症兼虚寒者，则用十全大补汤加减，可冀收效。

（6）健脾养心法

脾虚血少，心失血养而见心悸、失眠者，是心脾两虚的征象。此类患者，由于脾虚血少，临床既可表现为月经后期、月经过少、闭经，又可表现为月经过多或崩漏下血不止。治宜健脾养心，益气补血为法，代表方为归脾汤。

（7）益气升阳法

脾气虚弱，中气下陷的患者，孕后多见胎动、胎坠，如血随气陷，则常见月经先期、月经过多，以及崩漏等症，如平素气虚，无力抬举子宫，亦可见子宫脱垂之症。刘云鹏认为，以上诸症，临床均以小腹或下阴坠胀为其主要特征。脉常虚大无力，舌色淡，舌苔薄白，舌边有齿印等。治以益气升阳为法，用补中益气汤可使脾气健，清阳升，下陷之症自愈。

（8）健脾坚阴法

阴道下血属脾虚阴伤者，临床常见口干，喜冷饮，纳差，脉数，舌色红而干。刘云鹏主张治以健脾坚阴，止血固冲为法，以加减黄土汤为代表方剂，脾健阴复，冲任得固，则阴道下血自止。

（9）补气固脱法

气虚统摄失权，血随气脱，冲任不固，常发大崩下血不止。临床常见两目昏暗或眩晕，脉虚大无力，舌色淡。治宜大补脾气，摄血固脱为法，常用固本止崩汤加减。

3. 主张治妇科病不忘补肾

《素问·六节藏象论》载："肾者主蛰，封藏之本，精之处也。"指出肾脏的主要生理功能是藏精，精是人体生命的基本物质，其含义有两个方面。一是指先天之精，如《灵枢·经脉》谓"人始生，先成精"，此精禀受于父母，是人体赖以生存的根本。二是指后天之精，此精来源于其他脏腑。《素问·上古天真论》载："肾者主水，受五脏六腑之精而藏之。"先天之精主要依赖后天之脾的不断滋养。由此可见，肾精是先天之精与后天之精的有机结合。

肾为先天之本，是肌体活动的原动力。肾脏的盛衰，关系到人体各脏的生理活动及病理变化。如《素问·上古天真论》载："女子七岁，肾气盛，齿更发长。二七而天癸至，任脉通，太冲脉盛，月事以时下，故有子。……七七，任脉虚，太冲脉衰少，天癸竭，地道不通，故形坏而无子也。"由此可见，肾精足，肾气盛，则经、孕、产、乳正常。若先天之肾不足，肾精虚，肾气弱，则常衍成或崩或闭，或堕胎或不育等妇科疾病。女子青春时期，正当肾气旺盛之年，肾脏功能正常，方能激发和推动其他脏腑的功能活动，以维持机体的正常发育。此时若罹患妇科疾病，其因多系肾之不足，故少年女子的妇科疾病，其治主重在肾。但中年或老年亦有因肾虚而致病者，其治仍以补肾为法，不可胶柱鼓瑟。

治疗妇科疾病，一般是青春时期主重在肾，中年时期主重在肝，老年时期主重在脾，这是妇科疾病在生理病理方面三个不同阶段发病的一般规律。有其常，必有其变。常是一般规律，变是特殊情况，故临床既需注意常规治疗，更需观察其病理变化，要机动灵活，才能效若桴鼓。

（1）养血补肾法

刘云鹏认为，妇女肾虚血少所致的闭经症，临床或见从未行经，或行经后又经闭不行，或行经后经量逐渐减少以至经闭，以腰痛、头昏耳鸣、下肢酸软、脉沉弱、舌色淡红、舌苔薄为其特征。治以养血补肾为法，方用北京名医刘奉五经验方四二五合方以补肾养血，使肾气充，肾精足，俾经水有源，月经自潮。

（2）调补肝肾法

刘云鹏认为，崩漏疾患，发于少女者多为肝肾阴虚，冲任不固所致。临床以阴道下血量多、腰痛、口干、头昏、心慌、脉急数、舌色红而少津、舌苔薄黄为其特征。治宜大补肝肾之阴以涵上亢之阳，用调补肝肾方加减使阴平阳秘，冲任得固，则血崩自止。

（3）健脾补肾法

刘云鹏在临床上观察到，习惯性流产，大都因先天之肾气不足，后天之生化失职所致，先后二天既亏则无力系胞养胎，故每易堕胎。临床以腰痛、腹坠、纳差、肢软、舌色淡红为主要特征，治宜补脾滋肾为法。方用安奠二天汤加减以补肾益精，健脾益气，使二天得补，脾肾健旺，胎自不堕。

（4）温肾暖脾法

刘云鹏认为，大凡脾肾阳虚，胞宫冰寒的不孕患者，临床以小腹及四肢冰冷、畏寒喜暖、腰膝酸痛、白带多、大便溏薄、小便清长为其主要特征。治宜温脾暖肾为法，以温胞饮加减每能收效。

（5）温肾通络法

妇女不孕或子宫偏小，多属肾阳偏虚，肾气虚寒所致。以任主胞胎，胞脉系于肾，肾阳足则能温煦胞宫，而孕育正常，肾阳虚则胞宫寒冷，任脉不通，难于受孕。刘云鹏当年所得一民间流传验方，功能温肾通络，理气种子，临床颇有效验。方由上沉香、白蔻仁、川乌片、北细辛、粉甘草各 3 克组成。在月经净后当天服 1 剂，3 个月为 1 个疗程，为了方便患者服用，后将此方药味共为细末，1 剂药量分做成 3 粒蜜丸约 30 克，于月经净后当天分 3 次服完，或配合其他调经种子方药应用，现已成常规疗法。

三、刘氏女科证治特色

刘云鹏老先生躬耕临床 80 余载，不仅临床诊疗经验丰富，而且用方用药特色鲜明，堪称长江三峡地区中医妇科一面旗帜。刘老先生在秉承家学的基础上，广涉他学，精研典籍，锐意进取，求真务实，不断创新，形成了独具特色的刘氏女科学术思想和可师可法的遣方用药经验，一部刘氏《妇科治验》是他数十年临床经验之结晶，是刘老先生古稀之年献给祖国医学的上乘之作。据老人家得意门生冯宗文、温生福、胡文金、黄缨、刘颖、李万斌等同仁撰文或撰著介绍，刘老先生的学术思想主要体现在"调肝为主，疏肝为先；燮理阴阳，脾肾为本；调理冲任，活血调经；师法温病，祛邪为先；证之舌脉，治必有方"等方面。他针对女科特点，所提出的"知常达变，治病求本""温经散寒必行瘀""求子之道莫如调经"，以及妇科"调肝十一法""治脾九法""补肾五法"等多种学说（主张），揭示了女科特殊疾病临床辨证论治的特殊规律，极大地丰富了中医妇科辨证论治内容，为中医妇科临证立法、组方、遣药提供了遵循之途，也极大地启发了后学。本节谨从刘氏《妇科治验》中精选刘老对月经病、胎孕病、乳腺病等病症的诊治经验予以介绍，或许对读者朋友有所裨益。

（一）清热凉血治月经先期

正常月经一月一至，按时来潮，若不足一月，或 10 余日，或 20 天左右一至，称为"月经先期"，亦有称"月经过频"，或"频发月经"的。若素来月经周期正常，偶尔提前一次，又无其他症状的，不在"先期"讨论的范围之中。一般认为，月经周期提前 7 天以上的为"月经先期"，临床中也有看到月经提前三五天，无其他不适感觉的是正常现象。若提前 5 天以上，往往就伴有头晕、口干等症状，加之月经先期的患者多兼有经期延长，临床常见有行经期延至七八天的。因此，刘云鹏老先生认为，月经先期应从提前 5 天以上算起，后来偶见省名医蒋玉伯先生论述"月经先期"，也从提前 5 天以上算起，这一看法与刘云鹏老先生的看法是一致的。

案

刘某，26 岁，已婚，江陵第一机械厂工人，1976 年 8 月 13 日初诊。

患者月经周期自初潮以来一直比较正常，去年夏天因月经来潮时冒暑热参加劳动，此后每次行经均提前7天左右，经来量多、色红，经期小腹及腰疼痛。上次月经7月20日来潮，5天结束，本次月经8月12日来潮，经量多、色暗红、有血块，月经来潮前感烦躁易怒。现感头晕、口干、恶心欲吐，大便干结。舌色红，舌苔色黄，脉弦软滑。诊断为月经先期，证属冲任血热，肝胃不和。治宜清热凉血、平肝和胃，方用清经汤加减。

柴胡9克，黄柏9克，茯苓9克，丹皮9克，地骨皮9克，白芍9克，地黄炭12克，半夏9克，陈皮9克，黄芩9克。4剂，水煎服。

随访：患者诉服完上方3剂月经就结束了。下次月经过期未来，经检查确诊为妊娠，于1977年5月19日足月顺产一婴。以后月经周期正常，未再发生月经先期的情况。

按：由于妇女生理上的特殊性，因此要做好妇女的"四期"保健工作。妇女经、孕、产、乳期正气常现不足，此时外邪容易乘虚而入。受病以后，又较一般时期为重，难以恢复。本例患者行经期间未注意"四期"保护，冒暑热参加体力劳动，暑热之邪乘虚侵入血分，迫使血液妄行，因而导致月经先期来潮。热邪上犯心肝两经，故烦躁易怒。热邪犯胃，胃失和降，则见恶心欲吐；火性上行，故有头晕；火热之邪灼伤津液，故见口干、大便干结、舌色红、舌苔色黄等症状。治疗以清热凉血、平肝和胃为法，拟清经汤加减。方中黄芩、黄柏、丹皮苦寒泻火，地骨皮、丹皮合用养阴清热凉血，白芍养血敛阴，地黄炭养血止血，半夏、陈皮、茯苓和胃降逆止呕。本方去青蒿加柴胡，是取其疏散热邪的作用，且柴胡、黄芩、半夏合用更具有清热降逆之功。全方清热而兼顾阴液，是治疗冲任血热月经先期的有效方剂，服药3剂，热邪得以清解，阴液有所滋养，故孕育和月经正常。

（二）养血活血治月经后期

月经周期延后十天半月，甚至每隔五六十天才行经一次者，称为"月经后期"。刘云鹏认为，若偶然推后一次，不在此例；若仅延后5~7天，无其他不适感觉，亦不属月经后期。

案

赵某，34岁，已婚，荆州减速机厂电工，1977年3月30日初诊。

患者一贯月经后期，每40余日一潮。1976年第一胎自然流产，清宫一次。从此以后，少腹呈牵掣性疼痛，以左侧为甚，至今未愈。经前腰痛明显，末次月经2月28日，4天结束。现感手脚发麻，腰背痛，畏寒。舌色淡，舌苔薄白，脉沉弦。妇科检查：外阴未产型，阴道光滑，宫颈光滑，子宫体稍小，活动性好。左侧附件增粗似手指，压痛明显，活动性差。右侧附件未发现异常。B超：左侧附件炎性包块。诊断为月经后期，证属寒凝血虚血瘀。治以温经散寒，养血活血，方用当归四逆汤加减。

桂枝9克，白芍9克，姜炭6克，大枣9克，甘草6克，吴茱萸9克，细辛3克，木通6克，当归9克，乌药9克。4剂，水煎服。

4月4日二诊：患者服上方后，小腹疼痛较前减轻。但仍感畏寒，腰背痛，手麻木，心慌，少寐多梦。月经已32天未来。舌色淡红，舌苔薄白，脉沉弦。药已奏效，继续守上方4剂。

5月9日三诊：患者月经于4月5日来潮，行经4天。现略感畏寒，时有腰背及肋间痛胀，心慌，小腹略痛。舌色淡红，舌苔薄白，脉沉弦。继续温经散寒，养血活血，佐以益气之味，守上方加党参15克。3剂，水煎服。

5月13日四诊：患者服药后腰背痛及小腹痛大减。但仍感胸背作胀，舌色淡红，舌苔黄色，脉沉细。证属寒得温化，肝气未疏。治宜疏肝理脾调经，予调经一号方加味。

柴胡9克，当归9克，白芍9克，白术9克，茯苓9克，甘草3克，郁金9克，香附12克，川芎9克，牛膝9克，乌药9克，益母草15克。3剂，水煎取温服。

5月16日五诊：患者服上药后，胸背胀减轻，小腹痛已愈。现感口淡无味，四肢发麻，睡眠多梦。舌色淡红，舌苔白，脉滑。症状均见好转，仍宜疏肝理脾，守前方去郁金、益母草，3剂。

随访：患者诉半月后超声波探查，疑为妊娠可能，2个月后再访，诉已妊娠3月余。1年后又访，患者顺产一婴，月经一直正常。

按：月经后期来潮原因较多，本例患者平素月经周期延后，是营血亏虚所致。血虚不能养胎，故第一胎自然流产。流产后做清宫术，不慎损伤胞络，以致血瘀而痛。且产期不慎风寒，寒邪乘虚直入胞宫，形成寒凝血虚血瘀之症，故初诊时诉月经后期，且伴腰腹疼痛，手脚发麻、畏寒等症。治以温经散寒，养血活血而镇痛，方用当归四逆汤加减。方中桂枝、细辛温经散寒，桂枝、白芍调和营卫，当归、白芍养血活血，吴茱萸温中止痛，更得木通以通络，乌药以理气，借助甘草、姜、枣以和中扶正，发挥诸药效力。二诊时腹痛减轻是瘀血渐消，其畏寒、手麻木乃是寒邪未散，血虚未复。故守原方继服4剂。三诊时，月经只推迟3天而至，是经期已基本正常。故于原方之中再加党参益气助阳，以增强其养血活血之功。四诊腰腹痛减，不觉畏寒是瘀血得通，寒得温化。但感胸背胀痛，乃肝气尚未疏畅之故，改用疏肝扶脾、理气调经为法，拟逍遥散加味。五诊时胸背胀减轻，肝气已得疏利，诸症均愈。诊得脉滑，应考虑妊娠可能，故于前方中去郁金、益母草，继续观察，后访问果属妊娠，再访按时分娩，月经亦按期来潮。

（三）温中散寒治痛经

妇女在行经期间或行经前后发生小腹及腰部疼痛，甚至疼痛难忍，冷汗淋漓以致昏厥者，称为痛经。若经前、经期，小腹或胀或痛，但不甚剧，或经后腹痛绵绵，则属"月经前后诸症"讨论的范畴。

案

李某，22岁，未婚，钟祥县第一招待所服务员，1976年12月17日初诊。

患者17岁月经初潮，自行经以来，月经周期一般延后10~15天，每次行经前后和行经期小腹绞痛甚剧，疼痛从经前3~4天开始，以经后7~10天为最甚。经来量少，腰痛如折，手足发冷，得热则痛减，痛时服去痛片（索米痛片）无效，每因痛经半月不能工作。现月经方净，感腰腹痛剧，肢冷畏寒。舌色淡，舌苔薄，脉沉弦虚缓。诊断为痛经，证属虚寒痛经。治以温中散寒，佐以活血理气调经，用当归建中汤化裁。

当归24克，桂枝9克，白芍18克，生姜9克，炙甘草6克，大枣9克，乌药9克，香附12克，高良姜6克，吴茱萸9克，蒲黄9克，五灵脂9克。2剂，水煎服。

12月19日二诊：患者服用上方后，腹痛缓解，腰痛亦明显减轻，畏寒减轻。现感四肢软，带下少许，色白质清稀。舌色淡，舌苔薄，脉沉弦虚缓。方既获效，再守前法。守前方桂枝加至12克，以增强其温阳之力。3剂，水煎取温服。

12月22日三诊：上方服完后，患者小腹及腰部疼痛大减，手足转温，现无不适感。舌色淡红，舌苔薄，脉沉弦缓，较前有力。初潮即痛经畏寒属肾阳不足，经以上治疗后气得疏，血得行。此时宜温肾暖宫，以善其后，予右归饮加减。

肉桂 6 克，附片 12 克，熟地 18 克，山药 18 克，枸杞 12 克，杜仲 12 克，甘草 6 克，吴茱萸 9 克，当归 15 克，补骨脂 9 克，菟丝子 9 克，鹿角霜 9 克。4 剂，水煎服。

随访：患者于 1977 年 3 月 12 日来函，称服完上方后，月经来潮不再剧痛难忍，仅小腹偶有轻微隐痛，经期如释重负，经前后亦无不适感，再也不因痛经而请病假了。

按：月经初潮即痛经，一般为脾肾之阳不足。寒从内生，寒凝血瘀，脉络受阻所致。本例患者从月经初潮起已痛经 6 年，痛时畏寒喜暖，病为阳虚寒盛，因血为寒凝，流行不畅，阻于脉中，则不通而痛。脾主四肢，脾阳虚则手足发冷。腰为肾之外府，肾阳虚则腰痛如折。脾阳虚不能生血，故经来量少。肾阳虚不能温煦胞宫，故血瘀而痛。其脉虚缓，舌色淡，直是阳虚无疑。治法宜温中散寒，活血理气镇痛，拟当归建中汤加味。方中桂枝温经散寒，吴茱萸温中镇痛，高良姜、香附（良附丸）行气散寒止痛，蒲黄、五灵脂活血止痛，当归、白芍养血调经，乌药、香附理气调经，气行则血亦行，生姜、大枣、炙甘草辛甘而温，益气散寒，引诸药入脾温阳，具有协调诸药作用。全方温中散寒，有补有通。服药 2 剂，痛经缓解。二诊时将桂枝加至 12 克，以增强温通之力，使寒得温，气得疏，血得行。三诊腰腹疼痛大减，手足转温，即宜温补脾肾两阳以调其经。用右归饮加减，温脾暖肾以善其后。大凡痛经，痛在经前、经期为实，痛在经后属虚。本例患者经前、经期剧痛，但以经后疼痛尤为剧烈，且持续至 10 天之久，细审其因，是以虚为主，虚中有实之证。

（四）疏肝开郁治闭经

女子年逾 18 岁，月经尚未来潮，或行经后又停经 3 个月以上者，称为"闭经"。前者为原发性闭经，后者为继发性闭经。至于妊娠期、哺乳期、绝经以后的停经，均不属于"闭经"。

案

周某，26 岁，已婚，沙市市委统战部干部，1979 年 3 月 26 日初诊。

患者一直未曾行经，今年 2 月份结婚，婚后仍无月经，平素感胸部及两乳房胀痛，有时腰腹胀，纳食一般，二便正常。舌色红，舌苔薄黄，脉沉弦。诊断为闭经，证属肝郁气滞，气血不调。治以疏肝开郁，活血调经，用调经一号方加减。

柴胡 9 克，酒当归 9 克，炒白芍 9 克，炒白术 9 克，茯苓 9 克，甘草 3 克，郁金 9 克，制香附 12 克，川芎 9 克，乌药 9 克，泽兰 9 克，益母草 15 克。4 剂，水煎服。

4 月 2 日二诊：患者服用上方后，于 3 月 28 日初次行经，经来量少，今天未净，行经第二天感腰腹疼痛，小便黄，大便正常。舌色赤，少苔，脉沉弦软。证属气滞血瘀，经行不畅。治宜活血祛瘀，理气镇痛，予生化汤加减。

川芎 9 克，酒当归 24 克，桃仁 9 克，甘草 3 克，姜炭 3 克，生地 9 克，炒白芍 9 克，丹皮 9 克，泽兰 9 克，制香附 12 克。3 剂，水煎服。

4 月 6 日三诊：患者服药后，昨日经来点滴，小腹略痛，今日小腹不痛，但感小腹略坠，几天来五心发热，小便短黄有灼热感。舌脉同上。继以活血祛瘀，理气调经为治，继予生化汤加减。

川芎 9 克，酒当归 24 克，桃仁 9 克，甘草 3 克，姜炭 3 克，乌药 9 克，牛膝 9 克，制香附 12 克，丹皮9克，益母草15克。3剂，水煎服。

5月22日四诊：患者末次月经于4月26日来潮，经来量少，两天结束。现感胸乳胀痛，小腹和外阴部有下坠感。舌色红，舌苔黄，脉沉弱。证属肝郁脾虚，肾气不足。治以疏肝开郁，活血调经，兼补肾气，予调经一号方加减。

柴胡9克，酒当归9克，炒白芍9克，炒白术9克，茯苓9克，甘草3克，炒栀子9克，丹皮9克，郁金9克，制香附12克，益母草15克，茺蔚子9克，枸杞子9克，菟丝子9克，车前子9克。3剂，水煎服。

5月29日五诊：患者服用上方后，小腹和外阴部下坠已愈，现仅感小腹有时不适，有时白带少许，末次月经5月24日来潮，三天结束，经来量少、色暗。舌色红，舌苔黄，脉沉弦较前有力。时值经后，其治宜守前法加入养血之味。

柴胡9克，酒当归9克，炒白芍9克，川芎9克，熟地9克，制香附12克，丹参15克，炒白术9克，茺蔚子9克，益母草12克，枸杞9克，炒栀子9克，丹皮9克，车前子9克，菟丝子9克。5剂，水煎服。

8月20日六诊：患者末次月经8月19日来潮，经来量少、色暗红，腰腹不痛，经前胸乳略感胀痛，白带增多，舌脉同上。证属肝气渐疏，冲任仍不通盛。继以养血活血，疏肝调经，予调经一号方合生化汤化裁。

柴胡9克，当归15克，白芍9克，白术9克，茯苓9克，甘草3克，川芎9克，益母草15克，丹参15克，熟地9克，桃仁9克，红花9克。4剂，水煎服。

一年后随访，患者诉于去年3月份在我处就诊后，月经于3月26日初潮。以后每月按时行经，但经来量少，8月份行经时因经量仍少，某医投西药"己烯雌酚"欲使其经量增加，而反致9月份月经不行，又出现胸乳胀痛等症状，乃仍到我处求治，经治疗后月经于10月19日来潮，至访问时止，月经每月按时而至，经行正常。

按：本例患者直至婚后仍未行经，其症状为平素胸乳胀痛，时有腰胀，属肝郁气滞之候。气为血帅，血随气行，气行则血行，气滞则血瘀，气血郁阻胞脉，经闭不行，为胀为痛，证属气血失调，治当理气活血调经，初诊时用调经一号方加减，疏肝扶脾，调气活血，方中郁金、香附治胸乳胀痛，乌药治腰胀痛，川芎、泽兰、益母草活血调经，仅服药2剂，月经即潮。但经来量少，且腰腹疼痛，属于气血运行不畅的症状。二诊、三诊时正值经期，经期以活血为治，故用生化汤为主方，活血祛瘀生新，因其小便黄，舌赤，脉沉弦数，故加丹皮、生地、白芍、泽兰、香附以凉血活血理气，服药6剂，周期得以建立，第二次月经来潮。四诊时以经前胸乳胀痛，小腹和外阴部下坠，脉沉弱，舌色红，舌苔黄为主症，此属肝郁脾虚，又兼肾气不足，乃于疏肝理脾法中再加枸杞子、菟丝子、车前子等补肾益精之味，五诊各症递减，时值经后，故循前法加入补血药如熟地、丹参等。六诊又值经期，经来量少色暗，且诉经前胸乳略感胀痛，证是肝气渐疏，冲任尚不通盛，故用调经一号方合生化汤加减，以气血并调。服药后，气顺血活，月经周期正常，数年闭经得以治愈。

（五）养血调经治不孕症

夫妇同居3年以上不能受孕者，称为不孕症。婚后从未受孕者，为原发性不孕；曾有生育或流产，未采取避孕措施，又连续 3 年以上不孕者，为继发性不孕。

案

吴某，30 岁，已婚，江陵县机械厂工人，1977 年 1 月 20 日初诊。

患者结婚 6 年未孕。月经周期 28~30 天，每次经来量少、色淡如粉红色，末次月经 1976 年 12 月 30 日。此次经来两天结束，量少色淡红。患者面黄体弱，心慌，心悸，失眠，饮食差。白带较多，如水样。舌色淡，舌苔薄，脉沉弱。妇科检查：子宫小于正常，附件（－），诊断为不孕症，证属血虚，胞脉失养，心脾俱虚。治以养血健脾宁心，调经种子，用益母胜金丹加味。

当归 9 克，白芍 9 克，川芎 9 克，熟地黄 9 克，制香附 12 克，丹参 15 克，炒白术 9 克，茺蔚子 9 克，益母草 12 克，党参 15 克。3 剂，水煎服。

1 月 28 日二诊：患者服药后，心慌、失眠较前好转，带下减少。月经于昨天来潮，经量较前增多。舌色淡红，舌苔薄。脉沉软滑。继续养血活血，调经种子。

当归 9 克，白芍 9 克，川芎 9 克，熟地黄 9 克，制香附 12 克，丹参 15 克，茺蔚子 9 克，益母草 12 克，党参 15 克，菟丝子 9 克，枸杞子 9 克。5 剂，水煎服。妇科内用药 3 粒，嘱月经结束当天分 3 次服完。

2 月 1 日三诊：患者月经于 1 月 30 日结束。现一般情况好，无特殊不适之感。舌脉同上，继守上方 5 剂。

随访：患者服上药后精神好转，随即停经。在本市某医院做妇科检查时，诊为"早孕"。以后胎孕正常，足月顺产。

按：女子到了 14 岁以后，生殖功能逐渐发育成熟，任脉通畅，太冲脉旺盛，血海满溢，月经就按期来潮，并可以孕育后代。若血虚，冲任胞脉失养，则往往胎孕不成。血虚不孕，临床症状是经量少、经色淡，头昏，心慌，肢软，纳差，所以治疗都以养血调经种子为法，方以益母胜金丹为主。其中四物汤养血活血补血虚，白术补脾虚，益生化之源，香附疏肝开郁理气，丹参养血活血通瘀，茺蔚子活血补阴种子，益母草活血祛瘀生新。全方以补为主，补中有通，使肝脾得养，气顺血生，血海满溢，自能孕育。若兼他症，则需随机应变，灵活加减。若兼失眠多梦，腰痛，脉沉弦软，证属血虚又见肝肾不足，乃于主方之中佐以养肝滋肾之味，如枸杞、续断、夜交藤等。若患者兼白带量多，脾虚之象突出，可于方中加入党参以扶脾益气止带。总之，血虚不孕，应以养血调经种子为治。临床可据不同兼夹症状，随症加入补益肝、脾、肾药味，以增强补血益精种子之效。

（六）解毒通络法治乳腺病

妇女乳房内出现一至多个大小不等的硬结，边界清楚，不与周围组织粘连，患部常感刺痛或胀痛，经前症状较为明显，此属中医学"乳癖"的范畴。若初起乳房肿胀，乳汁不畅，恶寒发热，继而肿块增大，焮红剧痛，寒热不退，酝酿成脓，中医学则称之为"乳痈"。

案

王某，30 岁，已婚，沙市民主街第一小学教师，1976 年 8 月 13 日初诊。

患者自述于 1976 年 6 月足月顺产一婴。产后乳汁不畅，且于产后第 10 天右侧乳房突然红肿，有硬块，随即发热。经用青霉素 10 天，发热虽退，但红肿不散，后又服中药数剂，仍未见效。现右侧乳房处仍有红肿硬块，按之痛，表面可见两处如蚕豆大的溃疡面，外侧一处已趋愈合，内侧一处仍时有血性分泌物流出。舌色红，舌苔灰黄，脉滑数。诊断为乳腺病，证属乳汁停滞，外感热毒之邪。治以清热解毒，化瘀通络为法，用仙方活命饮加减。

穿山甲 6 克，皂角刺 12 克，当归 15 克，甘草 3 克，金银花 15 克，制乳香 12 克，制没药 12 克，天花粉 9 克，防风 9 克，大贝母 9 克，白芷 9 克，陈皮 9 克，赤芍 9 克，黄芪 12 克，蒲公英 30 克。4 剂，水煎服。

8 月 17 日二诊：患者服药后，乳房红肿减轻，但溃疡面仍未愈合。舌脉同前。继续以清热解毒，活血通络为治，守上方去穿山甲，3 剂，水煎服。

8 月 30 日三诊：患者服完上药后，溃疡面已愈合，右侧乳房处已不红肿，但触之仍硬，乳汁仍不通畅。舌色红，舌苔薄黄，脉滑数。证属热毒渐解，瘀结未散。治以散结通络兼清热毒为法，予通气散加减。

青皮 9 克，陈皮 9 克，瓜蒌 15 克，穿山甲 6 克，菊花 9 克，连翘 9 克，甘草 3 克，蒲公英 15 克，赤芍 9 克，鸡血藤 12 克。4 剂，水煎服。

10 月 18 日四诊：患者服完上药后，乳房红肿未复发，触之无硬块，现感乳房时有掣痛。舌色红，舌苔黄，脉滑数。证属血络瘀阻，夹有热毒。治以活血通络，兼清热毒，予仙方活命饮加减。

皂角刺 12 克，甘草 3 克，金银花 9 克，赤芍 9 克，制乳香 12 克，制没药 12 克，天花粉 9 克，防风 9 克，大贝母 9 克，白芷 9 克，陈皮 9 克，丝瓜络 9 克，大黄（另包）9 克。4 剂，水煎服。

随访：1 年后随访，患者诉经以上治疗后，乳房掣痛已止，红肿硬块俱消失，病告痊愈，以后未再复发。

按：本例患者因产后乳汁不畅，复感风热毒邪，风热与乳汁搏结于乳管之间，以致右侧乳房结块，且红肿焮痛，日久失治，而变生溃疡。治宜疏散风热，通络祛瘀，排脓生肌。用仙方活命饮加减。方中金银花、蒲公英、甘草、天花粉、贝母清热解毒散结，当归、赤芍活血通络，乳香、没药散瘀止痛，防风、白芷消风散肿，穿山甲、皂角刺消肿溃坚，陈皮理气化滞，黄芪益气排脓。诸药合用，共奏消热解毒，消肿溃坚，活血止痛之功。三诊时热毒渐解，溃疡面已愈合，但瘀血尚未尽去，右侧乳房处虽然已不红肿，但触之仍硬，乳汁仍不通畅。故治以散瘀通络为主，少佐清热解毒之味。方用通气散加减。方中青皮疏肝理气，气行则瘀血得活，鸡血藤、赤芍、穿山甲活血通络，血活则硬块自消，陈皮、甘草和中调气，瓜蒌开胸散结，菊花、连翘、蒲公英清热解毒。服药 4 剂，气行血活，故乳房硬块消失。四诊时感乳房时有掣痛。脉仍滑数，且舌红苔黄。仍属瘀血、热毒未尽。乃投仙方活命饮以清热解毒，消肿溃坚，加丝瓜络通络下乳，大黄活血祛瘀。全方有清有通，药症相符，使瘀血、热毒得以尽去，故服药 4 剂而安。

四、刘氏女科学术传承

学术传承非一般匠人之手艺传承，它是一项十分严谨的系统工程，关乎一代名师德、道、术的经久延续问题。为解决过去的那种仅限于心传口授之单一传承方式，时下已由政府层面搭建公共平台开展传承。刘氏女科既保留有传统式的传承模式，但更多的则已步入新型传承平台，不仅在荆楚大地风生水起，且在全国仍是影响深远。据《中国中医药报》载，湖北省荆州市中医医院"全国名老中医刘云鹏传承工作室"与枝江市中医医院开展中医妇科联盟，并在枝江成立共建共管工作站，荆州市中医医院采取技术帮扶、人才培养、科研合作等多种方式全力支持枝江市中医医院特色专科——妇科建设与发展。由时任荆州市中医医院副院长黄缨任刘云鹏老中医传承工作室主要负责人，使刘氏女科传承既有组织保障，更有人力保障。

温生福
（1949—　）

湖北中医药大学附属荆州市中医院中西医结合主任医师、兼职教授，曾担任院专家咨询委员会副主任委员。

20世纪60年代初上中学，作为知青下乡后被选派到区卫生院学习工作。1974年作为工农兵学员进入宜昌高等医学专科学校临床医学专业学习。

他大学毕业后又先后就读于湖北中医药大学西学中研究班（2年），成都中医药大学中医师提高班（1年），专业学习时间总计6年。参加中医学术继承小组，跟随国家级名老中医、妇科专家刘云鹏学习5年，学到刘老师治疗妇科疾病的绝招，为老师整理学术著作《妇科治验》，1982年正式出版发行。此外，他还先后在同济医科大学、北京中医药大学进行过短期专题研修。

他在完成刘云鹏妇科学术经验继承工作以后，转入大内科，继续学习、践行刘老的内科学术经验。经过40多年的理论学习、临床历练，对刘老学术思想的认识不断升华。对大内科、妇科的常见病、多发病诊治得心应手。多年来，他除了继承发扬老师的学术经验外，还涉猎了国内其他七大妇科流派的学术精华。

他先后在国家级、省级杂志上发表专题论文10余篇。参与新药研制，2002年获湖北省重大科学技术成果奖。参与湖北中医药大学、武汉国灸公司新产品研究，2001年获武汉市科学技术成果奖、武汉市人民政府科技进步奖。还曾受邀参加湖北医科大学、同济医科大学牵头的"阿斯莫灵"治疗小儿支气管哮喘的课题研究。

冯宗文
（1939—　）

汉族，湖北省荆州市人，中医妇科主任医师。冯出身于中医世家，少时随外祖父杨樾青公习岐黄之术，继而就读于湖北中医学院，毕业后分配至湖北省中医药研究院妇科工作，后因病申请调回原籍，在湖北省荆州市中医院工作。不久即拜全国中医妇科名医刘云鹏先生为师，随诊临证、学习继承、整理老师学术经验。并参阅研读《傅青主女科》《妇人大全良方》《景岳全书·妇人规》等中医妇科专著。随同刘老多次参加各种学术会议，到多所著名中医药大学访问讲学，同时兼任中医学校教学工作。

1989年，他任刘云鹏妇科研究室副主任，为开阔眼界，增长见识，刘老特地联系成都中医药大学著名妇科专家刘敏如教授，派他跟师进修学习。刘教授还安排他同时跟妇科名家杨家林主任和其他几位教授学习，兼收并蓄，学到多位名家经验。

1991年，他被确定为"全国首批老中医药专家学术经验继承工作导师刘云鹏"的学术经验继承人。在此三年期间，他刻苦学习，发表论文多篇，撰写了4万余字的答辩论文，顺利通过了省专家组的考试、答辩，国家中医药管理局颁发了出师证。他先后从学，历九冬夏，蒙恩师厚爱，得其真传，此后在医、教、研方面做出了不俗的成绩。运用老师经验，对不孕症、月经病、宫外孕等妇科多发病、疑难病的诊治取得了较好效果，在当地已有医名。他陆续发表《益母生化汤治疗经期延长和崩漏》等论文，参加刘老的科研课题2项。是刘老"固胎合剂的临床和药理研究"项目主要参研和负责实施者，成果奖达到国内先进水平，获湖北省科技成果奖三等奖。主持完成的"中药净胞饮配合米非司酮抗早孕的研究"课题，成果达国内先进水平，获得湖北省重大科技成果奖。参与了《中国百年百名中医临床家丛书·刘云鹏》专辑的整理工作，编著出版医学著作6部。

1996年，他被湖北中医学院聘为兼职副教授，后因退休未再续聘。1998年在长江大学医学院兼任教学2年，2001年1月退休。

刘老对他曾有评价："刻苦钻研，勤于写作，在写作中发挥业师的学识思想；重视临床，在临床中运用业师的经验。他善于把临床实践上升到理论，再用理论指导临床实践。"（载于刘老为《月经病与不孕症诊治经验》所写的序言）。

退休后，他被深圳市中医院聘为妇科主任医师，主持病房工作。其间，收治异位妊娠患者51例，均用中药治疗，其中45例β-HCG均正常出院，治愈率为84.31%，其经验文章已在国内杂志发表。

2003年，他又受聘于广东省妇幼保健院妇产医院，任妇科主任医师。在此更高的平台上迎来了第二春，短时间内即以临床疗效赢得了广大患者信任、西医专家们的认可，很受院领导重视。在妇科创建了中医专科门诊并参与病房会诊。通过与西医合作，也增强了对西医的认识，并运用现代各种先进检测手段，"西为中用"，以提高临床诊断和中医治疗水平。由院领导指派，先后接收了院内6位博士后、博士、硕士为徒，此外还陆续接收了外院弟子8人，共计14位继承人，现在多数已是各单位妇科骨干。期间又发表了《消抗地黄汤对反复自然流产患者抗心磷脂抗体的影响》等论文10余篇，包括退休前发表的共30余篇。同时主持、指导"抑抗助孕汤对女性不孕及自然流产患者抗精子抗体和红细胞免疫功能影响的研究"等研究课题4项。

在长期的医疗实践中，他形成了自己的学术思想。如认为"女子生理、病理以肾气为主导，其他脏腑从属之"——重视肾气。"妇人经、孕、产、乳，精血多伤，宜滋宜养。即使用温，也应刚柔相济，过度温热不可取"——主张滋养肝肾。"七情内伤，脏腑功能失调，气虚、血虚、气滞、寒、热、痰、湿等均可致瘀而成病因"——善于活血化瘀。"今之病，有古无者，应与时俱进，识今病，创新法"——古代没有的疾病要创出新方法。"现代中医，当识西医之病，结合中医辨证施治"——熟悉西医疾病的诊断。"古之病，今或无者，虽有亦多变，用古方治今病，当师而不泥"——不主张执成方以治病。

他擅长于不孕症的诊治，同时对月经病、异位妊娠、习惯性流产、人工流产不全、妇科手术后粘连、子宫切口瘢痕憩室、卵巢过度刺激征等有丰富的治疗经验。且对辅助生殖技术的中医调治研究出一套有效的方法，使很多反复移植失败者经治后获得成功，其中有失败七八次经诊治后成功妊娠者。上述学术思想和诊治经验，均体现于诸著作中。

2013 年 12 月，他被广东省妇幼保健院妇产医院推荐为第二届国医大师候选人，虽然落选，但并不遗憾。

数十年来，他从学诸多名师，然而却一直致力于学习、发扬、研究、传承刘云鹏老师的学术经验，并有所发展。虽在医、教、研、著方面都有显著成就，但从不忘师恩，常说："没有恩师的教导，就不会有我今日之成功。"2017 年，他由于健康原因，辞去广东省妇幼保健院妇产医院工作，居家休养。

他是中华医学会中医学会会员，中医学会妇科专业委员会委员。国际互联网全球寻医问药世界名医数据库注册专家，中国保健科学技术学会会员，中国性学会、中医性学第一届专业委员会委员，湖北省第一届性学会中医专业委员会副主任委员。

胡文金
（1952—　）

女，汉族，大学本科学历，中共党员。1973 年 9 月至 1976 年 12 月就读于湖北中医学院中医专业。1976 年 12 月至 1980 年 1 月任松滋市第二人民医院内科医师。1980 年 1 月至 1986 年 1 月任松滋市中医院妇科医师。1986 年 1 月至今历任荆州市中医医院妇科主治医师、副主任医师、主任医师。1991 年 5 月至 1994 年 12 月师从全国老中医药专家刘云鹏。为荆州市知名中医，荆州市医学会医疗事故技术鉴定专家，全国首批 500 位名老中医刘云鹏学术经验继承人，湖北中医学院兼职教授、硕士生导师，世界中医联合会妇科专业委员会常委，湖北省中医药学会妇科专业委员会常委、顾问，湖北省生殖健康学会理事。2009 年被载入《国医年鉴》以及《荆楚中医妇科名医经验荟萃》。

在学术继承方面，她从事中医妇科临床工作近 40 年，有丰富的临床经验，对妇科多发病及疑难杂症有独到见解。临床上所见以妇女肝郁为多，肝气不调、气血不畅则疾病缠身，故主张以调肝祛邪为主。认为"调经先治肝，疏肝经自调"，邪气则以血瘀、湿热、痰湿为主。若因情志不舒，恼怒伤肝，或因其他原因影响气机升发和疏泄，就会引起肝郁的病症。饮食不节，膏粱厚味，嗜好辛辣助阳之品，都有助长湿热之嫌。加上经期、产后、妇科手术，或摄身不洁，都可能导致湿热毒邪趁机而入，阻滞气机，或与血相搏，互结成瘀（成癥）、成痰，故妇科病临床以实证为多。然"治病先祛邪，邪祛则正安"。所以疏肝行气，活血化瘀，清热除湿，燥湿化痰是常用法则。但对虚实夹杂症，或治虚祛邪，或祛邪顾虚，临床以肾虚肝郁多见。对脉症均虚者亦放纵以补，临床常以益气养血、脾肾双补为主，强调"以人为本，整体观念，治病求因及因人因时制宜"的原则。注重舌脉辨证，认为舌脉是辨证之关键。如：某患者 B 超示有盆腔肿物 4 厘米左右，局部为实；但观其舌淡有裂纹，脉沉细为血虚阴伤，治以养血滋阴，利水消癥，则养阴不碍包块消散，利水湿而不伤阴，此乃施治之权衡。同时重视身心治疗，精神安慰。衷中参西，辨证与辨病相结合，借助现代检查方法为我所用，临床上活用 B 超、宫颈筛查、性激素、宫腹腔镜等，以提高诊疗水平。临床尤其擅长治疗月经病、不孕不育、先兆流产、盆腔包块以及妇科炎性疾病，且对子宫内膜异位、围绝经期综合征、外阴白斑、乳腺病亦有研究，对人流、产后、虚劳、试管婴儿的中医辅助治疗也有一定特色。

在学术创新方面，她参与刘云鹏验方"固胎合剂防治滑胎的研究"项目获湖北省科技进步奖三等奖。"妇安泡腾片治疗念珠菌性阴道炎临床与实验研究"项目获湖北省重大科技成果奖，荆州市人民政府科技进步奖二等奖。参与刘云鹏验方"麟儿来"方治疗精血亏虚型无排卵性不孕症的临床研究，获湖北省重大科技成果奖，荆州市人民政府科技进步奖二等奖。2013 年获得第一届"马应龙杯"湖北省中医科学技术二等奖。"妇康汤治疗盆腔包块的临床实验研究"获省重大科技成果。2017 年参与的"妇炎清颗粒对盆腔炎性疾病患者 IL-2、T 细胞亚群的影响"项目获得第三届湖北省中医药科学技术奖二等奖。在国家级、省级学术刊物上发表专业论文 20 余篇，参与编写专著《中国百年百名中医临床家丛书·刘云鹏》《刘云鹏妇科医案医话》《中华名医特技集成》《心身医学研究》《行为医学理论与临床》《荆楚名中医·刘云鹏卷》等。其中《中国百年百名中医临床家丛书·刘云鹏》获得中华中医药学会学术著作二等奖。2018 年 11 月，《慢性盆腔炎综合治疗》获得世界中医药学会联合会妇科专业委员会评审的"福人杯"二等奖。2019 年，参与"刘云鹏医术体系研究及其临床应用"项目获得第四届湖北省中医药科学技术奖二等奖。

黄缨
（1966— ）

女，湖北沙市人，中共党员，曾任荆州市中医医院副院长，主任医师，医学博士，硕士研究生导师，博士研究生导师，国家中医临床重点专科学术带头人，全国名老中医刘云鹏学术继承人，国家中医药管理局名老中医刘云鹏工作室负责人。中国民族医药学会妇科专业委员会副会长，中国中医药研究促进会妇科流派分会副会长，中国中医信息学会妇科分会副会长，中华中医药学会妇科分会常委，世界中医药联合会生殖医学分会常委，湖北省中医药学会妇科专业委员会第一届、第二届主任委员，《湖北中医杂志》《长江大学学报》《湖南中医杂志》编委。湖北省青年名中医，荆州市名中医，荆州市第四届专业技术拔尖人才。对月经病、盆腔炎性疾病、更年期综合征等有较深入的研究，主持完成多项科研课题，发表论文 30 余篇，获中华中医药学会著作二等奖 1 项，湖北省政府科技进步奖三等奖 1 项，湖北省中医药学会科技进步奖二等奖 3 项，荆州市政府科技进步奖一等奖 1 项，荆州市科技进步奖二等奖 3 项；师从刘云鹏、朱南孙、司徒仪、周安方等多位中医名家，对刘云鹏主任医师的学术思想有系统地整理和研究。其业绩被载入《荆楚中医妇科名医经验荟萃》。

学术思想

从事中医妇科临床科研教学工作 30 余年，长期致力于刘云鹏妇科学术思想和理论体系的研究，有丰富的临床经验，对妇科疑难杂症有独到见解。

（1）调经之要，重在肝脾肾

主张从肝、脾、肾论治妇科疾病。《景岳全书·妇人规》云："女人以血为主，血旺则经调。"肝、脾、肾功能正常才可气血生化充足。肝藏血，脾统血，为气血生化之源；肾藏精，精化血；肝肾同源，精血互生。因此，经血的调畅与肝、脾、肾功能的正常和协调有着密不可分的关系。

根据这一原则，临床调经常用刘云鹏经验用方益五合方、六五合方、调经一号方等。

（2）整体观念，燮理阴阳

人体是一个有机的整体，一旦邪气侵入，机体会调动全身功能纠正失衡。而"人生有形，不离阴阳"，脾胃是人体阴阳的缩影。脾为脏属阴，喜燥恶湿，主升清、运化水谷而用阳；胃为腑属阳，喜润恶燥，主降浊、受纳水谷为用阴。脾胃同居中焦，一升一降、一运一纳、一阴一阳，斡旋气机，脾升则肝肾亦升，胃降则心肺亦降，乃阴阳升降之枢纽。"出入废则神机化灭，升降息则气立孤危"，故非升降出入，则无以生长壮老已。若阴阳顺接，则百病无由生。

（3）注重传承，着眼创新

黄缨作为全国名老中医刘云鹏主任医师学术经验继承人，跟随刘云鹏主任医师学习多年，对刘云鹏学术思想、临证经验进行了全面系统整理研究，将刘云鹏对妇科常见病、多发病的认识、治疗方法、用药特点、经验处方进行了系统整理，撰写刘云鹏治疗盆腔炎、崩漏、不孕症、带下病、男性不育等疾病经验的论文30余篇，并已在各级杂志刊载。为了更好地传承名老中医经验，让后学者能够更好地学习掌握名老中医经验，她一方面结合数学模型与信息技术，对刘云鹏学术经验进行规范的数据挖掘，同时通过严格的课题设计，对刘云鹏的经验处方及院内制剂进行临床和试验研究，为名老中医经验提供循证医学依据，所完成的课题先后获得省、市级科技进步奖。继承是名老中医经验传承的基础，而创新才是中医发展的希望和方向。

（4）广罗博采，兼收并蓄

黄缨善于向名医学习，大学毕业后先后师从多位中医名家，1990~2008年师从全国名老中医荆州市中医医院刘云鹏主任医师，2008年入选第四批全国名老中医经验继承工作导师刘元鹏学术经验继承人，并于2012年以优秀成绩通过结业考核。2005~2008年攻读硕士学位，师从湖北中医药大学周安方教授。2008~2012年攻读博士学位，师从广东省中医院司徒仪教授。2015年师从国医大师、海派朱氏妇科第三代传人、上海中医药大学岳阳中西医结合医院朱南孙教授。通过跟师抄方，学习名老中医的辨证思维方法、用药思路及特点、治疗疾病的切入点。工作之余，还坚持反复研读经典著作，在经典中寻求解决临床难题的答案，运用经方治疗妇科疑难疾病。在博采众长的基础上逐步形成了自己的治疗特点，为患者解决了痛苦，也获得了良好的社会效应。

实践案例

绝经前后诸症

患者刘某，女，49岁，2015年7月24日初诊。烦躁烘热间作两年。自述气自胸胁上冲头顶，百会穴处疼痛发热，目涩胀痛，口干喜冷饮，失眠，耳鸣，大便干，上身烘热汗多，虽三伏天仍下肢冰冷，如坐冰窖，LMP：2015年6月13日。舌暗红苔黄厚，脉沉，76次/分。诊断：绝经前后诸症，辨为上热下寒证。宜清上温下兼活血祛湿，予以乌梅丸变汤剂加味。处方：乌梅10克，当归12克，党参15克，黄连10克，黄芩15克，黄柏10克，附片（先煎）6克，干姜10克，细辛（先煎）10克，桂枝10克，薏苡仁15克，糯稻根20克，丹参15克，酸枣仁15克，吴茱萸6克。3剂，水煎服，日1剂。

二诊（2月28日）：诉未再发热，无气上冲巅顶之症，睡眠明显好转，口干、下肢冰冷减轻，大便日行，但仍汗多，耳鸣，舌暗红有瘀点、裂纹，苔黄根部厚，脉沉，74次/分。效不更方，守上方去黄柏，加生龙牡各 30 克，钩藤 15 克，川芎 10 克，赤芍 15 克，怀牛膝 12 克，柴胡 10 克，3 剂。

三诊（7 月 31 日）：患者诉服上方后仍汗多，耳鸣，感轻微腹胀，舌暗红、有裂纹、苔黄，脉沉缓，66 次 / 分。考虑患者下寒症状明显减轻，上热症状无改善，改用当归六黄汤加味治疗。处方：当归 12 克，黄芩 15 克，黄连 10 克，黄柏 10 克，黄芪 30 克，生熟地各 15 克，香附 12 克，郁金 12 克，糯稻根 20 克，桃仁 10 克，红花 10 克，枳实 10 克，浮小麦 30 克，薏苡仁 20 克，酸枣仁 15 克，7 剂。

四诊（8 月 4 日）：患者诉服上方后腹胀加重，热气上冲之症复现，LMP：2015 年 8 月 2 日，舌暗红苔黄厚，脉沉，74 次 / 分。再改投乌梅丸变汤剂加味，予以乌梅 10 克，当归 12 克，党参 12 克，黄连 10 克，黄芩 15 克，附片（先煎）6 克，干姜 6 克，细辛（先煎）10 克，桂枝 10 克，白芍 12 克，甘草 6 克，大枣 10 克，怀牛膝 12 克，浮小麦 30 克，糯稻根 20 克，薏苡仁 20 克，白豆蔻 15 克，枳实 10 克，吴茱萸 6 克，木香 10 克，7 剂。

五诊（8 月 11 日）：患者诉诸症减轻，舌暗红有裂纹、苔黄厚，上方改桂枝 6 克，加络石藤 20 克，丹参 20 克，黄柏 10 克，7 剂。

10 日后电话随访，患者时诉夜寐尚可，未见热气上冲症状。

按：患者发病诱因有二。一是患者当下七七之年，天癸竭，肾精亏虚，水不涵木，肝阳上亢；二是发病正值暑热天，同气相求，暑邪深入厥阴，火性炎上，故阳热在上。厥阴为阴尽阳生之脏，病及此，必阴阳格拒，阳泛于上而阴伏于下，而上热下寒之证作矣。厥阴邪气循经上逆，过目系，上冲巅顶，故可见热气上冲头顶，目涩胀痛，口干喜冷饮，烦躁，上身烘热汗多等一派肝郁化火、阳升太过之象，同时见有下肢冰冷的表现，是为典型的寒热错杂之证，正合《伤寒论》中"厥阴之为病，消渴，气上撞心，心中疼热，饥而不欲食，食则吐蛔，下之利不止"之意，予以乌梅丸加减治疗。方中乌梅酸甘化阴，酸入肝以引药入经，滋养肝体、生津止渴，黄芩、黄连、黄柏苦寒降泻肝火，附子、桂枝、细辛、干姜温补肾阳，散经中寒邪，黄缨教授认为细辛一味可通达三阴之气血，为交通阴阳之使臣。如此寒热刚柔同用，清上温下，辛开苦降，阴阳一交，则寒得热、热得寒而合和也。前医曾用龙胆泻肝汤、丹栀逍遥散等单纯清肝热，以及治疗过程中改用当归六黄汤，均不能取效。故黄师认为，绝经前后的妇女，须顾其肾气，调和至十分之六七，往往寒减身热，不可就云实热而投清热之剂，"恐炉烟虽熄，灰中有火也"。

学术研究

（1）发表论文

①黄缨. 消癥汤内服及保留灌肠治疗子宫肌瘤 62 例［J］. 甘肃中医，1994（1）：35–36.

②黄缨，陈武. 滥用维生素对人体健康的影响［J］. 综合临床医学，1998（2）：180–181.

③黄缨. 刘云鹏治疗男性不育经验［J］. 湖北中医杂志，1998（6）：8–9.

④黄缨，冯宗文. 净胞饮配合米非司酮、米索前列醇抗早孕的临床观察［J］. 中国中医药科技，1999（3）：191.

⑤程群，黄缨. 中西医结合治疗慢性盆腔炎 51 例［J］. 湖北中医杂志，1999（12）：551–552.

⑥黄缨，刘云鹏. 刘云鹏治疗崩漏经验［J］. 中国中医药信息杂志，2000（5）：74–80.

⑦黄缨，戴忠灿. 刘云鹏治疗带下病经验［J］. 中国中医药信息杂志，2003（6）：73–74.

⑧黄缨.中医药治疗念珠菌外阴阴道炎研究进展［J］.湖北中医杂志，2003（11）：54–55.

⑨黄缨.大黄牡丹汤加减治疗盆腔炎23例［J］.湖北中医学院学报，2004（3）：44.

⑩黄缨.排卵障碍性疾病研究概况［J］.湖北中医杂志，2007（3）：54–55.

⑪黄缨，程群，周安方，等.麟儿来方治疗精血亏虚型无排卵性不孕症的临床观察［J］.中国中西医结合杂志，2007（11）：1028–1030.

⑫黄缨.名医刘云鹏［J］.湖北中医杂志，2009，31（2）：3-6，67.

⑬黄缨.刘云鹏治疗妇科痛证经验［J］.湖北中医杂志，2009，31（9）：3-4.

⑭黄缨，胡文金，李万斌，等.妇炎清颗粒治疗盆腔炎性疾病后遗症的临床研究［J］.湖北中医杂志，2012，34（9）：5-6.

⑮黄缨.刘云鹏治疗多囊卵巢综合征的经验［J］.湖北中医杂志，2014，36（11）：22-23.

（2）撰著或参编的著作

①《中国百年百名中医临床家丛书·刘云鹏》由中国中医药出版社于2004年出版。

②《名医李时珍治百病妙方丛书·李时珍治妇儿科病妙方》由上海科学技术文献出版社于2004年出版。

③全国卫生院校高职高专教学改革实验教材《常见急症处理》由高等教育出版社于2007年出版。

④《中医妇科名家经验心悟》由人民卫生出版社出版于2009年出版。

⑤《刘云鹏妇科医案医话》由人民卫生出版社出版于2010年出版。

⑥《周安方医论选集》由中国中医药出版社于2013年出版。

⑦《妇科名家诊治多囊卵果综合征临证经验》由人民卫生出版社于2014年出版。

⑧《刘云鹏妇科医案医话》由人民卫生出版社于2010年出版。

⑨《荆楚名中医妇科名医经验荟萃》由湖北科学技术出版社于2017年出版。

（3）主持或参与科研项目

①"刘云鹏经验方妇炎康冲剂治疗妇科癥瘕（盆腔炎、炎性包块）的临床研究"，1998年鉴定为国内先进水平，为第五完成人。

②"净胞饮配合米非司酮米索前列醇抗早孕临床研究"，1998年鉴定为国内先进水平，为第二完成人。

③"寿而康口服液治疗高脂血症临床与实验研究"，2003年鉴定为国内先进水平，为第二完成人。

④"金不换（红丝双模）冲剂治疗Hp相关性胃炎的临床与实验研究"，2004年鉴定为国内领先水平并获荆州市政府科技进步奖二等奖，为第二完成人。

⑤"温帖灵的制备工艺质量标准及药理研究"，2003年鉴定为国内领先水平，为第四完成人。

⑥"妇安泡腾片治疗念珠菌外阴阴道炎的临床与实验研究"，2005年鉴定为国内领先水平，2006年获荆州市政府科技进步奖二等奖，为第一完成人。

⑦"麟儿来方治疗精血亏虚型无排卵性不孕症的临床研究"，2007年鉴定为国内领先水平，2008年获荆州市政府科技进步奖二等奖，2013年获湖北省中医药学会科技进步奖二等奖，其为第一完成人。

25

⑧ "妇炎清颗粒对盆腔炎性疾病患者 1L-2、T 细胞亚群的影响"，2012 年鉴定为国内领先水平，2015 年获荆州市政府科技进步奖二等奖，2016 年获湖北省中医药学会科技进步奖二等奖，为第一完成人。

⑨ "妇通丸治疗输卵管阻塞型不孕症的临床研究"，2014 年鉴定为国内先进水平，为第一完成人。

⑩ "刘云鹏工作室建设及学术思想研究"，2015 年鉴定为国内领先水平，为第一完成人。

⑪ "妇科调肝十一法及其临床应用"，2016 年获湖北省政府科技进步奖三等奖，为第一完成人。

⑫ "妇炎清颗粒对盆腔炎性疾病大鼠 TLR-NF-κB 蛋白表达及炎性因子的影响"，为第二完成人。

⑬ "妇炎清颗粒对盆腔炎大鼠炎性因子及粘连相关分子的影响"，为第二完成人。

⑭ "含附子半夏多囊卵巢综合征治疗方的减毒和治疗机制研究"，为第二完成人。

⑮ "含附子半夏多囊卵巢综合征治疗方的临床安全性研究"，为第一完成人。

⑯ "四二五合方对早发性卵巢功能不全患者 AMH、FSH、LH 影响的疗效观察"，为第三完成人。

⑰ "温肾方配合氯米芬对肾阳虚证不孕症受孕率疗效影响的临床观察"，为第三完成人。

⑱ "康复凝胶治疗宫颈 HPV 感染的临床研究"，为第二完成人。

李万斌
（1969—　）

湖北荆州人，中共党员，全国名老中医刘云鹏妇科学术思想继承人，荆州市中医医院妇二科主任，长江大学医学院兼职教授，中华中医药学会妇科分会委员，湖北省中医药学会妇科专业委员会常委、秘书长，湖北省中西结合妇科学会委员，荆州市中医药学会妇科分会主任委员。2019 年被遴选为第四批全国中医临床（西学中）优秀人才，赴中国中医科学院系统学习 3 年。擅长妇科肿瘤微创手术、宫腹腔镜妇科微创手术、阴式手术、中西医结合治疗女性不孕不育及妇科疑难杂症。发表多篇论文及专著，主持并参与多项课题，获省、市科技进步奖。

学术思想

1993 年毕业于同济医科大学郧阳医学院，有深厚的西医学功底，思维清晰，治学严谨。2001 年师从全国名老中医刘云鹏先生，成为刘老关门弟子，系统学习中医，致力于中西医结合治疗妇科疑难杂症，疗效甚佳，系统继承了刘老的学术思想，也形成了自己独特的学术观点，可谓学贯中西，博古通今。

（1）不孕症，遵从刘老的四步诊疗法

《素问·上古天真论》曰："女子七岁，肾气盛，齿更发长；二七天癸至，任脉通，太冲脉盛，月事以时下，故有子……七七，任脉虚，太冲脉衰少，天癸竭，地道不通，故形坏而无子也。"这说明了肾气旺盛天癸至，冲任盛与通，对女性的生殖功能有着极为重要和直接的作用。肾藏精，主生殖，为先天之本。卵子为生殖之精，藏于肾，其发育成熟与肾精充盛密切相关，而卵子的正常排出有赖于肾阳鼓动，肝之疏泄，冲任气血调畅。若先天肾气不足或后天损伤肾气，致精不化血，冲任血海匮乏，不能摄精成孕；肾气亏虚，阳虚不能温煦子宫，命门火衰，子宫虚冷，或胞脉失于温煦，以致不能摄精成孕；而肾阴亏虚，天癸乏源，冲任血海空虚，或阴虚生内热，热扰冲任血海，均不能摄精成孕，发为不孕症。刘老经过长期临床实践，结合现代孕育检查，提出了祛邪、调经、助孕和保胎的"女子不孕四步疗法"。

（2）衷中参西，传承刘老学术经验

在临床诊疗过程中，中西医结合产生的效果，常常显著优于单一疗法。如保胎治疗，流产的原因很多，在使用中药的同时，必须明确病因，结合相应的西医治疗，效果甚佳，免疫性因素所致的流产，可在服用中药的同时，加用低分子肝素钠等相关药物；促排卵方面，引入现代超声监测，可以准确地确定排卵时间，指导妊娠，提高受孕率；输卵管不通方面，引入现代微创技术，与中医中药联合应用。把刘老的学术经验与现代医学技术相结合，成为李万斌主任比较独特的学术特色。医学知识在不断更新，中医从业者除了要学好先辈留给我们的中医知识，还必须打下良好的现代医学基础，并不断学习，与时俱进，才能在临床诊疗中取得更好的疗效。

实践案例

陈某，女，25 岁，已婚。2016 年 11 月 7 日初诊。未避孕未孕 2 年。

患者 13 岁月经初潮，5~6 天 /35~60 天，量中，色暗红，偶夹血快，经行腹痛能忍，伴腰酸。2 年前结婚，婚后有正常性生活，男方生殖功能正常，未避孕未孕已 2 年，曾于外院就诊，诊断为多囊卵巢综合征（PCOS），予以人工周期疗法及促排卵治疗，效果不理想。行双侧输卵管通液术，术后检查示双侧输卵管通畅。LMP：3/11，5 天净，量、色、质同既往。

就诊时月经已干净，感腰酸，怕冷，大便时干时稀，夜尿多，2~3 次 / 日，无口干、口苦，纳眠可，舌淡暗，苔薄白，脉沉细。平素白带正常。彩超示子宫前后径 3.4 厘米，内膜厚 0.1 厘米（单层），双侧附件区未见明显异常。西医诊断：排卵障碍性不孕症。中医诊断：不孕症，辨证属肾虚血瘀，冲任失养。治法：补肾益精、养血活血。方药予益五合方：当归、川芎、白芍、香附、覆盆子、车前子、五味子、补骨脂各 10 克，丹参、菟丝子、枸杞子各 20 克，茺蔚子、益母草、山药、桑椹子各 15 克，7 剂，每日 1 剂，水煎服，每次 100 毫升，早、中、晚 3 次温服。嘱平时注意休息，作息规律，加强营养，调节情志。

二诊（11 月 14 日）：患者服药后未诉特殊不适，平素畏寒，无口干、口苦，精神纳眠可，二便调，舌脉同前。上方加仙茅 15 克，淫羊藿 15 克，巴戟天 10 克，7 剂，服法同前。

三诊（11 月 21 日）：服药后无不适感觉，精神纳眠可，二便调，舌脉同前 守上方，7 剂，服法同前。

四诊（11 月 28 日）：患者觉乳胀，无明显腰酸腹痛，无怕冷，大便稀溏，余未诉明显不适，精神纳可，小便调，舌脉同前。上方去熟地、桑椹子、巴戟天，加砂仁 12 克，香附 12 克，郁金 10 克，7 剂，服法同前。

五诊（12 月 5 日）：患者月经未至，自觉乳胀，余无特殊不适，精神纳寐可，二便调，舌淡红，苔薄白，脉滑。查尿 HCG（－）。守上方，7 剂，服法同前。

六诊（12 月 12 日）：患者月经未至，自觉乳胀，晨起恶心干呕，不欲食，精神尚可，二便调。

舌淡红，苔薄白，脉滑。查尿HCG（＋），血清HCG 164.2mIU/ml，黄体酮（孕酮）1.73ng/ml。患者要求保胎治疗，遂收入院行中西医结合保胎治疗。

后住院期间，动态监测血清HCG及孕酮值呈上升趋势，保胎成功后出院。随访至妊娠中期，患者到产科建立孕妇保健卡，后足月分娩一健康女婴。

按：该患者未避孕未孕2年，就诊时腰酸，怕冷，夜尿多，舌淡胖，苔薄白，脉沉细。乃因肾气不足，精不化血，冲任血海匮乏，不能摄精成孕。肾气虚无力推动血液运行，而导致血行迟滞形成血瘀，故见经血中有血块，故予以补肾益精、养血活血、调理冲任之法，以益五合方为基础随证加减，基本方药为当归、川芎、熟地、白芍、丹参、白术、茺蔚子、香附、益母草、覆盆子、菟丝子、枸杞子、车前子、五味子。方中当归、川芎、白芍、熟地养血活血；白术健脾以益生化之源；丹参活血养血；茺蔚子、益母草活血调经种子；香附疏肝理气开郁，肝脾得调，则月经按时来潮；五子衍宗丸补益肾精以种子。全方共奏养血填精、调经种子的功效，使肾精充盛，肝血得养，气血通调，自能孕育。

学术研究

（1）发表论文

①吴丽莉，李万斌.超导可视下微管负压吸宫术终止早期妊娠的临床分析［J］.中国继续医学教育，2018，10（30）：124-126.

②吴丽莉，李万斌."益五合方"联合雌孕激素人工周期治疗肾虚血瘀型中－重度宫腔粘连术后临床研究［J］.中医临床研究，2019，11（17）：113-115.

③周秀丽，李万斌.归脾汤新用三则［J］.国际中医中药杂志，2019（8）：893-895.

④周秀丽，李万斌.刘云鹏巧用养肝和胃方异病同治验案举隅［J］.中国中医药信息杂志，2019，26（9）：131-133.

（2）撰著或参编的著作

①《刘云鹏妇科医案医话》由人民卫生出版社于2010年出版。

②《荆楚名中医·刘云鹏卷》由湖北科学技术出版社于2016年出版。

（3）参与科研项目

①"妇炎清颗粒对盆腔炎性疾病患者IL-2、T细胞亚群的影响"，2012年鉴定为国内领先水平，2015年获荆州市政府科技进步奖二等奖，2016年获湖北省中医药学会科技进步奖二等奖。

②"妇科调肝十一法及其临床应用"，2016年获湖北省政府科技进步奖三等奖。

③"中药益五合方预防宫腔粘连术后再粘连的临床疗效观察"。

刘颖　　刘氏中医第六代传人，1986年于湖北中医学院毕业后，跟随祖父刘云鹏临证，尽得其真传。广东省中西医结合生殖委员会常委、广东省心理委员会委员及广东省管理委员会委员。2012年被广东省人民政府评为广东省名中医。2017年被《2017胡润·平安中国好医生榜》评为"中国好医生"。

临床实践多年，擅长不孕症、月经病等妇科疑难杂症及"试管婴儿"手术前后的中药调理。对卵巢功能不良、反复种植失败、子宫内膜异位症、先兆流产及习惯性流产有丰富的治疗经验。

2003年调入广东省妇幼保健院后，将中医妇科与西医辅助生殖技术相结合，充分发挥中医治疗不孕症的优势，在调理卵巢功能、调经、助孕、安胎方面取得很好的疗效，深受同行及患者的好评。

主要科研成果：著有《试管婴儿的中医干预实录》一书，完成广东省中医药管理局课题"固胎汤降低体外受精–胚胎移植妊娠流产率临床研究"，"中药应用于冻融胚胎自然周期移植的临床研究"。在国家级及省级杂志发表论文20余篇。与他人合作出版《中国百年百名中医临床家·刘云鹏》。论文 *Effect of gutai Decoction*（固胎汤）*on the Abortion Rate of vitro Fertilization and Embryo Transfer* 被 SCI 杂志刊载。

许红英　　女，吉林长春人，农工党员，荆州市中医医院妇二科副主任，湖北中医药大学硕士研究生导师，全国中医临床特色技术传承骨干人才，荆州市中医药学会妇科专业委员会副主任委员，中国民族医药学会妇科分会常委，湖北省中西医结合学会妇科分会委员。因工作需要，先后去北京安贞医院国家腹腔镜培训基地进修学习腹腔镜技术、妇科肿瘤诊治技术，跟随全国知名老中医刘云鹏学习中医妇科多年，并跟随杭州何氏妇科、岭南罗氏妇科学习。从事妇科临床工作多年，具有比较坚实的中医妇科基础，学融百家，博采众长，综合应用多门学科专业理论知识，构建了自己的辨证论治诊疗体系。擅长治疗不孕不育、月经病、习惯性流产、多囊卵巢综合征、多次试管失败、围绝经期综合征、慢性盆腔痛、妇科肿瘤等疾病。在 SCI 和国家级期刊发表论文多篇，主持并参与多项课题，先后获省、市级科技进步奖。

学术思想

师从全国名老中医刘云鹏先生，继承并发扬荆楚刘氏妇科的学术思想，在长期的临证中，对女性不孕症等疾病的治疗形成了独特的临床诊疗体系，对妇科疑难杂症等具有独到的见解。

（1）调经种子，重在补肾健脾疏肝

她认真学习传承刘老的学术思想，认为女性不孕主要责之于肝、脾、肾三脏，而其中又尤以肾脏最为关键。肾藏精，主生殖及胚胎的形成、生长发育；脾主运化，所运化的水谷精微乃气血生化之源，胎赖血养，脾胃功能强健，精充血足，则胎有所养；肝藏血，主疏泄，体阴而用阳，肝的疏泄与藏血功能调节血海蓄溢有常，使月事如期，正所谓"女经调，有子之道也"。肝、脾、肾三脏功能正常是妇女受孕的基本条件，若肝、脾、肾三脏亏损，导致其功能失调是妇女不孕的基本病机。

（2）健脾益肾，巩固胎元

肾主藏精，为先天之本，脾主生化气血，为后天之源，精足则胎元固，脾气旺则胎有所载，脾胃功能正常，胎孕自然正常，若脾虚肾亏，胞胎失去精、气、血之载养，则母体无以系胎。冲为血海，任主胞胎，冲任之气固则能养胎载胎，冲任脉虚无力载胎则易导致堕胎小产。冲任二脉的盛衰，关键在于脾肾功能的强弱，所以说胎元受系于脾肾，若脾肾功能失常，则有堕胎小产之虞，治当脾肾双补。在临证中继承并发扬刘老的"治脾九法""补肾五法"，并结合现代医学的检验手段及治疗，中西医结合治疗女性不孕症，临床疗效颇佳。

学术研究

（1）发表论文

①Xu Hongying，Sun Xiaowei，Huang Ying，et al. Longnon-coding RNA NEAT1 modifies cell proliferation，colony formation，apoptosis，migration and invasion via the miR-4500/BZW1 axis in ovarian cancer.［J］. Molecular Medicine Reports，2020，22（4）：3347-3357.

②许红英，黄缨，陈怡，等. 温肾方配合氯米芬对不孕症受孕率的影响［J］. 中国继续医学教育，2019，11（15）：153-155.

③梁红艳，许红英. 中药水蛭内金汤对子宫内膜异位症患者血清 CA125 的影响［J］. 临床和实验医学杂志，2013，12（18）：1502，1505.

④梁红艳，许红英. 中药水蛭内金汤治疗血瘀型慢性盆腔疼痛疗效观察［J］. 河北医学，2014，20（5）：838-839.

⑤甘晓琴，许红英. 药水罐联合温经通络方治疗痛经的疗效观察［J］. 中国继续医学教育，2019，11（4）：136-139.

⑥许红英，李慧，唐玲玲，等. 四二五合方对早发性卵巢功能不全的疗效观察［J］. 中国继续医学教育，2019，11（26）：139-142.

⑦李万斌，许红英. 调经一号方治疗经前期综合征疗效观察［J］. 中国中医药信息杂志，2008（2）：69.

⑧许红英，甘晓琴. 腹腔镜联合水蛭内金汤对慢性盆腔痛疗效观察［J］. 中国继续医学教育，2019，11（12）：158-160.

（2）参与科研项目

①"中药益五合方预防宫腔粘连术后再粘连的临床疗效观察"，第一完成人。

②"妇通丸治疗输卵管阻塞型不孕症的临床研究"，第一完成人。

③"除湿化瘀方对脾虚湿瘀型慢性盆腔炎免疫功能的影响"，第一完成人。

④"刘云鹏工作室建设及学术思想研究"，主要完成人员。

⑤"温肾方配合氯米芬对肾阳虚证不孕症受孕率影响的疗效观察"，第一完成人。

⑥"四二五合方对早发性卵巢功能不全患者 AMH、FSH、LH 影响的疗效观察"，第一完成人。

⑦"康妇凝胶治疗宫颈 HPV 感染的临床研究"，第三完成人。

赵春梅　女，医学博士，中医妇科博士后，广东省妇保健院中医妇科主任，盆底中心负责人，副主任医师。中国妇幼保健协会青年委员会委员，中国妇幼健康研究会安全避孕专业委员会委员，广东省女医师协会中医妇科委员会副主任委员，广东省女医师协会妇科专业委员会副主任委员，广东省妇幼保健协会妇科专业委员会常委，广东省中医药学会妇科分会委员，广东省医学会生殖免疫分会委员，广东省医学教育协会妇产科学专业委员会委员，广东省医师协会妇产科电生理医师分会委员，广东省整形美容协会女性生殖整复分会常委。2018年获得"南粤好医师"称号、2019年获得"羊城好医生"称号。

赵春梅2004年毕业于广州中医药大学。毕业后师从冯宗文主任医师，通过跟师临床学习，基本掌握了刘云鹏师祖和老师的学术经验，多年来运用于临床，取得了理想的效果，并有所发展。出版专著4部，国家专利1项，获得广东省科技进步二等奖一项，科研立项8项，发表论文25篇。

在疾病诊治方面，赵春梅擅长中西医结合治疗外阴白斑、月经失调、痛经、不孕症及慢性盆腔痛等。在养生保健方面，长于孕前调理及产后调养。

蔡仁燕　女，毕业于广州中医药大学，硕士学位。2004年至今在广东省妇幼保健院工作，并拜名中医冯宗文主任为师，跟师临床学习3年，基本掌握了刘云鹏师祖和老师的学术经验，运用于临床收到理想的效果。擅长治疗不孕症、复发性流产、多囊卵巢综合征、盆腔炎、月经病、异位妊娠、流产不全胚胎残留等疾病以及辅助生殖技术的中药调治。参编专著4部，负责科研项目4项，在国内刊物发表本专业学术论文8篇。

宋悦　女，医学博士，现供职于广东省妇幼保健院。广东省免疫学会生殖免疫学专业委员会委员，广东省中医药学会妇科专业委员会委员，广东省保健学会妇女保健分会委员。师从于中医妇科冯宗文教授，通过数年的跟师临床学习，基本掌握了刘云鹏师祖和老师的学术经验，临床用于中医辨证治疗不孕症，辅助生育前中药调治、月经不调、多囊卵巢综合征、安胎、异位妊娠、胚物残留、盆腔炎、子宫肌瘤等妇科疾病收到理想的效果。擅长中西医结合治疗妇科病、计划生育手术、阴道镜诊疗技术、孕期及围产期生活指导，以及女性健康生活指导、中医体质辨识等。

参与编写《古今名医临证实录丛书·不孕不育症》《古今名医临证实录丛书·妊娠产后病》《冯宗文妇科证治经验集要》《中医妇科用药经验十讲》等专著。参与4项省级科研课题。在国内核心期刊发表学术论文10余篇，多次参加国家级和省级学术会议大会发言交流。

詹新林　女，主任医师，2002年毕业于湖南中医药大学，医学硕士，2002年参加工作，现在广东省妇幼保健院工作。

2003年拜冯宗文主任医师为师，跟师临床学习4年，基本掌握了刘云鹏师祖和老师的学术经验，并将其发展，通过多年的临床应用，取得了满意的效果。

其扎根临床近20年，对不孕、月经失调、盆腔炎、妇科杂病具有独到的经验。发表论文10余篇，主持科研课题3项，参与科研课题多项。

朱莉莉　女，中国共产党党员，副主任医师，硕士研究生，荆州市中医医院妇一科副主任，湖北省医学生物免疫学会常委，湖北省中医师协会生殖专业委员会委员，荆州市妇产科协会委员。

2001年本科毕业于三峡大学医学院，2015年硕士毕业于武汉大学生物医学工程系，2002年就职于荆州市中医医院，2010年师从于胡文金主任医师。朱莉莉沿用老师的治病经验，重视肝、脾、肾的调理，形成了以调肝为主，兼顾脾肾的治疗思路。并在老师的教导下不断挖掘及创新刘老的调肝十一法、治脾九法、补肾五法、治疗崩漏九法十一方、治疗不孕症四步疗法等治疗理论，并将这些方法应用于临床，对常见的月经量少、宫腔粘连的患者，通过宫腔镜手术将粘连分离，术后根据辨证给予验方益五合方或六五合方治疗，使术后粘连复发率及月经情况均得到了显著的改善。同时认为，荆州处于湿热地带，盆腔炎及阴道炎的发病率均较高，验方止带汤、柴枳败酱汤对于此类湿热瘀结型患者有非常好的效果。除此之外，目前不孕症患者越来越多，其将老师的经验方苍附导痰丸结合五子衍宗丸应用治疗痰湿瘀结兼肾虚型的多囊卵巢综合征患者，临床效果显著，并据此发表了《苍附导痰丸结合五子衍宗丸治疗多囊卵巢综合征的临床研究》等相关文章，该文章在湖北省中医妇科年会上交流，并被评为优秀论文。参与了多项课题研究及发表在国内各级期刊多篇文章，分列于下。

（1）发表论文

①朱莉莉，胡文金.苍附导痰丸合五子丸治疗多囊卵巢综合征疗效观察［J］.湖北中医杂志，2014，36（4）：39-40.

②朱莉莉.妊娠合并胃癌1例［J］.长江大学学报（自然科学版），2014，11（9）：36-37.

③朱莉莉.慢性盆腔炎的中西医结合治疗［J］.光明中医，2013，28（10）：2132-2133.

④朱莉莉.中药治疗排卵障碍性不孕症80例临床观察［J］.长江大学学报（自然科学版），2013，10（12）：20-21.

⑤朱莉莉. MTX 联合米非司酮及中药综合治疗异位妊娠的临床观察［J］. 湖北中医杂志，2013，35（12）：53-54.

（2）主持或参与科研项目

①主持"妇炎清颗粒对盆腔炎性疾病大鼠 TLR-NF-kB 蛋白表达及炎性因子的影响"获得湖北省自然科学基金项目立项。

②主持"除湿化瘀方对脾虚湿瘀型慢性盆腔炎的临床研究"获得荆州市科技计划项目立项。

③参与"加味益五合方降低特发性卵巢早衰（肝肾亏虚证）的 FSH 水平的疗效观察"2019 年获得湖北省科技进步奖三等奖（证书编号：EKS0032019009R04）。

④参与湖北省卫生和计划生育委员会联合基金重点项目"妇炎清颗粒治疗盆腔炎性疾病后遗症的随机双盲对照研究"（WJ2016-YZ-08）。

⑤参与"妇炎清颗粒对盆腔炎性疾病患者 IL-2、T 细胞亚群的影响"课题研究。

⑥参与"刘云鹏工作室建设及学术思想研究"课题研究。

彭仙　女，中共党员，荆州市中医院副主任医师，全国名老中医刘云鹏传承工作室秘书，世界中医药联会妇科分会理事，全国妇幼保健协会中医与中西医结合分会委员，湖北省中医药学会妇科分会委员，荆州市中医药学会妇科分会委员。

彭仙从事妇科临床工作 10 余年，在不断总结前辈经验的同时，积累了丰富临床经验。彭仙擅长以宫腹腔镜手术治疗宫腔粘连、卵巢囊肿、子宫肌瘤等，并于术后结合中医辨病论治进行调理。尤其擅长各种原因所致月经不调、多囊卵巢综合征、更年期综合征、盆腔炎、盆底功能障碍、不孕症等疾病的中西医结合治疗。认为妇科疾病疏肝祛邪很关键，在刘云鹏学术思想中以调肝为主，疏肝为先。女子以肝为先天，肝脏功能正常，调和通达，则气顺血和，经孕产乳无恙，若肝脏功能失常，气血失调，影响他脏，则变证百出。妇科肝病又以实者居多，虚者为少，然治病之法，重在祛邪，邪祛则正安。在跟师胡文金主任医师期间，注意到老师传承刘老学术经验，很注重患者情绪表达，如有无急躁、烦闷、易怒、乳房胀痛等症，实证常予以疏肝行气、祛邪化瘀，并予精神安慰开导，常常达到事半功倍之效。故自己坐诊时，每每仔细询问患者情绪变化，实证则疏肝祛邪，以龙胆泻肝汤、疏肝散结汤、柴枳败酱汤等主之，虚证如有上述症状即可在所选方中加疏肝之品，如柴胡、郁金、香附、栀子等。调和脾胃，消补兼具。脾与胃相表里，脾的运化功能正常，则营养吸收和水液代谢就能正常循环往复。脾运化功能失常，则易出现脾虚胃滞，辨证注重观察舌脉，如舌淡、苔厚，脉沉，则表明湿邪滞胃，脾虚不能运化，属虚实夹杂。补虚不忘祛邪，消补兼具，从而达到补而不滞之效，如选方常用消导平胃散合四君子汤，以健脾除湿，和胃降逆，腹胀明显加佛手、槟榔等。妇科虚证以脾肾俱虚为多，易导致月经后期、月经过少、不孕等病，伴腰酸、纳差、大便或干或溏，舌淡，苔薄，边有齿痕，脉沉软。可选用脾肾双补之方，如胡文金验方六五合方。六五合方是六君子汤合五子衍宗丸组成。如脾肾阳不足，患者有手足怕冷，可加巴戟天、淫羊藿、肉桂；全身怕冷，可加桂枝、附子等。

而崩漏、经期延长、月经过多疾病，多为阴虚血热所致，宜选用胡老经验方清热止血汤，其由保阴煎合二至丸加茜草炭、乌贼骨、山茱萸、黄芪组成，有益气养阴、清热止血之功，往往能达到出其不意，立竿见影之疗效。

承担课题"穴位埋线联合中药加味苍附导痰丸治疗肥胖型多囊卵巢综合征疗效观察"，参与课题"刘云鹏工作室建设及学术思想研究"获湖北省中医药科学技术奖二等奖，"加味益五合方降低特发性卵巢早衰（肝肾亏虚证）的 FSH 水平的疗效观察"获得湖北省中医药科学技术奖三等奖，"妇炎清颗粒对盆腔炎性疾病患者 IL-2、T 细胞亚群的影响"获得第三届湖北省中医药科学技术奖二等奖。在国家级、省级学术刊物上发表专业论文数篇，其中《加味苍附导痰丸联合穴位埋线治疗肥胖型多囊卵巢综合征临床研究》被评为荆州市第十三届自然科学优秀学术论文二等奖。

朱争艳　　女，中共党员，医学硕士，副主任医师，2019 年始担任武汉市第三医院光谷妇科负责人至今。武汉市妇科质控中心专家组副主任，武汉市妇科病理生理学会妇科内分泌专业委员会副主委，湖北省生殖健康学会与女性生殖健康专业委员会第一届委员，湖北省预防医学会妇科疾病与防治专业委员会宫腔镜学组成员，世界中医药学会联合会妇科专业委员会第七届理事会理事。

朱争艳从事妇产科临床工作十七年，擅长妇科生殖内分泌、妇科良恶性肿瘤的诊断治疗，对宫腔镜腹腔镜等微创手术有较丰富的经验。主持武汉市市级科研课题 2 项，参与国家级、省级科研课题多项。擅长妇科生殖内分泌，妇科肿瘤，宫腹腔镜、阴式等各种微创手术，尤其擅长月经病、不孕症、多囊卵巢综合征、妇科各类炎症、复发性流产、更年期综合征等疾病的中西医结合治疗。

2004 年本科毕业于三峡大学医学院，同年通过武汉市事业单位公开招聘选拔，以优异的成绩进入武汉市第三医院光谷院区妇产科（原武汉市第十二医院）工作至今，2010 年华中科技大学医学院硕士研究生毕业。其母胡文金是荆州市知名中医，全国名老中医刘云鹏学术继承人，世界中医联合会妇科专业委员会委员，湖北省中医药学会妇科专业委员会常委。从小的耳濡目染使朱争艳对中医的理论和知识体系有浓厚的兴趣，2009 年开始正式加入"西学中"的行列，并重视中西医结合在妇科疾病治疗中的重要性，积极加入世界中医药学会联合会妇科专业委员会并在临床中学习并尝试应用中西医结合的思维诊疗病人，取得了很好的疗效及患者的好评。2016 年 9 月至 2017 年 3 月在上海复旦大学附属妇产科医院进修妇科半年，主攻妇科内分泌及妇科微创手术宫腹腔镜，尤其重视中西医结合在月经病、不孕症，以及妇科各种疑难杂症中的应用。临床上将多囊卵巢综合征患者分为胖、中、瘦三型，再细分为痰湿型、肝郁肾虚型、血瘀肾虚型、阴虚血热型、脾肾不足型，分别以化痰除湿、疏肝补肾、养血补肾、养阴清热、健脾补肾为法，用验方加味苍附导痰丸（汤）、加味逍遥五子丸、益五合方、保阴煎加味、六五合方加味治疗，兼证随症加减。肥胖型加强体重管理，少食肥甘厚味，以素食为主，加强锻炼。中型宜调节情志，使心情舒畅，并少食辛辣之味，清淡饮食。瘦型禁食辛辣厚味，清淡饮食，富于营养。三型都要注意放松心情，减轻压力。对于病情反复者，以丸药或膏方缓治之，同时配合口服避孕药、二甲双胍等调周降雄治疗，对有生育需求患者同时采取西药氯米芬、来曲唑及针灸促排卵等方法，取得了很好的临床疗效。对于月经病调理治疗，重视肝、肾、脾的调理作用，少女以调肾为主，中年女性以调肝为主，老年女性以治疗脾为主，将新的调肝十一法充分应用于临床，尤其对于临床中无排卵性异常子宫出血西药应用效果不佳又不愿手术的老年患者，有很好的效果。对于宫外孕、子宫内膜异位症、宫腔粘连、子宫切口憩室等患者术后慢性盆腔炎的缓解期治疗，根据盆腔炎的证型辨证论治，如迁延不愈的慢性炎症脾虚湿瘀型给予除湿化瘀方，慢性盆腔疼痛伴有附件包块、脉数、舌红者给予柴枳败酱汤等，极大程度地保存了患者的生育能力，将手术的效果发挥到最佳，同时预防复发。卵巢早衰是妇科的疑难杂症，西医没有很好的处理方法，除了激素补充治疗及偶尔的促排卵助孕成功外，患者需长期服用雌孕激素，而中医药从内源调理，激发患者的卵巢功能，帮助内分泌轴线的重新建立，朱争艳认为本病以肾虚为本，累及心、肝、脾多脏，辨证当审证求因，结合舌脉综合分析。其在临床工作中，将上医"治未病"的思想贯穿治疗始终，并按照女性的年龄阶段给予个性化的保健处方，同时撰写系列科普作品，传播女性保健知识。认为年轻女性要着重注意生活方式的调理，规律作息，月经期前后注意卫生，少食肥甘厚味等；中年女性要着重心理调适，保持情志调达舒畅及气血通畅，避免熬夜及工作生活压力过大等，可多食用豆类、阿胶、红枣、玫瑰花、三七花、山药等营养卵巢功能，避免卵巢早衰的发生；老年女性着重对脾胃功能的养护，预防骨质疏松、脏器脱垂以及心血管意外事件的发生等。

发表论文10余篇，获得"医德之星""抗疫先进个人""巾帼建功先进个人""同仁好医生""卫生工作先进个人"等荣誉称号，参与和主持课题研究4项。

胡燕燕 女，民盟盟员，2001~2006年就读于天津中医药大学中医学专业。

2006年至今在荆州市中医医院工作，2017年起师从黄缨主任医师，发表论文多篇，参与多项课题的资料收集工作，其中"加味益五合方降低特发性卵巢早衰（肝肾亏虚证）的FSH水平的疗效观察"获湖北省中医药科技进步奖三等奖。2016年成为荆州市中医药学会妇科专业委员会委员，2018年成为湖北省中医师协会生殖医学专业委员会委员。

涂方为 女，民盟盟员，湖北省中医师协会生殖医学专业委员会委员、荆州市中医药学会妇科专业委员会委员、荆州市心理卫生协会理事会委员。

2002年9月至2007年7月就读于湖北中医药大学中西医结合专业。2007年7月至今在荆州市中医医院工作，2017年3月至2018年3月于广东省中医院妇科、生殖科进修学习。

2018年5月至今师承湖北名中医黄缨教授。从事中医妇科临床工作10余年，擅长中西医结合治疗月经不调、不孕症、痛经、围绝经期综合征、盆腔肿物、妇科炎性疾病等。参与完成多项科研课题，获湖北省科技进步奖三等奖1项；并参与刘云鹏国家级名老中医专家传承工作室建设及学术思想研究、黄缨湖北名医工作室的建设及学术思想研究。

肖苏　　　　　女，中国民族医药学会妇科专业委员会理事，湖北省中医师协会生殖医学专业委员会委员，供职于荆州市中医医院。

2005 年至 2010 年就读于上海中医药大学中医学专业及华东师范大学英语专业。2010 年至今工作于荆州市中医医院，2018 年至今师承于全国名老中医刘云鹏学术继承人湖北名中医黄缨教授，2019 年于北京中医药大学第一附属东直门医院妇科进修学习，同年于中国科学院心理研究所学习医学心理学。

从事中医妇科临床工作 10 余年，2019 年参与完成"加味益五合方降低特发性卵巢早衰（肝肾亏虚证）的 FSH 水平的疗效观察"课题获得湖北省科技进步奖三等奖（证书编号：EKS0032019009R04）。并参与刘云鹏国家级名老中医专家传承工作室建设及学术思想研究、黄缨湖北名医工作室的建设及学术思想研究。

余婷　　　　　女，中共党员，硕士研究生，荆州市中医医院医师，毕业于湖北中医药大学。

余婷师从黄缨教授，担任黄缨名医工作室秘书，在黄缨教授带领下，参与在研湖北省自然科学基金一般面上项目"妇炎清颗粒对盆腔炎性疾病大鼠 TLR–NF–κB 蛋白表达及炎性因子的影响"，主持湖北省卫生健康委中医药科研青年人才项目"妇炎清颗粒对盆腔炎大鼠炎性因子及粘连相关分子的影响"，参与完成湖北省卫生和计划生育委员会一般项目"含附子半夏多囊卵巢综合征治疗方的减毒和治疗机制研究"及荆州市科技计划重点项目"含附子半夏多囊卵巢综合征治疗方的临床安全性研究"，发表学术论文 6 篇，参与完成"刘云鹏医术体系研究及其临床应用"获湖北省中医药科学技术奖二等奖（证书编号 EKS0032019003R02），并参与刘云鹏国家级名老中医专家传承工作室建设及学术思想研究、黄缨湖北名医工作室的建设及学术思想研究，致力于研究、学习、整理、传承黄缨及刘云鹏名老中医学术思想。

雷露　　　　　女，中共党员，中医妇科学硕士研究生，湖北省中医师协会生殖医学专业委员会委员。2005~2010 年就读于山西大同大学中医学专业，2010~2013 年就读于成都中医药大学中医妇科专业。2013 年至今就职于荆州市中医医院。2018 年开始跟师全国名老中医刘云鹏学术继承人李万斌主任。2019 年 3 月至 2020 年 4 月于华中科技大学同济医院妇产科进修学习。

雷露从事中医妇科临床工作多年，擅长中西医结合治疗妇科常见病、多发病，如月经不调、多囊卵巢综合征、围绝经期综合征、不孕症、子宫肌瘤、附件囊肿等。主持湖北省卫生健康委员会中医药科研青年人才项目"康复凝胶治疗宫颈 HPV 感染的临床研究"，参与完成湖北省卫生健康委员会中医药科研青年人才项目"四二五合方对早发性卵巢功能不全患者 AMH、FSH、LH 影响的疗效观察""温肾方配合氯米芬对肾阳虚证不孕症受孕率疗效影响的临床观察"，发表学术论文 9 篇，参编论著 1 部。并参与刘云鹏国家级名老中医专家传承工作室建设及学术思想研究工作，致力于研究、学习、整理、传承刘云鹏及李万斌名老中医学术思想。

汪海燕　　女，中共党员，妇科医师，湖北省中医师协会生殖医学专业委员会第一届委员。2006~2011 年就读于天津中医学院针灸推拿专业，2011~2014 年就读贵阳中医学院中医妇科专业。

研究生期间师从黔贵丁氏妇科第十代传承人丁丽仙教授，参与了多项课题的研究工作，发表论文包括《加味黄连阿胶汤治疗绝经前后诸症的临床观察》和《加味黄连阿胶汤治疗绝经前后诸症病案举隅》。2014 年至今在荆州市中医医院工作，参与了多项临床课题的研究工作，其中包括"四二五合方对早发性卵巢功能不全患者 AMH、FSH、LH 的影响""温肾方配合氯米芬对不孕症受孕率的影响"。2018 年开始跟师全国名老中医刘云鹏学术继承人李万斌主任，学习了荆楚刘氏妇科治疗妇科疾病的学术思想，参与研究的"刘云鹏医术体系研究及临床应用"科研成果获得第四届湖北省中医科学技术奖二等奖。参与刘云鹏国家级名老中医专家传承工作室建设及学术思想研究，致力于研究、学习、整理、传承李万斌及刘云鹏名老中医学术思想。

杨立娜　　女，硕士研究生。定州市杨立娜中医诊所负责人，河北中医药学会会员，河北中医药学会妇科分会委员。河北省第一批"杏林工程"学员。

2004 年至 2007 年就读于湖北中医学院，中医基础理论方向硕士研究生，师从周安方教授。2007 年 7 月至 2009 年 7 月在湖北省荆州市中医医院妇科工作，师从刘云鹏教授。2009 年 8 月至 2014 年 12 月在河北省定州市中医医院妇科工作，2016 年 3 月至今在定州市杨立娜中医诊所工作。

研究生在读期间，在周安方教授悉心指导下，遍览中医古籍，熟悉中医理论，所撰写毕业论文获得优秀毕业论文。2007 年进入湖北省中医医院妇科，主要在"刘云鹏工作室"负责刘云鹏教授的病案编辑整理，拜刘老为师，侍诊于刘老身侧，深得刘老中医诊治思维影响，待人接物也秉承刘老仁心仁德的教诲。在疾病诊断中倡导辨识寒热虚实理论；在治疗中秉承各药入各经理论，不拘泥于寒热温凉的克伐之说；遣方用药时坚持以方论药的思想。在临床工作中，以古人为师，以他人为师，发展了刘老倡导的寒热虚实辨治法，并应用于妇科临床及杂症的治疗中。

附1：长阳刘氏女科流派传承脉络图（部分）

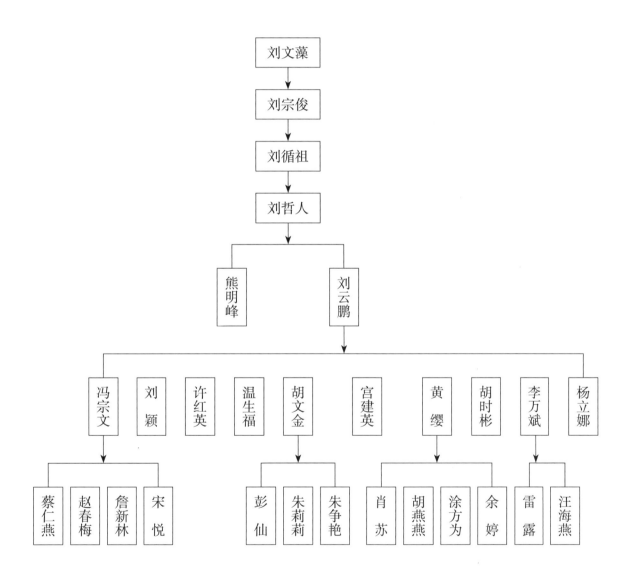

附 2：刘云鹏思想研究

百岁世医——刘云鹏

温生福

家学源远流长　妇科内科交辉

我大学毕业后师从刘云鹏先生。数十年来侍诊左右，对刘老的学术渊源、文化底蕴、高尚医德熟记于心，受益匪浅。今年（2009）10 月，医院将为刘老举行一百周年华诞暨行医 80 周年庆典。值此盛会，我把刘老的行医、带徒、著述成就略作梳理，与同道们共享。

刘云鹏主任医师是首批全国老中医药专家学术经验继承工作指导老师，新近《当代中医妇科名家治学经验概要》一文中说："当代中医妇科名家，以岭南罗派——罗元恺，龙江韩派——韩百灵，巴蜀王派——王渭川，沪上朱派——朱小南，天津哈派——哈荔田，浙江何派——何子淮，荆楚刘派——刘云鹏，江浙裘派——裘笑梅这八大派系的代表人物造诣最深。"其中荆楚刘派的开创者即是刘老。

刘云鹏 1910 年出生于湖北长阳四代世医之家，其父刘哲人为清末饱学之士，教子有方。刘云鹏从小背读《医学三字经》《濒湖脉学》《药性赋》《汤头歌诀》。稍长即研读《内经》《伤寒》《金匮要略》及温病典籍。他在父亲身旁侍诊时，哲人先生针对典型病例讲病、讲治，结合天时地理、人情世故随机点评，使刘云鹏对中医学的底蕴不断加深。

20 岁时刘云鹏出师挂牌，和父亲刘哲人同室应诊，遇有疑难，请父亲把关。哲人先生遇到危急重症，也让刘云鹏参与诊治，提出意见，以增长见识。有一被收入本地志史的病例，令他记忆十分深刻："街坊魏某，有咳喘宿疾，前冬，邀哲人先生诊治，处小青龙汤 3 剂病解。越年夏季咳喘再作，用当年处方购药 3 剂，服后发热咳嗽增剧，躁扰不宁，直欲卧地而后快。哲人先生再诊，断定为患时令湿热，误服辛温所致。书'黄芩滑石汤'服之，1 剂热止，3 剂病愈。"经过临床反复磨炼，至解放前夕，刘云鹏已成为声震一方的中医名家。

中华人民共和国成立后，刘云鹏精神焕发，1952 年在荆州组建了第一家中医联合诊所，并当选为市卫生工作者协会主任委员。荆州是个轻纺工业城市，工厂女工较多，厂方大多与刘云鹏签订就诊合同。虽然刘云鹏壮年时以温病、内科闻名，但随着女性病人增多，他着意研究妇科，于经孕胎产诸疾多有发挥，其医技亦渐入佳境，成为荆州的八大名医之一。刘云鹏的妇科学术经验根植于内科之上，他常说：看妇科病，功夫在内科上，根底在经典上。1954 年他被选派到北京中医学院学习，面聆施今墨等大家教诲。回到荆州后，于 1956 年创建了沙市中医医院，任首任院长，1958 年他又创办了沙市中医学校，兼任校长。

光阴荏苒，斗转星移，当年刘云鹏创建的中医医院现已建设成为三级甲等中医院、全国示范中医医院，有 2 个科室成为全省重点专科，他一手培植起来的中医妇科已成为国家级重点专科。几十年来，通过带教、培训、办班等形式为海内外培养了数百名专业人员。刘云鹏"文革"前的亲传弟子早已成为本地知名专家教授、医院的业务骨干和顾问。一批新时期成长起来的得意门生，年富力强，风华正茂，有的已成长为医院领导，有的则是硕士研究生导师，支撑着这家名院的一片天地。一些已调往外地的弟子，在当地亦是独秀一枝，硕果累累。20世纪中叶，刘云鹏在湖北省乃至全国中医界已享有盛名。

为学旁征博引 治病辨证求因

据刘云鹏回忆，其父哲人先生初来荆州时，业务清淡，但本地名医熊雪亭很欣赏其才华，认为之所以门庭冷落，就在于不熟悉荆州的地理环境，熊老先生邀哲人先生上荆州大坝看水，时值汛期，坝外大水滔滔。转身环顾堤内，三层楼房已在江水的水平面以下。熊先生指着坝内民舍，朗诵起诗来："荆州自昔称泽国，全仗长堤卫江北；咫尺少许不坚固，千里汪洋只顷刻。"吟罢，两眼紧盯哲人先生。哲人先生恍然大悟，原来初到荆州时所用方剂多出于《伤寒论》，但此地不同于高寒山区的老家长阳。荆州所处的江汉平原，几千年前是长江泄洪蓄水的沼泽地，水汽蒸腾，如梦如烟，古称"云梦泽"。荆州是"水下城"，空气湿度很大，当地群众发病与此间地理关系密切。从此哲人先生潜心研读温病典籍，悉心诊治，不久诊所门庭若市。哲人先生将这一故事多次讲予刘云鹏，强调疾病与地理环境有着密切关系。

刘云鹏的医学素养深深根植于传统文化底蕴之中，他继承了前辈的教学方法，要求学生多读、多记，触类旁通。我重温《伤寒论》时，刘老就指导我同时读一些三国时期的史志，特别推荐了曹植的短文《说疫气》，该文中说："建安二十二年，疠气流行，家家有僵尸之痛，室室有号泣之哀；或阖门而殪，或覆族而丧。或以为'疫者，鬼神所作'。夫罹此者，悉被褐茹藿之子，荆室蓬户之人耳！若夫殿处鼎食之家，重貂累蓐之门，若是者鲜焉。"读上文后再读《伤寒论》序，张仲景谓："余宗族素多，向余二百，建安纪年以来，犹未十稔，其死亡者，三分有二，伤寒十居其七。"再翻《汉书》《三国志》，这些年代记载的都是"水溢""岁饥""人相食"，可见《伤寒论》的成书年代，正值水旱虫灾战乱频发，大灾大疫之时。但曹植文中所讲特别值得回味，这些患病的人都是穿粗麻布衣，吃野菜粗食，住简陋草棚的百姓。居处宫室，用贵重食器，享精美食品，穿珍贵皮毛，铺厚层褥子的贵族死人是很少的。由此可见，营养不良，免疫力低下的个体，受风寒侵袭，进一步降低免疫力是发病的重要原因。了解时代背景后，再读《伤寒论》，自然与作者的学术观点贴近了许多。对重用附子、桂枝、麻黄、干姜，常加党参有了更深层的理解。

读叶、吴等温病名家著作时，老师让我读《红楼梦》，曹雪芹与这些温病大家亦是同时代人，借此可了解当时人们的生活状态。这样读书后，更深地理解了刘老讲经济条件好的人家是"膏粱之体"，农村贫寒人家体质是"藜藿之体"。前者用药宜轻，多运少补；后者用药宜重，不吝温补。同在荆州，同在冬季，居处安逸，有暖气空调的感冒者自然银翘散证多。沿街叫卖，感寒饮冷的感冒证候，自然多合用《伤寒论》中的方药。涉猎背景书籍，再加上刘老不断点评，我们从以前的一头雾水很快进入清楚明白的状态，对同病异治的道理也更加理解。

开始跟刘老学习时，我不断有问题求教，印象最深的当属金元四家中张子和与李东垣学术上的差异。二位大家医疗活动场所主要都在河南一带，年龄相差仅24岁，为何一主汗、吐、下三法；一主补脾胃，学术观点相隔天壤。我在成都中医学院、湖北中医学院学习时就此请教过不少老师，但仍不甚明了。刘老说，金元时期从整体看是战乱频发，兵连祸接。但张子和的学术观点形成、发展正值金世宗当政的治世，金史称世宗为"小尧舜"。有现代学者甚至将张氏中医儿科学术思想归纳为"过暖过饱"是小儿疾病产生的根本原因。张子和的学术观点，正好从侧面证明了当时民间衣食充裕的景况。李东垣 21 岁从医时已是金宣宗执政，政权盛极而衰，江河日下。其学术观点形成于 53 岁时，当时元兵围攻汴梁（开封），百姓饮食不周，起居不时，寒温失所，疫病流行，死者达百万之众，病者当然以脾胃内伤不足的居多。两位大家所处同时代，天时相仿，地理相同，政治环境却大不一样，百姓发病原因也随之迥异，治法自然相去甚远。经此释疑，困惑顿时烟消云散。此后临证，每每对患者生活环境、营养状况着意了解，用药时有所考虑，获益良多。

20 世纪 80 年代初跟随刘老会诊一案：患者胸闷腹胀呕吐 3 个月，服中西药疗效不佳。近 1 周上症加重，不欲饮食，食后即吐，周身软弱乏力，有时手足搐搦，在本市某三甲医院住院治疗诊为：①幽门溃疡。②幽门梗阻。③低钾血症。④低钙血症。用药无效，会诊时，患者脉沉滑，舌红苔黄腻，诊为"湿热阻滞，升降失司"，用刘老验方"加减半夏泻心汤"。并告知服药方法：药物浓煎，趁药温热时用汤匙少量服之，如呕吐，呕后仍服，待不吐时频频加量服用。3 剂药后患者症状明显减轻，大便畅通，能进食。再进 3 剂，症状基本消失。针对本案，刘老信口谈起《素问·标本病传论》，背诵起经文娓娓道来："'先病而后逆者治其本，先逆而后病者治其本……'九种情况都是强调治本。但凡涉及有'中满'（即腹部胀满）就不同了。先热而后生中满者治其标，先病而后生中满者治其标，先中满而后烦心者治其本。是标也先治它，是本也先治它。前贤谓中焦，犹兵家饷道，饷道一绝，万众立散，胃气一败，百药难施。中满，好比是交通枢纽阻塞，不管什么问题，疏通阻塞是第一位的。这个病人身软乏力，手足搐搦，大便不畅，低钾、低钙，都是因为湿热阻滞，升降失司所致。一旦浊气降，清气升，诸症均消。"

一喻姓患者，产后 21 天，阴道出血仍未尽，继而两乳房出现硬块红肿疼痛、恶寒发热，某院以"乳腺炎"收治，经抗感染治疗 3 天后，请院内中医科会诊，病势仍不减，体温达 41℃。刘云鹏接诊后询知患者大便干结，4 天未解。用仙方活命饮合益母生化汤化裁，重用蒲公英、生大黄。1 剂后便通热退，5 剂后阴道出血止。乳房红肿消失。刘云鹏认为"扬汤止沸，不如釜底抽薪"，感染发热病人，通大便是最重要的。本病也请过中医会诊，但仅注意了上面的"乳腺炎"。其实先病是本，后病为标，产后阴道出血中医称为"恶露"，一般 2~3 周内当净，出血久不止是宫内瘀血未净。上消痈结，下祛瘀血，标本同治，才可奏效。

有一带下病人，白带多 2 年余，有异味。外阴瘙痒、灼热。曾在数家医院就诊，诊为"细菌性阴道炎"，用抗生素及药物坐浴治疗，症状未好转，饮食反而更差，体倦不支，转求中医治疗，用补脾益气的完带汤、六君子汤等治疗亦不见效。夏季衣服单薄时自己都可以闻到浓烈的异味，不敢与人交往。日久病愈无望，几欲轻生，刘云鹏诊其脉软滑，舌红苔薄黄。刘老认为是湿热下注，用黄芩滑石汤加减，兼用妇科外洗中药坐浴，10 天后病愈。刘云鹏说：久病未必就虚，湿热亦令人身软倦怠，处方用药必须以症状舌脉为据，不能想当然。

曾治一"子嗽"患者，连续怀孕 3 次，每次孕 2 个月时开始咳嗽，孕程增加，咳嗽加重直至流产咳嗽自止。第三次孕后 4 个月即住某院保胎，阴道出血止，但咳嗽亦不止，出院后又流产。第四次怀孕时到刘云鹏处求诊，见其干咳少痰，咳甚时欲呕，小腹坠，阴道少许出血，脉弦细、舌红少苔。刘老诊为肺肾阴虚，用清燥救肺汤加减治愈，并足月顺产一女婴 。刘云鹏曾言，此症用药是辨证使然，但从深层次而言，中医也还有讲究：中医认为胞脉系于肾，肺为肾之母，虚者补其母，阴平阳秘，其病可愈。

20世纪70年代末，某街道清洁女工年47岁，阴道出血50余天，色淡红，时多时少，淋漓不尽，患者神疲乏力，头昏肢软，小腹及下阴有下坠感，曾在某医院就诊，诊断为"子宫内膜增殖症"，血色素（血红蛋白）仅3.8g/dl，告病危，令其住院治疗。因经济困难，转求刘云鹏诊治，诊脉虚大无力，舌淡有齿印。用补中益气汤加仙鹤草、棕炭等，其中红参30克单煎兑服，另嘱患者每天用半斤猪血做菜食用。刘云鹏谓：用大剂红参是因"有形之血不能速生，无形之气所当急固"。早年无输血条件，以血补血是中医最好的救急办法。患者服药3剂后出血渐止，上方增损治疗10余天告愈，血色素升至6.5g/dl。此案疗效若不是笔者亲见，断不敢贸然相信。后查资料：动物血中含有丰富的铁，而且极易被人体吸收。猪血含铁量最高，每100克含铁8.7毫克，其蛋白质含量亦高，氨基酸比例与人体比例接近，且易被消化吸收，是贫血患者食补佳品。在缺医少药之地，此法现在仍大可借鉴。从这些急、难、怪、险病症的治疗中，可见刘云鹏医技之一斑。

此外，刘云鹏对不孕症的治疗亦有独到之处，治疗上有祛邪、调经、助孕、保胎的四步疗法。与其治法相对应的验方有数十种之多，求治者络绎不绝，疗效有口皆碑。

妇科炎性包块属"癥瘕"范畴，是妇科常见病，刘云鹏治疗亦有特色，除辨证分型各有效方外，还有专用成药"化癥丸"，以及保留灌肠汤剂。消除的最大炎性包块有"小儿头大"。一般情况下，刘云鹏初诊该类患者，即可估计疗程，推断愈期，一些患者称他"料病如神"。

此外，刘云鹏用益母生化汤治愈数年不愈的定期咯血，调经1号方治愈年近30岁的原发性闭经，灶心土治愈顽固的妊娠呕吐，清肝止淋汤治愈疑为癌症的赤白带下。世间有林林总总的疾病，刘云有层出不穷的方法。

观其治病得心应手，叹其有出神入化之妙时，刘云鹏则淡淡说：哪有什么神化，古人讲"体内自有大药"。国外杂志上也讲过，人体自身有能力治愈60%~70%的疾病。你想，妇女做结扎手术后的输卵管，也有自己长通又怀孕的。可见人体向愈的能力有多么强。医生不过是顺势而为，做一个推手，促进病愈罢了。

刘老说到此处，我不由得想起前面提到的"黄芩滑石汤治白带案"。两年多来，医生先是选用抗生素不当，对致病微生物无效，反倒长期抑杀肠道内的有益菌。如同"杀友军，长敌势"。后是湿热之邪不除误用补益，恰似"资敌粮，壮贼威"。用药有不慎即可致使病程胶着，做一个好的"推手"谈何容易。

《治验》来自临床 医案再现带教

刘云鹏继承了家传的带教优点，把临床、带徒、教学、写作有机结合起来，他的第一部著作《妇科治验》就完全来自于临床和教学的实践。

每天上午刘老带我们出门诊或在病房会诊，下午整理门诊和病房的医案，听刘老讲课，晚上按刘老的要求重温四大经典。跟师第一年，我们写病历，老师处方；第二年起，我们写病历后自己处方，由刘老复诊，核定处方。三年内，收集保存了资料完整的妇科病案5000多份。

中医医案是基础理论和临床实践相结合的范例，历来为临床医生重视，章太炎讲过："中医的成绩，医案最著，欲求前人之经验心得，医案最有线索可寻。"美中不足的是，历代中医医案对随访工作不够重视。辑叶天士《临证指南医案》的华岫云在"凡例"中说："或又曰，案虽佳，但未知当时悉能效否？余曰：万事不外乎理，今案中评证，方中议药，咸合于理。据理设施，必自有当，至于效与不效，安得人人而考核之哉。"

刘云鹏却把随访看得十分重要，他认为，疗效是要患者认可，相关理化检查资料佐证的。疗效不确的著述传之后代，恐误后学。按照分工，随访由我负责，我将随访分为信访、电话访问和家访。那一年，不少节假日和晚上休息时间都是在家访中度过的。虽然辛苦，但结果十分翔实。有了大量精准的资料，并加以归类，刘云鹏第一部著作《妇科治验》的轮廓就浮现出来了。

比如妇科治疗较为棘手的"崩漏"，教科书上分 6 型，刘云鹏书中分为 11 法 11 方。书中将辨证的细小差别和用药的稍微不同都讲得明明白白，其实这些就是临床教学时的详细记录。有人讲上乘功夫只可意会，不可言传。刘云鹏认为，教学生就应该在临床中言传身教，有了言传，学生才能意会。

他在比较益气摄血法与益气养心法的代表方剂时说：补中益气汤和归脾汤同治崩漏，都以补气为主，其不同点在于补中益气汤升阳举陷，所治症状以有小腹下坠为主要特点，归脾汤补气养血，所治症状以伴有惊悸失眠为主要特点。补中益气汤偏治阳虚，归脾汤偏养阴血。这些可操作的鉴别点都是刘云鹏从几十年临床中积累而来。其中可见由博返约之功，画龙点睛之妙。

这本书还有一个特点是它的有效性，且不讲刘云鹏对治疗崩漏卓有疗效，就是西医学视为难题的习惯性流产效果也很好。我在调查访问"滑胎"（即习惯性流产）时，发现对 95% 的患者都有效。1990 年至 1992 年我院将刘云鹏的固胎汤改为固胎合剂，临床治疗习惯性流产 81 例，痊愈率达95.05%。并对"刘云鹏验方'固胎合剂'防治滑胎的临床与药理研究"这个课题立项，与高等医学院校合作进行了专题研究。该课题 1992 年通过鉴定，达到国内先进水平，同年获湖北省卫生厅科技进步奖。

大家知道，20 世纪 90 年代以前，中医所称滑胎即习惯性流产的发生机制并不明确，相关研究亦不多，而病因又极为复杂，但刘云鹏对该病的治疗成效斐然。

刘云鹏早年诊治的习惯性流产案中，有一位烈士的儿媳，连续流产 6 胎，家中十分伤感，经治疗后第 7 胎足月顺产，此后怀孕数次均正常分娩，其子女辈、孙子辈身体智力均无异常，后代中也并无习惯性流产发生。

刘云鹏著书之时，已近古稀之年，时间长达 5 年，一向睡眠安好的刘老，夜间佳思忽来，枕边梦去，披衣命笔，心海难平。当时，刘老支气管扩张咯血的宿疾几乎每月发作。他曾感慨地说，前人说写书是"呕心沥血"，现在才知所言不虚。正如古诗中所说："千淘万漉虽辛苦，吹尽狂沙始到金。"经过和大家五年的辛勤工作，1982 年刘云鹏的第一本著作《妇科治验》出版了。

如今，刘云鹏年且百岁仍坚持每周两个半天上门诊，不定期上病房会诊，每月门诊量 300 人次左右。每天必看新闻联播、书报杂志，尤其是《中国中医药报》《健康报》《中医杂志》每期必读。除在临床中带徒弟外，还经常为学生修改论文，查阅资料．生活非常规律。刘云鹏遵从家教，不论贫富贵贱，长幼妍媸，一视同仁，视病如亲。一旦临诊，则如临渊履薄，认真细致。用药力避珍奇贵异，尽量以性能相近的普通药物替代。他祖上还传有"贫汉吃药，富汉还钱"的家规。对贫苦病人不但免收诊金，还施舍药品。我们眼中，刘老代病人付款、送药的事屡见不鲜。他在新近出版的诗集中，又提出了新的目标：在信念中求生存，在事业中葆青春，在传带中获相长，在临床中求真知，在科研中求发展，在著作中传精萃。刘老集中国传统美德和共产党员的先进思想于一身，曾多次被评选为全国、省级、市级劳动模范先进工作者，优秀共产党员。

楚山莽莽，江水泱泱，恩师风范，山高水长。

（原载《中国中医药报》2009 年 9 月 28 日第 8 版中医文化栏目《百岁世医——刘云鹏》）

附3：刘云鹏年谱

1910 年 10 月 23 日　刘云鹏出生于湖北省长阳县磨市刘家棚。

1916~1922 年　刘云鹏在长阳县境内读私塾。

1923~1925 年　刘云鹏在沙市镇江陵第二小学读书。

1926 年 8 月　刘云鹏在报考武昌中学时，正值国共合作北伐，吴佩孚的将领刘玉春死守武昌，被关城内 40 天。

1927 年　刘云鹏考入宜昌第四中学，3 个月后因川军杨森部东下，被迫辍学。

1928 年　因政局不稳，刘云鹏奉父命弃学改习中医，边学习边待诊。

1929 年　国民政府通过余云岫提出的"废止旧医以扫除医药卫生之障碍案"，引起全国中医药界的反对，刘云鹏遵父命在医师公会捐献 50 元大洋，资助刘野樵代表赴上海参加全国中医药团代表大会。

1931 年　刘云鹏在沙市挂牌行医。

1934 年　刘云鹏联合西医朱玉章开设中西医院，因管理不善，1935 年停业。

1938 年　因日本侵华战争持续，武汉沦陷，沙市势将难保，刘云鹏回长阳行医。

1940 年　日本侵华战争持续，继武汉沦陷后，沙市沦陷，刘云鹏到松滋新江口王鹤龄药店坐堂行医。

1946 年　日本侵华战争结束，刘云鹏举家迁返沙市，继承父业，成为刘氏家族第五代中医。时因沙市地处卑湿，他对湿温病颇有研究，疗效好，深得群众信任，并成为纱厂、邮局及其他公司的特约医师，声誉较高。

1951~1952 年　刘云鹏在沙市中山后街街道办事处工作，任夜校校长、街道居委会组长。

1952~1956 年　任沙市第一联合诊所副所长，响应党的号召，走集体主义道路。在此期间，他担任沙市卫生协会主任委员，领导会员在街道搞卫生防疫工作，团结中西医工作人员，开办中医学习西医班。同时任湖北省中医委员会委员，得与省市名老中医交流学习。期间他参加中国民主同盟，先后任民盟副主任委员及顾问。在北京中医学院进修 1 年，时任校长为卫生部部长李德全，在学习期间亲聆听施今墨、朱颜等名老中医教诲。

1954~1958 年　刘云鹏被选为湖北省人大代表。

1954~1987 年　刘云鹏任沙市市人民代表大会常务委员会常委，沙市市政协常委。

1956 年　刘云鹏光荣加入中国共产党。

1956~1966 年　刘云鹏动员沙市四个联合诊所组建成立沙市中医医院，任首任院长。

1958~1966 年　刘云鹏创办沙市中医学校并兼任校长，聘请当地老中医任教，学生边工作边学习，老医生负责传帮带工作，培养学生 80 余人。

1960~1966 年　刘云鹏任沙市卫生局副局长兼中医院院长，负责中医工作。同时任沙市卫生局党委统战委员。

1977~1992 年　刘云鹏任湖北省政协委员（共 3 届）。期间，他代表湖北省参加全国中西医结合十年规划座谈会，受到华国锋、叶剑英、邓小平以及其他党和国家领导人的亲切接见。

1978~1987 年 刘云鹏连续被评为沙市市劳动模范和优秀共产党员。

1981 年 刘云鹏被湖北省卫生厅批准为中医温病、妇科主任中医师。

1981~1986 年 刘云鹏任湖北省沙市市科学技术协会副主席。

1981~1990 年 刘云鹏任湖北省中医学会常务理事，湖北省中医学会妇科分会副主任委员。

1982 年 刘云鹏带领温生福、胡时彬、宫建英等人将自己数十年临床诊疗经验开展系统整理，所形成的《妇科治验》一书由湖北人民出版社公开出版。

1983 年 刘云鹏被卫生部授予"全国卫生先进工作者"称号。

1985 年 刘云鹏任湖北省沙市中医医院名誉院长。

1986 年 刘云鹏赴广东中医学院全国妇科师资班讲学。

1991 年 刘云鹏任湖北中医学院兼职教授，不时到学院做学术报告及研究生毕业评审工作。同年，被人事部、卫生部、国家中医药管理局确定为首批全国老中医药专家学术经验继承工作指导老师，并在拜师会上确定冯宗文、胡文金为学术经验继承人。

1992 年 刘云鹏荣获湖北省优秀科技工作者荣誉称号，同年被湖北省政协授予"为社会主义两个文明建设和祖国统一事业做出了显著成绩"荣誉称号。享受国务院政府特殊津贴。

1993 年 "刘云鹏经验方固胎合剂防治滑胎的临床与药理研究"成果荣获湖北省沙市市政府科技进步奖三等奖、湖北省卫生厅科技进步三等奖。

1993 年 刘云鹏被英国剑桥大学《国际名人传记词典》第 23 卷收录。

1994 年 刘云鹏被评为湖北省沙市市十佳白求恩式医务工作者。

2000 年 刘云鹏赴北京参加国际传统医药学大会。同年，刘云鹏被中国老年人体育协会、中国老龄协会、中华全国妇女联合会联合授予"第五届全国健康老人"称号。

2001 年 《中国百年百名中医临床家丛书·刘云鹏》由中国中医药出版社出版。

2002 年 刘云鹏被湖北省卫生厅授予"湖北省知名中医"称号。

2004 年 刘云鹏被湖北省委组织部、湖北省老干局评为"全省老干部先进个人"。

2007 年 刘云鹏被中华中医药学会授予"中医妇科知名专家"称号。同年，应广东省中医院邀请参加在广东省中医院举办的国家级继续教育学习班，做"治疗不孕症四步疗法"专题报告。

2008 年 刘云鹏被国家中医药管理局确定为第四批全国名老中医学术经验继承工作指导老师，确定黄璎、李万斌为学术继承人。同年，被广州中医药大学聘为博士生导师。

2009 年 中央电视台综合频道《百岁传奇》栏目介绍刘云鹏长寿经验及传奇人生。同年，刘云鹏任长阳土家族自治县中医院名誉院长。所著《四不止下里歌》由华中师范大学出版社出版。

2010 年 刘云鹏任湖北省中医药学会妇科专业委员会学术顾问。被湖北省荆州市宣传部、市文明委、市广电总局评为"感动荆州 2009 年度人物"。《中国百年百名中医临床家丛书·刘云鹏》获中华中医药学会著作二等奖。学术继承人黄璎主编的《刘云鹏妇科医案医话》由人民卫生出版社出版。

2011 年 刘云鹏被湖北省人事厅、湖北省卫生厅授予"湖北中医大师"称号。同年，刘云鹏工作室被国家中医药管理局确定为国家级名医工作室。

2012 年　刘云鹏被国家中医药管理局评为名老中医学术经验继承工作优秀指导老师。

2013 年 7 月 24 日　刘云鹏老先生无疾而终,享年 103 岁。

(陈代斌　田红兵　边晓静　李智红)

第三章
夔门郑氏温病

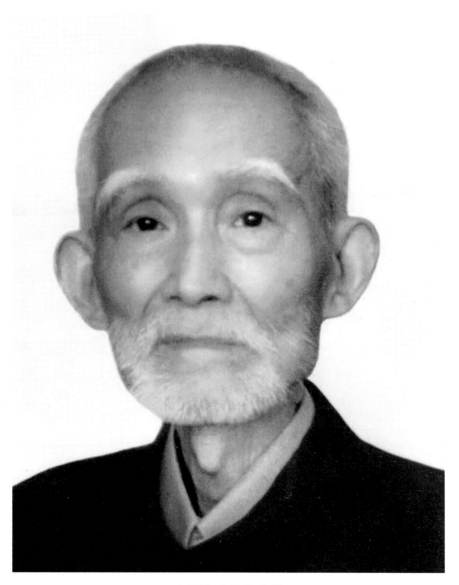

全国名中医郑惠伯

本图由其传承人郑邦本提供

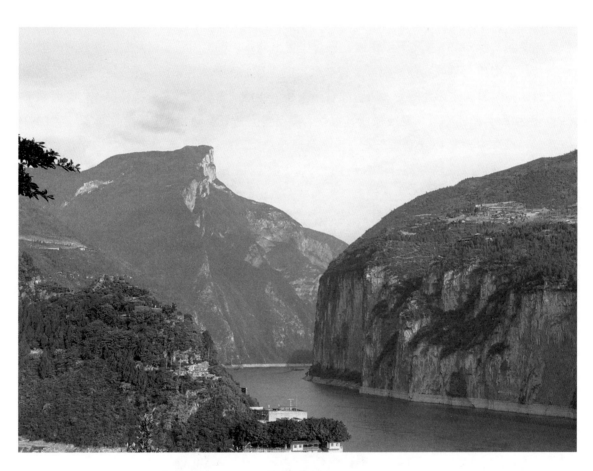

奉节夔门

（陈代斌／图）

夔门郑氏温病流派（又称渝东郑氏温病学）已于2016年、2018年分别申报万州区和重庆市非物质文化遗产传统医药类保护性项目，并获得批准。同时，杨殿兴、田兴军主编的《川派中医药源流与发展》已将"巴蜀温病学派"与"夔门郑氏温病流派"作为四川地区的两大温病流派收录入该书。

夔门郑氏温病流派，传承至今已经历了一百余年历史，形成了享誉重庆和四川的中医家传体系，造就了四代中医世家学术流派。

一、郑氏温病流派形成背景

夔门，世所共知，即位于现今重庆市东北部的瞿塘峡关，俗称瞿塘峡为夔门峡。瞿塘关是古时西入蜀道、东出峡门的重要关隘，是秦汉以来兵家必争之地。夔门因两岸山高谷深，凌江夹峙，是长江进入汉江直至上海的门户。如今的夔门，并非专指地势险峻的瞿塘关隘，而是"奉公守节"之奉节的代称。

（一）地域环境

奉节，东邻巫山县，西接云阳县，北邻巫溪县，南连恩施土家族苗族自治州的利川市、恩施市、建始县。这里山峦起伏，沟壑纵横。境内山体面积约占总面积的88.3%，山脉延伸多随构造走向，山顶海拔在600~2123米之间。县境属喀斯特地貌和中亚热带湿润季风气候区，四季分明。因受地形地貌影响，县境气候垂直变化较为显著，具有典型的立体气候特征。境内不仅盛产川药党参、大黄、黄连、厚朴、杜仲、天麻、贝母、续断、牛膝等道地中药材，而且名医辈出，学术繁荣，影响深远。如乾隆朝《夔州府志》载有明万历年间名医孙天泽备受世人景仰之事。说的是当年"有里人陈朝益因事鬻子，天泽悯其悲啼，脱妇簪珥以赎。又王明偶以纳赋遗金长江，天泽救归，如数予之。岁饥疫，设粥食饿者，全活甚众；又瘗流殍数百家。万历二十七年，两院额其门曰：'躬奉天经'。"晚清至建国初期，有李春霖、李建之、朱左文、郑敏侯等。据笔者近30年专注长江三峡中医药文化史实资料搜集整理情况来看，发现郑氏医派虽是发端于四川火神派郑钦安，但自仲宾辈移居川东奉节后，见长江三峡流域时有疫病流行，尤以儿童患病率高，于是逐渐将原学创新，以适应社会的需求，其温病之学便由此而生，传至惠伯辈其学渐臻成熟，这也刚好印证了"时势造英雄"的千古至理。

（二）人文背景

奉节，古时为夔州治地，以夔门形胜天下，以诗城名动文。奉节，这座雄踞瞿塘峡口的千年古城，以其壮丽的山川和丰厚的文化积淀炳耀古今，成为万里长江上一颗熠熠生辉的耀眼明珠。奉节以其特异的风韵和永恒的艺术魅力感召世人，成为中国诗词歌赋史上一幅独具风采的画卷。唐朝诗仙李白曾两次到过奉节，诗圣杜甫寄居奉节近两年，诗豪刘禹锡曾供职于奉节（刺史），白居易在奉节写下了《夜入瞿唐峡》等诗篇。北宋苏轼在奉节留下《竹枝词》《八阵碛》《永安宫》《白帝庙》等传世佳作。被称为"江西诗派"开创者的黄庭坚对奉节多有题咏。南宋著名爱国诗人陆游在夔州做通判时，写下 100 余首描述奉节民俗民风的诗篇。奉节人文渊源，历史久远，特别是夔巫相连的"巫山人"遗址之发现，揭示中华大地是"东亚人类"的起源地，其历史可追溯到距今 250 万年之前。不仅如此，这里还发现了鱼复浦遗址、老关庙遗址、白帝城遗址、永安镇遗址及上关战国墓群等，所有这些都足以证明夔州及其周边地区是中华大地上人类出现及人类活动的最早地带，堪称人文之渊、艺术之源。由此不难发现，夔州文化和巫山大溪文化一样，都是一个未曾中断的文化，这种文化不仅特征鲜明，且生命力尤为强劲。在这一沃土上能诞育冉、郑两大医学流派，也是历史的必然。

二、郑氏温病形成与发展

（一）学术渊源

夔门郑氏温病流派，术源清代道光年间郑钦安，后由郑仲宾奠基，郑惠伯集大成，经郑氏诸子侄及门人传承至今，以渝东夔门为基地，历经百余年发展，形成的具有地域特色，"学有渊源、承继得力、疗效显著的学派"。

奠基者郑仲宾（1882—1942），名方，系"火神"郑钦安义子，曾跟随郑钦安在成都学医三年。后参加同盟会从事革命活动，遭清廷通缉，为避搜捕而移居夔州（现重庆市奉节县），之后一直在奉节从事教育和诊疗工作。郑仲宾针对当时社会上疫病流行情况，着力研究温病，精研吴又可、叶天士、薛生白、吴鞠通等温病大家的著作，结合当地环境、气候特点和自己多年的临床经验，在全面继承前人温病学思想的基础上，将名目繁多的温病分为"温热"和"湿热"两类，简化了诊断程序，提出了"及早防变""重剂防变""顾护正气"等治疗思想，临证重视"先安未受邪之地""急下存阴"。拓展了温病治法的范围，将温病治法用于治疗急性病、传染病、内科重症、妇科出血性疾病、儿科发热等，均取得较好的疗效，形成了比较完整的治疗体系。郑仲宾先生将自己诊疗心得撰成《诊舌心得》《诊中宏宝》两书，可惜尚未付梓即毁于日寇的空袭。

（二）形成和发展

郑惠伯幼承庭训，得仲宾真传，在全面继承父亲温病治疗经验的基础上，丰富和完善了父亲的温病治疗思想，同时博采众长，衷中参西，临床擅治温病，以屡起危急重症而著称。为首批全国老中医药专家学术经验继承工作指导老师，享受国务院政府特殊津贴。惠伯先生忙于诊务七十载，积累了大量的临床经验，对于温病、尿毒症、小儿肺炎等诸多疾病，均有深入的研究，创制了肺炎合剂、达原柴胡饮、加味四妙勇安汤、加味甘露消毒丹等一批疗效确切的验方。提出"治疗温病危重急症，急下可以防传变，即先安未受邪之地，瘟疫瘟毒发病，不外毒、热、瘀、滞四字。把病邪尽早控制在卫气营血的浅层阶段，先发治病，祛邪救正，防止传变"的温病治疗思想。先生门徒众多，主要有郑邦本、郑家本、郑建本、郑祥本、王光富等。徒弟们全面继承和发展了郑氏温病流派的理论与临床经验，在中医临床上不断发扬光大。例如，郑邦本将郑氏温病流派的辨证、诊断、治法、方药、运用等进一步凝练，丰富和完善了郑氏三代的温病临床经验和学术思想，并将郑氏温病理论和诊疗经验拓展运用于内、外、妇、儿、五官各科传染病，收到了良好效果。

三、郑氏温病诊疗特色

（一）温热湿热 厘清属性

外感温热病名目、分类繁多，比如按季节可分为春温、秋燥等；按四时主气可分为风温、暑温、湿温等；按发病途径可分为新感温病和伏气温病。然，就其病因病机来说，不外温热与湿热。仲宾先生在临床实践中，根据当时的疫病流行，在叶天士、薛生白、吴鞠通、王孟英等温病学家著作影响下，逐渐总结出温病两大类型，即温热性质温病和湿热性质温病，用以指导临床，执简驭繁，效果甚佳。惠伯先生继承其学，在临床辨治温病时亦以"温热""湿热"为纲，强调必须分清温病的温热、湿热属性。

温热类温病与湿热类温病的特点、临床表现、治法均有明显不同，进行区分对指导治疗有重要临床意义。

1. 两类温病之特点

温热类温病纯热无湿，主要包括风温、春温、暑温、秋燥以及疫证之属温热者。临床起病较急，传变较快，病程一般不长。初起多见肺卫表证或里热亢盛证；继之见肺胃气分热盛证，以及热入营分、热闭心包、热盛动风、热盛动血等热入营血的里热证候；后期则多见气阴两伤，出现肺胃阴伤，甚至肝肾真阴亏损证。

温为阳邪，传变最速，故起病较急，传变较快，易内陷生变；阳热之邪最易损伤阴液，故温热类温病，以阳热阴伤为其病理特点。

湿热类温病湿热相兼，主要包括湿温、暑温伏暑之偏湿者，以及疫证之属湿热者。临床起病较缓，病势缠绵，病程较长；初起以湿热郁遏卫分气分见证为特征，亦可见有邪阻膜原之特殊类型，初起阳热征象不显；自始至终以脾胃为病变中心；湿热稽留气分为其病机特点。

湿性黏腻，易聚难化，故起病较缓，病势缠绵，病程较长。湿温发病多内外合邪，正如吴鞠通所说"内不能运水谷之湿，外复感时令之湿"，故初起以湿热郁遏卫分、气分见证为特征。其后，卫表见症逐渐消除，出现湿热留恋气分，从而形成以中焦脾胃为中心的气分证。湿热稽留气分有偏湿重热重之分，故可见湿重于热、湿热并重、热重于湿三种证候类型。薛生白云："中气实则病在阳明，中气虚则病在太阴。"

湿为阴邪易伤人之阳，但郁久则湿从热化，故湿热后期亦可化燥伤阴。

2. 证治与方药

吴鞠通在《温病条辨》里说"温病之不兼湿者，忌刚喜柔……温病之兼湿者，忌柔喜刚"，高度概括了两类温病不同的用药原则。

（1）温热类温病

温热类温病，以阳热阴伤为其病理特点，治则为清热生津。惠伯先生治疗温热性质温病，常用有治法四个。

清热解毒：清热解毒法是驱邪的主力，也是救阴的重要环节，包括辛凉解表，如银翘散；苦寒清热，如黄连解毒汤；清营凉血，如清营汤等。

养阴生津：温（热）为阳邪，化火迅速，最易耗阴伤津。养阴生津至关重要，养阴生津即属扶正，如增液汤、益胃汤、沙参麦门冬汤、五汁饮等。

通里攻下："温病下不嫌早"，早下能祛邪退热。在感冒、肺炎等外感温热病中，适当配用泻下药，可提高疗效，缩短病程。对于急性热性传染病，如流行性出血热（发热期、少尿期）、流行性乙型脑炎、钩端螺旋体病、重症肝炎等，亦不可缺少泻下方药。通里攻下法又分苦寒泻火，如承气汤类；导滞通腑，如枳实导滞丸；增液润下，如增液承气汤；通瘀破结，如桃核承气汤等。

活血化瘀："营分受热则血液受劫"，热邪入营斑疹隐隐，入血耗血动血，两者都须凉血散血。温热之邪，内陷心包，阳明腑实者，当解毒通腑，活血化瘀，如牛黄承气汤合血府逐瘀汤；温病蓄血，血热互结者，应破血下瘀，如桃核承气汤；外感温热，经水适来，热入血室者，宜和解散邪，佐以消瘀，如小柴胡汤加牛膝、桃仁、丹皮、赤芍之类。

惠伯先生强调：早用重用清热解毒，清热解毒贯穿始终，温病下不嫌早，驱邪无拘结粪。主张在气分多采取清热、养阴、攻下三法；入营血则加入活血化瘀法。从整体观察病性，根据热盛、阴亏、腑实、血瘀之轻重缓急，分清主次，依法组方。

惠伯先生常用治温热性质温病的方剂：邪在卫分，以辛凉解表的银翘散为主。高热在卫气分，常以金银花、连翘、薄荷、荆芥、牛蒡子、芦根为主，加入石膏、知母、柴胡、黄芩、大青叶取效。如胃家实，银翘散加升降散。津液伤，银翘散加增液汤。邪在气分肺热者，麻杏石甘汤有辛凉宣泄、清肺平喘之功效。自创治疗肺炎的"肺炎合剂"，即此方加金银花、野菊花、柴胡、黄芩、鱼腥草、虎杖、地龙、僵蚕、重楼、贯众等。取麻杏石甘宣肺平喘并加入清热解毒之品，疗效远远高于原方。入营用清营汤。清瘟败毒饮是清代医家余师愚治暑燥疫之方，专治气血两燔证。

（2）湿热类温病

湿热类温病，具有湿、热两方面的证候，湿热稽留卫气分为其病机特点，"热得湿而愈炽，湿得热而愈横"，治则为分消湿热。惠伯先生治疗湿热性质温病，常用的有三个治法。

芳香化浊：藿香、佩兰、石菖蒲、白豆蔻、郁金、薄荷。

苦温燥湿：苦温燥湿，用草果、厚朴、半夏、苍术、陈皮、枳实、槟榔；苦寒燥湿，用黄连、黄芩、黄柏、栀子、龙胆草。

淡渗利湿：薏苡仁、通草、茯苓、泽泻、滑石、芦根、豆卷、木通、茵陈。此外，甘寒清热常用药物有石膏、寒水石、金银花、连翘、竹叶。

惠伯先生主张：化湿三法，可根据湿热所在的部位和湿与热的轻重配合应用，依法组方。但解毒、活血、泻下等法于某些湿温病亦不可少。

治湿之方约二十方，常用药不过三十味，若以三法概括之，不过四五方耳。

惠伯先生常用治湿温方剂：湿遏卫气（湿重于热），表湿重者，用藿朴夏苓汤，里湿重者，用三仁汤。湿热郁阻气机（湿热并重），用甘露消毒丹。秽浊阻于膜原（湿重于热），用达原饮。湿热蒙闭心包，热重于湿者，用菖蒲郁金汤加抗热牛黄散；痰浊重者，菖蒲郁金汤配苏合香丸。特别是甘露消毒丹和达原饮，惠伯先生临床运用尤其得心应手，经验丰富。

惠伯先生强调：治疗湿热性质温病是中医的优势，对于有效方药应认真总结，加以研究。治疗湿温，以分消湿热为其大法，兼以解毒、活血、泻下法，随辨证需要而灵活配伍。

此外，内科疾病属湿热者，病位多在阳明、太阴二经，有的是湿与痰结，有的是食滞化热。病因病机是脾胃不健，湿不运化，或受时令湿热之邪。薛生白说："聚，客邪再至，内外相引，故病湿热。"

（二）驱邪救正　先发制病

人体很多疾病的发病和转归，都可以看作是正邪相争的结果，在温病领域内尤为如此。因而治疗的策略上可分为两大部分，即驱除邪气和救助正气。

驱除邪气有两种方法：让邪气外出、直接消灭邪气。这可以借助用药如用兵的观点来理解，对待敌人有两种办法：一是驱敌出境，好比解表，透邪外出；二是就地歼灭，攻下逐邪、清热解毒，与西医直接用抗生素杀灭细菌极为相似。

救助正气也有两种方法：直接扶正与驱邪救正。同样以兵法为例：假若敌兵围城，此时要解决，一是全城动员，坚壁清野，与敌周旋抗争；另一种办法是请援兵直接打掉围城的敌兵，城市被围的问题也解决了。如同后者，通过驱邪的手段达到救正之目的，是谓驱邪救正。

如果从正邪虚实角度，可以简单将温病分成邪气亢盛、正气不虚，虚实夹杂，邪去正虚二种状态。温病发展迅速，常有燎原之势，邪毒引起高热，易灼伤津液，耗伤正气。温病初期或极期，此时若邪气亢盛、正气亦不虚，当把好气分关，及时驱除邪气，使邪去而正安，方为上策。在具体过程中，惠伯先生倡导先发制病，先安未受邪之地

为更好地理解惠伯先生先发制病这一学术思想，需从四个方面加以讨论：什么是先发制病？为什么要先发制病？为什么可以先发制病？什么时机先发制病？

所谓先发制病，是指在温病的治疗过程中，对温病可预期的、即将损害的层面先加用药物干预，清热解毒和通里攻下是驱邪的重要方法。如邪在卫分兼清气，及早重用清热解毒药物；邪在气分兼凉血，及早运用凉血开窍药物；腑实未备，及早运用苦寒攻下药物。其目的在于防止传变，保护未受邪之地。这与"见肝之病，知肝传脾，当先实脾"有异曲同工之妙。

为什么要先发制病，关键在于部分温病传变迅速且后果严重。比如瘟疫，邪毒炽盛，如野火燎原。这种速度能快到什么程度呢？举一个例子。假设一位患者，诊时为气分证，按气分证给药，当处方、煎药、服药后，药物正在发挥作用时，病情可能已经到营血分了，气分药发挥的作用也就很有限。这个例子可能有点极端，但能反映其本质。又好比明明知道敌人将从某个地方打进来了，还不调兵遣将增援这个地方么？因此，在那些邪毒炽盛、可能迅速传变的温病治疗中，不能仅仅见症施治，"尾随敌后"，而是必须迎头痛击，先发制病，防其传变。正如《医学源流论》所言：是故传经之邪，而先夺其未至，则所以断敌之要道也；横暴之疾，而急保其未病，则所以守我之岩疆也。

为什么可以先发制病？其间涉及的主要矛盾就是那句著名的话："在卫汗之可也，到气才可清气。"越层次用药可能会"引邪深入"。要厘清这一问题，得回顾一下明清温病学说发展的历史，涉及新感温病和伏气温病。

温病学家叶、薛、吴、王的主要成就是新感温病学说方面。叶天士创立卫气营血的辨证层次，吴

鞠通又据此构建了三焦、卫气营血的纵横交错的立体辨证系统，以此来认识温病的传变，指导温病的治疗。叶桂等温病学家主张按层次顺应调节治疗："在卫汗之可也，到气才可清气……"

而吴又可、戴天章、杨栗山、陆九芝、俞根初、何廉臣对伏气温病有丰富的实践经验与理论成就。何廉臣在《重订广温热论》一书中提出较为完整的伏气温病理论体系。此派温病学家主张"据机于病象之先"，针对病因"伏火"，采用攻下逐邪、清热解毒的攻击性疗法。回顾这段历史，是为了说明温病体系中的伏气温病治疗没有强调卫气层次。新感温病的病机是由表入里，而伏气温病是由里出表，伏气常兼表证，但其病位主要在里。故治疗伏气温病用"清里泄热"的方法，常使里清表和，而不是见到表证就解表，这是审证求因求的推理。惠伯先生认为，临床上部分温病应使用伏气温病来解释和指导治疗，虽见表证，但直清里热，据机于象先，先发制病，此其一也。

其二，先发制病会不会引邪深入？惠伯先生认为，只要把握得当是不会出现的。现代名医严苍山有一段描述可为佐证："温病之邪热充盛者，有致热乱神识，而令神昏谵语，治之者便须预识病机，先事预防，不令邪入，否则鲜有不偾事者矣。当其夜有烦躁，睡则梦语，醒则清明，或高热而见舌质红绛者，即须于大剂清热方中加入紫雪丹、牛黄清心丸之品。或谓早用此等药，有引邪入脑，犹如开门揖盗之说。但据余经验，绝无此事，用后即获热退神清之效。若必待谵语神昏痉厥时始用之，已作焦头烂额之客矣，此扩脑法也。"其也提到了不会引邪深入的问题。

需要特别说明的是，惠伯先生并非否定卫气营血之说，而是认为临床上部分温病治疗不能拘泥于按卫气营血层次。

以上所论，非纸上谈兵，而是惠伯先生借鉴新感温病学说、瘟疫学说、伏气温病等理论，经临床大量实践后所证实的。

哪些情况下治疗不拘泥卫气营血层次，即先发制病的时机。惠伯先生常在以下三种情况时使用先发制病：外感热将亢盛，若发现有内传之势、瘟疫、伏气温病。此类病邪不外毒、热、瘀、滞四字，把病邪控制在热实阶段，先发制病、驱邪救正，使病情不继续恶化，是提高治愈率的关键。惠伯先生驱邪救正、先发制病在选方遣药上具体运用经验如下。

邪在卫分，银翘散为其代表方剂，无论是否兼有气分证，惠伯先生常于方中加入柴胡、黄芩、青蒿、大青叶、野菊花等，以增强其清热解毒作用。杨栗山所著《伤寒瘟疫条辨》有言："在温病，邪热内攻，凡见表证，皆里证郁结，浮越于外也，虽有表证，实无表邪，断无发汗之理。故伤寒以发表为先，温病以清里为主……里热一清，表气自透，不待发散多有自得汗解者。"说明表证是温病初起，温邪侵入人体内脏而在体表所出现的症状（如肺炎初起寒战），直清里热，有助于祛除产生表证的根源，表证可解。现代多数医家对于急性感染性疾病的治疗，总倾向于清热解毒，只要感染有效控制，作为毒血症反映出的"表证"即可消失。

高热在卫气分，除重用清热解毒药物外，无论有无大便秘结，均应及早加入大黄，以釜底抽薪，排泄邪热。常用银翘散、升降散、白虎汤合方加减，药用金银花、连翘、荆芥、薄荷、柴胡、黄芩、大青叶、野菊花、石膏、知母、蝉蜕、僵蚕、大黄、甘草。此方汗、清、下三法综合运用，外疏通，内畅达，给邪热以出路，具有良好的退热效果。

对气分热炽，高热不退者，除了仍然重视选用清热解毒、苦寒攻下药物外，无论有无营血分、心包症状，均据病情及早选加凉血开窍的药物，如安宫牛黄丸、紫雪丹、羚羊角、水牛角、生地、玄参等。惠伯先生据数十年临床经验认为，早期选用这些药物，易获热退神清之效，不必等待谵语、神昏、痉厥时才用之。

惠伯先生曾于1981年同时治愈2例急黄（重症肝炎），邪在气营阶段，采用清热凉血、活血化瘀、通里攻下、开窍醒脑法，取得满意疗效。而凉血、化瘀、醒脑又都是治血之法，这是"先发制病"之体现。用泻下法是釜底抽薪，急下存阴，利疸退黄。急黄用下法，未便秘或便泻者，均可使之，"通因通用"排出毒素，亦是先发制病。

（三）以方系病　以法创方

分清温热湿、热属性，是惠伯先生对温病整体的认识；驱邪救正、先发制病是治疗的一种切入方式与时机。在辨证论治的具体过程中，惠伯先生倡导"以方系病""以法创方"。

1. 以方系病

以方系病即持方论证，是惠伯先生论治温病的一种方法。在整个中医的治疗体系中，辨证论治无疑是最闪耀的瑰宝。证是中医临床用以概括疾病过程中不同阶段和不同类型的病机（含病因、病位、病性、病势等）的诊断范畴。自《难经》始，无数先贤大家都在强调证的重要性。病虽不同，但只要证相同，都可采用同样的治疗方法，也就是常说的异病同治。异病同证，同证同法，同法同方，简而言之就是同证同方。

基于异病同治以及执简驭繁的理念，惠伯先生在临床工作中提倡以方系病，也就是说一方对应一证（可能涉及多个病），但见是证，便用是方。

临证时，一般流程是通过四诊收集信息，辨证，立法，选方遣药。事实上中医有据可考的方剂浩如烟海，反映某一治法的方剂可能有数个或更多，如何在多个方剂中做出选择是临床的一大困惑。

惠伯先生认为：假如我们掌握了针对该治法的有效方剂，就不用去选择，直接应用已掌握的有效方剂即可。因为同证同法，同法同方的关系，意味着我们在临床上见到某证，即可直接用某方，既保证了疗效，又简化了从辨证到选方的过程，惠伯先生把这种方法称为以方系证或持方论证。因为多种疾病均可导致同一证，通常叫作以方系病。以方系病之"病"可以指某一个具体的疾病，也可以指具有同一证的一系列疾病。

如"达原饮"对应证候是寒热似疟，或憎寒壮热，胸胁满痛，腹胀呕恶，便滞不畅，苔厚腻舌红等。其病机为湿热秽浊疫毒内蕴，或寒湿痹阻，湿浊化热。惠伯先生用"达原柴胡饮"（本方系在《温疫论》达原饮的基础上加柴胡而成）加减治疗疟疾、流行性感冒、传染性单核细胞增多症、结核性胸膜炎、急性肾盂肾炎、病毒性肺炎、湿温伤寒、阿米巴痢疾、真菌性肠炎，都取得好的疗效，即因其证候相同，病机一致，故而用之。强调达原饮证的特征是苔白厚垢腻如积粉。又如《验方新篇》的四妙勇安汤，是治血栓闭塞性脉管炎验方，他将此方推广运用于治疗冠心病心绞痛、肾结石绞痛、肝区血瘀绞痛等，均获良效。

以方系证，并不意味着抛弃了"病"。惠伯先生认为，临床若要取得更好疗效，在以方系病的基础上，针对不同的疾病加用不同的专用药。比如甘露消毒丹系湿热并重，邪留气分证。治疗传染性单核细胞增多症，可加入蝉蜕、僵蚕、姜黄、大黄，以疏风清热，活血通便。治疗病毒性肺炎，可加入麻黄、杏仁、蝉蜕、僵蚕，以疏风清热，宣肺止咳。治疗秋季腹泻，可加入地锦草、凤尾草、木瓜、石榴皮，以清热解毒，化湿止泻。治疗急性黄疸型肝炎，可加入板蓝根、虎杖或大黄；热毒重者还可再加龙胆草，以清热解毒，利胆退黄。当不同的病出现同一病机，表现出同一症状的时候，掌握病机，是以方系病的关键。平日能够熟练驾驭针对某证的几个疗效明确的方剂，并能深谙其中加减变化之理，是以方系病的前提。

有效方剂从何而来？主要有两个方面，一是师承，二是对成方或自拟方的临床实践，在自拟方时，惠伯先生通过广览精思，从众多的经典方剂中提取精髓，分析其组方理念，融会贯通，常常使用以法创方。

2. 以法创方

以法创方即持法论病证，是惠伯先生论治温病的另一种思维与方法。

中医认识和治疗疾病讲究理法方药一线贯通，通常情况下是见病分证，按证立法，依法遣方用药。温病病名林林总总，这些病都可能有数个证，每个证都会对应治法方药，如此一来，临床的记忆量相当大。

惠伯先生认为，论治温病亦可从病机证候入手。温热类温病，热盛阴伤，主要病机不外乎热毒炽盛、腑气不通、瘀热内阻、阴液耗伤等，主要治法可归纳为清热解毒、养阴生津、活血化瘀、通里攻下四法；湿热类温病，湿中蕴热，病位涉及上、中、下三焦，治当分利湿热，据部位和湿与热的轻重，主要可归纳为芳香化浊、苦温（寒）燥湿、淡渗利湿三个治法。临证时，以治法对应病机证候，一法或数法合用，于法内选方用药，形成具体的治疗方剂，即"以法创方"。

例如，温热类温病邪在气分，多采取清热、养阴、攻下三法：入营血则加入透热转气，凉血散血法。从整体观察病情，根据热盛、阴亏、腑实、血瘀谁轻谁重，分清主次，依法创方，对症下药。如热入营分的清营汤，即清热解毒、养阴生津、活血化瘀三法联合运用，如神昏高热时，加入通里攻下的大黄，能达到醒脑开窍之效；治疗急黄采用清热解毒凉血、活血化瘀、通里攻下、开窍醒脑四法合用，选用黄连解毒汤、犀角地黄汤、茵陈蒿汤合方加减，配合抗热牛黄散，疗效满意。

又如，治疗湿热类温病的三法，一般来讲，湿遏表里气机则芳香化湿，湿阻中焦、湿盛则苦温燥湿，热盛则苦寒燥湿，湿热阻于下焦则淡渗利湿。治湿之方约二十方，常用药不过三十味，若以三法概括之，不过四五方耳。例如三仁汤，集芳香化浊、苦温燥湿、淡渗利湿三法于一方，用于湿重于热，邪遏卫气。如果加苦寒燥湿的黄芩、黄连则似治湿热交蒸的杏仁滑石汤；如果加清热燥湿的黄连、栀子、石菖蒲、芦根则似治湿阻中焦的王氏连朴饮。甘露消毒丹芳香化浊，辛开苦降，淡渗利湿，治湿热并重。达原饮开达膜原，辟秽化浊，用于秽浊阻于膜原。

以方系病是方剂和病证的直接联系，主要适用于具有相同病机特点的一系列病证，见是病，用是方。以法创方更侧重于治法和病证的直接联系，主要适用于治法相对固定（本质上是证相对固定）的疾病，合其法，组其方。综合运用以上两类治疗方法，于温病临证时，可达到执简驭繁的目的。

以法创方除上述治法外，还包括创立新方。假若我们回顾方剂的发展历史，可考的成体系的方剂始于《伤寒杂病论》，其中含方剂不过百余，随着时代发展，不断有医家提出新的方剂，其中疗效卓越者，流传后世。

这些新的方剂是如何创立的？究其本质，不外乎随证立法，以法创方而已。即在确定某个病或某个证的基础上，依法创建一个新的方剂。

惠伯先生认为：随着疾病谱的不断变化和对疾病认识的不断深入，原有的成方不能满足治疗的需要，即可以法创方。病情复杂，单一成方不能适应病情，也可以法创方。临床上为执简驭繁，亦可以法创方。

如前述，惠伯先生对温热类温病用清热解毒、养阴生津、通里攻下、活血化瘀四法；对湿热型温病用芳香化浊、苦温（寒）燥湿、淡渗利湿三法，在法内选方用药针对病机证候，就可自创新方，对古人繁复的方剂，起到执简驭繁的效果。惠伯先生创立新方，常用以下三种方式：

一是以加减方式创建新方。例如肺炎、急性支气管炎辨证多属肺热喘咳，治宜清热解，宣肺平喘。依法选用宣肺清热的麻杏甘石汤，但方中仅石膏清泄肺热，药力尚嫌不足，依法加入虎杖、金银花、大青叶、柴胡、黄芩、鱼腥草、青蒿、贯众、重楼、地龙、僵蚕、野菊花等清热解毒药，组成"肺炎合剂"，清热解毒之力增强，疗效远远强于原方。

二是数方合用创建新方。如冠心病，辨证属心气亏虚，气滞血瘀者，治宜益气生脉，活血理气，舒心止痛。依法选用益气养阴的"黄芪生脉散"，活血化瘀、解痉止痛的"四妙勇安汤"合活血化瘀的"冠心Ⅱ号方"（北京地区防治冠心病协作组验方）加葛根、山楂、毛冬青、苏合香油等活血、开窍药，组成"舒心合剂"，治疗冠心病，疗效可靠。

三是筛选药物创建新方。如肺脓肿、慢性支气管炎、慢性阻塞性肺疾病，症见痰多黄稠，辨证属痰热阻肺者，治宜清泄肺热、祛痰排脓，依法选用清泄肺热、祛痰排胀的鲜苇根，清肺热、止咳的鲜白茅根，清泄肺热、消痈排脓的鲜鱼腥草，组成"三根汤"，煎汤代水煎药，治疗痰热阻肺。又如肠炎或菌痢，症见泻下急迫、肛门灼热，辨证属湿热者，治宜清热解毒止痢，依法选用清热解毒止痢的鲜地锦草、鲜凤尾草、鲜六合草各30克，三药相须为用，组成"三草汤"，干品用量酌减。

以法创方摆脱了传统方剂的禁锢，得其意而忘其形，极大简化了机械记忆量，强调其实用性。惠伯先生通过这三种创方方法积累了大量的有效方剂，流传数代，在临床上广泛使用。这些疗效确切的方剂，以方系病，取得了显著的临床效果。

以方系病、以法创方的实际运用不局限于温病，可广泛用于各科疾病。

四、郑氏温病学术传承

李重人
（1909—1969）

原名伦敦，小名奉生，奉节县柏杨坝人。

李重人自幼聪颖好学，4岁开始读书、练字，及长随父李建之、父挚郑仲宾学医，两位均是川东名医，学识渊博。在文学方面，又深受清朝秀才冯某和拔贡毛子献二位老师培养，12岁能写律书，为人书写对联。由于其文学基础好，又刻苦钻研，勤求古训，博览群书，对《内》《难》《伤寒》《金匮》等古典医籍，造诣颇深。19 岁开始为人诊病。民国十八年（1929），他 20 岁时随父迁万行医，于实践中深得其父真传。时遇国民政府声言废止中医，他与万县中医界同行通电反对，在上海《医界春秋》《中国医学月刊》上发表文章，为中医图存大声疾呼。在全国中医界的愤怒声讨下，迫使国民党政府收回了"废止中医"的成命。年轻的李重人初试锋芒，为中医贡献出了一分力量。民国十九年，他到上海考察中医状况，结识一批名医。返万后，主张中医应吸取现代科学知识，学习西医之长，自此开始自学西医。民国二十二年其父病逝后，他继承父业，在万县城内文明路（现今的三峡电影院）开设"尊生药室"，既应诊又兼营中药。施治中注意医药并重、三理（生理、病理、药理）兼究，改诊室名为"三理斋"，运用所学，结合临床，疗效显著。民国二十四年，在环城路开办起华中医院，任医务主任。院内设门诊、住院两部。同时，创办《起华医药杂志》及《医铎周刊》，自任主编，发行全国，及时进行学术经验交流。一年多后，因经费困难，医院关门，医刊停办。抗日战争爆发后，他的诊所迁西山公园"霁影阁"。为避空袭，把家迁至王家坡乌龙池，寓所名"龙池山馆"。抗战胜利后，在西山路新建简单医寓，直到解放。

李重人为人正直，好交朋友，拥护革命。20 世纪 30 年代初，曾与其父掩护川东北著名共产党人王维舟在万县安全脱险；多次掩护密友、共产党员刘孟伉，营救进步人士杨吉甫及其他一些革命人士，因此被国民党特务机关列入逮捕的黑名单。这种置个人安危于不顾，冒着艰险，营救共产党员正是李重人热爱祖国，热爱共产党的具体表现。此期他还为万县协同中学（即万县市第二中学前身）校歌作词，其歌单至今被该校一位老教师珍藏。

解放前，李重人曾较长时间任万县中医公会理事长。解放后，先后任万县市军管会咨询委员会委员、市各界人民代表大会及第一届人大代表、市卫生工作者协会副主任委员。1950 年秋，李重人赴京参加第一次全国中华医学会会议后，回万倡办中医进修班（后改为进修学校，并任副校长）。1951 年又带头创办万县市第一联合诊所。其后，在他的努力下，市内 7 个联合诊所相继成立。其间，总结出"简、便、验、廉"（即用药精少、服用方便、疗效可靠、花钱要少）四字用药方针，为全市医药界普遍采用。此前，整理临床经验，编著《应用方剂学》，集古今验方 200 余首，因限于经费，未出版。

1954 年秋，李重人调至成都中医进修学校（现成都中医药大学）任教，在此期间编写教材《中医病理与诊断》（上下册）；撰写《丁甘仁遗方歌括一百零三首》赠同事黄德彰主任医师，1982 年 7 月经黄德彰增撰疏解油印成册，定为成都市老中医经验讲习班的讲义。

1956 年 1 月，李重人调任中央卫生部中医司教育科科长。经手筹建北京、上海、成都、广州 4 所中医学院；主持编写第二版中医学院教材；在河北保定参与编辑整理河北全省广大中医贡献的十万金方；起草卫生部向中共中央、毛泽东主席呈送的《关于组织西医离职学习中医班总结报告》。毛泽东在这个报告上批示："中医药是一个伟大的宝库，应当努力发掘，加以提高。"此后，中医在全国医务界的地位有显著提高。

1962 年，李重人调北京中医学院任院务委员会委员、副教务长兼中医系副主任。他与全国著名专家秦伯未、任应秋、陈慎吾、于道济联名写出《对修订中医学院教学计划的几点意见》（称"五老上书"），建议用四年半时间学习中医，一年半时间学习普通课和西医课，"五老上书"系中医学教学改革的大事，在我国中医教育史上有重要影响。

318

在京期间，李重人因工作突出，曾被邀出席周恩来总理在人民大会堂接见科技人员的宴会，应邀上天安门观礼台观礼；常为一些中央领导和社会名流诊病。

李重人一生勤奋好学。为了学好西医，自学英语、德语、拉丁语，能阅读一般英文书刊，晚年还学习日语。他学习认真，曾手抄《殷虚书契前编集释》一厚册，上有朱笔眉批和夹批。晚年读书必录卡片，10 年间竟有万余张。李重人善诗词，民国 36 年（1947）3 月整理出版《龙池山馆诗》；喜书法，长于行书，民国 37 年秋曾与穆守志、余仲九、胡颖子等人合作在万县西山公园举行"逸光书画展"。

李重人不幸于 1969 年 1 月 7 日逝世。1979 年 3 月 15 日，在北京八宝山革命公墓礼堂为其举行追悼会，以纪念他为中医事业所做的卓越贡献。

向蛰苏
（1907—1974）

字昭，奉节县人。曾祖父向木欣经营生铁、桐油生意，颇有田产，祖宅即由他遗留下来，晚年家道中落。祖父向聪庭，晚清秀才，多次应举不中，转从中医，为乡梓服务 30 余年，颇有名气。

蛰苏自幼勤奋好学，受到祖父、父亲良好的启蒙教育。入私塾，攻读四书五经，并从祖父及郑仲宾处学习中医。民国十四年（1925）父亲突然病逝，17 岁的蛰苏只好弃学从商，担起一家六口的生活重担。他先去一家钱庄当学徒，后到世伯李建之与人合营的"益兴"桐油商号当管账先生，李建之为奉节名医、向父生前挚友，又与向家有姻亲关系（李建之儿子李重人娶向蛰苏胞妹向文岫为妻），因此对向蛰苏照料有加，故收向蛰苏为徒，同李重人一起学中医（稍后跟随李建之学习中医的还有冉玉璋、郑惠伯）。民国十八年（1929），李建之与向蛰苏先后迁居万县。向蛰苏仍从师李建之经商和学医。李建之白天忙于商务和行医，只有晚上才能讲课。每天晚饭后开始，一直讲到深夜。李建之十分健谈，在医学上造诣极深，多有创见，讲起课来，妙趣横生，使向蛰苏获益匪浅。

1930 年，向蛰苏跟随李建之的学习告一段落，又于同年 12 月与李重人赴上海深造，就读陆渊雷主办的"国医学院"，得以结识陈无咎、陆渊雷、秦伯未、沈仲圭等名医，接触到了许多新思想、新知识，收获颇多。1932 年 1 月，日本侵略中国的战争在上海打响，加上经济拮据，二人不得不告别"国医学院"，返回万县。

1932 年底，李建之所办商号濒临倒闭。向蛰苏不得不携眷返回阔别数年的家乡，在祖宅正式挂牌行医，开始了他 40 余年的中医生涯，其时 25 岁。

不久，长顺街一家绸缎庄庄主亲来邀请向蛰苏为其父治病。病人病势很重，已几天滴水未进。向蛰苏把脉、问诊后确诊为"梗噎症"（食管癌）的绝症。当即告诉患者家人，病人已病入膏肓，最好及早操办后事。没出五天，患者即与世长辞。向蛰苏这样准确果断的诊断，一时在奉节传为美谈，医名不胫而走，逐渐赢得群众的信赖。其后医名渐走，屡起沉疴，人们为感谢他治好疑难杂症，敲锣打鼓地给他上送四块大匾，发亮的黑底上镌刻着"英年扁鹊""妙手回春""华佗再世""恩同再造"鎏金大字，高悬于向宅堂上。

1942 年夏，奉节流行阿米巴痢疾，城内居民和西坪驻扎的壮丁整天川流不息地到向家求医。因病人多，隔离、消毒条件差，向蛰苏三个儿子都染上痢疾，甚至发展到脱肛。他大胆采用鸦胆子治疗，每次服 20 粒，用量之大，令同行咋舌，但此法有效地治好三个儿子的病，也治好了来家求医的众多患者。

1943 年春夏之交，奉节又流行脑脊髓膜炎，求医者日达 20 余人，且大多病情危急，要求医生出诊。向蛰苏明知和病人多一分接触，就多一分被传染的危险，但他想到救死扶伤是医生的天职，因此整天忙碌于流脑病人家中。流脑病势发展迅速，及时控制病情便成为抢救病人关键。他深感所用方剂虽然治疗有效，但疗效缓慢。当时西医应用一种磺胺药物，疗效既快又好，便毅然抛开中西医门户之见，登门拜访一位姓蔡的西医，共商中西医结合治疗流脑的方案，后来将商定的方案用之临床，疗效果然大为提高。

1946 年 6 月，向蛰苏到宜昌后，得名医谭炳炎等人的相助，在一个药店找到一份坐堂医生的工作。但因人地生疏，想要打开局面，谈何容易，于是向蛰苏决定向《宜昌日报》投寄一些介绍中医药常识的稿件。由于稿件短小精悍，既有知识性，又有趣味性，篇篇刊用。报社进而聘请他为该社医药顾问，并商定在该报辟一专栏，定期以读者提问，医生回答的形式推出，由向蛰苏为该专栏撰稿，进一步介绍一些中医药常识。在他辛苦耕耘下，该专栏颇受读者欢迎。这样向蛰苏逐步扩大了自己的知名度，加上就医的人相互推荐，业务也逐渐繁忙起来。民生公司、强华公司、石油公司，以及剧院、剧团、邮局等部门，都先后聘请他为特约医生。向蛰苏不久即成为宜昌名医之一。次年方接家眷到宜昌，住宜昌平和里 20 号。

1949 年宜昌解放，次年成立中医公会，向蛰苏被推为理事之一。后又成立宜昌市中医进修学校，由卫生局长任校长，向蛰苏任教务主任。他为该校编写了《中医内科学》讲义上、下册，计 17 万字，并亲自讲授。1950 年，向蛰苏被评为"优秀中医"，并当选为宜昌市第一届人大代表。

蛰苏对医术的追求从未停止。1954 年，他在日记上真实地记录着："自从建之学习中医以后，即口而诵，心而维，继续学习 18 年。学习中即大胆怀疑古人，涉猎新医科学书籍，在临床上发生很大兴趣，但限于环境，不能深造，一知半解，引为憾事。解放后，中央人民政府号召中医科学化，益增强我的信心。"他以百折不挠的精神，再三争取，经湖北省卫生厅推荐，宜昌市卫生局保送，至北京中医进修学校第 10 期学习。他 1954 年 4 月入学，至 10 月学完中西医课程 20 门，以优异成绩毕业。12 月，湖北省卫生厅分配他到湖北省医院第二门诊部任中医医师，工资八级。他立即奔赴武汉三镇，投入门诊部中医科的筹建工作，其间还并被借调东湖干部疗养院应诊。

1960 年，医院举办在职人员夜校，时年向蛰苏已 53 岁，仍踊跃报名参加西医大专班，每周上课 2~3 次，学制三年。他风雨无阻，坚持不懈，通过各项考试，取得湖北医学院颁发的专科毕业证书，成为该附属医院唯一能真正拿起听诊器的中医大夫。

1973 年 8 月，湖北省在荣军疗养院基础上筹建湖北省肿瘤医院，并使之成为省级肿瘤科研中心，由省长张全学亲自监管。在从各医院抽调医护人员时，需一名造诣高又懂西医的中医大夫，向蛰苏有幸被选中，并于当月报到。

（本文据《奉节文史资料》第 5 辑 1995 年 5 月期资料整理）

冉玉璋
（1910—1992）

名绍璞，奉节县五马乡人。祖籍湖南武陵（现常德市），土家族。

1918~1925 年读小学、私塾，1925~1928 年随父亲冉应勋学习中医。后又师从郑仲宾和李建之（李重人之父）两位名中医。1934 年，参加中医考试获国民政府颁发中医师合格证书。1937 年抗日战争爆发，政府号召青年参加抗日工作，他任五马乡乡长兼五马乡小学校长。1938 年，应抗战需要，他开办青龙磺厂、五马石铁厂。1943 年，奉节国民党党部改选，他被选为委员。奉节县成立参议会时，被选为参议员。在从事乡政及开办实业中，仍然坚持学习中医和临床诊疗。1948 年，在万县与李重人于胜利路合开诊所。

1950 年任生记砻和煤厂经理，1951 年调民生纱厂任经理，同年又调青龙磺厂任经理。

1956 年 6 月，在城关联合诊所、卫生院任中医师兼中医教师。先后被选为县人大第一至五届人大代表，县政协第一至四届常委、第五届副主席。1979 年，奉节成立中华医学会奉节分会，冉玉璋当选为副理事长。万县地区成立医学分会时任理事。1986 年获四川省人民政府"先进科技工作者"称号，1987 年 11 月被评选为万县地区名老中医。冉玉章老中医临床经验丰富，中医理论功底扎实，擅用虎挣散治疗骨结核、加味黄蛤丸治疗肺痨，用自拟消溃散治疗消化性溃疡更是疗效独特，深得患者及同行好评。

（本文据《奉节文史资料》第 5 辑 1995 年 5 月期资料整理）

郑邦本
（1939—　　）

男，汉族，重庆市奉节县人。重庆三峡中心医院主任医师，重庆市名中医，全国第四、五、六批老中医药专家学术经验继承工作指导老师，全国名老中医药专家郑邦本传承工作室导师，成都中医药大学博士研究生导师（师承制），享受国务院政府特殊津贴，重庆市第六批市级非物质文化遗产代表性项目"郑氏温病诊疗法"代表性传承人之一。

郑邦本 1939 年 1 月出生于重庆市奉节县的中医世家，祖父郑仲宾、伯父郑惠伯为著名中医师，父亲郑敏侯为著名中药师。20 世纪 30 年代郑氏家族就创办"泰和祥"中医药馆，诊务繁忙，声誉卓著。郑仲宾、郑惠伯父子常常参加"济贫药局"义诊，并在瘟疫流行之际施药救人，时任知县侯昌镇赠"儒医"大匾，以资表彰。郑氏一脉自仲宾以降，百余年来世居夔州，以医为业，代代相传，人才辈出，郑氏医家救死扶伤之仁心仁术在夔州可谓家喻户晓。

郑邦本 1951 年 9 月~1957 年 6 月就读于奉节中学。高中毕业当年由于感染肺结核，被迫放弃高考升学，转而走上了自学中医，继承家传医学之路。1957~1961 年，郑邦本在当地一所民办中学一边任教，一边师从其伯父郑惠伯先生有计划地自学古汉语和中医经典著作。郑惠伯先生是中医大家，也是古汉语专家，于医文两道均有极高造诣。郑邦本从《医学三字经》《药性赋》《汤头歌诀》起步，进而学习《濒湖脉学》《内经》《伤寒论》《金匮要略》等中医经典著作。惠伯先生擅长治疗温病，有意识地引导郑邦本研读叶天士《外感温热论》、吴鞠通《温病条辨》、王孟英《温热经纬》、薛生白《湿热条辨》、余师愚《疫疹一得》、吴又可《温疫论》等温病重要论著。这些广博专精的学习，既提高了郑邦本阅读古典医著的能力，也对其继承家族学术，长于温病的研究与治疗有极大帮助。郑邦本同时以王力的《古代汉语》《汉语史稿》为基础教材，深入阅读《说文解字》《古汉语纲要》《训诂方法论》《校勘学史略》《古汉语虚词》和《现代汉语》等几十种语言学书籍，积累了深厚的小学研究功力。惠伯先生还让他大量背诵《古文观止》、唐宋诗词以增强古典文化的感性知识和传统文化修养，做到以文滋医，文医相长。

经过长达4年的中医学理论准备，1961年10月，郑邦本辞教从医，正式调入奉节县城关联合诊所，师从川东名医冉玉璋、周蕴石两位老先生学习3年。白天跟师临床抄方，晚间读书学习，每周有一次集中授课，所用教材为南京中医学院《中医学概论》和全国中医学院统编第二版教材。师生朝夕临诊，口传心授，前辈名医的独特经验和诊疗技巧在耳濡目染中得以快速传承，这种传统师承制再辅以现代知识体系，动手机会多，教学效果好，成长很快。1964年9月至1965年8月，郑邦本在重庆中医进修学校系统学习了《内经》《伤寒论》《温病学》《中医内科学》《中医妇科学》《中医儿科学》《针灸学》以及《人体解剖学》。郑邦本担任了进修班学习委员，并受到著名中医专家胡光慈校长的特别关注和鼓励，他的第一篇学术文章《学习方剂学的心得》就是读书期间发表的（见《健康报》1964年11月4日第四版）。郑邦本以优异的学习成绩结业归来，即于1965年8月正式挂牌行医，很快成为县城中名望与日俱增的青年中医。1974年12月，因业务能力突出，奉调万县地区中医学校（重庆三峡医药高等专科学校前身）担任中医临床和教学工作。1991年，郑惠伯先生入选全国首批老中医药专家学术经验继承工作指导老师，郑邦本被遴选为惠伯老先生的学术继承人。为更好地继承发扬郑惠伯的学术经验，1991~1994年郑邦本再次跟师学习，出色完成了继承工作任务，由人事部、卫生部、国家中医药管理局发给出师证书，并于1992年调入万县地区人民医院（重庆三峡中心医院前身）任副院长，主要转向中医临床科研和医院管理，1998年后专职从事中医临床和带教工作。

一边读书学习一边临床实践，在实践中学习，在学习中实践，读书与临床是郑邦本从医50余年来的基本工作和生活模式，其中只有脱产学习的一年例外，这就是1981年2月至1982年1月。这一年，他参加湖南郴州地区卫生学校举办的"全国中等卫生学校中医经典著作医古文师资班"学习，并担任班长。当时，郴州卫校为卫生部重点联系学校，课程有《黄帝内经》《伤寒论》《金匮要略》《温病学》《医古文》《古代汉语》等经典选读课程，其中《古代汉语》由郴州师范高等专科学校一位谷姓教授担任主讲。通过一年系统学习，郑邦本在古汉语知识和四大经典医理文理的专门研究方面取得了巨大进步，先后发表《内经同源字举隅》《内经伏气学说对伏气学派的影响》《内经选读中的文理问题》等学术文章10余篇，都是《内经》学习的重要心得。读书和临床是郑邦本一天的主要生活内容，也是一生的生活方式，青年时期在奉节初踏中医路求索苦读时是如此，在中医学校任教治学时也是如此。他带领学生开门办学，巡回医疗，创建学校中医门诊部，带头坚持出门诊，从未离开过临床。在医院工作期间仍然如此，在繁忙的公务之中做到每周不少于3个半天门诊。郑邦本对临床医案非常重视，每次临床下班都要带回当天处方的复印件，养成了审阅当天处方的习惯，对疑难重症还亲自或者安排学生电话随访。他近十余年的门诊处方都妥善保存着，装了满满几大箱子。

郑邦本学术思想活跃，不受学派门户局限，不墨守成规，主张博采各家学说之精华，古今中外学术思想、经验为我所用，继承创新，与时俱进。其学术思想主要有辨病为纲，辨证为目；不泥寒温门户，贵在知常达变；专方研究，与以方系病并行不悖；辨治疑难病，细审痰瘀虚；未雨绸缪，崇尚治未病等。

作为"夔门郑氏温病流派"第三代代表性传人之一，郑邦本全面继承了郑仲宾、郑惠伯的温病学术思想和临床经验，在"夔门郑氏温病流派"的形成和发展中做出了重要贡献。他对郑氏四代治疗温病的临床经验和学术思想进行了系统总结，将辨证、诊断、治法、方药、运用等方面的特点逐一凝练，成功申报了重庆市第六批市级非物质文化遗产代表性项目。更加凸显"夔门郑氏温病流派"极高的学术价值和社会价值。

"夔门郑氏温病流派"于20世纪初由郑仲宾奠基，20世纪30~60年代，经郑惠伯完善并逐渐形成了系统而实用的有渝东郑氏特色的温病流派。郑氏医家在继承前人治疗温病按卫气营血辨证和三焦辨证的基础上，发展了传统温病学术思想，将繁杂的温病分为"温热"和"湿热"两大类型；强调"以防传变""重剂防变""先安未受邪之地""急下存阴""固护正气"等原则；临床上除广泛用于治疗急性病、传染病外，还扩展了温病学运用范围，对内科重症、妇科出血、儿科发热等都形成了较完整的诊治方案，取得了满意的临床疗效。

郑邦本在前人治则的基础上进一步拓展：对于温病危急重症，由于发病急，病势重，变化速，病情复杂，郑邦本辨治时总是抓住主要矛盾，再根据病情变化特点制定治疗法则，进而选方用药，始终做到胸有成竹、思路清晰、有条不紊。温病后期因温热之邪伤阴劫液，最易出现阴虚病机，然而有的病例此时病邪未尽，常伴见阴虚阳亢、虚实夹杂的证候，所以当以滋阴潜阳、标本兼施为治。他强调辨温热、湿热，尤应重舌诊，舌红苔厚腻者，当属湿热。

郑邦本传承并创新惠伯先生肺炎合剂、四妙勇安汤、达原柴胡饮、柴芩汤、犀角（水牛角）地黄白虎汤等中医方剂。在温病急重症、心脑血管疾病、妇科病、肿瘤病等方面积累了丰富的治疗经验，尤擅长治疗疑难杂症，善用虫类药治疗顽疾。如治疗肿瘤，他的经验是扶正培本贯穿始终，攻邪消瘤适时跟进，突出症状随证治之。其遣药组方以性味平和，顾护脾胃为要。郑邦本的治病方法贯穿了整体观念、辨证论治、三因制宜，体现了中医特色，是针对患者病情非常富有个性化的治疗，在临床上有显著疗效。

郑邦本是原四川省万县地区中医学校的创建者之一，先后任该校中医内科专业教师、教研室主任、教务处主任和教学副校长，潜心中医药教育事业18年。长期担任《内经》《温病学》《中医学基础》《内科学》和《方剂学》等课程的教学，所需讲义大都经手编撰。主要著作有《中医学基础》（主编）、《感冒病临床治疗学》（副主编）、《痹病论治学》（合著）、《中医男科临床治疗学》（合著）、《中华临床药膳食疗学》（合著）、《中医精华浅说》（合著）、《历代中医学术论语通解》（合著）等10余部，审定教材和专著有《古典医著选》《医中百误歌浅说》等3部。为名老中医郑惠伯主任医师总结临床经验10万余字，公开发表论文50余篇，公开出版和发表的著述计有100万余字。

郑邦本先后被四川省卫生厅评为先进工作者、被四川省人民政府评为优秀教师，1993年开始享受国务院政府特殊津贴。先后担任四川省中医药学会仲景学说专委会委员，重庆市中医药学会常务理事、顾问委员会副主任，重庆市医学会医疗事故技术鉴定专家库专家，《重庆中医药杂志》编委，万州区中医药学会顾问和万州区科技顾问团顾问等兼职。

郑邦本毕生服务于中医教育和医疗机构，以教书传道授业和临床为己任，从 20 世纪 70 年代便开始步入了教书育人生涯，积累了丰富的办学治校经验。在原万县地区中医学校执教期间，他亲自担任班主任，带领学生到农村乡镇卫生院开门办学，巡回医疗，培养了众多的大中专学生，所带教的进修生、实习生难以计数。他担任教务主任和教学副校长多年，十分重视理论教学与临床实践的结合，教学管理中严肃认真，作风严谨，一丝不苟，师生们对他由衷地敬爱。20 世纪 80 年代，该校教学质量在四川全省 7 所同类学校中位居前列，毕业生统考多次获全省第一名，为四川省和三峡地区基层医疗单位培养了大批临床实用型人才。

尽管学生广布，执弟子之礼者众，但 2000 年之前郑邦本均未正式以师承方式收徒为入室弟子，只有家族之中七弟郑祥本、侄女郑丽随其习医多年。至 2000 年，郑邦本从重庆三峡中心医院副院长岗位上卸职，方始担任第四、五、六批全国老中医药专家学术经验继承工作指导老师，受弟子行拜师之礼，正式招收入室弟子，悉心传授毕生所学，致力于高级中医药人才的培养。郑邦本培养的学术继承人张文涛、王顺德、胡波、徐冬、牟方政、胡江华等均成为优秀的中医药后继人才。其中张文涛、胡波获得博士学位，晋升副主任医师。王顺德、胡江华晋升为主任医师。王顺德入选中华中医药学会男科分会常委，中国性学会基层泌尿男科分会副主委，重庆市中西医结合男科专委会常务副主委，获中国男科 2018 年度人物。胡江华被评为重庆市优秀青年中医，担任国家中医重点专科学术带头人，万州区中西医结合肾病临床研究所所长，中华中医药学会肾病分会委员，重庆市中医药学会肾病专委会副主委，重庆市科协代表，入选万州区学术技术带头人、"平湖英才""最美医生"。牟方政被评为重庆市优秀青年中医，担任重庆三峡中心医院中医科主任，并当选中华中医药学会综合医院中医药工作委员会青年委员、万州区中医药学会副秘书长、万州区中医药学会治未病专委会副主委。

2016 年，国家中医药管理局成立"全国名老中医药专家郑邦本传承工作室"。传承工作室成员有牟华明、牟方政、余宗洋、魏大荣、龚雪、杨昆、郑波、秦超、熊燕、漆辉莲、李柏群、张绍林等 12 人，他们均为重庆三峡中心医院、重庆三峡医药高等专科学校的中青年博士或硕士，是学有所成的临床、科研、教学一线的中坚力量。国家中医药管理局划拨工作经费 50 万元，单位配套 50 万元，以 3 年为期，专以培养中医后学，传承郑邦本中医学术思想和学术经验。

郑邦本成长在"百里三峡，千年诗城，万年夔门"的文化名城奉节，家庭以儒知医的诗书传统，加之他本人对古典文化的喜爱铸就了其儒雅谦仁的文人气质和医家风范。他自幼养成酷爱读书的习惯，于文史哲一途涉猎广泛，尤其对古汉语钻研甚深，从 20 个世纪 50 年代到 80 年代，在长达 30 余年的时间里系统学习古代汉语知识，积淀了深厚的文字学、音韵学、训诂学功底。

他热爱读书学习，始终手不释卷，笔不停耕，已经把读书写作当成一种常态化生活方式。他的生活态度乐观热情，对新事物始终充满兴趣。年轻时喜欢摄影，且小有名气。曾经和著名摄影家侯波有书信往来，《人民日报》著名记者吕相友专门寄了一套摄影教材供他学习，因为书籍上有《人民日报》图书馆印章，郑邦本阅后又完璧奉还。1960 年秋天，他受奉节县委宣传部委派协同《人民画报》著名摄影记者何世尧拍摄三峡风光。中年时自学英语，啃下了厚厚的六卷本《许国璋英语》。60 岁之后还自学电脑，能够自己打字、编辑文档，使用打印机、传真机、扫描仪，先后更换 3 台电脑。由喜读书而喜购书，郑邦本有一间宽敞的专用书房，四壁有顶天立地的八个大书柜，全都装满了他最为珍视的毕生所读之书。他的藏书以医书为主，计有 5000 余种，20 世纪 90 年代，因搬家之故，将珍藏的

300 余本中医药杂志全部捐赠给万县地区中医药学校图书馆。

郑邦本青年时期就跟随伯父郑惠伯先生打下了扎实的古典文化根基，尤其酷爱古体诗词，是当时奉节县文化艺术界活跃的青年诗人，23 岁时写作了《重九登高》："重九登高节，友约白帝行。拂碑探往事，促膝话知音。凭栏山色远，依斗暮光倾。游情还未已，归途听歌声。"是游览夔门白帝城归来所作，明白晓畅，自然清新，毫无修饰雕琢，颇得陶渊明、王摩诘诗风。诸友携行，心怀旷达，远眺山光水色，幽思达于古人，尽兴踏歌而归，大有孔夫子"浴乎沂，风乎舞雩，咏而归"之感，半个世纪之后读来仍如在目前，令人神往。郑氏家族有一传统，每逢亲人聚会，开席之前诸兄弟往往会作诗唱和。郑邦本至今每遇情动于中，有感而发，就会凝于笔端，时时有佳构自然天成。

郑邦本自幼受其伯父擅长书法之影响，初习颜真卿楷书，后学魏碑，长于行书，笔法清秀，墨色飘逸。晚年更以习字练书为健体健脑之法，每日必书。

中医学发展到今天，受到西医及相关自然科学的影响，但是中医理论、整体思维和辨证论治是中医的特色，绝对不能丢。郑邦本认为中医特色是中医的优势，是中医无穷生命力的源泉，是中医精髓所在，必须紧紧抓住特色，发挥中医特色优势，才能传承中医药国粹。中医的地位不是保护出来的，是靠中医的疗效证明的，2000 多年来中医能够为中华民族的繁衍昌盛做出贡献，在今天仍然具有旺盛生命力和巨大社会价值，任何中医人都不可妄自菲薄。

郑邦本始终热爱中医事业，践行中医理论，突出中医特色，传承中医文化。秉持自信、自强、自豪的意志，立足不自卑、不自是、不自满的操守，在实践中继承，在继承中创新，坚信中医学术毫不动摇的初心，坚持中医学术艰辛刻苦的求索，坚守为中医事业献身的精神。他致力于衷中参西，辨病辨证，以中医理论和纯中药配方治疗疑难病症，即便面对危急重症时也能胆大心细地运用中医方剂治疗，多次将病人从死亡的边缘抢救回来。行医近 60 年，郑邦本解危济厄，妙手回春的病例甚多，以令人信服的疗效树立了中医的权威和信誉。如 2011 年，开县人曾女士因患真菌败血症，高热（41℃）40 多天不退，病情十分凶险，在某医院重症监护室抢救，已下病危通知。医院紧急请郑邦本参加会诊，辨证为"温病气血两燔，热毒炽盛证"，大胆采用祖传温病治疗经验，拟清热解毒、凉血开窍之法，选用犀角地黄汤、白虎汤、五味消毒饮等组方，用药仅 1 周，患者便转危为安，后又追加服用中药，20 多天后患者康复出院。该病例被郑邦本的博士生张文涛整理发表，在中医学界产生较大影响，被誉为"夔门郑氏温病流派"的经典病例。

"上门诊的 5 个多小时，我是全神贯注、全力以赴、全心全意，为患者解除病痛是我的职责和使命，虽辛苦但很快乐！"尽管已八十高龄，但郑邦本凡出门诊，必是 6 点 50 出门，7 点 30 分准点开诊，时间观念极强，尽管已经限号，但总是一再被突破，往往下班时间过了很久，他还在为加号病人和颜悦色地悉心诊断，毫无厌烦之意。特别是对慕名远道而来或者挂不上号的农村病人，非常体谅，知其不易，宁肯牺牲自己的休息时间也尽量满足病家的要求。始终把解除患者疾苦放在第一位，毕生坚持敬业奉献。

行医近 60 年，郑邦本待人谦诚，淡泊名利，潜心医术，廉洁奉公。他治学严谨，实事求是，不图虚名，论文、著述从不假手于人，文字朴实。他指导学生毫不保留，要求严格，对学生的跟师心得总是批阅得密密麻麻，从不轻易放行。在诊室门前，他亲手书写了"继承祖业毕生研究中医学，关爱生命潜心治疗疑难病"的楹联，彰显了"医者仁心、悬壶济世"的大医精神。

行医近60年，郑邦本以人为本，体恤患者，医德高尚。无论患者富贵贫贱，一视同仁。对病人就像对待朋友，对每一病例都认真细致，连煎药、服药的方法、时辰都不厌其烦地一一嘱咐，他说"中医不是单纯看病，而且要关爱生命尊重病人。患者来诊病，既是有疾厄来求治，也是患者对医者的信任，应当全力施为，把患者当朋友"。因此很多病人不仅把他看作治病的医生，还把他当作信赖的朋友，精神的寄托，康复的希望。他说十多年前，万州人何先生因肺癌晚期，术后长期咯血。他采用"三因制宜"治疗理念，顺应季节时令，不断调剂处方，使何先生的病情得到有效控制。后来，何先生癌细胞广泛转移，在进入生命的最后时刻，坚持坐着轮椅来到郑邦本诊室，对他说："我知道自己的日子不多了，今天来不是看病，只是为了感谢郑医生，不仅让我多活了几年，还让我懂得了很多人生的意义。"何先生十分动情，郑邦本亦深受感动，这就是真诚亲密的医患关系。

郑邦本虽久负盛名，但毫无当世名医的傲气，为人谦和内敛，待人真诚坦率，望之俨然，宽裕汪汪，有儒医之风范，有济世之情怀，广受患者尊敬，深受业界推崇，医誉威望很高。他的行医之风，处世之道，将让后辈受用不尽。

郑家本
（1941—   ）

重庆市奉节县人，主任医师、重庆市名中医、享受国务院政府特殊津贴。历任重庆市人大代表，万县市人大代表，奉节县政协第五至十届委员、常委，成都中医学院（现成都中医药大学）副教授（1989~1993年兼职）、奉节（奉节、巫山、巫溪）函授站副站长，重庆市中医药学会顾问，奉节县科技顾问团顾问，奉节县医学会副会长，奉节县中医院技术顾问，奉节县卫生学校（现重庆三峡卫校）副校长等职。现任重庆市中医药学会顾问，北京（四川）同仁堂名医馆主任医师。其小传已载入《奉节县志》（1995年版）。

郑家本出身于中医世家，其曾祖父郑钦安（郑仲宾之义父）、祖父郑仲宾、伯父郑惠伯均系全国名中医。其父郑敏侯是夔州名中药师。20世纪30年代郑氏家族开办"泰和祥"中医药馆，由郑仲宾、郑惠伯坐堂应诊，诊务繁忙，其父郑敏侯率众店员炮制配方，门庭若市。时任知县侯昌镇赠"儒医"大匾，以资表彰。1956年公私合营时"泰和祥"停业。他受家庭熏陶，耳濡目染，幼承庭训，12岁始读药诀、方歌，其后随郑惠伯习读《黄帝内经》《伤寒论》《金匮要略》《温病条辨》《本草纲目》等医著，16岁随堂跟师学习，1961~1965年又师从川东名医冉玉璋老师（郑仲宾之弟子），深得郑惠伯、冉玉璋真传，后以各科全优成绩结业于成都中医学院经典理论提高班，24岁开始悬壶济世至今。

郑家本从事中医临床、教学、科研工作60余年，对中医经典理论颇有心得，见解独特，尤对温病、痰瘀学说造诣较深。他不仅治疗常见病、多发病疗效显著，而且治疗疑难危重症疗效亦佳。他擅治内、妇科疾病，对急腹症、血证、痛证、温病亦得心应手，如泌尿系统、消化系统结石，肝胆与脾胃疾病，小儿肺炎、疟疾等疗效显著；特别是治疗妇科的月经诸疾、各种炎症、功能失调性子宫出血、子宫肌瘤、附件囊肿、乳腺增生、卵巢早衰、围绝经期综合征、不孕症、妊娠及产后疾病等，疗效甚佳。

郑家本主张在临床实践中双重诊断，即针对同一患者，用中、西院两种诊断方法。医者首先明确患者属西医何种疾病，这既能掌握病情及归转、风险与预后，亦能与西医交流时有共同语言，还有利于选择运用已经验证行之有效、被公认的针对西医"病"的有效方药，如青蒿素治疟疾、丹参滴丸治疗冠心病心绞痛等，与此同时，再按中医辨证论治进行治疗。如此，中医师按双重诊断，定能事半功倍，提高诊疗效果。为推广此主张，他积极参与《基层医生手册》《中西医诊疗方法丛书》等著作的编写工作，并撰写其中百余种疾病的中医辨证论治文稿，共计40余万字，所撰内容受到主编、主审的好评，同时也受到读者欢迎，为基层医生诊疗水平的提高做出了贡献。

他善于总结，勤于笔耕，先后发表学术论文40余篇，其中12篇获国家、省级"优秀学术论文"奖。如他根据中医传统理论和临床经验，探索崩漏多由阴虚火旺所致，提出"虚火致崩"学说，自拟"滋水清火止崩汤"治疗功能性子宫出血568例，治愈率91.54%，总有效率94.71%。他据此于1986年撰写《虚火崩漏初探》一文，在中日青年中医学术交流会上进行交流，受到中外学者的关注与好评；该文还同时被收入《中日青年中医论文选》一书中，在国内外公开发行。他所创立的"虚火致崩"学说，得到了全国著名中医妇科专家、权威人士的肯定和赞同，此学说已载入新版全国《中医妇科学》教材。又如他在研究大量古今文献的基础上，自创"昆海排石汤"，将海藻与甘草这两味"反药"同用于一方中（其比例为5∶1），经动物和其自身试验后，用于临床，大大增加了排石效果。他据此撰写了《昆海排石汤治疗泌尿系结石30例》，发表于《陕西中医》1984年第1期。之后又经过15年的实践和探索，对"昆海排石汤"进步改进创新，共治疗泌尿系统结石1586例，总有效率达87.89%。此方具有排石快、痛苦小、花钱少的优点，深受患者的赞许。再如他自拟"乳痈汤"治疗急性乳腺炎186例，痊愈率89.2%，显效率8.1%，好转率1.6%，无效率1.1%，并据此在《实用中医药杂志》1992年第3期发表《自拟乳痈汤治疗急性乳腺炎186例》。此文后被多家杂志、图书转载，受到行业同道们关注。他还与马有度教授合著《医中百误歌浅说》专著，由人民卫生出版社出版发行，已多次再版，同时专门发行繁体字版，以满足海外读者需求。此外，他还参与编撰《川派中医药源流与发展》《方药妙用》等多部学术著作。

郑家本遵循"博采众方"的教诲，对方剂学研究颇深，无论是经方、时方、验方、复方、大方、单方、合方，都精心研读，并经临床反复验证。多年来，他已精选和自创出一批行之有效的方剂，这也是其治病临床疗效好的重要原因。他还探索出某些方剂的特殊功能，如临床发现温胆汤治疗失眠与多寐、便秘和腹泻、寡言和多语、纳呆与多食、低血压症与高血压等临床症状截然相反的病证，均获令人满意之疗效，故撰写《温胆汤双相调节作用临床应用》发表于《陕西中医》1991年第7期。又如他总结出具有专方治专病作用的活络效灵丹，对三叉神经痛、心绞痛、痛经等以疼痛为主的内、外、伤、妇科病症，均有良好的疗效，故撰写《活络效灵丹治疗痛证经验》发表在《实用中医药杂志》2001年第3期。再如他探索出四妙勇安汤具有一方治多病的作用，他将该方用于治疗妇科盆腔炎、子宫内膜炎、老年性阴道炎、幼儿外阴炎、前庭大腺炎、宫颈炎等即屡见奇功。他在此基础之上，发扬科学的态度和求实创新的精神，又独创特效验方数十首，如"慢性盆腔炎汤""胆蛔汤一号""胆蛔汤二号""化癥汤""排石汤""强肝汤""止咳方"等。其中有5首载入《中国当代中医名人志》。与此同时，他对中药亦潜心研究，如总结出大黄重剂救命于顷刻，小剂长期使用于疑难重症，轻剂久服延年益寿的临床经验，并撰写出《大黄救人屡建奇功》一文发表在《长江医话》上。其学生郑祥本、陈晓霞撰写的《郑家本治疗小儿高热运用大黄的经验》在《安徽中医临床杂志》上发表。

此外，他还探索创新出虎杖、鱼腥草、威灵仙等药物新的疗效。

郑家本在精于临床的同时，还深入研究中医经典著作及现代科学理论。他曾撰写《试论〈内经〉的朴素唯物论和辩证法思想》一文，用唯物辩证法思想全面研究《黄帝内经》的唯物论和辩证法内核。该文 1991 年在全国《内经》学术会议上进行交流，获优秀论文奖。他还撰写《从控制论看中医辨证的科学性》，作为参加全国方法论高级研修班的结业论文，从新的科学方法论控制论的角度剖析中医之精髓"辨证论治"，全面论述其科学性。他对"医圣"张仲景的《伤寒论》《金匮要略》有较深入的研究，所撰《〈伤寒论〉急下症初探》被《实用中医临床新探》一书收录；《〈金匮要略〉虚劳篇脉象分析》在中日仲景学术研讨会上交流，并发表于《浙江中医学院学报》及《巴蜀中医文论》上，全国著名中医学者张锡君老先生评介此文"不失为一篇研习经典的好文章"。所有这些，无不体现了他求真务实、探索新知、严谨治学的态度。

郑家本全面继承了夔门郑氏温病流派宝贵的临床经验并有所创新。他运用郑氏温病流派的经验指导临床多学科，成果颇丰。如采用郑氏的温病辨证及治法，不仅诊治多种急性感染性疾病，而且对临床其他学科，如内科杂病、外科、妇科、儿科、皮肤科等非温病的有关病证的诊断、治疗，亦有很大的指导意义，特别是对急危重症的诊治具有极大的实用价值。他拓展创新地运用温病学术思想指导治疗非温病但与之病机相同的各科多种疾病，并总结成《郑家本运用温病学术思想指导妇科急症治验》《郑家本运用温病学术思想指导治疗儿科病的经验》《郑家本运用温病学术思想指导治疗皮肤科病经验》《郑家本运用温病学术思想指导治疗外科病经验》等学术论文，先后在《中国中医急症》《世界中医药》等杂志发表。从各科临床验案可体现出夔门郑氏温病流派的临床疗效非常显著。郑家本在繁重的诊务之余，先后培养中医人才 200 余人。1989~1993 年他兼任成都中医学院（1995年更名为成都中医药大学）兼职副教授，主讲《金匮要略》《内科学》，还主持成都中医学院奉节函授站（奉节、巫山、巫溪）的教学工作，5 年时间培养出国家承认学历的中医大专毕业生 30 名。1996年经万县市组织部、人事局批准，他收陈晓霞、郑祥本主治医师为徒，带教 3 年，两人均以优异成绩结业，并获"跨世纪科技人才"称号，师徒均获嘉奖。他的学生已有数十人取得中级职称，还有10 余人取得高级职称，现均为医疗单位骨干力量，其中一名获得"重庆市名中医"称号。2005 年 7月，他在四川省中医研究院附院为美国巴斯迪尔医科大学 6 名教师（中医博士）做题为《辨证论治功能失调性子宫出血的心得与体会》的学术讲座并当面答疑，此次国际学术交流得到广泛的好评与赞扬。

郑家本在 60 余年的从医生涯中，共诊治患者 50 余万人次，救治危重疑难患者数万人。因为他医术精、疗效佳、态度好，深受广大患者的爱戴。由于他为中医药事业做出了突出贡献，国家及有关部门先后多次给予其表彰和奖励：1956 年被奉节县委、县政府授予"青年建设社会主义积极分子"称号；1978 年获万县行署"科学大会奖"；1979 年被万县地委、行署授予"优秀教师"称号；1982年被奉节县政府授予"先进工作者"称号；1983 年被四川省卫生厅授予"先进工作者"称号；1986年获四川省人才基金会"自学成才"二等奖；1987 年被中共万县地委授予"优秀共产党员"称号；1988 年获卫生部"全国卫生文明建设先进工作者"称号，同年被中共四川省委授予"优秀共产党员"称号；1989 年获成都中医学院"优秀工作者"称号；1991 年获全国人才基金会"自学成才"荣誉证书，同年获万县市、奉节县两级"有突出贡献的中青年拔尖人才"称号；1993 年获批享受国务院政府特殊津贴；1997 年所撰《产后急症验案》获四川省中医药学会优秀论文奖；1998 年被中共万州区委授予"优秀知识分子"称号；2000 年获"重庆市名中医"称号；2001 年被重庆市人大常委会授予"优秀市人民代表"称号；2002 年被重庆市中医药学会授予"学会工作先进个人"称号；2004 年被重庆市中医药学会授予"建言献策、民主监督先进个人"称号。

郑建本
（1956—　）

女，1956 年 11 月 19 日生，重庆市万州区人，系郑惠伯之幺女。于 1978 年跟随父亲学习中医五年，后参加成都中医药大学函授学习，曾到成都中医药大学附属医院肾病内科进修 1 年。现为重庆三峡中心医院副主任医师。2005 年被医院授予"好口碑"医生荣誉称号；2008 年度总院门诊工作中，获得个人业绩第二名；2008、2011 年度荣获重庆三峡中心医院先进个人；1999、2004、2018 年度荣获农工民主党重庆市万州区委建功立业先进个人；在 2018 年 1 月胡润研究院发布的《2017 胡润·平安中国好医生榜》上榜。发表论文 10 余篇，参编《方药妙用》，主编《郑惠伯医集》。

郑建本在 40 余年的临床工作中传承家风，继承和发扬夔门郑氏温病学说，是"夔门郑氏温病流派"第三代代表性传承人之一。辨治外感热病宗其父"辨治温病，分清温热湿热属性""先安未受邪之地"的学术思想，主张对于温热性质的外感热病，当用清热解毒法贯穿始终，重视釜底抽薪，截断病情传变；湿热性质外感热病，当分解湿热，尤善运用甘露消毒丹和达原饮。

在外感热病，急、慢性肾炎，慢性肾衰竭，泌尿系结石，急、慢性支气管炎，慢性胃炎，冠心病，痤疮，口腔溃疡，月经不调，痛经，盆腔炎，乳腺增生，围绝经期综合征，不孕，小儿厌食症等疾病治疗方面积累了较丰富的临床经验。

王光富
（1953—　）

1953 年 2 月 5 日生，重庆市奉节县人，系郑惠伯之幺女婿。1976 年毕业于四川省万县中医学校，之后又参加成都中医药大学函授学习，曾到成都中医药大学附属医院内科进修。1991 年由卫生部、人事部、国家中医药管理局确定为首批全国老中医药专家郑惠伯学术经验继承人，跟师继承学习三年，获国家"两部一局"颁发的结业证书。曾任重庆市万州区中医药学会理事、重庆市中医药学会仲景专委会委员，现为重庆三峡医药高等专科学校附属医院副主任医师。发表论文 20 余篇，参编教材《实用中药》，主审《郑惠伯医集》。

王光富从事中医临床工作 40 余年，继承和发扬夔门郑氏温病学说，是"夔门郑氏温病流派"第三代代表性传承人之一。辨治外感热病宗其师："辨治温病，分清温热湿热属性""先安未受邪之地"的学术思想。"握机于病象之先"，重视清热解毒、通里攻下，主张清热解毒贯穿于卫气营血全过程，"逐邪勿拘结粪"。把好气分关，将疾病控制在热实阶段，截断病情传变。

临证重视"以方系病，以法创方"。在外感热病，急、慢性支气管炎，慢性胃炎，慢性肾炎，慢性肾衰竭，冠心病，痤疮，口腔溃疡，月经不调，痛经，围绝经期综合征，不孕，男性性功能障碍，慢性前列腺炎，小儿厌食症等疾病治疗方面积累了较丰富的临床经验。

郑祥本
（1956— ）

重庆市奉节县人，副主任医师。曾任奉节县卫生学校门诊部主任，重庆三峡中心医院中医科副主任，退休后返聘于该院。

郑祥本是中医世家出身，自小跟随家人学习中医。1979~1980年郑祥本跟随伯父郑惠伯研习中医1年半；1996~1999年，万州区组织部和人事局安排郑祥本随家兄郑家本研习中医3年，2000年万州区组织部和人事局授予郑祥本"万州区跨世纪科技人才"荣誉称号。2003~2004年，随家兄郑邦本研习临床2年。在中医文化研究、中医消化系统疾病和中医妇科疾病诊治等领域造诣颇深。

闲暇时，用中医传统理论研究文学名著《红楼梦》，根据贾宝玉、林黛玉、薛宝钗的性格特点和社会属性及人物关系，将其定义为"土型人""金型人""木型人"，并用五行原理予以推演，撰写《中医五行气质论与宝、黛、钗人物形象》一文，发表在《医古文知识》。并长期将"儒""道"思想用于指导中医临床。所撰《芍药甘草汤纵横谈》一文发表在《光明中医》杂志上。

郑祥本全面继承了渝东郑氏温病学派诊疗技术，传承家族学风，将温病诊疗方法发展运用到内科、妇科及中老年保健中。强调家族温病"查舌切脉"技能，注重"切断"治法。对"发热""急腹症"疑难病症有独到疗效。

郑祥本为市、区"非物质文化遗产"渝东郑氏温病学派第三代代表性传承人。

郑祥本对中医内科特别是消化系统疾病治疗效果良好，注重"保胃保阴""疏肝调脾"，对妇科的月经不调、崩漏、不育等颇有特长，在中老年保健方面也深受患者好评。郑祥本长期从事中医临床，累计诊治35万人次以上，以内科消化系统疾病和妇科为研究重点。治疗消化系统疾病以"和法"为核心，擅长"升降""补泻""寒热"并用，体现"中庸""不为"，调动病人自身的正气，战胜顽疾。所撰写的《痛泻要方新用》发表在《中国中医急症》杂志，《郑家本运用二散芍甘汤治疗心胆肾绞痛的经验》被收入《中华医学论文集》。

郑祥本继承家传医学，研究并提高妇科病治疗效果。重点研究月经病、带下病、不育症，注重"调冲任""健脾胃""舒情志"，撰写的《郑家本拟滋水清火止崩汤治疗血崩经验》发表在《中国中医急症》杂志，《郑氏名医治崩杂谈》发表在《实用中医药杂志》。共发表论文15篇，参编专著5部，其中副主编3部。

1999年获"重庆市首届优秀青年"荣誉称号，2011年获万州区卫生局"医德医风先进个人"称号，2012年获重庆三峡中心医院"群众满意的好医生"称号。所完成的"芩术四物汤治疗原发性痛经药效物质基础及临床疗效研究"课题获重庆市卫计委2015年科技进步奖二等奖，万州区人民政府科技进步奖二等奖。

附1：夔门郑氏温病流派传承脉络图（部分）

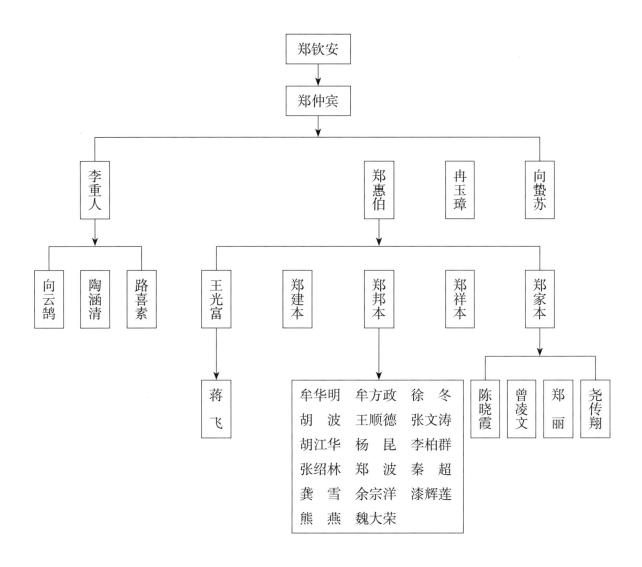

附 2：郑惠伯思想研究

承家学代有创新　遵祖训仁心活人
——名医郑惠伯治学"五字经"
陈代斌

郑惠伯系首批全国名老中医药专家学术经验继承工作指导老师，世医之家出身。毕生对中医药学术孜孜以求，从事临床、教学、科研 70 余载，是长江三峡地区土生土长的中医名家。他的成功与严谨的治学方法密不可分，并具有很强的指导作用。笔者虽无缘随老先生侍诊，但他的治医治学精神一直感染着我，激励着我。

学贵在"精"

以"精"概括惠伯先生的读书与习业，笔者体会有两点：一是主张读书学习要精。惠伯先生认为，读书既要广更应精，广即广读博览，精即精选学习内容，只有博精结合才会学有所成，据惠伯先生传人郑邦本、王光富二位先生介绍，惠伯先生青少年时代在其父仲宾先生的指导下，大量涉猎相关目录学，以目录学作为获取知识的门径。惠伯先生除了通读过习医者必读的历代医籍外，尤其对《黄帝内经》《难经》《伤寒论》《金匮要略》《神农本草经》以及明清时期温病学著作用力最多、领悟最深、收获最大。二是临床辨治要精，既精于求理，精于立法，更精于择方，精于遣药。就笔者所见到的惠伯先生临证实案资料来看，具有三大特点：一是认证准，二是药味少，三是见效快。他的在案处方，用药少则两三味，多则十来味，每剂药方药房划价也就几角钱或几元钱，他常说"当医生的给病人开药方为的就是治病"，这与现今临床不少医生习惯于开大处方、用名贵药的价值取向大为不同，前者系仁术使然，后者是逐利而为。

术贵在"专"

惠伯先生出身于中医世家，自幼随父学医，后又拜奉节名医李建之（李重人之父）学医三年。1931 年参加重庆针灸班学习，同年又受业于江苏针灸大家承淡安先生，1932 年正式悬壶夔门，同时参加奉节县慈善机构"济贫药局"义诊三年有余。1952 年，惠伯先生在奉节县城创建县城关联合诊所，并任所长，后调县人民医院工作，1956 年调万县专区人民医院（现重庆三峡中心医院）中医科。所言术贵在"专"，我的体会有两点：一是理想信念要专一。惠伯先生除临床诊务外，还担任中医教学和科研工作，在带教或专题讲座活动中，他常在不同场合对青年学子寄予厚望，时常讲："作为一名有志于中医事业的青年医者，不论资历如何，条件如何，只要专心、专业，锲而不舍，金石可镂。"二是研究领域及研究方向必须专攻。惠伯先生在参加"济贫药局"义诊过程中，正值疫症流行，最常见的是湿温伤寒、疟疾、痢疾、春温、暑温等，初用仲景方治效果不尽理想，后改用温病方疗效大为提高。自此，惠伯先生便开始对温病急症产生了浓厚兴趣，并在临床积累了大量验案，其研究成果得到同行的公认和推广应用。惠伯先生在辨治温病急症方面总结出了三大经验：第一，必须分清温热与湿热的属性，以便对症立法遣方施药；第二，必须掌握证候病机特征，倡导以方系病，异病同治；第三，必须先发制病以防其传变，从而实现先安未受邪之地的效果。正是因为他坚韧不拔的探索，才取得了令人瞩目的成就，获得同行的景仰，终成一代名医。

理贵在"悟"

惠伯先生常讲："历代医家虽然流传下来的东西很多，但都零星散在，且各具流派，若要验之临床，尚需深思熟虑，认真领悟，活学活用，否则很难奏效。"重温惠伯先生临证实案资料，他自己总结的《临床救误案辨析》一文最能启人心智，其中记录的一则案例非常详尽，颇受启迪。

陈某，男，4岁，1972年7月12日初诊。患儿发热2天，曾用抗生素及解热药无效，转门诊中医科治疗。据家长讲，患儿头痛发热，上午体温37.6℃，午后逐渐升高，入暮则达39℃以上，脘闷腹胀，不思饮食，心烦口渴。诊时见患儿舌红无苔，脉数。证属暑温夹湿，初用黄连香薷饮加味，服2剂。药后体温非但没有下降，反上升至40℃，手足抽搐，烦躁口渴，腹胀加剧，大便3日未行，舌红无津。诊为暑邪伤及阳明，投银翘白虎汤合升降散，经腑同治，服药1帖体温仍不见下降，且病情愈加严重，于夜间到家里求治。细询其家长起病原因，告之患儿病前2日食大量油腻之品，同时还吃了3支冰糕。诊时患儿腹胀不坚硬，且喜按摸，腹内有水鸣音，口虽烦渴，但喜热饮，饮亦不多。此乃寒湿油腻郁阻太阴，遏伏化热所致。急拟柴胡达原饮加味，温化太阴之寒湿，宣透郁阻之伏热。药用草果仁、槟榔、厚朴、藿香、姜半夏、陈皮、苍术、知母、赤芍、柴胡、石菖蒲、黄芩，当夜急煎，频频喂下，即见体温逐渐下降，至次日上午体温接近正常，继进原方，傍晚大便2次，泻出黄褐臭便，当夜体温降至正常，腹胀大减，知饥。后用甘露消毒丹加减，以除余邪告愈。

惠伯先生事后对此案析误时认为，本病属暑温伤阳明，油腻饮冷凝滞太阴，由于暑热症状掩盖了太阴寒湿，因而致误。初诊时只从发热、心烦、口渴、舌红无苔着眼，认为系阳明暑温兼湿之证，而未详询病因，遗漏了进食大量冰糕及油腻致病之因，同时因舌红无苔掩盖太阴寒湿内郁，此之一误也。二诊时因服前方无效，体温持续上升，出现轻微痉厥，判定为阳明经腑合病，用银翘白虎、升降散诸方煎服，看似药证合拍，但寒湿郁阻之因仍然不明，故而再误也。三诊从问诊上找出原因，方知此案并非单纯阳明实热证，而是兼寒湿凝滞太阴，改投柴胡达原饮加味一剂生效。由此可知，中医辨证应全面思考，广泛搜集相关信息至关重要，遣方用药亦应灵活掌握，否则便会耽搁病情，变证百出。

法贵在"活"

惠伯先生擅长治温病，据《四川省万县市中心人民医院院刊》载，惠伯先生治温病的学术特点主要表现在如下四个方面。

一是驱邪救正，先发制病　惠伯先生治温病，既尊崇明清医家的卫气营血辨证之法理，又不拘泥于这几个层次。他认为，温病发展迅速，常有燎原之势，易致高热，且多灼伤津液，若不及时驱除邪毒，便不能存阴救正。惠伯先生提出，当邪在卫分时即可用气分药，以先发制病，防止传变。对于伏气温病，更是主张先安未受邪之地，如他治急黄（重症肝炎）症即使病在气营分，亦采用清热凉血、活血化瘀、通里攻下、开窍醒脑之法，如此才能取得满意效果。

二是以方辨证，以法创方　惠伯先生认为，以方辨证多为"异病同治"，掌握以方辨证规律，于临床是一种执简驭繁的方法，既能增加辨证手段，又可开拓论治思路。如他将《温疫论》之达原饮加柴胡名为"达原柴胡饮"，凡湿遏热伏夹秽浊内阻之证均选用该方再行加减而取效。又如《验方新编》中的四妙勇安汤，本是治疗血栓闭塞性脉管炎的验方，加入一味丹参名为"加味四妙勇安汤"，推而广之用以治疗冠心病心绞痛、肾结石绞痛、肝区血瘀绞痛等病证均获显效。再如，他将《伤寒论》麻杏石甘汤加入虎杖、金银花、大青叶、柴胡、青蒿、鱼腥草、地龙等品，以增强其清热解毒、宣肺平喘之力。该方自 20 世纪 70 年代初经医院制剂室制成"肺炎合剂"应用以来，一直是深受患者欢迎的有效药剂，并获万县地区重大科技成果奖。

三是悉心辨证，尤重舌诊　惠伯先生主张临证当四诊合参，全方位获取信息，以求辨证准确。但在临床实际诊疗过程中，病人的舌、脉、证三者不相吻合的现象屡见不鲜。他认为，遇此情况，有时应舍证从脉，有时应舍脉从证，有时应脉证都舍而从舌。理由是，温病的病名繁多，但就其病因与病机，不外温热与湿热两端。辨治温热、湿热所致之病，尤应重视舌诊一法，否则不易见功。而辨舌，又当在舌质的形态、颜色及舌苔的厚薄、润燥上多用工夫，以便选择有效方法，提高临床疗效。

四是不唯古训，敢于创新　惠伯先生是一位尊古而不泥古，创新而不离经的临床实践家，他的许多案例都颇具匠心之处。如他在《麻黄的妙用》一文说道："麻黄的三大功用为发汗、平喘、利水，在临床上疗效是可靠的。据笔者的临床经验，麻黄的功用远远不止上述三种，其用途甚广……"他所言"用途甚广"，是他在治疗许多疾病的药方中加入麻黄而见奇效时总结出来的。如他在 1959 年的一则案例：女教师 30 余岁，因患重症肌无力，每日饭前必注射拟胆碱药新斯的明才能咀嚼吞咽。中药曾用温补脾肾之类的黄芪、附片、党参、白术、仙茅、淫羊藿、当归、川芎及人参再造丸之属，可疗效甚微，后于方中加入麻黄，并将其剂量由 6 克增至 15 克，病情大有好转。自那之后，他在治面神经麻痹、多发性神经根炎后遗症、子宫脱垂等病症时配用麻黄均获显效。

业贵在"勤"

勤能补拙，勤能使人成功。惠伯先生认为，医学至精至深，属大道之术，并非短时可成。惠伯先生治学之"勤"有二：一是勤于学习，几十年中，惠伯先生坚持每天看书、读期刊、阅报纸，从不间断。二是勤于笔耕，惠伯先生不仅勤于学习、勤于实践，而且勤于笔耕、勤于总结。从我所珍藏由惠伯先生撰写见诸书刊的资料来看，其时空跨度上下 60 余年。20 世纪 30 年代，李重人在万县市创办《起华医药杂志》，笔者发现该刊连载有惠伯先生当时撰写的《疫痘汇参》专稿；《江苏中医》1960 年第 12 期和 1962 年第 4 期分别刊发有惠伯先生撰写的《血小板减少症在中医临床上分型治疗之我见》《湿热痹与寒湿痹的辨证论治》等临床研究性文稿；进入 80~90 年代后，他带领弟子们开始着手对自己几十年来积累的经验进行系统总结整理，并相继在《四川中医》《中国医药学报》《中医杂志》《实用中医药杂志》《万县中医药》等多家刊物上发表用方用药之经验性文稿，还先后参加了《长江医话》《名医名方录》《中国现代名中医医案精华》《中医精华浅说》《中医自学阶梯》等多部著作的编写，将自己的临床经验和研究成果广泛交流与推广。此外，惠伯先生不仅精于医术，而且在诗词、书法方面亦见造诣。惠伯先生的书法以行、篆、隶、魏碑等书体见长，他的书房、客厅悬挂的中堂、条幅皆由他本人亲笔所书，其弟子和文化界友人书斋亦多藏有惠伯先生书法佳作，有的作品还镌刻在万县市文化名胜"太白仙岩"和"西山公园"文化长廊。惠伯先生的诗词多以抒发爱党爱国为主，1999年，既是中华人民共和国成立50周年，同时又迎来澳门回归，他在当年老人节时《调寄一剪梅》："五十国庆乐陶陶，放眼天地山欢水笑；历经沧桑人不老，白头聚首谈笑自豪；老人佳节花更姣，翰墨结缘共咏风骚；澳门回归兴更高，改革开放喜迎春潮。"又如由《万州》杂志社编辑、重庆出版社1992年出版的《三峡文学作品选》书中收录有惠伯先生《重阳怀念慈母歌》一首，以表达盼望台湾同胞回到祖国怀抱之情。"风潇潇，海漫漫，慈母遥望海峡岸。默默无言长太息，两行泪痕犹未干。回忆母子离别时，怕儿远行衣裳单。谆谆告诫莫忘本，犹恐别离迟迟还。……"笔者近日还从三峡古玩城爱好古玩收藏的胡德华先生处得知惠伯先生晚年拜师学习书法的一则趣闻。1982年，他和惠伯先生一同跟随万县市知名书法家周漫白学习书法，后来周老师见惠伯先生篆书、魏碑颇有功底，非常赏识，并结为挚友。这正是印证了"学无止境""活到老学到老"之名言古语。

（本文原载《中医药文化》杂志2012年第3期）

从师心得　悟彻真谛

——纪念郑惠伯老先生 100 周年诞辰

郑家本

我师郑惠伯（笔者伯父）主任医师，从医七十余年，医德高尚，医技精湛，学验俱佳，著作颇丰，系全国五百名名老中医之一，1993 年获国务院政府特殊津贴。

从师心得

十二岁时初入医门，继承家学，伯父就教我背诵《医学三字经》《药性赋》《汤头歌诀》《濒湖脉学》等中医入门"四小经典"，继而教我读《黄帝内经》《伤寒论》《金匮要略》《温病条辨》等经典著作，还指定学一些西医基础教材。他告诫我说："读书宁涩勿滑，熟读更须善悟。"此读书方法，获益颇大。我十四岁正式跟伯父学文习医，随其临床学习诊治疾病方法，当见到众多病人经伯父精心"辨证论治"而康复后，由要我学中医，成为我要学中医，因此，年幼的我对中医药产生越来越强烈的学习愿望，故下定决心，继承家学，立志终身努力学好中医、献身中医药事业！

伯父常对我说："授之以鱼，不如授之以渔。"他对我的学习方法特别关注，要我从开始学医，就中、西医兼学，除读中医必读书籍外，西医的必读书籍同时读，并力求最终达到"贯通中西"。还要求我临床时，运用中、西医双重诊断疾病方法，但只用中医药辨证论治。他要求对每位病人，尽量诊断出属西医的什么"病"，这既能掌握病情及转归、风险与预后，亦能与西医交流时有共同语言，还有利于选择应用针对西医"病"的有效药品，如青蒿素治疟疾、救心丸治疗心绞痛。

我按恩师指定的学习方法，通过 10 余年的苦读与临床磨砺，在 70 年代初，曾用 3 年多时间将西医内、妇、儿科常见的百余种"病"，认真研读，再将我师及自己的临床经验对应，使每种西医的"病"，既有西医的诊断标准，又有中医辨证论治，特别有伯父的经验。此方法将伯父的宝贵临床经验较完整继承下来，整理成册，呈伯父审阅批改。事后又经我 20 多年临床运用，继续长期应用观察伯父的宝贵临床经验，疗效确实甚佳，并不断吸收新成果，加之自己的一些创新，因而，不断提高了我的辨证论治水平，此经验与成果，先后载入科学技术文献出版社出版的《基层医生手册》（1993 年出版，全书 410 万字，郑家本撰 25 万字）、《中西医诊疗方法丛书·传染病分册》（1995 年出版，郑家本任编委，全书 27 万字，郑家本撰 7 万字）专著之中，受到编审好评和读者的欢迎。伯父教我的这种学习方法，对我习医、业医帮助极大，受益颇深。因此，我尊师教诲，至今仍保持这种学习方法。

我深深感悟到"赐人之法，不能赐人以巧"。传道、授业是师之贵、教之法，良法启智。我已将此学习方法与体会传与后学者，只有如此才能青出于蓝而胜于蓝，这就是我的从师心得与体会。

1993 年 10 月当我们叔侄三人（郑惠伯、郑邦本、郑家本）同时获得国务院政府特殊津贴后，伯父赐我"书山有路勤为径，艺海无涯苦作舟"一幅横幅墨宝。我臆断伯父其用意是：告诫我不要骄傲自满，借用"艺海无涯"警示不能停滞不前，借用"苦作舟"鼓励我要尽心尽力，刻苦勤奋，继续前进，为中医药事业奋斗终生。

悟彻真谛

恩师经历数十年临床磨砺，创立"渝东夔门郑氏温病流派"。郑氏的温病辨证及治法不仅可用于诊治多种急性感染性疾病，而且对临床其他学科如内科杂病、外科、妇科、儿科和皮肤科等有关病证的诊断、治疗，亦有极大的指导意义，特别是对急危重症具有实用价值。

我深得恩师真传，较全面继承了恩师创立的"渝东夔门郑氏温病流派"的学术思想及宝贵的临床经验，并运用郑氏温病流派之经验，指导临床各科诊疗，已取得显著成效。从以下各科临床验案，可见运用恩师创立的"渝东夔门郑氏温病流派"诊治方法，临床疗效十分满意。

急危重症验案

恩师诊治温病经验：治疗瘟疫和伏气温病时，主张先发制病，以安未受邪之地，从而才能有效地防止病情传变；瘟疫瘟毒发病，不外毒、热、瘀、滞四字，把病邪尽快控制在卫气营血的浅层阶段，先发制病，驱邪以救正，防止其内传，是提高温病、急危重症疗效的关键。

子痫案

陈某某，女，25 岁，农民。1968 年 8 月 9 日初诊。妊娠 8 月余，发热 2 天，体温 38.8℃。刻诊：今突发四肢抽搐约 1 小时，神智不清，面目红赤，烦躁不安，便秘，尿黄，舌红苔薄黄，脉弦数。此乃热极生风之"子痫"，辨证：温病"邪热内炽，引动肝风"之病机。治以清热凉肝，息风止痉，安胎保产法。选羚角钩藤汤加减：羚羊角 1 克（先煎），钩藤 30 克，白菊花 10 克，桑叶 10 克，生地 15 克，竹茹 10 克，白芍 30 克，甘草 3 克，酒军 5 克。2 剂。鲜荷叶煮水煎药，昼夜频频服。当服药 2 小时左右时，排出臭便甚多，热退，抽搐止，神智清醒，情绪安定。

次日二诊：热退身凉，疲乏，纳差，舌红，脉细数。以滋阴凉血，清热安胎为法，拟保阴煎加减，调治半月余。随访：当年 9 月顺产一男婴，母子健康，其子现已业医。

疔疮走黄案

王某某，男，21 岁，农民，1965 年 8 月 25 日初诊。患者恣食膏粱厚味、辛辣之物，患下肢疔疮，红肿痛热，经某医诊治数日，因误用雄黄、艾灸，而高热谵语。刻诊：昨日突发寒战高热，体温 41.5℃，谵妄呓语，头痛如劈，烦躁口渴，便秘尿赤，疔疮顶部色黑，周围皮肤色暗红，肿势遍及整个下肢，脉洪数，舌红绛、苔黄厚。此乃疔毒走散，毒入营血，内攻脏腑。辨病：疔疮走黄（脓毒败血症）。辨证：属温病，热（毒）入营血之病机。治以清营凉血，泻火解毒法。拟犀角地黄汤、五味消毒饮加减：犀角 1 克（先煎兑服），生地黄 20 克，重楼 15 克，生石膏 50 克，生大黄 10 克，连翘 30 克，金银花 30 克，蒲公英 30 克，紫花地丁 30 克，甘草 5 克。2 剂。水煎服，昼夜分 6 次服，紫雪丹（1.5 克）2 支，分 2 次吞服。疔疮局部外敷紫金锭（又名玉枢丹）。

8 月 26 日二诊：服药 3 小时后排大便数次、量多、秽臭难闻，寒战止，高热渐退，体温 38.5℃，语言清晰，头痛缓解，烦渴减轻，疔疮顶部色转红，肿势渐消，脉数，舌红苔黄。效不更法，宗前方，生大黄改酒大黄 6 克，去生石膏，再服 5 剂，每日 1 剂。外用虎杖、重楼等分，研细末，调蛋清外敷疮面。

8 月 31 日三诊：体温已退至 37.5℃，疔疮已溃，脓液甚多，疮周皮肤已转红色，下肢肿消，脉滑，舌红苔薄黄。热毒渐消，营血热除，改升麻汤（《证治准绳》方）合四妙勇安汤加减：升麻 10

克，连翘 15 克，水牛角 30 克，射干 10 克，酒军 3 克，金银花 15 克，玄参 15 克，当归 10 克，甘草 5 克。7 剂，水煎服，每日 1 剂。疔疮溃烂处用虎杖纱条引流，未溃处用虎杖、重楼粉，调蛋清外敷。

9 月 7 日四诊：疔疮脓尽，脉舌正常，疮面改用生肌散，以善其后。

旬日随访：恢复健康，疔疮痊愈。

妇科验案

青春期宫血案

张某，女，18 岁，学生。2008 年 8 月 7 日初诊。素体阳盛，不规则子宫出血 2 年，经某医学院诊断为青春期功能失调性子宫出血。刻诊：末次月经 7 月 23 日，昨日突然阴道大量出血、色深红、质稠，至今仍出血甚多，面红口渴，便秘，尿赤，舌红苔黄滑，脉洪数。此乃热邪扰动冲任，迫血妄行而致"崩中"，属温病"热入营血"之病机。治宜凉血散血法。选犀角地黄汤加减：水牛角 30 克，生地 30 克，玄参 20 克，地骨皮 15 克，地榆炭 15 克，知母 15 克，黄柏 10 克，虎杖 15 克，白茅根 30 克，丹皮 10 克，栀子 10 克，酒军 5 克，甘草 3 克。3 剂。水煎服，每日 1 剂。

8 月 10 日二诊：阴道出血止，余症好转，拟四妙勇安汤、知柏地黄汤加减，调治月余。随访 3 年，月经正常。

儿科验案

手足口病案

黎某，女，3 岁。2010 年 8 月 16 日初诊。患儿发热 3 天，体温 39℃，诊断为手足口病，经抗生素常规治疗 3 天效不佳，转诊求治。刻诊：体温 39.3℃，咽红，扁桃肿大，口腔多个疱疹，手足及臀、腰部可见较多疱疹，伴有瘙痒，大便不畅，舌红苔薄黄，脉数。此乃风毒侵袭，热郁三焦，辨证：时疫。治以辛凉宣透，升清降浊。拟升降散加味：僵蚕 15 克，蝉蜕 10 克，姜黄 5 克，大黄 3 克，青蒿 10 克，黄芩 10 克，连翘 10 克，竹叶 10 克，虎杖 10 克，甘草 3 克。2 剂，水煎服。

8 月 18 日二诊：体温退至 37.4℃，口腔溃疡好转，皮疹渐消退，大便已通，舌红苔薄黄，脉数。效不更方，去青蒿、虎杖，加玄参、麦冬各 10 克，再进 3 剂。随访 3 年，愈后未复发。

手足口病是一种常见的肠道病毒（以 CoxA16 和 EV71 多见）引起的急性发性传染病，由于小儿为稚阴稚阳之体，感受疫毒病邪之后，传变迅速，防止邪气由气分传入营血，若按温病常规治法，往往延误时机，既加重病情又延误病程，应先发制病，以安未受邪之地，才能有效防止病情传变。

皮肤科验案

过敏性紫癜案

黄某某，男，18 岁，学生。2010 年 7 月 1 日初诊。素喜辛辣食物，2 天前学友聚会，过食海鲜，酩酊大醉，发热 2 天，突发皮肤瘀斑 1 天，某院诊断为过酸性紫癜，因家长不愿用激素治疗，转中医诊治。刻诊：发热，体温 38.6℃，腰以下紫癜、颜色鲜红、压之不褪色、状如米粒大小、皮疹广泛，咽痛，关节酸楚，大便秘结，小便短赤，舌红绛苔黄，脉数。此乃血热妄行伤络之"斑毒"，辨属温病热入营血证，治以清热凉血、化瘀消斑。选犀角地黄汤合四妙勇安汤加减：水牛角 3 克，生地 20 克，赤芍 30 克，丹皮 10 克，金银花 15 克，玄参 15 克，紫草 20 克，葛花 15 克，桑枝 30 克，虎杖 20，酒军 5 克，甘草 3 克。4 剂，水煎服，每日 2 剂，昼夜分 6 次服。

7 月 3 日二诊：体温已退至 37.1℃，紫癜减少，咽痛、关节酸楚减轻，大便已 3 次、秽臭难闻，小便由赤转黄，舌红、苔薄黄，脉数，效不更法，上方酒军改为 3 克，5 剂，每日 1 剂。

7 月 8 日三诊：热退，紫癜全消，疲乏，纳差，脉数，舌红苔薄黄，继拟生脉散合四妙勇安汤以善其后，嘱其少食辛辣及海鲜之物。随访 3 年，紫癜未复发。

外科验案

带状疱疹案

李某，男，45 岁，企业家，2010 年 7 月 4 日初诊。患者体丰肥胖，嗜喜肥甘、辛辣、烟酒，加之连续熬夜多日，5 天前胁肋下出现成串水疱、灼热疼痛难忍，住某医院，诊断：带状疱疹，治疗效果欠佳。刻诊：近两日寒热往来，午后发热尤甚，体温 38.8℃，胁痛难忍，夜寐难眠，身倦乏力，口苦心烦，二便不畅，脉弦数，舌紫红、苔白滑腻厚如积粉。此乃脾胃损伤、脾虚湿困，郁久湿热内蕴，邪入膜原。辨病：缠腰火丹（带状疱疹）。辨证：属温病，湿热阻遏膜原之病机。治以辟秽化浊，开达膜原，解毒止痛。拟达原饮加减：槟榔片 15 克，草果仁 10 克，厚朴 15 克，赤芍 60 克，黄芩 15 克，知母 10 克，柴胡 15 克，虎杖 20 克，重楼 20 克，夏枯草 15 克，苡仁 30 克，酒大黄 6 克，枳实 15 克，甘草 3 克，3 剂，水煎服，每日 1 剂。疮面用紫金锭、虎杖粉，调醋外敷。

7 月 7 日二诊：寒热往来、午后发热好转，体温降至 37.8℃，疱疹已溃，疼痛大减、夜能入眠，二便通畅，脉数，舌紫红、苔白垢腻。仿上方，赤芍改 30 克，酒大黄改为 3 克，7 剂，每日 1 剂。疱疹处用虎杖、重楼细末，调醋外敷。旬日随访，缠腰火丹痊愈。

我根据恩师的教诲，并多年临床体会：临床各科多种疾病虽非温病病因所致，但其病机与温病病机相同，病机同，治亦同，故按温病之病机论治，定事半功倍，这就是我的悟彻之真谛。

继承郑氏经验　创新发扬光大

我学习运用恩师以方辨证，以法创方的学术思想，取得一些成果。如《四妙勇安汤双向调治月经病》，发表在《中华名医文库》；如《中西医结合治疗胆道蛔虫病 61 例的临床体会》，61 例患者痊愈，治愈时间最短者 1 天，最长者 11 天，平均 3.5 天，该文发表在《中级医刊》；又如《自拟昆海排石汤治疗尿路结石 30 例》，其中 27 例排出结石，临床症状消失，该文发表在《陕西中医杂志》；再如用活络效灵丹加味专方治疗心绞痛、三叉神经痛、痛经等多种痛证，收到显著效果，相关经验发表在《实用中医药杂志》，等等，这些都是在继承恩师郑氏世代家学的基础上取得的经验。

我在继承恩师经验的基础上，有所发扬，近 10 年来在中医妇科上有长足进展，如自拟"甲昆海消瘤汤"治疗子宫肌瘤、附件囊肿，疗效甚佳，其经验发表在《世界中医药》上。又如自创"滋水清火止崩汤"，用该方治疗功能性子宫出血 568 例，痊愈率 91.54%，总有效率 94.71%，撰写《虚火崩漏初探》一文，被收入《中日青年中医学术论文选》一书。又如，治疗妇科的月经不调、闭经、痛经、白带异常、各种炎症、黄褐斑、更年期综合征、女性疲劳综合征、功能性子宫出血、子宫肌瘤、卵巢囊肿、乳腺增生、不孕、妊娠及产后病等杂证，疗效甚佳。特别用纯中药美容效果极佳。

2000 年夏天，当我临床三十五年，并取得点成绩时，八十六岁高龄的伯父欣然亲笔赐我"条幅"一幅：其文"夔门郑氏，岐黄世家，代有传人，家本特嘉，继承创新，博探精华，衷中参西，精益求精，救死扶伤，不求名利，献身杏林，德艺双馨"，当我手捧赐予"条幅"墨宝时，热泪满眶。这是伯父对我的嘉许，更是对我的鞭策。我将伯父所赐"条幅"上的四十八字，作为终生奋斗目标。我定要更加努力学习，并决心将伯父、恩师的品德学识，精湛医技继承发扬，传与我们子女及其后代，让郑氏中医药之术生根开花，结出硕果，更加发扬光大，以此缅怀伯父感念恩师。

为感谢伯父、恩师的教育培养之恩情，特撰此文，以此纪念郑惠伯老先生100周年诞辰。

（甲午年寒露于蓉城）

郑惠伯辨治温病的学术经验

郑邦本

郑惠伯，四川省奉节县人。自幼随父学文习医，同窗有李重人、向蛰苏等。父仲宾，少时从师郑钦安学医，后毕业于京师大学堂（北京大学前身），医文并茂。郑老1931年在重庆学习针灸，与龚志贤、熊雨田、唐阳春等同窗，学成后行医故里。1956年调万县地区人民医院中医科工作。至今每周仍担任三个半天的临床工作。1978年晋升主任医师职称。郑老擅长内、妇、儿科，尤以辨治温病急症著称。本文专就郑老辨治温病的学术经验，扼要介绍于下。

辨治温病　必须分清温热湿热属性

温病病名繁多，然就其病因病机来分，不外乎温热与湿热两大类。故郑老于临床辨治温病时，倡导以"温热""湿热"为纲，强调必须分清温热、湿热之属性。温热性质温病，以阳热伤阴为其基本病理机制，治则为清热保津。郑老治疗温热性质温病，常用的有如下四个治法。

清热解毒　清热解毒法是驱邪的主力，也是救阴的重要环节。包括辛凉解表，如银翘散；辛寒清气，如白虎汤；苦寒清热，如黄连解毒汤；清营凉血，如清营汤等。

养阴生津　温（热）为阳邪，化火迅速，最易耗阴伤津。养阴生津至关重要，养阴生津即属扶正，如增液汤、益胃汤、沙参麦门冬汤、五汁饮等。

通里攻下　"温病下不嫌早"，早下能祛邪退热。在感冒、肺炎等外感温热病中，适当配用泻下药可提高疗效，缩短病程。对于急性热性传染病，如流行性出血热（发热期、少尿期）、流行性乙型脑炎、钩端螺旋体病、重症肝炎等，亦不可缺少泻下方药。通里攻下法又分苦寒泻火，如承气汤类；导滞通腑，如枳实导滞丸；增液通下，如增液承气汤；通瘀破结，如桃核承气汤等。

活血化瘀　"营分受热则血液受劫"，热邪入营斑疹隐隐，入血耗血动血，二者都须凉血散血。温热之邪，内陷心包，阳明腑实者，当解毒通腑，活血化瘀，如牛黄承气汤合血府逐瘀汤加减；温病蓄血，血热互结者，应破血下瘀，如桃核承气汤；外感温热，经水适来，热入血室者，宜和解散邪，佐以消瘀，如小柴胡汤加牛膝、桃仁、丹皮、赤芍之类。

郑老主张：温热性质温病在气分多采取清热、养阴、攻下三法；入营血则加入活血化瘀法。从整体观察病情，根据热盛、阴亏、腑实、血瘀之轻重缓急，分清主次，依法组方而治疗。

如患儿吴某，男，2岁半。1980年10月27日入院。发热5日，颈胸腹部出现红色皮疹2日，曾肌内注射青霉素及口服退热药无效。体温40℃，脉搏130次/分，神昏谵语，结膜充血，指、趾甲床处红肿疼痛，颈淋巴结肿大，肝剑突下3厘米，肋下1.5厘米，轻度压痛，舌焦紫起刺，指纹色紫直透命关。西医诊断：川崎病。郑老辨证：温病温热邪入营血，心神被扰。拟清营解毒，凉血散血，清心开窍法。用清营汤加减5剂，配用抗热牛黄散取效，后用益胃汤、参苓白术散益气养阴生津，调理而愈。

湿热性质温病，具有湿、热两方面的证候，湿热稽留气分为其病机特点，脾胃为主要病变部位。热得湿而胶结，湿得热而缠绵，治疗当以分解湿热为主。但解毒、活血、泻下等法于某些湿温病亦不可少。郑老常用治湿温方剂有：湿遏卫气（湿重于热），表湿重者，用藿朴夏苓汤；里湿重者，用三仁汤。湿热郁阻气机（湿热并重），用甘露消毒丹。秽浊阻于募原（湿重于热），用达原饮。湿热蒙闭心包（热重于湿），用菖蒲郁金汤加抗热牛黄散；痰浊重者，菖蒲郁金汤配苏合香丸。特别是甘露消毒丹和达原饮，郑老临床运用尤其得心应手，经验丰富。

郑老强调指出：治疗湿热性质温病是中医的优势，对于有效方药应认真总结，加以研究。治疗湿温，以分解湿热为其大法，但解毒、活血、泻下，亦随辨证需要而灵活配用。如患儿周某，男，4岁。1977年普查白血病时，发现肝脾肿大，淋巴结肿大，低热，白细胞在 20×10^9/L 以上，淋巴细胞增多，并有异常淋巴细胞出现。患儿午后体温 38.5℃，倦怠，嗜睡，腹胀，食减厌油，舌红苔黄白滑，脉滑。西医诊断：传染性单核细胞增多症。郑老辨证：病属湿温，湿热并重，邪滞三焦，肝郁血瘀，腑气不通，拟化浊利湿、清热解毒、疏肝活血、通腑降浊法，用甘露消毒丹、升降散加减 15 剂而获效。

以方系病　必须掌握证候病机特征

郑老在温病临床中，倡导掌握有效方剂，以便能以方系病。所谓以方系病，就是异病同治。如郑老 50 多年来，用达原饮加减治疗疟疾、流行性感冒、传染性单核细胞增多症、太阴寒湿夹食滞化热、结核性胸膜炎、急性肾盂肾炎、病毒性肺炎、湿温伤寒、真菌性肠炎等，都取得好的疗效。他说：以方系病，应是证候基本相同，病机基本一致。达原饮证候是寒热，或憎寒壮热，胸胁满痛，腹胀呕恶，便滞不畅，苔厚腻舌红等；其病机为湿热秽浊疫毒内蕴，或寒湿痹阻，湿浊化热。并强调达原饮证的特征是"苔白厚垢腻如积粉"。临证时，病人脉、舌、症不合的矛盾情况屡见不鲜。通过细致辨证，有的当"舍症从脉"，有的是"舍脉从症"，有的则"舍症舍脉从舌苔"。在突出整体对局部的主导地位的同时，还不可忽视局部在全身中的作用。郑老运用达原饮，尤其重视舌诊。

如患儿张某，男，3岁。高热、咳嗽已十日，经中西医治疗无效，于 1977 年 4 月 11 日入院。午后体温 40℃，但不渴饮，喘咳胸满，不饥不食，腹胀拒按，小溲黄赤，入暮烦躁，舌红、苔白厚腻，脉浮滑数。胸透：右肺下部有片状阴影。西医诊断：病毒性肺炎。郑老辨证：上焦肺失宣肃，中焦寒湿阻滞，湿浊邪从热化。拟辟秽化浊，宣肺平喘，清热解毒法。用达原饮、麻杏石甘汤加减 6 剂而愈。本例肺炎按温辨治而获效，即为以方系病之典型。肺炎多属风温，但也有少数病例为湿温者。

驱邪救正　必须先发制病防其传变

郑老在处理外感热病时，若发现有内传之势，常在处方中加入清热解毒通便药物，如虎杖、大黄之类，以达到里通而表和，驱邪以扶正，防止其传变的目的。长期临床观察发现，确能起到提高疗效，缩短病程的作用。郑老常用清代杨栗山《伤寒瘟疫条辨》的升降散（僵蚕、蝉蜕、姜黄、生大黄），选加金银花、连翘、石膏、知母、柴胡、黄芩、青蒿、大青叶等清热解毒药，治疗温热性质温病，邪在卫气者，如流行性感冒、流行性乙型脑炎、病毒性肺炎、多发性神经根炎等，效果甚佳。特别对病毒性感染疾病，经用抗生素治疗无效者，更能显示特殊疗效。

郑老治疗瘟疫和伏气温病时，更主张先发制病，以安未受邪之地，从而才能有效地防止病情传变。瘟疫瘟毒发病，不外毒、热、瘀、滞四字，把病邪尽快控制在卫气营血的浅层阶段，先发制病，驱邪以救正，防止其内传，是提高温病急症疗效的关键。比如，急黄（重症肝炎）传变最速，邪在气营阶段，就应凉血、化瘀、醒脑，治其血分，这就是"先发制病"之策。用泻下法是釜底抽薪，急下存阴，利胆退黄。故急黄用下法，未便秘或便泻者，均可使之。

"通因通用"，排除毒素，亦是先发制病。患者谭某，男，43岁。1981年4月27日，以急性肝炎入院。入院半月病情加重，黄疸急剧加深，皮肤、巩膜深黄，昏昏嗜睡，久问尚能切题作答，体温38℃，头痛如劈，时轻时重，阵觉腹内有热气上冲，食后欲呕，呃逆，偶见鼻衄，大便黄而不畅，舌质红，苔黄而腻，脉细数。黄疸指数78U，转氨酶500U，总蛋白8g%，白蛋白1.5g%，触诊肝肋下（－），剑突下尚可扪及。西医诊断：重症肝炎（已下病危通知）。郑老辨证：病属湿热交蒸，胆毒内陷，瘀阻肝胆，气营两燔。中西医结合抢救，以中药为主。拟清热解毒凉血，活血化瘀，通里攻下，开窍醒脑法。选黄连解毒汤、犀角地黄汤加活血化瘀之品，用药13剂而愈。其中用大黄130克，田七40克，羚羊角30克，抗热牛黄散20克。

（本文原载《四川中医》1990年第9期）

附3：郑惠伯年谱

1914年10月6日　郑惠伯生于四川省奉节县永安镇。

1920年　郑惠伯随父学文，同时习医。

1924年　郑惠伯入昭文私塾学习国文、数学、英语、博物（自然）、医学，与李重人、向蛰苏、冉玉璋等同窗。

1930年11月　郑惠伯被上海《医界春秋》杂志社聘为该社社员。

1931年　郑惠伯去重庆参加针灸学习班一年，同时受业江苏承淡安函授针灸，与龚志贤、熊雨田、唐阳春等同窗，被当时政府考试院录取为中医师。

1932年　郑惠伯悬壶奉节县，并参加慈善机构"济贫药局"义诊三年，同时拜李建之（李重人父亲，擅长温病）先生为师，学医三年。当时，时有疫症流行，从而开始对温病急症的临床探索和经验积累。

1934年　郑惠伯参与创建"泰和祥"中医药馆，并设医于此。

1937年5月　由万县李重人创办的《起华医药杂志》正式出刊，郑惠伯撰写的《疫痘汇参》和《瘵病灸》等文稿在该刊连载发表。

1939年　郑惠伯为躲避日军空袭，避难奉节安坪乡行医。

1951年　郑惠伯任奉节县中西医卫生工作者协会主任委员，并参加川东卫生行政干部训练班学习。

1955年　郑惠伯任奉节县城关镇一、二联合诊所所长，并当选为奉节县人民委员。同年9月，郑惠伯为四川省卫生厅编印的《中医秘方验方》第二辑献方1首。

1956年　郑惠伯奉调万县专区人民医院（重庆三峡中心医院前身），同期调入的还有开县唐荣恒、万县张云高、梁平邱明扬、云阳陈定国等。

1957年　郑惠伯创立郑氏虎挣散治疗骨结核。

1959年4月　郑惠伯为万县专区人民医院编印的老中医献方专辑《采风集锦》第一集献方3首。

1960年12月　郑惠伯总结撰写的《血小板减少症在中医临床上分型治疗之我见》一文发表于《江苏中医》杂志第12期。

1962年4月　郑惠伯撰写的《湿热痹与寒湿痹的辨证论治》一文发表于《江苏中医》杂志第4期。

1965年　郑惠伯自拟加味四妙勇安汤治疗冠心病。

1972年　因龚去非退休，郑惠伯、蔡树勋被指定为中医科负责人。

1977年　郑惠伯广泛运用"釜底抽薪"法救治急、慢性肾衰竭。自拟"肺炎合剂"治疗肺炎、急性支气管炎，医院中药制剂室将其制成院内制剂，自1978年至2005年一直在医院门诊和病房使用，经常供不应求，深受广大中西医同仁和群众的信赖和欢迎，收到明显的社会和经济效益。

1978年　郑惠伯晋升为主任医师。

1979年　郑惠伯任四川省中医药学会理事。

1981 年　郑惠伯用清热凉血、活血化瘀、通里攻下、开窍醒脑法成功抢救重症肝炎。

1982 年 10 月　郑惠伯撰写的《解毒化瘀治疗急黄案》一文发表于《四川中医》杂志创刊号上；同时被聘为该刊编委。

1983 年 9 月　郑惠伯总结撰写的《原发性血小板减少性紫癜治验》一文发表于《四川中医》杂志第 5 期。

1985 年　郑惠伯任农工民主党四川省万县市临时领导小组主任委员，筹委会主任委员。

1986 年　郑惠伯任农工民主党四川省万县市第一届委员会主任委员。

1990 年 7 月　郑惠伯的 12 则医案被收录在由董建华主编，北京出版社出版的《中国现代名中医医案精华》一书中。

1991 年　郑惠伯被人事部、卫生部、国家中医药管理局确定为首批全国老中医药专家学术经验继承工作指导老师，学生为郑邦本和王光富。同年 9 月，郑惠伯常用的 6 首验方被收录在由李顺宝主编，中医古籍出版社出版的《名医名方录》一书中。

1993 年　郑惠伯被授予国务院政府特殊津贴。

2003 年　郑惠伯病逝，享年 89 岁。

（陈代斌　郑波　田红兵　秦建设　黄玉静）

第四章
开州桑氏正骨

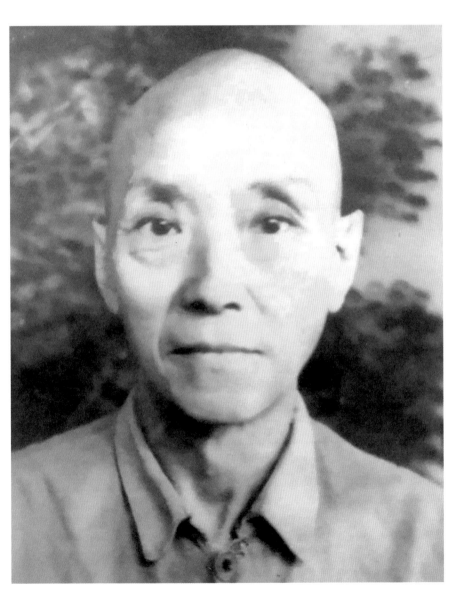

桑氏正骨第六代传承人代表——桑祚映

本图由桑氏正骨第九代传人桑茂生提供

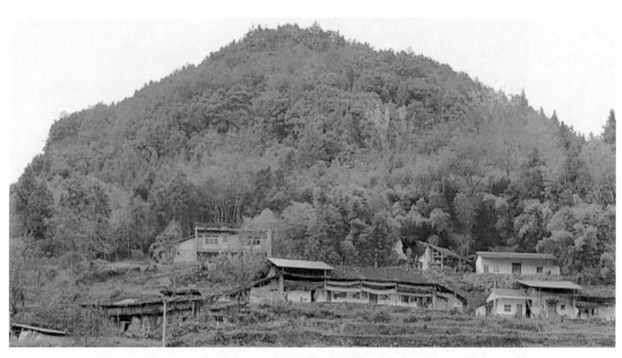

开县善字山生机湾

（桑氏正骨入川后世代祖地）

（黄玉静 / 图）

一、桑氏正骨流派形成背景

开州是原万县地区所辖富饶县之一，不仅物产资源丰富，且名医名家辈出，为我国中医药学术交流与传承做出了重要贡献，特别是在对本土中草药资源的开发利用上所发挥的作用更大，以致党参、黄连、厚朴、独活、天麻等川产道地药材成为各路药商药贩的抢手货，路边小草"车前"成为朝中贡品。

（一）地域环境

开州，原名开县。据史志记载，西魏至唐武德初年均设为州，明洪武六年降州为县，2016 年 6 月撤县升区为"开州区"。开州区位于渝东，北依秦岭余脉大巴山，千峰竞秀，南近长江，百水汇流。开州山河壮丽，物产富饶，素有"金开县"之誉。其地貌结构大体呈"六山三丘一坝"。北部属大巴山南坡，峰峦重叠，地势高峻。南部是渝东平行岭谷，丘陵起伏，地势平缓。县境属亚热带季风气候，因受地势影响，气温南高北低，夏季炎热，为渝东"火炉"之一。

（二）人文背景

开州历史悠久，古属凉州之城，秦、汉属朐忍县地。开州风光秀丽，名胜古迹甚多。古有"盛山十二景"，近有自然生态风景区大垭口生林公园、盛山公园、仙女洞、石关门及红色革命遗迹——刘伯承元帅故居。

开州文风蔚盛，人才辈出，素有"举人之乡"的赞誉。这一美赞实不虚传，有物有景作证。如县境汉丰湖边修建有"举子园"，项目组 2018~2019 年间在开州民间发现了一户曾是举子人家遗留下来的两块气势不凡之大匾，一为"文运鼎新"，一为"文章华国"，两匾均被重庆三峡医药高等专科学校"三峡中医药文化馆"购回收藏。据志书记载，县境明代有为官清廉的汪瀚、严琥；清有七百名臣之李宗羲、能诗善文的陈昆及医界"冯内桑外"等。冯内，即名医冯登庸，擅长中医内科；桑外，指清初"湖广填川"，移居县境善子山的桑氏，擅长骨外科。桑氏正骨入川已 300 余年，术传十余代，门徒数百人，堪称长江三峡地区中医正骨之发端。

二、桑氏正骨术形成与发展

（一）学术源流

渝东桑氏正骨医派即原所称"川东开县桑氏骨科"，属明末清初"湖广填四川"时典型的家传世医之一。据《川东桑氏族谱》载，康熙五十六年（1717）桑姓孝字辈及安字辈族人自湖北公安相继入川落业于万邑万家坝，后转居余家场，数年后又转到新宁（现四川达州市开江县）长岭，数年后再移至开邑开创基业。当时移居开邑的桑姓人较多，据载，当时分别定居在开邑的善字、跳蹬、岳溪、中兴、铁桥等地，而移住善字山的是桑氏正骨入川再行传承的主要发端地，故而习称"开县善字山桑氏正骨"。

考桑氏正骨术之学术形成，主要源于两途。一是源于桑姓始祖孝知（生卒年无考），桑孝知1718年随桑姓孝字辈等一行移居四川，在入川之前，孝知在湖广时从长沙府湘潭县金灵刘法斌、冉法灵等大法师处学得是术，入川后将其术传给亲子桑安宁（字立三世称安宁公，1730—1798），安宁公得父传之术便在开邑以家传正骨术济世活人，声名远播。二是得益于《医宗金鉴》，该书是清代朝廷钦定御制的一部医学文献，刊行于清乾隆七年（1742），是我国第一部官修临床医学全书，其中涉及骨伤科专论部分题名为《正骨心法要旨》，共四卷。书中手法总论载，"手随心转，法从手出"和"盖正骨者，须心明手巧，既知其病情，复善用夫手法，然后治自多效"。项目组在寻访桑氏正骨传人和所见桑氏《正骨法门》民间抄本时，发现桑氏传世抄本中开宗明义转录了"御纂《金鉴》编辑正骨心法手法要旨总论"篇目内容，随之记录桑氏本族及传人对中医正骨手法的运用和临床实案。据此不难发现，桑氏正骨医派之学术思想的形成源于《医宗金鉴》，是《医宗金鉴·正骨心法要旨》为桑氏正骨术的传承与推广奠定了坚实基础。

（二）诊疗特色

1. 倡导"三步""十法"

桑氏正骨术经多代传人悉心总结，便形成了有相应经验的总结性资料传世。据载，桑氏第二代传人桑安宁在世时著有《正骨心法》（即后世所称《正骨心法》第一稿），惜书稿在清嘉庆年间惨遭焚毁，全凭传人心记口传将其术世代相授。至第四代时，其得意传人桑国吉（号紫卿）著有《接骨纪略规条》（即《正骨心法》第二稿）。五世传人桑天埴（字赞元，号保丞）在清同治甲子年（1864年）遵紫卿公父命，续撰《正骨心法》第三稿，此稿问世后便成为流传至今的桑氏《正骨心法》原始依据，亦被视为秘不外传的家传秘诀，本拟在清光绪二十年（1894）付梓而未如愿。至此，光绪之前，桑氏《正骨心法》虽无正式刊刻本，但其手稿却被历代门徒们费尽心机竞相传抄，且至今仍在民间流传盛行。细读所获传抄本，发现桑氏家族医治骨外伤病的技术极为精妙独特，其技法在《医宗金鉴》所载六法基础上有所发挥和发展，集中体现在手法与药物相结合，外敷与内服相结合的内外同治之疗伤学术特色上，同时提炼总结了正骨"十法"和正骨"三步骤"的伤科治疗要诀。所称"十法"，即"按、摩、擦、揉、端、搓、提、抖、捏、拿"十种手法；所称"三步骤"，即"屈伸关节、松弛肌肉、消除痉挛、减轻疼痛；行气活血、舒筋活络、通利关节；整复对位脱臼关节、吻合骨折断端、部位敷药固定"。抄本中还记录有"正骨施术，当循序渐进，手法灵巧，用药得宜，内外同治，标本兼治"的施术操作原则，强调"切不可疏忽大意，方可收异曲同工之效"。在药物选择上，桑氏祖传有"玉竹强筋汤"，又名"固榫汤"（玉竹、白术、白茯苓、当归、黄芪、天麻、巴戟天、骨碎补、桂枝尖、炙甘草、糯米）和"加味益气汤"（蜜黄芪、蜜党参、焦贡术、当归、酒竹柴、酒升麻、骨碎补、毛化红、炙甘草、煨姜、大枣）等，所见药方的组方结构虽显平淡无奇，但经历代传承运用而确实有效，且在五世之前一直被视为秘不外传之神剂，足见民间医生操术疗疾特色之所在。

桑氏正骨术传至万县的万氏后，被万氏丰富为以"四字"手法为纲，"二十八字"手法作为辅佐。

万氏认为，骨折接法的操作之术虽有不同，但整复之理则相等也。总不外开、移、逗、实四字之手法。开，指以松弛骨附近之肌肉；移，即以展动骨上下之错端；逗，以接合骨原来之榫缝；实，是以贴紧骨伤处之皮肤。二十八字手法，即"伸坐踩闭抬抖担，鞠捏撇拨摇揉搬；推掇抡按投拍抱，擒拿接提扯摸探"。

2. 精彩案例

桑氏正骨临床实案至今可查者当是自五世桑天埔始有记载，项目组从民国和建国初期抄本之《正骨心法》中发现，天埔在清咸丰至光绪年间记录有骨伤医案 8 则，外科瘰疬医案 5 则。如咸丰十一年（1861）腊月初一，万邑红岩坪杨六爷之妻谢氏母女俩在去亲戚家的途中不慎坠于岩下摔伤股骨，当即就近请熊某父子医治数月，其疼痛虽有所减轻，但因受伤损的部位复位较差，后延天埔重新施术复位治疗而获愈。同治九年（1870），开邑铁市覃某在不到两个月的时间内其肩关节脱位四次，延天埔往治，埔在行手法复位治疗的同时，投祖传玉竹强筋汤煎服取效。又同治十二年（1873）八月初旬，云邑白岩山陈某之孙年方十三四岁，不慎跌坏手腕骨，而陈某本人善治内科，当时自用中草药敷患处，结果伤处瘀肿非但不消，反而愈包愈肿，以致伤处腐烂臭秽不堪，于八月中旬求天埔治。埔见此症甚感棘手，沉思片刻，觉得此坏症不用洗药恐腐臭难除，于是便新拟一法，以药水泡手，至一天半两夜时，其手掌肿势已消去一半，腐臭减去大半。继泡数日，腐臭全除，渐渐新生皮肉。此时患儿祖父陈回春已年届七旬，携厚礼专程去开邑天埔致谢，并当即礼拜，恳求天埔指示一二（赐教），埔云："其肿因错榫而起，非毒肿也。榫错者，接逗还原，不药肿自消。其孙伤处只因未曾将错榫接逗还原如旧，强用药敷消肿则是弄巧成拙，焉有不变成坏症哉？"

从上述几则临证实案可以看出，桑氏正骨第五世桑天埔临证经验之丰富，施术技法之娴熟，实为后世景仰。桑氏正骨术自入川至今，其传承已逾 300 年，术传甚广，门徒众多，影响深远。笔者团队近年正着手对其历代抄本和口碑资料加紧整理，其桑氏正骨专辑将择期正式公开出版面世，以飨广大读者朋友。

三、桑氏正骨学术传承

从民间口碑资料及抄本记载看，桑氏正骨术的传承较为特别，不同的历史时期有不同的传承方式，归纳起来可分为"内传"和"外传"。而内传又坚持两种原则，一是传内不传外，二是传女不传男。"传内不传外"，是指限于本族嫡传，此种传承方式主要表现在第五世之前。据可征线索资料排序，其族内相传至少可明确列出十至十一代：桑孝知为祖师，桑立三为第二世，桑家和及夫人为第三代，第四代以桑紫卿为代表，第五世以桑天埔为代表，第六世除天埔三子（祚全、祚隆、祚觐）外，尚有堂侄桑祚沛、桑祚烈、桑祚庞、桑祚映等，第七世有桑海槎、桑贤美、桑贤菊、桑贤楣、桑贤蓉及祚隆之婿邓文梁等，第八代有桑良燕、桑良金、桑开泉及夫人蒋氏等，第九代以桑茂森、桑茂明、桑茂豪等为代表，第十代以桑子翔、桑建国等为代表。桑氏正骨术的外传是从第五世孙桑天埔开始的，天埔一改祖上传内不传外的传承方式，将祖传正骨在外姓人中广为传播。据抄本载，天埔在清光绪三十三年（1907，时年 74 岁）时将其数十年所传之门人一一列目志之，其中文生有文之品、文筠、文化工、文化琛、王佐才、程本荣等，武生有万鹏程、文辅臣、文之荣、易秉厚、万殿魁等，除此之外，还有万邑的万庆之、易坤山，新宁（即今达州开江）的陈代哲等。从此，桑氏正骨术便在族内族外代代相传，历时逾 300 年，其门徒遍及当时四川的开邑、云邑、万邑、达州以及湖北的宜昌、东湖等省市县区，据传达数百人之众，为长江三峡地区中医正骨术的学术传承做出了贡献，为后来川东骨科的形成和发展起到了很好的奠基作用，特别是对万州区中医骨科医院的建立功不可没。所称"传女不传男"，从传承情况看，当是"传媳不传婿"。据相关口碑及有限文字资料记载，其传女不传男之传承方式以第三世为代表。桑氏第三世传人桑家及其夫人张氏法高对桑氏正骨术的传承发挥了承上启下作用，特别是张氏被后世称之为正骨水法术之水师祖婆（世称水师老娘），由于她生前医术精湛，活人无算，去世后葬于开邑善字山生机湾，人们为纪念她，至今她的墓前仍香火不断。受张氏的影响，桑氏正骨术传人中女性便不乏其人，诸如桑贤美、桑贤菊、桑贤楣、桑贤蓉等，她们分别行医于开邑、云邑、万邑等县区，因术精活人甚众，至今被人们广为传颂，成为川东片区女性的骄傲。

桑安宁
（1730—1798）

原名正，字立三，四川省开邑善字山人。

安宁公以行医为业，一生医治了不少患者，效验卓著，名声显赫，远近推仰。在开县医界曾有"冯内科"（即冯登庸精于中医内科）"桑外科"（即善字山桑姓世代擅长伤科正骨）之说。

桑氏正骨在川传承迄今已逾 300 年，术传十余代，后学者达 300 余人，遍及万县、开江、陕西、湖北等地。安宁公在世时曾制有"传内不传外，传女不传男"之授徒箴训戒规，并写在自著《正骨心法》一书卷首。后辈尊其遗训达 100 余年之久，故门人后学不多，屈指可数。

安宁公将长期医治伤科的丰富临床经验著成《正骨心法》一书，并视其为祖传家珍，秘不外传。书中所载"十法""3 步骤"均是治疗伤科的要诀，至今仍为同道者所采用。"十法"，即按、摩、擦、揉、端、搓、提、抖、捏、拿是也。"三步骤"，即屈伸关节、松弛肌肉、消除痉挛、减轻疼痛；行气活血、舒筋活络、通利关节；整复对位脱臼关节，吻合骨折断端，敷药固定。书中还明确写道："正骨施术按'循序渐进、手法灵巧、用药得宜、内外同治、标本兼治'的原则操作，切不可疏忽大意，方可收异曲同工之效。"由于该书言简意赅，内容丰富，列症详尽，论治精辟，选方奇妙，用药灵便，颇为适用，故至今尚有抄本流传于世。

由于"桑氏正骨"源远流长，历史悠久，名贤辈出，术验俱丰的高手代不乏人，活人甚多，故而深受世人仰慕和同道推崇。桑氏数代虽为正骨名医，但从不以名医自居，始终坚持行医之人志在活人，济悯贫苦为本之善念。凡三教九流，贩夫走卒，童叟妇孺，贫家小户皆一视同仁，药施无二。桑氏济世活人的高尚风范，深受世人感激和爱戴，亦是现时同道者们学习的典范。

桑国吉
（1805—1864）

字芝，号紫卿，四川省开邑浦里善字山生机湾人。

国吉得其父桑家及其母张法高真传，著手成春。他终年施丹、膏药供饮食，从不受谢，名声大振。道光年间，开邑县令舒宾梧欣慕桑氏骨伤科，赠诗桑紫卿："口碑籍籍川东路，济美贤声直到今。"万州书院山长（院长）陈绪庵赠诗云："世泽历年均远被，生民愁痛一肩担。"他著有《接骨纪略规条》（即《正骨心法》第二稿），清同治丙寅年（1866）万州书院儒学（教官）范泰衡曾为之作序云："开邑桑君接骨神术，自护国先生迄紫卿、培之历五世矣，新（开江古称新宁）、开、梁、万各州县求医者踵门无虚日，桑君愈不受谢，并药饵饮食之数十年，全活以数万计。"并书联："有德积百年，元气后语良。"为了往来接应，紫卿与弟国有（主持家务）商议定置公业以垂久远。后置铁桥半边街田产三十石，名曰"膏药田"，专门施膏药、丹药之用。遗憾的是，原《正骨心法》和《接骨纪略规条》在土匪焚烧广宝寨时被焚毁。

桑天埴
（1834—1907）

字培元，号培之，又号保丞，又字赞元，四川省开邑浦里善字山生机湾人。

天埴从小得其父国吉真传，以正骨济世六十年，誉满川东。长住开县城和万县城杨柳咀。他在清同治甲子年（1864）遵从父紫卿公命，续撰《正骨法门》第三稿（亦即流传至今的《正骨心法》原始依据，世称家传秘诀）。其特点首重医德，"视人疾若己疾，且治人疾每忘己疾"；技术独特，从头到脚各个骨头、各个关节损伤，受病根源、手法、验方、禁忌一一论述；将诊断与治疗相结合，手法与固定相结合，固定与锻炼相结合，手法与药物相结合，药物外敷与内服相结合；因人而异，因病而异，药方独特，"是法俱灵，无方不效"；并附医案，通俗易懂，便于学习，被历代门徒竞相传抄。传抄本所记载的桑氏家族医治骨伤病的技术极为精妙独特，集中体现在手法与药物相结合、外敷与内服相结合两方面，完完整整承袭了家传"十法""三步骤"的伤科治疗要诀，指出："正骨施术，当循序渐进，手法灵巧，用药得宜，内外同治，标本兼治，切不可疏忽大意。"在药物选择方面，桑氏祖传有玉竹强筋汤、加味益气汤等方。玉竹强筋汤又名"固榫汤"，药用玉竹、白术、白茯苓、当归、黄芪、天麻、巴戟天、骨碎补、桂枝尖、炙甘草、糯米。加味益气汤，药用蜜黄芪、蜜党参、焦贡术、当归、酒竹柴、酒升麻、骨碎补、毛化红、炙甘草、煨姜、大枣。所用药方至今仍为临床传承运用，其在五世之前均被视为秘不外传之神剂。天埴是使桑氏正骨术广为外传、扩大是术受益面的第一人。

据抄本载，天埴在光绪三十三年（1907，时年已是 74 岁）时，其门生列名在册的有：万邑易坤山、万鹏程、万殿魁、万庆之、万聘三、万献之、万肇之、万镒瑾，开邑黄廷楷、袁少白、文之品、文辅成、文之荣、文筠、文化工、文化琛、程本荣；湖北宜昌府东湖县罗仲森、东乡戴华级；新宁（开江）陈代哲、易渊泇、李方本、黄化成、黄受庵。内传有：其侄桑祚沛，子桑祚全、桑祚隆（1865—？）、桑祚觐（1880—？）。这批人遍及川东各州县及湖北西北部，并成为各地骨科名医及传道授业的祖师爷。万县中医院谭升初之子显宇老医生是由万县万家坝万庆之家传出，而万氏正骨术又是源自桑赞元的《正骨心法》。从此桑氏正骨术便在族内族外代代相传，为后来川东骨科（特别是万州区骨科医院）的形成和发展起到了很好的奠基作用。

桑祚烈
（1879—1936）

号薛堂，四川省开邑浦里善字山生机湾人。

祚烈精武功，除大拇指外其他八指一样粗，一样长，曾在万县高笋塘摆过擂台，曾到西藏和藏医交流经验，手法别致，寓治疗手术于闲谈笑语之中。在万县月亮石行医多年，时有云阳县人张某父子因病双目失明，极为凄苦，经薛堂先生救治，用药50余剂，奏效全可。薛堂先生承循祖风，从祖业中抽出15亩田地产专种药材，配制防暑、祛瘟救急应用等药，每逢赶集、庙会之期广为散发，不取分文。然而，薛堂先生在1873年被军阀杀害，致使桑氏正骨术的传承蒙受巨大损失。生前授徒桑贤美（桑祚烈之女）、桑海涛、罗道之等人。

万遥仙
（1884—1964）

四川省万县高粱乡万家坝人。

其父万景培，习武、学文、善书画，后从开县世传正骨名医桑氏学习正骨，医术精良。遥仙10岁开始跟随父亲学习正骨术，长大成人后，长期在自己家里设馆教私塾，有病人来就给病人治病。他在继承家传医技的基础上，有所创造，有所改进，如他采用竹块、纸、布和棉花等创制软硬程度不同、形状各异的大小夹具，使用时因病而异，尽量减少使用夹具的副作用。由于他潜心钻研，医术日进。凡人体各部位骨折、脱臼、扭伤、跌损，他都靠观察触摸，就能做出准确诊断，采用最恰当的手法（间或辅以药物治疗），在较短期间内治愈。一般医生感到棘手的开放性骨折，他更有独到的手法，疗效令人惊叹。他治疗的病人，一般骨折1个月左右可拆除夹具，恢复功能，3个月左右即可痊愈，而且方法简便，病人痛苦较少。他在晚年体力较差的情况下，即使没有助手，由于技艺娴熟，亦能选择最省力的部位进行手术，以"四两拨千斤"的巧妙手法，处理好一些疑难复杂的病症。因此，万县城乡百姓常说："接骨逗榫，找滴水河万先生。"

先生继承祖业薄有田产，又兼自己教私塾，不靠行医为生，只图济世活人。先生解放前从医数十年，仍像其父亲一样，凡是求诊者一概热情接待，不管伤轻伤重，手术繁简，使用药物夹具多少，勿论贫富，概不收费，且设有客房，供远来者留宿。为了减少病人的痛苦，素来早来早诊，晚来晚诊，深受群众欢迎。当时先生在万县地区医名极高，达到了"名闻遐迩，有口皆碑"的程度。

解放后，遥仙继续行医。1957年，他系统地总结了行医数十年的经验，写成了《正骨心法》一书。他将自己的正骨医术归纳为四字纲，即"开移逗实"，二十八字手法，即"伸坐踩闭抬抖担，屈捏拍拨摇揉搬，推掇轮按投捌抱，擒拿接提扯摸探"。1959年，他重新整理后，更名《正骨经验》，送省展览得到好评。同年他调到万县人民医院工作，1961年又调到万县地区人民医院工作。万遥仙先后举办过五期正骨训练班，培养了60余名中医正骨医务人员。

先生对他的子女要求甚严，凡男孩从七八岁起，一律要求边读书边跟他习医，无事时看他给人治病或当助手，所以他的几个儿子长大以后，虽各有专业，但都会一些正骨手法。长子万泽光（1981年病逝），三子万泽宾以及跟他学医的外侄谭显宇等均为万县市颇具影响力的正骨医生。孙辈万本生、万本威、万本洪、谭宗贤、谭宗五等，均能独立进行正骨手术，特别是万泽宾每日应诊者近百人，成为万县市中医骨科骨干。

遥仙先生毕生行医六十余年，诊治十余万病人。他的高尚医德和精湛医术，至今为人民称颂。

谭显宇
（1914—1998）

四川省万县高梁区五梁乡人。

谭 12 岁师从川东正骨名医万遥仙学习中医骨科，19 岁时能独立行医。1949 年，谭在万县二马路"益安"中药铺挂牌诊病。由于他骨科诊疗技术熟练，日诊患者百余人，故而"益安正骨"由此扬名。1956~1962 年，先后调万县市人民医院、万县市西城人民医院、二马路联合诊所从事骨科临床，1980年退休后继续留用于万县市中医院，其间曾为万县市政协委员和市人大代表。

谭在几十年的正骨科生涯中，不但发扬光大了老师的正骨手法和治疗秘诀，自己还总结出了独特的"正骨十六字法"。

附：开州桑氏正骨流派传承脉络图（部分）

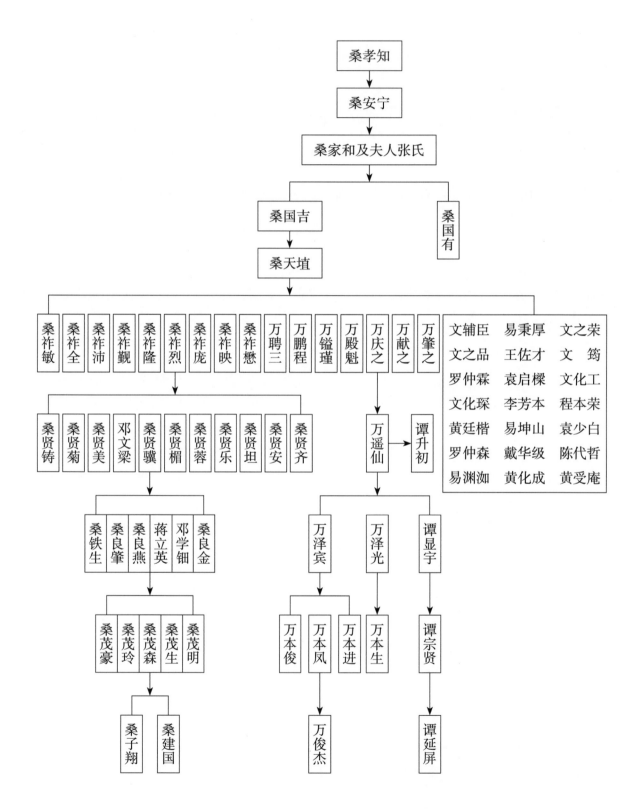

（陈代斌　周雪峰　黄玉静　边晓静　田红兵）

下篇

三峡医派学术萃精

第一章 医论医话

　　医论，就这一语词的本意而言，显然是指医者个人公之于世的学术观点、见解之专门论述。而医话与医论相较，其撰写形式、行文结构更为灵活，所涉及的内容较为广泛，所表达的方式也更为直白，有述理、论病、议法、言方、谈药或叙事、杂记等等。这类书籍也很多，诸如《祝谌予医论医话》《石志超医论医话》《医学衷中参西录》《止园医话》《冷庐医话》。追溯长江三峡地区名医留给后学的医论医话类著述有：清代王文选《存存汇集》三种，《医学全集书》六种，刘以仁《医学纲目》三卷，《脉法条辨》一卷，温存厚《温病浅说》以及近现代冉雪峰《温病鼠疫合篇》《霍乱与痧症治要》《八法效方举要》《麻疹问题之商榷》，刘云鹏《妇科医案医话》，龚去非《医笔谈》，李寿彭《杏林一叶》，郑家本的《诊余漫笔》等。

　　学习、整理、研究名医名家留给我们的宝贵财富——医论医话资料正是当下党和国家领导人指示的"传承精华，守正创新"重要内容之一，且意义重大、影响深远。诸如20世纪30年代初期冉雪峰、李重人二人分别在《医界春秋》杂志发表自己对弘扬国医的学术观点，冉雪峰在《国医整理之我见》一文中提出"六气废则国医亡"的学术见解，该见解后来被《中国医学通史》近代卷之二摘要收录；李重人刊发的《从整理国医说到纠正病名》一文堪称开中医病名统一之先河，随即《医界春秋》辟专号连续刊发有关中医病名统一的大讨论，当时恽铁樵对统一中医病名提出了六点中肯意见和建议，最后在全国达成共识。长江三峡地区两位名医的远虑卓识，当年即在全国学界产生巨大轰动效应。

　　本章所选八位名医二十五篇医论医话，篇篇都有精妙之言，读来让人颇受启发。如熊济川、龚去非均为冉雪峰在汉口时门徒，而李寿彭又是龚去非弟子，属冉派再传之传人，他们均为全国名医，真乃名师出高徒。李重人、郑惠伯皆为郑氏医派同门，有口皆碑之良医。王文选、温存厚、汪古珊均系长江三峡地区清代中晚期久负盛名的医家，王文选还是慈禧太后赐予银牌、钦加六品衔龙章宠锡的著名中医，他的"问诊法""看病歌"语言简洁，表述清晰，使人易学易懂易用。所以，系统整理中国医药学术传承的重要载体之一——名医的医论医括是发展中医药的重要工作。

国医即是科学

冉雪峰

编按：去年秋季，汇东与张君丹樵主办华中国医专科学校时，冉君几次莅校作学术演讲，拟出校刊公布讲词，中因湖北国医分馆为学校整理便利而资统一，令饬与湖北医校合并，是以华中校刊未能发行。兹因冉君讲词颇合改进医药之道，特公布本刊以供负责改进医药者，以资采择。

今日贵校邀雪峰作学术演讲，雪峰铁血余生，脑衰健忘，又为环境关系，终日劳劳，无福读书，愧无渊懿精确学理可以贡献。但滥竽医界垂三十年，所学何事，岂能概诿不知，所以不得不竭其千虑一得，数陈于诸君之前。方今我国医界同人，无不知圆医非改进不足以图存。问何以改进？则曰科学化。究之科学是什么东西？国医自身境谊如何？科学化如何化法？科学化后，具如何愿望？有如何功能？愿与诸君一研究之。

国医即是科学，将来国医昌明不唯科学化而且化科学。考科学语源出自拉丁，为求知学问的意思，科学家自己解释，有作人类精确知识的，有作实在为人类行动上永远适用的，有作有系统、有组织、实验有效的。其基础为假定，有了假定，然后推演其理性，归纳成方法，其历史则自哲学分出。当十九世纪，其初各学问皆称哲学，及各部分之哲学。研究愈繁，始得独立专门之名称。如物理之哲学称曰物理学，天体之哲学称曰天文学，与科学名目始分。其近年趋势，自实验成绩言之则放射能也，阴极线也，运河线也，栾琴线也。电子与物质之分离也，真空中之能之配布也，磁场中之斯柏克特览线之分剖也，能质中之地球运动之无影响也。凡此种种，皆足以推倒过去思想之旧基，启发未来研究之新径。大要由质的进于能的，由机械的进于电磁的。要之自然科学所构成概念之体系，不能认为实在之模写。能与电无从经验，我人所经验者，不过电磁作用而已。综上以观，亦可知科学意义、性质、方法、历史及近年趋势大凡矣。

国医发明在四五千年前，《内经》究人与天地所以共同生，为天人合一之学，本草详察物质性能，开理化先河，不宁唯医，在世界学术历史上，亦应占重要光荣的一页。俞跗搦木为脑，芷草为躯，吹窍定脑，死者复生。华佗醉以麻沸散，传以神膏，刳割胸腹，浣涤肠胃，不唯与西医相似，且超越西医，惜环境不良，未与较高优学术相遇，数千年来毫无进步，做了一个顽固迷信的大梦。又因政教不良关系，不进化而反退化，凌夷至于今。若存若亡，方今西方科学崛兴，突破学术阵线，咄咄逼人，我国国势孱弱，横遭外侮，事事落后，在医学讵能逃整个趋势公例。究之学术真理，自在天壤，既有不可磨灭价值，即有不可磨灭表现。现在日本大学已添汉医讲座，欧美药厂多列中国药物，是其明征。西医讲质的近于机械的，国医讲生的并讲生生的，故能治西医所不能治之病。虽哲学科学，各各背影不同，其学术基本、治验效能，固不在西医下，倘将真正精蕴，光大发扬，其境谊不尤优越欤。今之讲国医改进者，莫不曰用科学方法整理，不知科学各科有各科的理性，即各科有各科的方法，故科学有普通方法，又有特殊方法，医科不同他科，岂能以人为机械，强而同之。况科学原理，不尽适于医学。医学即利用科学，亦有不能彻底者。如西医诬国医为空玄，则亦自认当铲除此等障碍，西医斥国医仅方药有效，则亦自认当从此实际建设，矮人观场，随人说妍媸，似此盲从科学，盲从西医，什么科学化，真如田桐所谓死狗化，化猪化了。国医服务社会，有四五千年永久有效之历史，四万万人口冠全球优美之成绩，如生理学、病理学、诊断学、药物学、处方学以及妇人、小儿、针灸专门各科学，均系统井然，有系统、有组织，实验永久有效，是国医全合科学条件，即是科学。尚何须牵就他科，而曰科学化，是"科学化"三字，甚而言之，在学理事实上，实成一个不通的名词。所以须知不盲从科学，而后可利用科学。科学不能无假定，六气即国医学科假定之一个，其以六项理性，说明自然界现象，为东方四五千年前最古之宇宙观。彼曰氢气、氧气、氮气、炭气及水蒸各气，此曰风气、寒气、火气、燥气、湿气、热气，均是认识自然，均是学者研究构成的概念，不过名词不同。科学院石原纯氏云，物理对象除开通常物质外，须将辐射能也包含进去。盖辐射能中有光、热、电磁波及万有引力的波动等项，和物质一样，都是具有质量的东西。是国医六气，亦是具有质量的东西，正好用最新科学原理方法，析其成分，定其量数，于特殊方面，求出普泛的，又于普泛的、表现特殊的，从学术根本上科学化，余自迎刃而解，无事枝枝节节。其次则名词化科学，科学以普泛为最要条件，国医所以为人诟病者，正系名词不普泛，一谈阴阳气化，则外人嗤为玄学，鄙为神话，其实科学亦常用阴阳等字样，如两物相摩擦，在上者为阳电，在下者为阴电，在彼方为阳电，则在此方为阴电，物理前以原子为中心，现以电子为中心，电子有所谓阳离子、阴离子，其论细胞核子内部，二端似二极，中间似磁场，真好像磁石力支配铁屑图样相同，那传性质就取在这磁场的赤道上，随着这场内的力量，渐渐把全部质量，平均分成二份，一份走向阳极，一份走向阴极，凡此皆曰阴曰阳。何以在彼则为最新颖最神奇的新学说，在我则为空虚玄诞不祥的怪物。无他，普泛与不普泛而已，故整理国医，当以国医精确学理为骨子，以科学普泛名词为表面，内顾自身，外察环境，综核名实，认清本末，权衡轻重，国医的改进，庶有豸乎？

国医改进，如依上所述，从学术根本上打穿，名词取普泛世界大同，整齐迈进，必有惊人的效率，短期间即可蔚成第三医学，贡献世界。盖国医此时改进，可借西医为过渡，西医百余年来，所得科学宝贝，三五年即可转移于国医，思维经济，莫逾于此。西医飞突侵落，固为国医大敌。要亦可视为反面促助最力之良友，反之国医亦可将古人绞脑汁，滤心血，数千年阅历经验所遗下来的精蕴，及整理新开发现的宝藏，公之世界，一听西医之吸收。再进一步言，国医此时改进，利用科学，将来东方文化与西方文化融会，必有异样光芒放出。各项科学，或反受其震撼，如生物学，初为枯寂学科，因产生社会学，各项科学多受牵动，譬之伦敦三岛，伸其力于非澳诸洲，成学术奇异之观。又如罗伦彻等之电子论，爱因斯坦之相对律，蒲朗克等之量子说，始为科学家所惊异，所梦想不到，结果牵动各项科学，定律亦多推翻，即以医学论，如占那创牛痘，哈麦为明血液循环，厥初无人不曰为怪诞，至今无人不奉为金科玉律。法律种痘且定为专条，即学术变更法律，医科牵动他科之先例，故将来国医昌明不唯科学化，而且化科学。其新表现亦当使世界惊异，梦想不到。如李临淮代郭汾阳军，旌旗壁垒变色，至此国医改进的责任方告一结束。予老矣，万山仰止，景行行止，虽不能至，心向往之。诸君年富力强，将来造就，未可限量，吾道非异人任，有为者亦若是，是则所企盼祈祷不置者已。

（汇东按）冉雪峰先生，医精中外，学富古今，曾于前民国十二年举办湖北中医专门学校，以科学发皇中国医学，一时人文蔚起，其才名早已飞腾海内，无奈时局变迁，以致初衷未遂，而中医前途，顿失极大保障。演至于今，我国医药，几有不可保存之趋势，先生虽年逾五旬，其医学之深造，有与长足进展之科学。及白驹过隙之岁月，同一突飞猛进。去岁十一月十日，莅华中作课外演讲。大意约分四段：（一）说明科学实在内容及以前历史与近今趋势；（二）说明国医自身境谊，并解说数千年来退化衰落的原因；（三）科学化如何化法？不盲从西医，亦不盲从科学，须从科学根本上，打穿最新科学原理方法上着力；（四）科学化后蔚成第三医学，贡献世界。不唯西医受其震撼，即各项科学亦将旌旗变色，改进责任，方告一结束。通观发挥以上伟论，洵由办学经验，学问精深得来，其一字一珠，一言一法，足为国医改进之良好渠范，特付诸本刊，以作整理国医之助云。

（据《湖北医药月刊》1935 年第 3 期资料整理）

对《内经·金匮真言论》的认识

冉雪峰

世界各国莫不各有文化真精神，以为立国要素。欧洲文化精神在科学，故各项学问无不以算学、理化学为基本。我国文化精神在理学，故各项学问无不以阴阳气化为指归。独是讲阴阳气化有数弊，一失之空，一失之凿，空则无下手功夫，凿则少神化作用。一部《黄帝内经》，上穷天纪，下极地理，中合人事，虽详脏腑经络形质，却处处仍在气化上斡旋，奥义微言，散见各篇，无一非上帝之所贵，金匮之所珍藏，然他处虽详阴阳所合、所通、所变、所化、所加、所临、所并、所隔，究为浑论阴阳，而此则剖析阳中之阴，阴中之阳，阳中之阳，阴中之阴，抉出阴阳真髓。且天文学、地舆学、音学、数学、动物学、植物学以及生理学、病理学、诊断学，无不推阐尽致，而仍归阴阳神化收受之一途。此等真谛、真理、真道，自当珍而重之曰真言，深深藏之金匮，张氏集注释为此篇论经脉之道，乃上帝所贵，藏之心意，非其人勿教，非其真勿授，故为真言。不知《经络论》《经脉别论》《脉要精微论》乃专论经脉之篇，此篇虽有"经脉"二字，并非是论经脉之文，经文俱在，岂可或诬，盖此篇精蕴。以广义言为我国文化从出之大本，以狭义言为我辈医理从出之大源，标题曰《金匮真言论》有旨哉！有旨哉！试即经文而抽释之。黄帝问曰：天有八风，经有五风，何谓？岐伯对曰：八风发邪以为经风，触五脏，邪气发病，所谓得四时之胜者，此言克我者为贼邪也。春胜长夏，长夏胜冬，冬胜夏，夏胜秋，秋胜春，所谓得四时之胜也。此言我克者为微邪也，然不唯克我者病，我所克者病，而四时之本气亦能自为病，故下文又云东风生于春，病在肝，俞在颈项；南风生于夏，病在心，俞在胸胁；西风生于秋，病在肺，俞在肩背；北风生于冬，病在肾，俞在腰股；中央为土，病在脾，俞在脊。此言四时自为病，各在所属之脏及各脏经俞所属之部位也。自此以下六节，均承上文而言，六故字蝉联而下，鞭辟入里，向来注家于章节均欠体会，兹再分而释之，故春气者病在头，夏气者病在脏，秋气者病在肩背，冬气者病在四肢，此伸言经俞各部分之为病也，故春善病鼽衄，仲夏善病胸胁，长夏善病洞泄寒中，秋善病风疟，冬善病痹厥，此即经俞部分各病。再进一层，胪举病名也。故冬不按蹻，春不鼽衄，春不病颈项，仲夏不病胸胁，长夏不病洞泄寒中，秋不病风疟，冬不病痹，厥泄而汗出也。夫精者身之本也，故脏于精者，春不病温，夏暑汗不出者，秋成风疟，此平人脉法也。上言天气可病人，此言人能积精自刚，积气自强，人定亦可胜天，不仅论脉法已也，故曰阴中有阴，阳中有阳。平旦至日中，天之阳，阳中之阳也。日中至黄昏，天之阳，阳中之阴也，合夜至鸡鸣，天之阴，阴中之阴也。鸡鸣至平旦，天之阴，阴中之阳也，此言天之阴阳。举一日之易见者以为例也。故人亦应之。夫言人之阴阳，则外为阳，内为阴；言人身之阴阳，则背为阳，腹为阴；言人身之脏腑中阴阳，则脏者为阴，腑者为阳，心肝脾肺肾五脏皆为阴，胆胃大小肠膀胱三焦六腑皆为阳。所以欲知阴中之阴，阳中之阳者，何也？为冬病在阴，夏病在阳，春病在阴，秋病在阳，皆视其所在，为施针石也。此言人之阴阳也，并抉出所以欲知阴阳之故，在字当着眼，故背为阳，阳中之阳，心也；背为阳，阳中之阴，肺也；腹为阴，阴中之阴，肾也；腹为阴，阴中之阳，肝也；腹为阴，阴中之至阴，脾也。此皆阴阳表里，内外雌雄，相输应也，故以应天之阴阳也，此即人身阴阳更进一层说法，合观六节，以人之阴阳，合天之阴阳。何者为阴，何者为阳，何者为阳中阴，何者为阴中阳，何者为阳中阳,何者为阴中阴,说踏实则踏实到极点,说活泼则活泼到极点,圣人之示人意深切矣,后章复即五脏四肘,以明阴阳收受,并指出入通何处,从何窍入,既入之后,藏于何所,且声色臭味,有形无形,有质无质,天下万事万物,无非阴阳生化,无不与天合,即无不与人合,试再即经文而类释之。在天成象,阴阳之凝结者为星,上为岁星,上为荧惑星,上为镇星,上为太白星,上为辰星,此天文学之滥觞也。在地成形,阴阳之昭著者为色。东方色青,南方色赤,中方色黄,西方色白,北方色黑,此地舆学之滥觞也。阴阳之气,流行搏击者为音,其音角,其音徵,其音宫,其音商,其音羽,此音学之滥觞也。阴阳之生化着于物,则有动物、植物,其畜鸡,其畜羊,其畜牛,其畜马,其畜彘,此动物学之滥觞也。其谷麦,其谷黍,其谷稷,其谷稻,其谷豆,此植物学之滥觞也。阴阳之偏变,发于人则为病,病发惊骇,病在五脏,病在舌本,病在肩,病在溪,此病理学之滥觞也。是以春气在头,是以知病之在脉,是以知病之在肉,是以知病之在皮毛,是以知病之在骨,此诊断学之滥觞也。总之,极天下之至颐,其要归于阴阳所生所变所化。一本万殊,万殊仍归一本,明此而天地同德,万物同体矣,岂持于医事为真言乎哉?合观通篇,上篇借风气以发天人之覆,而逆从四时,分别脏腑,辨列阴阳,一层紧一层,直穷到底,后篇直抉阴阳收受,而天下万事万物悉纳于中,能尽人之性,则能尽物之性,能尽物之性,则可以参赞天地化育,已做到圣神功化之极了。性与天道,不可得闻,纯在学者自己体认。经曰:藏之心意,合心于精。又曰:非其人勿教,非其真勿授,愿与同人共勉之。

（据《中西医学杂志》1921 年第 3 期资料整理）

国医整理之我见

冉雪峰

国医之整理，非为国医也，为世界医也，非救济国医也，救济世界医也。何以言之？西医是自命世界医者，而拘拘形质，以人为机械的，违反自然，故须国医学理救济。予为此言，知阅者尚不明了，西医最欺人之口头禅，莫过我为科学的一语。试先以科学论，精神现象不能离物质而存在，此科学家之言也。物质不生不灭，恒常不变，认为自然观之实体，此科学家之事也。然自放射能之研究发达以来，由实验的事实，知元素日趋于崩坏，物质之非实体，殆无疑义。即挽近电磁现代力学继兴，而能为实体之价值。有加无减，向之科学家，不能不转认物质实体观之逊色，此科学由质的进于能的之趋势也。夫自然科学之对象，为宇宙无生命之事物，尚不能拘拘于形质的，况医学以有生命之人体为对象，可拘拘于形质的乎？近年科学进步，西医亦进步，科学进步愈速，疑窦愈大，西医亦进步愈速，疑窦愈大，如穷及内分泌，而内分泌终不可分析，穷及原生质，而原生质终不可化验。凡此皆足改换过去思想之旧基，启发未来研究之新径。由形质的渐渐深入气化的。然限于科学方式，除化验分析外，不能越雷池一步。虽有深心，莫可奈何？此西医有待于国医救济趋势之大彰彰者也。然则国医将以何者救济乎？国医为天人合一之学，所极深研稽者，人与天地所以共同生，活泼泼的，其治病也，亦由正识邪，正气如是出入，邪气亦如是出入，亦活泼泼的，不似西医以人为机械的，故能治西医所不能治之病，其以六气说明自然界现象，为东方四五千年最古老之宇宙观。其六气标本，具科学之因果性；其六气加临，具科学之演绎法；其六气统百病，具科学之归纳法；其六气源于二气，二气只是一气，具科学之单纯性。或谓六气涉于虚渺，不能化验，不合科学。曰不然。科学既由质而进于能的，已如上述，则医学由形体的而进于气化的，乃理之当然。且准化验方式言，亦无不可。现代科学大家石原纯氏云，物理的对象，除开通常的物质外，须将辐射能也包含进去。盖辐射能中有光热电磁波及万有引力的动波等项，和物质一样，都是具有质量的东西，由此观之，是以国医的六气正合最新的科学，正好用最新的科学光、热、电磁及万有引力动波等方法原理说明，析其成分，定其量数，于特殊里面求出普泛的，又以普泛的、表现特殊的造成第三特殊医学，以贡献于世界。如此方是从学理根本上解决，方为整理，方为达整理的目的。然则上项仅言六气，不言五运何也？曰五运乃说明六气，以原理出于河洛理数。古人见得六气深邃幽远，恐后人误解，故以在天成象，在地成形立法。由气化的而进于实质的，于此不能不服古人致力之深，思想之透，是五运原有保存之可能性。而予之主张，则拟将五运废弃，专从六气方面建设。理由有三：按科学原理，假定之上不可再设假定，六气为假定，五运说明六气，为假定中之假定，且以五运说明，何如以近今科学说明，此可废者一；科学原则以普泛为目的，五运理解，半落后天痕迹，在哲理为下乘，在科学为粗疏，征之近日环境，实不普泛，今整理当以世界医为归宿，当力求普泛，此可废者二；五运废弃，在诊断上、病理上、方药上，不免失去简捷方法，然并无大碍，如仲景书中，除后人伪托附入之《脏腑经络先后病》篇外，余均未一字道及五运，而诊脉、辨证、处方无一不精义入神，此可废者三。总之六气为国医基本学科，五运不过六气之旁枝，六气废则国医亡，五运废则国医并无大损。整理原所以救亡，非既亡而求整理，此项紧要关头，安得不认识清楚？予此项主张，并非混混调和新旧，模棱两可，效予莫无权之执中，乃遵总理遗教，保存东方固有旧文化，吸收欧美最近新文化，若眩于科学之名，慑于西医之威，假装时髦，一味盲从，大标其口号打倒阴阳五行，问其国医所当建设之深层，则茫未有知，但曰方药有效，不知方药有效为果，创出有效方药者为因，西哲谓真知道者。在认识事理之因，今不究其因而仅取其果，舍本逐末，天下各项学理，岂有此办法，此记草药方摇串铃末技者流优为耳，如此尚足为整理国医云乎哉？予在医界，向无学派，所以为此言者，非与人争意气，亦非借此出风头，诚以此次整理国医出自政府各元勋提倡，既当危急存亡之秋，又值千载一时之会，此次整理机会一失，恐无第二次整理之日，故不得不仅已自学问力量，本自己良心主张贡献出来，与邦人君子商榷。知我罪我，在所不计，再有一言为同人告者，改进国医，原当借西医为过渡，用科学为标准，但须知科学不能局定各科为一式，故科学有普通方法，又有特殊方法，是科学之可借助者借助之，可吸收者吸收之。究之根本解决，仍在医学之自身，且我利用西医，非我并入西医，我利用彼之科学，或为我特殊之科学，否则一味盲从，事实上必感困难，学理上必受打击，内顾自身，外察环境，综窍名实，权衡轻重，辨别是非，国医的整理，庶有豸乎？

（据《医界春秋》1931 年第 58 期资料整理）

痘证问题之商榷

冉雪峰

痘为急性传染病之一，孩提不禄，襁负夭折，无中无外，同罹惨殇。自詹纳氏发明牛痘后，此项危险已大减少，然有不及种牛痘而发者，有已种牛痘而仍发者，且既恃有牛痘，以为无事，不深讲求，阻碍学术之进步。一旦痘发，彷徨震惊，无所措手，是非牛痘之误，乃不明牛痘原理，及不讲治痘原理者之因循转误也。鄙人八年前撰温病变象兼及痘证，探源溯微，即有牛痘可以不种之献议。近今欧西学者，亦多有此等主张，愈唱愈高，将成事实，可见人同此心，心同此理，智者所见略同。今岁北京开万国医会，此项重要问题，必为会内议案之一。将来正式解决，必尤有安全超越于牛痘者，为医学界别辟蹊径，我国医学晦盲，此项重要问题，安能妄赘一词。但我既知牛痘非完全安适，而又不能阐扬新理，别求所以安适过牛痘之道，则唯将发痘原理，经过程序及治疗方法汇通剖析，以为实事防卫救济之准备。子舆氏有言，予岂好辩哉？予不得已也，际此新学昌明之时，人为进一步之研究，我未退一步之研究，知我者其唯此论乎，罪我者其唯此论乎。

痘之历史

汉以前无痘之名，故《灵枢》《素问》《八十一难》《伤寒论》《金匮要略》均无言痘者，细释经旨，亦无与痘相似之证，则直断为汉以前无痘可也，或谓马援征交趾，军士染痘，流传内地。然援为东汉初人，仲景为灵桓时人。当东汉末，在援之后，设当时有痘证，杂病论中何以并不叙及，此亦未可深信者也。唯巢氏《病源》书中，有天行豌豆疮之名，其文略谓表虚里实，热毒内盛，攻于脏腑，余气流于肌肉，逐于皮肤毛孔之中，结成此疮。根赤头白则毒轻，色紫黑则毒重，其疮形似豌豆云云。观此句句是痘证的候，巢氏隋人，则隋时有痘已无疑义。唐·孙氏《千金方》有疗人及六畜天行豌豆疮方治牛痘之法，此即滥觞。唐·王氏《外台秘要》亦有天行发疮豌豆泡疮方一十三首。是隋唐时有痘，特痘上有一豌字，不仅名为痘耳。痘之名自宋始，如钱仲阳痘证直指是钱氏偏寒凉，陈氏文中偏温热，均各有发明，二书相激，实以相济。金元四家，刘张朱李，亦均谈痘，张子和尤有独到处。明清以来，作者尤多，有宗钱氏而主清凉者，有宗陈氏而生温补者，有参合两家温凉并用者，自西人牛痘发明传入东亚，而种痘之法废而治痘之法亦废，无能再详言者。

痘之原理

西法以显微细菌的观察，痘泡内含有微生物，传染力最猛烈，然痘之真因尚在未明确时期，我国自有痘书以来，无不以为先天胎毒，其有少数人之不发痘者，则以为逢天赦日所生，迷信如此，岂不笑人，不知果系胎毒，则人人皆胎生，即人人有胎毒，何以有少数人不发，且岭南塞北，均不发痘，岂非父母所生，岂无胎毒乎，此等源头不明，盲人瞎马，何以言痘，何以言治痘。王清任知痘为岁气矣，而唯偏于血分，黄坤载知痘可以汗解矣，而误痘为寒邪，于痘之原理，终未大明。盖痘为内郁勃发，外表搏束，毒邪欲出而不得出，寻行汗孔，鼓搏于皮外肤内，故成痘形，倘内不遏郁成毒，即不为痘，即成毒矣，而外部搏束，气主即泄，亦不为痘。反而观之，是五脏六腑内伏之邪，均能化毒成痘，不仅胎毒一门。风寒燥火湿热六淫外感之邪，亦能遏闭成痘，不仅寒邪一种。小儿发痘，大人不发痘者，小儿元阳未泄，皮毛密致，大人皮毛疏阔也。亦有大人发痘者，必体质强壮，其皮毛密致，与小儿等也。岭南不发痘者，地暖则毛孔不闭，与大人疏阔一例也。塞北不发痘者，北地气候严寒，一则皮毛坚闭，不能透出，二则此项毒菌不能生存，三则地阔人稀、空气鲜洁。前此哈尔滨一带，亦不发痘，自开辟商场，人烟稠密，其发痘与内地等。纪文达曾为诗以纪之，观此而塞北发痘之理可明。汉以前无痘，汉以后有痘之理亦可明，且所以发痘之原理，并可大明矣。

痘之总纲

大抵痘可分三类：一内邪勃发；二外邪遏郁；三内外合邪。外邪为轻，内邪为重，内外合邪，或夹天行疠疫则更重。上工治未病，曲突徙薪，当外邪初感，即如法治之。勿俾久遏成毒，则痘可不发。即内有伏邪，毒已酿成，痘发矣。亦可使内外之邪不合，重者变轻，且可参用牛痘法可泄之。在表在气分者，速达皮毛，在里在血分者，参用近世注射法，注射六百零六等血清药，以解血分之毒，似此即内毒已成，痘亦可以不发，此根本免痘法也。如痘已外发，则须经过程序，委曲斡旋。纯单外邪遏成者，其毒轻，无须责其灌浆，六七日可愈。内发之邪较重，普通须经过十二日、十五日，重者或十八日、二十一日不等。大法发热之时须愈预估现点，现点之时须预估起胀，起胀之时须预估灌浆，灌浆之时须预估结痂，结痂之时须预估余毒变证。毒本宜散而亦可不速散；热本宜除，而不可尽除。皮毛为痘现着成功之地，故时时当求外。脏腑为痘根本运化之区，故着者当顾内，但得出尽则内无毒，但得化尽则外无毒；既出且化，痘之能事毕矣。至若部位不顺，则移之；颜色不顺，则调之；日期不顺，则留之、缓之、催之、促之。移精变气，移气变形，神而明之，存乎其人。

痘之发热

痘证始终以发热为生死关头，点非热不现，胀非热不起，浆非热不灌，痂非热不结，故即开始发热之进退，即可定全体痘证之吉凶。始而不热，毒必不出，继而不热，出必不化，终而不热，化亦必陷，故未至结痂功成之时，而热骤退，则大事去矣。但热宜恰如分际不可不及，亦不可太过。俾热为痘之用，而不为痘之害，斯得之矣。热轻则毒轻，热重则毒重，此即热可征痘之轻重也。初起身壮热，无诸内证，为外遏之痘；初起内热燔炽，身无大热，为内发之痘，此即热可审痘之内外也。初起内外大热，炎炎如焚，岂可再助辛温；初起表里俱虚，微微潮热，岂可妄投清凉，此即热可定痘之治法也。至若毒轻而热反重，毒重而热反轻，或始不热而终热，或始热而终不热，均可于内外虚实四字求之。总之，热乃卫阳升腾，为痘证运化托毒之要素。一有不适，即宜调获，始终均宜保持。西法治痘发热用冷罨法，或贴水囊，致令内陷内攻，失之远矣，故种痘之法，西法较中法为安全，而治痘之法，西法视中法为粗疏，然则是篇之作，又乌可已耶。

痘之现点

现点为痘证运化托毒之基础，全部治疗大纲，均在此期间规划，兹将要点分别类释如下。

（1）日期

现点要在合常期，大约发热三日后，自四日以至六日，陆续出者佳。若发热一二日即出，非热毒内盛，即表气太虚，此危候也。亦有过期不出者，毒邪内攻，尤险中之险。

（2）部位

痘证与伤寒可对着看，伤寒由阳入阴，痘证由阴出阳。现点先着诸阳及肺胃部位者，毒必轻而顺，若现点即着于天庭承浆手足少阴部位，是毒盛根本摇动，如火燎原，不可向迩。若决江河，不由科次，是为逆。

（3）颜色

色者神之旗，痘最重看色。初出色白与肉无异，此大虚也；初出色赤，连皮通红，不分颗粒，此大实也。又有初起即色黑色青者，毒邪煎熬，血液败坏，尤险中之险。大约初起颜色红活滑润，根绽紧束，又苍老结实为顺。

（4）多少

多者毒重，少者毒轻，此言其常也。亦有少而毒重者，必有其他项异征。亦有多而毒轻者，必无他项逆证。至若密如针头，如蚕种，如蛇皮，如麸，如瘩，如疹，均为险证。

（5）速迟

缓缓续出者为顺，若毒邪冲逼，不循经路，斩关破壁，一起拥出，立锥无地，祸至会日，然犹显见者也。亦有起浆后仍出、结痂后仍出者，多一层变象，即当多一层斡旋。以上数端，不过举其大略，若乃贼痘、疔痘、血痘、漏痘、蛀痘、石臼痘、天空痘、鬼捏痘，以及锁口、托颐、抱鼻、锁喉、穿腹、贯胸，或未出而消之，或初出而移之、剔之、破之、烧之。若仅恃牛痘，则此项逆证，发现尤莘免矣。

痘之起胀

痘毒全赖卫气鼓荡运化而出。起胀者，卫气鼓荡运化之昭著也。初现点为红色，起胀时卫气破围而出，渐变白色，气水是一物，故初胀又为清水，痘胀一分即毒出一分，欠一分即毒留一分，故现点虽顺，而胀不起，危险立见，大抵痘之起胀不起胀，有数关系。气专直则充满，气分析则薄弱，故稀则易起胀，密则难起胀，气聚痘中则升腾，气散痘外则弥漫，故肤不肿则易起胀，肤先肿则难起胀，外气通里气通，里气通则外气通，故肌表松则易起胀，肌表闭则难起胀，内毒化则易起胀，内毒结则难起胀。亦有起胀而仍凶险者，或血聚而痘顶深红，或气散而痘脚淡白，或遍身连续成大疱，或四围攒簇如小粟，或方起而唇有黄浆，或既起而顶生黑眼，或暗而不明，散而不圆，紫而不鲜，焦而不润，淡而无血，薄而不坚，种种均是危候。且起胀以前宜清凉，起胀以后宜温补，为痘证前后之枢纽，生死之关键。出齐后三日，煞是要紧，学者可勿深辨欤。

痘之灌浆

起胀灌浆，均在上八九日至十日期间。起胀是气化水，灌浆是血化脓，血以载毒，气以托毒，痘由阴而阳，由血而气，故灌浆为痘证全篇扼要正文。有起胀根脚带浆者，有随起胀即随灌浆者，有起胀齐始灌浆者。圆满光泽，苍蜡坚实，外明中暗，顶高根束，初如葡萄色，继如黄蜡色，根下红晕渐渐收，粒中黄浆充实，此顺候也。若起胀而不灌浆，毒虽出而未化，非扰攘于皮肤之间，即倒流于脏腑之内，干滞无脓，抓破无皮，喘急、暗哑、痰鸣诸逆证蜂起矣。故浆灌则生，浆不灌则死，其大较也。然浆之所以不灌者，皆由五六日前失于治疗，或汗多而气泄于外，或泄多而气衰于内，或毒邪煎灼而血干，或毒邪郁蒸而血败，又或新感寒邪而遏闭于表，新停饮食而结滞于里。在医者细心审察，以施救治。他如灌浆甚好，忽而一时紫黑，古名倒靥。或四肢灌而头面不灌，或他处灌而天庭独不灌，以及灌后疏散扪之皮皱，灌后娇嫩透若水晶，灌后根下散盘，灌后顶上穿孔，灌后如烟雾笼罩，灌后反坚硬结块，均为危候。总之，起胀顺始易灌浆，灌浆顺始易结痂，先事预防，看眼着眼。

痘之结痂

痘自十二日至十三四日，浆熟毒化，得元阳蒸化，脓干结痂，夫至结痂，则功已完矣。尚何顾虑，不知最后十五分，尤为吃紧。盖痂宜厚、宜赤、宜黄、忌薄、忌灰、忌白，不唯脓未干，痂未结时变证，且有既干且靥，而仍变证者，不可不察也。将靥时发热为烧盘为常，既靥后发热为余毒为变。热度不及，足膝冷，唇口白，必有倒靥紫黑之忧。热度太过，烂皮肤，壅肌肉，不免痈疽溃败之患。总之，先起者先靥，从口鼻两旁、人中上下、左右二颧收靥起，乃至地角、颈项、胸腹、腰背，逐渐收下，然后上及额颅，下至于足者顺，必少变证。若各部未靥，而地角先靥，是为真阴早枯；满面方浆，而天庭先靥，是为元阳遽萎。早靥主险，不靥亦为凶。上半身靥，下半身不靥，尚可望生；下半身靥，上半身不靥，必不免死；头面靥，四肢不靥，亦可望生；四肢靥，头面不靥，亦不免死。盖收靥为阴阳合和，发际上阳中之阳，足膝下阴中之阴，故收靥独后。由此观之，阳亢者益之以阴，阴盛者抑之以阳，甘凉助结痂，甘温亦助结痂，把握阴阳，燮理在我，尚可至功亏一篑乎？

痘后余波

痘至结痂收靥可谓完功，然完功之后，往往生出危险，不可不彻底研究。

（1）痂落不落

痂黑质枯，余热为殃，宜清润；痂薄色白者，虚也，宜温之。

（2）落后色白

此浆清血不足也，必有虚寒兼证，失治变厥逆咬牙，慢惊虚脱。

（3）落后反热

结痂发热谓之烧盘，痂既渐落，热当渐退，反热者，余邪也。亦有痘后正伤神虚发热者，虚实宜分明。

（4）寒热往来

痘毒未尽，留于腠理，阻碍营卫流行，邪正相搏，故寒热往来如疟状。

（5）浮肿不消

未结痂时肿消，或结痂时肿骤消，为内陷之征。若结痂已落，而肿久不消，或反肿者，虚也，从虚肿例治。

（6）痂落复出

落后毒未净，热不退，续于原有瘢痕处复发痘粒，亦有另发他处者。

（7）斑疹火丹

余毒外发，为斑为疹，犹可图全。若热毒太甚，一片通红，为赤火为流丹，从头起者过心，从足起者过肾，为难治。

（8）疔痈疽疖

多发于手足腕中接骨之处，但发于手足四肢者生，发于胸背腰腹及囟门耳下者危，与寻常疡科有别。

（9）走马牙疳

龈黑腐烂，齿渐落，或日落一齿数齿不等，落尽即死。其祸甚速，故以走马状之，治早得宜可生。

（10）眼耳口鼻

眼耳为清虚空难之地，不容邪侵，倘痘入内，多失明与重听，又环口生疮，为脏坏之征。鼻中流脓，为脑漏之候，均险。

（11）吐便脓血

痘后便脓血，毒有所泄，虽逆无害，但毒重恐成肠胃痈。吐脓血者，肺已坏也，不治。

（12）内疳虫蚀

余毒内陷，多成痞满胀痛，久之瘀血化虫，或聚于中为蛊，或蚀于上为惑，蚀于下为狐，均灵怪难治。

前述十二则，略举参变，其余可推类尽致。

痘之治法

诸疮痈脓，皆属于热。痘亦疮之一种，虽有由寒来，必遏成热，其痘乃发。钱氏主用清凉，诚持之有故，又痘证纯赖元阳运化。阳旺者毒虽重可生，阳败者毒虽轻亦死。陈氏主用温补，亦言之成理。故痘证当以清热解毒为主，以温补扶正为辅，后贤折衷两家，六日前用清凉，六日后用温补，可谓渐次进化，然六日前大虚非温补何以求生，六日后大热非清凉何以救死。总之，治病当活泼泼地，岂可不论病象，徒论治法。且汗吐下三法，为万病要领，尤须讲求，或谓痘证始终禁汗、禁吐下，实为瞽谈。盖外遏之痘，得汗可以不出，即内发之痘，表气遏抑者，亦可微汗松肌，俾其出快，唯痘已出则不宜汗，表虚亦不宜汗，须保护正气，为异日起胀灌浆之基本。痘证毒壅上焦，多自发吐，吐则里气通外气化而痘出。欲吐不吐者，可微吐以导之。但非内结，且结在上不用吐，至下则大略可用以解最后余毒，然亦危险。盖痘为毒自内出，下则内陷内攻，显祸立见。然有不得不下，且开手用下者，如毒邪内壅，非下以疏其壅，痘不得外达，故有下之而痘反出，反起胀，反灌浆者。又如内壅太甚，胃阴竭，将腐烂，不下则痘必紫黑而死，下之则痘反圆满红活，然此微乎其微，险而又险。先圣有禁方，歃血为盟，非其人勿教，其此类也。故下为禁方，论下为禁法，予不欲言，而又不得不言，所冀读吾书，用吾法，而不重吾过，幸甚幸甚，至全部斡旋，已详前各条款内，学者可以前后互证，无事琐琐再言矣。

（据《中西医学杂志》1921 年第 3 期资料整理）

中医学术的基本内容及对学习中医者所寄厚望

冉雪峰

中医发明最早，自有生民以来，即与广大劳动人民结合，为人民捍御疾苦与病魔作斗争的武器。在这个纵横数万里的大陆上，上下几千年的历史中，很少有疠疫大流行的记载，户口繁衍，超越六万万，比世界任何一个国家为多，这就是中国医学所起作用优越性的表现。究之中医学术，基本内容如何，真正本质如何，这是学者宜先了解的问题。盖中医是讲天人合一，究人与天地所以生，所以其同生。人生天地间，与天地息息相通，天地变化，人身也必起变化。也就是说，人在宇宙中，受宇宙大自然规律所支配，故就宇宙自然探寻出疾病的来源，又从来源寻出种种治疗及种种预防方法。其讲生理是讲生的，不是讲死的；讲病理，是讲整个的，不是讲局部的；讲环境是讲联系的，不是讲孤立的。不宁与近代天文地理、历数算学，暨进化论学者的学理发生联系，与苏联先进谢切诺夫、巴甫洛夫和勒柏辛斯卡亚教授最新的生理，都有几分相似。学者悉心观察，就在这个中医学术里，反映出中国的气候、中国的地理、中国劳动人民的习惯风俗，这是中医学术在事实上的一个特征。数千年来经先代长期临床的实验，总结了不少的原则和方法，试举几个有代表性的著作解说如下。

《本草经》

本草肇自神农，为三坟之一。淮南子神农尝百草，一日而遇七十毒，尝字值得注意。药品原赅动植矿各种物质而言，即以植物一项说，已为有机化学繁复杂错的集团。药物所含成分颇不简单，有含两种以上者，例如麻黄含六种生物碱；含十种以上的，例如延胡索含十一种生物碱；含二十种以上的，例如鸦片含二十五种生物碱。且乌头内含有乌头碱，又含有此碱化合的乌头酸。龙胆中含配糖体，又含有分解此配糖体的酵素，其繁颐纷杂如此。药物施于人身，与生理化合，病理化合，又为有机化学繁复杂错变化集团中变化的集团。虽精于药物化学的专家，亦不易彻底完全了解。所以，在药物总有赖于动物试验、临床试验。神农尝百草，就是最早的药理实验。《本草》这本书，就是药物实验的记录。书内叙述简朴，但言某药是何性味、主治某病，重点放在主治上，根基在药的实验上。就药学分类言，大体算一种治疗药物学，这就是中药内容的本质，也就是中药记录内容的本质。此书远在四五千年前，即周秦人假托亦在公历纪元前后，东方文化开明之早，值得惊服。祖国医药在世界学术历史上，实为最光荣的一页。原书分上中下三品，计药三百六十五种。梁陶弘景加入《名医别录》，合七百三十种。所谓名医，即梁以前，近合汉晋，远溯周秦的名医。《别录》系别于《本经》实验的新记录。周秦为学术竞进的时代，故《别录》疗效优，亦为文化遗产药学内可宝贵的部分。嗣后《唐本草》、唐《新修本草》、宋《开宝》《嘉祐》《大观》《政和》各本草均有增加，药品既历有增加，体制亦历有改进。至明李时珍集历代诸家之大成，撰《本草纲目》一书，凡一十六部，六十二类，一千八百八十二种，纲举目张，灿然大备。此书流传甚广，译有俄文及其他数国文字，外文本附有标本精图，苏联爱护我国学术，将李氏肖像刻石陈列，誉为世界科学大家之一，其有真价值如此。查世界各国药典所载药品，以中药为原料者甚多，中药前途发展未可限量，这个宝藏是值得深深挖掘的。

《内经》

《汉书·艺文志》载《黄帝内经》十八卷，《外经》三十九卷。《外经》早佚，兹不俱论。《内经》十八卷，即今《素问》九卷、《灵枢》九卷。全书大旨是研究人身机体和人身整个机体的关系，及认识宇宙大自然和人身机体与大自然相联系的关系。辟天地之机杼，推四明之变化，抉疾病之起源，定治疗之规则。寻绎奥旨，直欲征服自然，改造自然。明昭学术崇高超越境谊，更显学术斗争奋勇精神。上卷《素问》文胜于质，虽因文见义，中多奥义微言，旨归难寻；下卷《灵枢》，古朴佶倔，有极精深处，又有极粗浅处，有极奥折处，又有极鄙俗处，尤为难读。所以学者对此卷帖浩繁之古经，多有望洋兴叹之感。此书秦越人撰而为《难经》，晋皇甫谧刺而为《甲乙》，隋杨上善撰而为《太素》，均是提要钩玄，以便读者。曾经多次遗失改编，真伪杂乱，不适用机械式的阅读与批评，学者须先识其大体，再观其理论，进而寻求其归结，然后穷研，冀以会通其精神。不必拘拘于字面，钻研名词，死守教条。阙其所当阙，辨其所当辨，阐扬其所当阐扬，庶为得之。

深入研究，多详天地变化，四时递嬗，标本中见，主客加临等等。外观偏于哲学，俨似形而上学的东西。然自古在昔，当科学尚未萌芽时期，而能将天地人连贯成一个体系，不宁病理、生理活用此项原则，将人与天地融为一体，亦活用此项原则。所以数千年经验结晶，都蕴藏在这类似哲学，笼罩在烟雾迷离。如玉之蕴于璞中，金之含于矿内，必须于璞中琢出玉来，矿中炼出金来，方算功夫。若一概抹杀，截断历史，在学理上是要吃大亏的。以各位均学业有成，或为很有经验成名的学者，将来须负起整理中医，发扬先代文化遗产的责任。这个紧要环节，希望大家注意再注意。

《伤寒》《金匮》

此二书，后汉张仲景编著，昔贤称为众方之宗，群方之祖。这个书是中医学术正面的书，也就是中医学术基本中基本的书。仲景自序，撰用《素问》《九卷》《八十一难》《阴阳》《胎胪药录》，并平脉辨证，为《伤寒杂病论》，合十六卷《伤寒》《金匮》原是一书，后世乃分为二，此序即《伤寒》《金匮》二书合序。这个书名伤寒二字，与西说杆菌的伤寒一词不同。彼为由口鼻入，有杆菌的传染病；此为由皮毛入，外邪侵袭的时感病。与此本书内曰中风曰伤寒的伤寒亦不同，彼为伤于阴淫寒疾的寒邪，此为伤于寒水所主的皮毛部位。是伤寒，乃总括风寒燥火湿热而言，故秦越人谓伤寒有五。本书曰中风曰伤寒外，随补出曰温病，篇末又补出中湿中暍，亦是伤寒有五。五种都名伤寒，是指其病的来路；伤寒分为五种，是辨其病的性质；六经分编，是划分病变传化的六个阶段。以六经赅六气，不曰气而曰经，以气名经，是有深远意义的。因有基本性质的六个阶段，因其性质，故显出六类有性质的提纲证候群。再经外来有性质的六淫，加在这个有性质的六经上，这个变化就更大了。《内经》的六气标本加临，是偏于理论的，《伤寒》的标本六气加临是征诸事实的。由此可以看出气化原理，可用于脉证，脉证的经验，又可证实气化。仲景的举例，中风则脉缓自汗，伤寒则脉紧无汗。先立提纲，再看外邪性质，逐层推阐，由正面求到反面，由前面求到后面，又由后面推到前面，由反面推到正面，或解未解，或传不传，又或并病合病。正气由此出入，邪气亦由此出入，活泼泼一片化机，妙绪横披，层出不穷。不必一百一十三方，而方外有方，不必三百九十七法，外法外有法。此项理知疗法，不宁伤寒，并可用于他项病证。正用反用，通于无穷。昔贤谓《伤寒》以六经钤百病，为不易之大法；《金匮》以彼病例此病，为启悟之捷径，洵为知言。中医数千年来与广大人民亲密结合服务，并得到好评，就是有这些真实义理在内，用之于事永久有效，此等书非穷研十年不能贯彻其中真正奥蕴。若将这个义理融入西法治疗，其发明进展宁有限量乎。

以上所举有代表性的几种书，如《本经》的朴质翔实，《内经》的渊懿博大，《伤寒》《金匮》之深邃超越，这些都是先代文化遗产遗留下来的宝藏。各位同志有丰富的科学知识，清醒灵活的头脑，加以现在由各省调来与各位讲学的都是中医专家，其讲说必各有特殊独到处，是各位对于先代文化遗产必能整个接受，成为中西兼通，不成问题。但我希望由兼通再起一个化合作用，变为会通，不是在末节形式上会通，是在根本上、精神上会通。中西医两大文化基本不同，观点各异，初期正面接触，免不了有些扞格，有些抵触，要在这个扞格、抵触的矛盾当中寻出合理融会解决的办法，这个工作很细微、很艰巨。然在中国共产党和毛主席英明正确领导下，什么困难都是可以克服的。我们体会中西学术交流、相互学习，进一步重心放在西医向中医学习上，再进一步将各位学业已成的西医同志和经验丰富已成专家的西医同志，纳入学校范围，脱产专门学习，务使如期学成而后已。这个办法，不宁效率甚大，而且透过中西学理数层，增加了我们改进中医工作的信心。西医学习好，中医整理方好。中医整理好，西医进步更好。整理旧文化与提倡新文化是分不开的，提高中医水平与提高西医水平亦是分不开的。提高中医即是提高西医，改进旧文化，即是促进新文化。社会发展如是，学术发展亦如是，中医的特殊人才即出自今日学习中医的优秀的人才。学习中医完成之日，即是中医改进发扬起点之时。大抵五年中西医外貌俱要改观，十年中西医化合成功，蔚为世界第三特殊医学，而所谓优秀特殊的人才，在世界医学历史上必将占一重要位置，光远有耀。讵宁我国西医向中医学习，世界西医必有向中国特殊医学学习者。我虽老耄，愿与各位同志共同肩负起这个历史赋予的发扬先代文化光荣任务。最后，祝各位学业发展无量，中国医学发展无量。

（据《冉雪峰医著全集·临证》"冉氏医话医案"内容整理）

温病历程及进化趋势

熊济川

温义阐自岐伯，越人仲景亦均辨及，其学理本自显明，后人不善读书，误入蚕丛。晋唐宋元以来，寒温混治，学术为时代所限，虽百贤豪，不易振拔，不知冤杀多人。明清而还，温病学理较为特殊进步，吴又可《温疫论》发明九传之理，大声疾呼，处处与伤寒对待分辨。谓伤寒究六经，温病究三焦，伤寒从皮毛入，温病从口鼻入，独辟鸿蒙，开拓一世心胸，推倒千古豪杰，但不混温为寒，而混温为疫，犹是得失参半。吴鞠通《温病条辨》补正又可，入手撇开治疫之达原，而立桑菊、银翘二方，以示治疗大法，并辨正下不厌早之拘说，而谓有当下不当下，又用至宝、安宫、紫雪以济其穷，可称温病家之翘楚，但死守三焦之说，提纲并将风热燥温一齐攒入，是小不疵而大反不纯，君子不能无憾焉。王士雄《温热经纬》引经据典，处处推阐经旨，用药周到灵活，突过二吴，为温病后起之秀。然杂引《内经》热病及仲景伤寒热病，强混入温，于温之真确实义，相差犹远。其余言温病者，不下数十家，以叶天士为独优，惜叶声华太耀，毋暇著作，其精理名言，仅流露于《临证指南》各医案之中，非明眼人不能辨及。现在学术又复进步，昔之伤寒温病务必从分，今之伤寒温病又将从合，昔之温病专究三焦，今之温病将兼究六经，其进化趋势不得不如此。读者疑吾说乎？试分条剖析如后以资研究。

辨温之名义

温究竟是何项性质？何种意处？此为学者宜先研究之问题。考太阳之上寒气治之，少阳之上火气治之，阳明之上燥气治之，太阴之上湿气治之，少阴之上热气治之，厥阴之上风气治之。六气曰风、曰寒、曰燥、曰火、曰湿、曰热，而无温，昔贤谓温为次热，实为瞽谈。试观温病剧时，发狂谵妄，烦渴痉厥，热已甚矣，奚有于次。又谓温即是热，尤为张冠李戴，不知六气火亦即是热，未闻可混少阳之火气，为少阴之热气者，且果温即是热，则经文直言热可矣，何必又别名之曰温。既别名温，温固有温之气化也，如上云云。六气无温，温其为异气乎？非也，春温夏暑乃四气之常，六气单纯各有特性，暑乃湿热合化，温乃水热合化，并不单纯，不能自为一气。气之所以限于六，而不能扩为八也。字书热字下四点为火，温之旁三点为水，是热者火之热，温者水之热。温为水热，司人身之水者为三焦，故病在三焦。三焦者决渎之官，水道出焉。三焦功用，水往下行，火往上行，三焦之根，结于命门，为生火之源，是为焦原，胆为火之焰。三焦为火之道路，化机鼓荡，一片神行，常人气化水，水化气，病则气不能化，水热成温，正变为邪。观此，而温病之名义，思过半矣，温之音近乎蕴，阴伤则水分少，热炽则温度高，温邪拂郁，蕴酿弥漫，实时所谓伏邪之义也。著温病书者多矣，虽连篇累牍，穷极研稽，究之于温之一字，尚少体认，孔子策勘术乱，必先正名，名之不正，言何以顺，事何以成，唯医亦然，此予之所以首辨温之名义也。

辨温之来源

从来温病家，学理见地，虽有异同，而其以温邪从口鼻入，温为伏邪，则众口一词，从无变异。

亦若科学定律，未易推翻者，不知病理必本于生理。天食人以五气，是五气均可从口鼻入，岂独于温？试问风寒各气不从口鼻入，独温气从口鼻入，是否有道理可说。又试问温气单纯从口鼻入，不从皮毛入，是否有道理可说。此等最浅最易见之大关键，何以无人穷及，盖缘刻意温病须与伤寒对待，虽以词害意不惜，致今温病来源，数千年如长夜，究之后世温病家错，越人仲景并不错。越人将温病纳入五种伤寒之内，仲景将温病系之太阳病，伤寒，伤太阳寒水之皮毛也，太阳病亦寒水皮毛最外层之病也。群儿梦梦，硬谓从口鼻入，不从皮毛入，将古人此项精义，作何安顿，即让一步言，从口鼻入，则温病开手用银翘散、桑菊饮辛凉解表以治皮毛，抑又何说，岂非自埋自抓乎？至伏邪之说，亦是刻意须温病与伤寒对待，因而致误。予非谓温病无伏邪，《内经》尺盛躁急即伏邪之脉也，尺肤热，即伏邪之证也，但有兼伏邪者，有不兼伏邪者，如谓温病均是冬伤于寒，至春而发，而春时感而即病，不谓之温，其说亦岂能通，例如今春气候过暖，多衣则热，去衣则寒，最易致病。此项病能不谓之感不正温气乎？《内经》言温之来源，甚为透明，三焦内连脏腑，外通皮毛，如谓冬不藏精，春必病温，是病三焦之本也。冬伤于寒，春必病温，是病三焦之末也。将病之区域本末道路，均昭示明白，何后世学者犹昧昧耶。

辨温之治法

吴又可谓伤寒下不厌迟，温病下不厌早。此种瞽谈，前贤业经补正。至伤寒发表，温病不宜发表，此项谬谈。自伤寒表实，汗以辛温，温病表实，汗以辛凉之说出，亦厘然明白。讵近今医林，仍多有谓温病忌表者。讵不可怪之甚耶？桑菊饮之薄荷，银翘散之薄荷荆芥，岂非表药？且二方吴鞠通自注为辛凉平剂、辛凉轻剂，岂非表剂？又柯韵伯谓温病古未出方，疑即麻杏石甘汤方，尤为辛凉解表重剂，倘表实不表，无论有无伏邪内陷内攻，合并交结，亦自速之亡而已矣。陆九芝谓温病即伤寒阳明病，非知仲景阳明病。不知温病治法，故开手用阳明系中之葛根汤为主，病理既犹袭三焦之说，治法则反用阳明苦燥升提三方，实为怪诞妄作。至下法，温病区域在三焦，不在肠胃，原不用下，不唯开始不用下，后半亦不可轻下，不唯无伏邪不用下，有伏邪亦不可妄下。假曰下之，亦是三焦渡入肠胃之变证，故下为温病治疗之变法。下之得法，表亦可解，斑疹亦可外出，原有此项病机，但不得以一部分之变法，而硬派为全体之正法。吴又可主下，吴鞠通谓当审其可下不可下，学理较为进步，然仍有下之见存方。今医家对温病初起不敢表，而后半却敢用下，皆此等谬说阶之厉也。唯叶天士颖悟独到，其言曰温邪无形无质，弥漫三焦，徒攻肠胃无益，虽寥寥数语，实发千古之覆，泄不言之秘。从来温病家，均不能立足矣。吴鞠通、王士雄均祖述叶氏，何以对叶氏精确处并未道及，所以不得不拈出，与天下学者一商榷之也。就上所述温病历程观之，寒温不分，两两混淆，胡乱施治者，固为大失。寒温刻分，处处对待，主张太过者，亦未为全得。各家著书既是言温，卒之对于温之一字，尚少体认。各家既指定温病在三焦，又说成死三焦，划为上中下三截，并非《内经》所谓内连脏腑，外通皮毛，活泼泼地之三焦，唯叶天士为野岸温火，暗室一灯，惜无多著作，其奥义微言，后人多未证入，致使温病真理将明未明。以至今日，温病在三焦，予亦不反对。云流湿，火就燥，各从其类。是温病原弥漫三焦，特不可一成不易，拘定眼目，何传三焦，不传六经？如不传六经，则秦越人纳入五种伤寒，仲景指名太阳病，认为乱道。温病家用桑菊、银翘、麻杏以解太阳之表，白虎、黄龙、三承气以清阳明之里，及达原加柴胡葛根等三阳并治，又太阳温病、阳明温病、少阴温病等，各条分列，更为乱道之乱道。再观证象，温病三日不愈者，六日愈，或七日愈，否则二六三六二七三七，以得战汗解。此非传经之尤大彰明较著者耶。温病之书，胪列虽详，终是挂一漏万，仲景伤寒，活泼泼地，法外有法，温病书中所谓独得神奇，其理法皆早蕴伤寒内求之，故予常谓不精伤寒决不能精温病，岂非温病不仅究三焦，当兼究六经。温病昔与伤寒从分，今又当与伤寒从合耶。学问无止境，更上一层楼，愿与医界学者共勉之。

（据《湖北医药月刊》1935 年创刊号资料整理）

记劳薄脱

熊济川

吾师雪峰常言，医学将造来乎其极，不唯医人，而且医天地，不唯人不死，而且人工造人，并举俞跗搦木为脑，芷草为躯，及读易笔记。奋其阳则雷发，破其阴则雷收各语以示意，向犹以为高深理想，不知岁千亿万年方可达到。孰知人工造人之事，竟已具有端倪，今录如下，以快阅者。

美国某晚报上曾有一篇关于人造人的记述，他把人造人叫作劳薄脱。他的标题就叫劳薄脱。在这篇劳薄脱里说，从前在捷克司拉夫编剧家的讽刺剧里已给了人们一个人造人的印象，但是我们想绝不会有这么一回事，想不到在这科学万能之世竟把那讽刺剧做了个预言，而发明了这种不可思议的劳薄脱。1927年9月20日，有一艘轮船从美国旧金山出发，行了二十一天，达到纽西兰岛克兰港外的岛，在这航行期中，一切都不用人力去驾驶机轮，均是由那钢制的劳薄脱所主持的。在华盛顿有一个人造人叫做大铜脑，能够说各个人未来运命。在华盛顿的又有一处有一个劳薄脱能够同人打电话。麦煞州的司泼今非而特地方有一个劳薄脱能够记数在他面前经过的车辆。劳薄脱能够数钱，能够驾摩托车，能够在适当的时候放电，能够像工程师般的用脑。他能够做高等的数学，一个极复杂的数学题，数学家算起来要一星期或一个月，劳薄脱算起来只消一天或一星期，而且决计没有错误的。最有利于公众的劳薄脱，要算华盛顿的测量局的那一个了，他能够报告过去未来的若干年内全世界八十四个大口岸、三千五百个小口岸的每一年一千四百次的潮水的涨落，比人们算起来快得不知多少，而一些没有的错误。我们看了上面所述的事，不是觉得像童话么，但是我想科学万能，这也是一种物质进步应有的现象，我们也不必目为神怪，可惜其中的构造原理，作者不肯发表，虽拆穿了西洋镜，也用不着我们大惊小怪，是去真正人造人还远，要之已渐渐露出先机了，倘不拘拘科学，限于形质，由神化根基上着力，吾知必有真正人造人的一日。雪师之说，甚不诬呢？

（据《湖北医药月刊》1935年创刊号资料整理）

从整理国医说到纠正病名

李重人

凡学中医之士，须赋有天才神悟，试取中医古今籍中，任何一部书而读之，能不望洋兴叹者几希矣，能不扞格滋疑者无有矣。何则？此即中医学漫无统绪之故也。窃意中医学历数千年来，其中岂少卓杰超夷之士，岂少学理之发明，然限于一人之精力，时代之眼光，故有特长处，即有偏见处。而病名症名之复杂，又难划一，无怪某君曾言，遍阅中医籍绝少当意者，是不可谓无因。然而中医具有颠扑不破之真价值，又实实在在能获不可思议之奇效，远非西医可及，至获效之繇，大半能治者亦不能言其所以然。所谓终身由之，而莫知其道也。但中医若在海境未开以前，或可不需讲求病理，不必整理统系，以医能治病则已。唯在此二十世纪科学昌明时代，凡一学术，须与世界上竞争，始有存在之可能，而医一科，苟不究病理，则难以服外人，不加整理，则不可以诱掖后学。欲中医有长足进步，其在斯乎，不佞虽滥竽医界有年，岂敢以此伟大之重任自负，不过愚者千虑或有一得，不佞一方面本此意旨以行。设有新发现，固当质正同人。一方面尤望先进诸彦与负教授医学之责者，于中医上病理之发明，统系之整理加意努力焉。

余之谓发明病理，整理统系，非欲拾西医唾余，借沟通中西为名也。近见一斑自谓沟通中西医之书者，睹其内容，实则仅袭西说皮毛，率皆枝节上之研究，更有用《黄帝内经》浑含语，而强合西说者。虽曾煞费苦心，实则毫无统系整理，鄙意学术原不分国界，西医果有长处，不妨尽量采取，中医有偏颇处，又当不惜剪裁，不必孜孜以牵强中西学理相符为能事。值此狂呼中西沟通之浪潮声中，余以为中医尚无整个的统系，何亟亟与西医沟通，为个人主张，欲通中西医学之理，是否先从中医方面整理不可。

整理中医之入手，余犹以为应先从纠正病名始。而病名症名之陆离杂糅，似鲜有人提议纠正者，如同一温病也，而分风温、温热、温疫、温毒、暑温、伏暑、湿温、秋燥、冬温、春温、晚发、中暑、秋暑、伤暑、暑风、冒暑等名目，推其意，不过以四时之温病而立名。试问温热、秋燥皆同一血热水枯之证，何必歧分为二。而风温、春温、晚发治法既相若，何得歧分为三。湿温似可另立一部，因其治法与温热相反故也。但暑则属湿之偏寒偏热，又何必分伏暑、秋暑、冒暑、中暑、伤暑、暑风若干名词耶？此其一例。又如同一疟疾也，而分暑疟、风疟、寒疟、湿疟、血疟、温疟、瘴疟、瘅疟、牡疟、痰疟、食疟、疫疟、鬼疟、虚疟、劳疟等等三十余种；同一瘟毒也，而分大头瘟、疙瘩瘟、瓜瓤瘟、虾蟆瘟、鸬鹚瘟、杨梅瘟、葡萄瘟若干种；且同一咳嗽，而有六七十种之分别；更有痧科一项，大旨不外气血凝滞，寒热各走极端，故其来也速，治法则不外视其寒热，加以辛窜之品，或外治刮筋放血，均使开其凝闭而已，乃方书甚至有一百四五十种痧之名目，岂不令人骇然？诸如此类，难以枚举，巧立名目，炫惑后学，创造者不知何人，著述家又沿习其陋，执此论医，有何底止。试阅任何医籍中，非满纸阴阳五行气化，即病名证名缠夹不清，初学者读之，又乌得不望洋兴叹，扞格滋疑者乎？孔子曰：名不正则言不顺，言不顺则事不成。故愚以为沟通中西，当先整理国医，整理国医，又当以正名为第一急务，世之烁彦，有表同情者不？

（据《医界春秋》1932 年资料整理）

如何沟通中西医学

李重人

中医长于治疗，西医精于病理，整理国故，吸取新知，哲科携手，中西汇通，凡吾道稍前进者，皆类能知之，须能言之也。然沟通中西医学岂易者哉？吾国医学，继继绳绳，相传四千余年，其间岂无才智过人，独行杰出之士？然，有众多发明者，翔诸载籍，殆术可进，历代医家，以其天赋才智，尽其毕生精力，总其所得，仅各具一偏之见，如金元四大家（朱、张、刘、李）或主补，或主火，或主攻下，或重脾胃是也。

盖吾国医学，自汉唐以降，陷入玄学，而莫知振拔，虽于治疗，时有所收获，而其主论，类难以究诘，是难也，观夫欧西医学，适与吾国成反比例。吾国医学盛于汉，衰于宋，陋于近世，民国以来，始渐趋于改革复兴之途。夫学中医者，必须通汉学，明训诂，而后古人方书，古书之精蕴，始可略得之一二焉。然训诂汉学，初非三五年间，所可一蹴几及也；学西医者，除理化基本学科外，必须通拉丁、德、英、日各国之语言文字（译本既少，且不可靠）。而后彼邦医学之精蕴，始可略得而了解焉。然，外国文字之精通，亦非三五年间，所可一蹴几及也。况一人之精力有限，时间有限，又安得尽习中西学术而精通之！如其不能，而妄欲融汇中西，沟通中西学术者，不亦纸上谈兵乎？勿怪近四十余年来，中西沟通之说，甚嚣尘上，近代学者略读一二西医译本，袭西说之皮毛，辄振笔直书，洋洋洒洒，数十万言，书成，题曰"中西某某书"，自赞以为道在是矣，不知其离实际甚远也。虽然当此沧海横流，尚有杰出之士，将沟通中西医学为己任，姑无论其造诣如何，成功如何，其能引中医入于科学改革之正途，厥功固不可没也。近人丁福保译著甚多，业西医而兼习中医者，以为中医理应科学化，唯尚无具体办法，仆窃不敏，以为不欲沟通中西医学则已，如欲沟通中西医学，必须先从中西医师切实合作入手，其法为何？组织中西医院是也，打破历来中西医歧视之陋习，实行中西医药合作，其利一也；引起中西医互相研究之兴趣，其利二也；学中西医各有短长，今会集一堂，而临床实验之，以品其优劣，定其去取，使医学之真理，得以大白，其利三也；每县设立中西医院，凡所实践有得，辄发行刊物，公布于世，各省据各县医院之报告，分类整理，中央国医馆据各省之报告而归纳之，以成系统，厥溯其源，皆以临床实验为根据，吾知实有不久，必于学术界开一新纪元，其利四也；中央国医馆将所得材料编作中西医学校之教材，以有利后世于无穷，其利五也。有此五者，政府果能采纳之，应用之，实行之，则不特中西学术，可以沟通，且可推行于全世界，使中医为世界医耳，不仅海内硕彦，韪余言否？

民国三十一年四月二十四日写于万县之三理斋

（据《医药改进月刊》1942年第4期资料整理）

疫痘汇参

郑惠伯

郑崇恺字惠伯，余同窗友也，幼习医，绍承家学，聪敏朴诚，勤求不倦，曾远道负笈，学习针灸，尚自以为不足，复受业于先君建之公门下，覃思精研，得其真传。今年甫弱冠，其造诣已若是，将来诚未可限量。近顷得来札，知正在度蜜月期内，想一支画眉之笔，不著博义而著医书，不日定有佳作见惠也，望之，望之！

——重人附白

去冬寒燠失常，气候过燥，非其时而有其气，以致疫痘流行，染斯病者，每致不救。余目击多人，不禁感慨系之。洎兹国医改进之时，凡我医界同人，负有国民卫生重任者，应共同猛省，以求挽救之策。兹就个人一得之愚，并撰述先哲明言，贡献医林，用质通方，尚希明教。

病源

西医学说台尔氏称原虫为本病之原因，加诺氏及批里库氏以为杆菌，聚讼纷纭，至今尚无确实之证据。中医则谓先天欲火胎毒蕴藏骨髓深处，至疫毒流行之岁，外因触之而发。王清任则曰：痘非胎毒，乃胞胎内血中之浊气，儿在母腹，始因一点真精凝结而成，以后生长，脏腑肢体，全赖母血而成，胞胎内血之浊气，降生后仍藏营血之中，遇天行瘟疫，由口鼻而入气管，由气管而入血管，将血中浊气逐之自肤表而出。依上所论，中西学说甚觉背道而驰，以欲火胞中浊气论，则是内因，以原虫杆菌微生物论，则是外因。中说若是，则西说非，西说若是，则中说便误，总之，真理唯一，断难两存。恽铁樵先生尚和衷论之，实有道理，略谓若纯系内因，何故专在痘毒流行时发现？若纯系外因，而种过牛痘及已出天花者多不复染，岂非人体胎毒经一次发泄后已经尽净？虽有外因之病菌，亦不得受其侵略耶！是则毒蕴于内而病菌引于外，其理至为明透。

辨痘疫传变日期及症状

潜伏期　即发热期，三五日不等。初起全身发热，耳尖中指发冷，耳后起红丝，呵欠喷嚏，眼目倦困，两颧时红，即预知其为痘也。

报痘期　发热经三五日后，即报痘矣。初则头部稀少，渐及胸前背后二足，色泽红润而光。

起胀期　报痘经三日后当逐渐起胀，根窠红绽，顶尖肥满。

灌脓期　起胀经三日后即灌脓矣，根窠红润充满，顶尖呈黄褐色。

结靥期　灌脓经三日后即渐结靥，初从口唇四边，由胸腹收至两腿，然后脚背和额一齐收靥，颜色初由老黄、丽黑而平陷。

辨疫痘形色

痘疮吉凶，全在形色；始出之形，尖圆坚厚；起胀之形，发荣滋长；成浆之形，饱满充足收靥之形，敛束完固，与水珠光泽皆为正形。或平或陷，形之变化，若初生之时，隐如蚊蚤之迹，空若蚕种之脱，薄如麸片，密似针头，如热之痱，如寒之粟者，必不能起发而死。黏聚模糊，肌肉虚浮柔软嫩薄，皮肤溃烂者，必不能收靥而死。痘之色，喜鲜明而恶昏暗，喜润泽而恶干枯，喜苍蜡而恶娇嫩。红不欲艳，艳则易破；白不欲灰，灰则难靥。由红而白，白而黄，黄而黑者，此始终次第渐变之正色。若出形而带紫，起发滞而灰白，色之变也。至于根欲其活，窠欲其起，顶欲其固，也欲其宽，四者俱顺，痘虽重而无虑，四者俱逆，痘虽轻而必险。然形色为气血之标，气血乃形色之本，气盛则痘窠圆满而周净，气虚则顶陷，气散则窠塌，亦有气虚极而不塌者，乃火载之故。外状虽见圆满，实空壳如水疱。血盛则痘窠光明而红活，血虚则晕淡，血急则晕结。亦有血虚极，外而犹红者，乃火浮之故。外状虽见圆晕，实枯槁而不润泽。至于形色相兼较，宁可形平塌而红活，不可形光圆而色晦滞；宁可有色无形，不可有形无色。盖形属乎气，气可旺于斯，须色属乎血，补血难图建效也。

辨疫痘部位

痘疮为阳毒，诸阳皆聚于面。吉凶善恶，但以面上部位占之，即可概其余。额属心火，如印堂以上，发际以下，横两日月角位先见点，先作浆，先结靥者，为恶候。盖心为君主，毒发于心，故见其位。君危，则十二官皆危，故凶。左脸属肝木，右脸属肺金。如两脸先见红点磊落者吉，如相聚作块，其肉肿硬者死。盖肝藏魂，肺藏魄，生意将难，故不治。头属肾水，承浆横抵两颐，先见红点，先发先靥者吉。此位虽属肾，然三阴三阳之脉皆聚于此，阴阳和，故可治。鼻属脾土，若準头先出先靥者凶。盖四脏禀命于脾，土败则四脏相随而败，必延绵日久而死。肾之窍在耳，又心开窍于耳，心肾皆少阴君火，又少阳相火之脉行耳之前后，凡在耳轮先见红点者凶。盖君相二火用事，则燔灼之势难以扑灭，唯口唇四周先出先起先靥者吉。因阳明之脉挟口环唇，胃与大肠主之，无物不受故也。

辨疫痘表里寒热虚实

凡痘初起不红绽，发出不快，昏暗陷顶，皆表寒而虚。二便清，身凉手足口气俱冷，不渴少食，唇白涕清，饮食不化，皆里寒而虚。此表里虚寒之证，急宜温脾胃，补气血，当用参芪四物桂附等药，以助灌脓收靥。夫表虚者，以补气为先，而补血次之。里虚者，于补血之中而兼补气，苟能补气，而脾胃自壮，胃气若旺，然后无陷伏之忧。大便秘结，小便赤涩，身热鼻干，气热唇燥，烦渴者，皆里热而实。此表里寒之证，急宜凉血解毒，当用化毒汤，红花、紫草、黄芩、丹皮、辰砂、益元散、蝉蜕、黄连、荆芥之类。如表热者，则宜清凉解表，而分利次之。里热者，则重在解毒，而兼清凉，或在二三日之前，热毒盛者，微下之亦可。盖凉血不至红紫，解毒则免黑陷，故表虚不补则成外剥，里虚不补则成内攻。表实过补，则不结靥，里实过补，则发痈毒。所以，痘症变迁无常，若色一转，又当变通，不可拘执。

辨虚痘似寒

气虚痘证，为饮食调理失宜，生冷错杂，致伤脾胃，遂成泄泻，津液下陷，虚火上盛，必发为渴。元气下陷，则虚阳上壅，下气不续必发为喘，皆有实证。但起于泄泻之后，则津液暴亡，火气下陷矣。岂有热渴实喘生于泄泻之后哉？故治渴则用参苓白术散，渴泄不止可用异功散，喘则用人参定喘汤，或独参杏仁汤，喘渴而泻则用木香异功散。倘若闷乱腹胀，毒成内攻，眼合自语，已失神志，貌似实证，实是虚候，医家辨认，可不慎欤。

辨实热痘似虚

身发壮热，毛直皮燥，睡卧不宁，唇红睛赤，气粗烦渴，皆实证也，此热盛毒重，壅遏之故。而又见呕吐之证，呕吐似虚也，然未知热毒在内，不得伸越，则上逆攻冲而吐。经云：诸逆攻冲，皆属于火者是也。泄泻似虚也，然因热毒郁甚，烟灸脾胃，不能外达，则毒从下陷，寻窍而泄，所谓热毒下注是也。古云：未出而泻者生，既出而泻者死，概可见矣。治法以升提发散，引毒达表，毒得外解则内泻自止。倘兼伤食而泻者，轻则宣化，重则消导。又有不思食者，方书云：饮食皆属内虚，然不知郁热在内，不得伸达肌表，胃热内闭，不思饮食，必然之势也。若不洞晰其原，误认虚寒而投以温中扶脾，止呕止泻之品，未有不偾事者已。

疫痘四大兼症

（1）疫痘兼瘖
痘属肾脏及血络中蕴藏毒邪由最深处发出，故其病重。瘖属肺胃温邪新感，故易透发。时有疫痘兼瘖者，因染痘时，恰遇风毒时气，感受其气，同时而痘瘖并发也。治宜轻清透瘖，瘖透而痘亦随之而出矣。

（2）疫痘兼斑
痘点初出，皮肉红肿，片片如锦纹者，此痘内兼斑也，皆由瘟毒入血，血热毒盛，乘其痘毒之热而发为斑。红斑易退，紫斑难消，蓝斑黑斑则不治。就余所验，服药后，其斑渐退，痘粒坚实者吉，否则皮肤斑烂。痘易瘙痒，皮嫩易破者凶。如紫斑成块，其肉浮肿结硬者，又名丹瘤，其血瘀实，其毒最酷。痘未发齐而斑先烂者，症多不治。初起总宜凉血透毒，活血托痘，则不致血郁神昏矣。

（3）疫痘夹疗
疫痘夹疗，由瘟毒入血，血热毒盛，气血腐坏而成也。就余经验言之，略有数种，有初出红点渐变黑色，其硬如石者，此肌肉已败，气血中虚不能载毒而出，反致陷伏也；有肌肉微肿状如堆粟，不分颗粒者，此气滞血凝，毒气爵结也；有中心载浆，四畔干陷焦黑者，此气附毒出，血不为使也；有头戴白浆自破溃烂者，此气血不足，皮肤坏败也；有变为水疱，溶溶易破者，此实火并行，气血不能敛束也；有变为血疱，色紫易破者，此血热妄行，不能自附于气也。似此数症，于五六日之间但见一症，多不可治，唯痘疗生发之初终部位亦要辨明。大抵初出者，痘疗多发于头面，中后出者，痘疗多在胸背，势皆最急，末候生于手足骨节间者，其势稍缓。痘疮初起，或发寒热，或发麻木，或呕吐，或烦躁，或头晕眼花，或舌硬口干，或手足青黑，或心腹胀闷，或精神沉困，或言语颠倒，即宜于遍身寻认，有否痘疗；又两颧有黑点，两腋必有疗，準头有黑点，四肢必有疗；一经发现，则痘毒不能宣发，痘疮不能成浆，最为痘症之险候。治法以活血解毒，托毒外出，如归宗汤、清毒活血汤之类。外治以银针刺破四围以减毒气，后用四圣膏贴患处。如疗形大而坚实，已成熟者，用拔疗法（即用银刀从痘疗四边剖开，以小钳钳出，其形如疗，有半寸许长），拔出后，外用山慈菇、蛴螬肉各一钱，捣烂涂之。

清毒活血汤：紫草、赤芍、天丁、金银花、牛蒡、丹皮、藏红花、蒲公英、青连翘、白颈蚯蚓，先引紫花地丁、鲜菊花根，煎汤代水。

归宗汤：锦纹生地、藏红花、紫草、小连、生石膏、山甲、天丁、牛蒡、地龙、犀角、茅根、紫花地丁，煎汤代水。

四圣膏：真绿豆粉、珍珠粉、罗汉豆、血余炭、冰片和白蜜、葱头，捣匀成膏涂之。

（4）疫痘兼痈

痘发夹疹者毒轻，夹斑者病重，夹疗痈者尤重，亦由血热疫毒蕴于经络，流于骨节之间，发而成痈，其形多紫黑成块，大如桃子，兼斯症者病多烦躁，痘疫亦难透去。治宜先解血热蕴毒，活血消痈，治法与痘疗略同。

疫痘十大险症

（1）疫痘惊搐

经云：诸风掉眩，皆属于肝。痘有心火热盛，肺金受克，不能制伏，肝木热则生风，风火相搏，神气不安，故发惊搐。医者常辨痘症惊搐，不可遽投凉心之剂，苟不审而概以惊药治之，则心寒而肌敛，毒气内陷，毒何由而出也。治法当以平肝木，利小便为切要。泻肝则风去，利小便则心热退，风热既定，则痘随出，而惊搐自愈矣。然痘先惊者多吉，何也？痘未出之先热蕴于内，故作惊搐，痘既出则惊止，而内无凝滞故吉。痘出之后，气血虚弱，复感风寒，热毒反滞，又不敢轻易发散清利，故凶。

（2）变黑腰痛

夫变黑与腰痛之症，俱属火盛热极而然，经所谓"亢则害，承乃制"之意也。外火灼于肌肤之间，故其色黑。火热亢极，肾水枯竭，故腰疼痛。独不观腰疼而后出者，其色干枯，非红则黑，是辨黑腰疼之症，其属火也明矣。治斯症者，必用大剂清凉解毒，于见点之初斟酌下之，亦可使热毒得解，然后调理气血，如此治之，庶可挽回于万一，不然，束手待毙，悔无及矣。

（3）灰白痒塌

痘有灰白痒塌者，乃血气亏弱而变为虚寒也。气虚则为麻为痒为陷，血热则为干为燥为痛。痘色白者，必至于灰而惨白，平伏痒塌，皆气虚而不起胀，血虚而不华色。治法以补中益气，用四物汤补气补血，血活气行，白可变为红矣。

（4）音哑作呛

夫人之气出于肺之气管，为声。然肺为金，又曰金空则鸣。其喉之窍，虚则声出而清。痘疮之窍，气壅血载，热毒上行，热能生痰，有碍气道，其毒不能尽行于肌表，故成音哑。音哑而燥是出肺窍，其初小而不觉，及肌表之痘成浆，内亦成浆，其毒壅盛，则肺窍窄狭，而肺金受火邪之克，此音之所以不清也。七日以前，痘色红紫而兼此症者，乃火气炎上，热毒壅塞故也。痘色灰白不起而兼此症者，乃气血虚弱，肺胃受伤故也，然此俱是逆症。六日以后，外痘光润而长，而有此症者。三痘，此内痘亦长，使之而然也；外毒结痂，而内症自愈矣，是不必虑。善治者，当观其毒气之痘于咽喉为患之先，而用甘橘汤、解毒汤，或寸冬、杏仁、牛蒡、玄参、荆芥之类以清气道，不使热毒有犯，则能自免。

（5）寒战咬牙

夫痘症有寒战咬牙者，或谓心火热甚，亢极而战，反兼水化制之，此为病热。或曰俱属于寒，如严冬之气伏阳在内，不胜其寒，手足战栗，而齿自动也，此陈氏以木香异功散取效。非寒而何，偏寒偏热，皆未得其病之旨也。斯症有先后之序，用药有缓急之宜。七日以前寒战者，乃心火亢极上灼肺金，而孔窍闭塞，故寒战也，当以表热治之。七日以前咬牙者，乃阳明经主之。阳明主肌肉，其经走上下齿龈，邪并阳明，故咬牙也，主胃热，宜清之。七日以后寒战者，乃阴盛阳衰，而非寒战也，宜以气虚治之，用参、芪、姜、附回阳之品。七日后咬牙者，亦阳陷阴盛，主血虚宜补之，用参、归、芪、芎之属。是七日之前有此症，属热属实而凶。七日以后有此症，属虚属寒，亦有可治者，再兼痘色则可辨其吉凶矣。

（6）痘疫干枯

夫痘色干红，红后必变紫，紫必变黑，黑必枯，枯必陷，此内热渐变一定之机也，治者当于干红，急宜解散凉血，滋阴增水。顶虽平陷，不可以气虚倒之，而用参芪补剂，补则气盛而血愈干枯矣。丹溪曰：疮干者，宜退火，此之谓也。

（7）疫痘陷伏倒靥

疫痘陷伏，形似干枯，而色不同，乃营卫俱虚，故出而复没，其色多晕白微黑，此内虚所致，不能鼓荡外出也，其人必胃呆便泄，倦惰呕吐，四肢微厥，治宜暖胃补血补气，如理中汤、活血散、异功散之类。倒靥之症与陷伏略同，一系内虚不能鼓舞气血，一是风寒之邪外束，其症身痛微厥，恶寒便闭，痘点忽然黑紫，或灰白平塌，为倒靥也。治宜温肌发散，如参苏饮，小柴胡汤加姜虫（僵蚕）、虫蜕之类。

（8）水疱无浆

疫痘发为水疱者，乃气有余而血不足之症也，若沸釜然，下之火盛，则釜内必为之发疱。亦有脾胃虚弱不能制水，以致水溢于皮肤之间而为水疱，当补脾益血而虚疱自实矣。凡疱之白者，气之虚；白而清水者，气之实；红紫者，气之热，皆当细辨也。

（9）疫痘泄泻

疫痘初起，肺胃有实热泄泻者无咎，盖肺移热于大肠则泻，里气一通，外痘反易透出。若六七日后，忽然泄泻，属于脾肾虚者最防陷伏，急宜升陷温脾，补肾收敛。恽铁樵将泄泻列为三大险症之一，诚经验之谈也。

（10）疫痘牙疳

牙疳者，乃上下牙龈腐烂，其毒最重，其症最危，非若口疮舌珠等症可比。病因胃中实火上冲，治宜大剂清胃凉血，佐以清润苦降大肠。外治有马鸣散及蚊蛤散诸方。

马鸣散：人中白、蚕退纸、生五倍子、明矾。

蚊蛤散：雄黄、枯明矾、蚕退纸、五倍子。

疫痘传变五期内死症辨

孔子曰：未知生，焉知死。余以为医者，未知死，焉知生。尝考疫痘之死症之多，真有骇人听闻者，然医者以活人为天职，虽属死症，亦当尽力筹策，或者今日视为当死之症，他日医学昌明时，或可救而不死亦意中事也，录后以备我医界同人共同研究焉。

（1）发热期死症

发热一日，遍身只出红点稠密如蚕种，摸过不碍手者死；发热时，腹中大痛，腰如被杖，及至报点干燥而仍痛犹不止者死；发热时头面一片红如涂脂者六日死；发热时用红纸条蘸麻油点照心头，皮肉里有一块或周身皆有块红者，八九日后死。

（2）报点期死症

报点时烦躁不宁，腰腹痛不止，口气大臭，出紫点者死；报点时，痘色白，皮薄而光，根窠全无红色，或根带一线红，三五日即长如绿豆大，此症决不能灌浆，久后成一包清水，擦破即死；不可因其好看而妄与下药，报点全不起顶，如汤疱及灯草烧者，十日后痒塌而死；报点时红斑如锦纹者，六日死；遍身如蛇皮者死；报点时，黑斑如痣状，肌肉成黑者，即时而死。

（3）起胀期死症

起胀时遍身痘顶皆下陷，其中有眼如针孔者、紫黑者死；起胀时痘之根脚全然不起，其头面皮肉红肿如瓜之状者死；起胀时腰腹时痛时止，遍身紫点如蚊蜜（蜂）所咬，全不起者死；起胀时气促神昏，痘伏陷不起，不食腹胀者死；起胀时遍身黑陷，闷乱不宁，神昏气陷者死。

（4）灌浆期死症

灌浆时纯是清水，皮白而薄，与水疱相似，三日后，遍身抓破而死；灌浆时吐利不止，或二便下血，痘烂无脓者死；灌浆时便闭声哑，腹中胀满，肌肉黑者死。

（5）结靥期死症

结靥时，遍身臭烂不可近，目中无神者死。

结论

痘疫虽属险症，设能洞悉其因，投方入彀，亦不难化危谷为坦途，措常病于裕如也。康健孩童染正规之天花，可不服药而愈，痘科书名之曰状元痘。所药者，因体内一旦失其平衡，扶偏救弊耳。是以治病，无定方定法，古人所言者，无非立为规矩，使后人有所依据。尝见痘症，在发热期内，世人多喜用芪归补气温血之品，血虚体弱之小孩用之以助其透出故善。设投于气血方盛之健孩，未有不蒙头盖面及喘急肺炎者。盖痘本胎毒，解毒凉透之不暇，反投以温补之品，焉得不助其炎毒而攻之肌腠乎？喘急肺炎者，盖腠理为补药所固闭，肌肤不能排泄炭气，内攻呼吸器遂致肺受炎陷，焉得而不肺炎喘急？愚者不察，以为芪归系疫痘特效药何不思之甚也。万某余邻居也，年七十余得子，忽染天花，人以其先天弱也，不辨症状，动手即大剂温补，遂致蒙头盖面，医生曰"非佳兆也"。谁知此种乃伊药所造，医不归咎于药而归咎于病，见其干枯，则曰此气虚陷伏也，补托恐其不及，遂致不十日失声气喘而亡，病家尚执迷为未服鹿茸峻补也，医者亦自诩其学识高深，能断人生死。噫！若是者，欲求国医之改进，曾忧忧乎其难也。余所主者，非不欲人用温补，盖欲求为医者当深明病原，见病治病，不拘一格，则善矣。能明其因，则不致小病造重，重病致死。是知其死病，皆由不死病驱入，设能在未驱入死症前而使不驱入死境，若非洞晰病原又焉得而能为之。

（据《起华医药杂志》1937 年 1~5 期连载资料整理）

痨病灸

郑惠伯

肺痨之病，吾国向无专书，命名亦各殊。稽考往古，《内经》有劳伤虚不足之论，《金匮》名为虚劳，苏游论名为传尸，巢氏《病源》始称肺痨骨蒸，《千金方》论五劳七伤六极。考其证治，亦即近世盛称肺结核病也。肺结核病，蔓延最广，查全世界死亡统计表，因此而死者，为数最巨，而国人之死是病者，尤较各国为多，殊足令人骇异。西医对于斯病之治疗，不外营养疗法、空气疗法、日光疗法、安静疗法，以及化学疗法，故皆言之成理。考其实际，一二期之肺痨，亦或有愈者，至于末期，只有坐以待毙。中医对于斯病之治疗，门径较多，然亦不外消瘀杀虫，固肾强心，润肺涤痰，化核行气，以及补阴扶阳颇有效果。然末期肺痨，亦无若（任）何把握。然则末期肺痨，中西医人岂非眼见患者死亡而不急谋一策，以求挽救耶？不佞研究针灸有年，对于肺痨治以灸术，每建奇功。爰就个人经验公诸社会，以与我同道诸君共同探讨云尔。

灸法可治肺痨之原理

针灸治病，古者多参以阴阳五行之玄说附会，以致学者非之。然其治疗，每建奇功，自必有合乎科学原理者，特古人不能道其所以然耳。兹将灸法治痨，合乎科学之原理特录于后，以公同道之研究。日本医学博士原志兔太郎谓施灸后能使白血球数量增加，白血球之噬菌作用增进，至一定时间后，淋巴细胞亦能增加。淋巴细胞增加，对于结核治疗上有伟大之力，早为医界所公认。西洋学者或以药剂注入以鼓起淋巴细胞，而期达到结核治愈之目的。灸法之能杀菌消核，乃因其能增加白血球及淋巴细胞也。肺病之难治，乃因病菌之不易歼灭及结核之难以消散，故灸术之治斯病乃对症下药。当代陈无咎先生对于痨病颇有发明，其习痨汤及存神命补汤乃治痨之效方。渠谓若服存神命补汤仍不见愈，则非灼灸不可。盖结核内之微生物犹重茧之蚕蛾，非用灼灸引药入核菌必不死。又谓轻痨一灸，重痨二次，最重三次，应手而愈，亦可想见痨病用灸之神奇矣。

灸之手术及取穴法

先备独蒜数枚，切成薄片，陈艾绒少许，搓成小粒约小桐子大，将穴道（位）取妥后，用墨点记，然后将蒜片放于应灸穴上，小艾粒置于蒜片之上，一粒名一壮，每穴灸四五壮，灸至病者觉微痛为止，灸后皮肤多起小疱，然不足为患。灸之过轻，则无效力。兹将应灸各穴及取穴法列后。

（1）取患门穴法

主治少年阴阳俱虚，面黄体瘦，咳嗽遗精，潮热盗汗，心胸背引痛，五劳七伤等症无不效。先用细绳一条，以病人男左女右脚板，从足大踇趾头齐量起，向后随脚板当心贴肉直上至膝湾大横纹中截断，次令病人解发匀分两边，平身正立，取前绳从鼻端齐引绳向上，循头缝至脑后贴肉随脊骨直下至绳尽处，以墨点记，别（另）用稻草，按于口上两头至吻，却（即）钩起稻草中心至鼻端根如人字样齐，两吻截断，将此稻草展直于先点墨处，取中横量，无令高下，于草两头尽处，以墨记之，即是此穴。

（2）取四花穴法

治病同患门，令病人平身正立，取细绳绕项，向前双垂至鸠尾穴，即截断，却翻绳向后至绳尽处，以墨点记，别（另）取稻草，令病人合口勿动，横量齐两吻切断，以如此长裁纸四方，当中剪小孔，前绳背后止处，即将小孔纸当中安停，纸之四角即灸穴，灸后宜灸足三里。（注：鸠尾，在胸骨剑状突起端。）

（3）取膏肓穴法

此穴主阳气亏弱，诸虚痼冷，梦遗，上气咳逆，噎膈，尤治痰饮诸疾。令病人两手交在两膊上则背骨自开，其穴立见，以手揣摸，第四椎骨下（所谓四椎骨下，即七椎骨下，因取穴须除三椎）两旁各开三寸，四肋三间之中，按之酸楚是穴。灸时手搭两膊上，不可放下，灸后觉气壅盛，可灸气海及足三里，泻下实火，灸后令人阳盛，最宜加意保养，不可纵欲。（注：气海在脐下寸半；足三里在膝眼下三寸二箸间。）

（4）取腰眼穴法

此穴一名遇仙穴，又名鬼眼穴，治痨瘵已深之难治者。取此穴时，令病者解去上衣，于腰间两旁微陷处，谓之腰眼穴，直身平立，用笔点记，然后上床合面而卧，以多灸至十壮为妙。古人有灸后吐出或及泻下痨虫之说。

结论

理论不如实践，研究不如体验，深望医家病人，遇斯病者，勿待至明日，其奋起于今夜，开始实行此痨病灸，共同挽救我四万万同胞，受此疾苦者，得登健康之堡域，享延年之幸福，是吾之大愿也。不佞更有极简易极神效外治之秘方与灸术同时并进，则效力更相得益彰。方用桃仁、雄精、辰砂、三七各五分，麝香二分，调鳝鱼血，然后用拇指细审脊骨伤疼处，则以前药搽上（凡患痨病者，脊骨必有一椎觉伤痛）颇有神效。盖鳝鱼血可杀痨虫，桃仁能杀小虫，早为近代人所公认，且三七合桃仁功能消瘀，辰砂、雄精亦可杀菌，借寸香之香而窜者，引入核心，故能每奏奇功。

以上所论，皆余之经验谈，不佞不生不欲作欺人之语，我所知者，亦不欲自秘，但愿同道诸公，勿以所知之效方作传家之至宝，不妨公开大众，共同探讨，使我四千年绝学得以昌明，此则不佞之厚望于同道诸公者也。是篇之作，盖抛砖引玉之意云尔。

（据《起华医药杂志》1937 年第 3 期资料整理）

对温病气分证的认识

龚去非

温病有风温、暑湿疫毒、湿温、风热暑湿合邪等病，其中包括了大叶性肺炎、非典型性肺炎、钩端螺旋体病、疑诊伤寒、沙门菌属感染、胃肠型感冒、病毒性上呼吸道感染、高热待诊等，均以发热范畴论治，余五十余年来治疗此类疾病，病例数颇多。

古今学者讨论温病的病因大致分成两大派。一派主张"六淫"学说，一派主张"疠气"学说，迄至现今，持"六淫"病因学观点的仍居主导地位，因为它是"辨证求因，审因论治"的基石。持"疠气"病因学见解的虽有特异性致病因素的可贵倾向，尚不能全面指导临床。目前，又有"温热病毒"和"湿热病毒"的概念。温病具有从外感受邪气，性属温热，易化燥伤阴，致病迅速，传变快，不同程度的传染性，季节性等特点。又视夹湿与否而分成温热和湿热两大类。辨证论治大法必宗叶氏的卫气营血论和吴氏的三焦论。此处所谈，仅系个人临床累见的气分证。

温病医家将四时不同的温病根据其个性和共性归纳为温热和湿热两大类，起到了执简驭繁、同病异治、异病同治的规范作用。风温、暑温属温热类；暑湿、湿温属湿热类。两类均可出现气分证。要严格掌握辨证要点：壮热，不恶寒，口渴，苔黄，脉滑数或洪大，是温热的气分证；身热不畅，脘痞苔腻，脉濡缓，是湿热的气分证。

风温四季皆发，多见于冬春。个人所见，青少年患者居多。这可能与青少年正处生长发育时期，机体之阳气盛有关。口鼻是肺的天然门户，肺合皮毛，故温病大师叶天士说："温邪上受，首先犯肺。"温邪主要从口鼻或皮毛侵入人体，病位中心在肺。所以，风温的气分证多见咳嗽、气喘、胸痛等症，亦有咳嗽轻、咽峡嫩红者。因而我体会，"首先犯肺"对于风温更为吻合。又由于肺与大肠相表里，肺、胃、肠三者气相通，常呈典型或不典型的阳明经证或腑证。从病机角度看，前人的"温病化火伤阴最速"之说，虽是对整个温病过程而言，但重点在气分。从治则方药角度讲，关键在于降火解毒保津。临床一般根据病位、病性、轻重缓急，采用宣降肺气、祛痰止咳、辛寒清气、苦寒泻火、通里攻下等法，治"顺传"之证，均多良效。至于"逆传心包"的营血证，不予赘述。

暑温发于炎夏之时。起病即见高热面赤、心烦口渴、气粗多汗、脉洪大等气分证，而无卫分过程，故有"暑热发自阳明"之说。暑性极烈，易耗气伤津，每成化火伤液或气津两伤之证。治当清解阳明，或加西洋参，或加参叶，以达祛暑泻热、降火保津益气的目的。因夏令暑气既盛而湿气也重，常成暑温夹湿，单纯的暑温较少见。

湿温病常见于夏秋雨湿季节，或在阴雨多，成居处潮湿，或脾胃不健等条件下也能发生，而不必具明显的季节性。患者多系青壮年，这似与自恃体格强壮而不慎摄身有关。前人对于湿温之发病与病位，多谓脾胃内湿素盛，客邪再至，内外相引，故病湿热。邪虽弥漫三焦，而病变中心在脾胃。湿为阴邪，其性重浊腻滞；热为阳邪，易化燥伤液。

两邪相合，湿郁热蒸，胶着难解。脾胃属土，同居中焦，为升清降浊、运化水湿的枢纽。土失健运，偏于阳，病在胃，则热重于湿：偏于阴，病在脾，则湿重于热。湿遏全身气机，阻碍升降。所以气分证多见身重肢倦、脘痞泛恶、腹满便清、溲短赤、舌苔厚腻等脾胃三焦郁滞现象。由于湿与热两邪郁蒸，每呈高热，面垢神烦，大便胶溏黄褐、气臭不爽，口苦，苔黄腻等热重于湿或湿热并重之证。也有湿胜于热的，见低热，形寒体倦，大便溏薄不爽，或四末时而欠温，苔白滑厚等。对于热胜于湿或湿热并重者，则应侧重清热保津，以孤湿邪之势。与此同时，必配芳香淡渗之品，疏气化湿，以达热除湿化的目的；湿胜于热者，若重通阳、醒气、化湿，以孤热邪之势。开泄郁阻则热邪易清，选达原饮逐秽、开结、醒气、通阳诸药，佐透络化热之品，则气开结散，湿化热除。

"温为阳邪，化火伤阴最速"。对"阳邪"二字，可这样理解：一是指特异性的致病源和因素，二是导致化火伤阴的直接根源。因此，治疗温热类病的气分证，不论病位在手太阴肺，在阳明胃肠，关键在于降火保津。在此基础上，还应选用针对性较强的药物控制病因，方能全面体现"辨证论治"与"伏其所主"的精神。前人以栀子、淡豆豉、瓜蒌皮轻清宣气，白虎汤大清气分热邪，三黄苦寒解毒降火。但气分证的热毒壅结所致内脏局部红肿之处，又往往非耳目所能及。医者不能坐待火势燎原才临渴掘井，而应早选芩、连之品以降火解毒；或合知母、甘草，或合天冬、玄参保津生液。高热者重用生石膏，随证配伍宣肺、降气、化痰、通便、清营，或疏风透表、祛暑透表等外透内清法，颇能执简驭繁，疗效较高较速。个人不少经验证明：白虎加芩、连，其效更彰；芩、连、甘草合用，味仅微苦，及时应用，不但不败胃，反而健胃；黄芩、甘草共施，性更甘和，甘苦化阴，各种外感内伤的发热证均可加入组方，有益无损。

叶氏说："渗湿于热下，不与热相搏，热必孤矣。"说明了治疗湿热病重在分解湿热。如何分解呢？强调了在上焦宜开肺气、在中焦崇刚土、在下焦开沟渠三法。治温热病的气分证不离苦寒以清热，苦辛芳淡以化湿。一般而论，清热较易，化湿难。化湿的根本手段在于调整脾胃，恢复升降气机，增强抗病能力，导湿利尿。待上焦得宣降，中焦得枢转，下焦得通利，则不发汗而汗出热退。热胜于湿或湿热两盛者，选黄芩、黄连、生石膏、知母等药降火保津；配藿香、菖蒲芳香开上，半夏、厚朴温化宽中，滑石、芦根凉淡渗下。湿胜于热者，选草果、槟榔、厚朴、菖蒲、半夏、茯苓、苍术等药逐秽、崇刚土、通阳；配青蒿、黄芩、知母等药透络解热。

（据《中国百年百名中医临床家丛书·龚去非》资料整理）

从湿热角度辨治几种危急重症

龚去非

"湿热"含义较广，外感病和内伤杂病都会存在，很难截然划分。下面举急性黄疸性肝炎、迁延性肝炎、急性单纯性阑尾炎、菌痢、结肠溃疡、直肠溃疡（以下合称结肠直肠溃疡）为例，均可从湿热角度进行论治。

急性黄疸性肝炎

黄疸属湿热内滞中焦，不得宣泄，熏蒸肝胆，胆汁不循常道，溢于血脉之中，外渗肌肤所致。常与外感时邪、饮食不洁、脾胃虚弱有关。黄疸期用茵陈、柴胡、黄芩合平胃、二陈。不论湿胜或热胜，必用茵陈清热利湿。见便溏、白滑苔，湿郁甚者，重用平胃、二陈，其中用苍术至关重要。见烦懊、腹满便秘或大便胶溏不爽，热蒸胜，酌减平胃、二陈用量，加生大黄、栀子。恢复期用逍遥散去薄荷，加茵陈、陈皮。肝阴不足，再加北沙参、麦冬、枸杞；脾气虚，再加党参或黄芪，或随症加香附、郁金以缓胁痛；肝肿大，胀痛显，多选三棱、莪术、桃仁、地鳖虫等化瘀。

迁延性肝炎

本病门诊常见，且多表现为右胁隐痛、倦怠乏力、脘痞纳呆、大便稀溏、舌偏红、苔白滑、脉弦等脾湿内困与肝阴不足之证候。自始至终用白术、茯苓、甘草、砂仁、茵陈等理脾顺气、清除余邪。偏湿胜困脾，加苍术、藿香、厚朴、党参；偏肝阴不足，加枣皮、枸杞、菟丝子、五味子。

急性单纯性阑尾炎

本病发病急，主要表现为右下腹局限性疼痛，中医统称肠痈。由饮食不节、寒温失调以及不明因素导致胃肠功能紊乱，湿热内生。其结果为气滞血瘀生火，久则化脓。其治则为苦寒清热，燥湿解毒，活血化瘀。六腑以通为顺，一则调畅气机，顺应生理；二则泻积排毒，运行气血，升清降浊。泻法是通的重要手段，可用于胆囊炎、胰腺炎、肠梗阻、阑尾炎等急腹症。用黄芩、黄连清热燥湿解毒，桃仁、红花、三棱、莪术活血化瘀。再随证因势利导加味，治单纯性阑尾炎疗效可靠。

菌痢、结肠溃疡、直肠溃疡

此三病均属中医学的痢疾范畴，前者名湿热痢，后者可名休息痢，病位均在大肠。论病因，急性菌痢多为湿热或疫毒入侵，结肠、直肠溃疡因病久正虚，湿热留滞。论病机，菌痢是湿热疫毒致肠道气滞血瘀，脉络受伤，化生脓血。结肠、直肠溃疡一是脾阳不足，内生寒湿，凝滞气机；一是湿热为患，灼伤阴液。交互损伤肠络，寒湿胜则便泻稀溏，湿热胜则里急后重下脓血。寒中有热，热中有寒，但有偏胜，殊少独存。病损之域，阴阳气血维系失调。论辨证，菌痢有湿热、疫毒、寒湿、虚寒（后二证常为慢性）之别，结肠、直肠溃疡有热胜或寒胜之分。论治则，菌痢不离清热化湿、调气活血导滞；结肠、直肠溃疡多攻补兼施，寒温并举，通涩同用。

上述诸证临床常见，脉证有显有隐，病程有长有短，病情有轻有重。通常情况下，以病史、症状、舌脉作凭据。审证求因，病因是湿热。湿热多由感受时邪，饮食不洁，从外而入。脾胃不健，运化失职，又为内在因素。湿热常犯中道，中道即以脾、胃、大小肠为核心，居腹腔中间的道路，旁连肝、胆等脏腑。因脾喜燥恶湿，胃喜润恶燥，同类相聚也。湿与热各有偏胜，有轻有重，实为病邪不同，侵犯病位亦不同。可在肝、在脾胃、在肠，见症各异。证有湿重热轻、热重湿轻、湿热并重或湿热俱轻等不同情况。湿重热轻者不发热，或身热不扬，均有头重身困，口淡不渴，胸腹痞满，不欲食，便溏，苔厚滑腻，身目暗黄，脉濡缓等见症；热重湿轻（或湿热并重）有发热口干，心中懊恼，恶心呕吐，腹部胀满而痛，尿黄短，大便秘结，或下利赤白，身目鲜黄，苔黄腻，脉弦数等见症。共性是建立在个性基础上的，必以个性特征为依据。黄疸性肝炎，黄疸是特性；肠痈，右下腹痛是特征；菌痢，下痢赤白、里急后重是特征；结肠、直肠溃疡，肠鸣便溏与腹痛后重下脓血交互发作、病久、时轻时重等为特征。论治是个性与共性、局部与整体并重。急时侧重个性、局部，贵在驱邪以救急。如黄疸，以退黄为主，重在清利肝胆，兼理脾胃，通二便；肠痈，以消痈为主，重在活血化瘀与苦寒清热燥湿同用，兼行气通便；菌痢以解除里急后重为主，重在除肠道湿热疫毒，兼调气活血导滞。异途同功，使湿热之邪分解于内，排出于外。缓时侧重共性、整体，意在扶正以驱邪。要扶正，当从脾胃着眼。脾胃居中焦，司运化，运化正常，则湿无内居之处而病自愈。下面举黄疸性迁延性肝炎及结肠、直肠溃疡等病之属湿热病因者为例，均因病程长而与脾胃关系切，借以说明"急则重个性、局部，缓则重共性、整体，从脾胃着手，扶正驱邪"。

《伤寒论》载："身黄如橘子色，小便不利，腹微满者，茵陈蒿汤主之。"茵陈蒿汤治阳黄可谓简、便、验，是治黄疸方药之鼻祖。选茵陈、柴胡、黄芩合平胃、二陈治黄疸性肝炎，热胜者加大黄、栀子，平陈诸药用量酌减，是仍从茵陈蒿汤脱胎而来，加入化湿醒脾清肝之药。疗病变之脏以扶正，是急则侧重个性、局部。以逍遥散为主加减化裁治恢复期肝炎，有养血调肝、化湿补脾之功，着重在调补兼除余邪，是比较侧重共性。

脾胃为化生气血之源，后天之本。延年长寿，调补脏腑，滋补精气血，或疗久病之躯，或病后复元，都必须培补脾胃。迁延性肝炎始终用白术、茯苓、甘草、砂仁，专入脾胃，平补平泻，补而不呆，泻而不伤。随证或加北沙参、麦冬、枸杞益肝阴，或加参、芪补脾气。实践证明，补肝阴、补脾气均能缓解肝区痛，增进食欲和精神，恢复肝功。这又说明此病病程长，从脾胃着手能扶正除邪。

《伤寒论》载："蛔厥者，乌梅丸主之。"前人以"酸苦辛伏蛔，温脏止厥""久泻久利，正虚邪留，寒热错杂"来解释乌梅丸之理。证之实践，本方寒热并用，扶正除邪，对寒热错杂、正虚邪实之蛔厥、久痢确有疗效。余选方中干姜、细辛、黄连、黄柏、乌梅，加木香，或配肉豆蔻、诃子、罂粟壳、赤石脂等治休息痢。姜辛温脾通阳，开凝滞，利血运；黄柏除热邪，固阴液；细辛、木香通之，乌梅、肉豆蔻塞之。此用法具有如下优点，不唯驱邪，又在扶正；不通则不塞，以通助塞；开泄邪热，无苦寒过度败胃之弊，熔温、清、通、塞四法于一炉，意取"动静相召，上下相临，阴阳相错，而变由生也"。

（据《中国百年百名中医临床家丛书·龚去非》资料整理）

如何提高临床辨证能力

李寿彭

中医辨证，是将临床所搜集的资料进行去粗取精、去伪存真，形成证候系统，作为识别疾病、探求病因、审察病机、确定病位和疾病发展趋势的一种诊断方法。随着科学技术的进步与发展，疾病的扩大和亚健康人群的出现，需要毒副作用相对较小的中医药治疗的不断涌现。这对传统的四诊八纲手段获取信息进行诊治疾病的方法提出了严峻挑战。要提高中医临床辨证能力，应继承传统的四诊方法和脏腑、经络、气血、津液、六经等中医辨证学术体系，更有效地指导临床处方用药。对此，李寿彭提出了以下几个方面的学习方法，或许能帮助年轻同志提高临床应变能力。

熟读中医典籍

应该充分肯定几千年来无数中医人对人类健康所作出的巨大贡献。无数医家在与疾病做斗争的过程中积累了丰富的临床经验，著述浩如烟海，形成了较为系统的中医诊治疾病的学术思想，给后世学习、研究中医留下了宝贵的财富。如张仲景《伤寒杂病论》的六经辨证、八纲辨证、脏腑辨证；叶天士《温热论》的卫气营血辨证；吴鞠通《温病条辨》的三焦辨证等都需要我们系统学习，重点条文还需背诵，只有这样才能有效地指导我们临床辨证。

精通高校教材

中医典籍甚众，就拿《伤寒论》来说，有关的著作有千余种，700 余家之多，要求每个临床医生去细读很不现实，而且文字古奥，研究亦难，恐怕读后不知所云。中华人民共和国成立以来全国各地相继成立了中医药院校，为了满足教学和学习的需要，将古典医籍理论进行了总结、归纳，编著了较为系统的《中医诊断学》，这对学习和掌握中医辨证方法提供了有利条件，而且也是每个临床医生需要掌握的基本知识。

博览中医药期刊

中医药期刊有综合性期刊和专业性期刊之分。综合性期刊如《中医杂志》《中国医药学报》《中医药学刊》等；专业期刊如《中国中西医结合消化杂志》《中国中西医结合肝病杂志》《中国针灸》等。对众多的中医药期刊应根据所从事的专业不同，有选择性地了解中医对某种或某些疾病的诊疗进展，对提高我们临床辨证能力有裨益。

辨识症状表述的准确性

由于个人文化修养的不同，对某一特定症状的表述也不一样。对文化水平较低或不识字的人群而言，他们大多对疾病症状的表述比较朴实。这就要求医生去体会、归纳、翻译；文化水平较高，特别是懂点医学常识的人，对疾病症状的表述有夸张之"嫌"，这就要求医生去鉴别。

另外，中医辨证主要依据症状和舌、脉，症状界定亦有模糊之处，如嘈杂的特点是指胃中空虚，似饥非饥，似辣非辣，似痛非痛，胸膈懊憹，莫可名状。"莫可名状"就比较含混，病人言不清，医生也无法体会，只有结合其他临床表现才能判断究竟是胃热、胃虚亦或血虚了。就以比较客观的舌、脉而言，目前由于抗生素和激素的广泛使用，有部分患者出现镜面舌，据其兼症与阴虚不符，用养阴药效果亦不好；而脉象的干扰因素亦多，诸种原因都要求医生不断学习，提高对临床症状的认知力，才能提高临床辨证水平。

识别症状的真假

表现疾病本质的症状辨别不难，难的是某些疾病在发展过程中，尤其是病情危重阶段，出现一些与疾病本质相反的假象而掩盖了疾病的内在本质，必须认真辨别，抓住疾病的本质，做出正确的诊断，有效地指导临床用药，才能使病情转危为安。

如寒热真假。真寒假热是指内有真寒、外见假热的寒极似热的证候，其表现为身热、面色浮红、口渴、咽痛、脉伏等，似乎是热证，但身虽热反欲近衣被；面色浮红如妆，并非满面通红，持久不消散；口虽渴反欲进热饮；咽喉痛，但不红肿；脉大却按之无力，同时伴见四肢厥冷、尿清、便不干结、舌淡、苔白等症状，故热象是假，阳虚寒盛才是疾病的本质。真热假寒是指内有真热、外见假寒的热极似寒证候，其临床表现为恶寒、手足逆冷、大便不利、脉沉等，似乎是寒证，但其恶寒却不欲近衣被；手足虽逆冷，但胸腹灼热，体温亦高；大便虽不利，但气味特别臭秽；脉虽沉，但按之甚实而有力，且见口渴思冷饮、舌质红绛、唇干、小便黄赤等症状。故寒象是假，内热才是疾病的本质。

又如虚实真假。病证有虚实之分，而虚证与实证之间是相互联系的，有的病人在同一时期出现虚实夹杂证，有原为实证而后转为虚证的，有原为虚证而后转为实证的，有本为实证而表现为虚证的，有本为虚证而表现为实证的。此所谓"大实有羸状""至虚有盛候"。在这种情况下，必须四诊合参，找出关键性的指标，结合病人的年龄、体质、病史、病程等从多方面去寻找线索，才能做到诊断无误。

把握证候表现的个体差异

同一种病因侵袭不同的个体，临床表现不尽相同。如外感风寒，有的患者以头痛为主，有的以咳嗽为主，有的以周身疼痛为主。但只要有病程短，身体壮实，兼有恶风寒、苔薄白、脉实有力的共性，都可诊断为风寒感冒。根据主症的不同而选用川芎茶调散、麻黄汤或三拗汤、九味羌活汤治之。但由于个体有差异，气、血、阴、阳有不同，因此，感受同一种病邪临床表现不同的范例又另当别论，此处不一一列举。

中医四诊缺陷

中医望、闻、问、切四诊是收集临床资料、获得病情信息的手段。正如《医宗金鉴·四诊心法要诀》所言："望以目察，闻以耳占，问以言审，切以指参，明斯诊道，识病根源。"这种诊病的方法主要源于人是一个整体，表里相连，内部的变化必然反映到表面神、色、形、态、感觉的异常，"有诸内必形诸外"。这对于有症可辨的疾病而言，时至今日仍有效地指导着临床实践，并取得了显著效果，值得我们学习研究、总结提高。随着科学技术的不断发展，医技检查或检验设备不断更新，技术不断提高，对某些无症可辨的疾病有了新的认识，这就需要现代中医医生充分利用现代医技检查来诊断，进行辨病论治。

（据《中国现代百名中医临床家丛书·李寿彭》资料整理）

治疗胃脘痛六法

李寿彭

胃脘痛是临床常见病，从其临床表现看，西医学的急性胃炎、慢性胃炎、胃下垂、胃痉挛、胃及十二指肠溃疡、胃神经官能症等疾患都可归属于中医学胃脘痛范畴。李寿彭在从医 50 多年的临床生涯中逐步摸索并积累了一些成功经验，今录之，或许对年轻人有所帮助。

健脾温胃法

饮食不节、居处不宜均可导致脾胃损伤，日久渐使脾胃阳气虚弱，寒从内生，见胃脘隐痛喜按，食欲不振，呃逆嗳气，脘腹胀满，面色无华，四肢无力，大便稀溏，畏寒肢冷，舌淡苔腻，脉沉弱无力等。治以温胃健脾。选黄芪建中汤加味，用炙黄芪、桂枝、党参、白术、茯苓、白芍、陈皮、半夏、生姜、大枣之类。若见气滞胀痛，加木香、枳壳、佛手；冷痛用延胡索配吴茱萸；泛酸加海螵蛸、苏叶等。记得在 1984 年 10 月治一男性工人刘某，就是采用此方获愈的，以后每遇虚寒性胃脘痛即投此方，屡试屡效。

祛湿健胃法

湿邪最易困扰脾胃，致使脾胃运化功能失调，且缠绵难愈。临床常见口淡无味或口渴不欲饮，肢困倦怠，大便溏薄，头重如裹，舌淡苔腻，脉沉细而满。治以健脾胃、祛湿邪，方宜二陈汤加味，选半夏、陈皮、茯苓、甘草、苍术、厚朴、藿香、川芎等。二陈汤本为燥湿祛痰止咳之良剂，但用以治疗胃脘痛效果也很不错，特别是苍术、厚朴、藿香、川芎都属于芳香之味，用于治疗脾湿能增强芳化之力，以利湿浊化解。

泄热清胃法

能引起胃中积热的原因很多，既有外来的，也有内生的。临床常见胃脘灼痛，心烦易怒，嘈杂泛酸，咽干口苦，舌红苔黄，脉弦而数。治以泄热清胃，用《景岳全书》化肝煎和《丹溪心法》左金丸合方加减。方中陈皮、青皮、丹皮、栀子并用能增苦降泄热、凉血安胃之功；吴茱萸取其辛散开郁；白芍、甘草酸甘化阴。若兼见呕恶，酌加姜半夏、竹茹；泛酸重则加海螵蛸、煅瓦楞子等。

化滞开胃法

多饮暴食，饮停食滞可致胃中气机阻塞，产生胃脘疼痛。临床常表现为胃脘胀满疼痛，嗳腐吞酸，恶心呕吐，吐后痛减，或大便不爽，舌苔厚腻，脉弦滑。治以消食导滞、开胃止痛。用保和丸加枳壳、砂仁、槟榔之味可以收效。

疏肝和胃法

肝主疏泄，调畅气机，协助脾胃之气开降，因而疏肝和胃法是临床治疗胃脘痛的基本方法之一。

肝胃不和引起的胃脘疼痛以胀痛为主，或攻窜两胁，或胃脘痞满，每因情绪变动或恼怒生气而发作，甚或加重，胸闷叹息，纳呆腹胀，嗳气则舒，舌质舌苔大多无变化，但脉弦有力。方选柴胡疏肝散为主。方中柴胡能散能升，长于疏解郁结；枳壳与柴胡相配，一升一降，可疏肝胃、导壅滞；白芍配柴胡柔肝缓急、调肝护阴，刚柔相济，相辅相成，体用兼顾，互为制约；白芍与甘草相伍，缓急和中止痛；陈皮、香附行气疏肝理脾；川芎为血中之气药，长于行散开郁止痛。诸药合用，共达疏肝和胃之功。又因肝为刚脏，肝气郁结极易化火，气火上逆则兼头痛头胀、口苦目赤、胁肋灼痛，急躁易怒等症，可予左金丸加丹皮、山栀等品。

养阴益胃法

胃病日久，郁热伤阴，胃失濡养，渐致胃脘疼痛。其临床主要表现为胃脘隐痛或灼痛，嘈杂嗳气，咽干口燥，大便干结，舌红少津或剥苔、少苔，有的患者还可能会出现舌面小裂纹，脉细数而弦。治以养阴益胃，方选益胃汤合芍药甘草汤加减，药用麦冬、生地、玉竹、沙参、石斛、白芍、甘草。若胃中嘈杂泛酸较重，可与左金丸配用以增强制酸之力；若见呕恶，加竹茹、芦根、半夏；大便艰涩加槟榔、大黄、瓜蒌等。

（据《中国现代百名中医临床家丛书·李寿彭》资料整理）

活血化瘀法在妇科临床中的运用

刘云鹏

妇女以血为主，血是经、孕、产、乳的物质基础。血液旺盛，运行流畅，则能维持妇女正常的生理活动。若血行不畅，瘀结于内，则变生妇科诸疾，而以经期、产后尤为多见。因此，活血化瘀法之运用在妇科占有重要地位。

妇科瘀血的成因，临床以气滞、寒凝、出血等三类较为常见。瘀血由气滞所致者，因气是推进血液流通的动力，气为血帅，血随气行，气行则血行，气止则血止，气行不畅，血行受阻，则瘀血之证形成。由于寒凝所致者，以寒性收引，寒邪侵入人体，脉络蜷缩，气血流行不畅，因而血凝于内，也常形成瘀血之证。还有由于出血而致瘀血者，妇女经血或产后恶露，本属离经之血，应当尽下，方可去旧生新，若旧血不去，或去而不尽，滞留体内，堵塞脉络，亦是产生瘀血的原因。瘀血之证，涉及范围较广，临床表现虽然错综复杂，但因其病理机转一致，故必有共同的临床特征，归纳起来，以疼痛、瘀斑、癥块及脉舌的变化为主。这些特征，临床不必悉具，但疼痛是主要症状。通则不痛，痛则不通，故疼痛是瘀血的主要特征。

刘云鹏先生于临证之中，每遇妇科瘀血为患者，常以祛瘀为先，并审因论治，随证加减，如此而治，往往收效。

行气活血法

气滞多属肝郁，肝气不疏，则气行不畅，日久瘀血阻络，为胀为痛。临床表现为经前胸胁或腰腹胀痛，烦躁易怒，月经量少，经行疼痛，或月经后期、闭经。脉沉弦，舌色暗红或有瘀斑等。治疗应以疏肝理气，活血化瘀为法。胸乳胀痛为主者，用调经一号方加减。腰腹胀痛为主者，用调经二号方加减。结合临床不同表现，随症选加牛膝、益母草、桃仁、红花、泽兰、鸡血藤、丹参、丹皮、蒲黄、五灵脂等活血化瘀之品。

病例

李某，30岁，已婚，沙市市毛巾总厂工人，1979年3月9日初诊。

患者于1972年因子痫伴大出血，半月不省人事，产后2年经闭不行。经中西医治疗，行经期每隔4、6、7个月不等，经前全身胀痛，少腹尤甚，并感畏寒。末次月经1月2日，行经4天，量少。现感头昏，心慌，胸乳胀，腰胀痛，小腹痛，纳食差。舌色红，舌苔黄腻，脉沉弦软。证属肝郁脾虚，气滞血瘀。治宜疏肝扶脾，行气活血，用调经一号方加减。

柴胡9克，当归9克，白芍12克，白术9克，茯苓9克，甘草3克，郁金9克，香附12克，川芎9克，川牛膝9克，枳壳9克，乌药9克，益母草12克，柏子仁15克，黄芪12克。水煎服，4剂。

3月16日二诊：患者服用上方后，月经仍未来潮，但胸乳胀较前减轻。仍感腰胀痛，小腹痛，白带多，头昏，心慌。舌色红，舌苔薄黄，脉沉弦软。继用前方加减。

柴胡9克，当归9克，白芍9克，白术9克，茯苓9克，甘草3克，香附12克，郁金9克，川芎9克，乌药9克，川牛膝9克，五灵脂9克，益母草12克，柏子仁15克。水煎服，4剂。

3月23日三诊：患者服药后胸乳胀续减，腰胀痛亦减轻。但小腹仍胀，白带多，头昏，心慌，月经仍未来潮。舌色红，舌苔黄，脉沉弦软。继宗前法，佐以滋养肝肾。

柴胡9克，当归9克，白芍9，白术9克，茯苓9克，甘草3克，益母草12克，泽兰9克，鸡血藤12克，川芎9克，香附12克，柏子仁15克。5剂，水煎服。

一年后随访，前后共诊9次，服药30余剂，近来月经按月来潮，经量较前增多。

温经通络法

寒凝血瘀为患，临床表现常见月经后期，月经量少，甚或月经停闭，常见下腹疼痛，痛有定处，喜暖喜按，得热则减等。刘云鹏认为，大抵有寒凝血瘀者，多属阳虚血少体质，治疗以温通为主。脾肾阳虚者，用当归建中汤、右归饮等温脾暖肾，再加活血通络之品。肝经血虚感寒者，平日用当归四逆汤温经散寒，以治其本，疼痛或行经期间，则应加重活血祛瘀之品，兼治其标。

病例

黄某，16岁，未婚，江北农场江北中学学生，1979年1月16日初诊。

患者于12岁月经初潮，每30~60天行经一次，每次行经6天，量少，色暗。因冬季早操跑步感寒，于去年1月份开始，每次经前经期腰腹疼痛，痛甚时颜面青紫，冷汗淋漓，末次月经1978年12月9日，至今未潮，现觉四肢冷。舌质无变化，舌苔薄黄，脉沉弦软。证属血虚血瘀，外感寒邪。治宜养血活血、温经散寒为法，用当归四逆汤合四物汤加减。

当归15克，桂枝6克，白芍24克，甘草3克，大枣9克，细辛3克，木通6克，生姜9克，川芎9克，地黄9克，桃仁9克，益母草15克。水煎服，3剂。

7月20日二诊：患者服用上方3剂后行经2次，经前、经期腹部不痛，畏冷等症状亦缓解，因路途较远，未能及时复诊。末次月经4月24日，行经6天，量少，色正，至今未潮，有时觉心慌。脉沉软，有结代。舌色红稍暗，舌苔薄。证属寒邪渐去，血虚未复。继以补血活血，辅以温通为治，予益母胜金丹加减。

当归9克，川芎9克，白芍9克，熟地15克，益母草15克，茺蔚子9克，丹参15克，香附12克，白术9克，牛膝9克，砂仁6克，郁金3克，肉桂3克。水煎服，5剂。

7月27日三诊：患者服用上药后，月经至今未潮，觉胸乳胀，午后热，纳食差，心慌，舌色暗红，舌苔薄黄，脉沉软，偶有结代。证属血虚肝郁化火，治宜疏肝开郁，活血调经，佐以清解郁火，予八味逍遥散加减。

丹皮9克，炒栀子9克，柴胡9克，当归9克，川芎9克，白芍9克，白术9克，茯苓9克，甘草3克，丹参15克，香附12克，益母草15克。水煎服，4剂。

8月17日四诊：患者服药后，月经即潮，色淡，18天结束，现神疲乏力，纳食，睡眠欠佳，时有惊悸气短，舌色淡，舌苔薄，舌边有齿印，脉沉软。证属气血两虚，心失血养。治宜补益气血，养心宁神，予人参养荣汤加减。

党参15克，白术9克，茯苓9克，炙甘草9克，熟地24克，当归9克，白芍9克，黄芪18克，五味子9克，远志6克，陈皮9克，大枣9克，肉桂3克。水煎服，4剂。

8月22日五诊：患者服药后，惊悸较前好转，纳食略增，仍感夜眠多梦，舌色淡暗，舌苔薄，脉沉软,守上方 4 剂。

8 月 27 日六诊:患者服完上方后,月经即潮,今已第 5 天,仍未净。纳食较前稍增,睡眠仍差。舌色淡略暗,舌苔薄,脉沉软。继以养血活血为治,予益母胜金丹加减。

当归 15 克,川芎 9 克,熟地 9 克,白芍 9 克,丹参 15 克,益母草 15 克,茺蔚子 9 克,香附 12 克,白术 9 克,砂仁 9 克,首乌藤 15 克。水煎服,3 剂。

一年后随访,患者诉服 8 月 27 日方后,月经即净,后连续服"人参养荣汤"数剂,现月经按时来潮,唯经量尚少,经来不再为疼痛所苦。

活血止血法

瘀血内停,血液不能循行常道,每见阴道下血,淋漓不止,腰腹疼痛,血下痛缓,血止痛剧,固定不移,痛而拒按。其治以活血祛瘀止血为法,虽有虚象,仍以祛瘀为主,祛瘀以生新,活血以止血。

病例

周某,40 岁,已婚,潜江县浩口公社社员,1978 年 10 月 3 日初诊。

患者 15 岁月经初潮,以前每月按时而行,经期 7 天。近年来月经先期,经期延长,经量多,色暗。本次月经 9 月上旬来潮,开始经行量多,至今已近 1 个月,仍淋漓不尽。伴小腹痛,四肢麻木,头昏心慌,饥饿后胃脘部疼痛。因经血未净,未行妇科检查。舌色淡,舌苔渺,脉沉弦。证属瘀血阻滞胞脉,血不归经,治以祛瘀止血,生化汤加减。

炮姜 6 克,当归 24 克,甘草 3 克,川芎 9 克,桃仁 9 克,益母草 15 克,香附 9 克,赤芍 9 克,红花 9 克,续断 9 克,蒲黄炭 9 克,五灵脂 9 克,茜草 9 克,鸡血藤 12 克。水煎服,2 剂。

11 月 3 日二诊:患者服用上方后,腹痛较前大减,四肢麻木亦较前减轻,阴道出血基本停止。但仍觉头昏、心慌、腰痛。舌色暗,舌苔薄,脉沉弦软。妇科检查示外阴经产型。阴道光滑,有血痂少许。宫颈肥大,呈乳头状糜烂。子宫后倾常位,附件正常。治疗仍以前法,守前方 4 剂。

11 月 10 日三诊:患者阴道出血已止 1 周,现仍觉腰及小腹微痛,胃脘部隐痛不适,饮食尚可。舌色暗,舌苔薄,脉沉弦略滑。辨证仍属瘀血阻络,治宜继续活血化瘀,佐以行气为法,予丹参饮合失笑散加减。

丹参 12 克,砂仁 9 克,檀香 9 克,蒲黄炭 9 克,五灵脂 9 克,香附 9 克,乌药 9 克,续断 9 克。水煎服,3 剂。

随访:半年后因胃病来诊,称服上药后,半年来月经正常。

体会

瘀血一证,为妇科常见病,祛瘀之法为妇科常用法。瘀血为患,成因不一,治亦各异。因气滞而致血瘀者,则应行气活血,气行则血活,血活则瘀自去。如患者李某病因肝郁气滞而致血瘀,其治以疏肝开郁、行气活血为法。因患者罹病日久,气血俱虚,且见肝肾阴伤,病情较为复杂。在治疗过程中,随病机的变化,先辅以益气扶脾,后佐以滋养肝肾和补血调经。前后 9 诊,方剂虽有变更,加减各自不同,但始终以行气活血祛瘀为主,故收效较好。

寒凝血瘀，治以温通祛瘀为主，寒得温化，血自流通。如患者黄某，因感寒致病，寒邪入里，血虚血瘀，故经行后期经来腰腹剧痛，用温经散寒、养血祛瘀法，6 诊而收全功。

出血血瘀之症，由于离经之血瘀阻于内，恶血不去，血不能循行常道，临床必见阴道下血不止，症见腰腹疼痛，治疗宜以祛瘀为主，瘀去则血止。如患者周某，因瘀血滞留胞脉，阴道下血月余不净，腹痛，四肢麻木，并见胃脘疼痛，治以生化汤加减，活血祛瘀生新。用方 6 剂，瘀去而阴道出血即止，但仍感腰腹及胃脘疼痛。三诊时乃以丹参饮合失笑散加减，继续活血化瘀，兼治其胃痛宿疾，仅服药 3 剂，瘀血得活，胃痛亦安。

刘云鹏老先生认为，妇科瘀血诸疾，全实者少，夹虚者多，特别是久崩久漏和产后诸症，往往虚中有实，实中有虚。故临证应虚中求实，实中顾虚，权衡轻重缓急，或先补后攻，或先攻后补，或攻补兼施，并结合症状、脉舌，属寒者当用温药，偏热者当配清剂，夹虚者加入补品，全实者则用攻泻之法，方可收到满意效果。

（据刘云鹏 1982 年《妇科治验》资料整理）

经期、产后宜用"生化汤"

刘云鹏

产后疾病，言其为虚者多，总谓产后阴血骤下，百脉俱虚，此时应大补气血为主，虽有杂证，从缓治之。临床产后失血过多，确属正虚，然产后元气既亏，胞络受损，血液运行不畅，难免瘀血停留。且瘀浊败物，易阻胞中，形成产后诸疾。其病理特点为虚中有瘀，故治疗不能专用补法，更不能拘于产后无热之论，净用温热之剂以养血补气。临床所见，专用补法非徒无益于产后之虚，反致瘀血更难消除。是以治当祛瘀为先，在消瘀中行补，寓补于祛邪之中。刘云鹏认为，因产后瘀血当消，而新血又当生，专用补法则瘀血更滞，专用消剂则新血难生，祛瘀生新才是治疗产后病的大法。

明末清初文人兼医的妇科大师傅青主，治产后病多以生化汤为主，取其祛瘀生新之性，其方行中有补，能生能化，因药性功用而立名，此方原出于钱氏世传，傅青主去熟地而增童便、黄酒，重新斟酌药物分量，重用当归为君，取其辛香走窜、甘温而润之长，既能活血祛瘀，又可生化新血。川芎辛温行血中之气，入活血队中能行血散瘀，入补血剂内使补而不滞，配入本方重在活血逐瘀；桃仁苦平，能逐瘀镇痛，三味合用，以通为主，取其活血行气，祛瘀生新，使以甘草调和诸药，缓急补中。黑姜入伍，尤寓深意，人多畏大辛大热，不敢贸然使用，其实干姜炮黑，则辛热之性大减，况所用不多，仅3~6克，则辛热之性更小，有止血之功而无凝滞之弊。且产后血去阴伤，虚热者多，实热者少，炮姜之用，正合热因热用之理。方中更增黄酒助血液之流通，童便引败血以下行。刘云鹏老先生每于方中加香附以调气，气行则血行，入益母草以活血，血活则瘀去。全方直入血分，有通有补，以通为主；有生有化，以化为要；用于经期、产后诸疾，最为相宜。

产后以生化汤为主方，取其祛瘀生新，其辨证以瘀为主。瘀血症状，主要表现为疼痛拒按，血下痛减，如此反复发作，直至瘀血去尽而后已。刘云鹏认为，产后恶露为瘀浊败物，而正常经血既已离经，亦应视为瘀浊败物，其病机是一致的，均属瘀血为患，均当消而去之。故产后腹痛和经期小腹痛，均用生化汤治之。因此，每逢妇女经期为病，无论有无他症，一见疼痛，即以祛瘀活血为先，再随证加减，务使经行通畅，血液运行正常，以达到祛瘀生新的目的。刘云鹏老先生推而广之，于小产或刮宫之后，运用生化汤善后，已成常规。

病例一

熊某，31岁，已婚，沙市市造纸厂工人，1978年4月13日初诊。

患者因先兆流产伴发热，于今年（1978年）1月8日自然流产，当天刮宫，3天后又清宫，此后恶露如咖啡色，至今淋漓不断。并述于2月28日、3月28日如行经样，阴道出血增多2次。现腰痛，小腹隐痛，阴道出血量少、色暗红。舌色淡略暗，舌苔灰略黄，脉沉弦软。证属瘀血阻滞胞宫，治以活血祛瘀，生化汤加减。

酒当归24克，川芎9克，桃仁9克，炮姜6克，甘草3克，续断12克，益母草15克，制香附12克，赤芍9克，丹参15克，炒杜仲9克，蒲黄炭9克，茜草9克，花蕊石15克。水煎服，3剂。

4月16日二诊：患者服用上方后，阴道出血已减七八成，现仅白带中有少许血丝，偶于阴道中流出点滴黄水。仍觉腰胀，小腹胀，有时胸乳胀，纳食、二便正常。舌色淡暗，舌苔灰色，脉沉弦软，守上方加乌药9克。水煎服，4剂。

4月21日三诊：患者服药后，腰腹胀痛减轻，但恶露仍未净，量少色暗，余症同前。舌色淡暗，舌苔灰色，脉沉弦软，仍宗前法加减。

炮姜6克，酒当归24克，甘草3克，川芎9，桃仁9克，益母草15克，制香附12克，赤芍9克，丹参15克，续断12克，炒杜仲9克，蒲黄炭9克，五灵脂9克。水煎服，3剂。

一年后随访，患者诉服上药后又抄服上方3剂，从阴道内排出一暗红色血块，恶露遂止，自此之后经行正常。

病例二

刘某，28岁，已婚，沙市市棉纺织印染厂工人，1978年5月10日初诊。患者于4月16日足月顺产一婴，产后阴道出血淋漓不断，量少色暗，至今未尽，并感小腹及腰疼痛。舌色淡红略暗，舌苔薄黄，脉沉弦软。证属瘀血阻滞胞脉，治宜活血祛瘀生新，生化汤加减。

川芎9克，酒当归24克，桃仁9克，姜炭6克，甘草3克，蒲黄9克，五灵脂9克，川牛膝9克，续断9克，制香附12克，益母草15克。2剂，水煎服。

5月12日二诊：患者服药后，阴道出血减少，腰腹疼痛减轻。舌色淡红，舌苔薄黄，脉沉弦软，守上方2剂。

1年后随访，患者诉经以上治疗后，阴道不再出血，腰腹亦不疼痛，以后月经已转正常。

病例三

王某，29岁，已婚，家住沙市市洪门路6号，1979年11月6日初诊。

患者已孕2个月，因无生育指标，于10月28日在我院门诊行刮宫术，术后门诊予生化汤加减3剂。现药已服完，阴道时有少许出血，色暗红，小腹略感疼痛，白带多，心慌，纳差。舌色淡，舌苔薄白，舌边有齿印，脉沉弦软。证属瘀血未尽，兼见脾虚。继以活血祛瘀，健脾益气，生化汤加减。

川芎9克，酒当归24克，桃仁9克，姜炭6克，甘草3克，党参15克，白术9克。益母草15克，丹参15克。3剂，水煎服。

11月9日二诊：患者服药后阴道出血即净，腰腹已不疼痛，心慌减轻，纳食略增，白带减少。舌色淡红，舌苔薄，舌边有齿印。脉沉弦软，较前有力，守上方加砂仁9克，3剂。

半年后随访，患者诉服上方后，阴道不再出血，腰腹疼痛已止，心慌渐好，纳食增加，白带基本正常，现月经正常。

体会

刘云鹏老先生认为，经期、产后瘀血证极多，其治疗应以祛瘀为法。即使兼虚者，亦莫忘祛瘀，当寓补于攻之中，瘀血去，新血生，正气乃复，故此间用生化汤最为合适。生化汤之用，应灵活变通，随证加减，勿拘泥于原方，而失其变化之妙。如患者熊某因自然流产刮宫、清宫，术后阴道出血淋漓不断已达3月有余，感腰痛、小腹隐痛，证属血瘀之中兼见血虚、肾虚之象。治宜祛瘀之中佐以扶正为法，乃予生化汤加赤芍、丹参等以活血养血，续断、杜仲炭等以补肾治腰痛，并用香附、蒲黄炭、茜草等以调气活血止血，祛邪与扶正并举，服药数剂，恶露遂止。再如李某，月经先期而潮，经行半月方止。症见经来量多，口干喜冷，烦躁易怒，小腹疼痛，系血热夹瘀之症，初诊投清经汤加减以清热活血化瘀。3 剂后，血热渐清，但瘀血未活，二诊时即以生化汤为主，以活血祛瘀，仍加入炒栀子、丹皮等以清热凉血，前后四诊，活血祛瘀宗旨不变，收到了效果。如患者刘某，产后恶露不尽，仍属瘀血为患，故用生化汤加减。仅服药 4 剂，药到病除。再如患者王某，刮宫术后，阴道出血不止，并见心慌、纳差、白带多等脾虚气弱症状，故于生化汤中加入党参、白术以扶脾益气，使瘀血得去，虚有所补，服药 6 剂而安。

生化汤除旧生新，虚实兼顾，寓补于攻之中，为经期、产后诸疾之良方。刘云鹏老先生于临床之中，凡遇经期、产后及刮宫术后瘀血为患者，均以生化汤为主方随症加减，每获良效。

（据刘云鹏 1982 年《妇科治验》资料整理）

问诊诊法

王文选

《灵枢经》曰：入国问俗，入家问讳，上堂问礼，临病人问所便，慎之至也。又云，凡诊病者，必问饮食居处，暴乐暴苦，始乐后苦，皆伤精气。《内经·征四失篇》曰：诊病不问其始，忧患饮食之失节，起居乏度，或伤于毒，不先言此，卒诊其脉，何病能中。故曰，问而知之谓之工。其审问必所始病，与今之所方病，然后可诊其脉。

《素问·疏五过篇》：凡未诊病者，必问尝贵后贱，虽不中邪，病从内生，名曰脱营。尝富后贫，名曰失精。五气留连，病有所并。医工诊之，不在脏腑，不辨形躯，诊之而疑，不知病名，身体日减，气虚无精，病深无气，洒洒然时惊。病深者，以其外耗于卫，内脱于营，良工所失，不知病情。此亦治之一过也。

望闻问切，诊病之四法也。望色、闻声、切脉，古人谆切言之，至于问而知之谓之工，先哲尚未发明，余不能无疑焉。何者，如至病家，问其泻痢以知其泻痢，问其寒热以知其寒热，则浅也，非古人之意也。即至病家，问病起于何日，日少为新病，属实居多。日多为久病，虚证居多。曾食何物，食水而病，药用水煮。如伤肉食，用草果、山楂之类。详伤食本条。曾有怒劳、房欲等事否，怒则伤肝，劳则内伤元气，房劳则伤肾。及问初起何证，如初起头疼，发热恶寒为外感。如初起心腹疼及泻痢等证，俱属内伤。后变何病，如痢变为疟，为轻。疟泻变痢为重。先喘后胀，病在肺。先胀后喘，病在脾。先渴后呕，为停水之类。今头痛否，痛无间歇为外感，有间歇为内伤。目红肿否，或暴红肿，或素疼痛。瞳人属肾水，黑睛属肝木，白珠属肺金，上下眼胞属脾胃，二眦属心，大眼角属大肠，小眼角属小肠。耳鸣耳聋否，或左或右，久聋不可纯用补涩之剂，须兼开关引气之药。鼻下涕否，或无涕干燥，或寒，或素流涕不止，或痔，或鼻齆。口知味否，或不食能知味，为外感。或食不知味，为内伤。口渴否，渴而喜饮冷水，实热也。渴而喜饮热者，虚热也。渴而不喜冷饮，身如被杖者，真寒假热也。舌有苔否，或白，或黑，或黄，或赤裂。齿痛否，齿上门属心，下门属肾，上左边属胆，下左边属肝，上右边属大肠，下右边属肺，上二边属胃，下二边属脾。项强否，暴强为风，久强为痰。咽痛否，暴痛为痰热，久痛为下虚。手掌心热否，手背热为外感，手心热为内伤，手心手背俱热为内伤外感。背稍冷否，冷则为感寒，不冷则为伤风，背清冷则为体虚。手足瘫痪否，左手足臂膊不举或痛者，属血虚有火，右手足臂膊不举或痛者，属气虚有痰。肩背痛否，暴痛为外感，久痛为内伤夹郁。腰脊痛否，暴痛为外感，久痛为肾虚夹滞。尻骨痛否，暴痛为太阳经邪，久痛为少阴经火。胁痛否，或左或右，或两胁俱痛，或一点空痛。心痛否，暴痛为寒，久痛属虚火。腹胀否，或大便作胀，或小便作胀。心烦否，或大烦躁不宁，欲吐不吐，谓之嘈。或多惊恐，谓之怔忡。呕吐否，或食呕，干呕，或食久乃呕。大便泻否，或溏泻，或水泻，或饮食后即泻。大便秘结否，秘而作渴作胀者为热，不渴胀为虚。小便淋闭否，渴者为热，不渴为虚。素有疝气否，有疝宜兼疏肝，不可妄用升提及动气之剂。阴强否，阴强有火，阴痿无火。素有便血否，有痔漏否，有便血痔漏，不可通用燥药。有疮疥否，有疮疥忌发汗，宜兼清热，养血舒气。素有梦遗、白浊否，有遗浊则为阴精虚，不可轻易汗下。有寒热否，寒热有间否，无间为外感，有间为内伤。昼寒夜热为阴虚火动。有汗否，外感有汗为伤风，无汗为伤寒。杂证为阳虚。有盗汗否，睡中出汗，外感为半表半里。内伤为阴虚火动。浑身骨节痛否，外感为邪居表分，内伤为血气不周。重痛为夹湿。误服药否，误药则气血乱而经络急，当随而调解。妇人经调否，或瘥前为血热，瘥后为血虚。或当临经时有外感，经尽则散，不可妄药，以致有犯血海。有癥瘕否，腹痛、潮热而一块结实者，则为癥瘕。经闭否，潮热否，有咳、泻否，有白带否，能饮食否，能饮食则易调，而诸证自除。饮食减少而瘦者，危。有孕能动否，腹中有一块结实能动，而无腹痛潮热等证者，为有孕。按无一块结实者，为气病，其经水不时渗下。产后有寒热否，有腹痛否，有汗喘否，有咳否，寒热多为外感，腹痛多为瘀血，或食积滞。有汗单潮，为气大虚。咳嗽喘，为瘀血入肺，此症难治。以上种种问法，实为活人之捷径也，若以此尽古人问而知之之谓工，尤未尽善，何也？以百病言，有病名，有病因，如发热、咳嗽、泻痢、诸痛，俱病名也。寒热、暑湿，及劳倦、饮食、痰火，皆病因也。即如咳嗽一证，有因风、因寒、因暑、因湿、因劳倦、因饮食、因七情、因痰、因火者，致病之源不一，讵可以一方药概治哉？临证之际，能舍病名而求病因，则得之矣。丹溪先生名擅千古，亦不过于每证之中，分出风寒、暑湿、劳倦、饮食、七情、痰火，随因调治而已，是岂有异人之目，洞见脏腑者乎？亦唯问其证以知之也。然予曷人斯，敢忝末议，但愿学者，因风即治风，因寒即驱寒，因暑即清暑，因劳倦即温补，因饮食即消导，不执于病名，每固执一定，医其庶几矣乎。

（摘自清咸丰版王文选《活人心法》卷一）

看病歌

王文选

浅学医理已多年，精微奥旨岂敢言。阅历自信知症处，不敢私秘载简篇。
有病先要望气色，面色光润病易痊。赤红如潮血虚极，实火唇红并舌干。
口唇白者阳分弱，鼻孔红燥肺火炎。耳疼肾热或君火，心热舌红又躁烦。
肝肺有热现于面，左肝右肺见两颧。面色青黑肝肾亏，白者气虚宜培元。
色若黄滞脾有积，眼下青色定主痰。鼻青腹痛病主死，目赤面青命难全。
色见生气如何认，青如翠羽黄蟹鲜。赤似鸡冠白豕脂，黑若乌羽俱能痊。
面色难治亦当辨，白如枯骨黑炱烟。青若草兹红衃血，黄似枳实寿难延。
虫积口唇生白点，似饥吐酸腹痛缠。阳虚腹痛按则止，有积按之痛更旋。
脐腹疼痛少阴症，小腹疼痛厥阴寒。察眼观色辨虚实，先视瞳神清浊焉。
清者无病浊有疾，浊而散大肾虚传。瞳神枯小肾有火，绿水灌珠医亦难。
黑睛高起肝之实，淡红浸睛血虚烦。小眦淡红心虚悸，大眦红者心实燔。
眵多不结肺气虚，眵多而结肺火煎。白睛红者肺有热，红甚破血散风寒。
白睛青者肺肾弱，白睛黄者不一般。深黄一定主湿热，黄如败草是气寒。
黄如金灿肺有火，胆虚口苦睛黄边。脾实热极眼皮肿，虚肿不红又不坚。
复看舌上分表里，舌红有火理自然。阴虚之极胭脂石，实火便赤兼舌干。
火之深者黄多燥，脉实下之莫迟延。黄滑有寒宜温表，白滑便常是阴寒。
若是白苔小便赤，疫热在里饮达原。舌黑亦分有数种，细心察之要心虔。
火极似水生芒刺，误服热药丧黄泉。水极似火气息冷，回阳救急妙如仙。
肾气虚极舌苔黑，滋阴润燥莫迟延。津液枯极舌黑燥，回阳八味妙通玄。
瘟疫舌黑皮自脱，先下后清自安然。唯有伤寒辨阴阳，察形得当病易痊。
阳症身热头痛烦，阴症身凉体畏寒。阳症身轻口张臭，阴症身重闭目眠。
阳症谵语目如火，阴症郑声理旧言。阳症面红喜饮水，阴症面青浮阳旋。
定要问病知来历，细心察实病易痊。畏风必定是伤风，畏寒自然是伤寒。
不思饮食是伤食，脾虚健脾自然安。心喜饮水是有火，喜食热物是有寒。
阳虚自汗气不足，阴虚盗汗不归原。血虚五心多内热，气虚不时体畏寒。
阴气冲阳耳塞鸣，阳气限阴腹鸣弦。冬至以后多阳症，夏至以后阴症缠。
暑伤于肺多烦喘，暑扰于营汗不干。血不养筋为拘挛，气湿争热肢肿痛。
湿伤筋骨成痿弱，眉棱骨痛有风痰。牙床红肿阳明热，口唇红肿胃火燃。
腰痛耳鸣肾气虚，头晕耳闭是有痰。口苦胆虚并心热，口酸肝实虚命元。
口辛肺热脾上乘，脾家有热口常甘。口咸肾热宜滋水，口淡胃热或虚元。
腰痛先辨寒与湿，腰酸房劳不须言。劳神头眩心怔忡，肥人头晕多主痰。
色欲头晕腰膝酸，气虚头晕神不全。风肿皮肤多淋闭，气肿时消又时旋。

食积肿来肚腹痛，血肿皮肤赤脉缠。阳水肿兮小便涩，阴水脾肾两虚看。

上肿下消宜发汗，下肿上消乃培元。手陷起迟知水肿，手陷随起气使然。

朝宽暮肿是血亏，暮宽朝胀气虚传。脱肛不痛气血虚，脱肛肿痛风火连。

疟发于昼表补气，夜发补血又疏肝。化痰消积兼利水，虚者补之方能痊。

痰热流走为疮疡，痰寒凝结于胸前。寒胜痛兮火胜肿，风麻湿木气滞痛。

气郁结者胸胁痛，湿郁周身痛不安。痰郁气喘多胁痛，血郁四肢无力艰。

肝气痞塞胸胁胀，脾气不升头晕眩。中风脉浮手足暖，中气脉沉手足寒。

腹满时痛为不足，腹满有余痛长绵。痛在泻前为食积，痛在泻后是虚元。

咽痛红肿三阳热，咽痛不渴三阴寒。气虚血热必发疹，表虚里实使之然。

假寒者清其内热，假热者温其真元。胎前宜凉疏兼补，胎后温补逐瘀先。

面青舌红子可救，面赤舌青子难全。真阴将亡小便绝，真阳将脱面红鲜。

阴症脱者眸子盲，阳症脱者见鬼牵。初病实热苦寒宜，病后虚热贵甘寒。

实而误补可救解，虚而误攻命难延。如斯望闻问得当，方才切脉细心研。

略言大概虚实理，神而明之世称贤。高明阅之休见笑，入门捷效小补焉。

若问是篇何人作，亚拙山人在鱼泉。

（摘自清光绪版王文选医书六种之《医学切要》）

看小儿病状关纹歌

王文选

小儿有病令人怜，全仗医生仔细观。令人抱出光明处，先将面部用心看。

额属心兮鼻属脾，左肝右肺两腮前。颏乃肾经为主宰，五经辨色要心虔。

白者气虚黄有积，赤者为热青主寒。鼻塞声重伤风起，眼下青色定主痰。

口唇赤白辨阴阳，赤者胃热白者寒。虫积唇内生粟点，疳气鼻下红色看。

腹痛鼻中青色现，指入儿口寒热探。有痛啼哭总不止，有积襁褓不耐烦。

抱出贪凉欲赴冷，此是内热使之然。若是当风急畏缩，必是伤风与阴寒。

鼻冷疮疹耳冷热，遍身发热是风寒。手足心热口发渴，纹沉食积是真诠。

若是下午手心热，阴虚盗汗夜生烦。倘若手指稍头冷，便是惊风一例看。

只有中指独自热，小儿一定是伤寒。中指微微独自冷，定然麻痘恐相缠。

痘或有惊麻定咳，麻则清肺痘温元。复看指纹记歌诀，浮沉色气审的端。

要看指纹风气命，三关内推细心研。三关部位寅卯辰，病之吉凶在此间。

初起风关病无碍，气关纹现恐缠绵。乍临命位诚危急，射甲透关命难痊。

指纹何故浮外面，邪在皮肤病易蠲。腠理不通名表证，急行疏解汗之先。

忽尔关纹沉沉状，已知入里病盘旋。莫将风药轻相试，须向阳明里证看。

身安定见红黄色，红艳本来是伤寒。淡红隐隐虚寒是，定将深红作热看。

关纹见紫热之兆，青色为风是的端。伤食紫青痰气逆，三关青黑恐难安。

指纹淡淡不必悦，气质薄弱禀先天。脾胃本虚中气微，切忌攻伐损婴元。

关纹滞涩本因积，邪遏阴营卫气连。食郁中焦风热炽，不行推荡病何安。

腹痛纹入掌中里，弯内自然是风寒。纹向外弯痰食热，水形脾胃两伤焉。

更有总诀留心记，紫热淡红是有寒。青主惊风黑恶寄，赤色疳积使之然。

脾倦纹白知体弱，鲜活长形病易安。精牢形短因疾重，鱼骨珠蛇病缠绵。

复诊掌后关中脉，浮沉迟数审的端。七至八至为数热，四至五至为迟寒。

浮脉主表病在外，沉脉至里病内潜。数脉六至腑有热，迟脉三至主脏寒。

浮而有力风与热，无力中虚宜培元。沉而有力痰积食，沉而无力气滞间。

迟而有力乃为痛，迟而无力是虚寒。数而有力本实热，无力疮疡便相缠。

此是一指三关诀，静心审的要心专。复依看眼看舌法，闻声问证审的端。

婴儿气薄忌克伐，有积体虚兼培元。热清虚补风疏散，久泻当涩培先天。

小儿元虚多变症，全仗哑科细心研。少者怀之遵圣意，唯愿赤子寿百年。

（摘自清光绪版王文选《寿世医鉴》卷上）

温病五忌

温存厚

一曰忌汗 此病起于伏邪，乃寒化为热，郁久乃发，内已伤其阴液，始而发热，即现口渴、心烧，或头昏鼻衄。若再发汗，涸其津液，不但不能作汗，而发狂之症作矣。体强者尚延时日，体弱者其亡立待。非比伤寒发热，乃系寒伤卫。卫属阳，急汗救阳，一汗即解。温病发热，乃系热伤营。营属阴，如果发汗，则重伤其阴，立即危殆。是以最忌辛温发汗。至于麻桂、羌活、苏叶、藿香之类，俱不宜服，切记切记。

二曰忌吐 伤寒有吐法，系因胸中痞硬，气上冲咽喉，不得息者，胸中有寒。以瓜蒂散吐之，是气上越之象。然吐兼发散，温病之热，壅于上焦，宜从小便泄去，乃釜底抽薪之法。吐则气逆，引热上行，必致昏冒鼻衄，最当忌用。

三曰忌下 伤寒有下法，系治阳明病大实大满，大便不通，腹痛大热，其脉沉实者，大承气汤主之。夫温病，热邪充溢肺家为重，热为火邪，火能克金。经曰：先侮其所不胜。是以肺先受之，承气汤乃下阳明胃家实火。若妄用攻下，伤其胃气，土为金母，绝其生化之源，肺愈受伤。况温病之热，乃由寒化，只宜凉解，不可直折。虽数日不大便，只要舌润，断不可攻下。余曾屡经治验，用甘寒滋润之品，虽数日之久，泄出概系极热浊水，并无燥粪，切不可见其数日不大便，妄行攻下，耗其元气，必致气脱不救。余见辄用下药死者屡矣。不大便，非只热结，即寒闭、风闭、燥闭俱有，不得以一承气汤而尽之也。

四曰忌温 夫温病，由寒化热，即是寒之对待。若再用温药以治之，是火上加火，犹借寇兵而赍盗粮，愈形披猖，必致发斑发狂，津液枯涸而死。古云：桂枝下咽，阳盛乃毙。此即阳盛之症。吴鞠通立《温病条辨》，语多中肯，内唯首用桂枝汤，其不合法。自云：犹时文之令上文来脉也。又云：本论方法之始，实始于银翘散。既始银翘散，何用桂枝汤？岂不自相矛盾乎？此系治病，非作时文，以此作譬，未免迁拘。夫治病之法，以热治寒，以寒治热，此一定之法，一定之理也。实者虚之，虚者实之。虚虚实实，医之过也。以热治热，岂非实实之谓乎？鞠通书内所载，除桂枝汤而外，以及银翘散、白虎汤、桑菊饮、玉女煎，概系辛凉甘寒之品，均属可用。唯桂枝汤，大谬之至。并将仲师经文擅行更改，其寒温混淆处，附录于后，另有批注，阅者自知用桂枝汤之谬。

五曰忌补 温病，乃热邪蕴结，最为牢固。首先，固不宜补。即解后脉静身凉，自必周身无力，四肢软弱，不可骤用补剂。如果虚烦，只宜竹叶石膏汤以和之。至于病后饮食，俱宜谨慎，只可食以清淡之品，厚味均非所宜。此病初愈，人极饕餮吃饭，俱不宜过饱。如果能吃三碗，只可予以两碗，宁可频频与服，易于消化，不可顿飧一饱，恐致食复，最为难医。缘大病之后，元气大亏，胃气未畅，岂可再加他病。然饮食俱宜少，服其补药之芪术，更可知矣。

（摘自清光绪版温存厚《温病浅说》）

温病五宜

温存厚

一曰宜认症　夫医之一道，先宜读书，后方临症。临症之要，务在辨别寒热。病有万端，统归一理。理既未明，症何由辨？即如温病一症，固难分别。亦由粗工未经细揣，只知有伤寒，而不知有温病。殊知仲景《伤寒》一书，若能细心体会，熟读深思，统治万病。况温病一条，已经指示，昭如日月。奈医家习焉而不察耳。仲景《伤寒·太阳篇》云：太阳病，发热而渴，不恶寒者，为温病。又经陈修园加以浅注，更为明晰。既名温病，则不得以治伤寒法治之矣。惜仲师未出方，治而宜凉之法，隐示于章内。一经修园补入，则仲师何尝只能治伤寒而不能治温病哉？因其书以伤寒命名，世人只重伤寒，不重温病。由来少有专书，不知温病之毒甚于伤寒。每逢春夏，患此病者甚多。因不识此病，概以辛温发散之法治之，死者不少。竟有一家数口同患此症，谬名之曰鸡窝寒，并云传染，是以亲友均不敢往视。孰知此病并不传染，良由同时病此者多耳。乃经云：冬伤于寒，春必病温之理。余常与人医治，亲诊其脉，近对病人，并未传染。其传染者，乃天行之瘟疫，秽浊之气，从口鼻而入，随身宜带避瘟丹。然瘟疫与温病，相去天渊，人多误认，吴又可之达原饮断不可服。盖温病由内达外，瘟疫由外入内，病有内因外因之别。前人立方不错，今人误用耳。至于吴鞠通之温病条辨，有可宗者，有不可宗者。即如起首之用桂枝汤，则大谬矣。前已注明，兹不重赘。其余辛凉之剂，俱可酌用。然习医之人，不可稍形拘泥，亦不可自立门户。试观诸书，互相诋驳，均不无小疵。善读者，去其所短，取其所长。群言混乱，折衷于圣，斯得矣。夫医之于脉，犹射之于的。认症一途，舍脉何以为准？然脉虽有二十七诀，难于分辨。先以浮沉迟数大细长短为纲，其余诸脉辨其兼见，可也。至于望闻问，尤不可缺。余与人治病，入门先问其起病之由，所见何症，所服何药，何药有效，何药无效。细心研问，必得其大概。医有十问之目，决不可少，继以脉诊，望闻兼到，四者参合，则病无遁情矣。近日市医省疾问病，务在口给，相对斯须，便处汤药。夫欲洞见病情，实为难事。胸无成竹，又耻下问，故作目不暇给之状，炫其道之大行，殊为可鄙。既无学问，假作忙迫，症何由辨之哉？余常谓治病譬犹开锁。病如锁，医如匙。认症的确，一投即开。如果妄投，匪特不开，即匙亦羁绊不能出矣，必致捶锁扭环而后已。锁可捶，环可扭，人亦可捶可扭乎？东坡云：学医费人，学字费纸。费纸则可，费人则不可。若能认症，何费人之有？余临症三十余年，深以费人为戒。

二曰宜凉　温病初起，颇似伤寒，依然发热头疼，但恶热而渴，诊其脉必浮洪兼数。若认为伤寒，或用桂枝汤，或用羌活汤，或用人参败毒散，大为发散，其热愈甚。见热不退，汗亦不出，头愈昏痛，必谓寒重，愈加发表。风药多燥，涸其汗源，必变发狂谵语、神昏便闭，遂谓寒邪内陷，热入阳明，用承气汤以下之，病人数日不食，上焦被风药耗其精液，肠胃空虚，复饮承气攻夺下泄，必然气脱而死。病家以为连服表药，数剂俱不出汗，今又便闭神昏，应服下药，忽然气脱而死，归咎于命，并不归咎于医。医亦归咎于病，并不归咎于己。殊知温病发热与伤寒发热，迥不相同。伤寒发热，阳被阴掩，急汗救阳。温病发热，阴被阳烁，急凉救阴，最忌发汗，急宜散以辛凉，润以甘寒。此八字，乃治温病之妙诀。能于此中体会，于治温病之法，思过半矣。辛凉者何？清凉散、白虎汤之类是也。服此等药，祛其邪热，滋其汗源。若病重者，必须两三剂后，药力厚积，方能大汗而解。温病发热，譬如天气亢旱，燥风大作。必待地中之阴气上腾，天油然作云则沛然下雨。既雨之后，则凉气大至，清气续来，何亢热之有？愚者并不识此理，不识此症，又不虚心。一见发热，概名之曰寒。命名既错，用药焉得不差？遂妄用辛温发散，杀人多矣。则是寡人之妻，孤人之子，其操术甚于屠刽。谚云：医有割股之心，无有不愿人之生者。望其道之大行，匪特可以获利，兼之名誉益彰。奈何学术不精，认症不确，妄行施治，寻常浅病偶有小效，自鸣得意，心粗气浮，终于庸妄，吾见亦多，良可慨也。

三曰宜润　温病乃内蕴之热，未发之先，肠胃久已受其熏灼。既发之后，津液愈受熬煎。若再加以辛温香燥之品，助其炎威，势成燎原，不可扑灭。不数日，液干津涸，阴竭而死。治之之法，必于凉散剂内重加润药，如麦冬、天冬、生地、元参之类。润能息燥。温热伤肺，肺乃生化之源。肺肠得润，金能生水，水能生木，木得水润，其风燥自息，津液自生，大便不攻自下，无枯竭之患矣。

四曰宜清　夫清者，浊之对也。凡热病之起，无不起于浊气熏蒸。气若清肃，何病之有？故曰：天得一以清。一者，纯粹不杂。一有淆乱，则天气昏浊。温病，虽冬藏于肾，感春生之气而发，由下而升，其热壅于上焦。上焦，乃清虚之府，不受纤尘，气象空虚，则神明精爽。若果热浊之气上腾，则其神识昏迷。经曰：上焦如雾。自应治以轻清。当于凉散药中，加以清轻之品，以散其浊气。宜用柴胡、竹叶、石斛、薄荷、连翘之类，质轻气薄，祛浊最宜，乃轻可祛实之义。余屡用屡效，不可以其气薄而忽之也。

五曰宜和　夫温病，由寒化热，积久而成，最宜和解，辛温固所当禁，苦寒、香燥俱非所宜。羌活、芎苏之类，概当摈弃。但此病蒂固根深，宜于从容调理，不宜急治。轻者，数日可愈；重者，一二月方可告全，有如剥蕉者，然剥去一层又见一层。余临此症多年，均以和法治之，猛剂俱不宜用。缘病藏于脏，非同外感寒邪，一汗可以成功。此病旋愈旋反，只要治之得法，决无大害。常谓：温病之毒，甚于寒邪。皆由人不识症，治不得法，是以夭札者多矣。但此病热温补泻，均非其当。唯辛凉解散一法，最为合拍。即病愈后调摄之法，俱宜甘寒和缓之剂，竹叶石膏汤之类是也。温补断不可用，切记切记。余记有医案一卷，另刻于后。

（摘自清光绪版温存厚《温病浅说》）

医学源流说

汪古珊

善夫古人有言曰：取法可不上，入门不可不正。法不正，则日趋日下，无从见其精微；门不正，则愈进愈歧，末由窥其堂奥。矧乃医之一门，生死是寄，性命攸关。宗旨一错，万虑皆非，名为救人之术，实操杀人之具。于此而欲其百试百效，不为他歧之惑也，不亦难乎！愚也，质本庸劣，从师制艺，既不能达而在上，为天下后世，康人物而利群生，而唯此医术一途，可以济人而利物者，为之择其要而窥其微。既而不恤寒暑，究心有年，上以《灵》《素》及《金匮》《伤寒》为经，下以陈修园、郑钦安及黄氏医书八种、徐氏医书六种为纬，本欲以此救世，而窃见近日市习，大半误入歧途，因思不清其源，流何以清，不正其本，末胡为正。乃自忘其谫陋，不惮烦复，谨将医门之一切善本伪诀，彰其嘉言懿训，指出弊端害根，既为同人相商等，复为后起端趋向，知我罪我，所不暇计！吾知有济世悯人之心者，谅不以予言为谬也。闲尝窃取古圣先贤之著述而衡论之。粤自燧皇制火以来，烹炮兴，而水火寒热不时，民多血沸骨脆，气壅筋瘲，于是乎疵疠疾病，而诸症以作。自炎帝西访太乙以还，遂尝百草，而寒热温平之药性以定，补泻宣通之治法以开，民于是乎无夭札之患。迄自黄帝晤皇人受于小子章之传，而著《黄帝内经》，岐伯学于僦贷季，而定《经脉》，雷公司炮制，桐君专采取，以及寒衰王冰七圣，各本所学于大隗神芝图，悟彻玄微，讲明三一，各出圣智以为之创制，皆莫不法天象地，理阴燮阳，调元赞化，阜物康民，为医学之鼻祖，开救死之法门，而为千万世攻医者之准则也。盖上古先圣，本大道以垂医道，继起后嗣，因医道而入仙道。故自鼎湖龙升以后，七圣逸化以来，天师托为长桑君以传秦越人，是为卢医扁鹊。玄女又传子州支父，以授于伊尹，而汤液于是乎作焉。越人又托为高和高缓，以授励阳公及东皋皇甫等，而广其传。支父又授文挚太仓阳厉辈，以继其脉。至周末时，东皋遇桂父而传张湛朱英，遂授于汉宗室刘京，京传后汉皇甫隆。而寒衰王冰又托为马师皇，以开兽医之祖。历来各创其法，各传其书，要皆本据于《黄帝内经》，借以博施于当时，流传于后世，而特惜乎言深旨远，难为浅见寡识者道也。至若淳于意之巧，虽出于仓公；华元化之神，虽本于阳厉，而其剖腹刳骨，湔胃涤肠，似涉仙家之幻术，洵非后学之规模。其可法可宗，可学可读者，则莫如汉朝之《仲景全书》。考仲景姓张名机，居南阳之卧龙岗，官长沙太守，今人称张长沙者是也，著《伤寒卒病论》，表彰六经之传变，剖析二气之盛衰，原始要终，回生起死，虽只受传于阳厉，而其妙悟慧思，立论创法，实有以集前圣之大成，而立后学之标准者也。厥自仲景而后，医学纠纷，则有皇甫谧著《甲乙经》，详针灸而略方脉。巢元方出《诸病源候论》编，遗湿热而论风寒。王叔和撰《脉经》，发明《黄帝内经》之旨，考核虽觉有功，而变乱《伤寒杂病论》原文，杜撰不免无过。王冰注《灵》《素》，牵合《汉志》之数，已属玉石难分，而补以《阴阳大论》，更为朱紫相混。唯孙思邈之龙宫《千金》，唐王焘之《外台秘要》，较诸书为心灵手敏，胆露肝披。盖邈实脱胎于长沙，焘则论宗夫巢氏，同为医门之类书，皆系后进之津梁，除疠消疵，育物含生，黄岐之道，于斯为盛。漪欤休哉，神乎技矣！无如李唐以降，医道日衰，渐变古制，群矜新奇。试以李东垣之著作论之，自《脾胃论》《内外伤辨惑论》之说兴，而补中益气之汤，从此盛行，《兰室秘藏》之书作，而升阳散火之法，由斯益彰。尝考《东垣十书》，细察其用药处方，不过二术、二活、木香、陈皮、升、紫、麻、葛等，一派补脾开胃，温燥升提，驳杂不醇而已。唯河间之刘完素者，则尚有复古之学焉，虽自设为奇梦异人，神其授受，然究所由来，实从《黄帝内经》之病机气宜讨论而出，所著《素问玄机原病式》一十九条，皆不悖于古训，吻合经旨，特真要大论，所谓升明伏明，赫曦等说之专主夫火者，则揆诸阴阳虚实之辩，奚翅秦越冰炭之反，而其所制防风通圣、六一散等方，则又其奇不离正，效而可用者也，迨至张子和，闻河间之风而兴起，恒以风、寒、暑、湿、燥、火六门，为医家之关键，汗、吐、下三法，为病证之功用，意在邪去正安，不可畏攻养病，故用药多取乎大黄、芒硝、牵牛、芫花以及大戟、甘遂、三棱、莪术之类，而木香槟榔丸于是乎制。至若朱彦修，首开滋阴之门，谓阳常有余而阴常不足，所著《丹溪心法》，绳以滋阴降火为主，以气、血、痰、郁为条目，如气则四君，血则四物，痰用二陈，郁用越鞠，参差互换，出入加减，自诩挈领提纲，不顾离经叛道。虽曰简便之易习，究竟法门之愈低，故学者当知取择之必精，何得划地以自限耶！而无如后世之人，只知朱、张、刘、李为金元四家，而岂知四家之外，又有钱乙一家，曾谓肝藏相火，有泻无补；肾养真水，有补无泻，而建为五脏之方，以启《黄帝内经》之秘者乎。又岂知有庞安时、许叔微，尚超四家之上者乎。更岂知有阎孝忠、张元素能并四家之肩者乎？乃四家之书传，而庞、许、阎、张之名，寂寞无闻者，此皆人生之遇合，有非偶然，天道之主持，有非幸然者矣。降自前明以来，著医书者，充栋汗牛，而撰方药者，亦盈庭满野，试即王、薛诸公评论之，王肯堂之《证治准绳》，谁不喜其详备，惜采择之中，未加精细；薛立斋之《薛氏医案》，彼虽夸其功能，然皆骑墙之语，恒少定评。若张景岳之《类经》《质疑录》，臆撰《新方八阵》，其用人参补阳，熟地补阴，寒用姜附，热用连芩，少则用两，多则用斤，浮夸温补之法，频开浅薄之门，虽立论多见道之处，而治法显悖于仲景，用药常叛于神农，所以瑕瑜参半，以致受后世明医之驳，究非医门有功之作也。然偏有张石顽之《张氏医通》倡之于前，赵献可之《医贯》和之于后，滋蔓难图，听之而已。复起陶节庵之《伤寒六书》，吴又可之《温疫论》，程钟龄之《医学心悟》，罗必炜之《捷径全书》，类多臆造之浮词，均非仲圣之程式。又若罗益、吕复等书，皆承东垣之余绪，朱佐、滑寿各著，实挹河间之流风。庶矣哉，《本草纲目》为李濒湖之作手，而杂取群收，以多为贵，究不如《脉诀》歌括之详明。知之者，《医方集解》《本草备要》，固汪讱庵之苦心，虽删繁就简，仍清浊未分，总难比经络注解之醒豁。征《十药神书》，而葛可久之聪颖固难及，观《石室秘录》《辨证录》，则陈士铎之妄诞尤当知。他如注伤寒者，则除成无己、程郊倩、程扶生、魏念庭、罗知悌、王节斋以外，唯有柯韵伯之《伤寒论注》《伤寒论翼》唯尤详，讲传变者，则从张令韶、何柏斋、徐忠可、尤在泾、罗谦甫、舒驰远之中，独取喻嘉言之《尚论篇》《医门法律》为最善。若夫李士材所著《医宗必读》《本草通玄》《诊家正眼》《病机沙篆》诸刻，虽未当于大观，却亦守夫常法。至其所驳仲景伤寒方论，谓所疗皆冬月之正伤寒，而春温夏热未及焉，后人以冬月伤寒之方，通治春夏温热之证，有不夭枉者几希矣云云。噫！是说也，是不解仲景之法门者也。岂知一百一十三方，方中有方，三百九十七法，法外有法。内伤外感，无所不包；育阴回阳，无所不备。盖以医门之仲景，譬诸儒门之宣圣，其著书也，为千古不刊之定论，其立法也，为万世不易之宗师。夫以仲景圣化之医，超元之著，而犹未惬士材之心胸，且受其批驳之言，著作之道，不綦难哉！况以士材明哲之士，而犹不知仲景之秘密，尚出此胶固之语，著作之道，不更夏乎难哉！方今我国朝，人文蔚起，道一风同，岐黄之恒多达士，仲景之学不少高人。张隐庵曾注《黄帝内经》《神农本草经》，高士宗亦疏《金匮要略》《伤寒论》。崛围隐士傅青主作《女科》上下二卷，救胎前产后之危，百试百效。林屋散人王洪绪著《外科证治全生集》，明阴阳虚实之理，万举万灵。邱洁川之《牛痘合编》，功保赤子。徐灵胎之《徐氏医学全书六种》，泽济苍生。吴杭陈修园辑《公余医录》，煞费匠心，而引今证古，不偏不倚。昌邑黄坤载《黄氏医学全书八种》，独出手眼，而抑阴扶阳，有识有胆，同为《灵枢》《素问》之功臣，群推南阳之高弟者也。且蜀楚之医俗喜温，故于王同仁之《寿世福编》，刘仕廉之《医学集成》，纷纷聚颂，吴苏之医风尚朴，龚廷贤之《寿世保元》，叶天士之《临证指南》处处流传。况夫吴苏于龚、叶外，又出张心在自撰《医学心参》，蜀于王、刘外，更有郑钦安手著《医法圆通》《医理真传》，噫，嘻！观止矣，纵有他书，不敢请矣。予意天之生此二公者，得毋欲假以医手，存先圣之医道欤！或以医心，医近世之医人欤，且将以医书，转末代之医风，端后世之医术欤！是皆未可知也。且予又尝搜览医书矣，见夫目今所欣羡者，为《医宗金鉴》，为《冯氏锦囊》，为《赤水玄珠》，为《万病回春》，为《辨难大成》，为《济阴纲目》，为《笔花医镜》，为《幼幼集成》，为《幼科铁镜》，为《活婴全书》，为《万氏女科》，为《女科仙方》，为《外科百效》以及《齐氏医案》《罗氏医镜》《原机启微》《云林神彀》《医林改错》《眼科全书》《审视瑶函》《银海精微》《龙木禅师》《孙真秘谈》《外科正宗》《辅孝两书》《活人心法》，与夫《三指禅》《一盘珠》《医枕秘》《一草亭》及一切脉经、脉髓、脉理、脉学、脉诀、脉要、脉法、脉解，并内科、外科、妇科、儿科、眼科、痘科、痧科、喉科等类。或称梦授，或假异传，或诩家藏，或托飞鸾，耳所罕闻，目所稀见，口难遍道，手难备书，种种之类，不可枚举。大都蔑视古人，倾议前哲，冒名伪造，炫才弄巧，甚或偏执己见，夸巧矜奇，攻击同异，辨论是非。爰是海内沿染，互相传习，为河间之学者，与易水之学争衡；读丹溪之书者，与《局方》之书抗辨；喜滋阴者，群斥补阳之非；善扶阳者，共道济阴之过。以致分门别户，树帜歧途，议论纷纷，至于今日，久已鱼目之混珠，中流之难挽，君子是以叹医道之不能复古也。于戏！《脉诀》出而《诊要》亡，《本草》撰而物性异，仲景之书乱而伤寒无治，刘、朱之说行而杂病不起。天下之民，不死于病而死于药，且不死于药而死于医。假此生人之道，行此杀人之事，致令人物之性命，不能延保其寿终，长结命债于无穷者，妄乱纷歧之咎也。虽然，朱、张、刘、李之书，亦未始无好处，陈、高、黄、郑之书，亦何尝无偏处，苟能师其好而去其偏，将朱、张、刘、李之书，均是有益无害之书，不能取其长而用其短，即陈、黄、高、郑之书，犹属有害无益之书。譬之流星锤然，是武艺中保身御侮之技也，乃人不善学习，以击人而反以自击，迨至自击自伤，而乃归咎于流星之不善，是岂流星之过哉！抑以不善学者之艺不精而自害耳。天下艺术不精而反害者，唯此医学一道为最甚。故愚粗成医学源流一说，而其中之夺善奖美，指疵谪弊，实欲医人之精其艺业，为后学定所从违，不特病人计，并为医病人计也，不特为一时计，并为后世人计也。而论者谓予挟炫才心，故将先贤诋诽。孟子曰：予岂好辩哉，予不得已也！后起者，果能择善而从，不善而改，必有不以好辨者，纷然责我，而以不得已者，曲为谅我者矣！

（本资料源于谭庆刚、刘诗佤、张兴柱校注的《医学精粹》上册，国际文化出版公司，2002年2月）

胎化生死说

汪古珊

且自胎化生死之说不能明，而医术始为天下病，即人生之性命亦于是乎轻。而说者谓数也，命也，人固不能移，理固不得而夺之也。岂知先天而天弗违，后天而奉天时，圣人穷理尽性以至于命，以人固各有一太极，皆具阴阳五行之理，而明其理者，固可以颠倒阴阳，旋转乾坤而修身以立命也。于以见胎化生死之道为甚微，而本乎理，亦可以挽数尽乎人，亦可以立命。特是立命之功，可以成之者莫如道，其次则莫如医。自炎黄访太乙天真以来，凡岐伯以下，罔非以道而化为医，即如仲景以降，以至于喻昌、柯琴等，亦多由医而入于道。可知道者医之源，医者道之流，医所以匡其道之不逮也。夫道能超乎生死，而医必究其胎化，然必知之精，而后行之宜，故胎化生死之说重焉。其在易曰，天地氤氲，万物化醇，男女构精，万物化生。天地之道，动极则静，静极则动，静则阴生，动则阳化，阴生则降，阳化则升，降者为水，升者为火，此自然之理也。故河图之数，谓天一生水，地六成之。即太极之静极而动，一阳生于子也。天根也，子为水精，从坎而出，以伏于阴下，阴盛则下沉九地而为水。且坎精乃乾爻之奇，天也，一也。故后天位坎于一，而坎之数，又自列于六，虽水性曰润下，而其生水之根，不犹在于天乎。地二生火，天七成之。即太极之动极而静，一阴生于午也，月窟也，午为火精，自离而出，以附于阳下，阳盛则上浮九天而为火，且离精乃坤体之偶，地也，二也。故后天位离于九，位坤于二，先天又位于七，而艮之数亦在七，可知位离于九者，二七之数也，位坤于二者，地二之数也。虽火性曰炎上，而其生火之根，不仍在于地乎。天三生木，地八成之。是阳自地生，震卦之位也，其象为☳，其气为温，其性主生长，未浮于天而为火，先升于左而为木，本乎天者亲上，阳动而左升，故曰天生。且三加五为八，故地八成之。地四生金，天九成之。是阴自天生，兑卦之位也，其象为☱，其气为凉，其性主收敛。未沉于地而为水，先降于右而为金，本乎地者亲下，阴静而右降，故曰地生。且四加五为九。故天九成之。天五生土，地十成之。盖土为元气所凝结，是为中宫。图之五点为天数，为阳数。配五加五为十，为地数，为阴数。形而上者谓之道，形而下者谓之器，以阳统阴，万物之母，故曰天五生土。洛书有五无十，而以二坤八艮，合而为十者，所以云地十成之也。蒋平阶先生，深通地理，其天元歌云：推原天地未分时，只有坎离水火气，坎离一交成乾坤，治造大圜如冶铸，黄舆乃是治中灰，水火煎烹积渣翳。云云。此盖中五为土，天生地成之真义也。凡物先生而后成，故始气生之，终气成之。天与地之两相生成者，独阳不能生，独阴不能成也。此氤氲化醇之所以为天道也。而人道之交感化生，即可反观而得之。盖外阴而内阳，坎之蓄乾精而中满也，故中男象焉；外阳而内阴，离之备坤体而中虚也，故中女象焉；满故专直，虚故翕辟。专直故健行，翕辟故顺受，所以男以坎交，而女以离应也。但离中之阴，是为丁火，坎中之阳，是为壬水。壬水为父精，主性；丁火为母血，主情。迨至性情相感，水火既济，阳奇而施，阴偶而受，丁壬妙合，精血凝结，然后聚合而成形。当其未形之先也，有祖气焉，是为太始，气含阴阳，则有清浊，清者浮轻而善动，浊者沉重而善静。动静之交，斯曰中黄。中黄运转，斯为几兆，阳中之阴，沉静而降；阴中之阳，浮动而升。升则成火，降则成水。水旺则精凝，火旺则神发。火位于南，水位于北，所以阳之升也，自东而南，阳本火也，元神也，而元性因之。然在东则犹为木，故阳之在东，神未发也，而神之阳魂已具。所谓魂藏于血，升则化神也。阴之降也，自西而北，阴固水也，元精也，而元命因之，然在西则犹为金，故阴之在西，精未凝也，而精之阴魄已成，所谓魄藏于气，降而生精也。升降之间，黄庭四运，密密绵绵，凝结中土而生黄芽。特人以气化，不以精化，精如果中之有仁，气如仁中之生意。仁得土气，生意为芽，芽生而即腐焉，则是精不能生，而所以生者，精中之气也。故土气中含，是为始气，是为无极，而始气之动几，则为元气，乃为太极。首先生鼻，即受始气，寂然至静，因母呼吸以为动静，至三十日而始气足，元气几焉，几者，动而未形，有无之间者也。其时先天之始气冲漠无朕，而发端之元气，又积三十日，因母呼吸而上升，动为两仪，分理于太极两旁。两仪复动为四象，四象再动而八卦起矣。原自生鼻以来，动静互为植根，分阴阳而判两仪，即阳变阴合，而生水火金木土，此正周濂溪所谓无极之真，二五之精，妙合而凝之义也。夫二者，两仪也，即阴阳也。五者，五行之元也，元神，火也；元精，水也；元性则木，元命则金，而无气则土也。斯即太极四象，合气神精性命而为五行生化也。待至数足两个半月，充足左瞳始生之精气，为天一生壬水，壬气即内结而为膀胱。至三个月，充足右瞳始生之精气，为地六癸成，癸气即内结而为两肾。至三个半月，生足右眼内眦之精气，为地二生丁火，丁气即内结而为心。至四个月，生足左眼内眦之精气，为天七丙成，丙气即内结而为小肠。至四个半月，生足左眼黑珠之精气，为天三生甲木，甲气即内结而为胆。至五个月，生足右眼黑珠之精气，为地八乙成，乙气即内结而为肝。至五个半月，生足右眼白珠之精气，为地四生辛金，辛气即内结而为肺。至六个月，生足左眼白珠之精气，为天九庚成，庚气即内结而为大肠。至六个半月，生足左眼皮包之精气，为天五生戊土，戊气即内结而为胃。及至七个月时，生足右眼皮包之精气，为地十己成，己气即内结而为脾。至于包络与火同气，则主气而卫心者也。三焦与水同气，则统气运血者也。自是先天气动，脏腑气行，五行逆克，阴阳始媾，刑中成德，杀里成恩，一交一化，而四象之精气于是乎递著。故数至七个半月，则胃与肾交，戊癸化火，气合于南，胃为戊土，著左足阳明，肾为癸水，著右足少阴。至八个月则小肠与肺交，丙辛化水，气合于北，小肠为丙火，著左手太阳，肺为辛金，著右手太阴。至八个半月，则胆与脾交，甲己化土，气合于中，胆为甲木，著左足少阳，脾为己土，著右足太阴。至九个月，则大肠与肝交，乙庚化金，气合于西，大肠为庚金，著左手阳明，肝为乙木，著右足厥阴。及至九个半月，则膀胱与心交，丁壬化木，气合于东，膀胱为壬水，著左足太阳，心为丁火，著右手少阴。若夫三焦，则为阳水也；包络，则为阴火也。三焦著左手少阳，包络著右手厥阴。旧诀谓寄于丙丁二位，今解亦随丁壬而化，于义皆通。此盖人身六脏六腑，十二经络之源也。由是生五气以为外卫，产五精以为内守。肾以藏精，开窍于耳，即生骨而荣发；心以藏神，开窍于舌，即生脉而荣色；肝以藏魂，开窍于目，即生筋而荣爪；肺以藏魄，开窍于鼻，即生皮而荣毛；脾以藏意，开窍于口，即生肉而荣唇。于焉气以煦之，血以濡之，日迁月化，默养潜滋，生则俱生，长则俱长，至十月而形完气足，瓜熟蒂落，人惊胞破，譬之天翻地覆一般。又如人行山巅蹶仆之状，头悬足撑而出，囡的一声，而天命真元，即著于祖窍，昼居二目，而藏于泥丸，夜居两肾，而蓄于丹鼎，乳养五脏，气冲六腑，乃成为人。至于不待十月而亦生者，是先天之精气自足，故有七月、八月、九月，皆能生育。上文以十月云者，无非备言胎化之常理，生成之大道耳。假使先天之精气不足，甚有十余月而始生者，亦不足为奇异也。其有或男或女者，乃水火感应，先后之不齐也。盖壬水先来，而丁火后至者，则阳包阴而为女；若丁火先来，而壬水后至者，则阴包阳而为男。《易》谓乾道成男，坤道成女者。谓以坤体而得乾爻则成男，即震坎艮是也；以乾体而得坤爻则成女，即巽离兑是也。非秉父气为男，秉母气为女之说也。吾人切毋错会，当此赤子之初生也，元气混沌，纯静无知，体虽属阳，而象则纯阴，故于卦为重坤。自一岁至三岁，长元气六十四铢，则一阳生而为地雷复。至五岁，又长元气六十四铢，则二阳生而为地泽临。至八岁，又长元气六十四铢，则三阳生而为地天泰。至十岁，又长元气六十四铢，则四阳生而为雷天大壮。至十三岁，又长元气六十四铢，则五阳生而为泽天。及至十六岁时，又长元气六十四铢，则六阳已具，先天气足，阴尽而阳纯，是为重乾。际斯时也，元气弥沦，流动充满，知觉运动，先天主宰，盗天地三百六十铢之正气，原父母二十四铢之祖气，所谓先天三百八十四铢之真阳元气，以全周天之造化，而共为一斤之数者，靡不于是乎全焉。乘此纯阳既备，微阴未萌，血气充足，精神完固，如得师指一贯心法，立定性命根蒂，修炼金丹大道，以此纯阳之假体，修成金刚之真身，尽性复命，返本还元，则脱壳飞升，功成可立而待矣。无如自此以后，阳极阴生，心迷意乱，而精渐开，识神日长，元性日漓，以致魂魄不定，彼此戕贼，加以禁忌不知，贪痴无已，既于先天未极之时而不知保阳，复于后天将起之际而不能制阴，遂致真者埋没，假者猖狂，七情六欲，五蕴四相，百忧攻其心，万缘劳其形，先天本来之面目，渐致失却，由是六水之浊精，性痴主淫，感而生哀，以克七火之元神，而以癸贼丙矣。二火之识神，性贪主灵，感而生乐，以克九金之元命，而以丁贼庚矣。四金之鬼魄，性恶主死，感而生怒，以克三木之元性，而以辛贼甲矣。八木之游魂，性善主生，感而生喜，以克五土之元气，而以乙贼戊矣。且二坤八艮为十土，谓之妄意，性乱主动感而生欲，又克一水之元精，而以己贼壬矣。从此后天之五物五贼，日肆戕害，而先天之五元五德，渐次剥消，故由十六至二十四岁，谓之一关，耗去元气六十四铢，一阴暗伏于下，即剥去纯阳一爻，于卦象应乎天风姤。此时一阴初生，势将淳浇朴散，去本虽觉未远，而履霜坚冰，此其渐也。然而一阴虽起，五阳犹盛，若能保其五而补其一，犹可谓不远复者矣。无如气拘欲蔽，火炽血沸，故至三十二岁，又耗元气六十四铢，于卦象应乎天山遁。此时二阴寝长，阳德渐消，欲虑蜂起，真泉荡溢。然而血气方刚，年富力强，若能戒色与斗，早觅觉路，而寻本来，则建立丹基，亦易为力。乃竟冒假作真，贪欲无厌，以苦为乐，以害为恩。故至四十岁，又耗元气六十四铢，于卦象应乎天地否。自是天地不交，大往小来，阴柔用事，而潜伏于内，阳刚失位，而徒见于外，若能悟颠倒之妙用，做逆行之功夫，以返还之，则危者可安，亡者可存，而否，亦不难复泰矣。乃复以妻室纠缠，儿女婚嫁，名利恩爱，愈缚愈紧。故至四十八岁，又耗元气六十四铢，于卦象则应乎风地观。斯时也，二阳在外，而阳德愈微，重阴上行，而阴气渐盛，象云：至于八月有凶，反而观之，其即此四阴二阳之时乎。若能抑方盛之阴邪，扶向微之阳德，则亦可不至于剥尽，乃竟利欲熏心，用尽机械。故至五十六岁，又耗元气六十四铢，于卦象则应乎山地剥。将见五阴并起于下，孤阳将穷于上，象云：硕果不食，即此时也。若能保此剩余一气，以作水穷云起，山尽路回之想，续火种于将穷之木，布雨露于垂槁之苗，纵不能将前此之剥去者，逐渐收回，而亦或可以却病延年，乃又多为子孙计，愈老愈贪，不守圣训，不知止足。故至六十四岁，卦气已周，其所得天地父母之元气，共三百八十四铢，而足一斤之数者，至此则耗散已尽。于卦象乃复返为重坤。当此时也。纯阴用事，真阳无存，精以涸而欲枯矣，气以泄而欲脱矣，神以摇而欲散矣，兼以杂念妄想，烦恼灼心，致令气腾血沸，华盖开张，遂使肝旺脾困，而水火不交，金木不育。以此内脏失和，而外贼于是乎肆虐，迨至油尽灯残，魂散神离，而数十年耗余之魄气，一旦下脱，而堕于地狱，以自哭泣沉沦于长夜之中，遂使不知生死之理者，共归咎于数定之难挽，而不知其所由来者渐矣，由自修之不早也。苟能趁此老境，而急访明师，拜求大道，破贪嗔痴爱之迷，悟梦幻泡影之假，虚极静笃，修补抽填，清心寡欲以固精，知止忘相以守气，含默存诚以留神，加之节喜以养心，息怒以平肝，绝念以理脾，忘忧以敛肺。且独眠以养肾，慎食以和胃，则神气相依，而命蒂以固，抱一守中，而性源以清，再加向上功夫，重安炉鼎，而至诚无息，须臾不离，则万缘皆空，必致一阳之来复。由是戊土发现，真气上达，则化哀生智，信中见智，是以戊土逆克癸水而反阳矣。无贪无求，心气和平，则真乐好礼，智中有礼，是以壬水逆克丁火而反阳矣。躁矜悉化，和而不同，则不怒成义，礼中权义，是以丙火逆克辛金而反阳矣。通权达变，抑邪扶正，则善喜藏仁义中全仁，是以庚金逆克乙木而反阳矣。而且至善无恶，诚一不二，则无欲存信，仁中寓信，是以甲木逆克己土而反阳矣。将见真性既复，假体自静，灵液归极，本来复命，形神俱妙，体道合真，四象和合，三五合一，结胎反本，以复归于婴儿，则老者已反童矣。又何不可以卫生而长生哉！古语云：若要后天人不死，须寻先天不死人。若果真求不死之方，岂竟无回生之术乎。倘于此时而不求延生之道，不修却老之丹，则虽苟延残喘，亦不过借谷气以滋后天之气耳。而先天之气无复存者，是他生未卜，此生休矣，不死何待哉。所以一死为化虚，虚化神，神化气，气化血，血化形，形化婴，婴化童，童化少，少化壮，壮化老，老化死。死复化虚，虚复化为神，神复化为气，气复化为物。由胎而生，由生而死，由死而化，又由化而胎，自无而之有，而又自有以入于无，其胎胎化化，如循环之无端，死死生生，逐轮回于绝。故世人所以罹生死者，不免有胎有化也。至人之所以超生死不者，能使无胎无化也。此固胎化生死之机缄，所谓可使由之，而不可使知之者也。特是胎化受气，又各有偏完，虚实之不一，清浊厚薄之迥异，因而形生神发，其气质运命，高下霄壤。推其原始，总由禀赋之初，脱胎之际，各因所得之祖气而分，唯其祖气不同，故精神各异其昏明，气血各殊其强弱，以及五脏、五官、筋、脉、骨、肉，皮、毛、爪、发、胥各有美恶之辨，而灵蠢寿夭，智愚贤否，富贵贫贱，又各于此区别焉。所谓命禀于有生之初也，虽然，唯达人能知命，唯至人能立命，君子尚消息盈虚，无非原始反终，而知死生之说，故悟彻此理者，可以此道修身而证仙，讲明此理者，亦可以此术医人而济世，乃古之君子达此理，即先以此道治人之未病，而不俟愈已病，故死者亦生。今之君子昧此理，既不能以此道豁人之心病，而妄欲治身病，故生者亦死，此道之不行，由于道知不明也。孔子曰：不知命，无以为君子也。盖百姓日用而不知也，固已久矣。夫安得有尽性复命之人，朝夕聚首，而与之畅谈胎化生死哉！

（本资料源于谭庆刚、刘诗佺、张兴柱校注的《医学萃精》上册，国际文化出版公司，2002 年 2 月）

（陈代斌　黄玉静　张建忠　秦建设）

脉案，古时称"诊籍""方案"，时下一般称"医案"或"病案"。脉案，是医者临床诊疗过程中辨病识证，处方用药的真实记录，是极其受用的医疗档案。脉案的价值就在于它的传承性和推广性，在于它的实践应用性。中医之脉案，追溯其历史，起源于西汉淳仓公，发展于宋元，鼎盛于明清。名医脉案，是集先贤之心得，实后学之津梁。用心研读、反复揣摩、深入领悟历代名医脉案，是提高临证水平的一大捷径，是成就后学学术成长的坚实基石。所以，国学大师章太炎曾经有言："中医之成绩，以医案最著。欲求前人之经验心得，医案最有线索可寻。循此钻研，事半功倍。"章氏之言实是中肯，可谓道破脉案价值之真谛，值得后学坑味深思。

鉴于诸多原因，长江三峡地区历史上的名医有脉案类文献传世者不是很多，尤其是能得以刊刻者更是凤毛麟角。历经艰辛查访搜寻，今天所能见到的仅有清代道光和同治年间万县两位名医脉案刻本，一是王文选《寿世医鉴·亚拙医案》专篇，一是陈氏《云峰医案》上下两卷。光绪年间，古渝王桂林、温载之虽各有医案刻本，皆因印量不多，流传不广而无法窥其全貌。施州土家人汪古珊光绪年间虽有《医学萃精》十六卷行世，细考其篇目，多是先论后方再案综合之物。当代名家冉雪峰、龚去非、李寿彭、刘云鹏等皆有医案专著出版，其余民间抄本已不复见。

尽管三峡本土脉案传世存量极其有限，但所能见到的脉案质量却不可低估，它能反映或体现三峡医人执业、敬业精神与时代特征，因而它已成为长江三峡地区弥足珍贵的医文史料。特别是本章所选冉雪峰、李重人、龚去非、刘云鹏、郑惠伯等当代名医医案更是极其珍稀，因为这些资料都是我们在开展项目所需史料挖掘时分别从上海、重庆、湖北等省、市级图书馆意外获得，经整理后首次重新再现，或许能唤醒这批沉睡史料的当代价值。

不过，由于历史背景原因，所推介的这些脉案资料其行文格式与当下规范式医案书写尚存在一定的差距，其表达的舌、脉、证、遣方、用药等要素也各有侧重，各有详略。有的引经据典，立足对经治案例的病机分析；有的详载其发病经过，从过往中寻觅症结所在；有的结合地理、气候、个体体质情况揣摩所诊病例；有的偏于病者脉象的翔实记录，以脉象论病机，以脉象立治法等。综观各案，虽然记录的方式各有千秋，但最终目的都能实现治病救人。或许有朋友会生质疑，本章所列脉案为啥不加注评说、按语？主要基于三点考虑，一是为读者朋友预留深入思考、研究空间；二是篇幅所限，力避冗笔；三是因整理者才疏，恐言不达意，贻笑大方。

冉雪峰治肝阳上冒危证

中国银行司事马君永叔，幼年患遗精，年长以来，深自警惕，然肾气不固已成习惯，愈遗愈虚，愈虚愈遗，有欲制之而不能者。因之身体愈亏，未老已衰。今岁秋干气候甚燥，普通多上焦火病，以阴虚之人而值金气不肃之候，病机已有跳跃欲动之势，兼之行事忙碌，劳心日甚，摩擦生电，是以暴发，心体跳跃，动波较平人大四五倍，不能寐，奄惚眩冒，颊赤，如诸厥状，日数发，自觉尻骨内热气一缕上熏，厥象即作，经汉上名医某甲诊治，方用高丽参、当归、白芍、龙骨、牡蛎等药，意在补虚养血，收敛浮越，服之小效，而心跳气蒸晕厥如故，甲医乃邀予同诊。予曰："君方良是，但轻耳。"此病水不涵木，肝阳上冒心囊及脑膜微炎，真阳亦有脱出之势，观其剧则晕厥。与《素问》"血菀于上，使人薄厥"及"血之与气并走于上则为大厥"一例。病变急性，补虚养血，此时毋赶不及，镇敛仅用龙牡，殊嫌太轻，非大剂甘寒苦寒合化，益阴恋阳，镇纳吸引不可。拟方鲜生地三两（捣汁），胡黄连一钱五分，紫石英三钱，赤石脂四钱，滑石四钱，代赭石三钱，磁石三钱，龟甲四钱，鳖甲四钱，山茱萸五钱，牛膝三钱。盖生地益水补虚，凉营澈热，且中含铁质，能引上冒之绝阳下行，与胡黄连同用，甘苦化阴，力量尤大，佐以五石二甲，镇潜吸纳，又用山茱萸敛肝，牛膝下引。近科学化验，牛膝引血下行，治脑膜炎有特长。一剂略安，二剂晕厥心跳渐减，三剂勉能安寐，热气上蒸之象渐止。因思大药治病，衰其半而止，将前方苦药除去，坠降之药减轻，佐以清补，盖病急则治标，病缓则培本也。讵翼日心跳加剧、晕厥渐作，尻骨内热气自觉又跃跃欲动，急仍改用前拟大剂，守服十剂，晕厥方止，心跳方减。二十剂晕厥始愈，心跳方大减，勉能下床。三十剂，诸证悉愈，勉能外出，到行视事。然心犹不时跳跃，较平人动波仍稍大也。以复脉去姜桂，加金石介贝之属，大剂熬膏收功。予于此证有感焉，凡大病须用大药，药果得当，力愈大而功愈伟。《周礼》采毒药以供医事，良有以也。晚近医风偷薄，为医者习为圆滑敷衍，只求立无过地，无论病之死生，只求方之稳妥，因之可治之证，竟成不治之疾，此医之所以庸也，如马君疾，药稍减轻，病即复作。倘遇不负责之菓子先生，尚有生理乎？守服至三十剂而始愈，抑何迟也。虽曰："重剂乃世俗之所谓重耳。"犹轻也，再倍之，二十日内愈矣。而尤有忠告于马君者，此病之原因在遗精，近因在操烦，频年守身如玉，自警自惕此丈夫之行，可收桑榆者。但思虑过度，忧能伤人，心不交肾，病变将出。必也欣然自视，怡然自乐，泰然自得，随时推迁，与万物浮沉于生长之门，其庶几乎？

（据《湖北医药月刊》1935年第1期资料整理）

冉雪峰治妊娠喉痧险证案

严茂东顺内，新寡，有遗腹已七月，患风温，失未透表，风从热化，内外相搏，袭入营分，发疹遍体通红，连成一片，毒邪上攻，头面咽喉俱肿痛，口鼻凝成血壳，谵妄，上气咳逆，不得卧，百物不得下咽，饮入即吐。前医亦名手，以为不治，卸不拟方，闻名延请予往诊。予曰，此温病坏证，酿为喉痧，又兼有胎，诚难治矣。且饮入即吐，何以用药？某医既断为不治，无已，姑一试之。因拟鲜生地三两，金银花露、青蒿露各一两，鲜茅根汁三钱一方，嘱频频灌之。勉能安药不吐，越半日气逆渐缓，喉肿略松，续用紫雪丹一钱，二次服下。又拟一方，鲜生地汁一两，胡黄连、西庄黄各一钱（泡汁），并嘱备津梨汁一二斤当茶，恣意饮之。当夜得大便一次，黑如漆，翌日气逆大平，神识大清，头面咽喉肿痛大减，略能进食，后以甘寒补润中加解毒活血之品收功。门人问曰："此病百物不能下咽，饮入即吐，而先生初次用药即不吐何也。"曰："热毒亢盛，拒而不纳，然阳来求阴，思水自救。甘寒之药胜于甘露，但煎之则无效耳，盖凡药入煮剂，生者亦熟，清凉性大减，予初方均取汁冷服，所以不吐。叶香岩不云乎？热毒亢盛，煎剂无益，在细心人自为领会，又温病方内五汁饮已具其理。特彼方仅在滋液救津，此则凉营澈热、解毒活血，内清外透，面面俱到。"门人问曰："紫雪丹著名堕胎，先生用之何也？"曰："有故无殒。"经有明训，母气安则子气安，亦有用犯胎药而胎反保者，此病已临绝境，母之不存，子将焉有，权衡轻重而用之，卒之母子两全。经言岂欺我哉，然此不堪为俗医道也。门人又问曰："痧疹以外出外透为佳。先生甘寒苦寒，镇降攻下并投，毋乃非常道与？"曰："此病初原失表，予诊时已在后半期，且连皮通红，头面咽喉俱肿，尚何事再表之有，故初剂尚用银花青蒿二露斡旋，里急当救里，继则竟投镇降及攻下矣，治病在恰合病机，此病若非用急转直下手段，多酝酿一日半日，即不可救。且留一分，即多受一分之祸，必不如是之愈且速也。子辈既游吾门，当高目期许，配道存义，只争斯须，须从是非处打破，义理处勘透，精神处会通，有何印定常格可拘牵耶。"

（据《湖北医药月刊》1935 年第 1 期资料整理）

冉雪峰治邱若谷夫人亡阴危证案

前二特区邱副主任若谷之夫人，产后失调，兼患乳痈，自溃一次，经西医剖割二次，又用强心剂，因之昏厥竟日，嗣虽渐苏，然每日午后二时及夜半二时必潮热昏厥数小时，势急矣，改用中医，延汉上名医某甲诊治。甲断为冬温少阳病，方用青蒿、桑叶清解之属，服之小效，月事略见，胸乳环周起红疹，渐及肢背，甲以病杂且重，举予以代。予至时，他医已拟就温补大剂方笺在案，予诊毕告之曰："脉沉数，沉为在里，数则为热，两颧发赤，血分之郁热已深，手足微瘈，肝风之征兆已露。其重要关键，尤在齿槁唇枯，舌苔灰黑，完全无津。液复则生，液不复则死，此亡阴危证也。"邱曰："寒证乎？热证乎？虚证乎？实证乎？乳痈之毒未净乎？抑新感时令外邪乎？愿先生一决其疑。"予曰："戴阳面赤，或为寒病兼有证，而唇焦舌枯，完全无津，断非寒证所共有。其为热证，原无疑义，体既素弱，又产后久病，其虚原无待言。但虚另属一问题，而此则为实证，所谓正虚邪实也。至旧有痈毒，及新感时邪，二者兼而有之。但脉沉无外出之机，必不能逆其势而以外解，且既已入营，但清其营，凭脉辨证，凭证用药，亦无须深究其为旧有痈毒，新感时邪也。"因为立方鲜生地一两，白茅根一钱五分，蒲公英三钱，青蒿露、金银花露各一两，犀角尖一钱，没药一钱五分，丹皮三钱。盖生地益水凉营，清血分之热，茅根活血分之滞，蒲公英解血分之毒，二露解毒退热，热毒浮越故佐丹皮，痈口未合故佐乳香，犀角通灵清热解毒透络之中且可息风。合之为清营澈热，解毒活血，透络息风。邱曰："产后不嫌太凉乎？"予曰："产后不宜凉，乃专指恶露未行一节而言，其实产后阴虚，十九均宜凉润，后人误解以为产后均不宜凉。恣用辛温燥烈，变病百出，陆九芝所著《世补斋医书》，已慨乎其言之矣。况此病邪火燔炽，瞬有液涸痉厥肝风内动之势，沃焦救焚，犹惧弗及，而乃嫌其凉乎。且此药较汉上普通用药为重剂，而对此病则犹为轻剂也。服一剂略安，三剂得微汗，热减神清，减去生地十之四热复炽，因复加重热又减。多日未大便，方中并加郁李仁、天门冬，仍不便。兼用新法导大便坐药，下燥屎五六枚，嗣下浊物甚多，热大退，神大清，食欲大佳。前方去生地、丹皮，加当归、芍药补血之品，热终不退净。又略有眩冒状，乃去当归之苦温，仍加生地之凉润，热乃净，红痈全消，痈口平复。善后调补之法，初用甘凉，佐解毒药，取其轻清，继乃用复脉去姜桂，加填精柔肝之品，浓厚之剂收功。"

按：此病昏厥，并不关于剖割，观割后二日方昏厥，可知不过割既伤正，又夹时令温邪，并令入营，消灼阴液。而治者犹用强心剂，于血液循环中枢，张其狂飙，助其烈焰。其突尔昏愦痉厥也固宜，倘再投之，或如某医竟投温补，则不至肝风内动，血之与气，并走于上则为大厥不止，尚有生理乎？西法对病危笃时，多用强心剂。此病不用强心剂，予安能奏赫赫之功，而为焦头烂额之上客。其得力西法之助，不亦多多耶。

（据《湖北医药月刊》1935 年第 3 期资料整理）

龚去非治慢性支气管扩张案

涂某，男，58 岁，万县市统战部部长，1987 年 11 月 4 日求诊。

患者自诉 3~4 个月前因患大叶性肺炎咯血而住进万县地区人民医院，经治疗症状消失，X 线检查示肺部炎性病灶吸收，但听诊肺叶后侧下端有细湿鸣音，西医师嘱出院在家服用西药，经过 2~3 个月治疗，湿啰音仍未减，西医主治医师介绍其服用中药，故前去龚去非家商诊。

询其患者，有慢性支气管扩张咯血史，采用手术切除支扩部分。现在无自觉症状，但每到清晨咯血夹黏液痰，量不多，并不咳嗽，但上楼时常觉有点累。前几天痰中带针头大小血点 1 次。查舌、脉、苔等均正常，消化正常，肺叶后侧下端有散在湿啰音，左侧较明显。按痰湿郁热证组方，西药仍照常兼服。

处方：麻黄 6 克，射干 15 克，苏子 15 克，半夏 12 克，厚朴 12 克，白芥子 6 克，北细辛 5 克，黄芩 15 克，黄连 6 克，知母 15 克，甘草 8 克，茯苓 20 克。每日 1 剂，水煎服。

11 月 19 日复诊：服药 14 剂见有小效，肺部湿啰音减少。寻思病起于大叶性肺炎之后，感受外邪羁留无疑，西药久治不能完全治愈，应是正气驱邪无力，病人无自觉症状，恐是因病仅局限于一隅无关大碍之故。劝病人暂停西药，专用中药（征得西医医师同意），于上方中着重加入益气药以通阳逐饮，清热解毒药不变，温清并用，以温助清。

处方：麻黄 6 克，半夏 15 克，党参 20 克，干姜 10 克，黄芩 15 克，知母 15 克，北细辛 6 克，葶苈子 20 克，黄芪 30 克，五味子 18 克，黄连 8 克，花椒 5 克，厚朴 5 克，甘草 8 克。

服上方 10 剂后，经与西医医师共同会诊，湿啰音显著减少，嘱原方再服 10 剂，湿啰音完全消失。

按：支气管扩张本为青少年时期的常见病，多因肺部感染而发病。本例患者为老年，病始于大叶性肺炎咯血，并有慢性支气管扩张咯血史，在一般情况下，治疗颇有一定难度，龚老用自拟验方兼服西药治疗，其经验值得借鉴。

龚去非治心悸头晕肌肉瞤跳案

何某，女，50 余岁，万县市食品公司退休职工，1982 年 4 月 21 日初诊。

心悸时作，伴头、胸、背、四肢局部肌肉瞤跳不安。头昏，时有心烦汗出，睡眠多梦易醒，舌尖有热辣感。前两年患关节痛，查血沉 60mm/h 以上。多年来血压波动不定，有时高，有时正常。心悸、肌肉瞤跳常反复发作，无一定部位。几年前又因血脂、胆固醇增高，疑有"冠心病"。前日在市中医院诊治，查出血压高，但服降压药后更加心悸难忍。

患者体丰神充，面郁热色。舌体偏嫩红，略胖大，舌尖干，无积苔，脉弦略数。血压 190/110mmHg。心主血，属阳，司血脉之运行。肝藏血，体阴用阳，风木刚脏。血阴不足则内生热，气阳化风，升发过激，心肝同病。故显心悸不安，心烦汗出，寐不深，头昏，肌肉瞤跳，面郁热色，舌嫩红、尖干，脉弦略数等。治宜补其不足，抑其有余。拟用滋阴降火、息风安神活血之法。选生地、玄参、麦冬、甘草滋补阴血；黄连、木通降心火；钩藤、菊花、枣仁息风安神；丹参、怀牛膝活血。

服药 4 剂后，心悸、头昏、肉颤均减轻。心烦汗出停止，血压 160/100mmHg，面及两下肢微肿，尿量略减，精神欠佳。此方大体有效，认为脚肿、尿减是阴虚及气之故，原方加黄芪、车前仁益气利尿。不料 4 月 28 日再诊时，述药后 2 小时即心悸肉瞤加重，尿量渐增，仅服 2 剂。尿量渐增乃黄芪、前仁之功；心悸肉瞤加重则又为黄芪、前仁之过。因益气则风阳更张。原方去此二味，更黄连为黄芩，加地龙、罗布麻叶、槐米，加重清肝活血息风之力。5 月 13 日四诊，各症大减，近于常人。

龚去非治毛发红糠疹案

骆某，男，35 岁，万县市南浦机械厂工人，1983 年 3 月 11 日初诊。

患者自 1982 年 6 月初，头面部开始出现皮疹，逐渐遍及全身，红疹蔓延密集，融合成斑片状，色朱赤，不痒。继而红斑表层起鳞屑，皮肤干燥皲裂，奇痒灼痛，片刻难安。进一步发现手指甲、足趾甲变硬增厚，其坚如石。去成、渝两地求治，经专家几次会诊，诊断为毛发红糠疹，并表示治疗乏术，住院半年无好转，遂回万服用中药。此病自 1983 年 3 月 1 日起至 11 月底止，治疗近 10 个月，其间蒙朱仁康教授数次邮寄处方，患者今已基本告愈。因疗程较长，颇费周折，下面录其几个主要治法，供同道参考。

初诊时，症状如前所述，下肢红斑密度尤甚，新旧相杂，痒痛烦躁，每天须用扑尔敏止痒，终日昏昏欲睡。视其形体壮实，又无其他旧疾，舌脉正常。应属风热之邪外袭，液伤化燥，影响"肺荣皮毛、肝荣爪甲"。治宜润液凉营和血，结合轻透风热于外，苦降肝火于内。

处方：生地、玄参、天冬、旱莲草、大蓟、槐米、大胡麻、蝉蜕、龙胆草、栀子、木通。同时建议向朱仁康教授投函求治。

3 月中旬，收到朱教授处方，与余处方药十有九同。遂仍用前法增损，加丹皮、赤芍、紫草、大青叶、知母等。服至 5 月中旬,上半身红斑稍见减退。

朱教授于 3 月底寄来苍术膏方:苍术 500 克,当归 100 克,白蒺藜 100 克,水煎浓缩加蜜收膏,每日 2 次,每服一食匙。嘱继续内服汤剂。苍术膏服一料后,又将前方改为苍术、当归、白鲜皮各 100 克炼蜜收膏。此膏服 1 周,即见皮肤鳞屑明显减少,1 个月后爪甲角化渐软,2 个月后基本正常。此苍术膏方治皮肤鳞屑及爪甲角化甚佳。何以能治皮肤爪甲角化?查苍术辛香苦温,其性升发,功善燥湿,当归、蜂蜜养血润燥,苍术载养血滋阴清营。诸药升发运化而外达皮毛,使肝血荣濡、肺气敷布,因以治爪甲角化有功欤?

5 月末,红斑仍未消退,右下肢肌肤漫肿,瘙痒烦躁不减,仍须用扑尔敏。因思此病邪火炽盛,当拟重剂直折其势方可,改用大黄黄连泻心汤合犀角地黄汤,加龙胆草、栀子、木通、槐米(犀角只用过 3 剂),继续用苍术膏。1 周后右下肢漫肿消失,3 周后瘙痒已止,可不用扑尔敏,红斑亦开始明显消散。在这一治疗阶段中,大黄每日 10 克,连用 85 剂,或加用增液汤,或加女贞子、旱莲草、龙胆草、栀子、木通等。

8 月 21 日,朱教授寄清燥救肺汤方来,因缺阿胶、黑芝麻,守服半月后,余复用南、北沙参及生地、玄参、麦冬、旱莲草、白芍、知母,或加枸杞等,以清滋肺胃肝肾。服至 11 月底,症状消失,仅见大腿后侧少量陈旧性红斑未除,嘱逐渐停药。

龚去非治气阳虚崩症案

1966 年 6 月,龚去非参加地区医院巡回医疗到开县铁桥区。初秋下午,在巡诊途中,遇一农民拦住药担,喊"救命",急赴病家。一农妇年近半百,弯腰捧腹坐竹靠边椅上,下垫棉尿片数层,椅下堆一团乱稻草。前阴出血较多,浸透棉尿片,染红稻草,地面还有积血,龚老骇然,简问病情,得知患者一向健康,未回经,近一年来月经不规则,经期延长,此次月经来潮 4~5 天,仍然坚持劳动,今午后大出血,下腹持续痛,阵发性加剧,心慌不支。面色苍白,神志清楚,语言低微难续,手指头发冷,腹痛喜重压按。人以气血为本,气能随血脱,有续发虚脱之危!环顾四周,无亲属在旁,只有龚老和刘生(诊所学徒,挑药担者)二人。急予良附丸吞服,并针足三里及三阴交,希能缓痛,减少下血,以达温中止痛、摄血归经之目的;配熟地护阴,艾叶炭、地榆、蒲黄炭、石榴皮等止血。师徒二人就柴灶锅代其煮药,病人云"腹痛下血渐缓",余心稍安。连煮 2 剂,嘱服 2 日。药后静观效应,痛血更减。恐夜间再次大出血,劝其到公社医疗点观察,病人不听,翌晨我同两位妇科医师到病家,病人说:"从昨夜半起,腹痛消失,出血停止,但人软。"二医师讲:"既止血,应继续服中药,现不宜作检查,可能是'宫血'或'子宫肌瘤'"。随访 5 个月,病人病后 1 周即下地干活,从此未再出血,但行经期不规则。

据龚老多年经验,崩症暴下血者,重症多见气虚及阳,轻症亦多气虚;止血为救急之首务、成败的关键;常用芪附理中汤加味。仅气虚者去附片,始终均重用黄芪补气摄血,习佐三七消瘀,以防瘀滞胞宫,熟地护阴以制约姜附,再加上诸止血药。在旧中国,此病均多请中医救治,每获良效。解放后,医疗条件日益完善,在妇科就医者多,亦约中医会诊。疗效上,往往农民比市民好。

(以上四则案例均据《中国百年百名中医临床家丛书·龚去非》资料整理)

李重人治湿温案（一）

病者：龚女，年十二岁，住本市（即万县市）马巷子董宅。

病因：二十二七日，余因吴君介绍往诊，由董先生代述病情。据云，患者为伊戚，其父母俱往重庆。此女素沉默，居常郁郁，此次病已五日，曾服银翘散饼少许，未敢乱服他药云云。

症状：面赤，身重，头目不彻（不清），发热得近衣，午后热甚，入夜尤甚，晨略减。胸痞，渴饮不多，大便闭，小便黄。

脉象：弦滑而数，无力。

舌苔：灰黄而滑，质淡。

立案：舌脉因证合参，得病四五日，面赤，午后身热，正方书所谓"状若阴虚，病难速已，名曰湿温者"。市医见此等病，往往误认阴虚，投以滋阴收敛之品，则岌岌乎殆矣。因告病家曰，此证缠绵，难收速效，凭余主治，两周后可望康复。

治法：宣络渗导。

处方：白蔻仁钱半，飞滑石三钱，水竹茹三钱，榔片钱半，炒苡仁三钱，法半夏二钱，晚蚕沙一钱，竹叶钱半，莱菔子二钱，白通草一钱。

二月二十八日二诊：昨药一剂，脉数略平，苔黄白略退，夜仍发热，左颧发赤，头汗至颈而还，胸膈未开，夜作梦呓，不能熟睡，三焦肠胃俱未清明，秽湿郁结，三法（汗吐下）俱所禁忌，湿邪宜宣，但从宣字着手，拟用理焦宣膈法。清半夏三钱，水竹茹四钱，滑石四钱，瓜壳钱半，炒橘络钱半，炒谷芽三钱，茵陈二钱，生扁豆四钱，枇杷叶三钱，青木香一钱。

三月一日三诊：昨药两剂，右脉平，左大，略现滑数，苔白，面赤时发，但有退时，肠鸣，已思饮食，溲长微黄，拟用渗湿理脾法。清半夏三钱，榔片二钱，生扁豆四钱，莱菔子二钱，广陈皮钱半，川苓四钱，制香附一钱，水竹茹三钱，白通草一钱，芦竹根三钱，广水香六分。

三月三日四诊：热未尽，脉犹滑数，苔黄白相兼，口唇焦燥，右颊忽发肿痛。湿热尚重，入于经络，势甚缠绵，拟用清络泄热法。蒲公英三钱，汉防己二钱，炒苡仁四钱，生石膏三钱，飞滑石四钱，广茵陈二钱，冬瓜仁四钱，海桐皮一钱，晚蚕沙三钱，芦竹根五钱。

三月五日五诊：脉如故，苔退薄，热未减，昨下黑秽些许，唯不甚畅。腹部视之胀，按之柔，肠胃秽浊未尽，精神仍疲，拟清热逐秽法。蒲公英三钱，黄连钱半，飞滑石四钱，全瓜蒌二钱，水竹茹三钱，蔻壳六分，生庄黄三钱，广玉金八分，黑栀子一钱，芦竹根三钱，真降香钱半。

三月六日六诊：脉如昨，苔薄黄，头汗甚多。昨夜腹痛，肠鸣而不得畅下，夜热已退。今午后又微微有热，湿浊盘踞，已有浮动之势，当顺其势利导之，拟宣清导浊法。青蒿三钱，藿香梗二钱，法半夏二钱，滑石粉四钱，黄芩一钱，黄连钱半，水竹茹三钱，谷芽三钱，花粉三钱，金石斛三钱，广木香七分。药前一分钟，先服润字丸三钱，一次下，白开水送服。

三月七日七诊：苔递退薄，脉未全平，便下黑溏粪较多，神气较旺，发热甚微，鼻孔仍干燥，食欲尚未大增，但病势大减，已近康复之期矣，拟清络理焦法。冬瓜仁四钱，杏仁二钱，金石斛二钱，水竹茹三钱，橘络二钱，炒麦芽三钱，生扁豆三钱，通草一钱，丝瓜络四钱。

三月九日八诊：面赤身热退尽，脉略虚弦，胃纳已开，常欲饮食，但咳未痊。此时脾运未复，宜注意调养，拟肃肺清胃法。元参三钱，寸冬二钱，金银花二钱，细生地三钱，粉丹皮七分，竹茹三钱，炒麦芽三钱，杏仁二钱，生扁豆三钱，枇杷叶四钱。

三月十二日九诊：昨药三剂，诸恙悉已，已能起床，但正气尚虚，脾胃犹弱，面色青滞中微带黄色，盖大病后血贫之象，拟调胃柔肝法。京半夏钱半，沙参三钱，焦术二钱，茯神三钱，炒橘络一钱，扁豆三钱，生谷芽三钱，冬瓜仁四钱，生杭芍三钱，制香附钱半。

结论：末方服三剂后，调理数日痊愈。

重人按：今春本市发生此证特多，且多夹积滞，往往不下不能收效。湿温禁忌条所谓"下之则洞泄不止"。殊不尽然。足见读书贵在活法圆通，万不能执一拘泥，妄存己见。余最近诊治湿温证最多，大略初起由余诊治者，两三周可痊愈，如此证是也。有先经医药杂投患病在一二周后者，则病变不常，不易施治，倘其人正气素强，容有愈者。市医治此证初起，不用发汗便错认阴虚，驯至积秽结热，谵语发狂时，又不敢攻下，迫湿蕴三焦，秽积日久，心脏衰弱，肠壁脆薄，或肠穿孔，或转入虚劳，不可为矣。以余之经验，治此证要法，不外"宣清导湿，逐秽通络"八字而已。西医名此证为肠热症（即肠窒扶斯），谓此病原系一种窒扶斯干菌，栖宿于肠及肠间膜腺，并脾脏、肝脏、肾脏等处，由饮料或呼吸中传染而来，治疗上仅有对症疗及预防法两种。所谓预防，即清洁居处与饮料，以杜绝传染来源。所谓对症疗法，即遇高热则用冰囊，遇厥逆用汤婆，心脏衰弱用强心剂，便秘用浣肠鼓肠等，然均非稳妥之法。平心而论，西医治此症尚不及中医比较有办法，但中医不能收速效，终为憾事。尚希吾道中对此症注意研究，发明特效药，至幸！至幸！

（据《起华医药杂志》1937年第1期所载起华中医院李重人经治实案资料整理）

李重人治湿温案（二）

病者：余怀仁，男，年二十八，住保安队十二团。

病因：前六七日起病，寒热迭作。

症状：头昏，午后寒热，身疼，时时汗出，面目萎黄。

脉象：滑数无力。

舌苔：粗白微干。

立案：秽湿着里，肠胃不清，病名湿温，未易速逾，且正气大伤，更不易为役。

处方：广藿梗二钱，滑石四钱，竹茹三钱，炒枳壳三钱，枯芩七分，广茵陈三钱，天花粉三钱，通草一钱半，法半夏三钱。

二诊：脉仍滑数，苔厚腻，热未退，大便四日未通，秽湿无有出路，昨夜幸较能安眠，要便通苔退，才算真减也。处方：清半夏四钱，花粉四钱，水竹茹三钱，晚蚕沙三钱，滑石三钱，枳壳一钱，莱菔子二钱，生扁豆三钱，炒杜仲三钱，石菖蒲七分。调护，忌油腻、酒糟。

三诊：昨服润字丸后，下积秽三次，脉已平，但正气甚衰，脉按之濡弱耳，热减，头目较清，苔未退，恐湿浊盘踞太久，非咄磋可除。处方：天花粉四钱，飞滑石五钱，水竹茹三钱，晚蚕沙三钱，白蔻仁二钱，榔片二钱，生扁豆三钱，莱菔子三钱，甘草一钱，广香七分。

四诊：湿邪氤氲留连，未易根除，今脉如昨，苔犹未退，晨起粗白，昨咳唾涎痰，口渴，自汗，热未退尽，面色萎黄，病伏甚深，非数日所可透达也。处方，冬瓜仁四钱，水竹茹四钱，花粉三钱，炒橘络一钱半，杏仁三钱，法半夏三钱，飞滑石三钱，广藿梗一钱半，生甘草一钱，芦竹根五钱，枯黄芩八分。润字丸一钱，一次，白开水下，先服。

五诊：昨夜较能安眠，今脉微数，苔稍退，根部仍粗腻，自汗减，但热未退，足见湿邪重，正气衰，故也。处方：芦竹根六钱，水竹茹四钱，花粉四钱，飞滑石四钱，广玉金（郁金）七分，广藿香一钱半，广茵陈三钱，瓜壳二钱，石斛钱半，生麦芽三钱。另先服润字丸一钱，白开水吞下。

六诊：热退尽，脉渐平，苔亦薄，诸恙悉减，但正气甚衰，当善自调养，防其反复，大便两日未通。处方：广茵陈二钱，水竹茹三钱，白蔻壳一钱半，芦竹根四钱，飞滑石三钱，石斛二钱，炒橘络二钱，生扁豆三钱，莱菔头四钱。另先服润字丸一钱，白开水吞下。

七诊：大便畅行，脉舌俱减，邪气已去，正气尚弱，再与和胃健脾。处方：飞滑石三钱，京半夏三钱，水竹茹四钱，白蔻仁一钱半，抱茯神三钱，杏仁二钱，炒橘络二钱，甘草一钱，生谷芽四钱，莱菔头四钱。

八诊：昨日咳嗽不畅，今亦大减，苔薄白有胃气，脉平，神色转佳，眠食复常，尚待调理，防其反复。处方：清半夏三钱，竹茹三钱，白蔻仁一钱，川茯苓四钱，怀山四钱，扁豆二钱，生谷芽三钱，橘络二钱，焦楂三钱，青木香一钱半，浙贝母二钱。

九诊：咳唾已减，精神渐复，但正气犹虚耳。处方：沙参二钱，焦术三钱，川苓四钱，怀山三钱，法夏三钱，竹茹三钱，瓜壳一钱半，蔻仁一钱半，甘草一钱，鸡内金（为末）一钱半。

十诊：脉舌俱平，精神渐强，但咳唾稀痰，尚未断根，肺中余燥，当无疑也。处方：清半夏三钱，焦楂三钱，漂白术三钱，建神曲一钱半，怀山三钱，竹茹三钱，枇杷叶三钱，茯神三钱，生谷芽三钱，青木香一钱半。

十一诊：精神已好，头部略昏，正衰邪去，犹赖调理。处方：京半夏三钱，怀山三钱，苡仁三钱，广皮一钱，蔻壳一钱半，扁豆三钱，甘枸杞三钱，茯神三钱，谷芽四钱，补骨脂二钱。

十二诊：脉今晨略有劲意，苔幸甚薄，自觉头昏。咳嗽悉已，正衰之躯，抵抗太弱，谨防反复耳。处方：补骨脂二钱，清半夏三钱，怀山药三钱，抱茯神四钱，甘枸杞三钱，炒橘络二钱，谷芽三钱，柏子仁三钱，青木香一钱半。

十三诊：昨日闻曾食醪糟面食少许，已责戒下次，今晨脉舌幸尚和缓，咳嗽已止。湿温愈后，最防食复，且糟面皆助湿热之品，慎之慎之。处方：怀山药三钱，补骨脂二钱，半夏三钱，抱茯神三钱，橘络二钱，焦楂三钱，焦谷芽三钱，炒麦芽三钱，扁豆三钱，青木香一钱半。

效果：服此药两剂，病已痊愈，出院。

（据《起华医药杂志》1937第4期所载起华中医院李重人经治实案资料整理）

李重人治麻毒闭肺案

病者：陈肇坚，女，住本市高笋塘。

病因：麻疹后，余毒未尽而发。余因周君律、彭公辅两君介绍往诊，时病者服药已多剂，更医已数人矣。

症状：鼻扇、喘急，面色萎白，山根青滞，潮热，自汗，胸高，腹膨，溲短赤，大便溏，不思食已五日，神识昏迷，势甚危殆。

脉象：滑数无度，无根，有雀啄连连之象。

舌苔：白腻，根部独厚微黄，底红嫩。

立案：麻疹免后，热毒未尽透达，郁遏肺部，兼胃气不降，湿热蕴结，熏蒸为患，前医投药，未尽人投，致延成急性肺炎之重症，亟宜育阴、清热、消炎、降胃。

处方：生扁豆四钱，浙贝母一钱，白蔻仁八分，九制香附一钱，朱茯神三钱，寸冬三钱，天门冬三钱，大豆黄卷四钱，生谷芽三钱，甘草五分，陆氏润字丸一钱同煎。

二诊：昨药一剂，喘息鼻扇大减，苔前半尽脱，神识已清，大便下出黏腻甚多，已欲食，病机大转，但不能多食，以防胃滞耳，再进肺胃兼治法。怀山药四钱，生谷芽四钱，抱茯神三钱，宿砂仁八分，青皮八分，炒橘络一钱，焦白术二钱，炒苡仁三钱，生甘草五分，广木香八分，润字丸一钱同煎。

三诊：昨药两剂，脉平，苔退，入夜手心尚有微热，面色已转微黄，已近愈期，唯食后消化太弱，胃气不扬，拟健脾养胃，肃肺清络。制香附一钱半，京半夏二钱，炒扁豆四钱，川茯苓三钱，生谷芽四钱，山楂炭三钱，莱菔子一钱半，建莲肉二钱，青木香一钱半，白蔻仁一钱半，鸡内金一钱半。

效果：前方服三剂，调理旬日痊愈。

（据《起华医药杂志》1937年第2期李重人在"尊生药室"经治实案资料整理）

李重人治麻后聋哑案

问：小女陈某，年五岁，于两岁时出疹，误服阿胶，几死，后愈。三岁时，春正月又患病，发热呕吐，服方大略有神曲、正厚朴之类，未减，又服大黄等（已记不清楚），此时已二月，仍咳，便泡沫，又服丽参之类，于是加剧，发热而咳，渴饮，又服洋参、桑叶等味，渺效，此时已瘦弱不堪，仅有皮骨矣。延至三月，服麻杏石甘汤，转佳象，继服乌梅及补中益气汤等方，病已痊可。四月始能开步，随又用补中益气汤为末制糕，常食以为调养，殊于四月底，始发现耳窍闭塞，隔两三月后，逐渐不能言语，致成聋哑。去年曾服重量赤石脂、地黄、菖蒲等药无效。现状：鼻与人中一带常青白，舌苔薄白，根微黄，口臭（素如此），步履不自然，是蹒跚，急走则身微倾前。溲臭，便黄，手有青筋，皮色白。总上各情，希重人先生研究赐方为祷，开县陈直方顿首。

答：示悉。查聋哑之证，大概不外窍闭、精脱两种。经曰"邪入于阴者则喑"（喑，不能言也，即哑）。又曰"精脱者耳聋"。今令女于大病后发现是证，当为精脱窍闭无疑。唯以现状苔黄口臭观之，是肠胃经络尚有湿浊，不仅虚弱，曾服重剂温补不效者良有以也。兹拟一法，内外兼治，请试照办。如何见复，此请时绥，李重人谨复。

内服方：灵磁石一钱半（飞末入煎），石菖蒲一钱，汉防己三钱，建神曲三钱，朱茯神七钱，怀牛膝一钱半，甘枸杞四钱，车前仁三钱，补骨脂二钱。水煎，日三服，一日一剂。

外治方：通灵丹。松香五钱（熬化），巴豆廿粒（去壳，共研匀，葱汁为丸如小莲子形，丝棉裹好。今日塞左耳，明日塞右耳，如是循环，药一日一换）。

（此案是以求医问药式出现的。求医者为开县陈直方，答疑者系时在万县行医者李重人。今据原载《起华医药杂志》1937 年第 3 期资料整理）

李重人对便结怪证的认识

一娼，年二十余，大便一滴不通者三年，饮食动止，无异常人，历服巴豆、大黄、芒硝诸峻泻药至数斤而皆不应，溪琴先生按其腹虽甚鞕（注：鞕疑为"鞭"），然无有燥屎及块物一应手者，即作调胃承气汤加葱白十枚与之，便利遂不失节，云云。此案见生生堂治验——《皇汉医学丛书》，予读之，初认为三年"年"字或系"月"字翻译之误，及查原本，确并不讹，而作者为小野匡辅，述其师中神氏琴溪之治验，殆非荒诞无稽，有意说谎者。虽然予窃疑之！夫新陈代谢，在生理上必要之常态，人之所以能生存者，亦全赖乎此。饮食入胃而小肠，而大肠，经天然化合，其精者为血为液，营养全体，其糟粕下走二便，排泄于外，如是代谢循环不已，一有阻碍，即成病矣。是以常人三五日不大便，即需药力通之，未有数月不大便而尚能纳谷者，况三年乎？三年一滴不通，能饮食动止无异常人乎？吾斯之未能信，抑有进者，巴豆辛烈大毒，峻下之功，斩关夺锁，苟服用重量，可使神经紊乱而死。某娼虽患怪病，其身体组织，当仍为血肉之躯也，岂有服巴豆、硝黄至于数斤而不应，而硝黄甘草葱白四味轻泻剂，而翻能愈之乎？由此观之，此证于病理、于药理、于生理皆未能合。岂小野匡辅故神其说，以尊师重名乎？不然，则天下事有非常理所能推测者矣！姑志之以存疑？

（此案例系李重人学习笔记，今据《起华医药杂志》1937 年第 5 期资料整理）

李重人治胃气不降案

病者：余素滨，女，年十七岁，住后山余家场同仁和。

病因：前日偶然发热，现咯血三口，色紫黯。

症状：发热恶寒，自汗，心悸，腹中不和，多日不大便，不能食，欲呕，痰中带血丝，咳喘兼作。

脉象：弦数。

舌苔：底嫩，苔薄白微黄。

立案：胃气不降，中焦阻滞。咯出紫血，当有瘀郁气积，蕴于胸膈，当以降胃法。

处方：京半夏二钱，抱茯神四钱，炒橘络钱半，生扁豆二钱，苏木一钱，秦归身二钱，茜草根炭二钱，生庄黄一钱。

调护：宜静养。

二诊：脉舌如昨，胸膈仍滞，但咳嗽血丝已止。今发现头麻，足酸，夜半腹中不和，不能安睡，清晨略好，大便已行，但不畅耳。中焦秽湿未清，经隧阻塞，应活络兼清胃法。清半夏四钱，茯苓四钱，香附一钱半，生扁豆二钱，焦楂二钱，生谷芽二钱，莱菔子二钱，青皮一钱。仍静养。

效果：病愈，于十四日晨出院。

（据《起华医药杂志》1937年第5期资料整理）

李重人治阴暑腹痛案

东某，男，39岁。

时当夏末秋初，久不雨，气候干热，冷饮过多，致发腹痛，已延1周。初痛尚轻，后则日渐加重。疼痛发作必在午后2至5时，5时以后，饮食睡眠一如常人。痛处在上下腹部，以小腹为最重。其痛如绞如割，时剧时缓，腹部按之软，不拒按，喜热熨。剧痛时，或以枕垫腹，或抱两膝贴胸，或床上乱滚，反复颠倒，虽服止痛药或注射吗啡，亦不能稍止。面色灰白，环唇发青，四肢厥冷，全身冷汗漐漐不休，呻吟不已，痛剧时则转无声，其痛苦实难名状。患者每到下午2时之前，即如临大敌，浑身战栗，惶恐无措。切其脉，疼痛未发时，六脉迟细，两尺较弱；发作时脉迟细而数，甚至伏。苔灰白厚腻，舌尖有红点，二便俱调，食眠均可，唯不敢冷食，喜热饮。虽当秋暑亢热，亦不敢用扇及当风。诊断为阴暑所伤，寒湿内蕴，病在厥阴。拟辛开宣通兼苦敛之品，仿乌梅丸法。

乌梅、炒川椒各4.5克，台乌药9克，川黄连2.1克，川楝子、槟榔片、五灵脂、小茴香各4.5克，桂枝6克，生白芍9克，广藿香6克，生甘草、广木香2.4克。水煎服。

二诊：服药后腹痛已较缓和，仍有冷汗，脉迟缓，灰白苔退，舌质转淡，中寒显然，再予小建中汤加姜附，以复阳温经并敛肝为治，本肝苦急，急食甘以缓之，酸以收之之义。

乌附片12克（先煎1小时），干姜9克，桂枝尖6克，生白芍12克，净萸肉6克，炒於术6克，抱茯神9克，饴糖3勺（冲），水煎服。一日夜进2剂。

三诊：服药2剂，今日下午腹疼未作，但觉腹中不适，约1小时即平复。脉仍迟缓，苔薄白质淡，再与温宣脾肾。

乌附片9克（先煎1小时），炒於术9克，苍术4.5克，茯苓12克，怀山药9克，炒川椒3克，白蔻仁3克，补骨脂6克，广木香2.4克，生甘草3克。水煎服。

四诊：昨药已服3剂，腹痛3日未发作，今日下午又复疼痛约1小时，大便已3日未行，脉略迟，苔薄白。寒凝气滞，腑气不通，拟温通下焦法，天台乌药散及走马汤主之。

台乌药12克，川楝子6克（巴豆廿粒同炒，去巴豆），小茴香、官桂各4.5克，苍术、良姜各6克，砂仁、怀山药、建神曲各9克，生甘草2.1克，广木香4.5克。水煎服。

另用巴豆2粒，苦杏仁4粒，同打碎布包。用开水冲泡15分钟，去滓，温服。服后再服煎药。

五诊：昨服药后，今晨大便已行，疼痛未发，少腹仍觉冷，下肢略有重滞麻钝感，苔灰白，脉已转缓。继与温中兼除风湿。

乌药12克，炒川椒4.5克，干姜6克，槟榔片9克，紫厚朴9克，建神曲9克，苍术4.5克，千年健6克，威灵仙6克，生甘草2.1克，水煎服，2剂。

六诊：腹痛未发，脉转濡，苔灰白浮黄。腹中已感舒适。下肢仍略感麻钝。腑气既通，中阳已和，寒散滞解，腹疼可望痊愈。唯下焦湿浊尚滞，再与温化宣湿。

乌附片12克（先煎），茵陈、防己各9克，炒苡仁、茯苓各12克，苍术4.5克，炒白术、莱菔子各 9 克，生甘草 3 克，广香木 3 克。水煎服。此方服 3 剂后，诸候痊愈。腹疼次年未发。

（本案源于马芥舟整理的李重人医案，原载《中医杂志》1961 年第 1 期）

李重人治暑温痉厥案

李某，男，3 岁半。

患儿起病已 20 余日，咳嗽，发热，午后较重。近周来热势转剧，午后高热，昏迷已三日，五日不进食，唇红而干，口渴不知索饮，腹软，大便少；小溲短赤，面色灰滞，呼吸短促，呻吟烦躁，手足时惊掣，肢末时厥冷。手纹紫滞已透三关，脉滑而疾驶，舌苔干黄。过去服方，寒热杂投，始终无汗。时当夏令炎热，小孩贪凉起病，诊断为暑温痉厥之候，表实未解，邪热复犯心包，急与清宫泄热滋液透汗法。

香薷 4.5 克，生石膏、玄参、细生地各 12 克，连翘心、麦冬、青蒿各 9 克，鲜石斛 6 克，天竺黄 6 克，炒橘络 4.5 克，石菖蒲 24 克，淡竹叶 4.5 克，三蛇胆陈皮末一管（冲）。水煎 2 次，分 6 次，一昼夜服完。

二诊：昨服药后，当夜病儿烦躁减轻，能安静入睡，今晨，周身得微汗，发热已减大半。舌已回润，手纹较活，面色神气俱有好转，口渴已能呼饮，略进米粥汁，病势已有转机，表气已通，内热尚重，再与清凉宣透。

细生地、生石膏（研）、玄参各 12 克，冬瓜仁、麦冬、青蒿各 9 克，鳖甲 6 克，桑叶 9 克，薄荷 2.4 克，天花粉 12 克，连翘心 9 克，石菖蒲 1.5 克，紫雪丹 0.9 克（冲）。煎 2 次，分 4 次，日 3 夜 1 服。

三诊：手纹已转红活，苔黄已退，舌质略绛，热已全退，神气转清醒，思索饮食，心包邪热已解，但营热未尽，再与清营和脾。

玄参 12 克，麦冬 9 克，青蒿 4.5 克，鳖甲 4.5 克，鲜石斛 6 克，桑叶 4.5 克，玉竹 9 克，扁豆皮 9 克，焦谷芽 4.5 克，炒橘络 6 克，冬瓜仁 9 克，生甘草 1.5 克，鲜芦根 15 克。煎 2 次，1 日 3 次分服。

四诊：体温已正常，胃纳转好，能下床走几步，睡眠好，但微咳。纹平，苔薄白，舌绛转红润。再与育阴清肺，调气和中以善其后。

冬瓜仁 9 克，苦杏仁 4.5 克，玄参 12 克，生扁豆 9 克，炒橘络 6 克，法半夏 4.5 克，桑叶 4.5 克，鲜石斛 6 克，制香附 4.5 克，炒谷芽 6 克，生甘草 2.4 克，淡竹叶 2.4 克。煎 2 次，1 日 3 次分服。此方服 4 剂后痊愈。

（本案源于马芥舟整理的李重人医案，原载《中医杂志》1961 年第 1 期）

郑惠伯记先师李公建之先生验案两则

舌绛宜温补

朱君，患痢三月有余，诸药无效，日十余次，禁口腹痛，得按，口渴饮热，脉七至而细，舌光绛，屡更医，方皆寒热杂投，近复有拟重剂甘寒滋水者，均无寸效。神惫骨枯，奄奄待毙矣，招余治之，余不敢下药，乃转求先师建之公同往诊。师告余曰：久病舌绛而嫩者，应与温补，今脉尺部有神，尚可挽救。方用苁蓉八钱，蒙桂一钱，附片四钱，枣皮二钱，怀山四钱，粉丹一钱，茯神二钱，泽泻二钱。一剂大减，照原方出入继进而愈。

血虚畏寒

先师常治奇证甚多，余所闻殆十一耳。兹记其治奉节南乡李君一人，患畏寒之疾，无论冬夏，皆着棉皮衣，不能离火，床罩厚而密，稍露穴即呼冷，火炭绕床，人不能近。医以重剂扶阳，姜桂附动以数两计，计所服已不下数十斤。盖患此症已三年余矣，服热药太多，致大便坚结不下，甚以为苦，而畏冷如故。先师时在奉节，患者闻名，特延视之。初与重剂八味丸，有小效，继叹曰：此血虚也。拟秦归一两，建芪八钱，茜根三钱，甘杞八钱，砂头四钱。日进两剂，半月而瘳。师治医，往往不循故常，别开蹊径，超以象外，得其环中。常告吾辈曰：久病当求旁通，所谓通权达变，勿拘泥于脉症也。

（郑惠伯为李重人家父李建之门徒，所列两案皆为郑惠伯在奉节时得老师指导之亲历案例，原载《起华医药杂志》1937年第2期）

郑惠伯慢惊治验

病者：邢修贵（油商）之子，年二岁，居夔州东门外。

病名：慢惊。

病因：夏令气候炎热，病者体质素弱，感受阴暑，发热，医者投以凉解法，不效，病增呕吐，更医断为伤食，消导之，一剂无进退，再剂遂陡发斯症。

病象：面赤戴阳，发热懊憹，口大渴，饮水即吐，泻如米泔，汗出如雨，肌肉骤然瘦脱仅存皮骨，目直视，足转筋，两手撮空。

诊断：舌色光而淡红无津，指纹粗而不荣，断为真阳式微，真阴涸竭，所谓中土崩溃，肾失纳藏，命门火衰，五液奔驰，拟养阴回阳固脱法。

处方：仿庄在田加味理中地黄汤加减，命其浓煎一大碗频频服之。制熟地八钱，怀山药八钱，酸枣皮八钱，野於术四钱，西洋参四钱（另煎兑服），建黄芪六钱，补骨脂六钱，浙枣仁四钱，北枸杞八钱，蒙自桂一钱（兑服），生龙齿七钱（先煎），黑附片六钱，肉豆蔻二钱（去油），炙甘草二钱，伏龙肝二两，煎汤代水。

次诊：昨日服药，旋服旋吐，服至大半剂后，吐稍定，夜半渴减，汗止，泻仅三四次，热退强半，烦除，转筋撮空亦愈，唯神倦，面尚浮红，目仍直视，时有冷汗，舌色光绛。今日险候虽除，然正气耗散，阴阳大亏，津血受损，神经失养，是以目仍直视耳，处方如昨，但减其剂。后用阴阳双补，脾肾并固，调理半月而痊。

说明：此症断症处方并不足奇，可供探讨者，唯用药分量耳。不佞前治同学王克明之子患麻疹，初延儿科专家过投寒凉之剂，遂变慢脾，余以加味理中地黄汤救之，但分量太轻，且附片系用淡附片（药店中之白附片，久经泡制，淡而无味，以之治真阳衰弱，难期有效），肉桂仅用四分，且系煎服，服后尚能吐出冷痰两口，但仍不知加重分两（此症虽属阴阳两虚，然阴阳不固而影响阴虚，是以宜救阳为急。邹树学《本经疏证》附子解条下有云：过汗之咎是以阳引阳，阳亡而阴继之以逆，误下之咎，是以阴伤阳，阳伤而阴复迫阳，可为斯症之佐证矣）。延绵一日夜，方冥然而逝，自今思之，犹觉心疼。余之所以反复屡屡声述者，欲使同道诸公遇此等大症，不应以轻描淡写之剂而延误病家，蹈吾之覆辙，由此可知治病之难。断症确实，处方不误，药之分两不准，尚不能治病，何况病理不识，处方不当，而欲转危机为坦途，生死人，肉白骨，诚戛戛乎其难也。

（本案资料原载《起华医药杂志》1937 年第 3 期）

郑邦本治头痛案

魏某，男，62 岁。2017 年 6 月 30 日至郑老处就诊。患者头痛、头晕 3 个月余。刻下症：头痛，晕恍，自觉头顶发烫。平素易感冒，常鼻塞，打喷嚏。脉寸浮大尺细弱，舌红少苔。

诊断：中医诊断：头痛，风寒阻络、肝阳上亢证；西医诊断：紧张性头痛。

治法：祛风散寒，通络止痛，兼以滋水涵木。

处方：黄芪 30 克，白术 10 克，防风 5 克，银柴胡 10 克，五味子 10 克，乌梅 10 克，苍耳子 5 克，辛夷 10 克，川芎 10 克，白芷 10 克，刺蒺藜 15 克，钩藤 15 克，天麻 15 克，白芍 30 克，甘草 5 克，全蝎 5 克，僵蚕 10 克，生地黄 15 克，山药 15 克，山茱萸 15 克，牡丹皮 10 克，茯苓 10 克，泽泻 10 克，神曲 15 克。5 剂，每剂水煎 3 遍，混合后分 6 次服，每日 3 次，饭后 1 小时服。

7 月 10 日二诊：患者头痛、头晕等症状有所缓解，仍头顶发烫，且头顶麻木。伴有鼻塞，喷嚏，听力下降。前方加入龟甲 15 克（先煎），鳖甲 15 克（先煎），青蒿 15 克。5 剂，煎服同前法。

7 月 21 日三诊：患者头痛缓解，头顶仍有发烫感，伴麻木，鼻塞、打喷嚏有所缓解，轻微耳鸣。于前方白芍增至 40 克，以增强止痛之效；去茯苓、泽泻；加地骨皮 15 克，石菖蒲 10 克，骨碎补 15 克。5 剂，煎服同前法。

7 月 28 日四诊：患者服药后头痛缓解，但未完全消失，头顶发烫感轻度缓解，仍有鼻塞、打喷嚏。于前方去僵蚕；加知母 10 克，黄柏 5 克。5 剂。

8 月 18 日五诊：头痛缓解，但受凉后仍会有头痛，头顶发烫减轻，鼻塞，喷嚏减轻。前方白芍增至 50 克，全蝎增至 6 克，增强止痛效果。5 剂，煎服同前法。

患者之后来复诊，头痛未再发作，续调理其耳鸣等症。

按：头痛一病，病机多端，但总体上分外感头痛和内伤头痛两类。外感之头痛，多由风、寒、湿等外邪客于头窍，阻滞经络而致，治宜疏风散邪、通络止痛；内伤之头痛，或由气血痰湿之郁阻，或由风火内邪之上逆，或由气血肾精之不足所致。郑老头痛方，疏散风寒、祛风通络、柔肝缓急，可兼顾外感于风寒及内因于肝阳上亢之头痛。其中，白芍用量需大，一般用量为 30 克，若头痛剧烈，可渐增至 50 克乃至 80 克。若证见肝阳上亢而头昏头胀者，加天麻、钩藤以平肝息风；肝阴不足，虚风内动者，加女贞子、制首乌柔肝息风。

本案患者，为外感兼有内伤。患者易感冒，鼻塞，喷嚏，用玉屏风散、过敏煎、苍耳子散治鼻窍之疾，同时亦能缓解头痛；听力下降，耳鸣，头顶发热，此为肾阴不足，虚火上浮，故用六味地黄汤、龟甲、鳖甲等，养肾阴而清浮火，既能治疗耳鸣、眩晕、头顶发热等症，又可滋水以涵木，柔肝以止痛。

郑邦本治项痹案

管某，女，53 岁。2017 年 4 月 17 日至郑老处就诊。患者有颈椎病史 10 余年，时发头晕，颈部、肩部及腰背部疼痛，颈部不能用力后转。平素血压偏高。脉细涩，舌红，苔薄黄。

诊断：中医诊断：项痹，气虚血瘀证；西医诊断：混合型颈椎病。

治法：益气活血，化瘀通络，息风定眩。

处方：黄芪 30 克，当归 10 克，川芎 10 克，白芍 15 克，地龙 10 克，桃仁 10 克，红花 10 克，地鳖虫 10 克，牛膝 15 克，桑寄生 15 克，续断 15 克，骨碎补 15 克，羌活 10 克，独活 10 克，防风 10 克，姜黄 10 克，百合 30 克，知母 10 克，天麻 10 克，钩藤 15 克，益母草 30 克，夏枯草 15 克，豨莶草 15 克，徐长卿 30 克。5 剂，每剂水煎 3 遍，混合后分 6 次服，每日 3 次，饭后 1 小时服。

4 月 28 日二诊：患者头晕发作次数减少，程度减轻，近期出现小腿转筋。前方白芍增至 30 克；加甘草 5 克，木瓜 15 克，伸筋草 30 克，以舒筋活络。10 剂，煎服同前法。

5 月 19 日三诊：患者头晕未见明显发作，肩颈疼痛亦有好转。近期出现胸前区隐痛，伴灼热感，有时心悸。于前方加小陷胸汤及生脉散，余药随症加减。处方：黄芪 30 克，当归 10 克，川芎 10 克，白芍 15 克，地龙 10 克，桃仁 10 克，红花 10 克，地鳖虫 10 克，羌活 10 克，独活 10 克，防风 10 克，姜黄 10 克，百合 30 克，知母 10 克，天麻 10 克，钩藤 15 克，益母草 30 克，夏枯草 15 克，豨莶草 15 克，徐长卿 30 克，甘草 5 克，黄连 5 克，法半夏 10 克，瓜蒌壳 15 克，全蝎 5 克，僵蚕 10 克，北沙参 30 克，麦冬 15 克，五味子 10 克。10 剂，煎服同前法。后患者复诊，诉颈肩部疼痛已基本消除，继续以前方为主，巩固疗效。

按：郑老用补阳还五汤治疗颈椎病，系临证时偶然所得，自述于多年前，以补阳还五汤治疗某患者，初未在意其颈椎病，而患者服药后颈椎病症状竟明显缓解，于是郑老留心于此，尝试用补阳还五汤治疗颈椎病，而每获良效。又经多年之临证经验总结，其治法趋于成熟。郑老对颈椎病的证治经验总结：凡颈椎病有气滞血瘀证候表现者，皆可用补阳还五汤为基础方，且方中必加地鳖虫一味，以其能活血祛瘀，续筋接骨，而引药至骨也；若血瘀重者，加丹参、葛根；气虚清阳不升者，加党参、升麻、柴胡；外感风寒者，加羌活、独活、防风、姜黄；肝风内动头晕者，加天麻、钩藤；肝肾不足者，加牛膝、桑寄生、续断、骨碎补，或加六味地黄汤。本法亦可治疗腰椎病。

夫人身之理，气多郁于前之胸腹，而血多瘀于后之腰背。又咽喉颈项为人一身上下最紧要狭窄之处，而贯通气血于上下，若气血瘀滞不行，气结于前而多发为咽喉诸疾，血凝于后则是为颈项之病。颈椎病患者多因长年久坐，颈部血脉瘀滞而不通，积而发病，在于此也。郑老因多年来伏案工作，颈椎病亦时有发生，遂进数剂补阳还五汤加减，多能应手而解。

郑邦本治风瘙痒

谭某，女，42岁。2017年5月5日至郑老处就诊。患者皮肤瘙痒1个月余，多位于面部及胸腹腰背，未见皮肤斑疹疙瘩或结痂等，伴有短气乏力，饥饿后胃痛，消化差，不能进食生冷。脉沉数，舌红，苔薄黄。

诊断：中医诊断：风瘙痒，热郁肌肤、脾胃气虚证；西医诊断：皮肤瘙痒症。

治法：疏风泄热，兼以益气健脾。

处方：北沙参30克，白术10克，茯苓10克，甘草10克，黄芪30克，升麻10克，柴胡10克，延胡索15克，郁金10克，徐长卿30克，神曲15克，鸡内金15克，桑白皮15克，地骨皮15克，白鲜皮15克，牡丹皮10克，钩藤15克，忍冬藤30克，夜交藤30克，苦参10克，香附10克，高良姜2克，莱菔子15克。5剂，每剂水煎3遍，混合后分6次服，每日3次，饭后1小时服。

5月22日二诊：患者服药后皮肤瘙痒有所缓解，胃痛缓解，但生气后胃痛会加重。于前方加白芍30克，枳壳10克。5剂，煎服同前法。

6月5日三诊：患者服药后皮肤瘙痒进一步缓解，胃痛亦减轻，诉带下色白黏稠，要求同时治疗。于前方去莱菔子；北沙参增至35克，神曲增至25克；加红藤15克，败酱草15克，土茯苓15克。5剂，煎服同前法。

6月26日四诊：患者皮肤瘙痒未发作，近期颜面出现痤疮，带下色白。改用黄连解毒汤合五味消毒饮加减以治其痤疮，并兼顾治胃组方。

按：郑老用多皮饮治疗皮肤瘙痒效果良好，但本案患者兼有短气乏力、胃痛、消化差、不能进食生冷，清热之品又当慎用。郑老根据患者病情及体质综合分析，采用大方复治法，一方面用多皮饮清泄皮肤之邪热，疏风止痒，另一方面益气健脾、温胃止痛，表里同治，寒热并用，使清热而不凉胃，益气而不助热，从而达到治疗效果。

郑邦本治崩漏案

何某，女，41岁。2017年6月19日至郑老处就诊。患者月经紊乱10年余，目前经期延长，约12天，月经量少，色暗。末次月经6月3日，经期12天。既往有乳腺增生病史，经前乳房疼痛。刻下症：短气乏力，怕冷，烦躁易怒，大便干。脉沉细，舌红，苔薄。

诊断：中医诊断：崩漏，气不摄血证；西医诊断：功能失调性子宫出血。

治法：益气摄血，养血活血，疏肝行气，调和阴阳。

处方：仙茅10克，淫羊藿15克，巴戟天10克，当归15克，黄柏5克，知母10克，黄芪30克，北沙参30克，升麻10克，柴胡10克，白术10克，茯苓10克，甘草5克，川芎10克，地黄15克，白芍15克，香附10克，益母草15克，泽兰15克，枳壳10克，穿山甲5克（先煎），鹿角片5克（先煎），延胡索15克，郁金10克，徐长卿30克，柏子仁15克，肉苁蓉15克。5剂，每剂水煎3遍，混合后分6次服，每日3次，饭后1小时服。

7月30日二诊：7月2日患者月经来潮，经期6天，经量较前增多，颜色较前转鲜红，短气、怕冷有一定改善。续以前方加减，5剂，煎服同前法。之后患者未来复诊，后随访告知月经基本正常。

按：本案患者经期延长，但量少色暗，此为气血不足，气不能摄血，兼有瘀滞之象。故郑老选用八珍益母汤益气养血，配合补中益气方益气摄血，使亏虚之血得养，离经之血得复，遂癸事归于常。患者烦躁易怒，有乳腺增生病史，经前乳房疼痛，此为气滞血瘀而成有形之结，选用柴胡疏肝散疏肝行气，配合穿山甲、鹿角片通络散结。此外，患者畏寒，为阳气不足之象，但郑老治疗此类患者，常非单纯用热药，而是总观患者之表里上下，若属表寒兼有里热或下寒而上热者，则用二仙汤调之。且本案患者年近六七，肾气常有不足，虽未见典型更年期潮热之症，但从调肾之阴阳着手，亦有助于改善崩漏症状。

（以上四则案例均据《郑邦本中医学术经验传承录》资料整理）

郑家本治心包积液（特发型）案

余某，男，61岁，企业家，2004年4月17日初诊。

患者于2004年1月初，因胸闷胸痛，心悸心累，气紧气短，疲乏无力等症，经成都某三甲医院门诊部治疗数日无效，1月15日入成都某三甲医院住院治疗。该院1月17日超声检查心包腔：前后壁均可见片状液性暗区，最大直径4.8厘米。超声检查胸腔：双侧胸腔均探及游离性液性暗区，于右侧胸腔后正中线至肩胛线第8~10肋间隙探及液性暗区，最大深度4.8厘米，其表面距体表2.7厘米；左侧胸腔后正中线至腋后线第8~10肋间隙探及液性暗区，最大深度4.2厘米，其表面距体表2.0厘米（抽出血性胸水，未查出肿瘤细胞或抗酸杆菌）。超声检查腹腔：肝下间隙及右结肠旁沟探及线状液性暗区，肝肾间隙探及带状液性暗区，最大直径1.1厘米；盆腔内探及8.3厘米×7.1厘米片状液性暗区。诊断：多浆膜腔积液。经常规治疗及胸、腹腔、心包穿刺后，症状缓解，于2月10日出院。

患者出院后因反复胸闷胸痛10天，稍微劳累后胸痛难以忍受，于3月15日再入该院住院治疗。心超声示心包内可见积液：左室后壁后方液性暗区2.1厘米，右室前壁前方2.2厘米，心尖区1.96厘米。超声诊断：心包积液（中至大量）。心包穿刺引流，心包积液病理诊断报告：血性背景中仅查见变性的间质细胞及成熟淋巴细胞。经抗感染、诊断性抗痨治疗半月，由于病情加重，患者要求转上级医院治疗。

4月1日患者转入华西医院住院治疗，4月5日心包腔内探及中量积液：前心包1.0厘米，后心包1.1厘米，左侧心包1.4厘米，右侧心包1.4厘米，心尖部0.8厘米，膈面心包1.9厘米。超声诊断：心包积液（中量）。同时进行全面常规及特殊检查。4月6日科内会诊结论：心包积液病因不明，需更进一步完善各种常规、特殊检查，进一步临床观察，暂不进行治疗。4月12日心包腔内探及中量积液：前心包1.2厘米，左侧心包1.7厘米，右侧心包1.4厘米，心尖部0.7厘米，膈面心包2.3厘米。超声诊断：心包积液（中量）。4月15日通过大会诊结论：心包积液（特发型）。由于病因不明，经多次心包穿刺治疗，仍反复发生"心包积液"，建议转中医治疗。故当即求治于家本先生。

刻诊：面浮肿无华，形体消瘦，痛苦面容，胸闷胸痛，呻吟不休，心悸气短，情绪低落，寐卧不宁，二便正常，舌黯红、苔薄，脉沉弦。

辨证：心脉瘀阻，胸腔停液。

治法：宽胸散结，通脉止痛，化浊利水。拟小陷胸汤、温胆汤、防己黄芪汤合方加减。

处方：全瓜蒌15克，枳实15克，甘草3克，丹参30克，黄芪30克，白术15克，茯苓15克，法半夏10克，车前仁15克，防己12克，陈皮10克，薏苡仁30克，夜交藤30克，龙齿30克（先煎）。5剂，水煎服，每日1剂。

4月23日二诊：病情没有丝毫改善，胸闷胸痛频发，经仔细观察舌脉：其舌淡紫而有瘀斑、边有齿痕，脉沉缓而涩。家本先生静思许久，修正辨证：正虚邪实，心气亏虚，心血失运，血脉瘀阻，络道不通，积液心痛（主要病机），根据此病机，重拟扶正祛邪，益气活血，宽胸行水，通络止痛之法。选黄芪丸、加味四妙勇安汤、葶苈大枣泻肺汤合方加味。

处方：黄芪60克，太子参15克，丹参30克，金银花15克，玄参15克，当归10克，炙甘草5克，葶苈子15克，大枣15克，全瓜蒌15克，枳实15克，白术15克，龙齿30克（先煎），夜交藤30克，生枣仁20克。5剂，水煎温服，每日1剂。

4月28日三诊：胸闷胸痛减轻，心悸气短好转，夜寐有改善，药中病机，效不更方，前方去夜交藤，加五味子6克。5剂，水煎服，每日1剂。

5月3日四诊：胸闷胸痛发作频率减少，胸闷胸痛大减，夜寐不宁。心超声提示：左室后壁后液性回声1.4厘米，右室前壁前液性回声1.2厘米，左室侧壁外液性回声1.5厘米，右房后壁后液性回声1.5厘米。超声结论：心包积液（少至中量）。治法方药同前，酌加利水、安神剂量。

处方：黄芪60克，太子参15克，金银花15克，玄参15克，当归10克，炙甘草5克，白术15克，防己15克，丹参30克，葶苈子15克，大枣15克，茯苓15克，法半夏10克，陈皮10克，全瓜蒌15克，枳实15克，琥珀10克（后下），生枣仁15克，龙齿30克（先煎）。5剂，水煎服，每日1剂。

5月9日五诊：面浮肿已消，近日因情绪激动，加之操心劳累，胸闷胸痛发作频繁，按二诊方药，再服5剂，水煎服，每日1剂。

5月16日六诊：胸闷胸痛好转，寐渐安宁，情绪好转，舌淡红浅紫、边齿痕、苔薄，脉缓弦。心超声示：左室后壁后液性回声0.6厘米，右室前壁前液性回声0.8厘米，左室侧壁及右房后壁未见液性回声，心尖区处探及1.9厘米的液性回声。结论：心包少量积液。效不更方，药味稍作加减。

处方：黄芪60克，太子参15克，金银花15克，玄参15克，当归10克，炙甘草5克，黄芪30克，白术15克，防己15克，丹参30克，太子参15克，葶苈子15克，大枣15克，茯苓15克，法半夏10克，陈皮10克，全瓜蒌15克，枳实15克，琥珀10克（后下），生枣仁15克，防风10克，地龙10克。15剂，水煎服，每日1剂。

5月31日七诊：面色好转，胸闷胸痛很少发作，心悸气短好转，情绪正常，脉缓而弦，舌淡红边齿痕、苔薄。守方服用，每周5剂，水煎服。连服2个月。

8月14日八诊：胸闷胸痛已月余未发，面色红润，体重增加，情绪良好，寐卧安宁，舌淡红边齿痕、苔薄，脉弦。心包超声示：心包未见积液。病员及家属非常感谢。患者说：病愈后告知原经治的几位医师，他们对中医疗效都很惊讶！家本先生当即嘱其每日服三七粉6克，巩固疗效，避免感冒、操心劳累，保证睡眠，注意休息，加强营养，戒烟控酒，少食辛辣，定期复查心超。

追踪随访10余年，患者"心包积液"从未复发，并已恢复企业管理工作10余年。

按：心包积液是一种难治性疾病，目前西医治疗该病，主要以心包穿刺、心包切开引流为主，但极易复发，难于根治。中医学无"心包积液"病名，根据"心包积液"临床以胸闷胸痛为主要症状，属中医"胸痹""心痛"范围。

该患者长期操心劳累，耗气伤血，血运失畅，日久成疾，正如《金匮要略·中风历节病脉证并治》载："心气不足，邪气入中，则胸满而短气。"故反复出现胸闷胸痛、心悸气短等诸多症状。家本先生首诊时未抓住心气亏虚损，血运失畅，脉络瘀阻，液（血）停心包，心脉不通，不通则痛的病机，故治疗无效。二诊时抓住舌淡紫、边齿痕而有瘀斑，脉沉缓而涩的气虚血滞，心脉不通的脉舌特征，修正辨证：气虚血滞，心脉瘀阻，液（血）停心包，不通则痛。根据此病机，改拟益气活血，宽胸行水，通络止痛法。方药：黄芪、太子参，名曰黄芪丸，本方出自《本事方》，功能补五脏之气，清心内固。现代药理证实：黄芪对因中毒或疲劳而陷于衰竭的心脏具有显著的强心作用，并能扩张外周血管，故治疗全程用大剂量黄芪达益气助血运畅之目的。本案自始至终均重用黄芪益气补血，大补脾肺之气，则可补虚通络，达益气助血运畅之目的，此系宗李东垣"重脾胃，贵元气"的治病思想。该患者长期过度操劳，加之多次心包、胸腔、腹腔穿刺，又经诊断性的抗痨药物使用，病程迁延日久，元气大损，倘若仅攻邪必然更损正气，故重用黄芪以固本扶正，正复邪祛。现代药理学发现黄芪有明显的利尿作用，有增强心肌收缩力，改善衰竭心脏功能，减轻心脏负荷，抗心肌缺血，减少心肌细胞凋亡，稳定细胞膜防止细胞受损的作用。由此可见，黄芪扶正气为患者创造了治愈的条件。太子参能降低心气虚患者心肌耗氧指数，改善心功能，亦能益气助血络运畅。丹参、当归、玄参、金银花、甘草，名曰加味四妙勇安汤，本方出自《名医名方录·郑惠伯》，功能活血化瘀、解痉止痛，现代药理研究认为，丹参有保护心肌，扩张血管，促进组织修复，改善血液循环的作用，对心包积液治疗恰到好处。葶苈子、大枣，名曰葶苈大枣泻肺汤，本方出自《金匮要略》，功能逐水除满，消除积水，葶苈子能增强心肌收缩力，对衰竭的心脏可增加其输出量，根据葶苈子现代药理认识用于心包积液治疗亦恰到好处。防己利水止痛，对急性缺氧缺血心肌损害有预防作用。瓜蒌、枳实，宽胸止痛，对急性心肌缺血有保护作用，并提高耐缺氧能力；枳实能显著增强多种心肌收缩性和泵血功能，具有强心、增加心输出量，减少心肌氧耗的作用。综上所述，本方具有消除心包积液功效。家本先生在辨证论治方药中，常增添经现代药理研究对该病有特殊治疗效果的中药，以提高临床疗效。如本案中的葶苈子、枳实、防己等，就是在辨证方药中加针对心包积液有特殊治疗效果的中药。家本先生认为，此乃是中医辨证论治方药加现代药理学有特殊治疗效果的中药于同一方剂中，故取得更佳效果，是一种创新思维，在临床治疗上是一种"中西医结合"形式。

本案运用扶正祛邪、益气活血、宽胸行水、通络止痛法，结合西医诊断方法、检测技术、现代药理学知识，选用黄芪丸、加味四妙勇安汤、葶苈大枣汤合方加减治疗，达到了增强心肌活力，提高肺、脾、肾功能，促进血液循环，加快心包积液的消散吸收，防止心包粘连，达到避免心包穿刺之痛苦，彻底治愈心包积液的目的。

假如该病员首诊是一位中医，他不做西医诊断检查，又不参考患者已有的西医检查资料，仅按照中医望闻问切，是无法了解该患者有"心包积液"的。因患者无痰涎壅盛，咳喘胸满之症状，其治疗方药中，亦不会选葶苈大枣泻肺汤、防己、枳实、瓜蒌等利水、强心、止痛，对心包积液有特殊功效药物于方中的，其疗效可想而知。正因为该患者西医已确诊为"心包积液"，家本先生采用西医辨病、中医辨证的双重诊断，故在治疗全程方药中加对本案有特殊治疗效果的葶苈大枣泻肺汤、防己、瓜蒌、枳实，以消逐积液，达到了消散与吸收心包积液的目的，终将心包积液完全吸收，而且未复发，取得了非常满意疗效。

由此可见，采用中、西双重诊断精确探明病因，运用中医辨证论治之法，以达治本最佳效果，对当今的中医是非常适用的，对提高临床疗效是肯定的。中、西双重诊断的方式方法，对在综合性医院工作的中医更为适用，对基层医生提高诊疗水平有很大帮助。家本先生说，衷中参西，西为中用，采用中西双重诊断，在辨证论治方药中依据现代药理研究成果，加入相应中药，运用于临床攻克顽疾，是现代中医值得思考的，亦应不断创新，发扬推广。

郑家本治崩漏（功能性子宫出血）案

病案 1

李某，33 岁，公务员。2014 年 8 月 10 日初诊。

患者不规则子宫出血 10 年，末次月经 2014 年 7 月 18 日，7 天净，经色鲜红，月经量前 3 天少，7 月 28 日阴道出血，色红，至今未净。现症见：面色少华，疲倦乏力，五心热，口干不欲饮，白带不多，睡眠尚可，但易惊醒，二便正常，舌红苔薄黄，脉细数。

辨证：崩漏，肝肾阴虚，热扰冲任。

治法：补肾滋阴，固冲止血。拟滋水清火止崩汤（自拟验方）加减。

处方：女贞子 15 克，墨旱莲 15 克，山茱萸 10 克，山药 30 克，熟地 15 克，生地 15 克，知母 15 克，黄柏 10 克，夜交藤 30 克，生酸枣仁 15 克，太子参 20 克，麦冬 15 克，五味子 10 克，黄芪 30 克，百合 30 克，益母草 15 克，炒茜草 10 克，仙鹤草 30 克，白茅根 30 克。7 剂，水煎服，每日 1 剂。

8 月 15 日二诊：阴道仍有出血，色淡红，仍疲倦，口干。宗前方加减。

处方：女贞子 15 克，墨旱莲 15 克，山茱萸 10 克，山药 30 克，熟地 15 克，生地 15 克，知母 15 克，黄柏 10 克，夜交藤 30 克，生酸枣仁 15 克，太子参 20 克，麦冬 15 克，五味子 10 克，百合 30 克，益母草 15 克，炒茜草 15 克，仙鹤草 30 克，白茅根 30 克，天花粉 15 克，玄参 15 克。7 剂，水煎服，每日 1 剂。

8 月 22 日三诊：8 月 16 日经至，前 3 天月经量少，后 4 天月经量正常，7 天净，余症好转。仿原方加减。

处方：女贞子 15 克，墨旱莲 15 克，山茱萸 10 克，山药 30 克，熟地 15 克，知母 15 克，黄柏 10 克，夜交藤 30 克，生酸枣仁 15 克，太子参 20 克，麦冬 15 克，五味子 10 克，百合 30 克，益母草 15 克，炒茜草 15 克，仙鹤草 30 克，白茅根 30 克，玄参 15 克。7 剂，水煎服，每日 1 剂。

8 月 29 日四诊：8 月 27 日少量阴道出血，血色红，疲倦，口干，余无异常。仿原方加减。

处方：女贞子 15 克，墨旱莲 15 克，山茱萸 10 克，山药 30 克，熟地 15 克，知母 15 克，黄柏 10 克，夜交藤 30 克，生酸枣仁 15 克，太子参 20 克，麦冬 15 克，五味子 10 克，百合 30 克，益母草 15 克，炒茜草 15 克，仙鹤草 30 克，白茅根 30 克，玄参 15 克，金银花 15 克，重楼 10 克，甘草 3 克。

7 剂，水煎服，每日 1 剂。

9 月 7 日五诊：阴道出血至今未净，量不多，色红，疲乏好转。前方加减。

处方：女贞子 15 克，墨旱莲 15 克，山茱萸 10 克，山药 30 克，熟地 15 克，知母 15 克，黄柏 10 克，夜交藤 30 克，生酸枣仁 15 克，太子参 20 克，麦冬 15 克，黄芪 30 克，黄精 30 克，五味子 10 克，百合 30 克，益母草 15 克，炒茜草 15 克，仙鹤草 30 克，白茅根 30 克，玄参 15 克，甘草 3 克。7 剂，水煎服，每日 1 剂。

9 月 19 日六诊：9 月 15 日经至，经色红量少、质较前略稠，前 3 天量少，第 4 天量增多，7 天净，睡眠差，易早醒。原方加减。

处方：女贞子 15 克，墨旱莲 15 克，山茱萸 10 克，山药 30 克，熟地 15 克，知母 15 克，黄柏 10 克，夜交藤 30 克，生酸枣仁 15 克，太子参 20 克，麦冬 15 克，黄芪 30 克，黄精 30 克，五味子 10 克，百合 30 克，益母草 15 克，白茅根 30 克，玄参 15 克，甘草 3 克。7 剂，水煎服，每日 1 剂。

10 月 10 日七诊：9 月 24 日 B 超：子宫内膜厚 0.8 厘米，白带清稀呈水状，仍早醒，口干，大便稀。拟二黄、五子、三仙汤合方加减。

处方：黄芪 45 克，黄精 30 克，枸杞 15 克，菟丝子 15 克，覆盆子 15 克，五味子 10 克，鹿角片 30 克（先煎），煅龙骨 30 克，煅牡蛎 30 克，山茱萸 10 克，山药 30 克，仙茅 10 克，淫羊藿 15 克，仙鹤草 30 克，益母草 15 克，生茜草 10 克，鸡血藤 30 克，丹参 30 克。7 剂，水煎服，每日 1 剂。

10 月 17 日八诊：10 月 14 日经至，先 1 天，月经量少、色红，仍早醒，经前手心热。拟五子三仙汤加减。

处方：枸杞 15 克，女贞子 15 克，墨旱莲 15 克，黄芪 45 克，黄精 30 克，菟丝子 15 克，覆盆子 15 克，五味子 10 克，山茱萸 10 克，山药 30 克，熟地 15 克，仙茅 10 克，淫羊藿 15 克，仙鹤草 30 克，生牡蛎 60 克（先煎），生鳖甲 30 克（先煎），酸枣仁 20 克，夜交藤 30 克。7 剂，水煎服，每日 1 剂。

11 月 2 日九诊：月经 7 天净，23 至 28 日白带中夹少量血丝，仍易疲倦，余好转。拟五子衍宗丸合滋水清火止崩汤加减。

处方：枸杞 15 克，女贞子 15 克，墨旱莲 15 克，黄芪 30 克，黄精 30 克，菟丝子 15 克，覆盆子 15 克，五味子 10 克，山茱萸 10 克，山药 30 克，熟地 15 克，赤灵芝 30 克，夜交藤 30 克，知母 15 克，黄柏 10 克，生牡蛎 60 克（先煎），生鳖甲 30 克（先煎）。7 剂，水煎服，每日 1 剂。

11 月 10 日十诊：11 月 5 日白带夹少量红色血丝，大便正常，寐差易醒。仿前方加减。

处方：枸杞 15 克，女贞子 15 克，旱莲草 15 克，黄芪 30 克，黄精 30 克，菟丝子 15 克，覆盆子 15 克，山茱萸 10 克，山药 30 克，熟地 15 克，知母 15 克，黄柏 10 克，夜交藤 30 克，生酸枣仁 15 克，百合 30 克，益母草 15 克。5 剂，水煎服，每周 5 剂，连续调治 2 个月。

2015 年 1 月 19 日，因感冒求治，知悉：月经已正常 3 个月。

2016 年 8 月来诉，已顺产一女婴，体健。

按：功能性子宫出血在育龄期妇女较为常见，但该患者持续出现功能性子宫出血达 10 年，实属罕见，辗转多方求医不效。家本先生认为，该患者病久、失治致阴血亏虚，虚热内生，致功血迁延难愈，宗《素问·阴阳别论》"阴虚阳搏，谓之崩"之旨，辨证为"虚火崩漏"，故拟滋水清火止崩汤治之。选用女贞子、墨旱莲、山茱萸、山药、熟地、生地补肾滋阴，生脉饮、仙鹤草益气养阴摄血，白茅根、生地、茜草清热凉血为基本方。功血止后以补肾益气，调冲任为要，故方选五子衍宗丸加二至丸、三仙（仙茅、淫羊藿、仙鹤草）、山茱萸、山药、熟地为基本方，以恢复肾－天癸－胞宫轴功能，使经调、功血愈。家本先生认为，凡妇科的出血性疾病不能妄用炭药，亦不能过早使用收敛止血剂，否则易留邪留瘀，致疾病迁延难愈；妇科出血性疾病应以调周为根本，不能血止就停药，一定要将月经周期调理正常 3 个周期再停药。妇科出血性疾病，不能见血止血，需针对病因治疗，病因祛除后，不止血而血自止。家本先生治疗妇科出血性疾病的思路与西医的雌、孕激素联合治疗法，不谋而合，具有很大的推广价值，值得同道借鉴。

病案 2

李某，19 岁，学生。2013 年 8 月 5 日初诊。

患者月经紊乱 6 年，阴道不规则出血 20 余天就诊。患者 13 岁月经初潮，周期 2~6 个月不定，经期 6~30 天不定。现症见：末次月经 2013 年 7 月 14 日，月经量不多、色红、无血块、持续至今未净、不疼痛，形体消瘦，神疲乏力，咽干口燥，五心烦热，大便干结，小便色黄，舌红苔薄黄，脉细数。妇科检查未见异常。妇科彩超提示：子宫大小约 3.4 厘米 × 4.5 厘米 × 4.8 厘米，子宫内膜厚 0.4 厘米，双侧附件区未见异常。查性激素全套提示：FSH 6.53mIU/ml，LH 8.89mIU/ml，E 284pg/ml，P 0.52ng/ml，T 0.25ng/ml。基础体温单相。辨证：虚火崩漏，阴虚血热。治以养阴清热，固冲调经，自拟"滋水清火止崩汤"加减。

处方：生地 15 克，地榆 15 克，地骨皮 15 克，女贞子 15 克，墨旱莲 15 克，北沙参 30 克，麦冬 10 克，五味子 5 克，地锦草 15 克，海螵蛸 10 克，茜草 10 克，知母 10 克，黄柏 10 克，仙鹤草 30 克。5 剂，水煎服，每日 1 剂。

8 月 10 日二诊：服上药 2 天后，阴道出血止，神疲好转，口燥咽干好转，守上方加减化裁：生地 15 克，地榆 15 克，地骨皮 15 克，女贞子 15 克，墨旱莲 15 克，北沙参 30 克，麦冬 10 克，五味子 5 克，黄精 30 克，山药 30 克，山茱萸 15 克，知母 10 克，黄柏 10 克，仙鹤草 30 克。10 剂，水煎服，每日 1 剂。

以后每次复诊，均以此方为基础，加减化裁，并按中药人工周期疗法治疗，治疗第三个周期，月经周期、经量均恢复正常。复查性激素：P 1.34ng/ml，恢复排卵，BBT 监测双相，高温相 13 天。门诊随访 1 年月经正常。

按：虚火崩漏之病，因素体阴虚，先天禀赋不足，肾气虚损，或后天失养，均能扰动冲任，冲任不固，而致虚火崩漏。故家本先生自拟"滋水清火止崩汤"。方中生地、地榆、地骨皮凉血止血；女贞子、墨旱莲滋阴凉血；北沙参、麦冬、五味子益气生津，气阴两补；黄精、山药、山茱萸滋补肾水、肝阴，达"壮水之主"之意；知母、黄柏清泻虚火，而保真阴；地锦草、海螵蛸、茜草、仙鹤草寓止血于活血之中。诸药合用，滋水而不腻，清火而不伤阴，敛血而不留瘀，实有滋水清火之功，对虚火崩漏有"澄源""复旧"之效。

病案 3

李某，15 岁，学生，1997 年 4 月 15 日初诊。

先天禀赋不足，体弱多病，13 岁月经初潮。不规则阴道出血 2 年，经某院妇科诊断为青春期功能性子宫出血。于 4 月 14 日晚突然阴道大出血，已用卫生纸 4 包。现症见：形体消瘦，头晕，心悸，口渴，汗出，心烦易怒，五心热，便秘，阴道血流如注，其色鲜红，舌红绛少津，脉细数无力。诊为虚火血崩，急与生脉饮口服，每次 2 支，每日 3 次。并拟滋水清火止崩汤。

处方：生地、山萸肉、山药各 30 克，女贞子、墨旱莲、地骨皮、地榆各 15 克，知母、黄柏、丹皮、白芍、茜草各 10 克，酒大黄 4 克，甘草 3 克。2 剂，水煎，昼夜服。

次日二诊：阴道出血大减，余症亦减轻，原方再进 3 剂，每日 1 剂。

4 月 19 日三诊：血崩已止，唯阴虚之象仍在，嘱多食甲鱼、紫河车等血肉之品，拟六味地黄汤加减，调治月余，以善其后。

随访：2 年来月经正常，体健活泼。

病案 4

陆某，25 岁，营业员。2011 年 5 月 4 日初诊。

患者多次人流术，术后阴道不规则出血已 1 年余，经多地诊治，效果不佳，5 月 3 日突然阴道大出血。现症见：面色少华，头晕心悸，潮热颧红，五心烦热，腰膝酸软，心烦易怒，阴道出血甚多伴有小血块，其色殷红，少腹隐痛，舌红绛、少苔，脉细数。证属虚火血崩，治以滋水清火，祛瘀止崩法，拟滋水清火止崩汤加减。

处方：生牡蛎 60 克（先煎），生鳖甲 30 克（先煎），生地 20 克，山茱萸 10 克，山药 30 克，女贞子 15 克，墨旱莲 15 克，丹皮 10 克，黄柏 10 克，知母 15 克，白芍 30 克，地锦草 15 克，生茜草 10 克，三七粉 6 克（冲服）。2 剂，水煎服，每日 2 剂。

次日二诊：阴道出血减少，已无血块，余症同前，阴虚证候减轻，拟前方去三七，再服 5 剂。

5 月 9 日三诊：阴道出血止，阴虚证候减轻，拟紫河车胶囊、知柏地黄丸，调理月余，以善其后。

随访：2014 年 2 月 3 日顺产一女婴，母女健康。

病案 5

王某，14 岁，学生。2012 年 5 月 24 日初诊。

患者素体虚弱多病，12 岁月经初潮，不规则阴道出血 2 年余，经华西附院诊断为“青春期功能性子宫出血”。于 5 月 23 日晚突然阴道大出血，已用卫生巾 3 大包，急诊救治。现症见：形体消瘦，面色无华，心慌心悸，头昏疲乏，汗多口渴，心烦易怒，五心热，大便不畅，阴道血甚多，其色鲜红，舌红绛少津、苔薄黄，脉细数无力。辨病：青春期功能性子宫出血。辨证属虚火血崩。治法：益气塞血，滋水清火法。急服：生脉饮口服液以“塞流”，每次 2 支，6 小时 1 次，1 日 4 次；拟滋水清火止崩汤加减。

处方：生牡蛎 60 克（先煎），生鳖甲 30 克（先煎），北沙参 30 克，黄芪 30 克，生地 20 克，山茱萸 10 克，山药 30 克，女贞子 15 克，墨旱莲 15 克，丹皮 10 克，黄柏 10 克，知母 15 克，白芍 30 克，白茅根 30 克，甘草 3 克。2 剂，水煎服，每日 2 剂。

5 月 25 日二诊：阴道出血大减，余症亦好转，原方再服 3 剂，每日 1 剂。

5 月 28 日三诊：血崩已止，阴虚体征仍明显，拟五子衍宗丸、六味地汤加减，调治 2 月余。

随访：月经正常，体质改善。

病案 6

王某，28 岁，农民。1995 年 8 月 10 日初诊。

患者于 1994 年行人工流产术，术后阴道不规则出血，经多方治疗，效果不佳，8 月 9 日突然阴道大出血。急诊于家本先生，现症见：形体消瘦，面色少华，头晕心悸，潮热颧赤，五心烦热，腰膝酸软，心烦易怒，阴道出血鲜红甚多，伴有小血块，少腹隐痛，舌红绛少苔，脉涩细数。诊为虚火崩漏，拟滋水清火止崩汤加减。

处方：生地、山药、地榆、山茱萸、地骨皮各 30 克，女贞子、墨旱莲各 15 克，知母、黄柏、丹皮、白芍、茜草各 10 克，三七粉 6 克（吞服），甘草 3 克。2 剂，水煎服。

8 月 12 日二诊：阴道出血减少，已无血块，余症同前，再进 3 剂。

8 月 15 日三诊：阴道已不出血，阴虚证候减轻，拟大补阴丸加减，调治月余，并嘱禁食辛辣之物，慎房事。

随访：1997 年 10 月顺产一男婴，母子健康。

按：《素问·阴阳别论》载："阴虚阳搏，谓之崩。"李东垣指出："妇人血崩，是肾水阴虚，不能镇守胞络相火，故血走而崩也"。家本先生认为，素体阴虚，先天禀赋不足，或房劳过度，生育（人流）过多，耗伤阴血或五志化火，真阴耗亏，或温邪久羁，营阴耗损等原因均可导致肾阴虚损（肾水不足）。肾水不能涵肝木，致使肝阳偏亢而藏血失职；肾水不能上济心火，则心火独亢，血热妄行，致使冲任扰动而不固，故虚火崩漏形成。临床以阴道出血如注、色鲜，阴道灼热、干涩，常伴有心烦易怒，手足心热，两颧发赤，口舌干燥，舌红少苔，脉细数等为其主症。此系肾水不足所致，其开泄过度系因虚火，阴虚是本，火热是标，故治宜滋补阴血为主，以治其本；佐清热之品以治其标。家本先生曰：运用滋水清火止崩汤滋水而不腻，清火而不伤阴，敛血而不留瘀，对虚火血崩有澄源之功效，因而疗效颇佳。

郑家本治继发性闭经案

罗某，43 岁，研究员。2014 年 1 月 21 日初诊。

患者月经初潮：15 岁，末次月经 2013 年 10 月 20 日，停经已 3 个月，素来月经量少，月经色黯，质淡。于县人民医院检查雌激素六项：E 215.34pg/ml，P 0.30ng/ml，LH 8.38mIU/ml，FSH 18.9mIU/ml，PRL 20ng/ml。2013 年 12 月 17 日某医院 B 超：右侧卵巢 1.6 厘米 × 1.7 厘米囊性回声，宫颈 0.6 厘米囊肿，余（−）。现症见：面色少华，乳房胀痛，疲倦乏力，腰酸，头晕，睡眠质量差，易早醒，情绪不稳定，白带量少，质清稀水样，舌质淡红，苔薄白，脉弦细。辨证：肝郁肾虚，气血亏虚。治法：补肾益气，养血调经，疏肝解郁。投以"二紫四二五汤"（自拟方）。

处方：紫河车 20 克（先煎），紫石英 30 克（先煎），枸杞 15 克，菟丝子 15 克，覆盆子 15 克，女贞子 15 克，当归 10 克，川芎 10 克，赤芍 30 克，熟地 15 克，仙茅 10 克，淫羊藿 15 克，鹿角胶 15 克（烊化），黄芪 30 克，黄精 30 克，鸡血藤 30 克，益母草 15 克，柴胡 15 克，郁金 15 克，路路通 15 克。7 剂，水煎服，每日 1 剂。

2 月 18 日二诊：服上方后，月经于 2014 年 2 月 5 日至，经量不多、经色黯红、6 天净，乳房胀痛已 5 天，乳房有硬块，乳头硬痛，白带多、呈清稀水样，舌质淡红，苔薄白，脉弦细。拟逍遥散加减：当归 10 克，赤芍 30 克，柴胡 15 克，茯苓 30 克，炒白术 15 克，生鳖甲 30 克（先煎），生牡蛎

60克（先煎），郁金15克，青皮10克，陈皮10克，路路通15克，丝瓜络15克，川芎10克，熟地15克，玄参15克，金银花15克，甘草3克。7剂。水煎服，每日1剂。

3月2日三诊：乳房胀痛缓解，清水样白带减少，面部少许痤疮，今天白带中夹少量血丝。拟上方加减：生鳖甲30克（先煎），生牡蛎60克（先煎），当归10克，赤芍30克，柴胡15克，茯苓30克，炒白术15克，郁金15克，青皮10克，陈皮10克，路路通15克，八月札15克，川芎10克，熟地15克，玄参15克，金银花15克，甘草3克，益母草15克，生茜草10克。7剂，水煎服，每日1剂。

3月15日四诊：月经2014年3月3日至，月经量少、颜色黯红、质清稀、5天干净，经前、经期疲倦乏力很明显，伴头晕、耳塞，现乳房基本不痛，偶尔长少许痤疮，睡眠质量差，容易早醒。仿上方加减：当归10克，赤芍30克，柴胡15克，茯苓30克，炒白术15克，郁金15克，川芎10克，熟地15克，枸杞15克，菟丝子15克，五味子10克，覆盆子15克，女贞子15克，黄芪30克，黄精30克，生枣仁20克，夜交藤30克。7剂，水煎服，每日1剂。

3月23日五诊：睡眠好转，面色淡红，乳房未出现疼痛，白带已正常。拟二紫四二五方加减：紫河车20克（先煎），紫石英30克（先煎），枸杞15克，菟丝子15克，覆盆子15克，五味子10克，当归10克，川芎10克，赤芍30克，熟地15克，仙茅10克，淫羊藿15克，黄芪30克，黄精30克，鸡血藤30克，益母草15克，生茜草10克。14剂，水煎服，每日1剂。

4月5日六诊：此次月经于2014年4月2日至，月经量很少、血色淡红、3天净，伴头晕，乏力2天。治法：益气养血调经。拟八珍汤加减：明党参30克，炒白术15克，茯神30克，黄芪30克，黄精30克，当归10克，川芎10克，熟地15克，赤芍30克，紫河车20克（先煎），丹参30克，葛根30克，鸡血藤30克。14剂，水煎服，每日1剂。

5月3日七诊：月经于2014年5月1日至，月经量较前略有增加，月经颜色红，4月27日白带中夹少量血丝，经行前仍有轻微头晕，乏力，睡眠好，小腹轻微胀满不适。拟补肾填精，养血调周的二紫四物五子加减：紫河车20克（先煎），紫石英30克（先煎），枸杞15克，菟丝子15克，覆盆子15克，五味子10克，当归10克，川芎10克，赤芍15克，熟地15克，仙茅10克，淫羊藿15克，仙鹤草30克，枳壳15克，生白术30克。14剂，水煎服，每日1剂。

5月18日八诊：近来工作压力大，精神紧张，再次出现乳头疼痛，乳房压痛，睡眠时好时坏，仍有疲乏。拟逍遥散加减：柴胡15克，当归10克，赤芍30克，川芎10克，茯苓30克，郁金15克，青皮10克，陈皮10克，路路通15克，八月札15克，蒲公英30克，橘核15克，生鳖甲30克（先煎），生牡蛎60克（先煎），黄芪30克，炒白术15克，生枣仁30克，夜交藤30克，丹参30克，鹿角霜30克（先煎），甘草3克。7剂，水煎服，每日1剂。

5月31日九诊：今日经至，月经量中等、伴少量血块，仍有轻微头晕，四肢疲乏无力，乳房疼痛明显缓解。拟八珍汤加减：当归10克，川芎10克，赤芍30克，黄芪30克，炒白术15克，明党参30克，鸡血藤30克，香附15克，枸杞15克，菟丝子15克，山药30克，益母草15克，生茜草10克，丹参30克。7剂，水煎服，每日1剂。

6月10日十诊：仍疲倦乏力，头晕，近3日睡眠差，入睡困难，工作压力较大，舌质淡红，苔薄白微腻。拟补中益气汤加减：黄芪30克，明党参30克，生白术20克，炒苍术15克，当归10克，陈皮10克，升麻10克，竹叶柴胡15克，茯神30克，远志6克，五味子10克，枸杞30克，菟丝子

15克，覆盆子15克，紫河车20克（先煎），葛根30克，丹参30克，鸡血藤30克，川芎10克，赤芍30克，生地10克，熟地10克。14剂，水煎服，每日1剂。

7月5日十一诊：2014年6月29日经至，月经量正常，月经颜色红，不伴血块，此次月经前及经期未出现头晕、疲倦、乏力，睡眠好，余无不适。患者因工作出差，予以加味逍遥丸和内补养荣丸调理善后。

2014年9月28日，患者陪家人来就诊，悉知其近3月月经正常，此次月经于2014年9月25日至，月经颜色、月经量均很正常，无明显不适，并于今日去某医院复查雌激素：E 234.31pg/ml，LH 7.1mIU/ml，FSH 12.14mIU/ml，PRL 8ng/ml，P 0.35ng/ml，T 24.67ng/ml。患者非常满意，连声称谢！

按：该患者由于在科研单位从事科研工作，工作压力很大，加上家庭琐事，致肝气郁结，乳络不通，故经前乳房胀痛；思伤脾，致气血亏虚，不能上荣于头则头晕，不能下行血海，冲任亏虚，故月经停闭。该案例充分体现了家本先生辨病与辨证相结合的诊病思想，根据月经周期的不同阶段分别给予疏肝通络、调补气血和补肾益精治疗，同时结合现代药理学知识调整内分泌。家本先生认为：紫河车平补阴阳，具有雌激素和孕激素的药理作用；菟丝子有类雌激素样作用；地黄、黄精、山茱萸有促进优势卵泡形成，改善内分泌功能及低雌激素环境，促进子宫内膜生长作用；仙茅、淫羊藿、鹿角霜、紫石英等补肾温阳药有调节下丘脑－垂体－卵巢轴的功能，对促卵泡雌激素、黄体生成素等有明显调节作用。故该患者经过近6个月调理，月经周期、经量及雌激素均恢复正常。

郑家本治继发性闭经（卵巢早衰）案

宋某，37岁，公务员，2014年3月20日初诊。

15岁月经初潮，3~7天/28~32天，自诉停经4个多月。就诊当日在华西医院行B超检查示：子宫大小为3.5厘米×4.4厘米×4.3厘米，内膜居中，厚0.1厘米（单层）。性激素检查示：E 221.1pg/ml，P 0.23ng/ml，LH 32.4mIU/ml，FSH 50.8mIU/ml。现症见：面色萎黄无光泽，潮热汗出，白带少，阴道干，性欲淡漠，脱发，全身酸痛，脚跟疼痛，腰痛，易疲倦，阵发性心悸，睡眠质量差，焦虑，情绪急躁，舌淡红、少苔，脉细弱。辨证为肝郁肾虚之闭经。治以疏肝滋肾，养血调经法，拟二紫二胶五子衍宗丸合方。

处方：紫河车20克（先煎），紫石英30克（先煎），鹿角胶15克（烊化），龟甲胶15克（烊化），枸杞15克，菟丝子15克，覆盆子15克，五味子10克，女贞子15克，百合30克，当归10克，熟地15克，山药30克，枣皮10克，川芎10克，赤芍30克，黄芪30克，黄精30克，夜交藤30克，丹参30克，柴胡15克，郁金15克。30剂，水煎服，每日1剂。

患者电告：当服上方25剂后，于2014年4月21日月经至，月经颜色红，月经量中等、夹少许血块，阴道干、性欲下降、疲倦有明显改善，睡眠好转。嘱按原方再服30剂。

2014年8月电话随访：诉现每月按时行经，月经量、颜色正常，余症也有不同程度的改善，性激素六项已正常。

按：卵巢早衰是指女性40岁以前，出现卵巢功能减退的现象。卵巢早衰（POF）的发病率占成年女性的1%~3%，近年呈逐渐上升趋势。卵巢早衰的病因在绝大多数患者中尚不清楚，认为与遗传、自身免疫过程、感染等有关。某些原因造成始基卵泡先天减少或调节卵泡成熟的任一环节被阻断，导致卵泡闭锁速度加快。轻者导致较早的卵泡排空，重者导致性腺萎缩。另外，自身免疫性疾病、性腺感染、性腺染色体异常及不良理化因素影响均有可能导致卵巢功能的早衰。

家本先生认为，该患者15岁初潮，说明肝肾先天不足，一年前由于高龄生产时大出血，过多耗损精血，加之素有情绪不畅，肝气郁结，气血失和，以致精血亏虚，冲任不足，血海不能按时满盈，所以过早闭经。重用紫河车、鹿角胶、龟甲胶血肉有情之品，补肾填精，促进优势卵泡形成，改善内分泌功能及低雌激素环境，促进子宫内膜生长；五子衍宗丸同时具有类激素及促性腺激素样作用，促进排卵作用，通过调理肾－天癸－胞宫轴，使其血海按时充盈，故月经按时而至，卵巢早衰、闭经得以治愈。

郑家本治继发不孕案

病案1

钟某，32岁，教师。2008年1月4日初诊。

患者4年前，因不全流产，行清宫术，术后盆腔炎反复发作，月经不调，痛经，子宫腺肌瘤，已3年余未再孕。现症见：面色晦暗，精神疲乏，末次月经1月1日，经期后延10天，经色紫黯伴血块，经量少、3天净，少腹疼痛，白带黄稠、有异味，大便不畅，舌黯红、苔薄黄，脉弦涩。证属胞脉瘀阻，湿热下注。拟调理冲任，祛瘀生新，疏通胞脉，清热除湿法，选"二紫二甲二四方"（自拟方）、下瘀血汤。

处方：紫河车20克，紫石英30克，生牡蛎60克，生鳖甲30克（以上四药先煎半小时），桃仁10克，地鳖虫10克，酒大黄6克，金银花15克，当归10克，玄参15克，川芎15克，赤芍30克，虎杖15克，甘草3克。7剂，水煎服，每日1剂。

1月8日二诊：患者白带好转，大便通畅，余症同前，前方酒大黄改至3克。20剂，水煎服，1周5剂，每日1剂。

2月3日三诊：患者2月1日月经至，经色红、量增加，腰腹痛减轻，舌红、苔薄，脉弦。胞脉已通，湿热清除，拟活血调经，调补冲任法，选二紫、五子、四物汤，连续调理2个月。

2008年5月来电报捷，经某妇科医院确诊：已妊娠45天。2009年2月27日携其幼女，来院致谢。

按：审析不孕病机，因瘀热者，临床不少见，其多因人流术或经期未净，不洁（节）房事，致使热灼胞宫，冲任受阻，胞脉不通，导致不孕。家本先生治以四妙勇安汤、下瘀血汤加虎杖、赤芍，清热除湿，疏通胞脉，佐二紫以益肾促排卵、健黄体，配二甲血肉有情之品，调理冲任，祛瘀生新，因而取得调经种子的显著疗效。

病案2

蔡某，26岁，农民。2013年6月18日初诊。

患者于3年前人流术后，月经周期延后30~45天，经量少（较前减少2/3，每日仅用卫生巾1张）、无块、无痛、2天净。近3年未避孕未孕。患者以"继发性不孕3年"就诊于家本先生。5月13日妇科彩超示：子宫前位，大小约4.6厘米×3.5厘米×4.5厘米，内膜厚0.5厘米，双侧卵巢正常大小，双侧卵泡5~6个，最大约0.8厘米，余无异。5月16日经某妇幼保健院用黄体酮出现撤药物性出血，色淡，量少，日用卫生巾1张，无块，无痛，2天净。5月20日某妇幼保健院输卵管碘油造影示双管通畅。就诊当日查P 0.58ng/ml。基础体温单相。配偶精液检查正常。现症见：面色无华，白带多清稀，腰膝酸软，神疲怕冷，体胖，大便稀溏，小便清长，舌淡胖、苔薄白，脉沉弱。妇科检查：外阴已婚式，阴道畅，宫颈光滑、充血，子宫前位、质中、常大，双附件未见明显异常。辨证为脾肾阳虚，继发不孕。治以补肾健脾，温养冲任法，拟二紫、二仙、五子合方加味。

处方：紫石英30克（先煎），紫河车10克（先煎），覆盆子15克，枸杞子15克，菟丝子15克，五味子5克，仙茅10克，淫羊藿10克，黄精30克，山药30克，山茱萸15克，当归10克，鸡血藤30克，丹参30克，泽兰10克。5剂，水煎服，每日1剂。

辅以针灸埋线方法，选穴：中脘、天枢、关元、子宫、血海、足三里、三阴交、太冲，每月1次，连续3个月。

6月23日二诊：患者白带减少，神疲好转，口干，唇红，大便不畅，余症同前。宗上方加减：紫石英30克（先煎），紫河车10克（先煎），覆盆子15克，枸杞子15克，菟丝子15克，五味子5克，仙茅10克，淫羊藿10克，川芎10克，赤芍30克，百合30克，知母10克，当归10克，鸡血藤30克，丹参30克。7剂，水煎服，每日1剂。

7月1日三诊：基础体温升高10天，白带正常，二便正常。效不更方，守方加减：紫石英30克（先煎），紫河车10克（先煎），覆盆子15克，枸杞子15克，菟丝子15克，五味子5克，仙茅10克，淫羊藿10克，川芎10克，赤芍30克，益母草15克，泽兰10克，当归10克，鸡血藤30克，丹参30克。5剂，水煎服，每日1剂。

7月7日四诊：末次月经7月5日至，月经色红、量不多、无块、无痛、未净。查性激素：FSH 10.53mIU/ml，LH 4.89mIU/ml，E 280pg/ml，P 0.42ng/ml，T 0.15ng/ml，TSH 2.55mIU/L。守方加减：紫石英30克（先煎），紫河车10克（先煎），覆盆子15克，枸杞子15克，菟丝子15克，五味子5克，仙茅10克，淫羊藿10克，川芎10克，赤芍30克，益母草15克，当归10克，北沙参30克，麦冬10克。5剂，水煎服，每日1剂。

服上方后腰酸痛明显好转，月经按月至，周期延后3~7天，经量逐渐增多，纳、眠尚可，二便调。以后每次复诊，均以上方为基础，加减化裁。且每月辅以针灸埋线1次，连续治疗半年。

12月13日再诊：患者末次月经10月20日至，今查尿HCG（+），血HCG 8457mIU/L，P 26ng/ml，嘱其口服叶酸及维生素E。

随访：患者于2014年8月1日剖宫产一男婴。

按：本案患者于人流术后，继发不孕，乃属精血不足，冲任脉虚，胞脉失养所致。肾虚冲任失养，血海不充，故月经后期、量少、色淡。腰为肾之府，肾阳不足，命门火衰，故面色少华，腰膝酸软。肾阳虚衰，上不能温暖脾阳，下不能温化膀胱，则大便不实，小便清长。舌淡苔白，脉沉细，均为肾阳虚衰之象。本方紫石英、紫河车乃矿物与动物药对，二药伍用温补肾阳，补益精血，增强治疗一切虚损劳极之证，紫河车血肉有情之物，阴阳、气血双补之品；紫石英重坠，为手少阴、足厥阴血分药，暖宫散寒，调经种子。二药相配，具温暖下元胞宫，大补精血之功，且紫石英质重降气又能通利，可引紫河车直入胞宫而生血填精，"二紫"是家本先生治疗不孕症的常用药对。枸杞子、覆盆子、菟丝子、五味子，补肾益精；仙茅、淫羊藿，温肾填精；黄精、山药、山茱萸，滋补肾水、肝阴；当归、鸡血藤、丹参、泽兰，养血活血，使经血得以畅行。全方补而不滞，行而不散，使血海充盈，胞脉畅通而经血畅行。正如《医学纲目》载："求子之法，莫先调经。"家本先生非常推崇此说。不孕的原因，除先天生理缺陷之外，多责之为月经不调，因此，治疗不孕症，首当调理月经，待月经正常，气血平和，方能受孕。

（以上郑家本案均据《郑家邦本医集》资料整理）

桑赞元治胯骨脱位案

余记咸丰十一年辛酉岁腊月初一日，有万邑（万县）红岩坪杨六老爷之麦谢氏于冬月初旬怀抱小女坐兜子走人户，正转曲尺拐，扇板索断，将母女掉下岩去，使谢氏母女俱不能行走，当延柱头山熊先生父子，伊看病后称系膝头损坏，母女均一样，医至冬月二十九尚不能下床，始求何大缙信函，代接余医治。此时正值黄土坎贼匪闹攘，是以先君放心不下，当令来信转达何大缙，非己事也，尽可不必代人求医，殊何姓又修函拜恳。称云谢恒轩亦致意，有保得将军回府之语，先君命余初一宿谢家，初二到杨家，谒见东家毕，熊老先生即向余说，此症系膝头错一发远，已经治好，余闻此言实在无趣，转向东君云，既已治好，接我作甚？东君与何君均笑而不言，余窥其意，愿领教，请恙一视，发丝之错实属细微，非功夫精深者不能识。于是到病者床前启视，余远立，令病者将两足尖前后摆放整齐，又令将两裤脚（裤管）捞至膝头之上一看，遂令赶急放下，急转身到客房，哪知熊氏父子亦站立在余之背后，尔后均到客房坐下，余便云果系妙手，领教多矣，发丝之错，余万难识透，但杨府贵恙膝头实属全好，老先生之功也，何以不能行走？愿领教一下。伊云，伤筋动骨需一百二十天才好。余笑曰，膝头已被你医好毋庸多说，唯余远来，另寻一处医治，便于行走，可否？伊无言以对。余向东家云："令夫人解去皮袄皮裤，侧睡于床，将病足放置于好足之上，两相一比，短二寸许，掀盆骨之下必高些，请东君观看，转来回信。"渠回信，恰如短高之言，熊不信云：他一眼就能知其足短二寸许？又从何而知屁扒骨（股骨）高些？熊暗约东君进房再看，病者云是的，原先实不知病在何处，今已被桑某指出病处，我自己审察，屁扒骨确实转不过来，榫头不活动，至于膝头，两相一比，痛足短些是真，何必再看，熊亦无趣。余初无嫉妒，但见他反不服，故向熊云，余年幼不懂事，诸凡领教，老夫子年高，见多识广，余不过代指某处又有病耳，实无功夫。是时已二更，余推熊医治，殊知熊氏父子次早去矣。余始令接何姓之妻（系杨姓之姐，先年何姓夫妇曾寄拜先君，往来多年，故相认）做帮手，亦便于教她捆缚。杨谢氏母女之疾均如法投接归一、捆好。因贼匪之紧，拟来年正月再去医治全可，谁知壬戌正月新宁城已被贼陷，杨姓、何姓房屋亦被贼匪放火烧烬，只因贼势猖獗，病亦未痊，走路见跛。

并非吹嘘，实是见识，不但两医相形，在彼见得另接医生，胸必嫉妒，故说出发丝之错已竟接好，在余既系同行之人，所言有意，错一发丝之远，为何将满一月尚不能行走，同时并不能站立，甚或（至）卧床不起，余心中已有主见矣，必是屁扒骨无疑，故到病者榻前一见便知。俗云："医病不难，看病难。"先将人家之病辨认确切，察审得当，不过一二手法即见功效。

近有学此道者，多初一入门，略知一二法，便不细心揣摩人家之病原，即称逗榫接骨先生，不能行走，不能站立，甚至卧床不起，未有不知其榫头处有错，即以意揣之，坐兜子吊下岩去与挞坐触无异，其病在屁扒骨如是矣，如何寻到膝头？即或病者指出又痛，亦不过筋痛，榫错与否？要医生做甚？请问发丝之错何以知之？又何以不能行走？必是医者不善清源，或少见识，至令病者残疾终身。凡学者务贵耐烦，不可粗心浮气，病看的确，万无一失。

（据民国《桑氏正骨心法》卷一抄本资料整理）

桑赞元治颈椎错位案

同治丁卯年，余住万县书院，遇人在沙坎子大解，因该沙坎突然崩塌，其大解之人亦随之坠下，颈项陷入腔内仅见其头而不见其项，目睹此景，余当即请众世兄帮助，令病人端坐，一世兄将病人之头捧端，另两世兄各排扯病人一手，余立于病人身后将两手搭于病人之肩，用膝盖在病人背部一撞，其头当即伸出，左右活动如故。此时众世兄鼓掌大笑曰：如有人当缩头乌龟者，可请桑保丞（赞元）治之。此事传于缉翁老师，当云这把戏为何不令我一见。

此症全赖捧病人之头，医者将背部一击，排列拉扯病人之手使腔骨周围必松，端捧头者借击势一提即出，并非他巧。复位后，配合服用藿香正气散加当归、木香、萝卜茇即可。

（据民国《桑氏正骨心法》卷一抄本资料整理）

桑赞元治肩关节脱位案

同治庚午年，开邑铁市（铁桥镇街）覃复顺手膀脱入腋窝里，不二月之久，连脱四次，拟单服效，后遇此症，亦屡服屡效，故志之，以启后学。拟单玉竹强筋汤，蜜玉竹四钱，漂白术三钱，白茯苓三钱，全当归三钱，蜜黄芪四钱，蜜升麻二钱，巴戟天三钱（用肉桂米酒炒），骨碎补三钱（去毛酒炒），桂枝尖二钱，炙甘草一钱，糯米一勺为引。

（据民国《桑氏正骨心法》卷一抄本资料整理）

桑赞元治背肋胸胁伤损案

光绪庚辰年九月下旬，余住万邑（万县）杨柳嘴邓云亭所开之一品店，有西路三正铺不远处居住一人来店称云，伊之子，己丑生人，年方十四岁，于己卯年五月因大路过道晋省应乡试者络绎不绝，意欲作一小生意卖开水蛋，于是同伊子搬砖去路边茅店内作灶，因身体瘦弱，在用力时，连人带装有砖的背篓一并仰于身后，当时有微痛而未介意，至庚辰年正月始知腰间脊骨作痛，其父母亦未引起重视，直至五六月，天气大热，解去汗衣，始见胸前、脊背、肋胁俱已变形，且渐不能行走，医者当作寒气、湿气调治，克伐药太过，形貌枯瘦如柴，于十月初一向至一品店，面询一切情况，当即令伊用轿将病人抬到店内，解开衣服一看，实是畸形怪相，以手探之，骨节处虽硬而未老，于是同住一品店，令用木板硬床，下垫厚絮被，嘱病人平睡其上三日。初日用手法搜其变形之节骨缝处，使之渐次松活，次日用拍法拍其骨歪之巅，掇其骨歪之中，揉其骨歪之缝，每天不计次数，经三日，满施手法，后仍盖以絮被静养。第四日，见所歪之骨概行松活，仍令病者覆卧硬板床上，一人端头，二人排拉两手，另一人扯双足胫，一人端扯盆骨，医者两手摸其前后肋骨，撇、端、掇、正其脊骨，然后再用手行自上而下按摩，并再按其骨榫处，如是手法十数次，仍用棉被盖好，稍歇片刻，再行施术，然后贴膏药，上夹器卧床静养片刻，扶立平平行走，以视其周正与否。以后每日如法舒筋、按骨、掇骨、撇骨，以正为度。病新者十余日，病久者不过月余而痊，其病人于冬月内直到我家，自己能上轿下轿，行走如常。

（据民国《桑氏正骨心法》卷一抄本资料整理）

刘云鹏用健脾坚阴固冲法治疗崩漏案

李某，35 岁，未婚，荆州减速机厂工人。1977 年 7 月 27 日初诊。患者因崩漏月余，中西医治疗无效，而于 1977 年 5 月 22 行诊断性刮宫，诊为"子宫内膜增殖症"，术后阴道出血止，7 月 5 日正常行经一次，7 月 26 日月经又提前来潮，经量特多，无血块，无腰腹痛，口干不欲饮，二便正常，脉沉软数无力，舌淡红，苔黄。诊断为期漏，证属脾虚阴伤、冲任不固，治宜健脾坚阴、固涩冲任。方用加减黄土汤化裁：白术 15 克，白芍 15 克，熟地 15 克，赤石脂 30 克，黄芩 9 克，黄柏 9 克，阿胶（兑）12 克，姜炭 6 克，甘草 6 克，3 剂。女贞子糖浆 2 瓶，冲服。

7 月 30 日二诊：患者服药后，阴道出血递减，现仅中午阴道时有出血少许，色红，余无不适之感。脉沉弦，舌淡红，苔薄黄，守上方去黄柏，增入养阴止血药味：白术 15 克，白芍 15，地黄炭 12 克，赤石脂 30 克，黄芩 9 克，阿胶（兑）12 克，姜炭 6 克，甘草 6 克，女贞子 9 克，墨旱莲 9 克，血余炭 9 克，棕榈炭 9 克，3 剂。

8 月 2 日三诊：患者服药后，有时阴道仍有少许血液，纳差，脉沉软，舌质淡红，舌苔薄。证属肾阴渐复、脾气尚虚，治宜健脾益气、固涩冲任。方用六君子汤加减：党参 9 克，白术 9 克，茯苓 9 克，炙甘草 3 克，半夏 9 克，陈皮 9 克，砂仁 6 克，姜炭 6 克，墨旱莲 9 克，赤石脂 30 克，女贞子 9 克，3 剂。

随访：患者诉服上方 1 剂，阴道出血即止，仍继续将药服完，后于 8 月 19 日月经来潮，周期为 24 天，经量较前大减，行经 4 天，以后月经正常。

按：崩漏之证，属于脾虚肝肾阴伤，冲任受损所引起的临床见证为多。本例患者崩漏月余，阴道下血量多，症见口干不欲饮，脉沉软数无力，舌质淡红，苔薄黄，属脾虚阴伤冲任不固。虚者补之，方用自拟加减黄土汤化裁。黄土汤出自汉代张仲景《金匮要略》，主治便血，亦治吐衄，清代吴瑭著《温病条辨》用治小肠寒湿，先便后血。刘老父亲刘哲人先生积前人之所长，结合自己的临床体会，将黄土汤稍作变更，去其辛温之品，增其养阴之味，用治脾虚阴伤，冲任不固的崩漏下血证。方中阿胶补血止血滋阴，熟地补血滋阴，白芍养血敛阴，黄芩、黄柏苦寒坚阴，白术健脾益气，甘草调和诸药，姜炭引血归经，赤石脂固涩冲任。配合女贞子糖浆冲服增其养阴之力。服药 3 剂，阴道出血递减。二诊时，患者每天中午阴道仍出血少许，故继守前法。因热邪渐减，乃去黄柏，加女贞子、墨旱莲增加养阴止血之力。三诊时，患者阴道仍有少许血液，且纳差，脉沉软，证以脾虚气弱为主，故以健脾益气之六君子汤加减，佐以二至丸养阴止血，姜炭、赤石脂固涩冲任，仅服药 1 剂，阴道出血停止。

此类崩漏，临床所见较多，且发病于绝经前后，因此，刘老于临床中凡见此证，均投加减黄土汤，疗效颇佳。

因此方治前甚效，故名为健脾固冲汤，顾名思义，有益学者。

（据《中国百年百名中医临床家丛书·刘云鹏》资料整理）

刘云鹏用益气升阳除湿法治带下病案

胡某，34岁，已婚，沙市新建街26号。1978年3月29日初诊。患者月经周期尚属正常，几年来行经之前，感胸乳胀痛。末次月经3月21日，3天身净。半年前开始白带增多，色白如水状，外阴痒，伴腰痛，小腹下坠，四肢酸软，面足轻度浮肿。脉沉软，舌质淡红，舌苔薄。诊断为带下。证属脾失健运，气虚带下。治宜健脾益气，除湿止带。方用完带汤加味：白术30克，山药30克，党参9克，陈皮6克，车前9克，苍术9克，甘草3克，白芍15克，荆芥6克，柴胡9克，苡仁15克，牡蛎24克，共4剂。外洗药：蛇床子30克，地肤子30克，赤皮葱3支。

4月7日二诊：患者服药后白带较前减少，四肢酸软减轻。现值经前，感胸乳作胀，腰胀痛，小腹略坠胀，口干便结，外阴略痒，脉沉弦软（72次/分），舌质淡红，苔薄黄。此属经前症状，乃肝郁气滞，脾虚湿阻。药宜疏肝扶脾，调理气血。方用八味逍遥散加味：益母草15克，当归9克，白芍9克，白术9克，茯苓9克，甘草3克，香附12克，川芎9克，乌药9克，牛膝9克，炒栀子9克，丹皮9克，柴胡9克，共3剂。

4月14日三诊：患者服上方后，月经于4月8日来潮。经前症状消失，正常行经3天，现经期已过。查白带未净，色清如涕，腰痛肢软，小腹下坠，面部轻度浮肿，大便结，脉沉弦弱，舌质淡红，苔淡黄。证属肝气已疏而脾虚未复，治宜继续健脾除湿止带，继进完带汤：山药30克，白术30克，党参15克，甘草3克，陈皮6克，车前9克，荆芥6克，柴胡9克，苍术9克，白芍15克，共4剂。外洗药：蛇床子30克，地肤子30克，赤皮葱3支。先熏后洗。

随访：患者云服上方后带下渐止，以后没有服过其他药，效果巩固。

按：肝主疏泄，脾主运化。肝郁脾虚，健运失职，水湿积聚中焦，随脾气下陷则发为带下。本例患者几年来每行经之前感胸乳胀痛，是肝气郁结之候。肝郁木横，克伐脾土，导致脾虚运化失权，水湿下注而为带下。气虚阳陷则小腹下坠，湿阻经络则面足浮肿，四肢酸软。故治以健脾益气，佐以疏肝，用完带汤加减。方中白术、山药重用（各30克）取其健脾燥湿为君，党参、陈皮、甘草健脾益气，苍术、车前燥湿利湿，柴胡、白芍疏肝柔肝，加苡仁除经络之湿，以治四肢酸软，配牡蛎之固涩，以止下焦之滑脱。外阴痛痒，则加用外洗药以透燥湿，止其痛痒。用药4剂，白带较前减少，是脾气渐复的效果，理宜按前法继续治疗，然就诊时适值经前，症见胸乳胀，此时治法即应以疏肝为主，扶脾为佐，用八味逍遥散加味，方中柴胡、当归、白芍疏肝开郁，炒栀子、丹皮清肝火，香附、乌药理肝气，乌药、牛膝治腰胀痛，川芎、益母草活血调经，服药后肝郁得疏，气火得散，月经来潮，经行正常。但经净后仍白带少量未净，是脾的功能尚未恢复正常，仍宜继续扶脾止带，脾气健运，则白带自止。

（据《中国百年百名中医临床家丛书·刘云鹏》资料整理）

刘云鹏用益气升陷法治胎漏案

王某，26岁，已婚，副食品商店职工。1978年7月17日初诊。患者末次月经1978年2月28日，行经4天。现已孕四月半。2月14日开始，阴道有少许血液流出，至今仍点滴不净，色红。并伴有右侧少腹坠痛，腰疼，时感心慌气短。脉弦滑（84次/分），舌质淡红，舌苔黄，舌边有齿印。诊断为胎动不安，证属气虚下陷、血随气下，治宜升阳益气、摄血安胎。方用补中益气汤加减：白术9g，黄芪18g，陈皮9g，黄芩9g，柴胡9g，升麻9g，甘草9g，白芍30g，当归9g，续断9g，枳实6g，党参12g，艾叶炭9g，2剂。

随访：患者称服上方2剂，阴道出血停止，少腹坠痛大减，腰痛亦减轻，自觉有效。仍照上方抄服3剂，余症均消失。于1978年11月喜产婴。

按：患者妊娠以后，少腹坠痛，阴道下血，是气虚不能摄血，清阳下陷之故。气虚下陷，胎动不安者，当补其气，升其阳，用补中益气汤加减治之。方中党参、黄芪、白术、甘草健脾益气，升麻、柴胡举陷升阳，陈皮、枳实调胃行气，当归、白芍养血，重用白芍是取其和营止痛，艾叶炭、续断止痛止血，少佐黄芩以清热安胎。全方益气升阳之中，又有调气养血之味，有升有降，气血兼顾，故服药2剂，阴道出血即止，少腹坠痛减轻。药既奏效，仍守上方继进3剂，以资巩固。

（据《中国百年百名中医临床家丛书·刘云鹏》资料整理）

刘云鹏用表里分消法治产后发热案

曾某，29岁，沙市床单一厂工人，1977年6月17日初诊。患者于5月31日足月顺产一婴，10余天后，因外出收捡衣服而受凉，当晚即恶寒发热，口干喜饮，自服"银翘片"2天，又经厂医务室用西药退热、消炎等治疗，体温不降，仍恶寒发热，体温上升至40℃（腋下），伴胸闷呕吐，头昏身重，口淡乏味，白天汗多，汗出热减，汗止热升。舌质暗红，苔黄腻，脉弦滑数（100次/分）。查血白细胞计数17.2×10⁹/L，中性粒细胞82%。诊断为产后发热，证属湿热内阻、外滞经络，治宜清热利湿、表里分消。方用黄芩滑石汤化裁：淡竹叶9克，黄芩9克，滑石30克，白蔻仁6克，大腹皮9克，竹茹9克，黄连6克，茯苓皮15克，川厚朴9克，藿香9克，半夏9克，通草6克，姜炭3克，2剂，水煎，一日服完。

6月18日二诊：服上方2剂，体温渐降，夜间降至正常，胸闷减轻，呕恶已除，欲食。但感汗出畏寒，左膝关节酸软。舌质暗红，苔淡黄，脉弦滑（86次/4分）。复查血象：白细胞计数7.8×10⁹/L，中性粒细胞78%。继以上方去姜炭，加苡仁15克，2剂后，诸症消失，遂以淡渗和胃之剂而收功。

按：胃为水谷之海，脾为湿土之脏，感受湿热之邪，其病变部位多在脾胃。当湿热之邪侵入中焦，其病又因中气强弱而异。如平素胃热较盛，中气足者，病多在胃而热重于湿；中气弱者，病多在脾，则为湿重于热。湿热偏重，除脾胃功能外，又与感受湿热邪气的轻重有关。但无论孰轻孰重，胸痞、四肢倦怠、舌苔黄腻确为常见之证候。本例产后体虚未复，因外出感邪而病。症见汗出热减，汗止热升，胸闷呕恶，舌苔黄腻，为外感湿热之邪与中焦内蕴之湿热相合所致。湿热交蒸，营卫不和，故发热、恶寒、多汗。湿为阴邪，其性黏滞，不能随汗而泄，故汗出热减继而复热，此与感受风寒汗而解有别。其头昏身重为湿热困表。口淡乏味乃湿困中焦，运化失司之故。胸闷呕吐、舌红苔黄腻等均为湿热中阻，升降失职使然。其发热甚、血象高乃热重为患。刘老认为，证属湿热并重，表里俱病，治不可偏，徒清热则湿不去，只利湿则热愈炽，唯清热利湿并举，表里分消为法方合病机，用黄芩滑石汤加味主之。黄芩、黄连苦寒清湿中之热；茯苓皮、大腹皮、通草淡渗利湿；藿香、砂仁、厚朴芳香化浊，理气除湿醒脾；半夏、竹茹、姜炭和胃降逆止呕；合竹叶、滑石清热利尿；配藿香以解表。二诊热退，诸症悉减，但感膝关节酸软，乃湿滞经络之故。守前方去姜炭加薏仁除湿舒筋。2剂后诸症消失，再以淡渗和胃之剂而收功。此例之治，可见刘老诊治湿温经验之一斑。

（据《中国百年百名中医临床家丛书·刘云鹏》资料整理）

王文选治瘟疫案

同治癸亥年，余在云邑紫云宫济药，每日诊脉八九十人。是年时疫大作，病人头昏、身酸、足软，舌上积粉满布，心中抖战，余用升降散，即僵蚕、蝉蜕、姜黄、熟军四味，加银翘散，即金银花、连翘、牛蒡、淡竹、荆芥、薄荷、桔梗、木通、甘草、枳壳、芦竹根，共十五味，每日服此药者四五十人，多则三剂，少则一剂，无不立效。此方专名风热散，凡遇春夏之际，一切热证功难尽述。

（据清光绪版王文选《寿世医鉴》中卷资料整理）

王文选治虫积案（一）

方书云，痰生百病，虫生百病，信不诬矣。余治虫疾不少，所出奇异亦多。万邑高桥应姓云，所染之疾，不知何故，半年未泻一粪，所泻者尽是恶血，诸药不效。余云，此症乃腹中寸白虫成积，名为蚀肛症。虫在脏中将粪食尽化作恶血，皆因煎炒酒食厚味所致，余用苦参、川楝、白芍、槟榔、槐花、榧子、使君、雷丸、贯众、鹤虱、芜荑、甘草，服之四剂，初服血少见粪，次服无血，下出寸白虫头上戴红黑色者不少。将好月余又发，复用前单加红藤三钱，二剂而愈。

（据清光绪版王文选《寿世医鉴》中卷资料整理）

王文选治虫积案（二）

又有高上坡场后王正发，所染之病从大便朽烂流黄水，烂至腿弯，数月不能坐，每夜覆面而卧，外科已过数位，未曾见效。余诊视云，此乃寸白虫蚀烂肛门，毒水浸下，随至随烂。余用榧子一两（去壳）、明雄、乌梅、花椒、百部、芜荑、槟榔、使君（去壳）、甘草各二钱，水煎服，泻出寸白虫茶杯之多，俟后水干而愈。

（据清光绪版王文选《寿世医鉴》中卷资料整理）

王文选治咳嗽案

道光丙午年，余在涪州开设天一生药店，萧吉山来店祈方治咳。余将伊面部一看，便云萧君咳病受风易愈，看你左边肝上气积太重，伊云无气积，次日来店云，昨日兄言气积自不觉得，昨晚气疼至今未止，祈赐一方，余用玄胡、灵脂、香附、白芍、青皮、芜荑、雷丸、紫菀、枳壳、陈皮各二钱，服之而愈。

（据清光绪版王文选《寿世医鉴》中卷资料整理）

陈光熙治肿病案

梁邑陈万选，病腹肿，心胀，不思饮食，气喘。

示云：病由肾水枯竭，不能上交于心，心血亡微，不能下摄夫肾，心肾不交以致血不附气，气不运血，所以脾阳不左升，而浊阴壅滞胃阴不右降，而清阳陷败，已土湿寒不温，阴霾之气布结不散，而甲木因之郁抑不畅，痞气凝结，邪气聚积致生诸证。病者务必坚心爱命，刻意保身，或有再生之庆。此刻只温水暖土，土暖则木不郁，水温则土不湿，病必渐瘥，不宜除胀消肿克伐生机，以速其死。

方用正丽参、干姜、茯神、净夏、白术、炙草、煨熟生姜、大陕枣引，水煎服时调真蜜半杯。

外用真蜜调荸荠粉，每次服时加砂仁末二三钱，日服三次。

万选遵服前方一剂，次日突患泄泻，红白相兼，甚积而稠，口渴饮冷，再恳赐方。

示云：仍服前方，其泄泻者，是寒湿之气与前误服药毒流泻而出，病必由此渐瘥。但久病患此，深恐气随泻脱，阳不能固，实为可忧，病势至此，将如之何，姑再强赐一方，于原单内加桃仁二钱、陈皮土炒一钱，再服二三剂，泻必转色。

如仍不止，接用嫩鹿茸五钱，生地三钱，黄芩二钱，附子三钱，干姜三钱，焦术八钱，炙草二钱，真丽参四钱，赤石脂三钱，捡料称准，煎服四五剂，或者可望再生。

（据清同治十二年版陈光熙《云峰医案》卷上资料整理）

陈光熙治痹证案（一）

开邑文生王有祥为父廷发，手足麻木，动履维艰，四肢畏冷，间作寒热，心虚，祈治。师曰：病因阳衰土湿，辛金不能克制乙木，戊土受湿于癸水，两手足麻木者，卫不和营不养卫也，畏冷者阳虚生寒也，寒热间作者阴阳疑战也，心虚者即不和不养也，积日延久，病已成痼，治之殊难应手。

拟用洋桂枝、黄芪、附片、茯苓、军姜、牛膝、丽参、虎骨胶、生姜、陕枣、杜仲，煎服二十剂，应否另酌。

外用洋桂枝、白芍、军姜、茵陈、鳖甲，共为末炒热，布包熨患处，以炭火烘烤，以热气透骨为度，二三次后药性过，另换。须五六换乃止。

（据清同治十二年版陈光熙《云峰医案》卷上资料整理）

陈光熙治痹证案（二）

王廷发再叩，自去冬病手足麻木不仁，不时畏寒，饮食减少，精神疲倦，历服温补罔效，近服赐方，麻木及畏寒诸证仍在，饮食略加，祈再施治。

方用桂枝、肉桂、附片、蜜芪、当归、军姜、茅术、杜仲、鹿茸、桑寄生、老鹳花、伸筋草，水煎服，约二十剂或三四十剂，依本方去桑寄生、老鹳花，加茯苓、法夏、制首乌，兑酒一杯温服，后加入桑寄生、老鹳花二味泡酒常服，必愈。

（据清同治十二年版陈光熙《云峰医案》卷上资料整理）

温存厚治温病案（一）

涪州少牧娄尧廷之大姻母姚姓者，年六十余，染患温病，被医误用辛温发散，已成危症，延余诊治。见其两目直视，对烛不见其光，舌起芒刺，昏不知人，身热如火。诊其脉洪大无伦，重按无力。论法温病，目盲者死，俱为不治之症。医乃活人之术，一息未断，岂忍坐视？病家力求挽救，余即慨然自任。即用人参白虎汤重加元参、二冬、生地、金银花、连翘、花粉、车前仁等味，令其浓煎频服。旁有一人请用承气汤以下之，余晓之曰：承气汤系泊阳明实火，此为温病，乃热邪布濩于上焦，宜辛凉润剂以泄其上焦之热。若用下药，必然气脱而死。次日延视，入门见其欣欣然有喜色。云：服此药两碗，即得安眠。今日目能见物，并知人事矣。余遂用前方加减出入，次日泻出黑水，其热如汤。调理月余方痊。此病若遇庸手，一下必脱，是温病不可轻于论下也。

（据清光绪十二年版《温氏医案》资料整理）

温存厚治温病案（二）

忠州广文黄东阳之子，年甫十三。春日病温，所现发热，恶寒，口不渴而微思热饮。医用辛温表散愈剧。延余诊视，审其六脉洪数有力，询其小便短涩，时而鼻衄。似此全非寒症，乃属风温也。但风温一症，首以恶热而渴为辨。此病外症全然相反，唯脉洪、鼻衄可凭，自应舍症从脉，不然必致错误。余用小柴胡汤去人参、姜、枣，加元参、麦冬、荆芥、葛根、连翘、金银花、车前仁等味，连服三剂，小便清利，鼻衄亦止，恶寒反减。再服竹叶石膏汤二剂，诸症悉退而愈。若果拘执成法，不参以脉象以及鼻衄、溺短，仅以发热恶寒辨之，鲜不误事。经云：热深厥亦深，即此之谓也。

（据清光绪十二年版《温氏医案》资料整理）

温存厚治温病案（三）

忠州黄姓，年五十余。春日患瘟疫之病，其症初起，似热非热，似寒非寒，其人身重，微热疲软，头晕，胸膈痞满，舌苔厚滑，不思饮食，大小便俱不通利。其脉模糊，表里难辨。医不得法，数日必死，又传染他人。医用解表攻里，病愈加重，求治于余，余用菩提救苦汤两剂而愈。其方重在芳香散邪，宣通脾胃。但此病与温病霄壤之隔，切勿字音相同，混而为一。

菩提救苦汤：法夏三钱，苍术三钱，陈皮二钱，香附三钱，砂仁二钱，枳壳二钱，藿香二钱，苏叶三钱，扁豆二钱，黄芩二钱，神曲二钱，薄荷二钱，厚朴二钱，楂肉三钱，用生姜少许为引。

若或吐，或利，加炮姜三钱，胡椒二钱，吴茱萸三钱，同煎。服此方较吴又可达原饮尤妙。

（据清光绪十二年版《温氏医案》资料整理）

温存厚治喘证案

葛昧荃，署忠州刺史。时于夏日半夜，忽患汗喘吐泻之证。余时任汛事，署在城外。俟天明，延余诊视。其脉浮无力，大汗大喘，吐泻兼作，腰疼欲折，其势甚危。署中有知医者，已拟用藿香正气散，幸煎而未服。余谓此症系由肾水上泛，真阳外浮，若服散剂，必至暴脱，况夏日阳浮于外，阴伏于内，乃真阳外浮之症，并非感冒实邪，正气散断不可服。即用真武汤招阳镇水，汗喘自止。一剂喘汗俱平，二剂吐泻皆止，随用温肾固脾之药调理而愈。

（据清光绪十二年版《温氏医案》资料整理）

温存厚治小儿急惊风案

窃唯小儿急惊一症，诸书皆主痰热、肝风，其治法俱以清热祛风化痰为主，概用寒凉，以此法治之，鲜有获效。体壮者，日见增剧。体弱者，立即消亡。推原其故，皆由立法不善，承习多舛。是急惊一症，晦暗久矣。余一介武人，知识浅陋，自束发授书，弱冠从戎，而于岐黄一道，素未讲求。盖因食指繁多，家人善病，时检方书，知其大略。遂尔亲友中间有相延诊治者，余惴惴焉，恐术之不精，陷人于死，辞之不获，昕夕惶仄。时以东坡先生习医废人之语为戒。至于立论传方，古人言之详矣，行之备矣，似亦无可复赘。兹唯小儿急惊一症，治法失传，余亦习焉而不察。本年夏间，七小子生甫七月，偶患急惊之症，猝然角弓反张，手足搐弱，人事不知。一时始苏，所现之症，口渴便秘，小便短涩。余细检方书及耳目所闻见者，均谓先宜祛风清热化痰，宜用连翘、柴胡、钩藤、黄连、栀子、酒芩、麦冬、木通、车前、甘草、薄荷、龙胆草、南星、半夏之类，余师其意，乃用清热镇惊汤加减与服，似觉稍轻。次日复作，仍用前方，愈形困惫。一日连惊三次，小便秘而不通，口渴更甚。余乃细心揣度，症现热形，方用清凉，应宜见效，何得病势反增？其中必然另有法敲。若再仍用清凉，断然无救。反复思之，不得其要。乃忆及喻嘉言先生辟小儿惊风论中有用桂枝汤二法，因以悟及仲景先师《金匮要略》治知痉条中有用瓜蒌桂枝汤及葛根汤二方，然并未言及治小儿惊风之说。仲景《伤寒》《金匮》二书亦无惊风字样，但惊风于痉症相似，而惊风二字乃系后人创立名目。昔人云：熟读仲景之书，万病能治。虽然从未见有用桂枝汤治小儿急惊风者，余心尚狐疑，复查陈修园先生《医学三字经》小儿论条中，仍宗喻嘉言先生桂枝汤之说，余疑始解，遂用桂枝加葛根汤：葛根一两，桂枝五钱，白芍五钱，炙甘草五钱，生姜五钱，大枣十枚。

此方系时下分两，称准，务须浓煎频服，服药后两时许，大小便俱通，口渴亦止，渐能吮乳，两剂而愈。静中细揣此方之妙在重用葛根。按张令韶曰：桂枝汤解肌，加葛根以宣通经络之气。盖葛根入土最深，其藤延蔓似络，故能同桂枝直入肌络之内，而外达于皮表也。余按：葛根兼能鼓动阳明胃气以解渴也，且肾为胃之关窍，上窍不通则下窍不利，是以便秘。观此愈知桂枝汤之妙用无穷，仲师之法力无边也。后人何会梦见？但此方性属甘温，急惊俱云热症，恐蹈桂枝下咽阳盛乃毙之戒，始亦兢兢自持，若非亲子，亦不敢轻为尝试也。设有不虞，众曰炼金，能无惧乎？幸而获效，余亦不敢视为禁方，秘而不言。嗣后李听斋父台之外孙女，系马养斋大令之千金，年甫三龄，亦患此症，所现各状大略相同。延医诊治，概用清热驱风，服之不效，呼余往视，仍用前方两剂而瘥。嗣因感冒复发前症，仍服前方二剂而愈。余用此方治效多人，应如桴鼓。兹因听斋父台心存保赤，嘱将治效原委述出，俾付刊劂，以广其传。

（据清光绪十二年版《温氏医案》资料整理）

（陈代斌　谭　工　苏绪林　郑　波　周雪峰　李智红）

　　方笺尺牍，既是名医们学习、工作、社交过程中的一种载体形式，同时也承载着名医们某种人文精神素养和学术传承的内生情怀。近30年来，笔者不遗余力挖掘、搜集在案长江三峡地区晚清至建国初期名医生前处方、书法作品、社交信札、执业证照、荣誉证书、题词序跋及早年拜师习业契约等珍贵实物资料共计300余件（份），从中精选77件入编本章与读者朋友们分享。

　　编入本章资料大致凸显三个方面的特点：一是史料的稀缺性，入编资料皆为笔者多年历经艰辛淘得并珍藏的心爱之物，借助本书首次对外公开展示；二是立足文化传承性，所示资料定是长江三峡本土医人亲历亲为，在一定程度上能展示三峡名医人文修养功力；三是紧扣课题关联性，入编资料必须是课题所列医派典型代表或其传人上乘之物。如入编的44张"名医方笺"中，就有冉雪峰本人及其传人龚去非、宦世安、蒲承润等冉氏医派师承三代之作；有夔门郑氏医派同门李重人、郑惠伯、冉玉璋之物，且多为连续复诊之方，更是难得一见。如发现李重人民国时期在原万县市西山路所设"尊生药室"治杨姓处方共计7张，患者咳嗽痰中带血，重人始终以清宣肺络为治，用药总以苦杏仁、冬瓜仁、京半夏、炒橘络、炒枳壳、寸冬、桔梗、甘草、莱菔子等味出入，其用量大多一钱半至三钱。又如，发现1959年12月至1960年5月李重人在北京诊治邓散木腿疾的处方4张。邓散木是我国现代著名书法家、篆刻家，素有"北齐南邓"之称。所示李重人第一张处方便详细记录了邓散木当时腿足病状及重人为其治疗用药情况，如载："邓散木先生，据示，苔净，舌中心有裂纹，口中有甜苦味。左腿仍无力，右足冰冷，甚至木钝，足趾肿胀跟痛。胃纳不佳，食稍多即饱满不舒。"重人据此断为"皆为肾亏脾弱之候，亦为痿躄之先兆"。病起于"酒客得之，其来有由。急宜温摄肾阳，宣理脾气为主，通络逐湿为辅"，并指出"先进汤剂，后服膏方"。药用"党参（如无党参，可改用白参）二钱，黄芪三钱，杜仲二钱，菟丝子二钱，破故纸（补骨脂）钱半，怀山药三钱，茯苓三钱，甘枸杞二钱，龟板三钱，陈皮钱半，附片（先煎一小时）二钱，白术二钱，炙甘草八分。水煎三次，日服二次，三天服二剂"。至1960年4月1日再诊时，处方载："邓散木先生，足腿肿胀减势已下莶，但湿热为重，左足趾又有溃烂现象，苔黑渐退，再与清宣下焦。冬瓜皮、仁各四钱，玄参六钱，黄芩二钱半，炒栀子钱半，黄柏钱半，酒军一钱，车前子三钱，萆薢三钱，广茵陈三钱，广藿香钱半，汉防己三钱，生甘草七钱，天花粉五钱，晚蚕沙三钱，煎服三次。"虽仅见四张处方，但看得出邓散木的病一直是李重人在为其诊治，所以才知其病状的进退，他的遣药组方、用法用量都能使后学从中受到教益。

再如入编的冉雪峰、李重人、龚去非三位名医的平日文告书信往来，更是让人从中学得如何做人、如何做事、如何做学问的高贵品德。以往曾见诸一些资料称民国时期冉雪峰与河北张锡纯交往甚笃，并与张共同培育了几名学徒的记述，但苦于无实证材料能辨别出事实的真伪。课题组核心成员李勇华博士（教授）几年前搜集到一批与冉雪峰有关的珍贵物证资料，其中就有冉雪峰与孙静明（玉泉）、张方舆等人多份书信来往，有请老师指导学习的，更多的则是请老师批改临床用方用药的，几乎有问必答，有求必应。证明张锡纯病重时嘱咐孙静明等三人在他身后让其投奔冉雪峰师继续完成学业的说法属实，同时也证明学界"南冉北张"之誉有据。再如编入本章的"万县市第一联合诊所"迁址便函，此函看似普通，但实是珍贵。它反映的是两个史实：一是由李重人创办的万县市第一联合诊所所址的确是在原万县市二马路101号（因笔者另藏有当年成立开业时广告为证）；二是此便函系当时任所长的李重人亲笔所写。万县市第一联合诊所成立于1951年12月，1952年9月将办公地址由二马路101号迁移至二马路104号，以便告的形式告知各单位及市民。名医遗墨、名医荣誉证照等内容亦都充分体现与课题的关联性，并力图将某医派典型代表之资料能得以整体再现。

一、名医方笺

（一）冉氏医派及其传人方笺

冉雪峰方笺

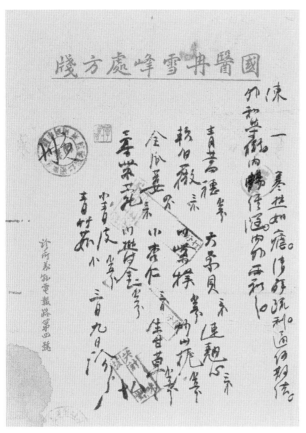

（陈代斌　提供）

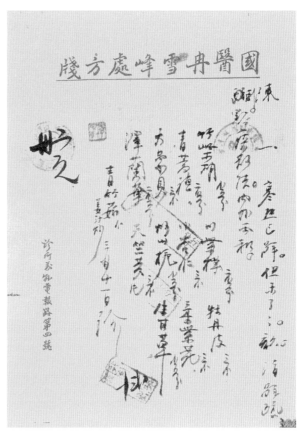

（陈代斌　提供）

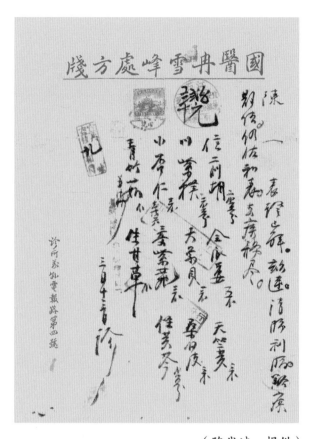

（陈代斌　提供）

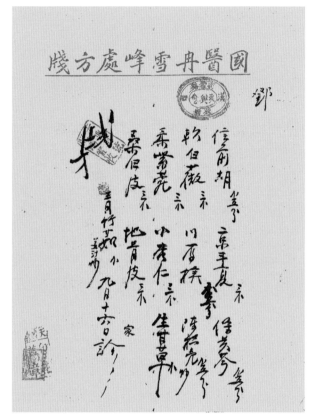

（李勇华　提供）

464

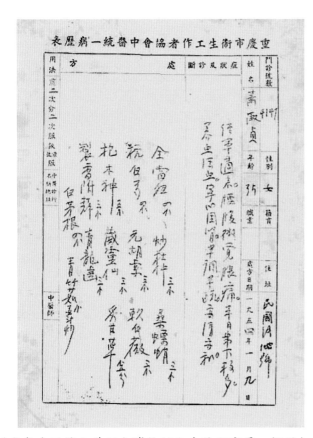

（成都中医药大学医史博物馆和中浚研究员 提供）

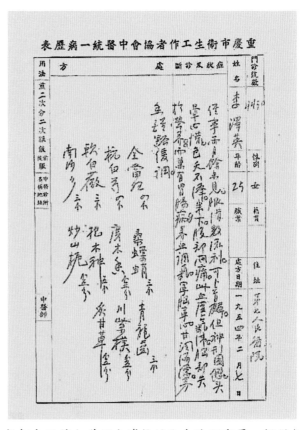

（成都中医药大学医史博物馆和中浚研究员 提供）

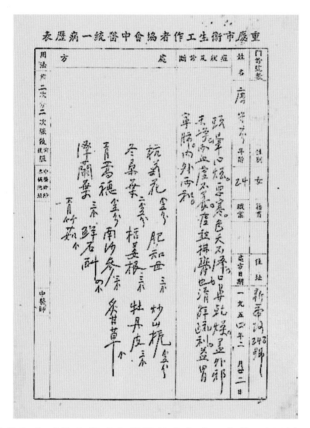

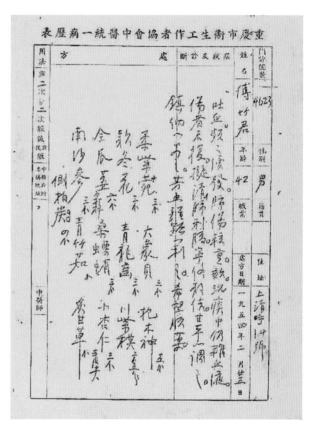

（成都中医药大学医史博物馆和中浚研究员　提供）　（成都中医药大学医史博物馆和中浚研究员　提供）

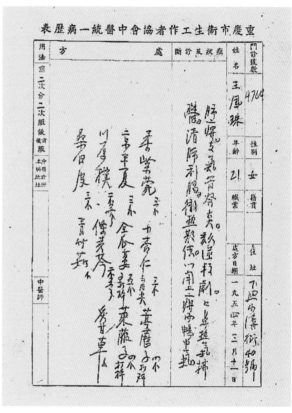

（成都中医药大学医史博物馆和中浚研究员　提供）（成都中医药大学医史博物馆和中浚研究员　提供）

龚去非方笺

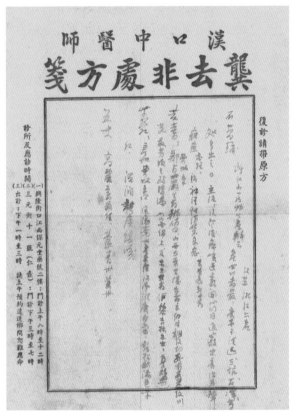

（陈代斌　提供）

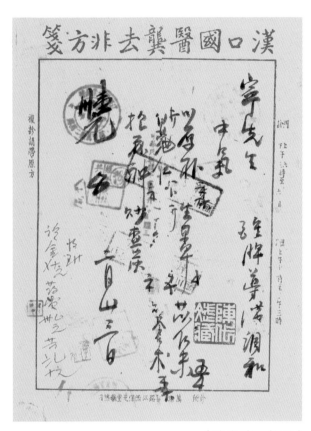

（陈代斌　提供）

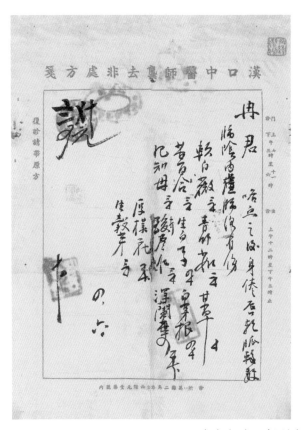

（陈代斌　提供）

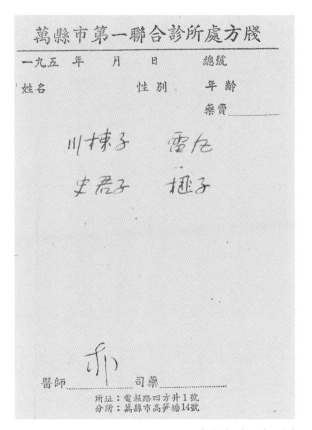

（陈代斌　提供）

萬縣市人民醫院

处方箋

姓　名 朱晓　　　　日　期 15/4

年　龄 37　　　　贵重藥

性　别 女　　　　普通藥

（門診部專用）

三三 青半

草参 赣干

苗丹 鲜射

青半 三栗半

地 连半 远参半

鲜半 黄肥

黄肥 木瓜参

醫　师　　　　司　藥

編　号　　　　会　計

（陈代斌　提供）

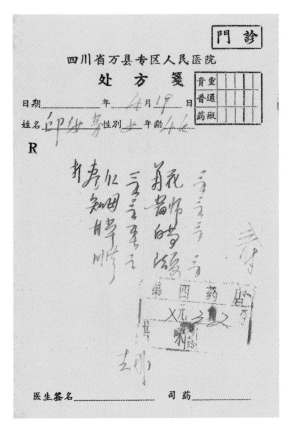

（陈代斌　提供）

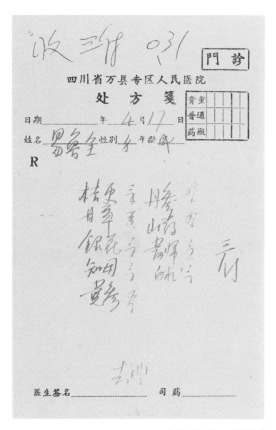

（陈代斌 提供）

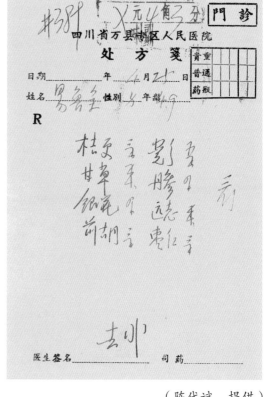

（陈代斌 提供）

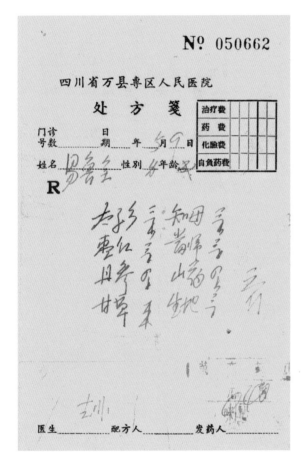

（陈代斌　提供）

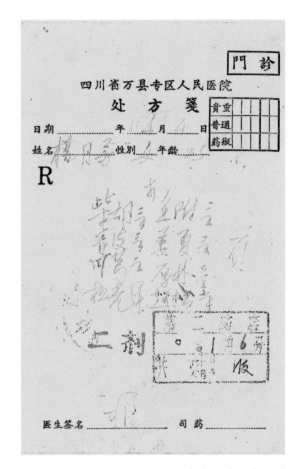

（陈代斌　提供）

蒲承润方笺

（陈代斌　提供）

宦世安方笺

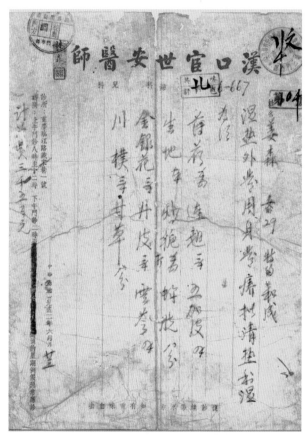

（李勇华　提供）

（二）刘氏医派方笺

刘云鹏方笺

（门人冯宗文　提供）

（三）郑氏医派及其传人方笺

李重人方笺

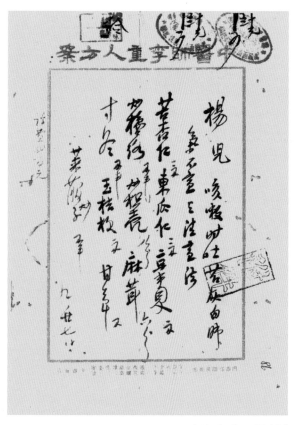

（陈代斌　提供）

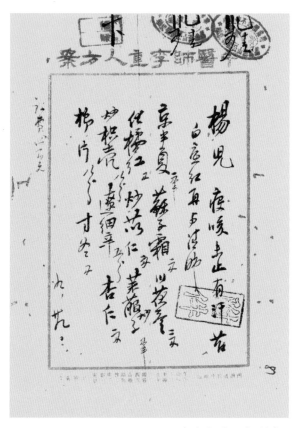

（陈代斌　提供）

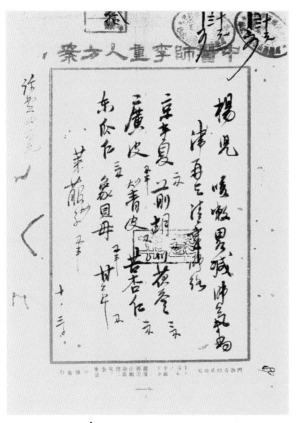

（陈代斌　提供）

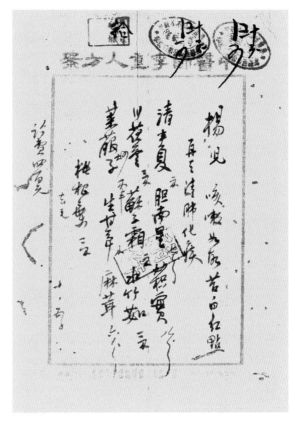

（陈代斌　提供）

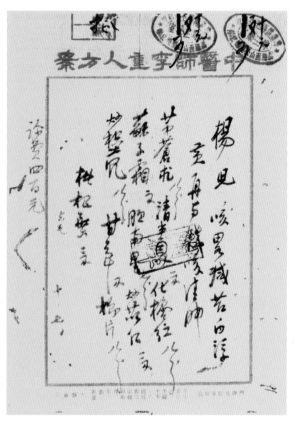

（陈代斌　提供）

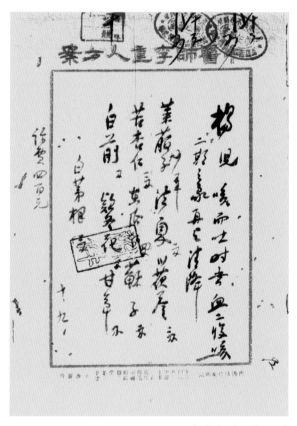

（陈代斌　提供）

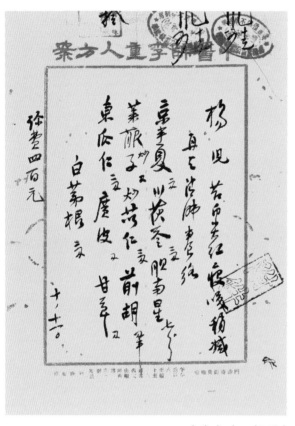

（陈代斌 提供）

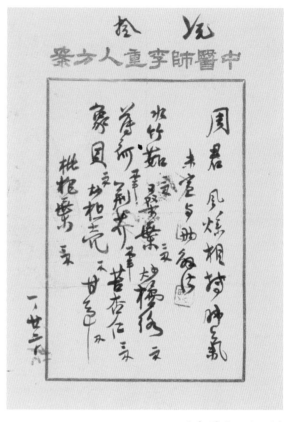

（李勇华 提供）

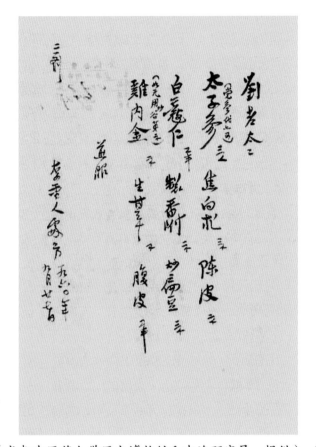

（成都中医药大学医史博物馆和中浚研究员　提供）

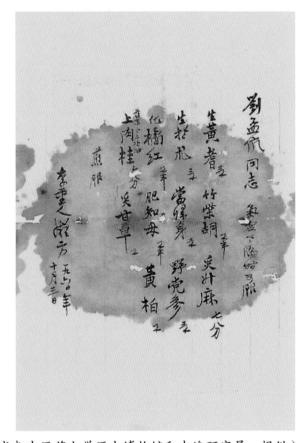

（成都中医药大学医史博物馆和中浚研究员　提供）

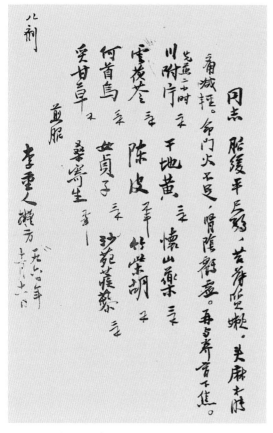

（成都中医药大学医史博物馆和中浚研究员　提供）

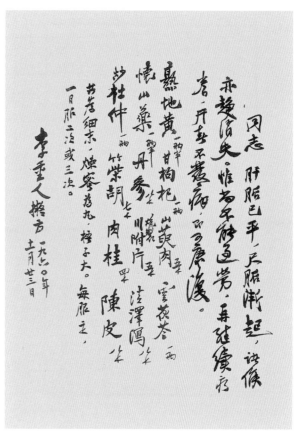

（李重人之子李厚老先生　提供）

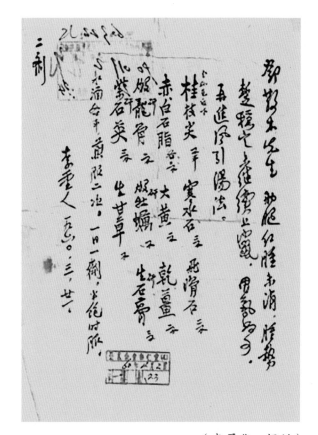

（李勇华　提供）

（李勇华　提供）

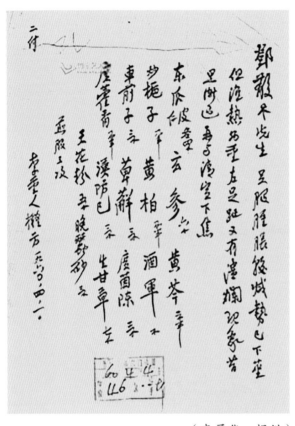

（李勇华 提供）

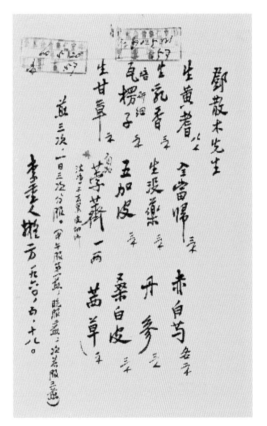

（李勇华 提供）

郑惠伯方笺

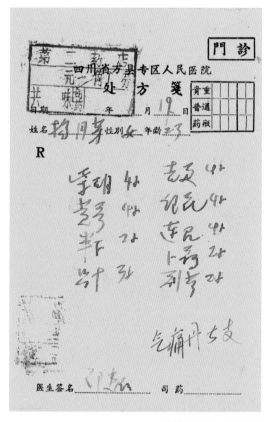

（陈代斌　提供）

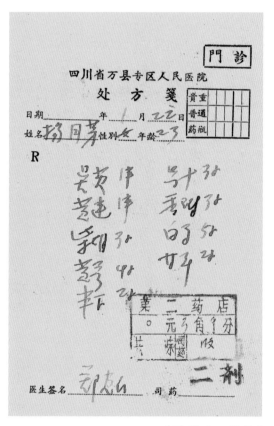

（陈代斌　提供）

冉玉璋方笺

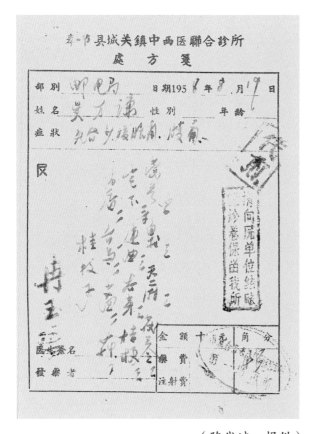

（陈代斌　提供）

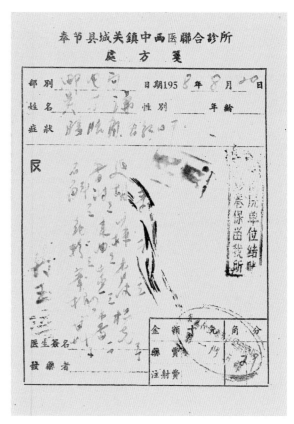

（陈代斌　提供）

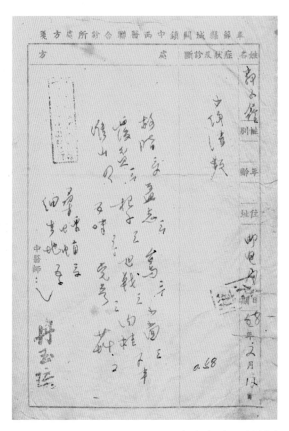

（陈代斌　提供）

二、名医尺牍

李重人致万县税局函告

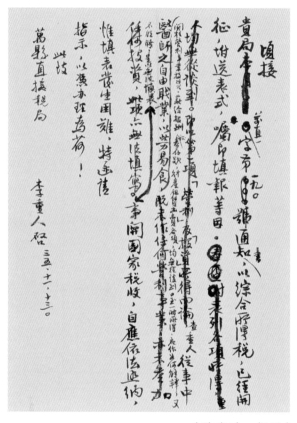

（陈代斌　提供）

李重人万县市第一联合诊所办公地址搬迁函告

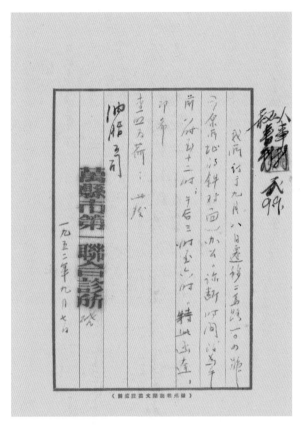

（陈代斌　提供）

冉雪峰致门徒孙静明书信

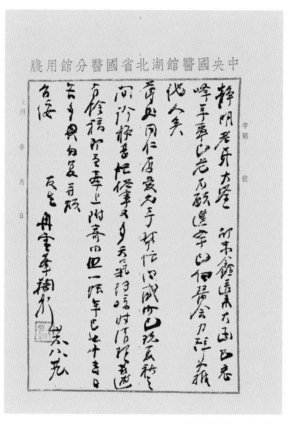

（李勇华　提供）

冉雪峰致门徒张方舆书信

（李勇华　提供）

（李勇华　提供）

（李勇华　提供）

（李勇华　提供）

冉雪峰致门徒龚去非书信

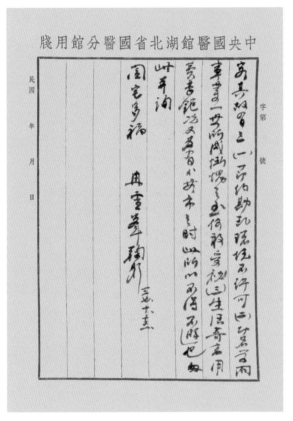

（巫山王锡国　提供）　　　　　　　　　（巫山王锡国　提供）

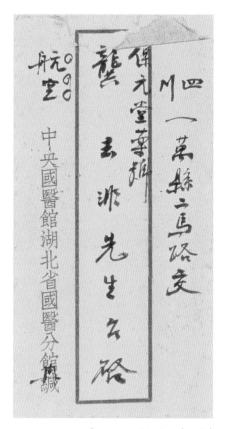

（巫山王锡国　提供）

龚去非致门徒万承荣、蒲承润书信

承荣、承润同志：

你们来信收读。平平下作，乙肝之科研，贵为当市中医界之光，你的设计及用药，我只扼要止临床体会和极少建议，供参考。

近年门诊，有乙肝之急性发作，多系脾胃湿温和肝胆郁结五关系，来脾发与作冷灸变法，很自然涉想中医治癔之肝实，不可断定其中没有乙肝。

因而但凭根据湿邪支脾胃肝胆郁蒸，再据症投方，意以倒之共作治则，透彻脾胃以扶正驱邪。调理脾胃生化之气，从润脾胃以扶正驱邪，但温养脾胃为要佐以芳香化血则肝津充足，两剂肝脾，再佐运助升降浮沉，五导滞道，俾邪有之路。

为贵助，现将你们提示方药精密告个人意见收到后。

以为药为第一量不痊过，药物宜勿应用功在，因建黄（每日五克印每次一钱五分针）且术药清后师菌结时大黄芪（一日量）。

《研为粗末，黄水道沸曲续益十五分钟》车剂负易，故胶剂药苦汤服。

龚去非 一九八八年上午

龚去非致门徒付柏林书信

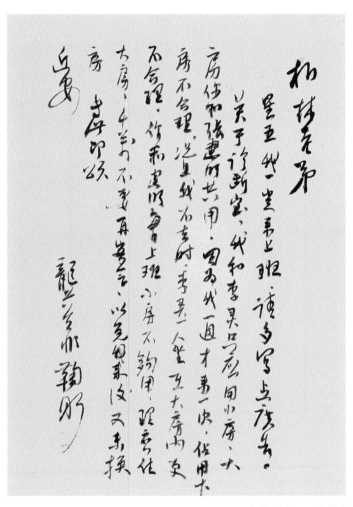

（付柏林　提供）

龚去非订阅期刊函告

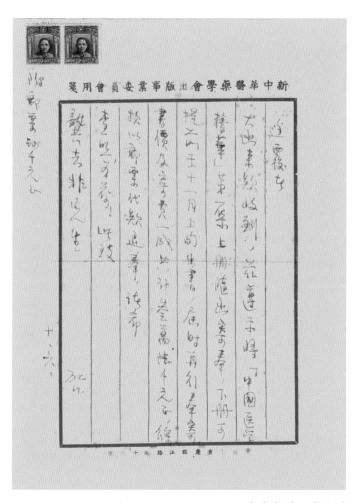

（陈代斌　提供）

三、名医遗墨

王文选光绪八年书序

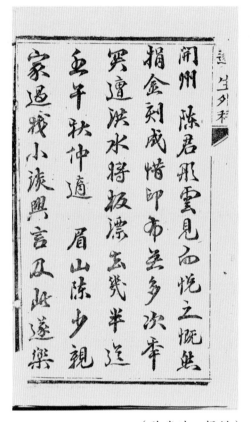

（陈代斌 提供）

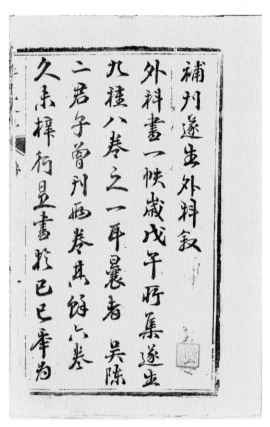

（陈代斌 提供）

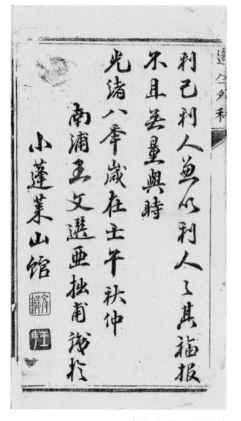

（陈代斌 提供）

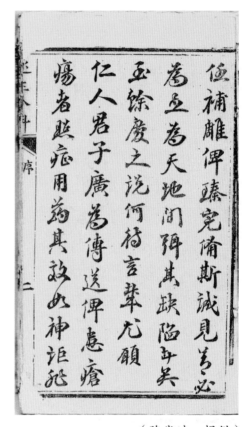

（陈代斌 提供）

李重人为张觉人书题词

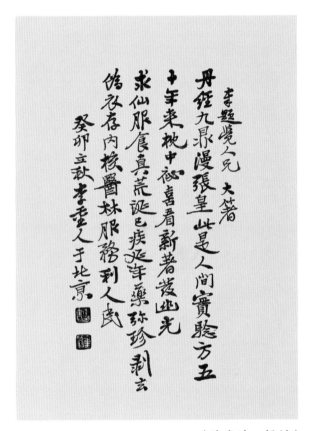

（陈代斌　提供）

龚去非为万县中医学校建校十周年题词

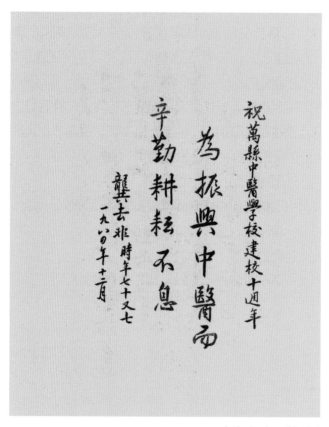

（陈代斌　提供）

郑惠伯为《三峡中医药》创刊题词

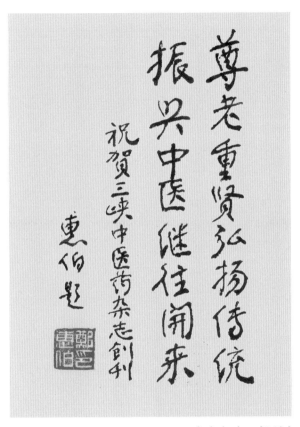

尊老重贤弘扬传统

振兴中医继往开来

祝贺三峡中医药杂志创刊

惠伯题

（陈代斌　提供）

四、名医证照

龚去非 1940 年中医证书

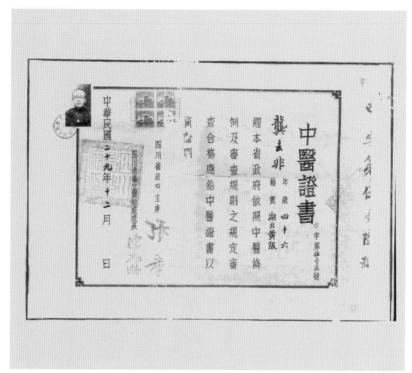

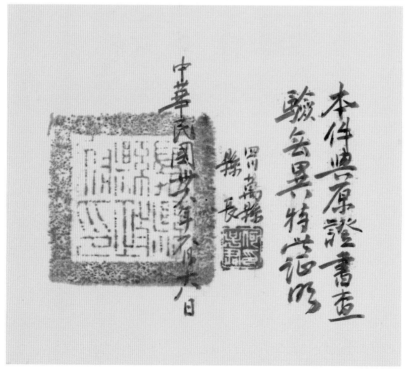

（龚去非孙女龚江笔　提供）

龚去非1951年开业执照

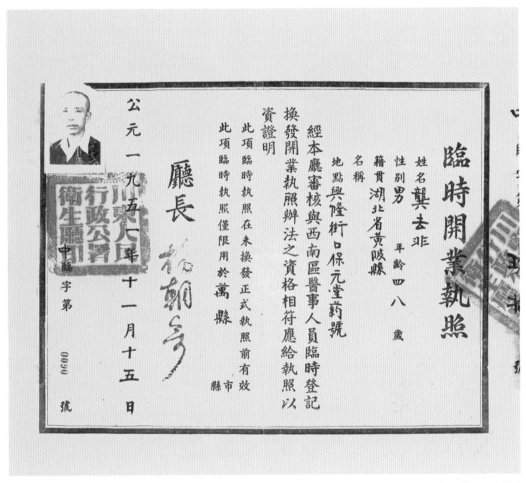

（龚去非孙女龚江笔　提供）

龚去非 1950 年所获奖状

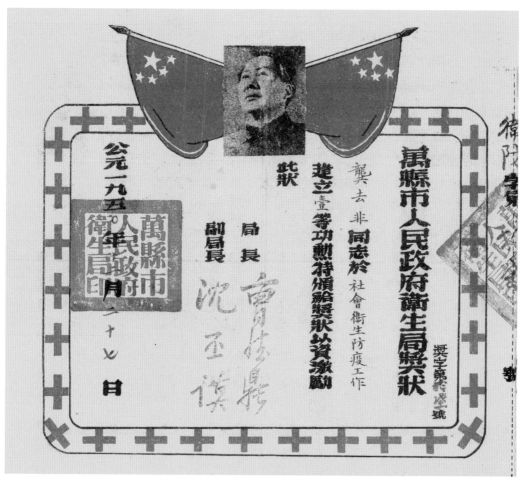

（龚去非孙女龚江笔　提供）

龚去非 1950 年万县市人民政府卫生局聘书

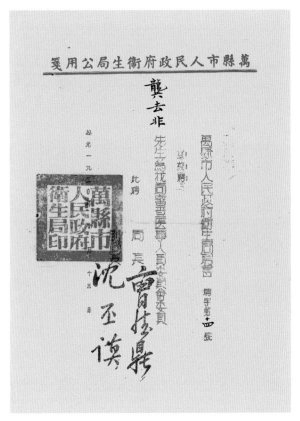

（龚去非孙女龚江笔　提供）

龚去非 1950 年万县市医务工作者协会聘书

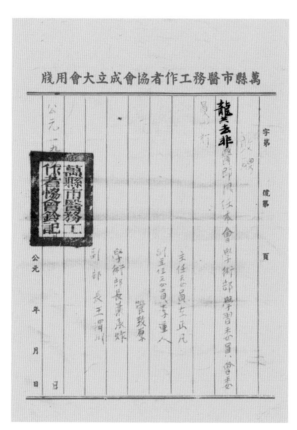

（龚去非孙女龚江笔　提供）

龚去非 1951 年于万县市中医进修学校执教的聘书

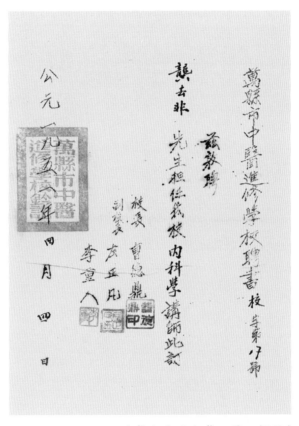

（龚去非孙女龚江笔　提供）

龚去非在 1956 年当选万县市人大代表证书

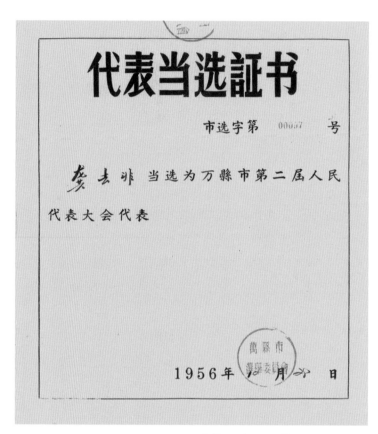

（龚去非孙女龚江笔　提供）

龚去非于 1974 年在四川万县中医学校执教的聘书

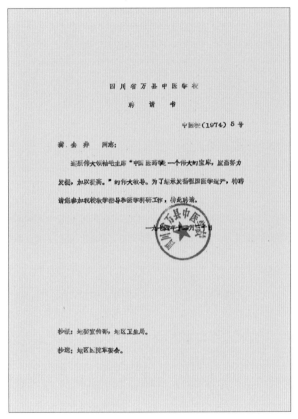

（陈代斌　提供）

龚去非 1994 年获国家"两部一局"颁发的荣誉证书

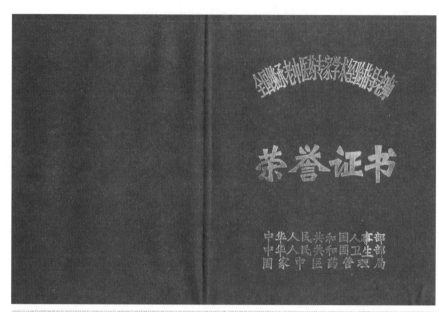

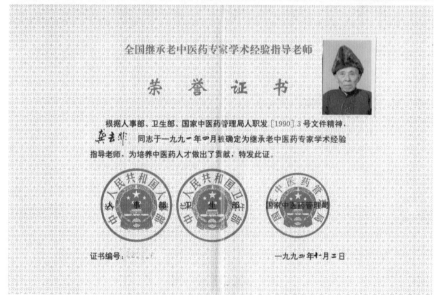

（龚去非孙女龚江笔　提供）

钟益生 1953 年中医师证书

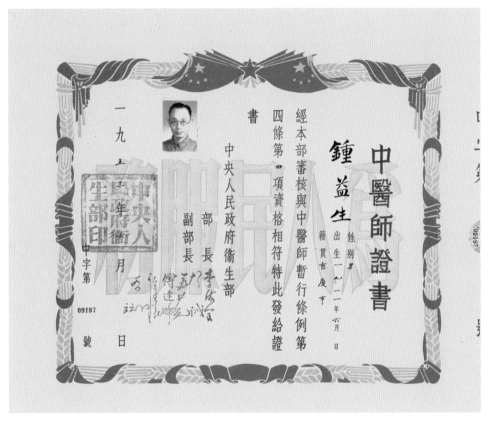

（陈策 提供）

（陈代斌 李勇华）

主要参考文献

［1］乾隆版《万县志》

［2］咸丰版《万县志》

［3］同治增修本《万县志》

［4］光绪版《万县志》

［5］民国版《万县志》

［6］《万县志》编纂委员会. 四川辞书出版社，1995 年 9 月

［7］万州区龙宝地方志办公室. 万县市志. 重庆出版社，2001 年 9 月

［8］《四川省万县地区科协志》（1988 年 4 月）

［9］《四川省万县市政协志》（1989 年 7 月）

［10］明朝嘉靖至清乾隆合订本《云阳县志》

［11］咸丰版《云阳县志》

［12］民国版《云阳县志》

［13］《大宁县志》（光绪版）（1984 年 12 月重印）

［14］《奉节县志》（光绪十九年版）（1985 年 8 月重印）

［15］开县志. 四川大学出版社，1990 年 12 月

［16］秭归县志. 中国大百科全书出版社，1991 年 5 月

［17］丰都县志. 四川科学技术出版社，1991 年 10 月

［18］巫山县志. 四川人民出版社，1991 年 12 月

［19］长阳县志. 中国城市出版社，1992 年 6 月

［20］巫溪县志. 四川辞书出版社，1993 年 4 月

［21］乾隆夔州府志. 中华书局，2015 年 2 月

［22］道光夔州府志. 中华书局，2011 年 12 月

［23］《利川县志》（同治四年版）（2002 年 1 月重印）

［24］《利川县志》（光绪甲午版）（1988 年 5 月重印）

［25］利川市志利川市志. 湖北科学技术出版社，1993 年 8 月

［26］巴东县志. 湖北科学技术出版社，1993 年 10 月

［27］忠县志. 四川辞书出版社，1994 年 3 月

［28］石柱县志. 四川辞书出版社，1994 年 4 月

［29］巴县志. 重庆出版社，1994 年 5 月

［30］武隆县志. 四川人民出版社，1994 年 8 月

［31］黔江县志. 中国社会出版社，1994 年 10 月

［32］梁平县志. 方志出版社，1995 年 12 月

［33］涪陵市志. 四川人民出版社，1995 年 12 月

［34］奉节县志. 方志出版社，1995 年 12 月

［35］恩施市志. 武汉工业大学出版社，1996 年 11 月

［36］长寿县志. 四川人民出版社，1997 年 10 月

［37］武隆县志（1986—1995）. 四川人民出版社，1998 年 2 月

［38］宜昌市志. 黄山书社，1999 年 6 月

［39］云阳县志. 四川人民出版社，1999 年 8 月

［40］兴山县志. 中国三峡出版社，1997 年 12 月

［41］竹山县志. 方志出版社，2002 年 8 月

［42］《竹溪县志》（1992 年 4 月）

［43］建始县志. 湖北辞书出版社，1994 年 1 月

［44］《利川县志》（光绪版）（1988 年 5 月重印）

［45］《巫山县志》（光绪版）（1988 年 1 月重印）

［46］四川省志·医药卫生志. 四川辞书出版社，1996 年 3 月

［47］四川省医药卫生志. 四川科学技术出版社，1991 年 8 月

［48］万县地区卫生志. 四川民族出版社，1996 年 7 月

［49］《开县卫生志》（1985 年 12 月）

［50］《涪陵卫生志》（1991 年 3 月）

［51］《云阳县卫生志》（1992 年 6 月）

［52］《忠县卫生志》（1994 年 5 月）

［53］《巫山县卫生志》（1999 年 10 月；2011 年 6 月）

［54］《丰都县卫生志》（2005 年 3 月）

［55］《万县市中心人民医院院志》（1998 年 2 月）

［56］《武昌卫生志（1840—2000）》（2005 年 8 月）

［57］《竹山县卫生志（1865—1990）》（1991 年 10 月）

［58］《长阳卫生志》（1991 年 9 月）

［59］《兴山县卫生志》（1987 年 8 月）

［60］《竹溪县卫生志（1867—1985）》（1988 年 12 月）

［61］武汉市志·卫生志. 武汉大学出版社，1993 年 7 月

［62］《云阳县凤鸣医疗卫生志》（2003 年 10 月）

［63］《重庆中医学校校志》（1991 年 8 月）

［64］《重庆市卫生志（1840—1985）》（1994 年 11 月）

［65］《湖北省利川县地名志》（1984 年 5 月）

［66］《湖北省恩施县地名志》（1983 年 12 月）

［67］《湖北省神农架林区地名志》（1982 年 10 月）

［68］《湖北兴山县地名志》（1982 年 9 月）

［69］《湖北长阳县地名志》（1982 年 10 月）

［70］《湖北竹山县地名志》（1983 年 4 月）

［71］《湖北竹溪县地名志》（1982 年 3 月）

［72］《湖北巴东县地名志》（1982 年 3 月）

［73］《川东桑氏族谱》（2000 年 8 月）

［74］《大溪冉氏族谱》（1993 年 7 月）

［75］《龙池山馆诗》（1947 年 3 月）

［76］中国医学大辞典. 商务印书馆. 1954 年 12 月重印

［77］中国人民政治协商会议第二届全国委员会第三次全体会议汇刊. 1957 年 5 月

［78］四川医林人物. 四川人民出版社，1981 年 2 月

［79］中医大辞典·医史文献分册. 人民卫生出版社，1981 年 10 月

［80］《万县市文史资料（第十五期）》（1983 年 11 月）

［81］四部总录医药编. 文物出版社. 1984 年 6 月重印

［82］《万县市文史资料选辑（第一辑）》（1984 年 12 月）

［83］《天子城的故事》（1985 年 6 月）

［84］《湖北民间故事传说集》（1982 年 9 月）

［85］湖北利川文化遗产撷英. 湖北人民出版社，2009 年 2 月

［86］《秭归科技名人辞典》（1985 年 10 月）

［87］中国现代名医传. 科学普及出版社，1985 年 10 月

［88］《冉雪峰研究》（1987 年 4 月）

［89］中医人名辞典. 国际文化出版公司，1988 年 5 月

［90］《刘孟伉在万县》（1988 年 6 月）

［91］《中医人物辞典》（1988 年 7 月）

［92］《万县市文史资料选辑（第二辑）》（1987 年 8 月）

［93］《万县市中医院史料汇编》（1987 年 11 月）

［94］《万县地区图书馆事业大事记》（1989 年 9 月）

［95］刘孟伉诗词选. 巴蜀书社出版社，1990 年 6 月

［96］全国中医图书联合目录. 中医古籍出版社，1991 年 1 月

［97］《奉节文史资料（第二辑）》（1991 年 2 月）

［98］《万县市文史资料选辑（第四辑）》（1991 年 7 月）

［99］中国历代医家传录. 人民卫生出版社，1991 年 9 月

［100］四川名医传（上集）. 四川科学技术出版社，1991 年 11 月

［101］三峡文学作品选. 重庆出版社，1992 年 10 月

［102］湖北医学史稿. 湖北科学技术出版社，1993 年 5 月

［103］四川中医药史话. 电子科技大学出版社，1993 年 8 月

［104］《中华医学会医史学会第十次学术会议论文摘要汇编》（1994 年 10 月）

［105］《奉节文史资料（第五辑）》（1995 年 5 月）

［106］《中国长江三峡大辞典》编委会. 中国长江三峡大辞典. 湖北少年儿童出版社，1995 年 9 月

［107］中国中医研究院人物志（第一辑）. 中医古籍出版社，1995 年 12 月

［108］杏林名师. 四川科学技术出版社，1996 年 10 月

［109］《万县市龙宝区文史资料（第二辑）》（1996 年 12 月）

［110］《奉节文史资料（第七辑）》（1998 年 1 月）

［111］《太白岩诗联文集（第二版）》（1998 年 5 月）

［112］中华医药文化研究. 陕西人民出版社，1999 年 5 月

［113］《刘孟伉》（1999 年 8 月）

［114］《中国医籍大辞典》编纂委员会. 中国医籍大辞典. 上海科学技术出版社，2002 年 8 月

［115］《奉节文史资料选辑（第十辑）》（2004 年 12 月）

［116］光绪二年刻本《亚拙医鉴》

［117］光绪四年刻本《脉法条辨》

［118］光绪五年刻本《寿世医鉴》

［119］光绪十三年刻本《救生船》

［120］道光十八年刻本《活人心法》

［121］道光十九年初刻、咸丰庚申年重刻本《安乐铭》

［122］道光十九年初刻、同治八年重刻本《安乐铭》

［123］道光二十九年刻本《存存汇集》

［124］道光二十七年刻本《幼科切要》

［125］道光二十七年刻本《外科切要》

［126］道光三十年刻本《针灸便览》

［127］道光二十九年刻本《日月眼科》

［128］道光二十七年刻本《药性弹词》

［129］同治九年刻本《光明眼科》

［130］国医舌诊学. 上海中医书局出版，1936 年初版（1955 年 6 月重版）

［131］中国医学约编十种·上册. 中西汇通医社，1938 年 8 月

［132］新编针灸学. 西南卫生书报出版社，1952 年 4 月

［133］《中医病理与诊断讲义》（1955 年 2 月翻印）

［134］四川省卫生厅. 中医秘方验方（第一辑），1955 年 5 月

［135］四川省卫生厅. 中医秘方验方（第二辑），1955 年 9 月

［136］四川省中医秘方验方. 四川省人民出版社，1959 年 1 月

［137］四川省医方采风录（第一辑）. 四川省人民出版社，1959 年 4 月

［138］四川省医方采风录（第二辑）. 四川省人民出版社，1959 年 11 月

［139］《老中医医案医话选》（1977 年 10 月）

［140］王渭川临床经验选，陕西人民出版社，1979 年 6 月

［141］《奉节县老中医经验选编（第一辑）》（1980 年）

［142］王渭川妇科治疗经验. 四川人民出版社，1981 年 1 月

［143］《云阳县老中医经验选编（第一辑）》（1982 年）

［144］《医笔谈》（万县地区卫生局，1983 年）

［145］历代名医良方注释. 科学技术文献出版社，1983 年 5 月

［146］王渭川疑难病症治验选. 四川科学技术出版社，1984 年 1 月

［147］中医精华浅说. 四川科学技术出版社，1986 年 10 月

［148］《运气知要》（万县地区卫生局等，1986 年 12 月）

［149］名医名方录. 中医古籍出版社，1991 年 12 月

［150］方药妙用. 人民卫生出版社，2003 年 9 月

［151］冉雪峰医著全集. 京华出版社，2004 年 1 月

［152］《四川省中医中药展览会集锦》（1959 年 3 月）

［153］《湖北名老中医经验选》（1985 年）

［154］《恩施中医秘验方汇编》（1957 年 1 月）

［155］《恩施民间验方》（1966 年 3 月）

［156］《建始县中医献宝集（第一集）》（1959 年 5 月）

［157］《长阳杏林集萃》（1997 年 11 月）

［158］湖北中草药土方土法. 湖北人民出版社，1971 年 7 月

［159］恩施州民族医药研究丛书·恩施州名中医医案集（一、二）. 国际文化出版公司，2002 年 4 月

［160］恩施州民族医药研究丛书·医学萃精（上、下）. 国际文化出版公司，2002 年 4 月

［161］中国百年百名中医临床家丛书·龚去非. 中国中医药出版社，2004 年 8 月

［162］中国现代百名中医临床家丛书·李寿彭. 中国中医药出版社，2006 年 2 月

［163］中国百年百名中医临床家丛书·刘云鹏. 中国中医药出版社，2001 年 1 月

［164］刘云鹏妇科医案医话. 人民卫生出版社，2010 年 5 月

［165］刘云鹏妇科治验. 湖北人民出版社，1982 年 6 月

［166］新唐书·艺文志·千金月令. 中华书局，2011 年 7 月

［167］传信方集释. 上海科学技术出版社，1959 年 8 月

［168］太平寰宇记. 中华书局，2008 年 1 月

［169］诗经. 北京联合出版公司，2015 年 10 月

［170］全唐诗（第六册）. 中华书局，2011 年 3 月

［171］《起华医药杂志》1937 年 1~5 期

［172］《中国医药月刊》1944 年 7 月 ~1946 年 7 月各期

［173］《新中华医药月刊》1945 年 2~1948 年 5 月各期

［174］《华西医药杂志》1946 年 4 月 ~1950 年 1 月各期

［175］《西南卫生》1951 年第 1~4 期

［176］《北京中医》1951 年创刊号

［177］《中医杂志》1955 年创刊号

［178］《上海中医药杂志》1955 年创刊号

［179］《浙江中医杂志》1956 年试刊号

［180］《广东中医》1956 年创刊号

［181］《江苏中医》1956 年试刊号

［182］《福建中医药杂志》1956 年创刊号

［183］《江西中医药》1951 年创刊号

［184］《湖北中医药月刊》1935 年创刊号及第 3 期

［185］《中西医学杂志》1921 年第 3 期

［186］《医界春秋》1931 年第 58 期

［187］《医药改进月刊》1942 年第 4 期

［188］《中医杂志》1958 年第 8 期

［189］《湖北科技》1974~1975 年各期

［190］《巴东科技（中草医药验方专辑）》（1978 年 4 月）

后 记

真诚的感谢

　　有人说，长江三峡是一部很难读懂的百科全书。但我以为，长江三峡真正让人难以学深悟透的则是这里得天独厚、开发利用潜力巨大的优势资源——中医药。回溯过往，学者们总是在以三峡的山水风光、社会生活、民俗风情等为题材开展创作或研究的多，其作品大多激情多于思考、自我感受多于深层感悟，且多是停留在满足于浮光掠影生活层面，而忽视了对这一区域富含科技原动力、赋能民众大健康的中华优秀传统文化——中医药开展有效研究，这不能不说是一大缺憾！

　　"文章千古事，得失寸心知"。本书是在充分吸纳全国哲学社会科学评审专家对项目成果结题鉴定时所提建议基础上修改补充而成的。所以，本书不单是项目组成员五年来研究过程中所付出的艰辛与汗水，更多的是凝聚着全国评审专家对成就本书的大智大慧，承载的是全国社科界评审专家、重庆市社科联对中华优秀传统文化的传承、对长江三峡中医药文化传承创新的历史责任、对三峡医派代代相传的深情厚谊。当整理完这部专集稿子时，我和我的团队老师们满怀感恩之心与感激之情。或许有人会说，表达感恩不应言"感恩"，表达感激不应说"感激"，然只有直抒胸臆，才更能吐露心声、表达情感。

　　三十年前，因为国家三峡水利枢纽工程建设的需要，使我有机会重新认识古老的长江三峡中医药，成为提出"抢救保护长江三峡中医药文化"命题的第一人。历经30余年的拓荒与拾荒，使我从起初几乎是处于"无米之炊"的准中年人逐渐变为如今拥有大量与三峡中医药有关的、并很具开发利用潜力的研究性选项资源之老朽。五年前，以长江三峡中医药文化为母体衍生出的"三峡中医药学术流派传承研究"项目在重庆市及全国社科界领导、专家们呵护下得以立项，我和我的学校有幸成为这一国家级基金项目责任人。年逾古稀之朽已非好驹，在此吐露并非推销自己，而是想说句掏心窝子的话，只是想感谢这个伟大的时代，让我有机会认识三峡中医药、研究三峡中医药、传承三峡中医药、弘扬三峡地域医派精神。感恩全国及重庆市社科界领导、评审专家！是您们使一个名不见经传之朽自娱自乐学习、研究之选题让它登上体面的大雅之堂，使它成为国家级研究平台的地域性文化传承项目，真诚的感恩专家们的良苦用心！您们才是我国哲学社会科学界备受崇敬的真正伯乐！

　　五年磨一剑，项目组在重庆市社科联规划处全程指导与管理、学校领导"举全校之力，高质量完成"指示鼓舞下，不负众望，用心用力开展项目研究工作。五年来，因项目相关史实资料查阅取证的需要，我们先后去过上海图书馆、上海中医药博物馆、湖北省图书馆、武汉图书馆、湖北中医药大学、四川图书馆、重庆图书馆，深入渝鄂两省9个县市60余个村社及三峡道地药材种植基地和相关医药企业实地走访调研，搜集三峡本土名医史料、了解三峡本土名优道地药材当下资源分布情况，其过程虽艰辛，也吃尽了苦头，但也感受到人间真情所在。所到之处，得到了社会各方有识之士的友情相助，特别是上海、湖北、重庆等省市图书馆热情周到之服务令项目组深受感动，真正体现和发挥出了图书信息资源共享、竭诚服务社会功能，让项目组收获了所需资料，在此深表谢忱！长阳刘氏女科医派传人冯宗文、温生福、胡文金均已步入耄耋之年，黄缨、刘颖、李万斌等正是年富力强的行家里手，当得知我们选项研究之后，不单是自己拨冗撰稿，且动员再传弟子积极为项目组提供所需资料，这种不遗余力传承名医名家学术思想之精神使项目组很受鼓舞，值得我们好好学习和致敬！湖北民族大学曾楚华教授对本书所需信息和相关史实提供不少帮助，可谓有求必应，有问必答，无私奉献有加！原四川省万县中医学校八八级医士班全体同学及其他年级部分同学、重庆新视野印务有限公司和我的家人至亲对项目的关注与付出太多太多，其感激之情暂且不表。

千言万语，万语千言汇成一句话——真诚的感谢！感恩科技创新伟大时代！感恩无数帮助我们、引导我们不断成长的专家、领导、同事、同学、朋友及家人！感谢重庆三峡医药高等专科学校校长陈地龙先生拨冗为本书题序鼓励！感谢学校党委书记周建军先生、副书记冉隆平先生拨冗审订本书！

陈代斌

二〇二二年中秋于万州